Inhaltsübersicht

Auf jeder Kapitel-Titelseite befindet sich eine ausführliche Inhaltsübersicht des jeweiligen Kapitels.

Taschenatlas Rettungsdienst

Der ständige Begleiter für den Rettungs- und Notarztdienst

NASEWEIS
VERLAG

Roman Böhmer – Thomas Schneider – Benno Wolcke (Hg.)

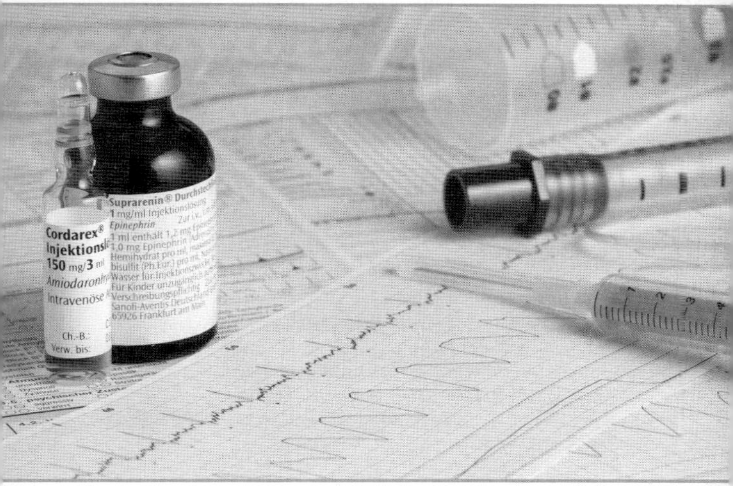

Taschenatlas Rettungsdienst

Der ständige Begleiter für den Rettungs- und Notarztdienst

Mit Beiträgen von: Sandra Böhmer, Thorsten Hess, Gregor Jäger, Torsten Szabanowski

9., aktualisierte Auflage
Naseweis Verlag, Ingelheim

Impressum

Autoren und Herausgeber

Roman Böhmer
Klinik für Anaesthesiologie, operative Intensivmedizin und Schmerztherapie
Klinikum Herford, Schwarzenmoorstr. 70, 32049 Herford

Dr. med. Thomas H. Schneider, MS (PH)
Facharzt für Anästhesiologie – Notfallmedizin, Stabsstelle Qualitätsmanagement
St. Josefs-Hospital Wiesbaden GmbH, Beethovenstr. 20, 65189 Wiesbaden

Dr. med. Benno Wolcke
Facharzt für Anästhesiologie – Notfallmedizin, Klinik für Anästhesiologie
Universitätsmedizin der Johannes Gutenberg-Universität, Langenbeckstr. 1, 55131 Mainz

Weitere Autoren in der 9. Auflage

Sandra Böhmer, Dipl.-Verw.-Betriebswirtin (FH), RS, Bleichstraße 35, 55130 Mainz

Dr. med. Thorsten Hess, Abteilung für Anästhesie, Intensiv- und Rettungsmedizin (AIR), Berufsgenossenschaftliches Unfallkrankenhaus Hamburg, Bergedorfer Straße 10, 21033 Hamburg

Gregor Jäger, M. Sc., RS, Am Königsfloß 3, 55252 Mainz-Kastel

Torsten Szabanowski, Facharzt für Anästhesiologie – Notfallmedizin,
Schottweg 44, 22087 Hamburg

Weitere Autoren in den Vorauflagen
J. Bengel, M. Böhmer, A. Boos, J. Helmerichs, H. Loup, C. Reuß, S. Singer, S. Vettel, St. Vettel

Illustrationen
Boris Sobotta (Zeichnungen nach Vorlagen von R. Böhmer), Thomas Häfner (Schaubilder, EKG-Bilder), Roman Böhmer (EKG-Bilder), Jens Müller (Bildbearbeitung)

Gestaltung, Satz, Fotografien
Thomas Häfner, Mainz, www.fotodesign-mainz.de

Darsteller auf den Fotografien
Joab Anstatt, Kerstin Anstatt, Roman Böhmer, Christopher Boom, Jens Müller, Andreas Rompel

Belichtung und Druck
Kösel, Krugzell (www.koeselbuch.de)

Bibliografische Information der Deutschen Bibliothek
Die Deutsche Bibliothek verzeichnet diese Publikation in der Deutschen Nationalbibliografie; detaillierte bibliografische Daten sind im Internet über http://dnb.ddb.de abrufbar.

ISBN-13 978-3-939763-09-3 9., aktualisierte Auflage, 2011

Naseweis Verlag, Konrad-Adenauer-Straße 30a, 55218 Ingelheim
www.naseweis-verlag.de

Wichtige Hinweise

Höchste Sorgfalt haben Autoren und Verlag hinsichtlich der Angaben zur Diagnostik und Therapie aufgewendet. Da gesetzliche Bestimmungen und wissenschaftliche Empfehlungen einer ständigen Veränderung unterliegen, ist der Benutzer aufgefordert, die aktuell gültigen Vorgaben anhand der Literatur und Herstellerinformationen (z. B. Beipackzettel) zu verifizieren und sich entsprechend zu verhalten. Produkthaftung: Autoren bzw. Herausgeber und Verlag können keine Gewähr oder Haftung übernehmen, die aus der Benutzung der in diesem Werk enthaltenen Informationen oder Teilen davon entsteht, insbesondere für nicht ganz auszuschließende (Druck-) Fehler bei der Angabe von Therapieempfehlungen und Medikamentendosierungen. Der jeweilige Anwender muss diese Angaben im Einzelfalle auf ihre Richtigkeit überprüfen, z. B. anhand der Herstellerangaben.

Therapieentscheidungen beruhen auf den individuellen Gegebenheiten des Einzelfalles und dem Kenntnis- bzw. Ausbildungsstand und den Erfahrungen des Anwenders (zum Beispiel im Umgang mit einem bestimmten Medikament oder mit der Anwendung eines bestimmten Verfahrens). Die in diesem Werk dargestellten Empfehlungen beruhen auf notfallmedizinischen Kriterien (z. B. bei Medikamenten: schneller Wirkungseintritt, kurze Wirkdauer), aktuellen wissenschaftlichen Empfehlungen und eigenen Erfahrungen. Daher können diese Empfehlungen nicht unter allen Umständen als bindend betrachtet werden, sondern sind in die differenzierte ärztliche Abwägung mit einzubeziehen. Wenn zu Medikamentendosierungen außer den zu verabreichenden Wirkstoffmengen keine anderen Angaben gemacht sind, gelten die Werte im allgemeinen für einen 70–80 kg schweren Durchschnitts-Erwachsenen und sind i. d. R. als i. v.-Verabreichung zu verstehen. Dosierungen für Kinder, applikationstechnische Einzelheiten usw. sind z. T. in den entspr. Medikamentenbeschreibungen nachzusehen.

Relative Kontraindikationen (z. B. Medikamente, Lagerungsarten) sind i. d. R. dadurch kenntlich gemacht, dass sie in eckige Klammern ([]) eingeschlossen sind.

Aus Gründen der Vereinfachung wurden verschiedene Bezeichnungen (Berufe, Patienten usw.) nur in ihrer männlichen oder weiblichen Form wiedergegeben. Dies soll keine Wertung beinhalten.

Vorwort zur 1. Auflage

Der „Taschenatlas Rettungsdienst“ ist, wie die Herausgeber und Autoren in der Einleitung erläutern, ein Büchlein, das in die Kitteltasche des Rettungsdienstpersonals und darüber hinaus aller notfallmedizinische Interessierten gehört. Es wurde gestaltet von denen, die den Rettungsdienst tragen: Notärzten, Rettungsassistenten und Rettungssanitätern. Entsprechend stehen Sofortmaßnahmen an der Einsatzstelle sowie einsatztaktische Gesichtspunkte bis hin zu den Erfordernissen des Großschadensereignisses am Beginn des Büchleins, gefolgt von den orientierenden Untersuchungen bis zum Notfall-EKG. Es schließen sich die Maßnahmen der einfachen und erweiterten Notfalltherapie an, wobei insbesondere auf die Problematik der Notkompetenz zutreffend im Sinne der DIVI und der Bundesärztekammer eingegangen wird.

Fallbeispiele sind der Stoff, aus dem die Praxis lebt. Anhand ihres Ablaufes, an dessen Ende die definitive Diagnose des abgeschlossenen Falles steht, können Maßnahmen bestimmter Notfälle exemplarisch und entsprechend den heutigen Behandlungsempfehlungen nachverfolgt, kritisch diskutiert und für die eigene Orientierung und Verbesserung verwertet werden.

Ein kompakter Teil der wichtigsten notfallmedizinischen Medikamente schließt sich an, zu dem auch applikationstechnische Erläuterungen gehören.

Das Büchlein endet mit einem nützlichen Nachschlageteil zu physiologischen Richtwerten, Repetitionstabellen, funktechnischen Aspekten, Gesetzen und Verordnungen.

Den Autoren ist ein Büchlein gelungen, das aufgrund seiner Praxisnähe, seines guten didaktischen Aufbaues und der didaktisch geschickten Darstellungen wirklich in die Kittel- oder Anzugtasche all derjenigen gehört, die den Rettungsdienst täglich praktizieren.

Mainz, den 1.8.1995

W. Dick

Vorwort zur 6. Auflage

Der „Taschenatlas Rettungsdienst" erscheint nun schon in der 6. Auflage und ist damit zur festen Größe in der rettungsdienstlichen Landschaft geworden. Basis dafür ist der fundierte und präzise recherchierte, topaktuelle Inhalt, kombiniert mit Praxisnähe und dem richtigen Fokus auf Praxisrelevanz. Das Buch lässt erkennen, dass Herausgeber und Hauptautoren Rettungsdienst und Notfallmedizin von der Pieke auf „hands on" gelernt haben – über Zivildienst, jahrelange Arbeit als Rettungsassistent „an der Front", über Medizinstudium, praktische Tätigkeit als Notarzt, am Boden und in der Luft und als leitender Notarzt sowie bei B. Wolcke als langjährigem Oberarzt des Bereichs Notfallmedizin an der Klinik für Anästhesiologie des Klinikums der Johannes Gutenberg-Universität Mainz. Alle drei Herausgeber kennen und praktizieren die unterschiedlichen Facetten der notfallmedizinischen Wirklichkeit. Im Vordergrund steht natürlich die praktische, handwerkliche Versorgung von Notfallpatienten. Aber auch regelmäßige Lehr- und Ausbildungstätigkeit, sowie die notfallmedizinische Forschung gehören dazu. So hatten die wissenschaftlichen Arbeiten von Th. Schneider und B. Wolcke zur biphasischen Defibrillation und dem Einsatz des Impedanzventils bei der kardiopulmonalen Reanimation direkten Einfluss auf die Gestaltung der entsprechenden Abschnitte der CPR-Leitlinien 2000 und 2005.

Als ebenfalls aktiver Teilnehmer am letzten CPR-Leitlinienprozess freut es mich besonders, dass die aktuellen Leitlinien des European Resuscitation Council – publiziert November 2005 – konsequent in dieser neuen Auflage des Buches eingearbeitet wurden. Hier zeigt sich der „Taschenatlas Rettungsdienst" erneut hochaktuell und vergleichbaren Werken zum Thema überlegen. Gerade die teilweise dramatischen Neuerungen (Fokussierung auf gute und suffiziente CPR, Vermeidung von Pausen bei der Thoraxkompression während CPR, CPR vor Defibrillation, Hypothermie nach erfolgreicher CPR etc.) mit deutlichem Einfluss auf ein gutes Patientenoutcome erfordern eine konsequente und engagierte Umsetzung der neuen Leitlinien, so wie dies in der aktuellen Auflage erfolgreich didaktisch angegangen wurde.

Das gelungene Layout und die übersichtliche, systematische Darstellung der Algorithmen sind weitere Punkte, die neben Inhalt und Aktualität am „Taschenatlas Rettungsdienst" begeistern. Mit der 6. Auflage setzen die Autoren die Tradition des „Büchleins" mit fundiertem, aktuellem und praxisrelevantem Inhalt fort. Es ist und bleibt ein nicht zu missender ständiger Begleiter all jener, die täglich in Rettungsdienst und Notfallmedizin in der Patientenversorgung tätig sind.

Mainz, den 12. 8. 2006

Hendrik W. Gervais

Einleitung der Herausgeber

Liebe Leserin, lieber Leser,

es ist für uns die schönste Anerkennung unserer Arbeit, dass sich der Taschenatlas Rettungsdienst heute, über 15 Jahre nach seiner Entstehung, weiterhin großer Beliebtheit erfreut. Wir hatten es uns im Herbst 1994 zum Ziel gesetzt, ein Handbuch zu erarbeiten, in dem sich – schnell und übersichtlich – ausbildungs- und praxisrelevante Informationen rund um den Rettungsdienst finden lassen. Von Grundlagen rettungsdienstlicher Versorgung bis hin zu speziellen Notfallsituationen, Behandlungsalgorithmen, Medikamenten und Maßnahmen.

Die kombinierte Wiedergabe von nichtärztlichen Maßnahmen, Notkompetenzalgorithmen und ärztlicher Therapie soll dem Rettungsteam (nichtärztliches Personal und Notarzt) helfen, sich gegenseitig aufeinander einzuspielen und im Team gut zu harmonieren.

In dieser Neuauflage stand für uns die Integration der **aktuellen Reanimationsleitlinien des European Resuscitation Council** (ERC 2010) im Mittelpunkt, die auch vom Deutschen Beirat für Erste Hilfe und Wiederbelebung bei der Bundesärztekammer als Grundlage für die Reanimation in Deutschland anerkannt wurden (Nationaler Reanimationskonsens, 10. 11. 2010). Diese Leitlinien betreffen nicht nur die kardiopulmonale Reanimation bei Erwachsenen und Kindern, sondern auch viele weitere Aspekte der Notfallmedizin (z. B. Akutes Koronarsyndrom, Herzrhythmusstörungen, traumatologische Notfälle, Anaphylaxie, Vergiftungen, Erstversorgung des Neugeborenen).

Für diese 9. Auflage haben wir darüber hinaus erneut zahlreiche Textpassagen auf Aktualität geprüft und Neuerungen eingepflegt. Für umfangreiche und gezielte Recherchen zu medizinischen, technischen und rechtlichen Informationen bedanken wir uns herzlich bei Sandra Böhmer, die diese Aufgabe zum wiederholten Male routiniert gemeistert hat. Darüber hinaus hat sie die aktuellen Entwicklungen im Bereich des **digitalen BOS-Funks** übersichtlich zusammengefasst (S. 112 ff.).

Dr. Thorsten Hess, dem wir schon in Vorauflagen viele wertvolle Textbeiträge und Verbesserungsvorschläge verdanken, hat für diese Auflage **lebensrettende invasive Notfalltechniken** (chirurgische Atemwegssicherung, Entlastung des Pleuraraums, S. 85 f.), die **nicht-invasive Beatmung** (NIV, S. 50 ff.) sowie die **Sauerstoffgabe im Notfall** (S. 632 ff.) sehr anschaulich und strukturiert aufgearbeitet. Torsten Szabanowski, ebenfalls Anästhesist mit umfangreicher intensiv- und notfallmedizinischer Erfahrung, hat prägnante Praxisregeln für die **Durchführung von Sekundärtransporten** (Interhospitaltransfer, s. S. 99 ff.) zusammengestellt – dafür sind wir ihm sehr dankbar, weil **anspruchsvolle**

Intensivverlegungen im Alltag häufig durch den Regel-Rettungsdienst abgewickelt werden, obwohl eine spezifische Fachkompetenz, Ausstattung und Taktik zu fordern ist.
Ein besonderes Dankeschön gebührt Gregor Jäger, der noch bis kurz vor Redaktionsschluss relevante Neuerungen in Rechtsvorschriften und Normen aufgespürt und in diese Neuauflage eingebracht hat.

Dass der Taschenatlas Rettungsdienst auch in dieser Auflage in professionellem und einheitlichem Layout erscheint, verdanken wir weiterhin der hervorragenden und unermüdlichen Gestaltungsarbeit von Thomas Häfner.

Erneut möchten wir uns auch bei unserem Verleger, Jens Müller, dafür bedanken, dass er diesem Büchlein eine so regelmäßige und umfangreiche Aktualisierung sowie eine wertvolle Ausstattung in Gestaltung, Material und Bindung ermöglicht, die Sie als Leserinnen und Leser mit Sicherheit zu schätzen wissen.

Zum Schluss möchten wir auch den Leserinnen und Lesern ein herzliches Dankeschön sagen, die uns ihre offene und konstruktive Kritik haben zukommen lassen. Viele wertvolle Rückmeldungen haben wir wie immer direkt umgesetzt Daher schreiben Sie uns bitte auch in Zukunft! Wir freuen uns auf den Dialog mit Ihnen.

Ziel unseres Büchleins ist und bleibt die optimale Versorgung kritisch kranker Patienten. Jeder Notfallpatient stellt aufs Neue eine Herausforderung für das Rettungsteam dar. Schnelle Auffassungsgabe, zielgerichtetes Handeln und Teamfähigkeit sind hierbei wesentliche Erfolgsbedingungen. Menschliches Einfühlungsvermögen muss mit einem straff geführten Einsatzablauf in Einklang gebracht werden. Solide, praktisch gefestigte Fähigkeiten und Fertigkeiten rettungsdienstlichen Handwerks sind obligat. Ebenso wichtig ist jedoch ein fundiertes und vor allem aktuelles notfallmedizinisches Basiswissen. Der Taschenatlas Rettungsdienst soll ein Werk bleiben, auf das Sie dabei als Rettungssanitäter, Rettungsassistent oder Notarzt gerne vertrauensvoll zurückgreifen.

Wir wünschen Ihnen, liebe Leserinnen und Leser, jederzeit viel Freude dabei, entsprechende Kenntnisse, Fähigkeiten und Fertigkeiten zu erwerben und auszubauen – und sie schließlich mit Erfolg anzuwenden, zum Wohle der uns anvertrauten Patienten.

Roman Böhmer, Thomas Schneider und Benno Wolcke
im März 2011

Umgang mit dem „Taschenatlas Rettungsdienst“

Der Taschenatlas Rettungsdienst enthält jede Menge nützlicher Informationen in komprimierter Form. Damit Sie diese auch leicht auffinden, haben wir mehrere Suchsysteme integriert. Bitte nehmen Sie sich die Zeit, diese „Bedienungsanleitung“ anzuschauen. Wenn Sie den Aufbau des Taschenatlas Rettungsdienst kennen, finden Sie die gesuchten Informationen schnell und zuverlässig.

Gliederung

Bitte sehen Sie sich die Schnellübersicht im vorderen Einband an. Wenn Sie ein bestimmtes Thema suchen, ist es oft klar, in welchem Kapitel es beschrieben wird. Sie finden das passende Kapitel
a) über die Seitenzahl,
b) über die gelben Griffmarken am rechten Seitenrand oder
c) über das Piktogramm oben auf jeder rechten Seite.
Zu Beginn jedes Kapitels befindet sich eine detaillierte Kapitelübersicht.

Suchverzeichnisse

Abkürzungsverzeichnis	ab S. 1
Stichwortverzeichnis	ab S. 669
Infektionserkrankungen nach § 6 f. IfSG mit Schutzmaßnahmen und Hinweisen zur Desinfektion	ab S. 526 ff.

Notfallbeschreibungen

I. d. R. didaktisch in zwei Teile getrennt: Ein jeweils kurzer Aufsatz auf der linken Seite enthält Hintergrundinformationen (z. B. Ätiologie und Pathophysiologie). Auf der rechten Seite folgend die kurz gefasste Darstellung des akuten Notfalles (z. B. Symptomatik und Therapie) – auf den ersten Blick sofort erkennbar an den roten Gliederungselementen.

Notfallmedikamente

- Auf den Seiten 559 bis 647 seitenweise, alphabetisch nach Wirkstoffen geordnet (außer Kortikoide, diese wurden zusammengefasst).
- Antidota und BTM-Substanzen sind jeweils durch ein Symbol gekennzeichnet (Totenkopf bzw. Mohnkapsel). Eine Antidottabelle befindet sich auf S. 450 ff.
- Jedes Notfallmedikament kann auch über seine Handelsnamen, Synonyme und Abkürzungen aufgefunden werden: Index der Notfallmedikamente auf den Seiten 545 bis 558; Übersicht nach Wirkstoffgruppen S. 539 bis 542
- Tabelle zur Spritzenpumpenmedikation (S. 649)
- Tabelle zur Medikamentendosierung bei Kindern (S. 650)

Abkürzungsverzeichnis

Abkürzungsverzeichnis rund um Rettungsdienst und Notfallmedizin
Abkürzungen im Mutterpass s. S. 402!

A	
A	Ampère (Einheit für Stromstärke)
A.	Arteria (Arterie; Definition s. S. 304)
a.	auch
AA	Aortenaneurysma
Aa.	Arteriae (Arterien; Definition s. S. 304)
AAD	Akute Aortendissektion (s. S. 336 ff.)
Abb.	Abbildung
AC	alternating current (Wechselstrom)
ACD	active compression decompression (Technik der Wiederbelebung)
ACE	Angiotensin-Converting-Enzym
ACS	Akutes Koronarsyndrom (s. S. 313 ff.)
ACVB	aortokoronarer Venenbypass
ad	lateinisch: (verdünnt, aufgefüllt, ergänzt) zu/auf
ADR	Europäisches Übereinkommen (Agreement) über die internationale Beförderung gefährlicher (Dangerous) Güter auf der Straße (Road)
AED	automatisierter externer Defibrillator
AF	1. Atemfrequenz 2. atrial fibrillation (Vorhofflimmern)
AG	Atemgeräusch
AGN	Akute Glomerulonephritis
AHA	American Heart Association
AI	Aortenklappeninsuffizienz
AICD	automatischer implantierter Cardioverter-Defibrillator (s. S. 224 ff.)
AIDS	acquired immune deficiency syndrome (erworbenes Immunschwäche Syndrom durch HIV-Infektion)
ALS	1. advanced life support (vgl. S. 245 ff. und S. 239) 2. amyotrophe Lateralsklerose
ALTE	apparent life-threatening event („Beinahe-Kindstod“, vgl. S. 438 f.)
a.M.	aktive Metabolite
AMG	Arzneimittelgesetz
AMI	Akuter Myokardinfarkt/Herzinfarkt
Amp.	Ampulle/Ampullen
AMV	Atemminutenvolumen
Anti-HBs	Antikörper gegen das Hepatitis-B-Oberflächenantigen
ANV	Akutes Nierenversagen
AP	Angina pectoris (Brustkorb-Engegefühl, s. S. 309)
APGAR	Schema zur Neugeborenenbeurteilung nach V. Apgar (s. S. 659)
ARDS	adult respiratory distress syndrome (akutes Lungenversagen)
AS	Aortenklappenstenose
ASA	acetylsalicylic acid (= ASS)
ASB	1. assistierte Spontanatmung (mit Druckunterstützung) 2. Arbeiter-Samariter-Bund
ASD	atrial septal defect (Vorhof-Septumdefekt)
ASR	Achilles-Sehnenreflex
ASS	Acetylsalicylsäure (s. S. 561)
ATLS®	Advanced Trauma Life Support (standardisiertes Ausbildungskonzept zur Traumaversorgung, entwickelt vom American College of Surgeons)
AV	atrio-ventrikulär; die Vorhof-Kammer (-Überleitung) am Herzen betreffend
aV	augmented Voltage (EKG-Ableitungen: aVR, aVL, aVF – s. S. 165)
AZ	Allgemeinzustand
AZV	Atemzugvolumen

B	
BÄK	Bundesärztekammer
bar	Einheit für Druck
BE	1. Broteinheit 2. Base excess 3. Blutentnahme
bes.	besonders
BF	Berufsfeuerwehr
BG	Berufsgenossenschaft
BGA	Blutgasanalyse
BGB	Bürgerliches Gesetzbuch
BGV	Berufsgenossenschaftliche Vorschriften (Unfallverhütungsvorschriften)
BLS	basic life support (s. S. 239 ff.)
BMI	1. Body-mass-Index 2. Bundesministerium des Innern
BOS	Behörden und Organisationen mit Sicherheitsaufgaben (s. S. 103)
BSR	Brachialis-Sehnen-Reflex
BTM!	das Medikament unterliegt den Vorschriften des Betäubungsmittelgesetzes (BtMG/BtMVV)
BWA	Brustwandableitungen (s. S. 165)
BWS	Brustwirbelsäule
BZ	Blutzucker (Blutglukosekonzentration s. S. 266 ff.)
bzw.	beziehungsweise

C	
C_2	umgangssprachlich für C_2H_5OH (Ethanol, Alkohol, Ethylalkohol)
Ca.	Carcinoma (Karzinom)
ca.	circa/etwa/ungefähr

Ca^{2+}	Kalzium-Ionen
CAPD	continuous ambulatory peritoneal dialysis (ambulante Bauchfelldialyse)
CCS	Canadian Cardiovascular Society (Kanadische Herzkreislaufgesellschaft → Einteilung der AP)
CCT	kraniale Computertomografie (Schädel-CT)
CF	cystic fibrosis (Zystische Fibrose, Mukoviszidose)
Ch.	Charrière (Maß für die Dicke von Tuben und Kathetern)
cm H_2O	Zentimeter Wassersäule (Einheit für den Beatmungsdruck)
CMV	Zytomegalievirus
CN	Zyanid
CO	Kohlenmonoxid
CO_2	Kohlendioxid
COLE	chronisch-obstruktive Lungenerkrankung
COPD/ COLD	chronic obstructive pulmonary/lung disease = COLE
CPAP	continuous positive airway pressure (spezielles Beatmungsverfahren, s. S. 50 ff.)
CPR	cardio-pulmonary resuscitation (Kardiopulmonale Reanimation, Herz-Lungen-Wiederbelebung)
CRT	kardiale Resynchronisationstherapie (besonderer Herzschrittmacher)
CT	1. Computertomografie (spezielles Röntgenverfahren) 2. Combitube
CTG	Cardiotokogramm („Herzwehenschreiber")

D

d	dies/day (Tag)
d.	1. dexter, -tra, -trum (rechts) 2. der, die, das, des/durch
DA	Dosieraerosol
DC	direct current (Gleichstrom)
DD	Differenzialdiagnose(n)
Def.	Definition (Festlegung, Erklärung)
DGHM	Deutsche Gesellschaft für Hygiene und Mikrobiologie
DGK	Deutsche Gesellschaft für Kardiologie – Herz- und Kreislaufforschung
DGzRS	Deutsche Gesellschaft zur Rettung Schiffbrüchiger
d.h.	das heißt
diast.	diastolisch
DIC	disseminated intravascular coagulation → Verbrauchskoagulopathie
DIN	Deutsches Institut für Normung
DIVI	Deutsche interdisziplinäre Vereinigung für Intensiv- und Notfallmedizin
DLRG	Deutsche Lebensrettungs-Gesellschaft
DM/D. m.	Diabetes mellitus (Zuckerkrankheit)
DMAP	Dimethylaminophenol (Antidot)
DMS	Testung auf: Durchblutung, Motorik und Sensibilität
DNA	Desoxyribonukleinsäure (Erbsubstanz)
DNAR	do not attempt resuscitation („nicht wiederbeleben")
DNR	do not resuscitate („nicht wiederbeleben"), besser: DNAR
DNS	Desoxyribonukleinsäure (Erbsubstanz)
DRK	Deutsches Rotes Kreuz
DT	Diphterie-Tetanus-Impfstoff

E

E	Einheit
EBV	Epstein-Barr-Virus
ECMO	extrakorporale Membranoxygenierung („Herz-Lungen-Maschine")
ED	Einzeldosis
EDD	esophageal detection device (Hilfsmittel zur Tubuslagekontrolle/Feststellung einer Tubusfehllage)
EEG	Elektro-Enzephalogramm („Hirnstromkurve")
EKG	Elektrokardiogramm („Herzstromkurve")
EL	Einsatzleitung/Einsatzleiter
ELW	Einsatzleitwagen
EMD	elektromechanische Dissoziation (veraltet für PEA)
EMS	emergency medical system (Bezeichnung für verschiedene Rettungsdienstsysteme)
EN	Euronorm
enth.	enthält/enthalten
entspr.	entspricht/entsprechend
EPH	Edema (Ödeme) + Proteinurie + Hypertonie während der Spätschwangerschaft, veraltet für SIH (s. S. 396 f.)
ERBS	Erregungsrückbildungsstörung(en)
ERC	European Resuscitation Council (Europäischer Wiederbelebungsrat)
ESC	European Society of Cardiology (Europäische Herzgesellschaft)
E-Stelle	Einsatzstelle
e.t./E.T.	endotracheal
ETC	esophageal-tracheal combitube
$_{ET}CO_2$	endtidales Kohlendioxid (CO_2-Konzentration am Ende der Ausatmung)
EU/EUG	extrauterine Gravidität („Schwangerschaft außerhalb der Gebärmutter")

evtl.	eventuell

F

f.	und folgende Seite
FF	Freiwillige Feuerwehr
ff.	und folgende Seiten
FFP	fresh-frozen plasma (Blutplasma zur Transfusion)
F_iO_2	Fraktion des inspiratorischen O_2 (Sauerstoffanteil in der Einatemluft)
FND	fokales neurologisches Defizit
FW	Feuerwehr

G

G	Gauge (Größenmaß, z. B. für Venenkanülen)
g	Gramm
G 5 %/ G 40 %	Glukoselösung (z. B. 5 %ig, 40 %ig)
GCS	Glasgow-Coma-Scale
GG	Geburtsgewicht
ggf.	gegebenenfalls
GI	gastrointestinal (Magen-Darm)
GTN	Glyceroltrinitrat = Nitroglyzerin
GV	Geschlechtsverkehr

H

h	hora/hour (Stunde)
H_1/H_2	Histamin-Rezeptoren (Typ 1/Typ 2)
H_2O	Wasser
HAV	Hepatitis-A-Virus
Hb	Hämoglobin(-Gehalt im Blut)
HBO	hyperbare Oxygenation (Sauerstofftherapie in einer Druckkammer)
HBV	Hepatitis-B-Virus
HCC	hepatozelluläres Karzinom (Leberzellkarzinom)
HELLP	Extremform einer schwangerschaftsinduzierten Hypertonie (s. S. 396)
HES	Hydroxyethylstärke (Volumenersatzmittel, s. S. 598 f.)
HF	Herzfrequenz (pro Minute)
HI	1. Herzinfarkt 2. Urologie: Harnwegsinfekt 3. HI-Virus = HIV
HIT	Heparin-induzierte Thrombopenie
HIV	human immunodeficiency virus
HKS	Herz-Kreislauf-Stillstand
Hkt	Hämatokrit
HLW	Herz-Lungen-Wiederbelebung
HN	Hirnnerv
HNO	Hals-Nasen-Ohren
HOCM	hypertroph-obstruktive Kardiomyopathie
HPG	Heilpraktikergesetz
HT	Herzton
HWI	1. Hinterwandinfarkt 2. Urologie: Harnwegsinfekt
HWS	Halswirbelsäule
HWZ	dominante Halbwertzeit (i. d. R. terminale Eliminations-Halbwertzeit bei nieren-/lebergesunden Erwachsenen)
HZV	Herzzeitvolumen (l/min)

I

i. a.	intraarteriell (Injektion in die Arterie)
IABP	intraaortale Ballongegenpulsation
ICB	intrazerebrale Blutung (z.T. auch intrakranielle Blutung)
ICD	implantierter Cardioverter/Defibrillator (s. S. 224 ff.)
ICD 10 GM	international statistical classification of diseases (WHO), Version 10, German modification
ICP	intrakranieller Druck („Hirndruck")
ICR	Interkostalraum (Zwischenrippenraum)
ICU	intensive care unit (Intensivbehandlungseinheit)
ID	Innendurchmesser (z. B. Endotrachealtubus)
IDDM	insulinabhängiger Diabetes mellitus
i. d. R.	in der Regel
I.E./IE	Abkürzung für stoffspezifisch definierte Mengeneinheit: z. B. Immunitätseinheit (Antitoxin), internationale Einheit (Antibiotikum, Heparin), Insulineinheit
I:E	Zeitverhältnis Inspiration zu Exspiration bei Beatmung
IfSG	Infektionsschutzgesetz
ILCOR	International Liaison Committee on Resuscitation
i.m.	intramuskulär (Injektion in den Muskel)
IMV	intermittend mandatory ventilation (Beatmungsform)
i. Nk.	in Notkompetenz; hier werden Maßnahmen aufgeführt, die ein Rettungsassistent entsprechend den Vorgaben auf den Seiten in Kapitel 3 ergreifen kann
insbes.	insbesondere
i. o.	intraossär (Injektion ins Knochenmark)
IPPV	intermittent positive pressure ventilation (herkömmliche manuelle/maschinelle Überdruckbeatmung)
i. R.	im Rahmen

IT	Indifferenztyp (Lagetyp im EKG, s. S. 166 f.)
ITH	Intensivtransporthubschrauber
ITN	Intubationsnarkose
ITW	Intensivtransportwagen
i. v.	intravenös (Injektion in die Vene)
i. V. m.	in Verbindung mit

J

J	Joule (Einheit für Energie)
J.	Jahr(e)
jew.	jeweils
JUH	Johanniter Unfallhilfe

K

K^+	Kalium-Ionen
KatS	Katastrophenschutz
KED	Kendrick Extrication Device (Rettungskorsett)
KG	Körpergewicht
kg	Kilogramm
KH	Krankenhaus
KHK	Koronare Herzkrankheit
KI	Kontraindikation
KIT	Kriseninterventionsteam
KKT	Körperkerntemperatur
KOF	Körperoberfläche
KTP	Krankentransport
KTW	Kranken(transport)wagen

L

L/l	Liter
l.	linke (-r, -s)
lat.	lateinisch
LBBB	left bundle-branch block (Linksschenkelblock)
LE	Lungenembolie
LGL	Lown-Ganong-Levine-Syndrom
lgs.	langsam
Lig.	Ligamentum (anatomisch: Band)
LJ	Lebensjahr
LMA	Larynxmaske (laryngeal mask airway)
LNA	Leitender Notarzt
LR	Lichtreaktion (Pupillen)
LRA	Lehrrettungsassistent
LSB	Linksschenkelblock (EKG)
LSD	Lysergsäurediethylamid
LT	1. Linkstyp (Lagetyp im EKG, s. S. 166 f.) 2. Larynxtubus
LWS	Lendenwirbelsäule

M

M.	1. Musculus (Muskel) 2. Morbus (Krankheit; mit nachgestelltem Eigennamen)
m	Meter
MAL	mittlere Axillarlinie
MANV	Massenanfall von Verletzten
MAP	mittlerer arterieller Druck
MAST	military/medical anti-shock-trousers (Antischockhosen)
max.	maximal/höchstens
mbar	Millibar (Einheit für Druck)
MCL	Medioklavikularlinie
mg	Milligramm
Mg^{2+}	Magnesium-Ionen
MH	Maligne Hyperthermie (Narkosekomplikation)
MHD	Malteser Hilfsdienst
MI	Myokardinfarkt/Mitralinsuffizienz
MICU	mobile intensive care unit (Synonym für Rettungswagen, Typ C)
MILS	manuelle In-line-Stabilisierung (achsengerechte Fixierung der HWS)
min	Minute(n)
mind.	mindestens
Mio	Millionen
ml	Milliliter
Mm.	Musculi (Muskeln)
mmHg	Millimeter Quecksilbersäule (Einheit für Blutdruck/Gaspartialdruck)
mmol	Millimol (Einheit für Stoffmenge)
MOV	Multiorganversagen
MPBetreibV	Medizinproduktebetreiberverordnung
MPG	Medizinproduktegesetz
MRSA	Methicillin-resistenter/multi-resistenter Staphylokokkus aureus s. S. 536
MRT	Magnetresonanztomografie
MS	1. Multiple Sklerose 2. Mitralstenose 3. Mentaler Status
mV	Millivolt
mval	Millival (Einheit für Grammäquivalent, gibt indirekt die Stoffmenge an)
MZF	Mehrzweckfahrzeug

N

N.	Nervus (Nerv)
NA	Notarzt
Na^+	Natrium-Ionen
NaBi/ NaBic	Natriumbicarbonat = Natriumhydrogencarbonat
NACA	National Advisory Committee for Aeronautics
NaCl	Kochsalz (Natriumchlorid)
NAW	Notarztwagen
NEF	Notarzteinsatzfahrzeug
NHL	Non-Hodgkin-Lymphom
NIBP	nicht-invasiv gemessener Blutdruck

NIDDM	nicht insulin-abhängiger Diabetes mellitus
NIHSS	National Institute of Health – Stroke Scale
NK	Notkompetenz
Nn.	Nervi (Nerven)
NNR	Nebennierenrinde
NSAID	nonsteroidal antiinflammatory drugs (nichtsteroidale Entzündungshemmer)
NSR	normaler Sinusrhythmus
NW	Nebenwirkung

O

o.	oder
O_2	Sauerstoff
o. a.	oder andere
o. ä.	oder ähnliche(s)
o. B.	ohne Befund (= ohne krankhaften Befund)
OL(RD)	Organisatorischer Leiter Rettungsdienst
OP	chirurgische Operation
OrgL (RettD)	Organisatorischer Leiter Rettungsdienst

P

P	pressure (Druck)/P-Welle (im EKG)
PAD	public access defibrillation (Defibrillation durch Ersthelfer)
PALS	pediatric advanced life support
Pat.	Patient
PAW	Atemwegsdruck
PBLS	pediatric basic life support
PCI	Perkutane Koronarintervention („Herzkatheter")
PCP	1. Pneumocystis-carinii-Pneumonie (heute: Pneumocystis-jiroveci-Pneumonie) 2. Phenylcyclohexylpiperidin = Rauschdroge
PEA	pulslose elektrische Aktivität
PEEP	positive endexpiratory pressure (Beatmung mit positivem Druck am Ende der Ausatmung)
PEP	Postexpositionsprophylaxe (Medikamente unmittelbar nach Kontakt mit infektiösen Erregern, bevor Krankheitssymptome erscheinen)
PET	Positronen-Emmissionstomografie
pH	potentia hydrogenii = Wasserstoffionenkonzentration
PM	pacemaker (Herzschrittmacher)
p. o.	per os (Verabreichung von Medikamenten durch den Mund)
pO_2/pCO_2	Sauerstoff-/Kohlendioxidpartialdruck
pp	post partum (nach der Geburt)
PSA	persönliche Schutzausrüstung
PSR	Patellar-Sehnenreflex
PStGAV	Ausführungsverordnung zum Personenstandsgesetz
PTCA	perkutane transluminale Korangioplastie („Herzkatheter")
pVT	pulslose ventrikuläre Tachykardie

R

r.	rechte (-r, -s)
RA	Rettungsassistent
RBBB	right bundle-branch block (Rechtsschenkelblock)
RD	Rettungsdienst
RettAss(G)	Rettungsassistent(engesetz)
RF	Raumforderung
RG	Rasselgeräusche (Lungenauskultation)
RH	Rettungshelfer
RiLi	Richtlinie
RIVA	Ramus interventricularis anterior
RKI	Robert-Koch-Institut (s. S. 520 u. 526)
RLS(t)	Rettungsleitstelle
ROSC	restoration of spontaneous circulation (Wiederherstellung eines Spontankreislaufs nach Herz-Kreislauf-Stillstand)
RR	arterieller Blutdruck (gemessen mit dem Gerät nach Scipione Riva-Rocci)
RS	Rettungssanitäter
RSB	Rechtsschenkelblock (EKG)
RT	Rechtstyp (Lagetyp im EKG, s. S. 166)
RTH	Rettungs(transport)hubschrauber
RTW	Rettungs(transport)wagen
RW	Rettungswache/Rüstwagen (Feuerwehr)

S

s	Sekunde(n)
s.	siehe/sinister, -tra, -trum (links)
S.	Seite(n)
SA	sinuatrial (Erregungsüberleitung vom Sinusknoten zum Vorhof)
s. a.	siehe auch
SAA	Standardarbeitsanweisung
SAB	Subarachnoidalblutung
SAR	search and rescue (Such- und Rettungsdienst der Bundeswehr)
SARS	schweres akutes respiratorisches Syndrom
SbE	Stressbearbeitung nach belastenden Einsätzen
s. c.	subkutan (Injektion ins Unterhautgewebe)

SEG	Schnelleinsatzgruppe (für Großschadensereignis/MANV)
SGB	Sozialgesetzbuch
SHT	Schädel-Hirn-Trauma
SID(S)	sudden infant death (syndrome) (plötzlicher Kindstod)
SIH	schwangerschaftsinduzierte Hypertonie, Spätgestose (s. S. 396 f.)
SIMV	synchronised intermittend mandatory ventilation
s. l.	sublingual (unter die Zunge)
SM	Herzschrittmacher
s. n. S.	siehe nächste Seite
s. o.	siehe oben
sog.	sogenannt (-e, -er, -es)
SOP	standard operation procedure
spez.	speziell (-e, -er, -es)
spezif.	spezifisch (-e, -er, -es)
S_pO_2	pulsoxymetrisch gemessene partielle/fraktionelle Sauerstoffsättigung
SSD	Schwangerschaftsdrittel
SSW	Schwangerschaftswoche
ST	Steiltyp (Lagetyp im EKG, s. S. 166 f.)
STEMI	Herzinfarkt mit ST-Hebung im EKG
StGB	Strafgesetzbuch
STIKO	Ständige Impfkommission am Robert-Koch-Institut
s. u.	siehe unten
supp.	Suppositorium (Zäpfchen)
SVES	supraventrikuläre Extrasystole(n)
SVT	supraventrikuläre Tachykardie
SVTab	SVT mit aberrierender Leitung (SVT mit Schenkelblock)
syn.	synonym (gleichbedeutend mit)
syst.	systolisch
T	
Tb/Tbc	Tuberkulose
Td	Tetanus-Diphterie-Impfstoff
TEL	Technische Einsatzleitung (für Großschadensereignis)
THW	Technisches Hilfswerk
TIA	transitorisch-ischämische Attacke (s. S. 280 f.)
Tr.	Tropfen
TSR	Trizeps-Sehnenreflex
TVT	Tiefe Venenthrombose
U	
u.	und
u. a.	und andere/unter anderem
u. ä.	und ähnliche(s)
u. a. m.	und andere(s) mehr
ugs.	umgangssprachlich
ÜLT	Überdrehter Linkstyp (Lagetyp im EKG, s. S. 166 f.)
ÜRT	Überdrehter Rechtstyp (Lagetyp im EKG, s. S. 166 f.)
US	Ultraschall
usw.	und so weiter
u. U.	unter Umständen
u. v. a. m.	und viele andere mehr
UVV	Unfallverhütungsvorschrift(en) → heute BGV

V	
V	Volt (Maßeinheit für elektrische Spannung)
V.	Vena (Vene)
V. a.	Verdacht auf
v. a.	vor allem
VEL	Vollelektrolytlösung (kristalloid)
VES	ventrikuläre Extrasystole(n)
VF	ventricular fibrillation (Kammerflimmern)
vgl.	vergleiche
VHF	Vorhofflimmern
vKOF	verbrannte Körperoberfläche
VSD	Ventrikelseptumdefekt
VT	ventrikuläre Tachykardie
Vt	Tidalvolumen (Atemzugvolumen)
Vv.	Venae (Venen)
VWI	Vorderwandinfarkt
W	
WD	Wirkdauer nach Medikamentengabe
wdh./Wdh.	wiederholen/Wiederholung
WE	Zeitdauer bis zum Wirkungseintritt nach Medikamentengabe
WF	Werkfeuerwehr
WHO	World Health Organization (Weltgesundheitsorganisation)
WM	Zeitdauer bis zum Wirkungsmaximum nach Medikamentengabe
Wo.	Woche(n)
WPW	Wolff-Parkinson-White-Syndrom
WS	Wirbelsäule
X	
XTC	Extasy = Rauschdroge
Z	
z. B.	zum Beispiel
Z. n.	Zustand nach
ZNS	zentrales Nervensystem
z. T.	zum Teil
ZVD	zentralvenöser Blutdruck
ZVK	zentraler Venenkatheter

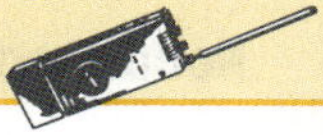

1. Organisation & Einsatz

Vitalfunktionen

Das Leben (lat. vita) des Menschen ist unmittelbar von drei Funktionssystemen, den Vitalfunktionen, abhängig:

- **Hirnfunktion**
  → Zentralnervensystem = ZNS (Gehirn, Rückenmark).
  → ermöglicht **Wachheit** (= Vigilanz) und **Bewusstsein** (s. S. 259 ff.), ist verantwortlich für die Steuerung bewusster und unbewusster Körperfunktionen (z. B. Atmung, Herz-Kreislauffunktion, Körpertemperatur, Hormonhaushalt).
- **Atmung** (s. S. 286 f.)
  → Respiratorisches System (Atemwege, Lunge, Atemmuskeln)
  → Aufnahme von Sauerstoff (chemisches Symbol: O_2) in den Körper und Abgabe von Kohlendioxid (chemisches Symbol: CO_2) in die Umgebung.
- **Herz-Kreislauf-Funktion** (s. S. 304 f.)
  → Kardiozirkulatorisches System (Herz, Blut, Blutgefäße).
  → Verteilung des Sauerstoffs im Körper

Eine Einschränkung dieser Funktionen kann sehr rasch zu einer Lebensbedrohung und zum Tod des Patienten führen!

Die meisten Körpervorgänge benötigen zur einwandfreien Funktion O_2. Die Hirnfunktion ist auf ständige Bereitstellung von O_2 angewiesen. O_2-Mangel (= Hypoxie) im Gehirn über 10 bis 20 Sekunden führt zur Bewusstlosigkeit. O_2-Mangel über mehr als 4–8 Minuten schädigt das Gehirn dauerhaft. Da Atmung und Herz-Kreislauf-Funktion teilweise über zentrale Schaltstellen im Zentralnervensystem gesteuert werden, kann eine Störung der Hirnfunktion eine Fehlsteuerung bis hin zum Funktionsausfall von Atmung und Herz-Kreislauf-Funktion bewirken.

Für den Menschen können ferner Störungen im Wärme-, Wasser-Elektrolyt-, Säure-Basen- und Energie-Haushalt u. a. m. die oben genannten (primären) Vitalfunktionen beeinträchtigen und damit auch eine Lebensbedrohung nach sich ziehen. Sie werden daher als **sekundäre Vitalfunktionen** bezeichnet.

Notfallpatient

Ein Mensch wird dann als Notfallpatient bezeichnet, wenn durch Verletzung, Vergiftung oder Erkrankung

- eine oder mehrere seiner **Vitalfunktionen akut gestört oder bedroht** sind
- oder die Entwicklung einer solchen **Störung oder Bedrohung zu befürchten oder nicht auszuschließen** ist.

Zu Missverständnissen kann es führen, dass in der (klinischen) Praxis vielfach jeder Patient mit neu bzw. akut aufgetretenen Symptomen als Notfall(-patient) bezeichnet wird, auch wenn keine Vitalbedrohung vorhanden ist. Differenziertere Patienteneinteilung mit dem NACA-Score (s. S. 658).

Rettungskette (nach Ahnefeld et al.)

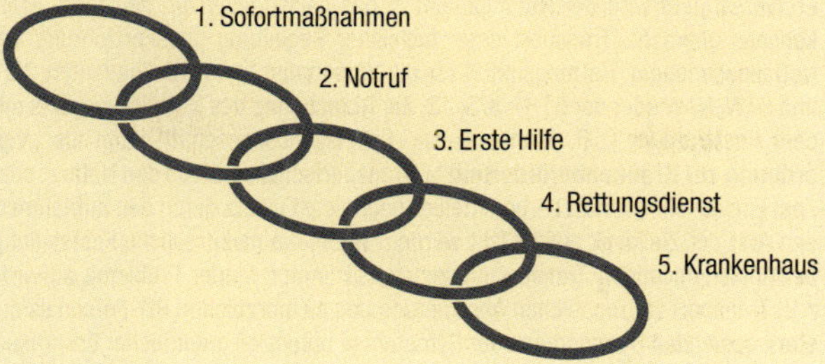

Das Bild der Rettungskette veranschaulicht treffend, dass die einzelnen Funktionsbereiche (Kettenglieder) der Notfallversorgung nahtlos ineinandergreifen müssen, damit der Notfallpatient die bestmöglichen Versorgungschancen erhält. Jeder Funktionsbereich baut auf der Leistungsfähigkeit des vorhergehenden auf, oder: „Jede Kette ist so stark wie ihr schwächstes Glied."

Hinweis zum Notrufzeitpunkt (gemäß ERC):

Ist der erste Helfer auf sich alleine gestellt, dann gilt: Bei einem bewusstlosen Patienten ohne normale Atmung wird zuerst der Notruf getätigt: „Call first." In bestimmten Fällen (O_2-Mangel als wahrscheinliche Ursache eines Herz-Kreislauf-Stillstands: Kinder, Ertrinken) sollen für 1 Minute Lebensrettende Sofortmaßnahmen (CPR!) ausgeführt werden; dann erst ist Hilfe zu holen: „Call fast." Für professionelle Ersthelfer „Call fast" u. U. auch bei Trauma u. Vergiftungen

Aufgaben des Rettungsdienstes

- **Wiederherstellung/Aufrechterhaltung der Vitalfunktionen** (→ Herstellen der Transportfähigkeit)
- Erstdiagnose, ggf. Einleitung einer kausalen Therapie
- Verhinderung von Komplikationen/Folgeschäden
- **Sachgerechter Transport** zur Fachbehandlung, Überwachung
- Weichenstellung für die weitere Versorgung: z. B. **gezielte Klinikauswahl**

Krankenhaus: Fachbehandlung

- Notaufnahme (spezielle Fachrichtung oder zentrale Notaufnahme)
- Intensiv-/Bettenstation (Spezialdisziplinen)
- Einsatz umfangreicher diagnostischer und therapeutischer Möglichkeiten
- Ggf. Einleitung von Rehabilitationsmaßnahmen

- **Notfallpatienten** (z. B. mit Verdacht eines Herzinfarktes) werden primär durch den Rettungsdienst (Notarzt, Rettungsassistent) am Notfallort versorgt. Nach der Erstversorgung wird der Notfallpatient in das nächstgelegene, geeignete Krankenhaus gebracht. Transport unter fachlicher Begleitung und Fortführung der Notfallbehandlung. Rettungsmittel für die Versorgung von Notfallpatienten: NEF und RTW, NAW oder der RTH – s. S. 12. Zur Abrechnung des Notfalltransports mit dem Kostenträger (z. B. Krankenkasse, Berufsgenossenschaft) kann die **„Verordnung zur Krankenbeförderung"** („Transportschein") durch den Notarzt oder – bei Einsatz ohne Notarzt – unmittelbar nach dem Einsatz durch den aufnehmenden Arzt der Zielklinik ausgestellt werden, wobei die nachträgliche Feststellung der kostenpflichtigen Transportnotwendigkeit immer wieder Probleme aufwirft, z. B. Transport zur rechtlichen Absicherung des nichtärztlichen RD-Personals bei stark quälenden Symptomen oder Symptomen potenziell gefährlicher Erkrankungen mit geringer Wahrscheinlichkeit ohne weitere Störung der Vitalfunktionen; z. T. ist aber eine zeitnahe Behandlung solcher Patienten als Akutfall (s. u.) in der Realität nicht gewährleistet. Weitere Problemfelder sind Transporte aus „sozialer Indikation" oder aus der Garantenpflicht zur Unterbringung hilfloser, gefährdeter Personen (mäßig Betrunkene, insbes. bei starker Kälte).
- Patienten ohne primäre Vitalbedrohung, bei denen es sich aber um ein „akut entstehendes, lokalisiertes, pathologisches Geschehen" mit der Gefahr zusätzlicher Schädigungen (z. B. Gallenkoliken, neu aufgetretene Infektion) oder um die akute Verschlimmerung einer chronischen Erkrankung (z. B. Gicht) handelt, werden als **Akutfälle** (früher: Notsituationen) bezeichnet. Sie sollen innerhalb kurzer Zeit von ihrem Hausarzt, seiner Vertretung oder dem hierfür eingerichteten (kassen-) ärztlichen Bereitschaftsdienst (z. B. außerhalb der Sprechzeiten, nachts, an Feiertagen, mancherorts ständig) ärztlich versorgt werden (Vorstellung in Arztpraxis oder Hausbesuch – je nach Fall). Nach Diagnostik und Sofortbehandlung entscheidet der Arzt über eine ggf. notwendige Klinikeinweisung (dringlich oder disponibel); der Transport wird – je nach Fall – mit einem öffentlichen Verkehrsmittel, Taxi, KTW oder RTW durchgeführt. Hierfür ist die **vorherige Ausstellung einer „Verordnung zur Krankenbeförderung"** („Transportschein") durch den einweisenden Arzt erforderlich.
- **Andere Krankheitsfälle,** die keine akute medizinische Intervention notwendig machen, sollen direkt einem Vertragsarzt zur Diagnostik bzw. Therapie zugewiesen werden. Hier kommen zur (i. d. R. zeitunkritischen) Beförderung – je nach Fall – private oder öffentliche Verkehrsmittel oder der Krankentransport mit KTW in Betracht, jeweils nach ärztlicher Verordnung.

Die Umsetzung dieser Versorgungsstrategien erfordert, dass jeder Patient frühzeitig (z. B. bei Anruf in der Rettungsleitstelle) der richtigen Kategorie zugeteilt werden müsste, um die medizinisch und wirtschaftlich adäquate Hilfe zu erhalten. Die notwendige Infrastruktur ist in Deutschland aber nicht einheitlich etabliert.

Allgemeines – Definitionen aus DIN 13050

„Der **Rettungsdienst** ist eine öffentliche Aufgabe der Gesundheitsvorsorge und der Gefahrenabwehr; er gliedert sich in **Notfallrettung** und Krankentransport. Notfallrettung ist organisierte Hilfe, die in ärztlicher Verantwortlichkeit erfolgt und die Aufgabe hat, bei Notfallpatienten am Notfallort lebensrettende Maßnahmen durchzuführen, ihre Transportfähigkeit herzustellen und diese Patienten unter Aufrechterhaltung der Transportfähigkeit und Vermeidung weiterer Schäden in eine geeignete Gesundheitseinrichtung/Krankenhaus zu befördern."

Zuständigkeiten

In Deutschland zählt der Rettungsdienst zu den **Obliegenheiten der Bundesländer.** Er ist in den einzelnen Ländern durch die **Landesrettungsdienstgesetze** geregelt. Innerhalb der Ländergrenzen wurden **Rettungsdienstbereiche** festgelegt, deren Landkreise und kreisfreien Städte den **Rettungszweckverband** bilden. Dieser ist i. d. R. kommunalen Behörden zugeordnet. Von diesen wird die Aufgabe des Rettungsdienstes auf **gemeinnützige Hilfsorganisationen, Feuerwehr** u. a. übertragen oder (seltener) selbst durchgeführt. Unter Beachtung der Wirtschaftlichkeit und der in den Landesrettungsdienstgesetzen vorgeschriebenen Hilfsfristen werden **Rettungswachen** eingerichtet. Die Koordination der Einsätze in einem Rettungsdienstbereich ist Aufgabe der **Rettungsleitstelle:**

- **Annahme von Notrufen** und **Entsenden von Rettungsmitteln**
- **Koordination** der Rettungseinsätze, auch bei Großschadensereignissen
- Zusammenarbeit mit den Leitstellen von Polizei und Feuerwehr (zukünftig: vermehrt integrierte Leitstellen)
- Telefonischer Kontakt mit Krankenhäusern **(Bettennachweis),** Vergiftungszentralen u. a. Informationszentren
- **Dokumentation** aller Vorgänge (Datenpflege), Überwachung der Funkdisziplin
- Mancherorts Zusatzdienste z. B. Hausnotruf, Ärztlicher Notdienst

Grundprinzipien präklinischer Notfallversorgung

- **„Stay and Play":** In Deutschland ist die notärztliche Versorgung vor Ort ein fester Bestandteil des flächendeckenden Rettungsdienstsystems. Sofern erforderlich, wird der Patient **vor dem Transport stabilisiert.**
- **„Load and Go" (= „Scoop and Run"):** Im angloamerikanischen Raum weit verbreitetes System der Basisversorgung durch Rettungsdienstpersonal (mit örtlich unterschiedlichen Befugnissen) mit **zügigem Transport unter Aufrechterhaltung der Vitalfunktionen** (z. B. Beatmung, Thoraxkompressionen) ins Krankenhaus zur ärztlichen Notfalltherapie (in der Aufnahme).

Diese polarisierende Darstellung wird der Realität nur begrenzt gerecht. Im Einzelfall muss entschieden werden, ob der Notfallpatient eher von einer sofort wirksamen Therapie vor Ort profitiert oder ob eher die schnelle Verfügbarkeit klinischer Diagnostik und Therapie für die Prognose entscheidend ist.

Einsatzkräfte

- **Rettungshelfer (RH):** Helfer des Rettungssanitäters beim Krankentransport und bei der Erstversorgung von Notfallpatienten. Ausbildung: Grundlehrgang wie RS (160 h), 2 Wo. Klinikpraktikum, 2 Wo. Rettungswachenpraktikum.
- **Rettungssanitäter (RS):** Durchführung von Krankentransport, Erstversorgung von Notfallpatienten und Helfer des Rettungsassistenten bei der Versorgung von Notfallpatienten. 520 Stunden Ausbildung: Lehrgang (160 h), 4 Wo. Klinikpraktikum, 4 Wo. Rettungswachenpraktikum, Abschlusslehrgang/-prüfung (40 h).
- **Rettungsassistent (RA):** Assistent des Notarztes; Versorgung von Notfallpatienten bis zum Eintreffen des Notarztes (§ 3 RettAssG). 2 Jahre Regelausbildung: 1. Jahr Lehrgang und Praktika (Klinik und Rettungswache), staatliche Abschlussprüfung; 2. Jahr: Ausbildung als RA-Praktikant in einer Lehrrettungswache. In der anstehenden Novellierung des RettAssG/der RettAssAPrV wird von den meisten Beteiligten eine dreijährige Ausbildung angestrebt.
- **Notarzt (NA):** Anästhesisten, vielerorts auch Unfallchirurgen und Internisten. Mindestvoraussetzungen: Approbation als Arzt, Fachkundenachweis Rettungsdienst oder Zusatzbezeichnung Notfallmedizin (je nach Regelung der Bundesländer). Der Notarztdienst sollte dem erfahrenen Arzt vorbehalten bleiben.

Rettungsmittel (Besatzung s. S. 664)

- **KTW – Krankentransportwagen:** für den Transport von Nicht-Notfallpatienten, die aus medizinischen Gründen nicht in der Lage sind, öffentliche Verkehrsmittel, Taxen oder Mietwagen zu benutzen, z. B. liegen müssen, an ansteckenden oder Ekel erregenden Krankheiten leiden (auch Verdacht) oder für den Transport fachliche Betreuung benötigen (könnten). Die DIN EN 1789 unterteilt:
  - **Typ A1:** **KTW,** geeignet für den Transport eines einzelnen Patienten, der voraussehbar kein Notfallpatient ist.
  - **Typ A2:** **KTW,** geeignet für den Transport eines oder mehrerer Patienten (auf Krankentrage(n) oder -sessel(n).
  - **Typ B:** **KTW** als Notfallkrankenwagen, ausgerüstet für Erstversorgung und Überwachung von Patienten.
- **RTW – Rettungswagen:** Geeignet für Erstversorgung und Transport von Notfallpatienten, die neben Erste-Hilfe-Maßnahmen zusätzlicher Maßnahmen bedürfen (Wiederherstellung/Aufrechterhaltung der Vitalfunktionen). Der RTW wird in der DIN EN 1789 als Typ C-Krankenkraftwagen beschrieben – s. S. 662.
- **NAW – Notarztwagen:** Ausstattung wie RTW, arztbesetztes Rettungsmittel zur Erstversorgung und zum Transport von Notfallpatienten, die vor und/oder während des Transportes lebensrettender und erweiterter lebensrettender Maßnahmen durch einen Arzt bedürfen. NAW = sog. „stationäres Notarztsystem“
- **RTH – Rettungshubschrauber:** DIN 13230; s. S. 89 f.
- **NEF – Notarzteinsatzfahrzeug:** DIN 75079; Zubringer für den Notarzt und seine Notfallausrüstung zum RTW im Rendezvous-System (PKW/Kleintransporter).

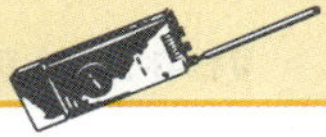

Einsatzauftrag

Über Telefon, Funk oder Funkmeldeempfänger wird die Fahrzeugbesatzung informiert; Einsatzdaten werden mitgeteilt; die Besatzung meldet die Auftragsübernahme über Funk – die RLS muss immer Kenntnis über den aktuellen Einsatzstatus (Fahrzeugzustand) der dienstbereiten Rettungsmittel haben, vgl. S. 111.

Einsatzdaten

- Wo?/Was?/Wieviele Patienten? Art der Erkrankung/Verletzung?
- Welche zusätzlich eingesetzten Rettungsmittel/Fachdienste?
- Ggf. Sondersignalfreigabe durch die Rettungsleitstelle.
- Ggf. Formalitäten (Auftragsnummer, Uhrzeit).
- Zusatzinformationen (z. B. Hausarzt vor Ort, Gefahren an der Einsatzstelle).

Anfahrt zur Einsatzstelle

Vor Antritt der Fahrt (Starten des Motors) sollte die **genaue Lage des Einsatzortes** zumindest dem Fahrer klar sein (Karte, Tip durch die Leitstelle oder andere Fahrzeuge) oder eindeutig über ein Navigationssystem identifiziert sein. Dies vermindert den Stress, der durch Zeitdruck und unbekannte Situation entsteht und beugt einem Verfahren vor. An (aktuelle) Hindernisse denken: Stau, Bauarbeiten, Straßensperrungen. Eigenes Wissen ggf. auch anderen Einsatzfahrzeugen mitteilen! Abkürzungen, die evtl. unter Benutzung von Sonderrechten möglich und günstig sind, benutzen (z. B. Dienstauffahrten bei Autobahnen). Absprachen mit der Polizei oder Feuerwehr (z. B. können bei einer gesicherten Vollsperrung einer Autobahn nach Unfall die Einsatzfahrzeuge entgegen der Fahrtrichtung auffahren)
Zur Inanspruchnahme von Sonderrechten/Wegerecht s. S. 124 ff.
Zum Verhalten bei Unfällen während der Einsatzfahrt s. S. 126 ff.

Ankunft an der Einsatzstelle

Das Erreichen der Einsatzstelle ist der Leitstelle sofort mitzuteilen (Status). Bei größerem Einsatz zunächst bei (kommissarischer) Einsatzleitung melden, falls schon vorhanden. Sicheres und zweckmäßiges Abstellen des Einsatzfahrzeuges:

- Einsatzfahrzeug **außerhalb des Gefahrenbereichs** abstellen, ggf. Anweisungen des Einsatz(abschnitts)leiters beachten
- Einsatzstelle ggf. durch gut erkennbares Rettungsfahrzeug **absichern**
- Zu- und Abfahrt für **nachrückende Fahrzeuge** freihalten
- **Keine Behinderung noch fließenden, nicht störenden Verkehrs** (z. B. um keinen Stau für nachrückende Kräfte zu provozieren)
- **Lösch-, Bergungs- und Spurensicherungsarbeiten nicht behindern** (z. B. Blockieren von Hydranten)
- Darauf achten, dass die **spätere Abfahrt nicht erschwert** oder unmöglich gemacht wird – Vorsicht z. B. bei Schlamm oder Kiesgruben (Festfahren!)

1. Eigenschutz

- Ausreichende **Sicherheitsabstände** bei: Strom-, Strahlen- und Gefahrgutunfall sowie Feuer, Gasgeruch und Gewalttätigkeit (z. B. Schlägerei).
- Ggf. **Nachalarmieren von Fachdiensten** und auf diese warten, anstatt den Eigenschutz zu vernachlässigen!
- **Warnkleidung** (Reflexmaterial) tragen. Die im Handel befindliche RD-Bekleidung ist z. T. nach den berufsgenossenschaftlichen Vorschriften nicht als Warnkleidung anerkannt; u. U. ist eine (zusätzliche) genormte Warnweste vonnöten!
- Persönliche und andere **Schutzausrüstung** einsatzbereit halten/einsetzen, z. B. Helm (Anlegen bei Brandeinsätzen, auf Baustellen usw. obligatorisch!), Feuerlöscher. Vgl. S. 15, 16 und 662 f.

2. Übersicht verschaffen

- Besonderheiten der Einsatzstelle?
- **Wie viele Patienten? Vitalbedrohung?**
- **Weiteres Einsatzpersonal (Fachdienste) notwendig?**
- Wie ist eine sinnvolle **Aufgabenteilung** möglich?

3. Sofortmaßnahmen an der Einsatzstelle

- **Absichern**
  - Fahrzeug mit Blaulicht und Warnblinker vor der Unfallstelle parken (Schutzbarriere)
  - Warndreiecke u. Warnleuchten/Sicherungsposten aufstellen
  - Ggf. Polizei nachfordern (zur Absperrung, Verkehrsregelung usw.)
- **Retten von Lebenden aus Lebensgefahr unter Eigenschutz**
  Rettungsgriffe vgl. S. 22 f. Beim Benutzen von Rettungsgeräten (z. B. Hacke, Klappspaten, Brecheisen) geeignete Schutzkleidung anlegen (z. B. Helm mit Visier, Schutzhandschuhe). Nur, wenn gefahrlos und schnell möglich; sonst erst Rückmeldung an die Leitstelle (s. S. 19)!
- **Passanten bitten, nachrückende Fahrzeuge einzuweisen**
- **Beruhigen und für Ordnung sorgen;** Schaulustige entfernen, Platz schaffen. Abschirmung des/der Patienten von Zuschauern und Lärm. Bei allen (faszinierenden) technischen Tätigkeiten den Patienten nicht vergessen.
- **Sinnvolle Kooperation im Team:**
  - Keine Diskussionen (insbes. nicht vor Patienten oder Angehörigen).
  - Nur nötige Anweisungen geben, qualifizierte Delegation, Sachlichkeit, Deutlichkeit; nichts als selbstverständlich voraussetzen.
  - Kooperation mit anderen Einsatzkräften (z. B. Feuerwehr, Polizei).
  - Ggf. Einordnen in vorgegebene Hierarchie (z. B. bei kombinierten Einsätzen mit der Feuerwehr liegt die Gesamteinsatzleitung i. d. R. beim Einsatzleiter der Feuerwehr, z. T. in den Landesbrand- und Katastrophenschutzgesetzen gesetzlich festgeschrieben).

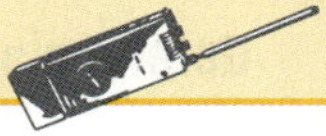

Brandschutz/Brandbekämpfung

Rettungsdienstpersonal sollte die akuten Bedrohungen durch Feuer einschätzen können und in der Lage sein, kleine Brände angemessen zu kontrollieren oder zu löschen. Fast jedes Feuer bezieht seine Nahrung aus dem Sauerstoff (O_2) der Luft. Mittel, um die **Verbindung des brennenden Materials zum O_2 zu unterbrechen:**

- feuerbeständiges Material (z. B. Wolldecken bei kleinen Bränden, z. B. zum Löschen von Personen: Die Person **zu Boden werfen und rollen; Eigenschutz beachten! Mit Wolldecken einwickeln. Zusätzlich Wasser und ggf. Löschmittel anwenden, dabei Gesichtsbereich möglichst schonen – s. u.),**
- **Wasser – Achtung: nicht bei Stoffen, die mit Wasser heftig reagieren** (z. B. Alkalimetalle wie Natrium) und bei Fettbränden (→ Siedeverzug!),
- Löschmittel aus Feuerlöschern (verdrängt den Sauerstoff; z. B. CO_2).

Weiterhin muss eine **Kühlung der brennenden und gelöschten Stoffe** mindestens unter die Zündtemperatur erreicht werden.

Anwendung von Handfeuerlöschern (< 20 kg)

- Vor eigenen (unzureichenden) Löschangriffen hat die Nachforderung der Feuerwehr Priorität! Menschenrettung vor Löschangriff!
- Anwendungsbereich/Bedienungsanleitung des Feuerlöschers beachten:
  1. Höchstspannung (bei Bränden an elektrischen Anlagen: Einsetzbarkeit und ggf. Mindestabstände!).
  2. **Brandklassen (verkürzt nach DIN EN 2):**

Klasse	**Brennendes Material**	**Löschmittel**
A	Feste Stoffe	Wasser, Pulver
B	Flüssige/flüssig werdende Stoffe	Schaum, Pulver, CO_2
C	Gasförmige Stoffe	Pulver, CO_2
D	Metalle	Pulver, ggf. auch Sand (trocken)
F	Speiseöl/-fett	Speziallöschmittel

- **Lastkraftwagen und Kraftomnibusse** sind unter Umständen verpflichtet, Feuerlöscher mitzuführen und diese ggf. herauszugeben (z. B. Kraftomnibusse: 6 kg ABC-Löscher gemäß § 35 g StVZO).
- **Bedenke, dass die minimale Funktionsdauer zwischen 6 s (< 3 kg-Löscher) und 15 s (> 10 kg-Löscher) liegt** → zügig und geplant vorgehen; in bestimmten Situationen ggf. stoßweises Abgeben des Löschmittels. **Merke:**
  - Feuer stets in Windrichtung angreifen
  - Flächenbrände von vorne beginnend ablöschen
  - Tropf- und Fließbrände von oben nach unten löschen
  - Genügend Löscher auf einmal einsetzen – nicht nacheinander
  - Vorsicht vor Wiederentzündung
  - Feuerlöscher regelmäßig warten (Fristen vorgeschrieben, mindestens alle zwei Jahre, ggf. öfter) und nach Einsatz befüllen lassen

Prophylaktische Maßnahmen bei Brandgefahr

Z. B. bei Verkehrsunfall, austretenden Gasen, Anwesenheit entzündlicher Stoffe, auslaufenden Gütern (z. B. Benzin):

- **Rauchverbot.** Ggf. **Sicherheitsabstand!** Passanten fernhalten!
- **Funkenbildung vermeiden** (z. B. Lichtquellen, Schalter). Nur EX-geschützte Lampen verwenden! Nicht-EX-geschützte Funkgeräte, Meldeempfänger usw. unbedingt fernhalten!
- **Ggf. frühzeitig Feuerwehr** nachfordern!
- Zündung ausschalten. Batterie abklemmen (Minuspol zuerst).
- Türöffnung bei Brandverdacht/Gasgeruch nur durch Feuerwehr (Förderung des Brandes durch Sauerstoffzufuhr; Explosionsgefahr; Gefahr des Rückschlages, z. B. bei Schwelbrand)!
- **Feuerlöscher bereitstellen** (insbesondere bei eingeklemmter Person)
- Auf Fahrzeuge mit besonderer Ladung achten (Gefahrguttransport!).
- Räume belüften (Nicht bei bereits ausgebrochenem Feuer o. Schwelbrand!).
- **Eigengefährdung nicht unterschätzen;** daher die Arbeit im unmittelbaren Gefahrenbereich möglichst bes. abgesichertem Fachpersonal überlassen.
- Eigene Schutzausrüstung (z. B. Helm, Lederhandschuhe) einsetzen!

Maßnahmen bei techn. Rettung aus Kfz

- Schutzausrüstung (Gefahren durch Einsatzstelle, Verkehr und Rettungsarbeiten): z. B. Schutzhelm mit Visier und Nackenschutz (EN 14052), Warnkleidung oder Warnweste (EN 471, Klasse 2), Feuerwehrhandschuhe (EN 420/659), Sicherheitsschuhe (EN ISO 20345/EN 345, Kategorie S2/Bewertungsgruppe R1 nach DIN 4843).
- Sichern der E-Stelle, z. B. durch entspr. Aufstellung der Fahrzeuge, blaues Blinklicht, Warndreiecke, Leitkegel.
- Zündung der Unfallfahrzeuge abstellen/Batterie abklemmen (Minuspol zuerst)/ Feuerlöscher positionieren.
- An Gefahren durch (nicht ausgelösten) Airbag denken (s. n. S.), bei ausgelöstem Airbag evtl. noch heiße Zündkapsel.

Zu den Erstmaßnahmen der Feuerwehr am Einsatzort gehören

- die Sicherung des Fahrzeugs gegen Wegrollen, Umkippen bzw. Abstürzen (soweit notwendig – z. B. Böschung/Abhang),
- die Sicherung der Brandgefahr (Bereitstellen von Feuerlöschern, ggf. Vornahme eines Schnellangriffes: fertig angeschlossener Schlauch mit Strahlrohr, mindestens Wasser bis zum Strahlrohr; ggf. Schaumteppich),
- Beseitigung von gefährlichen Gegenständen, Scherben und Splittern.

Sollte der Rettungsdienst vor der Feuerwehr eintreffen, muss der Eigenschutz im Hinblick auf diese Gefahren höchste Priorität erhalten!

Verunfallte Kraftfahrzeuge

Bei der Behandlung einer verletzten Person in einem verunfallten Pkw können Sicherungssysteme den Ablauf der Rettungsarbeiten beeinflussen:

Airbag

Bei der Behandlung einer verletzten Person in einem verunfallten Pkw an einen evtl. **nicht ausgelösten Airbag** denken! Bei den Rettungsarbeiten kann es unter Umständen zu einer Auslösung kommen (Verletzungsgefahr, lauter Knall). Der Fahrer-/Beifahrer-Airbag zündet nicht bei isoliertem Seiten- oder Heckaufprall, Überschlag sowie bei Frontalunfällen mit geringer Unfallschwere. Auf das Vorhandensein eines Airbags wird sowohl auf der Fahrerseite als auch ggf. auf der Beifahrerseite **durch einen Schriftzug hingewiesen, meist SRS/RS** = (Supplement) Restraint System. Mittlerweile sind Airbag-Systeme auch für die Rücksitze und Türen zu finden.

- **Ausgelöster Airbag = keine Gefahr durch Auslösung** (für einige Minuten Möglichkeit von Verbrennungen bei direktem Kontakt mit heißem Airbag-Modul).
- **Nicht ausgelöster Airbag:**
  - Wirkbereich des Airbags freihalten (Gegenstände vor dem Airbag können zu gefährlichen Geschossen werden).
  - **Nie** (z. B. mit dem Kopf) **zwischen Airbag und Patient aufhalten.**
  - Sicherheitsabstand 30–60–90 bei Airbags (30 cm bei Seiten- und Kopfairbags, 60 cm bei Fahrerairbags und 90 cm bei Beifahrerairbags)

→ Im Einsatz immer Erkundung des Fahrzeuginnenraumes (SRS, SIPS (Seitenairbag) u. a. Zeichen weisen auf eingebaute Sicherheitssysteme hin)

  - Das Risiko einer nachträglichen Auslösung des Airbags wird durch Abklemmen der Batterie/Durchtrennen der Batteriekabel vermindert **(Ausschalten der Zündung reicht nicht).** Allerdings kann nach Unterbrechung der Batterieverbindung noch für einige Zeit die Gefahr der Auslösung bestehen (Kondensatorwirkung, z. T. etwa 20 min). Ggf. kann die Gefahr einer nachträglichen Auslösung durch Anbringen spezieller Airbag-Rückhaltesysteme bei Rettungsarbeiten minimiert werden (z. B. Octopus).
  - Keine Schneid-/Bohrarbeiten/Erhitzung im Bereich des Airbagsystems.

Weitere Probleme

- Hijacking-Schaltung: Automatische Fahrzeugtürenverriegelung bei der Fahrt → nach Systemausfall kein Zugang in den Fahrzeuginnenraum
- Verbundsicherheitsverglasung an Seiten- und Heckscheiben
- Schlüssellose Zugangssysteme (Start-/Stop-Knopf → Zugangsproblematik)
- Elektronische Parkbremsen oder verborgene Überrollbügel bei Cabrios (→ unkontrollierte Auslösung: Verletzungsgefahr!)

Stromunfall (vgl. S. 500f.)

- Zuerst **Stromkreis unterbrechen** (lassen)!
  a) **Niederspannung (unter 1000 Volt Wechselspannung** mit maximal 500 Hz/ 1500 V Gleichspannung), z. B. im Haushalt. Maßnahmen: Ggf.
  - Betätigung von „NOT-AUS-Tastern“ (wenn vorhanden).
  - Sicherung entfernen; Netzstecker ziehen.
  - Sich selbst durch Isolierung schützen.
  - Im Zweifelsfall Elektrofachkraft/Feuerwehr hinzuziehen!

  Sicherheitsabstand bei Erkundung/Rettung: 1 m.

  b) **Hochspannung (über 1000 Volt Wechselspannung**/1500 Volt Gleichspannung): Bis zur Feststellung der Spannungsfreiheit grundsätzlich **keine Annäherung unter 5 m (DIN VDE 0132), besser 10 m!** Maßnahmen nur (!) durch **VDE-Fachpersonal** (FW/THW/Stadtwerke/Deutsche Bahn):
  1. Absperren, Gefahrenkennzeichnung (z. B. Schilder).
  2. Freischalten – Vor Wiedereinschalten sichern.
  3. Spannungsfreiheit feststellen.
  4. Erden und Kurzschließen.
  5. Benachbarte unter Spannung stehende Teile abdecken und abschranken.
- Für **Löscharbeiten** an elektrischen Anlagen (FW) sind **besondere Mindestabstände** vorgeschrieben. **Einsatzbereiche von Feuerlöschern beachten (RD)!**
- **Mindestabstände:** Die DIN VDE sieht **bei Hochspannungsanlagen** je nach Nennspannung differenzierte Mindestabstände vor (3/4/5 m); da diese Differenzierung im Einsatz problematisch ist, sollte als Mindestabstand **immer 5 m** eingehalten werden. Die Annäherung an **intakte (!) Oberleitungen der Deutschen Bahn** (15 000 V bei 16⅔ Hz) ist **ausnahmsweise** bis auf **1,5 m** möglich (beschädigte Oberleitung: mindestens **10–20 m** Abstand!) – vgl. S. 20 f. **Wichtig: Die genannten Abstände beziehen sich auf alle potenziell unter Spannung stehende Teile/Personen!** Insassen unter Spannung stehender Fahrzeuge sollten aufgefordert werden, bis zur Spannungsfreiheit im Fahrzeug zu bleiben.

Gefahrgutunfall/Gefahrguttransport

1. **Erkennen:** • Warnsymbole/orangefarbene Warntafel.
   • Bes. Sicherungsmaßnahmen (z. B. Feuerlöscher am Fahrzeug).
2. **Eigenschutz! Sicherheitsabstand** halten! **Schutzausrüstung!** Ggf. das zum Gefahrgut gehörende **„Unfallmerkblatt Straße“** sicherstellen.
3. **Feuerwehr** nachfordern. Dabei – wenn möglich – Art und Menge des Stoffes mitteilen, im Idealfall die **Zahlen auf der Warntafel angegeben.**
4. **Polizei zur Absperrung des Unfallbereiches** nachfordern.
5. **Eigene Maßnahmen im Gefahrenbereich erst nach Abstimmung mit der Feuerwehr und Information über das Gefahrgut.**

Details zur Gefahrgutkennzeichnung s. S. 666 ff.

Rückmeldung von der Einsatzstelle

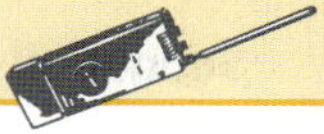

Möglichst frühzeitig (erste) Rückmeldung an die Rettungsleitstelle:

- **tatsächliche Situation** (der Leitstelle liegen in der Regel nur die oft spärlichen und fehlerhaften Informationen des Notrufes vor).
- **Anzahl der Verletzten bzw. Erkrankten – wieviele schwer?**
- **zusätzlich erforderliche Hilfe nachfordern, z. B.:**
  - **weitere Rettungsmittel** (RTW/KTW), **Notarzt** s. S. 60 ff. (NEF/NAW/RTH)
  - **OrgL und LNA** s. S. 94 ff.
  - **Polizei** s. S. 88/**Feuerwehr** s. S. 87
  - **DLRG** (Dt. Lebens-Rettungs-Gesellschaft): Rettung in Gewässerumgebung
  - **Stadtwerke:** Abschalten/Wiedereinschalten von Strom, Gas, Wasser

In einigen Fällen dürfte es sinnvoller sein, Bedarf oder Zweck der Nachforderung anzugeben, statt konkreter Fahrzeuge o. ä. Die Rettungsleitstelle entscheidet dann über die Auswahl anhand tatsächlich verfügbarer Ressourcen.

- ggf. zuviel alarmierte, noch auf der Einsatzfahrt befindliche Kräfte abbestellen
- ggf. wichtige Hinweise zum **Anfahrtsweg** oder **Gefahren** an der Einsatzstelle

Insbes. bei größeren Schadenslagen erfolgt dann eine gezielte Erkundung der Lage und eine präzisere Zweitrückmeldung:

Schadenslage

- **Schadensart und Schadensausmaß**
- **exakter Schadensort** (sofern Alarmierungsinformationen ungenau/falsch)
- **Betroffene:** Gesamtanzahl (ggf. Schätzung/Größenordnung)
  - Anteile: Schwerverletzte/Leichtverletzte/Nichtverletzte/(Tote)
  - Überwiegende Verletzungsart, z. B. Trauma, Verbrennung, Vergiftung
  - Anzahl eingeklemmter/verschütteter/schwer zugänglicher Personen

Gefahrenlage

- **Gefahr für wen?** (Menschen/Tiere/Umwelt/Sachwerte)
- **Gefahrenart** (**A**temgift, **A**ngst, **A**usbreitung, **A**tomare Strahlung, **C**hemische Stoffe, **E**rkrankung/Verletzung/Infektion, **E**xplosion, **E**insturz, **E**lektrizität; Bsp.: ein Brand kann durch fast alle Punkte zur Gefahr werden)

Allgemeine Lage

- Zu- und Abfahrtswege
- Nützliche oder schädliche Einflüsse von außen (Wetter, Lichtverhältnisse, nutzbare Infrastruktur usw.)
- voraussichtliche Entwicklung der Gefahren (Ereignis abgeschlossen?)
- bei länger dauernden Einsätzen: Notwendigkeit von Versorgung/Verpflegung/Betreuung/Unterbringung usw.

Eigene Lage

- **Ausreichend Kräfte vor Ort? → ggf. Nachforderung s. o.**
  Lage unter Kontrolle?
- Bereits selbst durchgeführte und geplante Maßnahmen (z. B. Raumordnung)
- Eigene Absicht

Sonderfall – Notfall auf Bahngleisen I

Notfälle im Gleisbereich der Deutschen Bahn (DB) fordern die Helfer besonders im Hinblick auf **Gefahren an der Einsatzstelle:**

1. Die Gefahren, die vom **Unfallort** selbst ausgehen (z. B. Gefahrgut, erschwerte Rettung aus Zügen) → ggf. Fachdienste anfordern (Feuerwehr, THW, Bahn).
2. Die Gefahren, die von **Zugfahrten** im betroffenen Gleis oder im Nachbargleis ausgehen. → Vor Arbeiten im Gleisbereich ist daher grundsätzlich die **Strecke sperren zu lassen** (das bedeutet nur, dass keine Züge mehr fahren; Oberleitung bleibt eingeschaltet). Eine Streckensperrung kann telefonisch veranlasst werden (über RLS an NFLS an Fdl); Bestätigung abwarten!
3. Die Gefahr, die von der **Oberleitung** ausgeht, also der Strom (vgl. S. 500f.). **Beachte:** Die Oberleitungen der DB führen **15000 V Wechselspannung.** Kontakt oder dichte Annäherung führen obligatorisch zu schweren elektrothermischen und elektrophysiologischen Schäden bis zum Tod.
   → Das Unterschreiten der erforderlichen **Mindestabstände** (s. n. S.) ist erst nach **Ausschalten (zentral) und (!) Bahnerden (vor Ort)** möglich.

Es ist möglich, **auf „DB-Schienen" „DB-fremde Züge" anzutreffen,** da (in Zukunft verstärkt) Trassen an fremde Unternehmen verkauft werden.
Polizeiliche Ermittlungsbehörde ist je nach örtlicher Absprache und Fall **Bundespolizei** oder **LKA** (= Landeskriminalamt). Erstangriff ggf. durch Schutzpolizei.

Hilfestellung bei Einsätzen auf Gleisanlagen der DB gibt der **Algorithmus** auf der folgenden Seite. Er enthält folgende **Fußnoten:**

1 „Unfall" im Sinne dieses Algorithmus meint
- Erkennen eines gefährlichen Ereignisses im Bahnbetrieb (z. B. große Gegenstände im Gleis, Beschädigung von Oberleitungen),
- Unfall mit Zügen oder Fahrzeugen im Gleis,
- Gefährdung von im Gleis befindlichen Personen (z. B. Selbsttötungsversuch).

2 Unbedingt Namen und Funktion des Meldenden geben lassen! Wenn Meldender weder Fdl noch Notfallmanager → Rückfrage bei Notfallleitstelle (NFLS DB)!

3 Die Telefonnummer der regional zuständigen NFLS der DB Netz AG liegt der RLS vor.
Alternativ kann mancherorts eine Alarmierung über sogenannte 3-S-Zentralen der DB Station und Service AG, erfolgen. Diese Zentralen verständigen den zuständigen Fdl und veranlassen weitere Maßnahmen! Bei Rückmeldung und Information der NFLS ist anzugeben:
- **Wo?** (Nachbarbahnhöfe, Streckenkilometrierung auf weißen Tafeln mit schwarzer Schrift an Strommasten, evtl. Signale mit Bezeichnung, Straßenangabe, Anfahrtswege)
- **Was?** (Z. B. beteiligte Fahrzeuge/Züge, Reisezug/Güterzug, Gefahrgut, Entgleisung)
- **Bauliche Besonderheiten?** (Damm, Tunnel, Brücke)

4 Oberleitungsschäden sind u. a. erkennbar an
- Durchhängen/Riss der Oberleitung
- umgeknickten/beschädigten Masten,
- Spannungsknistern,
- Funkenbildung, Lichtbogen

5 Regionale Besonderheiten: Je nach Einsatzbezirk können Bundespolizei, Feuerwehren u. a. im Bahnerden unterwiesen sein. Über die Regelung im eigenen Rettungsdienstbereich informieren!

6 Selbst bei ausgeschalteter Oberleitung sind hohe „Restspannungen" möglich (z. B. über Streckentrenner); daher bringt nur Bahnerden durch eingewiesenes Fachpersonal bei Oberleitungsschäden die erforderliche Sicherheit.

7 Sobald RD-Personal die Räumung des Gleises bestätigt hat, darf das Gleis nicht mehr ohne ausdrückliche Genehmigung des Notfallmanagers betreten werden, da bereits die Streckensperrung ganz oder teilweise aufgehoben sein kann!

Sonderfall – Notfall auf Bahngleisen II

Unfall an Eisenbahngleisen wird an RLS gemeldet[1]

Alarmierung von Einsatzkräften; primäre Aufgaben vor Ort:
- → **Erkundung**
- → **Rückmeldung**
- → **Einweisen**
- → **ggf. Sofortmaßnahmen** (Nicht im Gleisbereich! Mindestabstände!*)

Melder = DB-Mitarbeiter? (i. d. R. Fdl)
- JA → **Gleis gesperrt? (Bestätigung beidseitiger Sperrung an RLS)[2]**
  - JA → weiter zu „Oberleitung oder zugehörige Teile beschädigt?"
  - NEIN → RLS informiert NFLS der DB[3]
- NEIN → RLS informiert NFLS der DB[3]

RLS informiert NFLS der DB[3]
- NFLS informiert zuständigen Fdl und Notfallmanager
- Fdl sperrt entsprechenden Streckenabschnitt
- Fdl informiert NFLS
- NFLS bestätigt RLS die Sperrung
- RLS informiert Einsatzkräfte vor Ort

Oberleitung oder zugehörige Teile beschädigt?[4]
- JA → Nofallmanager (oder u. U. BPol, Feuerwehr, autorisierter Techniker) hat bahngeerdet[5] und das Gleis freigegeben?
- NEIN → Muss der Mindestabstand zur Oberleitung von 1,50 m unterschritten werden? (z. B. Verletzter auf Wagen?)

Muss der Mindestabstand zur Oberleitung von 1,50 m unterschritten werden? (z. B. Verletzter auf Wagen?)
- JA → Nofallmanager (oder u. U. BPol, Feuerwehr, autorisierter Techniker) hat bahngeerdet[5] und das Gleis freigegeben?
- NEIN → Einsatzkräfte dürfen den Gleisbereich betreten[7]

Nofallmanager (oder u. U. BPol, Feuerwehr, autorisierter Techniker) hat bahngeerdet[5] und das Gleis freigegeben?
- JA → **Einsatzkräfte dürfen den Gleisbereich betreten[7]**
- NEIN →
  - **Gleisbereich nicht betreten!**
  - **Bahnerdung abwarten!**
  - **Sicherheitsabstand einhalten![6]***

*** Mindestabstände**
- Normaler Mindestabstand zu intakter Oberleitung: 1,50 m (Menschenrettung).
- Mindestabstand bei Oberleitungsschäden: 10–20 m zu allen potenziell spannungsführenden Teilen.
  Beachte: Spannungstrichter.
- Nur nach ausdrücklicher Genehmigung (nach Bahnerden) durch Fachkraft (Notfallmanager oder anderes autorisiertes Personal der DB) Unterschreiten dieser Abstände!
- Nicht auf Wagen oder Masten klettern! (Außer ausdrücklich durch Fachkraft der DB genehmigt.)

Abkürzungen:

DB	=	Deutsche Bahn
BPol	=	Bundespolizei
NFLS	=	Notfallleitstelle
Fdl	=	DB-Fahrdienstleiter/-in
RLS	=	Rettungsleitstelle

Der Notfallmanager der DB Netz AG ist ab seiner Verständigung der betriebliche Leiter an der Unfallstelle (mit entspr. Weisungsbefugnis) und organisiert ggf. eisenbahnspezifische Rettungsmittel. Er trifft in der Regel etwas später als die ersten Einsatzkräfte vor Ort ein, ist aber jederzeit telefonisch erreichbar (über die NFLS). Er ist Bestandteil der Einsatzleitung.

Fußnoten auf der vorhergehenden Seite beachten!

Richtiges Heben und Tragen

Die Wirbelsäule des Rettungsdienstpersonals ist im Rahmen des täglichen Hebens und Tragens von Patienten schwer belastet. Richtiges Heben verringert diese Belastung und senkt das **Risiko chronischer und akuter Wirbelsäulenschäden** (z. B. Bandscheibenvorfall):

- **Oberkörper aufrecht** und **Rücken gerade** halten,
- die Kraft soll aus der **Beinarbeit** kommen,
- **keine ruckartigen Bewegungen,**
- **keine Drehbewegungen der Wirbelsäule unter Last,**
- sofern vorhanden, sollten **Lagerungshilfen** genutzt werden, z. B. höhenverstellbare Betten auf Tragenhöhe einrichten (nicht Trage ablassen); Umlagerungsrutsche (Rollboard).

Zur Prophylaxe empfiehlt es sich, eine Rückenschule durchzuführen, z. B. als Fortbildung. Beachte: Der akute Bandscheibenvorfall, den sich ein Beschäftigter beim Anheben eines Patienten zuzieht, ist ein Arbeitsunfall → Durchgangsarzt. Dies gilt nicht für chronische Rückenbeschwerden.

- **Spezielle Rettungsgriffe s. n. S.**
- **Transporthandgriffe**
  - Tragen mit Stuhl und Trage
  - Einsatz von Tragering (z. B. Dreiecktuch), Bergetuch, Hakengriff, Vakuummatratze oder Schaufeltrage
- Achtung: Vorsicht bei Verdacht auf (Hals-) Wirbelsäulenverletzungen (größte Schonung; HWS-Stützkragen, Schaufeltrage und Vakuummatratze!). Generell Vitalstabilisierung, Frakturruhigstellung und ausreichende Schmerzbekämpfung vor Rettung oder Umlagerung. Sofortige Rettung nur bei Lebensgefahr vor Ort, z. B. Feuer, Einsturzgefahr – Eigenschutz beachten!

Bei Bedarf Tragehilfe anfordern!

(zusätzliches Personal; ggf. spezielles Gerät → Feuerwehr)
Dies erfordert einen erhöhten Personaleinsatz, der trotz der Kosten bei der einsatztaktischen Entscheidungsfindung rechtzeitig zu erwägen ist. Auch mögliche rechtliche Konsequenzen bei Materialversagen, die bei Überbeanspruchung auftreten können, oder Sturz von RD-Mitarbeitern, die unter der Last zusammenbrechen, müssen berücksichtigt werden (vgl. z. B. Urteil „Haftung bei Treppensturz", LG Hannover, 29.10.2004, 9 O 133/04 T → **Rettungsdienstpersonal muss beim Tragen über Treppen so vorsichtig und vorausschauend vorgehen, dass ein Ausrutschen/Sturz ausgeschlossen ist; kommt ein Patient durch einen solchen Sturz zu Schaden, hat der Patient Anspruch auf Schmerzensgeld.**

Rautek-Rettungsgriff

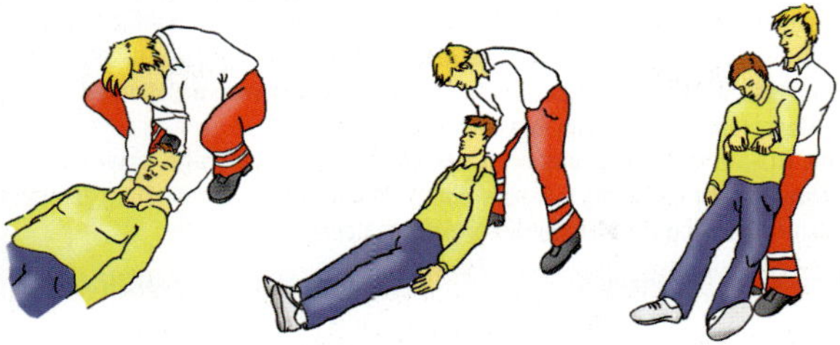

Zur Rettung Erkrankter und Verletzter in der Ebene und aus Kraftfahrzeugen.

Schulter-Tragegriff/Gemsenträger-Griff

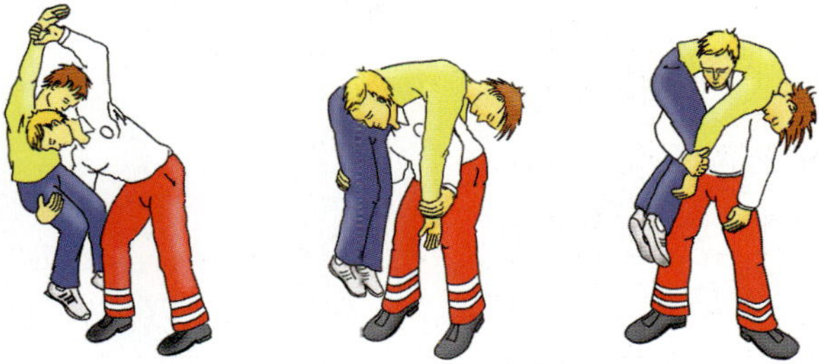

Zur Rettung Erkrankter und Verletzter aus erhöht sitzender Position.

Rückenschleif-Technik nach Rautek

Zur Rettung Erkrankter und Verletzter bei niedriger Deckenhöhe.

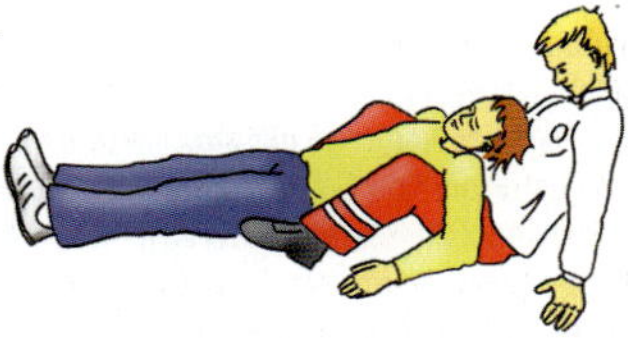

Beachte: Rettungsgriffe dienen bestimmungsgemäß der Rettung von Patienten aus akuten Gefahrensituationen, sind aber **im Krankentransport zu vermeiden (schonendere Alternativen).** Zur Haftung bei Schädigung des Patienten durch Rautek-Rettungsgriff vgl. AZ 1058/91, LG Duisburg, 9.2.1993.

Belastbarkeit von Fahrtragen

Das durchschnittliche Körpergewicht der Menschen in Deutschland nimmt zu (derzeit bereits > 50 % der Bevölkerung übergewichtig; nach Schätzungen wiegen ca. 250 000 Deutsche mehr als 200 kg, d. h. etwa eine auf ca. 300 Personen). Daher trifft das RD-Personal zunehmend häufig auf schwere Patienten, bei denen Mensch und Material an ihre Grenzen stoßen.
Jeder RD-Mitarbeiter muss sich der Grenzen seiner Trage bewusst sein. Zur schnellen Orientierung hier eine Übersicht der Belastbarkeit häufig genutzter Modelle (nach Angaben/Produktinformationen der Hersteller):

Hersteller	Produkt	Eigengewicht	max. Tragkraft[1]
Ferno	Fahrgestell x2+	28, 5 kg	180 kg
	Krankentrage x2+	21,5 kg	180 kg
RUGGED	Fahrgestell Stryker M-1	24,0 kg	228 kg
	Krankentrage Stryker M-1	22,8 kg	228 kg
	6500 Power Prot	54,0 kg[3]	318 kg
Stollenwerk	Fahrgestell 2870	28,4 kg	k. A.[2]
	Fahrgestell 4002/4003	27,0 kg	k. A.[2]
	Krankentrage 3002	18,5 kg	k. A.[2]
	Krankentrage 3003	21,5 kg	k. A.[2]
	Krankentrage 3006	21,0 kg	k. A.[2]
RTS Chapuis	Krankentrage 950	22,0 kg	k. A.[2]
	Fahrgestell 330	23,2 kg	180 kg
	Fahrtrage 240 CF	35,0 kg	180 kg
Kartsana	Krankentrage MTR116	21,0 kg	k. A.[2]
	Fahrgestell TG860	30,0 kg	190 kg
	Fahrtrage TGR400	44,5 kg	190 kg

1 **Alle Tragen erfüllen laut jeweiligem Hersteller die DIN EN 1865 (darin u. a. enthalten: geprüft mit 250 kg Belastung). Dennoch geben die Hersteller sicherheitshalber eine Belastungsgrenze darunter an. Eine Überschreitung dieser Grenze verantwortet der Benutzer.**
2 Keine klaren Aussagen in den Bedienungsanleitungen des Herstellers. Laut Hersteller nach DIN EN 1865 mit 250 kg geprüft.
2 Erfüllt bzgl. Eigengewicht die DIN EN 1865 nicht.

Anforderungen an Krankentragen und Fahrgestelle: DIN EN 1865-1:2010, Punkt 4: min. Tragkraft: 150 kg; Eigengewicht: Krankentrage < 23 kg und Fahrgestell < 28 kg; Krankentrage mit integriertem Fahrgestell < 45 kg. Darüber hinaus Belastungsgrenzen von Schleifkörben oder Rettungstüchern als Handlungsalternativen bedenken! Fahrgestell des RTW/KTW bei solchen Einsätzen berücksichtigen! Beim Einsatz von Drehleitern: aus Sicherungszwecken auf die DIN-Krankentrage der Feuerwehr zurückzugreifen, falls keine spezielle Halterung für die RD-Krankentrage vorhanden. In manchen RD-Bereichen werden Spezialfahrzeuge wie Bettentransportwagen (BTW) vorgehalten. Bei Notfalltransporten geeignete Zielklinik auswählen und vorinformieren, da häufig weder Betten noch OP-Tische oder geeignete Diagnosemöglichkeiten (z. B. CT) für Pat. > 175–200 kg vorhanden sind.

Basischeck – Übersicht

Der Basischeck wird mit dem Ziel durchgeführt, Störungen oder **Bedrohungen der Vitalfunktionen frühestmöglich zu erkennen:**

→ **Notarzt notwendig?**

→ **Lebensrettende Sofortmaßnahmen/Basismaßnahmen notwendig?**

→ Es empfiehlt sich das Vorgehen nach feststehenden Algorithmen z. B. ABCDE (s. folgende Seiten).

1. Bewusstsein (Details s. S. 259 ff.)

Fragestellung: normal?/gestört?/Bewusstlosigkeit?

- Reaktion auf **Ansprechen, Berühren, Schmerzreiz** (normal = Patient ist wach, gibt klare Antworten und ist zeitlich, örtlich, räumlich und zur Person und Situation orientiert.) Vorsicht: Missdeutung von Taubheit u. ä. möglich!
- Präzise Beurteilung/Verlaufskontrolle: Glasgow-Coma-Scale (GCS s. S. 660)
- Bei Bewusstseinsstörung: Blutzuckertest (s. S. 270 f.)

2. Atmung

Fragestellung: normal?/gestört?/Atemstillstand?

- **Sehen:** Atembewegungen (Heben und Senken des Thorax)
- **Hören:** Atemgeräusche (Mund/Nase des Patienten)
- **Fühlen:** Atemstoß (Hauch vor Mund/Nase des Patienten an eigener Wange)

→ Frequenz, Tiefe, Rhythmus?

- Subjektive Atemnot? **Hautfarbe** (Zyanose?), ggf.Pulsoxymetrie (s. S. 56)

3. Herz-Kreislauf

Fragestellung: normal?/gestört?/Herz-Kreislauf-Stillstand?

- **Puls:** die arteriellen Blutwellen können an folgenden Stellen gut getastet werden (ein oder zwei Finger – nicht Daumen wegen Eigenpulses):
  a) Hals (A. carotis): beim Bewusstlosen, bei Zentralisation
  b) Handgelenk (A. radialis): beim bewusstseinsklaren Patienten (> 1 Jahr)
  c) Oberarm (A. brachialis): bei Säuglingen (< 1 Jahr)
  d) Leiste (A. femoralis): wenn andere Stellen nicht möglich sind
  → Frequenz, Stärke, Rhythmus?
- **Blutdruck** (s. S. 55), ggf. EKG (s. S. 159 ff.)
- **Schockzeichen** (Nagelbettprobe?/kalter Schweiß?), Thoraxschmerz/AP?

4. Verletzungen (äußere/innere)

Fragestellung: keine?/möglich?/offensichtlich?

- **Unfallmechanismus** (s. S. 348 und 379)
- **Schmerzen, Wunde/Blutung, Frakturzeichen** (s. S. 350)
- ggf. (teilweises) **Entkleiden** und **Bodycheck** („head to toe“)

5. Notfallbefragung/Notfallanamnese s. S. 148 ff.

Die erste Einschätzung und die Auswahl der Erstmaßnahmen bei potenziell vital bedrohten Patienten erfordern ein strukturiertes Vorgehen,

- um keine Zeit zu verlieren,
- nichts Wichtiges zu vergessen und
- dabei die richtigen Prioritäten zu setzen.

Hierzu wurde das sog. ABCDE-Schema als grundsätzliche Denk- und Handlungsstrategie in viele Schulungskonzepte fest integriert (z. B. ALS/ERC, ACLS/AHA, PHTLS, ATLS, ETC – jeweils mit geringfügigen Abweichungen).

Prinzipien des ABCDE-Schemas

1. **Die Beurteilung des Pat. erfolgt in vorgegebener Reihenfolge, schrittweise von Priorität A bis zur Priorität E.**
2. **Sobald eine Störung erkannt wird, muss sie sofort auf dieser Prioritätsstufe behoben werden, bevor weiter untersucht wird.**
   Dieses Prinzip folgt den traumatologischen Grundsätzen
   - „Treat first, what kills first" (zuerst das behandeln, woran der Patient als erstes sterben könnte) oder konkreter
   - „Life before limb" (Lebensrettung vor Rettung einzelner Körperteile).

   Diese Grundsätze können auch auf internistische Notfallbilder übetragen werden. Ein eindrucksvoller Befund (z. B. Wunde) darf nicht dazu führen, dass eine vorrangige Vitalbedrohung (z. B. Atemwegsverlegung, Spannungspneumothorax) übersehen oder zu spät erkannt wird.
   Ein akutes „A-Problem" ist meist gefährlicher als ein B-, C-, D- oder E-Problem. Ein B-Problem muss vor einem C-Problem erkannt und behandelt werden, ein C-Problem vor einem D-Problem und ein D-Problem vor einem E-Problem. Einfache Maßnahmen wie rasche HWS-Immobilisierung (A) oder Freimachen des Atemwegs (A), Sauerstoffgabe (B) oder Blutstillung (C) können für die Prognose entscheidend sein und sind vor genauer Diagnostik (D, E) indiziert. Der Teamleiter kann jedoch Aufgaben zur gleichzeitigen Ausführung auf mehrere Helfer delegieren. Die strukturierte und vollständige Abarbeitung des ABCDE-Schemas muss jedoch klar kommuniziert werden.
3. **Das ABCDE-Schema soll regelmäßig (Reevalution, Therapieerfolg) und bei jedem Verdacht auf ein neues Problem durchlaufen werden.** Bei weiteren Durchläufen des ABCDE-Schemas wird i. d. R. (abhängig von bisherigen Befunden und vom Zustand des Patienten) die Präzision und Invasivität der Untersuchung gesteigert (z. B. im ersten Durchlauf nur Beurteilung mit den fünf Sinnen, vor allem Sehen, Hören und Fühlen; im zweiten Durchlauf Einsatz von Hilfsmitteln, z. B. S_pO_2 und exspiratorische CO_2-Messung zur B-Kontrolle, RR und EKG zur C-Kontrolle). Das ABCDE-Schema wird schnellstmöglich durch eine fokussierte Notfallanamnese ergänzt (Was ist passiert? SAMPLE-Schema – s. S. 148), insbes. wenn eine Narkoseeinleitung geplant ist oder ein Bewusstseinsverlust zu befürchten ist (zur Not oder ergänzend: Fremdanamnese).

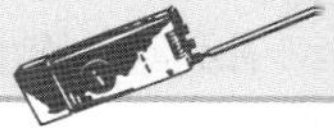

	Vorgehen/Prioritäten	Mögliche Maßnahmen (Beispiele)
A Atemweg und ggf. HWS-Immobilisierung	Ansprechen des Patienten, Atemkontrolle - Unfallmechanismus? - Atemweg frei? - Atemwegssicherung notwendig?	- HWS immobilisieren (manuell, HWS-Stützkragen) - Atemweg freimachen / freihalten - Atemwegssicherung (z. B. Intubation)
B (Be-) Atmung	Inspektion, Auskultation, Perkussion, Palpation - Atemnot? - Belüftung? - Oxygenierung? - Tubuslage? - Atemwegssicherung notwendig? Pulsoxymetrie und Kapnometrie	- Sauerstoffgabe - Beatmung, Atemwegssicherung - Korrektur der Tubuslage - Entlastung eines Spannungspneumothorax - Spezifische (medikamentöse) Therapie der mutmaßlichen Ursache, geeignete Zielklinik auswählen
C Circulation (Kreislauf) und Blutungskontrolle	- Erkennbare Blutung? - Puls (peripher/zentral)? - Thoraxschmerz/Angina pectoris? - Schockzeichen? (Z. B. verzögerte Rekapillarisierung, Zentralisation, Kaltschweißigkeit)? - Thorax stabil? Abwehrspannung Abdomen? Becken stabil? EKG, Blutdruck	- Blutstillung, ggf. Beckenschlinge - 2 sichere venöse Zugänge - Schocktherapie, ggf Reanimation - Spezifische (medikamentöse) Therapie der mutmaßlichen Ursache, geeignete Zielklinik auswählen
D Disability/neurologisches Defizit/Differenzialdiagnose	- Bewusstseinszustand (quanititativ/qualitativ)? - Glasgow-Coma-Scale? - Orientierender neurologischer Status (z. B. Pupillen)? - Blutzucker?	- Stabile Seitenlage - Atemwegssicherung - Spezifische (medikamentöse) Therapie der mutmaßlichen Ursache, geeignete Zielklinik auswählen
E Exposure/ Environment/ Exploration/Examination	Untersuchung des möglichst komplett entkleideten Patienten (rascher, systematischer Bodycheck von Kopf bis Fuß), Inspektion/Palpation des Rückens bei Drehen des Pat. „en bloc“ (4 Helfer) Besonderheiten in der Umgebung erfassen (z. B. Hinweise auf Vergiftung)	- Warmhalten/Hypothermie vermeiden (außer nach Reanimation) - Gezielte Versorgung von Verletzungen nach Priorität - Spezifische (medikamentöse) Therapie der mutmaßlichen Ursache, geeignete Zielklinik auswählen

Ziele

Wiederherstellung und Aufrechterhaltung der Vitalfunktionen des Notfallpatienten mit einfachen Mitteln (Zeitgewinn bis zum Wirkungseintritt der Notfalltherapie; Überbrückung bis zum Eintreffen des Notarztes). Ferner Verhindern schwerer Sekundärschäden. Zu den Basismaßnahmen zählen wir auch wichtige organisatorisch-taktische Maßnahmen (Rückmeldung, Nachalarmierung, Überwachung, Dokumentation).

Übersicht

1. **Beruhigung und Aufklärung:** Psychische erste Hilfe (s. n. S.)
2. **Sichern der Vitalfunktionen:**
   - **Blutstillung** (S. 31 f.)
   - **Helmabnahme, HWS-Stützkragen** (ab S. 33 f.)
   - **Lagerung** (ab S. 35 ff.) Immobilisierung bei Verletzungen
   - **Sicherung der Atemfunktion:**
     a) **Atemweg freimachen** (S. 43)
     b) **Atemweg freihalten** (S. 44)
     c) **Sauerstoffgabe** (S. 45)
     d) **Beatmung** (ab S. 46)
   - **Kardiopulmonale Reanimation** (s. Kap. 6 – Herz-Kreislauf-Stillstand)
   - **Wärmeerhalt;** je nach Indikation Wärmen oder Kühlen (S. 54)
3. **Rückmeldung** an die Rettungsleitstelle (vgl. S. 19)
4. Ggf. **Nachforderung des Notarztes** (s. S. 60), Nachforderung **weiterer Rettungsmittel,** organisatorischer oder technischer Hilfe (ab S. 87 ff.)
5. **Überwachung/Monitoring** (Vitalfunktionen: Bewusstsein, Atmung, Kreislauf)
   - Blutdruck (s. S. 55)
   - EKG (eigenes Kapitel ab S. 159 ff.)
   - Pulsoxymetrie (s. S. 56)
   - Kapnometrie/-graphie (s. S. 57 f.)
   - Körpertemperatur (s. S. 59)
   - bei Intensivtransporten ggf. auch Blutgasanalyse

→ bei stabilen Patienten alle 15 min Vitalwerte erheben und dokumentieren
→ bei instabilen Patienten spätestens alle 5 min

6. **Dokumentation** (DIVI-Protokoll)

Wichtiger Hinweis

Reihenfolge entsprechend den Erfordernissen der individuellen Situation!

Verweis

Spezifische Erste-Hilfe-Maßnahmen werden bei den jeweiligen Notfallbeschreibungen erklärt (z. B. Augenspülung, Geburtshandgriffe, Replantatversorgung).

Die Wiederherstellung bzw. Erhaltung der Vitalfunktionen hat in der akuten notfallmedizinischen Versorgung Priorität. Allerdings wird **die psychische Situation von Unfallopfern und anderen Patienten** in der Praxis oft zu wenig berücksichtigt. Besonders Patienten nach einem schweren Verkehrsunfall oder mit lebensbedrohlichen Erkrankungen entwickeln Gefühle der Angst und Hilflosigkeit. Diese Gefühle werden oft durch die Eindrücke der Situation und Schmerzen verstärkt. Wechselbeziehungen zwischen Psyche und Körper können dann einer Stabilisierung des Patientenzustandes entgegenwirken (z. B. erhöhter Sauerstoffbedarf des Herzens bei Tachykardie durch Angst).

Durch einfache **Maßnahmen der Psychischen ersten Hilfe** ist es möglich, Patienten sowohl psychisch als auch medizinisch zu stabilisieren. Folgende Maßnahmen sind dazu geeignet, den Bedürfnissen von Patienten gerecht zu werden:

1. Kontakt zum Patienten herstellen

Stellen Sie möglichst schnell **Blickkontakt** zum Patienten her. Begeben Sie sich zu ihm **auf eine Höhe,** knien Sie ggf. neben dem Patienten. Durch **Begrüßung und Vorstellung** Ihres Namens und Ihrer Funktion demonstrieren Sie dem Patienten, dass Sie für seine Beschwerden nun der richtige Ansprechpartner sind. Es ist dabei zu empfehlen, den Namen des Patienten zu erfragen, um ihn ganz **persönlich ansprechen** zu können. Dies fördert die Vertrauensbasis zwischen Helfer und Patient. Verwenden Sie – wenn vom Patienten nicht ausdrücklich anders gewünscht – ab dem 16. Lebensjahr die **Anrede „Sie".** Es ist ferner wichtig, dass der Patient bis zur Übergabe im Krankenhaus eine Kontaktperson hat und möglichst nicht mehr alleine gelassen wird.

2. Vorsichtiger Körperkontakt

Leichter Körperkontakt wird von Patienten als **beruhigend** erlebt. Dies kann durch Handhalten (gleichzeitige Pulskontrolle möglich), Hand auf die Schulter legen oder das Abwischen der Stirn von Schweiß und Blut erreicht werden. **Berührungen an Kopf und Rumpf** werden in der Regel als **unangenehm** empfunden und sollten vermieden werden. Behutsam einfühlendes Vorgehen ist ebenfalls dann angezeigt, wenn die Situation oder eine Maßnahme beim Patienten **Scham** auslösen könnte (z. B. Anlegen eines EKG).

3. Kompetenz vermitteln

Kompetentes Auftreten am Einsatzort hat einen beruhigenden Effekt auf Patienten. Es zeichnet sich dadurch aus, dass dem Patienten eine **differenzierte Beurteilung** der Verletzung bzw. Erkrankung gegeben wird und er darüber **aufgeklärt** wird, welche medizinischen Maßnahmen durchgeführt werden und welche Effekte dadurch zu erwarten sind. Zügiges, **koordiniertes Arbeiten, klare Absprachen** zwischen den Einsatzkräften, ein **korrektes Äußeres** (Kleidung, Frisur), ein **sauberes Fahrzeug** sowie ein umsichtiges, verantwortungsbewusstes **Verhalten im Straßenverkehr** tragen ebenso zu einem vertrauenswürdigen und professionellen Erscheinungsbild bei.

4. Dem Patienten zuhören und mit ihm sprechen

Bemühen Sie sich, mit dem Patienten in einem **ruhigen Tonfall** ein **Gespräch** aufrecht zu halten. Dies wird in der Regel vom Patienten als beruhigend und entlastend empfunden; zusätzlich wird die „Ansprechbarkeit“ kontinuierlich überprüft. Dabei ist es auch wichtig, sich zu bemühen, dem Patienten aufmerksam zuzuhören und ihn – z. B. mit Fragen wie „Woher kommen Sie?“ – zum Sprechen anzuregen.

5. Abschirmen von Schaulustigen

Gaffer und unbeteiligte Akteure am Einsatzort behindern die Hilfsaktionen und verunsichern den Patienten. Weisen Sie Zuschauer und Neugierige freundlich und bestimmt zurück oder beschäftigen Sie diese mit Hilfsaufgaben, z. B. dem Aufstellen von Warndreiecken.

6. Negative Verhaltensweisen

Spekulative Aussagen, das Bagatellisieren von Verletzungen und Schmerzen, **Vorwürfe** gegenüber Patienten und das Stellen **furchterzeugender Diagnosen** sind im Umgang mit Patienten unter allen Umständen zu vermeiden!

In speziellen **Trainings zur Psychischen ersten Hilfe und zur Gesprächsführung** im Rettungsdienst ist es möglich, diese und weitere Verhaltensweisen im psychologischen Umgang mit Patienten und deren Umfeld so einzuüben, dass sie zum festen Bestandteil des routinemäßigen Verhaltens des Rettungsdienstpersonals werden (vgl. Lasogga u. Gasch, 1997; Strittmatter u. Groote, 1997).

Stark blutende Wunden erfordern eine rasche und wirksame Blutstillung, da bestimmte Blutbestandteile (insbes. rote Blutkörperchen = Sauerstoffträger; ferner Gerinnungsfaktoren) im Rettungsdienst nicht durch Infusionen ersetzt werden können.

Die akute Gefahr größerer Blutverluste ist der Volumenmangelschock (s. S. 326 ff.). Auch anhaltende Sickerblutungen bei Mehrfachverletzten können bis zum Erreichen der Klinik zum Verlust beträchtlicher Blutmengen führen.

Zur allgemeinen Wundbehandlung s. S. 348 f.

Bei isolierter, rumpfferner Blutung aus Arm oder Bein

1. **Patienten hinlegen** (wegen Gefahr von Kollaps mit Sturzverletzung), verletzte Extremität hochlagern (fraglich sinnvoll)
2. **Abdrücken** des zuführenden Blutgefäßes vor der Wunde gegen einen Knochen (z. B. A. brachialis am Oberarm, A. femoralis in der Leiste, Abdrückpunkte s. S. 66). Bei Misslingen direkte Wundkompression (s. u.)
3. **Druckverband:** Wenn die Blutung steht, kann ein zweiter Helfer ohne wesentlichen Zeitdruck einen korrekten Druckverband anlegen (s. Abb.):

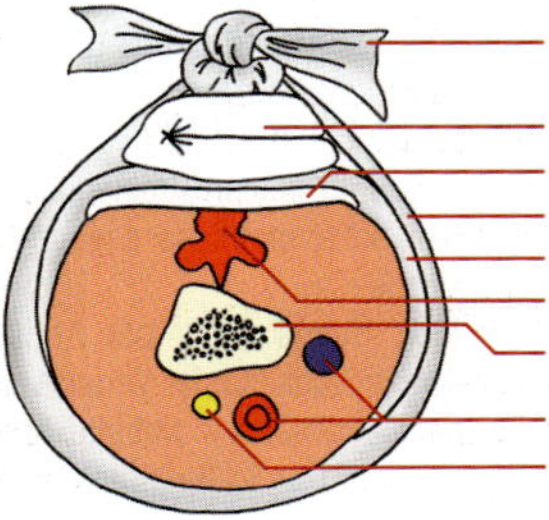

   - Starker Druck gezielt auf die Wunde mittels Polster über der sterilen Wundauflage. Wichtig: auf der Wundseite schmale, auf der gegenüberliegenden Seite breite Verbandauflagefläche!
   - Vorsicht: keine Abbindung (periphere Durchblutung aufgehoben, orientierender Test mit Nagelbettprobe oder Pulsoxymeter) oder venöse Stauung (Verstärkung der Blutung).
   - Ist ein Druckverband unzureichend (starkes Durchbluten), wird über dem ersten ein zweiter angelegt.

Bei schwerverletztem oder instabilem Patient (Polytrauma) oder Unmöglichkeit/Misslingen des Abdrückens

1. **Sofort direkte Wundkompression** (Aufpressen steriler Kompressen, zur Not auch direkter Druck auf die Blutung mit den Fingern – Handschuhe!). Wenn möglich: im Verlauf durch Druckverband ersetzen.

2. **Nur zur Not ausnahmsweise Tourniquet** („Abbindung"; bei lebensbedrohliche Blutung, wenn o. g. Techniken versagen oder bei fehlenden Einsatzkräften nicht möglich sind, z. B. mehrere lebensbedrohlich Verletzte oder Reanimationssituation):
   a) möglichst mit speziellem handelsüblichen Tourniquet
   b) zur Not mit Blutdruckmanschette (weit über den systolischen Druck aufpumpen) oder mit mind. 4 cm breiter Dreiecktuchkrawatte

Die Anlage eines Tourniquets ist äußerst schmerzhaft, schädigend und sehr selten nötig! Kein schmales oder einschneidendes Material verwenden. Nicht über Gelenken abbinden.

Achtung: Wenn der arterielle Blutfluss nicht komplett unterbunden ist, kommt es zu einer venösen Stauung mit Verstärkung der Blutung.

Immer genaue Uhrzeit der Abbindung direkt am Tourniquet notieren (wegen der Gefahr des Tourniquet-Syndroms/Reperfusionssyndroms: bei Wiederdurchblutung nach längerer Unterbrechung der Durchblutung kann ein schweres systemisches Krankheitsbild entstehen, z. B. durch Azidose, Kaliumanstieg mit Gefahr des Herz-Stillstandes und Freisetzung toxischer Zerfallsprodukte mit Gefahr der sog. Crush-Niere. Daher muss die Dauer der Abbindung begrenzt werden und im Falle einer länger dauernden Abbindung in enger Zusammenarbeit zwischen Anästhesisten und Chirurgen eingegriffen werden).

Besonderheiten der Blutstillung

- **A. carotis:** Blutung sowohl aus proximalen als auch aus distalem Schenkel des verletzten Gefäßes (Zusammenfluss aller Hirnarterien am Hirnstamm – Abdrücken beider Schenkel!)
- **Aorta abdominalis:** Ultima Ratio bei Abriss eines Beines in Höhe des Hüftgelenkes bei Unmöglichkeit oder Versagen der direkten digitalen Kompression (Abdrücken der Bauchaorta in Nabelhöhe gegen die Wirbelsäule).
- **Beckenfraktur:** Versuch der Stillung innerer Blutungen aus aufgesprengtem Beckenring mit folgenden Methoden möglich:
  - eng sitzende, feste Hose (Motorradhose/Jeans) im Hüftbereich belassen
  - ggf. Anwendung einer kommerziellen oder improvisierten Beckenschlinge
  - Fixierung unter Längszug und leichter Innenrotation der Beine (Vakuummatratze/Spineboard.
- **Bei schwer kontrollierbarer oder diffuser Blutung** (ungünstige Lokalisationen wie Hals oder Achselhöhle; insbes. bei verlängerter Transportzeit, militärische Anwendung) kann ein Blutstillungsgranulat (z. B. Celox®, Trauma-DEX®) topisch angewendet werden (kein Standard).
- **Der Versuch des direkten Abklemmens einzelner Gefäße mit Gefäßklemmen ist obsolet!** (Seltene Ausnahmen nur durch versierten Chirurg.)

Helmabnahme und HWS-Stützkragen

Der Schutzhelm bei Motorrad- und anderen Zweiradfahrern wird grundsätzlich – aber vorsichtig – abgenommen (auch Ersthelfer!), wenn eine Bedrohung der Vitalfunktionen (z. B. Bewusstlosigkeit) besteht oder zu befürchten ist. Aufkleber wie z. B. „Helm nur vom Arzt abzunehmen" haben weder medizinische noch juristische Relevanz. Ist der Patient bei klarem Bewusstsein (Einsichtsfähigkeit), so obliegt ihm die Entscheidung. Er muss jedoch ggf. darauf aufmerksam gemacht werden, dass die Helmabnahme für seine Behandlung entscheidend, u. U. sogar lebenswichtig ist. **Der Helm wird immer von zwei Helfern abgenommen.**

Achtung: Frühestmöglich vor, während und nach Helmabnahme wird der Kopf solange durch einen Helfer ruhiggestellt (immobilisiert), bis die Halswirbelsäule mittels HWS-Stützkragen (z. B. Stifneck®, NecLoc®) immobilisiert ist! Für die achsengerechte Ruhigstellung ohne Hilfsmittel (sog. manuelle In-Line-Stabilisierung, MILS) kann ein Helfer auch dann abgestellt werden, wenn keine Zeit zum Anlegen eines HWS-Stützkragens ist, ein solcher nicht vorhanden ist oder Maßnahmen das Abnehmen des HWS-Stützkragens erfordern (z. B. Intubation). Das Ausüben von (leichtem oder stärkerem) Zug während der In-Line-Immobilisation wird z. Zt. nicht empfohlen; es gibt mehr Hinweise, die dagegen sprechen als dafür. **Das American College of Surgeons empfiehlt bei Verdacht auf HWS-Beteiligung lediglich**

1. **Immobilisation** (HWS-Stützkragen) **und**
2. **Stabilisation** (Ruhigstellung der gesamten Wirbelsäule durch kontinuierliche Fixierung und Immobilisation des Patienten auf einer festen Unterlage).

Das Anlegen eines HWS-Stützkragens sollte so gut trainiert sein, dass es ohne wesentlichen Zeitverlust vor anderen lebensrettenden Sofortmaßnahmen durchgeführt werden kann (vgl. CPR-Basisschema im Einband).

Vorgehensweise bei der Helmabnahme:

1. Helfer 1 (kniet hinter dem Kopf des Patienten): Kopf durch Halten an Helm und Unterkiefer achsengerecht immobilisieren.
2. Helfer 2 (kniet an der Seite des Patienten): Visier öffnen; Brille, Schmuck usw. abnehmen; Kinnriemen lösen; Kopf auf beiden Seiten an Kopf/Hals/Nacken umfassen; achsengerechtes, ruhiges Halten. Erst dann lässt Helfer 1 los.
3. Helfer 1: Helm vorsichtig abziehen (Vorsicht: Nase, Ohrschmuck!) ohne Beugung der HWS; Übernahme der achsengerechten Immobilisierung (von hinten Kopf, Nacken und Unterkiefer fixieren). Erst dann lässt Helfer 2 los.
4. Helfer 2: Anlegen des HWS-Stützkragens (s. folgende Seite).

Wichtige Hinweise

Die Handgriffe werden laut abgesprochen, damit eine ständige Immobilisierung gewährleistet ist. Jeder Rettungsdienstmitarbeiter sollte über gängige **Helmverschlussmechanismen** informiert sein (z. B. im Fachhandel informieren).

Anlegen eines HWS-Stützkragens

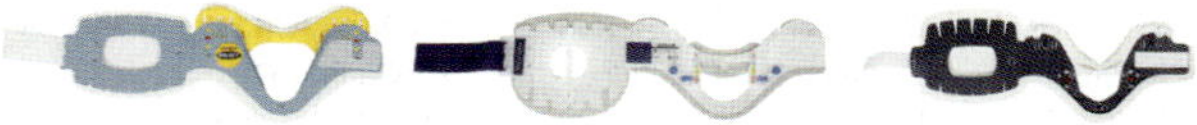

Es existieren viele Modelle in unterschiedlichen Größen. Manche Modelle haben mehrere Größeneinstellungen. Die sichere Anwendung erfordert Übung.

1. Bei V.a. HWS-Trauma: möglichst frühe achsengerechte Ruhigstellung der HWS durch einen Helfer, bis ein HWS-Stützkragen angelegt ist. Feststellung der benötigten Größe durch zweiten Helfer. Die Sicherstellung der Atemfunktion hat ggf. Priorität!

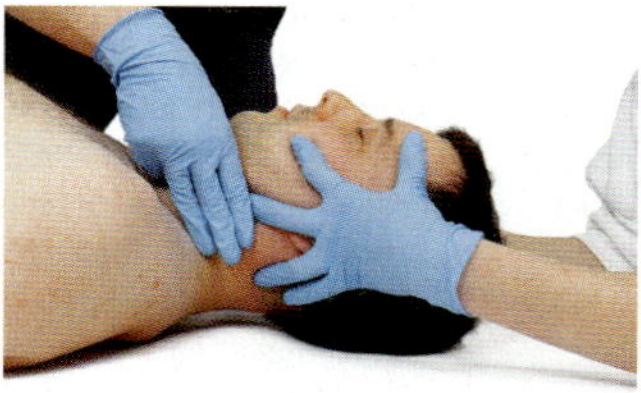

2. Je nach Modell des HWS-Stützkragens ist eine Vorbereitung des Materials (z.B. Größenauswahl, Größeneinstellung, Verbindung oder Vorformen von Teilen). In der Abb. sieht man die Prüfung der passenden Größeneinstellung bei einem Stifneck-Select®-Modell.

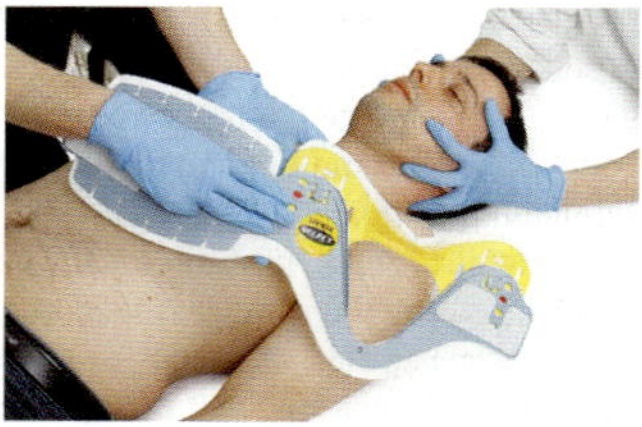

3. Wie auf der vorhergehenden Seite beschrieben, legt ein Helfer den HWS-Stützkragen an, während ein zweiter Helfer Kopf und HWS mit den Händen kontinuierlich ruhigstellt (manuelle In-Line-Stabilisierung = MILS). Der HWS-Stützkragen muss einen festen Sitz haben.

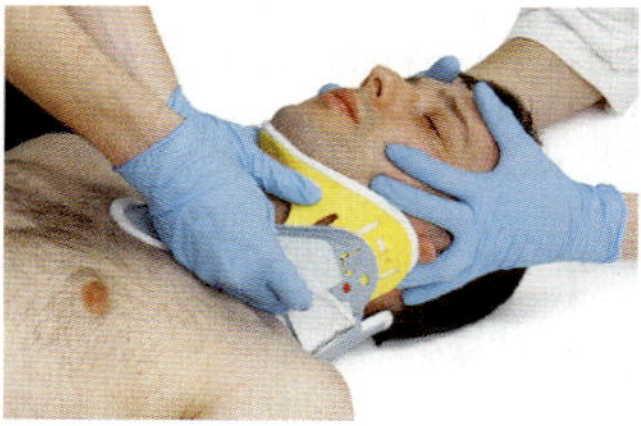

4. Korrekt angelegter HWS-Stützkragen. Allerdings ist beim Realpatienten eine zusätzliche kontinuierliche Stabilisierung der gesamten (oberen) Wirbelsäule notwendig (z.B. Vakuummatratze s.S. 41 f., spezieller Fixiersatz für die obere Wirbelsäule).

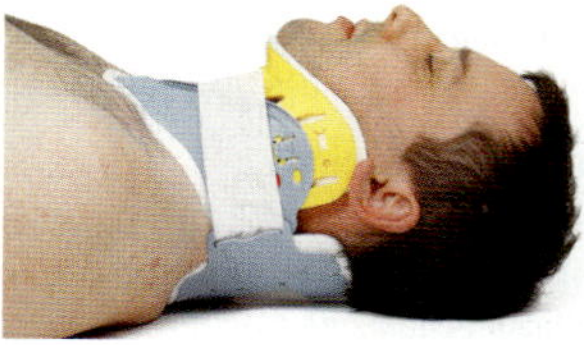

- Besteht keine unbedingte Indikation für eine bestimmte Lagerung, so ist **die dem Patienten angenehmste** zu wählen (z. B. Schonhaltung).
- **Vorsicht** bei Verdacht auf **Verletzung der (Hals-) Wirbelsäule!** Ruhigstellen (sofort manuell, dann HWS-Stützkragen s. S. 33 f., Vakuummatratze s. S. 41 f.), vorsichtiges Umlagern (Schaufeltrage s. S. 41 f. oder mit mehreren Helfern), schonender Transport! Warnzeichen:
  - **Sensibilitätsstörungen/Lähmungen,** z. B. an Armen/Beinen (kontrollieren!)
  - **Schmerzen im Wirbelsäulenbereich**
  - **entsprechender Unfallmechanismus**
- Notfallpatienten grundsätzlich **nie im Stehen oder instabilen Sitzen** (Stuhl) versorgen (Gefahr des Sturzes bei Einsetzen von Bewusstseinsstörungen oder Schwäche). Ausreichend Platz schaffen.

1. Lagerung in der vorgefundenen Position

- **Indikation:** Verdacht auf Wirbelsäulentrauma (bei erhaltenem Bewusstsein).
- **Hinweise:**
  - Frühzeitige Immobilisation der HWS (manuelle In-Line-Immobilisation/Anlegen eines **HWS-Stützkragens,** s. S. 33 f.)!
  - Umlagerung mit **Schaufeltrage** (s. S. 41 f.). **Wenn genug Zeit für eine schonende Rettung bleibt und die Helfer gut trainiert sind: evtl. Rettungskorsett** (z. B. K.E.D.® = Kendrick Extrication Device). Zur Not synchronisiert mit vielen Helfern auf vorgeformte **Vakuummatratze.** Dabei frakturierte Extremitäten unter Zug halten und wie die HWS achsengerecht stabilisieren.
  - Kopf nicht überstrecken.
  - Ggf. den Patienten achsengerecht auf den Rücken drehen.
- **Wirkungsweise:** Vermeiden weiterer Schäden, geringste Schmerzen für den Patienten, Ruhigstellung für den Transport.

2. Stabile Seitenlage

- **Indikation:** Bewusstlosigkeit bei ausreichender Spontanatmung.
- **Kontraindikation:** Patient mit sicherer oder hochwahrscheinlicher Halswirbelsäulenverletzung. Die Lagerung dieser Patienten muss jedoch folgende Kriterien gewährleisten:
  1. ununterbrochene Mundraumkontrolle (Sehen/Hören)
  2. kontinuierliches Freihalten des Atemwegs mit Esmarch-Handgriff
  3. ständige Absaugbereitschaft (großlumiger Katheter)
  4. frühzeitige Lagerung und Fixierung auf Schaufeltrage, um bei Erbrechen/Blutung den Patienten kippen zu können (bei Erbrechen im Schwall ist Absaugen nicht ausreichend schnell und effektiv, um eine Aspiration zu verhindern!).

Lagerung des Notfallpatienten II

Wirkungsweise der Stabilen Seitenlage

1. **Freihalten der Atemwege** (Mund ist geöffnet; der zurückgefallene Zungengrund wird durch die Lagerung des Kopfes angehoben: Überstreckung des Kopfes und Vorziehen des Unterkiefers). Trotzdem: kontinuierl. Atemkontrolle!
2. **Aspirationsprophylaxe** (Abfluss von Erbrochenem, Blut und Sekret, weil der **Mund den tiefsten Punkt** des Körpers bildet). Trotzdem: Absaugbereitschaft!

Wichtige Hinweise

- Eine Kombination der stabilen Seitenlage mit Oberkörperhochlagerung durch Neigen der Trage verbietet sich, da dann der Mund nicht mehr der tiefste Punkt der Atemwege wäre und somit kein Aspirationsschutz mehr bestünde (Abfluss).
- Kombination mit Schocklagerung ist durch Neigen der Trage möglich, erschwert jedoch die Atmung (Abdominalorgane drücken auf das Zwerchfell).
- Bei Thoraxtrauma: Lagerung auf die verletzte Seite zur Thoraxschienung.

Durchführung

Die dargestellte Variante der Stabilen Seitenlage wird vom ERC schon seit 1992 empfohlen, wobei es auch andere geeignete Möglichkeiten gibt. Bei der ERC-Variante sind evtl. Nervenschäden (Plexus brachialis), Durchblutungsstörungen und Schulterverletzungen seltener als bei anderen. Bei Übungen die „freiwilligen Patienten“ nicht länger als 5 Minuten in der Seitenlage belassen. Der unten liegende Arm sollte (gerade beim tatsächlich Bewusstlosen) regelmäßig besonders im Hinblick auf periphere Durchblutung (Pulse) und mögliche Druckstellen kontrolliert werden. – Kontrolle der Atmung nicht vergessen! Nach 30 min Pat. ggf. auf die andere Seite drehen, um Lagerungsschäden zu vermeiden.

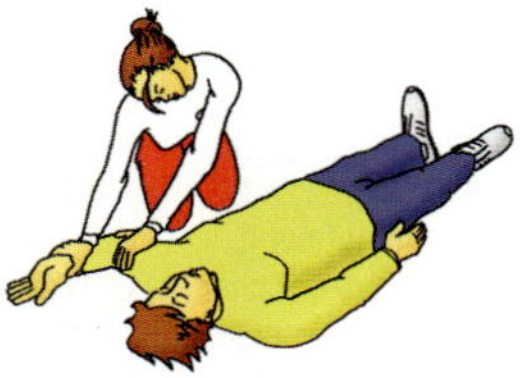

1. Ggf. Brille abnehmen! Spitze Gegenstände aus den Taschen entfernen und sicher verwahren. **Seitlich neben dem Patienten knien. Die Beine des Patienten sind ausgestreckt.**
2. **Den zum Helfer nächstliegenden Arm rechtwinklig auslagern. Der Ellenbogen soll gebeugt sein und die Handfläche zeigt nach oben.**

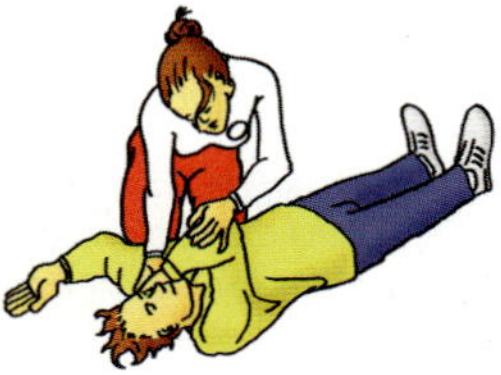

3. Der vom Helfer entfernte Arm wird so über den Brustkorb gelegt, dass der Handrücken die Wange des Patienten berührt.

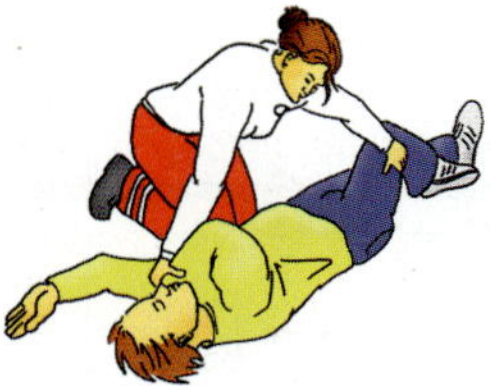

4. **Mit der anderen Hand greift der Helfer das entfernte Bein oberhalb des Knies und zieht es zu sich, wobei der Fuß auf dem Boden bleibt. Während die Hand des Patienten an die Wange gedrückt wird, …**

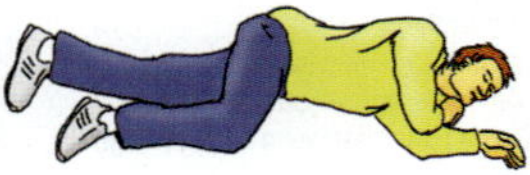

5. … zieht der Helfer am Bein und rollt den Patienten zu sich auf die Seite. Das oben liegende Bein wird gesichert, indem die Hüfte und das Knie im rechten Winkel gebeugt sind. **Der Kopf wird überstreckt und der Mund geöffnet, um die Atemwege freizuhalten. Wenn nötig, wird der Kopf durch die untergelegte Hand stabilisiert und der Mund offen gehalten.**

3. Oberkörperhochlagerung

Oberkörper 45° – 90° erhöht

A. evtl. auch Einsatz der **Atemhilfsmuskulatur** bei zurückgestützten Armen
Wirkung: Erleichterung der Atmung durch Einsatz der Atemhilfsmuskulatur und verminderten Druck der Bauchorgane auf das Zwerchfell.
Indikation: Atemnot

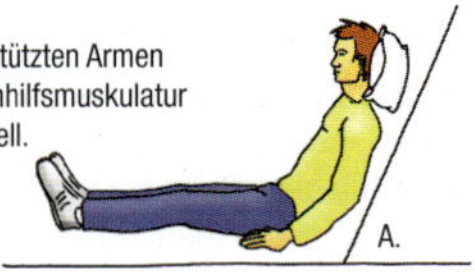

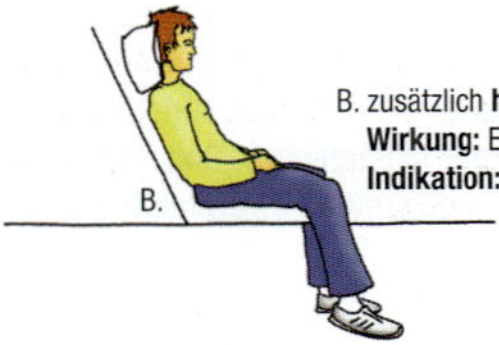

B. zusätzlich **herabhängende Beine**
Wirkung: Entlastung des Lungenkreislaufes.
Indikation: Lungenödem

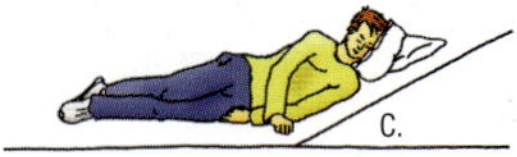

C. Lagerung **auf der verletzten Seite**
Wirkung: Ruhigstellung, Schmerzlinderung, verbesserte Atmung auf der unverletzten Seite.
Indikation: Thoraxtrauma

Oberkörper 15 – 35° erhöht

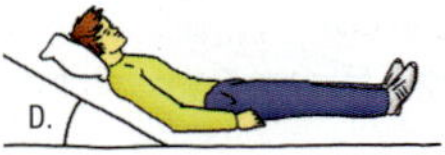

D. Oberkörper leicht erhöht
Wirkung: Venöser Rückfluss zum Herzen $\downarrow$ (ZVD $\downarrow$; Herzentlastung); venöser Rückfluss aus der Gehirnregion $\uparrow$ (Hirndrucksenkung); Vorsicht: RR $\downarrow$ möglich.
Indikation: Kardiogener Schock, Hypertensive Krise, SHT

4. Schocklagerung

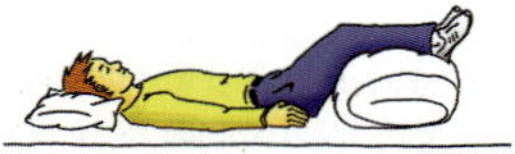

A. Schocklage
Hochlagern der Beine (45°–90° je nach Schockstärke) durch Unterlegen eines Gegenstandes.

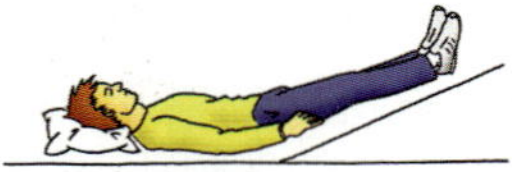

B. Schocklage
Hochlagern der Beine (45°–90° je nach Schockstärke) durch Hochklappen des Tragenfußteils.

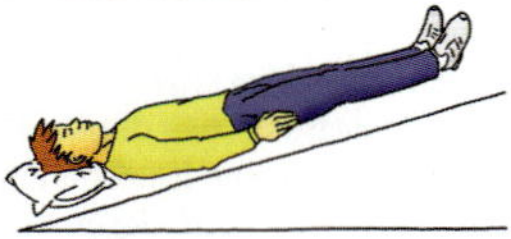

C. Ganzkörperschräglage
Flachlagerung oder Lagerung in vorgefundener Position auf der Trage, ggf. Vakuummatratze, Kippen der Trage (15°) – nur wenn Beinhochlagerung (A./B.) nicht in Frage kommt.

- **Indikationen:** Schock, vasovagale Synkope.
- **Kontraindikationen:** [Atemnot], plötzliche Schmerzen/Engegefühl im Brustkorb, [kardiogener Schock], [Schädel-Hirn-Trauma], [Thoraxtrauma].
- **Wirkungsweise:** Verstärkung des venösen Blutrückflusses aus den Beinen zum Herzen (Autotransfusion) zur Gewährleistung einer ausreichenden Durchblutung lebenswichtiger Organe.
- **Nebenwirkungen:** Hirndruckerhöhung und erschwerte Atmung; daher ist die Schocklage **bei Schädel-Hirn- und Thoraxtrauma zu vermeiden** (stattdessen Flach- oder Oberkörperhochlagerung unter gleichzeitiger Volumentherapie) – allerdings müssen gerade bei Schädel-Hirn-Trauma Blutdruckabfälle unbedingt verhindert werden → individuelle Abwägung!
- **Bei Wirbelsäulen-, Becken- und schweren Beinverletzungen** ist die Schocklage sinnvollerweise **nur als Ganzkörperschräglage** durchzuführen (bei Wirbelsäulenverletzung → Querschnittsgefahr; bei Becken- oder Beintrauma: starke Schmerzen, evtl. weitere Schädigung, Instabilität). Beachte: Behinderung der Atmung durch Druck der Bauchorgane auf das Zwerchfell!
- Kombinationsmöglichkeiten:
  a) Stabile Seitenlage auf geneigter Trage bei Bewusstlosigkeit
  b) Fritsch-Lagerung auf geneigter Trage
  c) Knierolle auf geneigter Trage

5. Extremitätentieflagerung

- **Indikation:** Akuter peripherer Arterienverschluss.
- **Wirkungsweise:** Arterielle Durchblutung über Umgehungsarterien (Kollaterale) verstärkt.

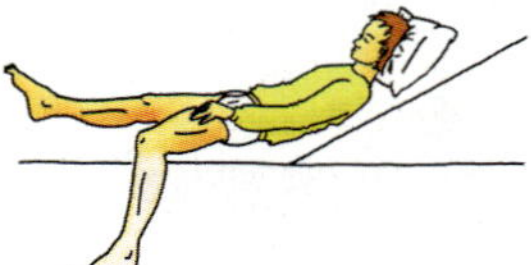

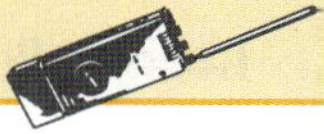

6. Extremitätenhochlagerung

- **Indikation:** Akuter peripherer Venenverschluss, periphere Blutung.
- **Wirkungsweise:**
  a) Akuter peripherer Venenverschluss: Arterieller Zufluss vermindert (Verminderung der venösen Stauung), venöser Blutrückstrom über Umgehungsvenen (Kollaterale) verstärkt (besserer Abfluss).
  b) Periphere Blutung: Arterielle Durchblutung vermindert (Verminderung einer peripheren Blutung).

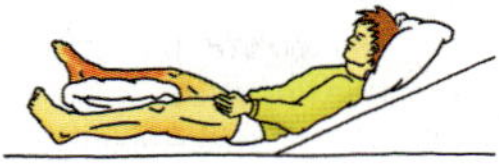

7. Knierolle

- **Indikation:** Akutes Abdomen/Abdominaltrauma.
- **Wirkungsweise:** Entspannung der Bauchdecke (Verminderung der Bauchfellreizung); Schmerzlinderung.

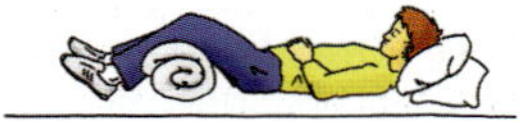

8. Lagerung auf dem Bauch

- **Indikation:** Gesichtsschädeltrauma.
- **Wirkungsweise:** Schonung der verletzten Region, Schmerzvermeidung, freies Ablaufen von Blut und Sekret.

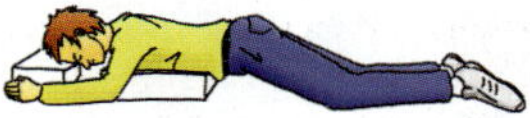

9. Linksseitenlagerung

- **Indikation:** Vena-cava-Kompressionssyndrom (s. S. 395). Auch prophylaktisch bei Schwangeren im letzten Schwangerschaftsdrittel.
- **Wirkungsweise:** Beseitigung der Behinderung des Blutflusses in der Vena cava, die auf dem Druck der schwangeren Gebärmutter beruht.

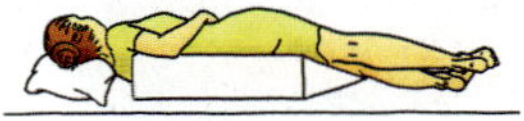

10. Lagerung nach Fritsch

- **Indikation:** Nachgeburtsperiode, Blutung aus der Scheide.
- **Durchführung:**
  1. Herunterstreichen der Gesäßbacken.
  2. Sterile Scheidenvorlage.
  3. Übereinanderschlagen der Beine.

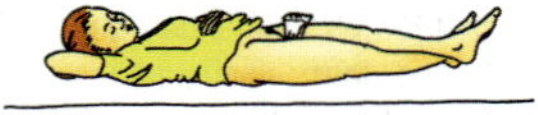

- **Wirkungsweise:** durch Aufsteigen des Blutes in der Vorlage können stärkere Blutungen erkannt werden (nicht zuverlässig), evtl. Infektionsschutz.

- **Indikation:** Verdacht auf Extremitätenfraktur, Verdacht auf Verletzungen des Halteapparates (z. B. Bänderriss).
- **Mittel:** Polstern, Angurten, Verband (z. B. Armtragetuch), Schienen (z. B. Vakuumschienen, Extraktionsschienen), Vakuummatratze.
- **Ziel:** Schmerzlinderung; Vermeidung von weiteren Schäden.
- **Merke:** Bei einer Fraktur müssen immer die angrenzenden Gelenke ruhiggestellt werden (z. B. Oberschenkelhalsfraktur → Vakuummatratze!).
- **Wichtige Hinweise:**
  - Ggf. Schmerzbekämpfung (S. 82)/Reposition (S. 376 f.) (NA) notwendig.
  - Ggf. Wundversorgung vor Immobilisierung (kein direkter Wundkontakt mit Schienenmaterial).
  - Ggf. vor Immobilisierung Schmuck (z. B. Ringe, Uhren) soweit möglich entfernen (sonst z. B. Druckstellen durch Schienen, erschwerte Abnahme nach Schwellung, u. U. Störung der Röntgendiagnostik).
  - Vor und nach Ruhigstellung periphere Durchblutung (z. B. Puls, Nagelbettprobe, S_pO_2-Signal), Sensibilität u. motorische Funktion überprüfen u. dokumentieren.

Beispiel: Versorgung einer geschlossenen Unterarmfraktur

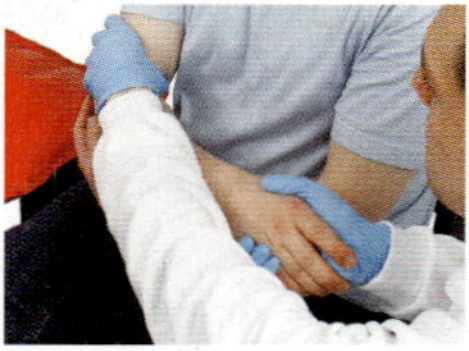

1. Ein Helfer stabilisiert den Unterarm wie vorgefunden in einer für den Patienten tolerablen Position (i. d. R. rumpfnah) unter kontinuierlichem leichtem Zug (Vermeiden von Knochenreiben = Schmerzen).
2. Ein zweiter Helfer legt die belüftete (flexible) Vakuumschiene um den Arm ...

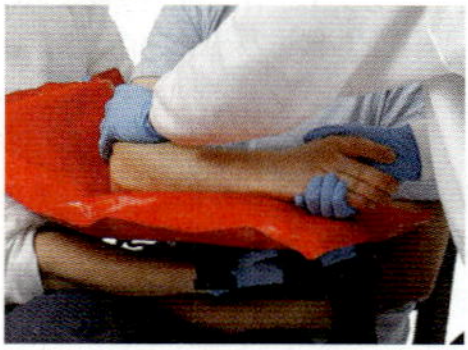

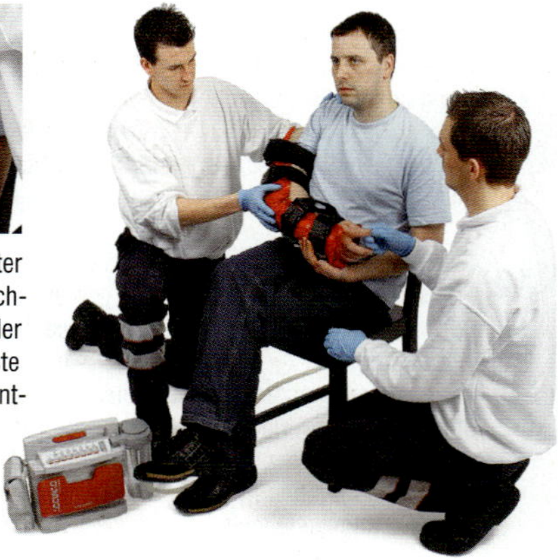

3. ... und modelliert sie unter Absaugen an (Gurte nachziehen). Bei ausreichender Verfestigung kann der erste Helfer seine Hände entfernen (ggf. nochmals nachformen). Für den Transport wird der Arm am Körper fixiert.

1. Bei V. a. Beteiligung der Halswirbelsäule ist diese frühzeitig zu immobilisieren (MILS und Anlegen eines HWS-Stützkragens, s. S. 33 f.).
2. Die Schaufeltrage wird an die Patientengröße angepasst. Die Hälften werden getrennt und beidseits des Pat. platziert (möglichst nicht über ihn hinweg heben). Den Pat. kontinuierlich über das Vorgehen aufklären und überwachen.

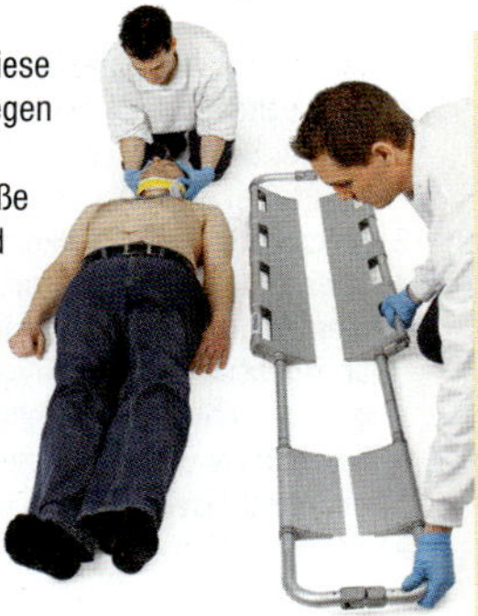

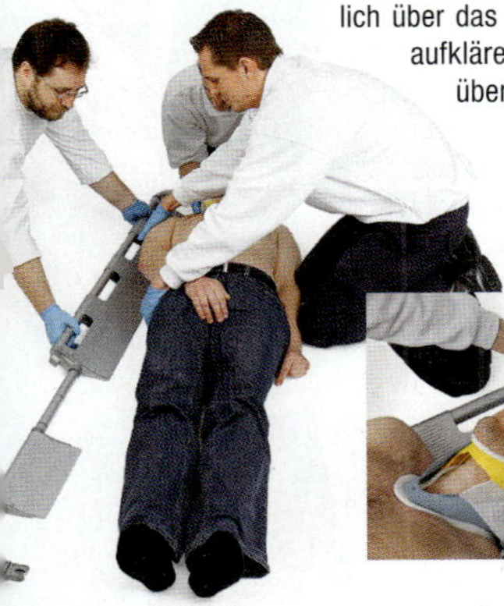

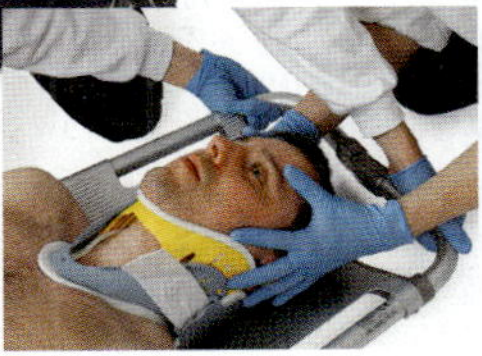

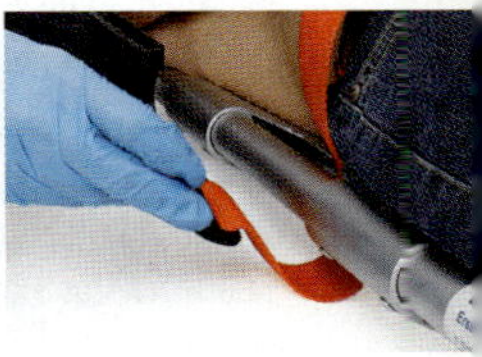

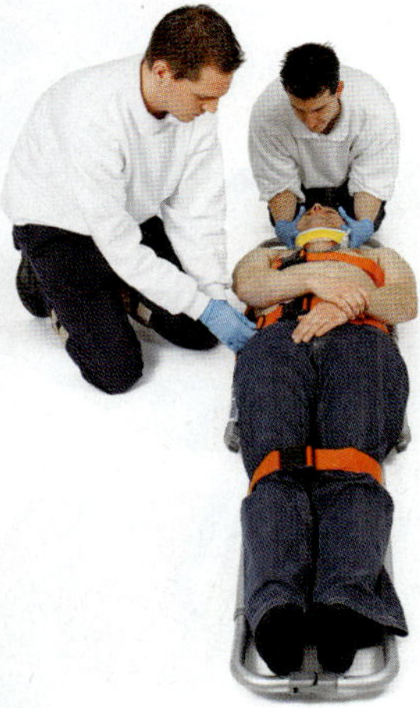

3. Die Hälften der Schaufeltrage werden nacheinander vorsichtig unter den Patienten geschoben; dabei wird der Patient seitlich nur wenig angelupft (Arme, Kleiderfalten usw.). Ein Kollege stabilisiert kontinuierlich den Kopf, zusätzlich zum HWS-Stützkragen und erklärt dem Pat. das weitere Vorgehen.
4. Die Verschlüsse der Schaufeltrage werden erst am Kopf (Vorsicht: Haare), dann an den Füßen geschlossen.
5. Gurte sollten auch bei kurzen Tragewegen zur Sicherung des Pat. angelegt werden.
6. Auf diese Weise kommt die Schaufeltrage auch als Transportgerät, z. B. durch Treppenhäuser, in Frage. Bei eintretender Bewusstlosigkeit/Erbrechen oder zur Untersuchung (Inspektion) der Wirbelsäulenregion ist ein relativ schonendes seitliches Kippen möglich.

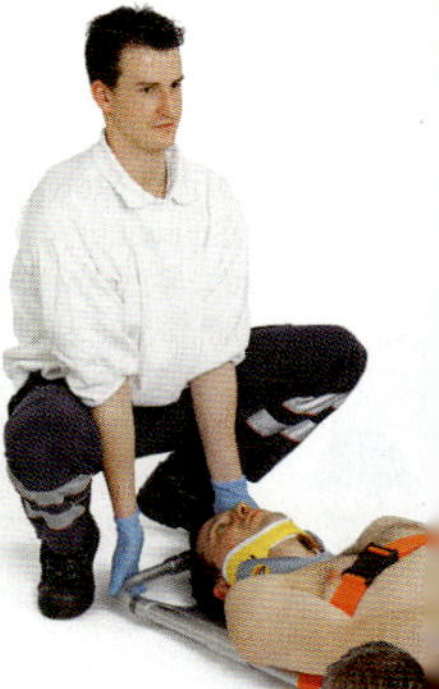

7. Der Kollege am Kopf gibt das Kommando zum Anheben; beachte die korrekte Hebetechnik aus der Hocke zur Schonung der eigenen Wirbelsäule.
8. Der Patient wird mit der Schaufeltrage auf die vorbereitete (gleichmäßig ausgestrichene, leicht abgesaugte) Vakuummatratze gelegt.
9. Es empfiehlt sich, die Vakuummatratze direkt auf der abgesenkten (Fahr-)Trage zu platzieren, um ein erneutes Heben zu umgehen. Unterlegen eines stabilen Lakens oder eines Rettungstuches, um den Patienten später schonend umlagern zu können.
10. Vor dem Entfernen der Schaufeltrage (umgekehrte Reihenfolge gegenüber dem Unterlegen) wird die Vakuummatratze belüftet (Ventil öffnen); dadurch sinkt der Patient so ein, dass sich die Vakuummatratze der Körperform anpasst.
11. Unter seitlichem Anmodellieren (auch am Kopf!) wird die Vakuummatratze abgesaugt.
12. Der Patient wird mit Gurten gesichert und kann so transportiert werden. Beachte, dass Vakuummatratzen für Röntgenstrahlen durchlässig sind und der Patient daher auch in der Klinik bis zum Ausschluss von Wirbelsäulenverletzungen mit der Vakuummatratze immobilisiert bleiben soll.

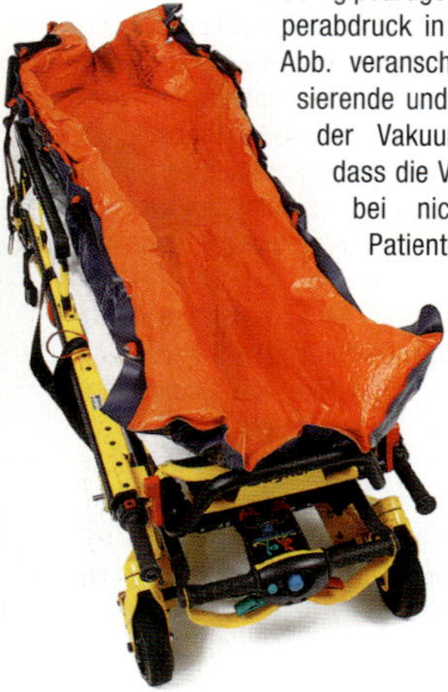

13. Der gipsartige, schalenförmige Körperabdruck in der nebenstehenden Abb. veranschaulicht die immobilisierende und schützende Wirkung der Vakuummatratze. Beachte, dass die Vakuummatratze auch bei nicht-traumatologischen Patienten genutzt werden kann, um einen schonenden Transport durchzuführen (z. B. Milderung von Erschütterungen bei schlechten Straßenverhältnissen, Schmerzen des Patienten durch Vibration des Fahrzeuges).

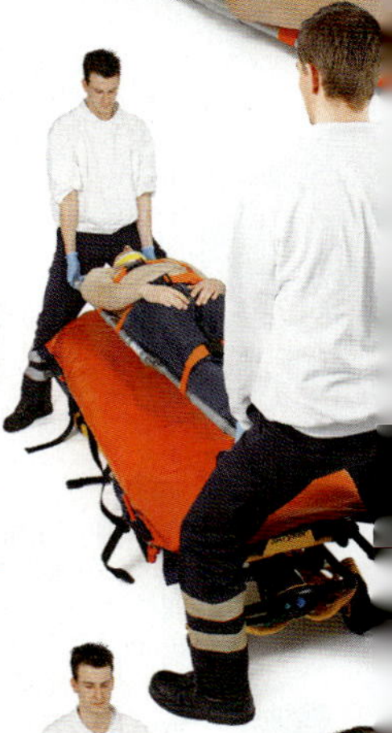

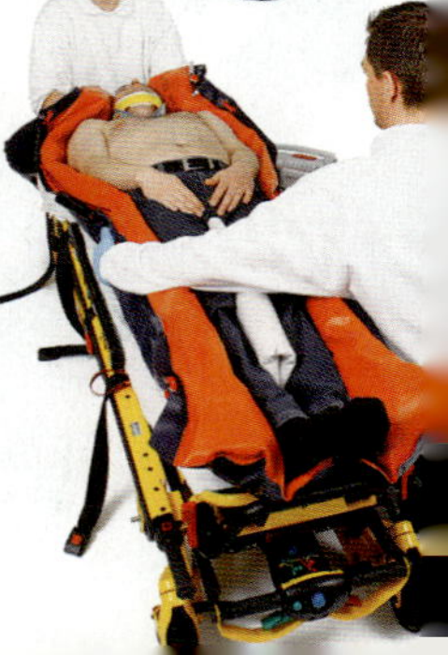

Zur Atemkontrolle und zur Beatmung bei Bewusstlosen muss die regelmäßig vorhandene Atemwegsverlegung (erschlaffte Zungen-, Rachen- und Kiefermuskulatur) beseitigt werden. Dies geschieht durch die beiden folgenden Handgriffe:

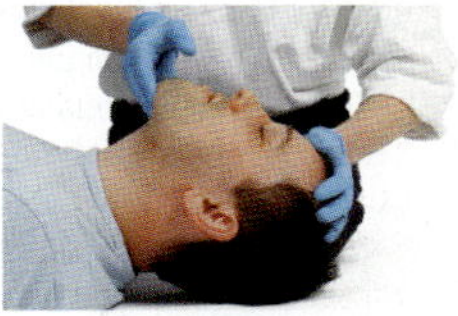

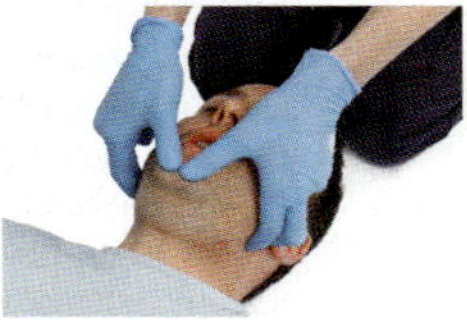

1. **Kopf überstrecken und Kinn nach vorne ziehen** (Vorsicht bei V. a. HWS-Verletzung → dann besser Esmarch-Handgriff, s. u.)
2. **Esmarch-Handgriff:** Unterkiefer rechts und links fassen (Daumen am Kinn; Zeigefinger/ Mittelfinger hinter dem Kieferwinkel). Nach oben vorne ziehen, sodass sich der Mund leicht öffnet und die untere Zahnreihe vor die obere kommt (→ Anheben der zurückgefallen Zunge). Der Esmarch-Handgriff ist insbes. bei V. a. HWS-Verletzung anzuwenden (möglichst in Kombination mit In-line-Immobilisation durch einen weiteren Helfer). Der Esmarch-Handgriff ist an gesunden Freiwilligen durch intakte Muskelspannung z. T. schwer zu üben, gelingt aber eindrucksvoll bei bewusstlosen bzw. narkotisierten Patienten.

Fremdkörperentfernung (s. a. S. 298 ff.)

- Suche nach Fremdkörpern, wenn die Vorgeschichte (Mahlzeit, Verschlucken) oder Symptomatik (Zyanose, plötzliche Atemnot, inspiratorischer Stridor) darauf hin weist oder die Beatmung trotz korrekter Durchführung nicht gelingt.
- Zur **Inspektion des Mundraumes** muss der Mund geöffnet werden (z. B. Schneidezähne mit Zangengriff/Kreuzgriff öffnen). Insbes. wenn Finger in den Mund eingeführt werden, ist ein Beißschutz anzuraten (z. B. Finger von außen in die Wange drücken, Guedeltubus quer).
- **Gut sitzende Zahnprothesen sollen belassen werden** (besseres Abdichten der Beatmungsmaske). Lose oder defekte Gebissteile sind zu entfernen.
- **Techniken** zur Entfernung von Fremdkörpern aus dem Mund-Rachenraum:
  a) **Manuelle Ausräumung** sichtbarer Fremdkörper mit den Fingern (Handschuhe + Beißschutz!); dabei Kopf zur Seite drehen. Bei V. a. HWS-Verletzung, Flüssigkeiten oder tief sitzendem Fremdkörper s. b) und c)!
  b) **Absaugen** (Hand-/Fuß- oder elektr. Pumpe) Für das Absaugen größerer Flüssigkeitsmengen (mit oft teils festen Anteilen wie Blutkoagel oder Mageninhalt) wird ein weitlumiger, starrer Notfallabsauger (Yankauer-Katheter) mit hoher Absauggeschwindigkeit empfohlen.
  c) **Mit Magillzange unter Sicht** (optimal mit Laryngoskop, wenn geübt, s. Abb.)

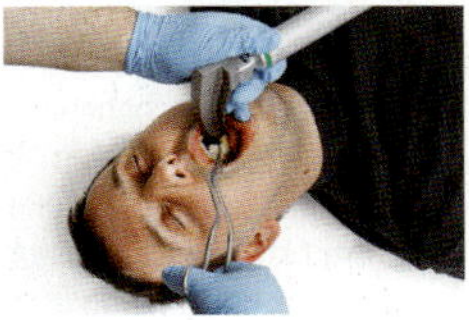

1. **Stabile Seitenlage:** Speichel, Blut, Erbrochenes usw. laufen ab (Aspirationsprophylaxe) und der Zungengrund verlegt nicht die Atemwege; s. S. 35f.
2. **Rachentuben** verhindern eine Atemwegsverlegung durch die zurückfallende Zunge und erleichtern ggf. Sauerstoffinsufflation bzw. die Maskenbeatmung.
   - **Oropharyngealtubus (z. B. Guedel-Tubus, Life-way-Tubus):** Der Tubus wird mit der Öffnung zum Gaumen eingeführt, dann um 180° gedreht und vorgeschoben, bis die Abschlussplatte den Lippen anliegt. Länge des Tubus: Vom Mundwinkel (Höhe Schneidezähne) bis zum Ohrläppchen (Höhe Kieferwinkel).

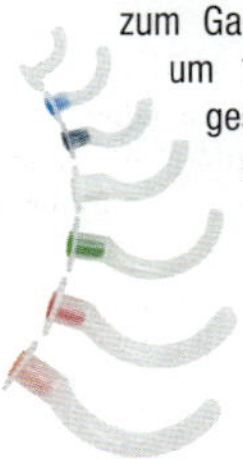

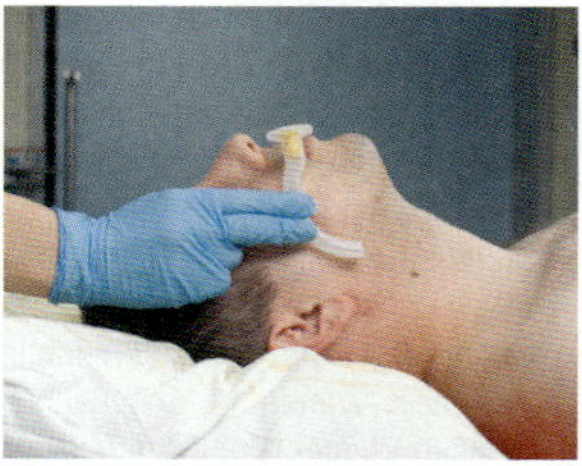

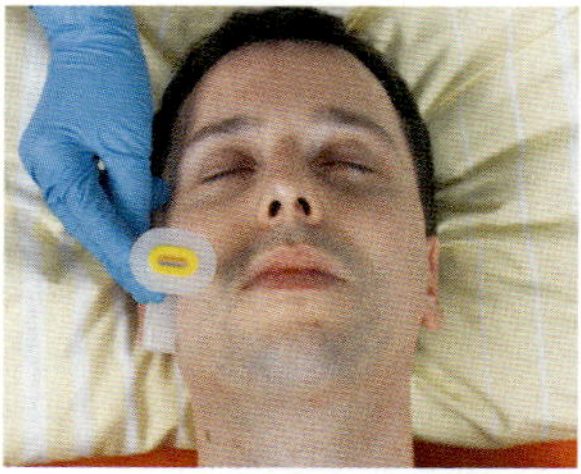

   - **Nasopharyngealtubus (Wendl-Tubus):** Größe für Erwachsene: 6–7 mm. Vor Einlegen in die Nase mit Gleitgel bestreichen; langsam unter 90°-Drehung platzieren, sodass am Ende die Tubusschräge zur Rachenhinterwand weist. Der Tubus wird in der Position belassen, in der das Atemgeräusch am lautesten ist. Beim Einführen des Tubus darf keine Gewalt notwendig sein! Bei SHT/Gesichtsschädeltrauma kontraindiziert!

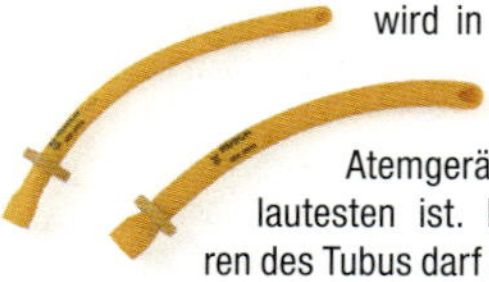

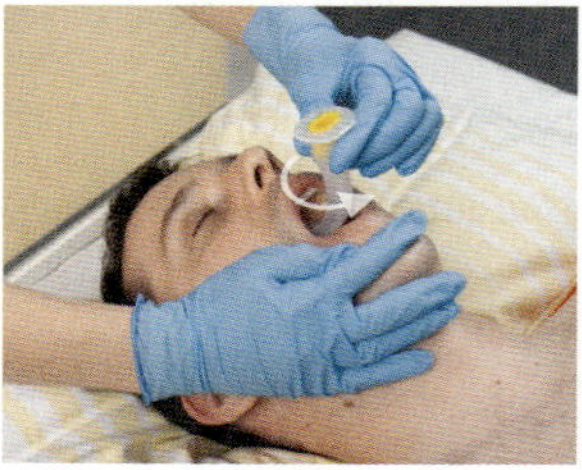

   Gefahren der Rachentuben:
   - **Kein Aspirationsschutz!** Beachte: Würge-/Brechreiz, besonders bei Oropharyngealtuben (nur bei bewusstlosen Pat. einlegen).
   - Auslösen von Nasenbluten in bis zu 30 % der Fälle bei Nasopharyngealtuben!
   - Zu tief vorgeschobene Nasopharyngealtuben können zu einer Magenblähung führen (erhöhtes Aspirationsrisiko).
   - Bei Verwendung zu großer oder zu kleiner Tuben: Verlegung der Atemwege! → Auf korrekte Größe achten und Erfolg kontrollieren!
3. **Atemwegssicherung** (Intubation/supraglottisch) s. S. 69ff.

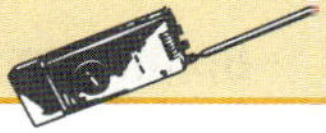

Sauerstoff (O_2) ist lebensnotwendig. Mangel an O_2 (Hypoxie; im Blut: Hypoxämie) führt schnell zu Einschränkungen der Körperfunktion bis hin zum Tod. Fast alle notfallmedizinischen Krankheitsbilder bedrohen in letzter Konsequenz die O_2-Versorgung. Besonders gefährdet sind Gehirn und Herz. Die Sauerstoffgabe ist daher eine Basismaßnahme bei Notfallpatienten mit V. a. O_2-Mangel (z. B. S_pO_2 < 94 %). Sauerstoff ist ein Medikament. Höhere Konzentrationen können auch gefährlich sein (zu Einschränkungen s. S. 632 ff.).

An **Insufflationsgeräten** wird die O_2-Flussrate (Flow) in l/min eingestellt.

- Dem **spontan atmenden** Patienten wird dosiert über eine Sauerstoffmaske, Nasensonde, oder Nasenbrille eine mit O_2 angereicherte Atemluft angeboten.
- Beim **beatmeten** Patienten wird die O_2-Zuleitung an den Beatmungsbeutel angeschlossen. Max. O_2-Gabe durch Reservoir am Beatmungsbeutel und größtmöglichem Flow (alternativ: Demand-Ventil → direkte Beutelfüllung mit 100 % O_2). An Beatmungsgeräten kann die O_2-Konzentration eingestellt werden.

Die **Kennzeichnung** von medizinischen Sauerstoffflaschen ist nach DIN EN 1089-3 **ganz weiß** mit dem Buchstaben N (für **N**eue Kennzeichnung) auf der Schulter (früher: blau mit weißer Schulter).

Berechnung des Inhaltes einer O_2-Flasche

Druck in bar (Manometeranzeige) **x Flaschenvolumen = O_2-Menge in Litern**

Bsp.: 2-l-Flasche mit 60 bar Restdruck → O_2-Menge = 120 l; bekäme der Patient 4 l/min verabreicht, so würde der Rest bei vollständiger Entleerung (sollte vermieden werden s. u.) für 30 min reichen.

Umgang mit Sauerstoff: 10 Sicherheitsregeln

1. Kein Fett, Öl, Feuer, Rauchen in der Nähe von O_2-Flaschen; Explosionsgefahr!
2. Vor Flaschenwechsel die Hände waschen! (Kein Fett!)
3. O_2-Flaschen nie in geschlossenen Räumen entleeren!
4. Flowmeter und Druckminderer stets nach Gebrauch verschließen!
5. O_2-Flaschen/-Gerät vor starker Erwärmung (> 50 °C) schützen!
6. TÜV-Fristen und Verfalldatum beachten (erstere auf der Flasche eingeschlagen, letzteres als Etikett aufgeklebt)!
7. O_2-Flaschen gegen Umfallen sichern. Lose O_2-Flaschen dürfen nur mit Schutzkappe (10 l/11 l) und in speziellen Behältnissen transportiert werden. Sichere Vorratslagerung nur in speziell dafür vorgesehenen Räumen/Bereichen.
8. Es muss noch ein Restdruck auf der Flasche sein, damit diese nicht vor Füllung gereinigt werden muss (Eindringen von Fremdstoffen; Korrosion)!
9. Ventile nicht mit Gewalt (Werkzeug) anziehen, nur per Hand! Stets langsam öffnen, maximal eine Umdrehung! Nach Gebrauch stets schließen!
10. Wenn O_2-Flaschen sich nur mit Gewalt öffnen lassen oder die Ventile ausgeleiert sind, darf die Flasche nicht mehr eingesetzt werden (→ TÜV).

- Standardbeatmungsmethode im RD, bevor ggf. eine erweiterte Atemwegssicherung durchgeführt wird (s. S. 69ff.). Dichthalten der Maske über Mund und Nase mit dem sog. **C-Griff** (s. Abb.) bei überstrecktem Kopf und nach vorne gezogenem Unterkiefer. Ggf. Optimierung durch Einlegen eines Guedeltubus.
- Hohe **O_2-Konzentration** durch Anschluss einer O_2-Zuleitung an ein **O_2-Reservoir** (Reservoirbeutel s. Abb.: ca. 85 % O_2 bei 10 l/min; Reservoirschlauch bei Kleinkindern) oder durch ein sog. **Demand-Ventil** (automatische Füllung des Beutels mit fast reinem O_2 aus der Druckgasflasche in der Ausatemphase).
- Die Beutel-Maskenbeatmung gelingt – gerade in schwierigen Situationen – besser mit 2 Helfern: **Doppel-C-Griff** oder wie in nebenstehender Abb. (nach ERC).

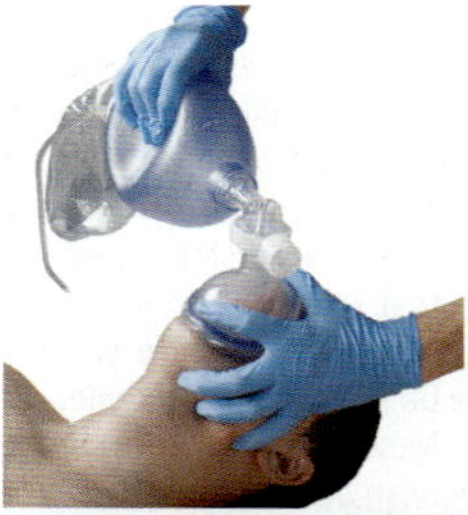

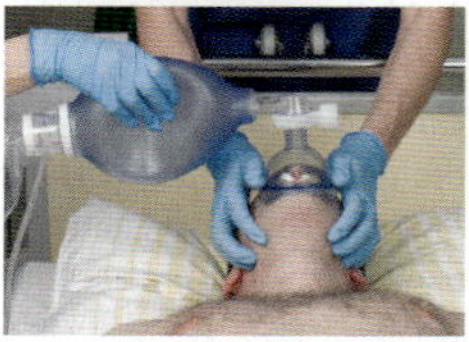

- Die Gefahr von Magenblähung und Aspiration bei Beutel-Maskenbeatmung kann evtl. durch Anwendung des **Sellick-Handgriffs** vermindert werden: Ösophaguskompression durch Druck auf den Ringknorpel (Krikoiddruck bei Widerlager im Nacken). Falsche Technik kann zu Komplikationen führen. Keine Routineempfehlung mehr(ERC, 2010); im Rahmen der Notfallnarkoseeinleitung mittlerweile überwiegend abgelehnt.
- **Komplikationen der Beutel-Maskenbeatmung** (bes. bei höherem Beatmungsdruck oder -volumen): Magenblähung → Rückstrom von Mageninhalt (Regurgitation) und Aspiration (s. S. 300ff.), Druckschäden der Lunge
- **Nach längerer Beatmung ohne Intubation** sollte nach Intubation der Magen mit einer Magensonde entlastet werden, um eine eventuelle Magenblähung zu beheben (stille Aspiration auch unter Intubation möglich).
- **Beatmung bei Herz-Kreislauf-Stillstand** mit möglichst hoher O_2-Konzentration. Dauer der Einatemphase: **1 Sekunde. Der Brustkorb soll sich wie bei normaler Atmung sichtbar heben und senken.** Nach Atemwegssicherung (Intubation, LT, LMA oder I-gel) soll die **Beatmungsfrequenz 10/min** betragen (während kontinuierlicher Thoraxkompressionen, mind. 100/min). Ziel: initiales **Atemhubvolumen 6–7 ml/kg KG (ca. 500–600 ml bei Erwachsenen).** Dieses AZV ist bei $F_iO_2 > 0,4$ für eine adäquate CO_2-Elimination und Oxygenierung ausreichend. Mit handelsüblichen Beatmungsbeuteln wird dieses Volumen durch Kompression des Beutels zwischen Daumen und den übrigen Fingern einer Hand erreicht. Dabei darf der Beutel nicht gegen ein Widerlager ausgedrückt werden (z. B. Oberschenkel). Größere Volumina erhöhen das Aspirationsrisiko!

Aus Sicherheitsgründen sollten die meisten Notfallbeatmungsgeräte nur beim intubierten Patienten eingesetzt werden. Die wenigsten Geräte im RD bieten wichtige Einstellmöglichkeiten und Sicherheitsfunktionen von Intensivbeatmungsgeräten. Der Anwender muss sich darüber im Klaren sein, dass z. B. die **Beatmung ohne Kontrolle des tatsächlich verabreichten Volumens oder ohne Druckbegrenzung ein erhöhtes Risiko** bedeutet! Der Betrieb von Beatmungsgeräten im Rettungsdienst erfordert stets erhöhte Aufmerksamkeit und genaue Kenntnis des verwendeten Gerätemodells. Einige Notfallbeatmungsgeräte sind für die Beatmung von Säuglingen und/oder Kleinkindern ungeeignet.

Beatmungsgeräte: Technik

Steuerung

(Umschalten von Inspiration auf Exspiration) – Prinzipien:

- **Drucksteuerung:** Umschalten nach Erreichen eines vorgewählten Atemwegsdrucks. Beachte: vorzeitiger Abbruch des Atemzugs bei erhöhtem Atemwegsdruck (z. B. bei Stenosen/Atemwegsverlegung). Diese Steuerungsform vermeidet zwar das Lungengewebe schädigende Spitzendrücke, gleichzeitig besteht jedoch das Risiko der Hypoventilation, wenn durch hohe Atemwegsdrücke kein ausreichendes Atemminutenvolumen gesichert ist.
- **Volumensteuerung:** Umschalten nach Erreichen des vorgewählten Volumens (AZV). Ohne weitere Begrenzung besteht bei konstant verabreichtem Volumen das Risiko, Lungengewebe durch exorbitante Druckspitzen zu schädigen.
- **Zeitsteuerung:** Umschalten nach Ablauf einer festgelegten Zeit.

Kontrolle

Zum Verabreichen eines Atemhubs wird eine der drei Variablen Druck, Fluss und Volumen vom Gerät beeinflusst und kontrolliert. Die beiden anderen Variablen verändern sich dann abhängig von Kontrollvariable und Atemwegswiderstand.

Begrenzung

Zusätzlich kann die Gerätearbeit durch weitere Faktoren begrenzt werden, z. B. bei vielen Beatmungsgeräten durch eine Druckobergrenze. Erreicht der Atemwegsdruck diese Grenze, wird der Atemhub abgebrochen, um eine Schädigung des Lungengewebes zu vermeiden (druckbegrenzte Geräte).

Trigger

Bei Beatmungsgeräten mit der Möglichkeit der assistierten Beatmung kann der Patient das Gerät antriggern, d. h. mit eigenen minimalen Atemzügen einen Atemhub des Gerätes auslösen. Den Grenzwert, ab dem das Gerät die Aktion des Patienten erkennt, nennt man Triggerschwelle. Je nachdem, wie diese Eigenaktion gemessen wird (als Druck-, Fluss- oder Volumenschwankung), bezeichnet man den Trigger als Druck-, Fluss- oder Volumentrigger.

Beispiel

Ein Beatmungsgerät, welches den Atemhub verabreicht, indem es den Gasfluss beeinflusst, nach Erreichen eines vorgewählten Volumens (AZV) von Inspiration auf Exspiration schaltet, bei Erreichen schädlicher Atemwegsdrücke (z. B. > 30 mbar) den Atemhub abbricht und im Falle einer assistierten Beatmung den vom Patienten aufgebauten Unterdruck als Trigger misst, nennt man: „volumengesteuert, flusskontrolliert, druckbegrenzt und druckgetriggert".

Geräteantrieb

a) Geräteantrieb und Steuerung werden vom Flaschendruck angetrieben.
b) Geräteantrieb durch Flaschendruck; Steuerung elektronisch (Akku).
(Jeweils Sauerstoffverbrauch für Gerätefunktion – Mindestflaschendruck für ordnungsgemäße Gerätefunktion erforderlich!)

Beatmungsformen (sofern für den RD relevant)

Kontrollierte Beatmung

Keine Eigenatmung des Patienten. Bsp.: **IPPV** (**I**ntermittent **P**ositive **P**ressure **V**entilation): Erzeugung eines Überdrucks in der Einatemphase (Nebenwirkung: Behinderung des Blutrückflusses zum Herzen durch erhöhten intrathorakalen Druck → Blutdruckabfall mgl.). Ausatmung passiv durch die Elastizität des Brustkorbes. Standardbeatmungsmethode beim Notfallpatient ohne Spontanatmung.

Assistierte Beatmung

Die unzureichende Eigenatmung des Patienten muss unterstützt werden. Üblich: **SIMV** (**S**ynchronized **I**ntermittent **M**andatory **V**entilation): Sobald der Patient ein wenig Luft zieht (Unterdruck = **Trigger**), bekommt er einen vollen Atemzug verabreicht; der Schwellenwert für das Antriggern ist bei Beatmung ohne PEEP (s. u.) -2 bis -5 mbar; bei PEEP muss er 2 bis 4 mbar unter dem eingestellten PEEP-Wert liegen; ist die vom Pat. vorgegebene Frequenz zu gering, so werden zusätzliche Atemzüge verabreicht.

PEEP (Positive EndExspiratory Pressure)

Mit Hilfe eines aufgesetzten PEEP-Ventils am Exspirationsauslass von Beatmungsbeutel oder -gerät wird zusätzlich zur kontrollierten oder assistierten Beatmung in der Pause nach der Ausatmung ein über dem Atmosphärendruck liegender Druck aufrecht erhalten. Der Druck in den Atemwegen entspricht dann nicht dem Umgebungsluftdruck, sondern es bleibt ein Überdruck. **Wirkung:** z.B. verminderte Kollapsneigung der Lungenbläschen und vermehrte Diffusion in Richtung der Kapillaren. PEEP ist vor allem bei Lungenödem, Reizgas- und CO-Vergiftung, Thoraxtrauma sowie Aspiration indiziert. Beachte jedoch die kardiozirkulatorischen Nebenwirkungen (z.B. verminderter venöser Rückstrom, erhöhter Druck im Lungenkreislauf, Gefahr des Baro-/Volumentraumas), weswegen in der präklinischen Notfallmedizin nur selten PEEP-Werte über 5 cm Wassersäule (= (fast) „sicherer PEEP") angewendet werden. Vorsicht: Es existieren bis 10 und bis 20 mbar stufenlos regulierbare PEEP-Ventile (Verwechslungsgefahr).

Initiale Einstellung des Beatmungsgeräts

Volumenkontrollierte Beatmung

Parameter	Initialer Einstellbereich	Voreinstellung Alarme
Atemzugvolumen (AZV)	6–7 (5–8) ml/kg KG [1,2,3]	5 ml/kg KG < AZV < 10 ml/kg KG
Atemfrequenz (AF)	Erwachsene: 8–15/min Kinder. s. S. 652	6/min < AF < 30/min
Atemminutenvolumen (AMV)	AZV x AF = ca. 60–100 ml/kg [1]	3 l/min < AMV (exsp.) < 12 l/min
Inspiratorischer O_2-Gehalt	- initial 100 % (F_iO_2 1,0) - ggf. zum Transport: 50 % (F_iO_2 0,5) - sicherheitshalber immer > 40 % (F_iO_2 0,4)	
Verhältnis Inspiration/Exspiration (I:E)	1:1,7 (1:1,5 bis 1:2) bei COPD/Asthma ggf. 1:2 bis 1:2,5	
PEEP	5–10 mbar[3]	
Triggerempfindlichkeit	2 mbar unter PEEP	
Spitzendruck (pmax)	möglichst < 30 mbar[3] (Kinder möglichst < 25 mbar)	
Apnoezeit		< 20 s

[1] Auf Idealgewicht bezogen – „Fett wird nicht beatmet."

[2] Cave: Totraum (Volumen der oberen Atemwege ohne Gasaustausch): 2 ml/kg KG + Tubus/Gänsegurgel.

[3] Bei S_pO_2 < 90 % trotz korrekter Intubation/Beatmung: Invasivität steigern (PEEP, F_iO_2, AZV). Bei V. a. Atelektasenbildung ggf. Recruitment-Manöver nach Lachmann: Kontrolliertes Blähmanöver für einige Sekunden mit erhöhtem Volumen und Druck bei verlängerter Plateauphase (anschließend ausreichend hoher PEEP, um eröffnete Alveolen offen zu halten).

Beatmungsmonitoring/Ziele der Beatmung

- **Oxygenierung:** messbar z.B. über S_pO_2 (bei normalem Hb) > 90%: Bei zu niedrigem S_pO_2 → Tubuslagekontrolle, ggf. F_iO_2 erhöhen, ggf. Blähmanöver/ PEEP einsetzen, ggf. Sedierung, mgl. Fehlerquellen prüfen (z.B. fehlerhafte S_pO_2-Messung, Funktion des Beatmungsgeräts?).
- **Ausreichende CO_2-Eliminierung** ($p_{et}CO_2$-Messung, Ziel: 35–40 mmHg, s.S. 57f.): Erhöhung des AMV → $p_{et}CO_2$-Abfall und umgekehrt. Permissive Hyperkapnie ggf. bei COPD und ARDS tolerieren, ggf. Hyperventilation bei respiratorischer Azidose. Achtung: AZV-Erhöhung → Volumentrauma; AZV-Erniedrigung → Zunahme der Totraumfraktion (u.U. mangelnde Oxygenierung).
- **Verlauf des Beatmungsdrucks:** Ursachen für hohen Spitzendruck: Abgeknickter Beatmungsschlauch oder Tubus, Atemwegsverlegung, Bronchospasmus, Spannungspneumothorax, zu flache Narkose (Husten, Pressen, Würgen), autoregulatorischer/intrinsischer PEEP bei COPD-/Asthmapatienten (bis hin zur »silent lung«). Ursachen für Spitzendruckabfall: Leckagen (z.B. Diskonnektion, Cuff-Defekt), Ausfall der Gasversorgung.

CPAP und NIV im Rettungsdienst

NIV (nicht-invasive Beatmung) bezeichnet Atem**unterstützungs**verfahren zur Behandlung des **akuten Atemversagens** (**ARI** = akute respiratorische Insuffizienz), die ohne endotracheale Intubation anwendbar sind.

Indikationen

Die zwei häufigsten Ursachen der ARI im Rettungsdienst sind

- die **akute Verschlechterung einer COPD-Erkrankung** (akut exazerbierte COPD = aeCOPD; zur COPD s.S. 294f.) und
- das **kardiale Lungenödem** (Pathogenese s. Seite 322f.).

ARI – Pathogenese

Das Problem besteht in ausgeprägter Atemnot, die über eine Steigerung der Atemarbeit und Aktivierung der Stresssysteme mit zunehmendem O_2-Verbrauch zu einem selbstverstärkenden Teufelskreis bis zur endgültigen Erschöpfung der Atemmuskulatur führt (Bewusstlosigkeit durch CO_2-Narkose und/oder O_2-Mangel → Atemstillstand/Kreislaufversagen. Im Anfangsstadium kann der beschriebene Teufelskreis oftmals durch NIV unterbrochen werden. Im späteren Stadium oder bei kontraindizierter NIV ist die endotracheale Intubation häufig unumgänglich. Das Komplikations- und Letalitätsrisiko ist nach Intubation im weiteren Verlauf deutlich erhöht. Daher müssen Intubationen auf zwingende Indikationen beschränkt und möglichst durch NIV verhindert werden.

NIV – Definition und Technik

Spontanatmung bei kontinuierlich positivem Atemwegsdruck (= **CPAP,** continuous positive airway pressure; durch Anwendung eines ständigen extrinsischen PEEP), ggf. mit Druckunterstützung bei Einatmung (**ASB** = assisted spontaneous breathing, assistierende Positivdruckbeatmung, NIV im engeren Sinn). NIV erfordert eine möglichst dichte Verbindung der Atemwege des Patienten mit dem Beatmungsgerät (über besondere Gesichtsmasken mit Kopfgurten oder durchsichtige Helme). Für den Fall, dass die Eigenatmung des Pat. nachlässt (insbes. durch O_2-Gabe bei aeCOPD), kann zusätzlich eine Mindestbeatmung durch das Gerät voreingestellt werden (sog. Back-up-Beatmungfrequenz bei Apnoe des Pat., i. d. R. > 15/min). Außerdem sollte die inspiratorische O_2-Konzentration so dosiert werden, dass eine Ziel-S_pO_2 von 85–90 % erreicht wird. NIV immer unter kontinuierlichem Monitoring!
Beachte: NIV erfordert zur Kompensation von Undichtigkeiten des Beatmungssystems einen ständigen hohen Sauerstoffverbrauch (> 15 Liter/min).

NIV im Rettungsdienst

Mit vielen der derzeit erhältlichen Notfallbeatmungsgeräten oder speziellen Systemen (mit Boussigniac- oder Venturi-Ventilen) kann eine NIV im RD verwirklicht werden → oft schnelle Stabilisierung des Pat. möglich. In der DIN 75079 für NEF ist die Vorhaltung eines Beatmungsgeräts mit NIV-Möglichkeit ausdrücklich vorgesehen. Jedoch muss die Anwendung gut trainiert sein, und die Mitarbeit des Pat. muss durch adäquate Betreuung und Aufklärung erreicht werden. Ggf. muss der Patient für die Maßnahme vorsichtig sediert werden (z. B. Morphin 2,5–10 mg i. v.). Insbes. die zusätzliche Atemunterstützung (ASB) kann für den Pat. zunächst unangenehm sein, bevor er sich auf das ungewohnte Atemmuster einstellen kann.
Der Beginn einer NIV sollte in halbsitzender Position stattfinden. Gesichtsmaske zur Größenauswahl und zum Gewöhnen für kurze Zeit mit der Hand an das Gesicht halten (lassen), bevor die Gurte fest um den Kopf gelegt werden. Erstes Ziel ist die Synchronisierung des Ventilators mit den Spontanatmungsversuchen des Patienten.

Zeichen für positive Wirkung von CPAP/NIV

(erste Hinweise nach ca. 10–30 min)

- fallende Atemfrequenz
- Normalisierung von Herzfrequenz und Blutdruck
- Beruhigung des Patienten
- Angabe subjektiver Besserung (abnehmende Luftnot)
- Patient wird wacher und kommuniziert

Kontraindikationen gegen NIV im RD

- Bewusstseinstrübung
- Fehlende Eigenatmung (Atemstillstand, Schnappatmung)
- Verlegter Atemweg (fixiert oder funktionell)
- Erheblicher Sekretverhalt
- Hohes Aspirationsrisiko (z. B. gastrointestinale Blutung oder Ileus)
- Gesichtsschädeltrauma
- Notwendigkeit zur Narkoseeinleitung (z. B. Polytrauma)
- Starke Unruhe des Pat.
- Schwere Hypoxämie oder Azidose
- Instabile Kreislaufverhältnisse (Herzinfarkt, Schock)
- Unzureichende Passgenauigkeit der NIV-Maske (z. B. anatomisch bedingt)

Indikationen zur sofortigen Intubation im RD bei aeCOPD

Versagen der Atmung (z. B. AF > 35/min, paradoxe Atmung oder Bewusstseinstrübung) ohne ausreichenden Effekt der initialen O_2-Gabe (S_pO_2 < 85 % oder zentrale Zyanose) **und**

- Kontraindikation gegen NIV oder
- fehlende Besserung durch NIV oder
- Verschlechterung unter NIV.

Hyperkapnische ARI – Erschöpfung der Atempumpe

- **Beispiel: aeCOPD**
- **Pathogenese:** Die relativ erhöhte Atemarbeit in Bezug zu Kraft und Ausdauer der Atemmuskulatur erreicht die „Erschöpfungsschwelle“, wenn die Belastung etwa 40 % der maximal möglichen Kraft übersteigt. Die schnelle und flache Atmung (Atemzugvolumen ↓ = Totraumventilation!) führt zu verminderter Abatmung von CO_2, es resultiert ein **hyperkapnisches Atemversagen:** pH ↓, pCO_2 ↑, (pO_2 ↓). Die O_2-Aufnahme ist zunächst nicht das entscheidende Problem; O_2-Gabe führt zu rascher Erhöhung der S_pO_2, beseitigt aber nicht die Hyperkapnie! Im Gegenteil kann eine zu hoch dosierte O_2-Gabe zu einer Verminderung des Atemanreizes führen und damit die Entwicklung einer CO_2-Narkose beschleunigen (hyperkapnisches Koma, Notwendigkeit zur Intubation und Beatmung).
- **NIV-Therapie:** Der intrinsische PEEPi wird durch Einsatz eines externen PEEP (CPAP) „antagonisiert“: Initialer PEEP ca. 3–6 cm H_2O (bei Bedarf langsam bis auf 10 cm H_2O erhöhen). Ein hoher PEEP kann gerade bei aeCOPD unter Sedierung einen starken RR-Abfall auslösen (präventiv ausreichende Volumengabe). Durch die maschinelle Druckunterstützung (ASB, s. o.) in Höhe von 15–25 cm H_2O wird die muskuläre Atemarbeit reduziert (niedrige Triggerschwelle → initiale inspiratorische Atemarbeit ↓). Vorsicht: hoher intrinsischer PEEP muss ggf. entlastet werden (z. B. Diskonnektieren der Maske über einige Sekunden)!

Hypoxämisches ARI – Störung des Gasaustausches

- **Beispiel: kardiales Lungenödem**
- **Pathogenese:** Durch eine Störung des Gasaustausches in den Lungenbläschen (Alveolen) kommt es zu einer verminderten Sauerstoffaufnahme ins Blut (Hypoxämie), während die CO_2-Abgabe aufgrund besserer Diffusionseigenschaften des CO_2 zunächst ungestört ist (durch Atemnot mit Tachypnoe sogar Hypokapnie möglich). Es resultiert ein **hypoxämisches Atemversagen.**
- **NIV-Therapie:** Nach initialer O_2-Gabe sollte hier primär nur **CPAP-Therapie** erwogen werden (PEEP initial mind. 5 cm H_2O; langsam bis auf 10–12 cm H_2O erhöhen, damit der Pat. sich gewöhnen kann). Bei begleitender Hyperkapnie (Diagnose im RD i. d. R. nicht möglich) kann zusätzlich ASB verwendet werden (Druckunterstützung 12–15 cm H_2O). Durch die Gewöhnung des Pat. und Anpassung von CPAP oder NIV dürfen die notwendige Pharmakotherapie oder kardiologische Interventionen (z. B. PCI bei STEMI) nicht verzögert werden! Bei rascher hämodynamischer Verschlechterung oder rhythmogener Instabilität muss invasiv beatmet werden! Bei abrupter Beendigung des PEEP (z. B. Dislokation der Maske) schwere kardiozirkulatorische Komplikationen möglich.

Strategien zur NIV im RD

Innerklinisch ist nachgewiesen, dass bei ARI (aeCOPD) eine rechtzeitig begonnene NIV viele Intubationen mit ihren Risiken vermeiden, Langzeitüberleben verbessern und Komplikationsraten verringern kann. Auch wenn dies eine vorgezogene Anwendung – bereits im RD – nahe legt und die prinzipielle Machbarkeit in Studien bestätigt wurde, steht für den RD ein eindeutiger Beleg eines generellen Patientennutzens bislang aus. Es ist zu berücksichtigen, dass zur erfolgreichen NIV-Anwendung essenzielle Voraussetzungen erfüllt sein müssen: ausreichende Anwenderkompetenz und -erfahrung, geeignete Ausrüstung (inkl. Sauerstoffreserven), funktionierende Schnittstelle zur Klinik (Weiterführung und adäquates Monitoring der NIV); dies ist nicht flächendeckend gegeben. Außerdem ist NIV u. U. zeitintensiv und unter RD-Bedingungen erschwert. Dennoch muss das RD-Personal den Wert von NIV kennen, um übereilte Intubationen, insbes. bei aeCOPD, zu vermeiden. Bei kurzen Transportzeiten ist ggf. der zügige Transport in eine Notfallaufnahme anzustreben, in der sofort mit NIV begonnen werden kann (Voranmeldung).

Wärmen

Indikationen: z. B. Hypothermie (schweregradabhängig – s. S. 490 f.), Schock, Angst (psychische Wirkung), zitterfreies 12-Kanal-EKG

Möglichkeiten im Rettungsdienst:
- Fahrzeug aufheizen (Türen schließen).
- Nasse und kalte Kleidung entfernen, Patienten zudecken.
- Unter strenger Berücksichtigung von Kontraindikationen (z. B. Bewusstseinsstörungen, bevorstehende OP) Gabe von warmen (gezuckerten) Getränken – kein Alkohol!
- Hibler-Packung (am Rumpf heiße Leinentücher über der Unterwäsche platzieren – Beachte: Verbrühungsgefahr; Extremitäten außen lassen).
- Bei technischer Rettung auch Ausleuchtung der Feuerwehr (auch tags! – sehr effektive Wärmequelle).

Möglichkeiten in der Klinik:
- Warmwasserbad (Extremitäten heraushängen lassen).
- Warme Atemgase, warme Magen-, Blasen- oder Dickdarmspülung.
- Wärmematten, Wärmestrahler.
- Extrakorporale Zirkulation.

Beim Wiedererwärmen eines unterkühlten Patienten besteht die Gefahr des **Bergungstodes/Wiedererwärmungsschocks.** Unterkühlte Patienten sind i. d. R. zentralisiert; im Körperkern herrscht noch eine höhere Temperatur als in den Extremitäten. Erwärmung der Extremitäten → Gefäßerweiterung → kaltes Blut aus den Extremitäten gelangt in den zentralen Kreislauf: Gefahr des Kammerflimmerns/HKS! Manipulationen am Körper möglichst vermeiden.
Wiedererwärmung bei manifester Hypothermie nicht durch Infusionen möglich.

Kühlen

Indikationen:
- **Lokale Kühlung:** z. B. Verbrennung (schweregradabhängig – s. S. 480 ff.), Sportverletzungen, Insektenstich, Sonnenstich, akutes Skrotum. Replantatkühlung s. S. 374 f.
- **Systemische Kühlung:** z. B. Hyperthermie, Z. n. CPR (s. S. 253), Fieber.

Möglichkeiten:
- Anwendung von fließendem kalten Wasser, kalte Umschläge.
- Kältespray, Kältepackungen oder auch Desinfektionsspray zur lokalen Kühlung von Sportverletzungen (nicht auf Wunden und Schleimhäuten! Vorsicht mit Eisspray – Hautschäden bei intensiver Anwendung möglich. Kein direkter Hautkontakt mit Eis – Gefahr lokaler Erfrierungen!)
- Eiswürfel lutschen lassen (z. B. bei Insektenstich im Rachen).
  kalte Infusionen, Kältematten, Gefriergut (an Hals, Leisten, Achselhöhlen)
  medikamentöse Fiebersenkung (z. B. Paracetamol rektal)

Vorsicht: Bei ausgiebiger systemischer Kühlung → Gefahr einer Unterkühlung!

Der **arterielle Blutdruck (BD)** ist abhängig von **Schlagkraft des Herzens, Blutmenge im Gefäßsystem** und **Zustand der Gefäße.** In den Arterien schwankt der BD periodisch mit dem Puls: in der Auswurfphase des Herzens (Kontraktion, **Systole**) erreicht er sein Maximum; während der Füllungsphase des Herzens (Entspannung; **Diastole**) sinkt er auf sein Minimum ab; dabei wird durch die Gefäßspannung jedoch ein bestimmtes Druckniveau gehalten: diastolischer BD. Der Unterschied (Differenz) zwischen systolischem und diastolischem BD wird als **RR-Amplitude** bezeichnet.

Messung des arteriellen Blutdruckes am Arm mit Blutdruckmanschette und Manometer nach Scipione Riva-Rocci (→ Abk. **RR**):

a) **mit Stethoskop (auskultatorisch):**
   1. Manschette am entkleideten Oberarm anlegen und aufpumpen, bis der Druck so hoch ist, dass er den arteriellen Blutfluss im Arm unterbindet (kein Puls mehr tastbar; meist genügen 200 mm Hg).
   2. Stethoskop in der Ellenbeuge über der A. cubitalis aufsetzen (nicht unter die RR-Manschette schieben). Den Arm gestreckt lassen. Den Druck gleichmäßig ablassen (ungefähr 5–10 mm Hg pro Sekunde). Sobald ein pulssynchrones Strömungsgeräuch (Korotkow) zu hören ist, den aktuellen Manometerwert ablesen (systolischer RR). Wenn das Strömungsgeräusch bei weiterem Druckablassen verschwindet, erneut den Manometerwert registrieren (diastolischer RR).
   3. Druck komplett ablassen (sonst venöse Stauung).

b) **ohne Stethoskop (palpatorisch – nur systolischer RR feststellbar):**
   1. wie unter a)
   2. Den Druck gleichmäßig ablassen (ungefähr 5 –10 mmHg pro Sekunde) und, sobald der Puls wieder tastbar ist (RR > Manschettendruck!), den Manschettendruck auf dem Manometer registrieren: systolischer RR.
   3. wie unter a)

Hinweise für die Praxis

- Blutdruckmanschette entspr. dem **Oberarmumfang des Patienten** wählen (besonders bei Kindern; Manschettenbreite ungefähr 2/3 der Oberarmlänge), sonst Fehlmessung möglich!
- **Blutdruckschwankungen zwischen beiden Armen** beruhen auf Fehlmessungen oder können hinweisen auf: Aortenbogenstenosen, Aortenaneurysma, arterielle Verschlusskrankheit, einseitige Lähmung des Sympathikus u. a. m.
- **Weitere Möglichkeiten der Blutdruckmessung:**
  a) elektronische Messgeräte; nach DIN EN 1789 sind nichtinvasive RR-Messgeräte (NIBP) mit Dopplerprinzip für RTW empfohlen.
  b) invasive (blutige) Blutdruckmessung: Arterienpunktion (z. B. A. radialis) und Anschluss eines Druckmessers (Klinik, Intensivverlegung).

Die **Beladung der O_2-Träger** (Hämoglobin = Hb in den roten Blutkörperchen) mit O_2 ist abhängig vom O_2-Partialdruck (p_aO_2) und kann mit der Pulsoxymetrie bestimmt werden.
Die im RD meist verwendeten Pulsoxymeter „durchleuchten" das pulsierende Kapillarbett mit Licht zweier Wellenlängen (rot, infrarot) und messen die jeweilige Lichtabsorbtion (passender Sensor z. B. an Finger oder Zehe). Daraus wird die sog. **partielle Sauerstoffsättigung** errechnet (ps_aO_2/kurz psO_2), die dem prozentualen Anteil des beladenen Hb (cO_2Hb) am Gesamt-Hb (cO_2Hb + cHHb) entspricht, wobei spezielle Hb-Arten nicht gesondert erfasst werden (z. B. mit Kohlenmonoxid beladenes Hb = COHb, s. u.). Für die »pulsoxymetrisch bestimmte O_2-Sättigung« ist das **Symbol S_pO_2** gebräuchlich, **Normwert (94–) 98 %,** entspr. p_aO_2 (75–) 100 mm Hg. Die „wahre" Sauerstoffsättigung (s_aO_2 – Blutgasanalyse) differenziert verschiedene Hb-Arten.

Bei **S_pO_2 < 90–94 %** muss (aufgrund der S-förmigen O_2-Bindungskurve) bereits von deutlichen Abfällen des p_aO_2 (< 60–75 mm Hg) ausgegangen werden (Hypoxiegefahr). Bei **S_pO_2 < 75 %** (entspr. p_aO_2 < 40 mm Hg) ist mit einer O_2-Minderversorgung von Herz und Gehirn zu rechnen (→ O_2-Therapie!).

Die Pulsoxymetrie zeigt zuverlässig eine verminderte Beladung des Hb bei gestörter O_2-Aufnahme ins Blut an (Hypoxygenation bei hypoxischer Hypoxämie, d. h. p_aO_2↓, s_aO_2↓, S_pO_2↓, c_aO_2↓), z. B. bei verminderter Lungenbelüftung (z. B. Atemwegsverlegung) oder -durchblutung (z. B. Lungenembolie) oder bei gestörtem Gasaustausch (z. B. Lungenödem, Lungenentzündung). Die Pulsoxymetrie gibt auch die Pulswelle wieder und kann daher orientierend zur Kreislaufeinschätzung (z. B. Pulsfrequenz) und zum Durchblutungsnachweis (Finger/Zehen: Gefäßverschluss) eingesetzt werden.

Ein zu geringer O_2-Gehalt des Blutes (Hypoxämie = c_aO_2↓) durch **Anämie** (cHb↓, anämische Hypoxämie) oder **Vergiftungen** (z. B. COHb↑ oder MetHb↑; s_aO_2↓; toxische Hypoxämie, dysfunktionales Hb) kann durch herkömmliche 2-Wellen-Pulsoxymeter nicht korrekt erkannt werden. **O_2-Mangel trotz guter S_pO_2 möglich!** COHb wird ähnlich wie O_2Hb erfasst (daher bei CO-Vergiftung i. d. R. falsch hoher Wert!). Bei starken Rauchern Spitzenwerte von bis zu 20 % COHb mgl., sodass die S_pO_2 normal sein kann, während die s_aO_2 in Wirklichkeit aber unter 80 % liegt! Mittlerweile sind (teurere) Geräte mit zusätzlicher Messtechnik erhältlich (z. B. Fa. Masimo), die CO-Hb/Met-Hb messen können.

Fehler- und Störquellen: Bewegungsartefakte, **mangelnde Durchblutung** (z. B. niedriger Blutdruck, Zentralisation, Herz-Kreislauf-Stillstand), **Störstrahlung** (starker Lichteinfall, Infrarotwärmelampen, Höhenstrahlung im RTH/Flugzeug → Sensor mit lichtundurchlässigem Material abdecken), **dunkler Nagellack.**

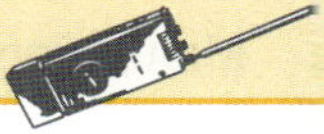

Messung des **Kohlendioxidgehaltes in der Ausatemluft** des Patienten (endexspiratorisches CO_2; endtidales CO_2 = $_{ET}CO_2$), entweder mit präziser Infrarotspektrometrie oder mit semiquantitativen Einweg-Farbindikatorsystemen (z. B. Easy-Cap II®, s. Abb.).

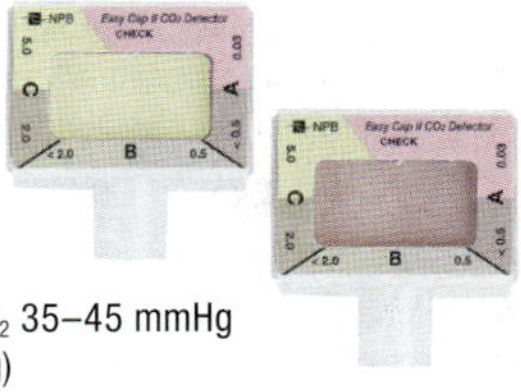

Normalwerte: 5–6 Vol % entsprechend pCO_2 35–45 mmHg
(1 Vol % entspr. etwa 7 mmHg)

Bedeutung des $_{ET}CO_2$ ($p_{et}CO_2$)

- Der $_{ET}CO_2$ entspricht im Wesentlichen dem CO_2-Partialdruck im Blut ($paCO_2$). Ausnahmen bilden schwere **Herz-Kreislauf-Störungen** (Blutdruckabfall, akuter Blutverlust, Lungenembolie, Herz-Kreislauf-Stillstand). Weitere Fehlerquellen: Tubusfehllage im Ösophagus ($_{ET}CO_2$ = 0 oder initial z. B. durch kohlensäurehaltige Getränke falsch-hoch); großer Totraum; Leck im Beatmungssystem.
- Der $_{ET}CO_2$ ist abhängig von der **Atmung** und korreliert mit dem Atemminutenvolumen (hoher $_{ET}CO_2$ = Hypoventilation → AMV zu niedrig und umgekehrt).
- Der $_{ET}CO_2$ ist abhängig von der CO_2-Produktion des Körpers **(Metabolismus).**
- Der $_{ET}CO_2$ ist abhängig vom **Herz-Zeit-Volumen** (**Transport** zur Lunge)
- $_{ET}CO_2$ **bei Intubation:** Kontrolle der Tubuslage (nicht bei CPR). Der Nachweis von CO_2 in der Ausatemluft über mehrere Atemzüge zeigt, dass der Tubus tracheal liegt. Bei Fehllage (Ösophagus) kann i. d. R. kein CO_2 gemessen werden (andere Ursachen ausschließen).
- $_{ET}CO_2$ **bei Reanimation:** Zum Zeitpunkt des Herz-Kreislauf-Stillstandes sinkt der $_{ET}CO_2$ drastisch. Mit Beginn suffizienter CPR steigt der $_{ET}CO_2$ wieder. Der $_{ET}CO_2$ ist ein Maß für die hämodynamische Effektivität der CPR.
- $_{ET}CO_2$ **bei SHT:** Der $_{ET}CO_2$ bietet die Möglichkeit, eine kontrollierte Normoventilation des intubierten und beatmeten Patienten durchzuführen ($_{ET}CO_2$ = 35 mmHg) – siehe auch S. 353 ff.

Ursachen für Veränderungen des $_{ET}CO_2$	**$_{ET}CO_2$-Anstieg (Hyperkapnie)**	**$_{ET}CO_2$-Abfall (Hypokapnie)**
Stoffwechsel/Metabolismus	Stoffwechselsteigerung (z. B. Fieber, Schmerzen, Maligne Hyperthermie)	herabgesetzter Stoffwechsel (z. B. Hypothermie, Sedierung, Analgesie)
Atmung	Hypoventilation (Atemminutenvolumen ↓; z. B. Atemdepression)	Hyperventilation; Extubation/ Diskonnektion
Herz-Kreislauf	—	plötzlicher Abfall: schwere Herz-Kreislauf-Störung: Lungenembolie, Herzstillstand, plötzlicher Blutdruckabfall, plötzlicher Blutverlust

Wenn der CO_2-Gehalt in der Atemluft des Pat. kontinuierlich gemessen und im Verlauf als Kurve dargestellt wird, spricht man von Kapnographie. Sie wird in den aktuellen ERC-Leitlinien ausdrücklich als Monitoring-Verfahren, während und nach CPR empfohlen. Die Form der Kurve liefert zusätzliche Informationen gegenüber dem reinen $_{ET}CO_2$-Wert (s. S. 57). Mit speziellen Messsonden kann die Kapnographie eine sinnvolle Überwachung bei Pat. sein, die spontan atmen und nicht intubiert sind (z. B. Überwachung von AF und Atemmuster bei Analgosedierung – ein möglicher Atemstillstand wird vor dem S_pO_2-Abfall erkannt).

Beispiele für typische Kapnographiekurven

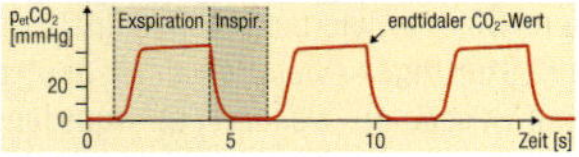

Normales Kapnogramm, gekennzeichnet durch steilen $p_{et}CO_2$-Anstieg bei Beginn der Ausatmung, nur noch gering steigendes Plateau und raschen Abfall bei Einatmung

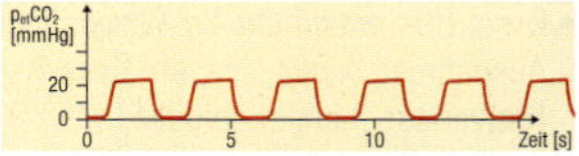

Hohe Atemfrequenz mit erniedrigtem $p_{et}CO_2$ bei erhaltenem Plateau. Z. B. bei Hyperventilation, Ketoazidose bei Diabetes mellitus, Totraumventilation, COPD, Lungenembolie, Schock

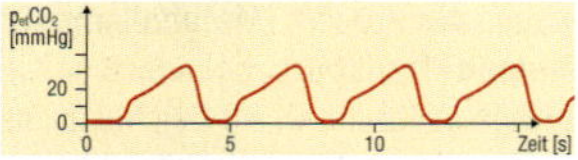

Träger $p_{et}CO_2$-Anstieg, Ausatemzeit ↑, z. B. durch Atemwegsobstruktion bei Asthmaanfall ($p_{et}CO_2$ ↓ → Frühstadium, $p_{et}CO_2$ ↑ → Spätstad.)

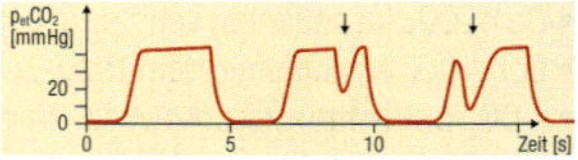

Einschnitte in der $p_{et}CO_2$-Kurve
z. B. Schluckauf oder Spontanatemzüge unter Beatmung bei unzureichender Narkose

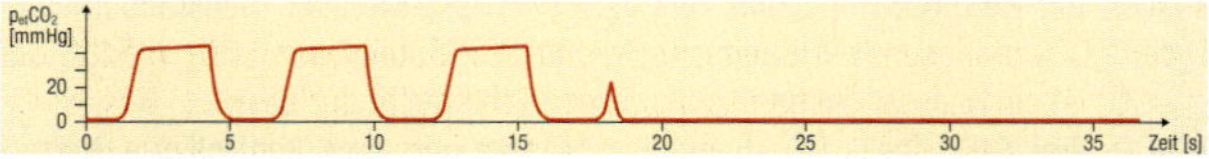

Schlagartiger Abfall des $p_{et}CO_2$ auf Null oder sehr niedrige Werte. Alarmzeichen, z. B. für Diskonnektion oder Undichtigkeit des Beatmungssystems (z. B. Verbindung am Tubus gelöst – Beatmungsdruck ↓), Ausfall des Beatmungsgerätes, hochgradige oder komplette Tubusverlegung (z. B. abgeknickt – Beatmungsdruck ↑), (versehentliche) Extubation, Detektion gestört (z. B. Sensor bei Hauptstromkapnometer abgefallen)

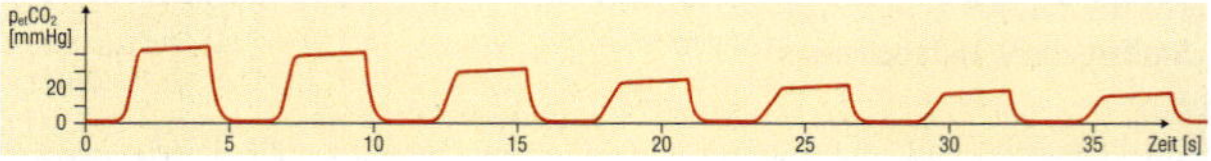

Rascher $p_{et}CO_2$-Abfall auf niedrige Werte. Alarmzeichen für schwere kardiale oder pulmonale Störung; plötzlicher Abfall von RR/HZV, z. B. Lungenembolie, massive (innere) Blutung, Herzstillstand

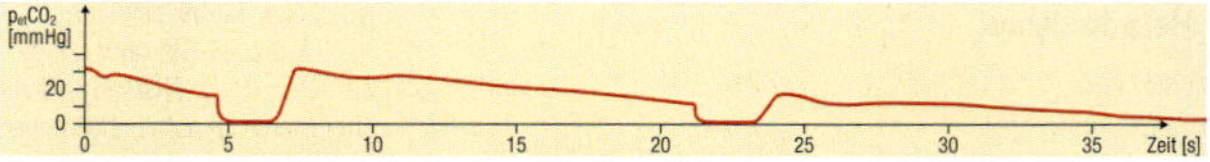

Verlangsamte Atmung mit Übergang in Schnappatmung/Atemstillstand
z. B. bei Überdosierung von Opioiden oder Sedativa (Analgosedierung)

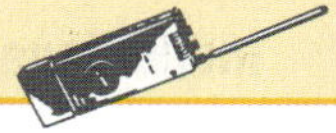

Neben dem Nachweis einer Hyperthermie (z. B. ursächliches oder begleitendes entzündliches Geschehen) liegt die Hauptbedeutung der Temperaturkontrolle in der Notfallmedizin in der Erkennung von hypothermen Zuständen:

- Kinder (bes. Neugeborene), ältere Menschen mit Verlust der Mobilität
- Polytraumatisierte, Ertrinkungsunfall
- Patienten, die längere Zeit im Freien versorgt werden mussten
- Patienten mit ausgefallener Thermoregulation (Bewusstlosigkeit, Narkose; ohne wärmeerhaltende Maßnahmen fällt bei allen narkotisierten Patienten die KKT ab, wenn die Umgebungstemperatur 21°C unterschreitet!)
- Verbrennungspatienten (mit oder ohne externe Kaltwasseranwendung), Patienten mit großflächigen Schürf-/Ablederungsverletzungen

Anforderungen an das präklinische Temperaturmonitoring

Umgebungsunabhängige und genaue Messung der Körperkerntemperatur (KKT), hygienisches Verfahren, einfache Handhabung, schnelles Ergebnis, möglichst geringe Gefahren für den Patient (Verletzung). Eine kontinuierliche Messung (und Anzeige) über eine entsprechend platzierte Sonde ist wünschenswert, man kommt aber präklinisch auch mit punktuellen Messungen aus. Herkömmliche Fieberthermometer erscheinen aufgrund ihrer langen Messzeit sowie des eingeschränkten Messbereiches für die Hypothermie-Diagnostik nicht geeignet. In der DIN EN 1789 ist ein Fieberthermometer nach EN 12470-1 mit einem Messbereich von mind. 28–42°C für RTW vorgeschrieben.

Mögliche Verfahren im Rettungsdienst

Die Messung mit elektr. Thermosonde im unteren **Ösophagus**drittel erfüllt weitgehend die genannten Anforderungen, ist jedoch technisch relativ aufwendig. Nahezu einziger Störfaktor: Atemgase. Korrekte Lage durch kombiniertes Ösophagusstethoskop verifizierbar. Nicht für wache Patienten geeignet.
Die Messung mit Ohrthermometern über Infrarotlicht am **Trommelfell** ist einfach, schnell und zuverlässig, sofern professionelle Geräte eingesetzt werden und die richtige Technik angewendet wird (an der Ohrmuschel nach hinten oben ziehen, damit der Gehörgang begradigt wird und auf das Trommelfell zielen, sonst Messung an der nicht repräsentativen Gehörgangswand); Verfälschung durch Ohrenschmalz (Isolator) möglich (auch Wasser bei Ertrinken/Regen). Tympanische Sonden bergen die Gefahr einer Trommelfellperforation, daher sollten Infrarot-Ohrthermometer bevorzugt werden.
Die **rektale Messung** entspricht erst bei einer Einführtiefe von mehr als 10–15 cm (Erwachsene) und längerer Messdauer der KKT; Verfälschung durch Kot (Isolator), verminderte Schleimhautdurchblutung, wärmeproduzierende Darmflora u. a. möglich. Bei Kindern kommt sie ggf. noch zur Anwendung.
Messungen an der Haut-/Schleimhautoberflächen (insbesondere axillär, frontal, sublingual, nasopharyngeal) sind für die o. g. Zwecke nicht geeignet.

A. Patientenzustandsbezogene Indikationen*

Bei einem **lebensbedrohlichen Gesundheitszustand** des Patienten:

- **Bewusstseinsstörung** (Pat. wird auf Ansprache oder Schütteln nicht wach) z. B. Schädel-Hirn-Trauma, Vergiftung, Schlaganfall
- **Atemstörung** (ausgeprägte/zunehmende Atemnot oder Atemstillstand) z. B. Asthmaanfall, Lungenödem, Aspiration
- **Kreislaufstörung** (ausgeprägte/zunehmende Kreislaufinsuffizienz, HKS) z. B. Akutes Koronarsyndrom, Rhythmusstörung, hypertensiver Notfall, Schock
- **Schwere Verletzung, schwere Blutung oder starke akute Schmerzen** z. B. größere Amputationen, Verbrennungen, stark dislozierte Frakturen

B. Notfallbezogene Indikationen*

- **Schwerer Verkehrsunfall, Brand** und/oder **Rauchgasentwicklung, Explosions-** oder **Stromunfälle, thermische** oder **chemische Unfälle** (jeweils mit Hinweis auf Personenschaden)
- **Unfall mit mehreren Verletzten oder Massenerkrankungen**
- **Wasserunfälle, Ertrinkungsunfälle, Eiseinbruch**
- **Einklemmung, Verschüttung, Sturz aus großer Höhe** (ab 3 m)
- **Schuss-, Stich- und Hiebverletzungen** im Kopf-, Hals- oder Rumpfbereich
- **Geiselnahme und Verbrechen** mit Gefährdung von Menschenleben
- Unmittelbar einsetzende oder stattgefundene **Geburt**
- **Suizidalität** (vgl. auch S. 130 f, 517 f.)

** = in Anlehnung an den Indikationskatalog Rheinland-Pfalz (NAIK, MdI, 2007)*

Der Leitstellendisponent setzt den NA immer dann ein, wenn

- aus dem Notruf eine der o. g. Indikationen hervorgeht,
- eine Anforderung durch einen Arzt oder Rettungsdienstpersonal vorliegt, wenn hierfür in der Regel medizinische Gründe maßgeblich sind,
- der Disponent nach eigenem pflichtgemäßen Ermessen eine akute Gefahr für Leben oder Gesundheit eines Menschen vermutet.

Ein in seinen Vitalfunktionen bedrohter Pat. benötigt immer ärztl. Hilfe. Durch Selbstüberschätzung wird nicht nur verantwortungslos der Pat. gefährdet, sondern juristisch auch der RS/RA. Die Anwendung einer **Notkompetenzmaßnahme** (S. 135 ff.) entbindet nicht, sondern **verpflichtet i. d. R. zur NA-Nachforderung,** da sie nur bei konkreter Vitalbedrohung angewendet werden darf und nur die Zeit bis zum Eintreffen des nicht rechtzeitig verfügbaren NA überbrücken soll (Ausnahme: die Lebensbedrohung wurde bereits erfolgreich durch RS/RA abgewendet). Bei NA-Nachforderung ist anzugeben: Art des Notfallgeschehens, Zustand des Pat., Verdachtsdiagnose, bisherige Maßnahmen. Ein alarmierter Notarzt kann nie ohne Begründung abbestellt werden; nur der Notarzt entscheidet, ob er durchfährt.

In den Fallbeschreibungen werden folgende Maßnahmen der Übersicht halber unter dem Begriff **„Standardtherapie des Notarztes“** zusammengefasst:

- Anleiten/Fortführen der Basismaßnahmen (nichtärztliches Rettungspersonal)
- Ggf. venöser Zugang. Ggf. endotracheale Intubation und Beatmung.
- Ggf. Reanimation (inkl. erweiterter Maßnahmen).
- Koordinieren der medizinischen Maßnahmen (Zusammenarbeit RS/RA/NA)
- Entscheidung über Klinikeinweisung.
- Festlegung des Rettungsmittels und Transportzieles.

Auch RS und RA müssen die folgenden Maßnahmen kennen, um die Assistenzfunktion korrekt und zuverlässig wahrnehmen zu können:

- Spezielle Diagnostik – s. S. 147 ff.
- Schaffung und Nutzung von Zugangswegen für Medikamente (periphervenös – s. S. 62 ff./intraossär – s. S. 67 f.)
- Medikamentenapplikation – s. Kapitel 18
- Anästhesiologische Standardverfahren
  - Sedierung, Analgesie – s. S. 82
  - Narkoseeinleitung – s. S. 82 ff.
  - Atemwegssicherung – s. S. 69 ff.
  - Spezielle Beatmungsverfahren – s. S. 47 ff.
- Chirurgische Atemwegssicherung – s. S. 80 f.
- Entlastung des Pleuraraums – s. S. 85 f.
- Perikardpunktion – s. S. 335 und S. 368
- Reponieren von Frakturen und Luxationen – s. S. 40 und 376 f.
- Vagale Manöver – s. S. 205
- Elektrotherapie:
  - Kardioversion (s. S. 210) und externer Herz-Schrittmacher (s. S. 211 f.)
  - Defibrillation – s. S. 247 f.
- Magensonde nach längerer Maskenbeatmung
- Primäre Gift-Elimination: Auslösen von Erbrechen, Magenspülung – s. S. 448
- Ösophagustamponade mit Ballon-Sonden
- Nasentamponade
- Harnblasenkatheter bei Harnverhalt
- Gynäkologisch-geburtshilfliche Handgriffe – s. S. 403 ff.
- Einsatztaktische und logistische Maßnahmen; z. B. Zielklinikauswahl

Folgende Maßnahmen sind in der präklin. Notfallmedizin nicht mehr indiziert bzw. können nicht mehr empfohlen werden: Venae-sectio, Notamputation (evtl. verzweifelte Fälle), Tracheotomie (evtl. noch bei Kindern), intrakardiale Injektion, Setzen von Gefäßklemmen, Bronchiallavage (umstritten).

Zweifellos werden die meisten Medikamente – aufgrund schneller Wirksamkeit, hoher Bioverfügbarkeit und guter Steuerbarkeit – in der Notfallmedizin intravenös in eine periphere Vene verabreicht, weswegen die Anlage eines venösen Zuganges häufig erforderlich ist. **Ausnahmen** beruhen entweder
- auf der erschwerten Anlage eines venösen Zuganges
- oder den Eigenschaften des speziellen Notfallmedikaments.

Größen und Flussraten s. S. 656 f.

Indikationen

- Intravenöse Anwendung von Medikamenten/Infusionen
- Blutentnahme (z. B. Kreuzblut bei Volumenmangelschock)
- Vorsorglich bei zu befürchtender Verschlechterung des Patientenzustandes, die eine Venenpunktion erschweren und eine Medikamentengabe verzögern würde. Aber nicht jeder Patient mit neu aufgetretenen Krankheitssymptomen benötigt einen venösen Zugang (s. u.)

Geeignete Venen

(Übersicht zu möglichen Punktionsstellen s. S. 66):
1. **So peripher wie möglich punktieren:** Handrücken, ggf. Unterarm.
2. **Ellenbeuge** (wenn 1. nicht möglich – Vorsicht: A. brachialis/N. medianus!)
3. **Fußrücken/Unterschenkel** (wenn 1. und 2. nicht möglich – Achtung: erhöhtes Thromboserisiko!).

Der Arzt hat weitere Möglichkeiten, einen venösen Zugang zu sichern, z. B. periphervenös am Hals (V. jugularis externa).

Venöser Zugang – hier nicht

An den folgenden Lokalisationen sollten möglichst keine venösen Zugänge angelegt werden. Allerdings stellen sie im Notfall u. U. eine Möglichkeit vor invasiveren Zugangswegen dar.
- an einer Extremität mit Dialyse-Shunt (Gefahr der Shuntzerstörung durch Infektion oder Verletzung/Hämatom/Medikamente),
- an einer Extremität mit gestörtem Lymphabfluss/Lymphknotenausräumung (z. B. nach OP bei Mamma-Karzinom → Infektionsgefahr)
- an einer Extremität mit Lähmungen (z. B. Apoplex → fehlende Sensibilität bei Fehlpunktion/Infektion/paravenöser Infusion), Wundheilungsstörungen
- in infektiösen Hautbereichen (z. B. Pilz, Eiterpusteln → Gefahr der systemischen Infektion)
- in leicht verbrannten Bereichen (die Anlage eines venösen Zugangs bei Schwerbrandverletzten in schwerer verbrannten Bereichen ist durchaus erlaubt, auch weil dadurch intakte Hautgebiete zur Transplantation geschont werden; allerdings ist z. T. die Fixierung problematisch → Annaht/Mullbinde)

Die Venenpunktion ist eine invasive Maßnahme; Reizungen/Schäden müssen ggf. von einem Arzt behandelt werden (Gefahren: Phlebitis, Thrombose). Ebenso sollte man sich im RD bewusst sein, dass sich viele Komplikationen der Venenpunktion (z. B. Infektion) erst spät (im Krankenhaus) entwickeln.

Benötigtes Material (s. Abbildung)

Handschuhe, Venenverweilkanüle, Hautdesinfektionsmittel (Spray/Tupfer), sterile Tupfer, Venenstauer (Blutdruckmanschette, Stauband; zur Not ist auch eine Stauung mit den Händen eines zweiten Helfers möglich), Fixiermaterial (Pflaster), vorbereitete Infusion oder Kunststoffmandrin, Spitzabwurf.

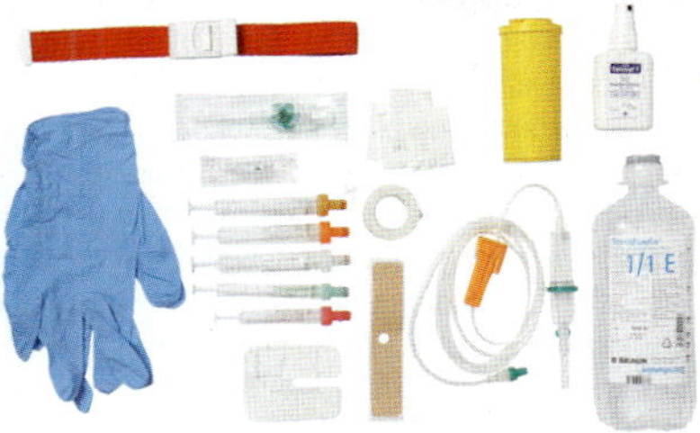

Durchführung

1. Über die geplante Venenpunktion situationsangemessen aufklären und – sofern einsichtsfähig – Einverständnis einholen (sonst → Körperverletzung!)
2. Material bereitlegen
3. Venöse Stauung anlegen (Stauband/Blutdruckmanschette: Der Puls muss tastbar bleiben!)
4. Maßnahmen zur besseren Venenfüllung (Tieflagern der Extremität; Faust öffnen/schließen lassen; Beklopfen der Punktionsstelle; evtl. Aufbringen von Nitrospray auf die Haut). Geeignete Vene auswählen (Tasten).
5. Hautdesinfektion (sattes Benetzen, mind. 30 Sekunden Einwirkdauer (je nach Herstellerangabe); Desinfektionsmittel soll getrocknet sein, nicht nachwischen, kein erneutes Berühren der Punktionsstelle).
6. Vorbereiten der Venenverweilkanüle.
7. Spannen der Haut (Fixieren der Vene). Indirekte (erst in die Haut, dann in die Vene) oder direkte (mit einem Stich durch die Haut in die Vene) Punktion. Bei erfolgreicher Punktion fließt Blut durch den Stahlmandrin in die Kammer der Kanüle zurück. Merke: stumpfwinklige/steile Hautpunktion → weniger Schmerzen; flache Venenpunktion → niedrigeres Risiko für Durchstechen (daher am besten: erst steil in die Haut, dann flach in die Vene). Vorschieben der Kunststoffkanüle über den fixierten Stahlmandrin (Führungskanüle); Stahlmandrin nicht

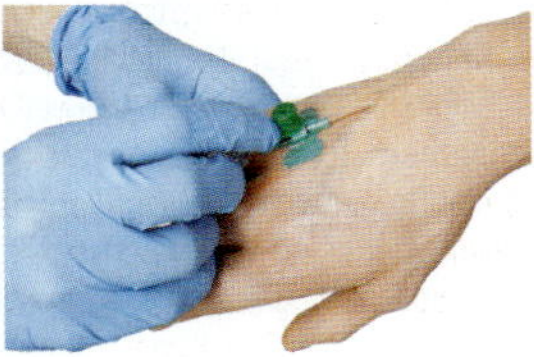

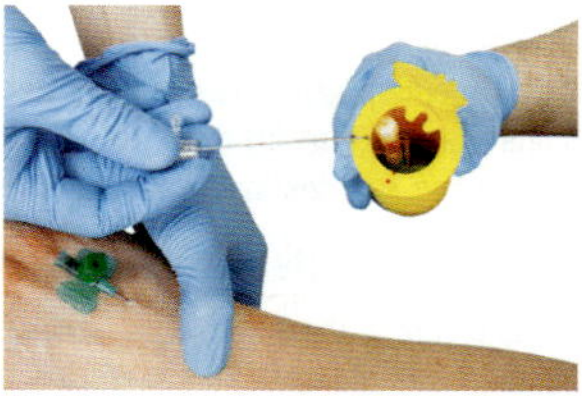

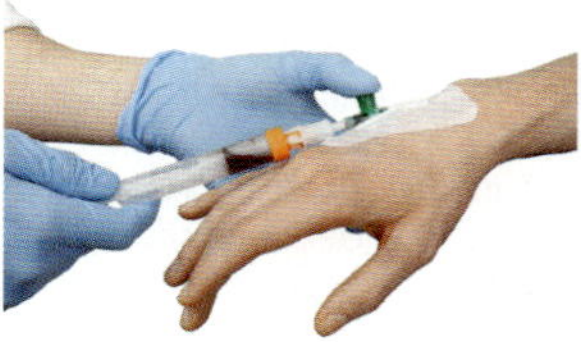

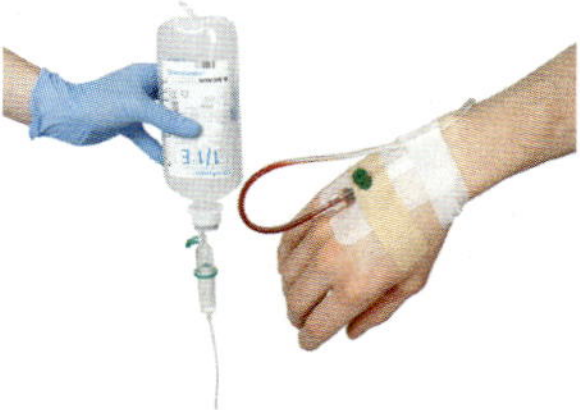

wieder vorschieben (Gefahr der Kunststoffabscherung). Venöse Stauung lösen! Fixieren der Kanüle (Pflaster).

8. Vene am Kunststoffkanülenende abdrücken; Stahlmandrin herausziehen und in geeignetem Behältnis (Spitzabwurf) entsorgen. Beachte, dass bei manchen Modellen das Blut in der Sichtkammer für einen Blutzuckertest genutzt werden kann.
9. Ggf. Blutentnahme, wenn Verwertung in der Zielklinik (z.B. Kreuzblut bei Volumenmangelschock, Herzenzyme bei Akutem Koronarsyndrom).
10. Infusion anschließen (oder Verweilkanüle mit Mandrin verschließen).
11. Punktionsstelle keimfrei abdecken und Venenverweilkanüle sicher fixieren (Tupfer und Pflaster/spezieller Wundschnellverband). Zugentlastung durch Fixieren einer Schleife des Infusionsschlauches.
12. Korrekte venöse Lage? (Infusion läuft, dabei keine Schwellung; Rücklaufprobe: beim Tieferhalten der Infusion fließt Blut zurück/Pulsieren der Blutsäule → Arterienpunktion!).

Komplikationen/Gefahren der Venenpunktion

- **Durchstechen der Vene (Rückseite)/sekundäre Perforation** der Vene („Platzen“ → Dickwerden der Punktionsstelle, Bluterguss). **Maßnahmen:** Punktionsversuch beenden, Staubinde lösen, Kanüle entfernen, Wundkompression (steriler Tupfer) für einige Minuten. **Prophylaxe:** Venenverlauf/-tiefe vor Punktion tasten, „Rollvenen“ gut fixieren (Haut spannen, möglichst in Venengabel punktieren), nach Hautdurchstich rasch und nicht zu steil in die Vene, Kanüle sofort ausreichend in den Venenverlauf vorschieben), bei Hypertonus nicht zu stark stauen.
- **Paravenöse** (neben der Vene) **Lage der Kanüle** (→ Blut fließt nicht zurück (Rücklaufprobe), Einfließenlassen von Infusionslösung führt zu Schwellung, häufig Schmerzen am Injektionsort). **Maßnahmen:** Beenden des Punktionsversuches, Infusionsstop, Entfernen der fehlgelegten Venenverweilkanüle, Wundversorgung mit kurzzeitigem Druck (3–4 min). Wichtig ist es, eine paravenöse Punktion zu erkennen (Rücklaufprobe, laufende Infusion), bevor aggressive Substanzen injiziert werden (z. B. hochprozentige Glukose) → Kunstfehler.

- **Arterielle Punktion/intraarterielle Injektion;** häufig: A. cubitalis in der Ellenbeuge, aber auch am Handgelenk inkl. Rückseite (→ Pulsieren der Blutsäule in der Venenverweilkanüle, pulssynchrones Einströmen von hellrotem Blut in den Infusionsschlauch (bei Hypoxie dunkles Blut!), stärkste Schmerzen nach Injektion oder Infusion, periphere Weißfärbung der betroffenen Extremität.
  Maßnahmen: sofortiges Beenden der Injektion/Infusion, Verweilkanüle im Gefäß belassen und kennzeichnen! Unbedingt den NA darauf aufmerksam machen, Medikamente (NA): 10–20 ml Kochsalzlösung 0,9 %; wasserlösliches Kortisonpräparat; ggf. Verabreichung eines Lokalanästhetikums; ggf. Verabreichung eines α-Sympatholytikums (zur Gefäßerweiterung). Bei sofort erkannter arterieller Punktion ohne Injektion/Infusion reicht u. U. das sofortige Entfernen der Kanüle mit entsprechender Wundversorgung aus; ärztliche Abklärung. **Prophylaxe:** Sorgfältiges Tasten vor Punktion (Pulsieren? – mit anatomischen Varianten rechnen), Schmerzreaktionen beachten; besondere Sorgfalt beim Bewusstlosen.
- **Nervenschädigung;** besonders in der Ellenbeuge – Nervus medianus; direkt mechanisch, durch paravenöse Infusion oder Hämatom (→ heftiger, anhaltender Sofortschmerz beim Nervenkontakt der Kanüle; evtl. Lähmung, Sensibilitätsstörungen). **Maßnahmen:** sofortiger Abbruch des Punktionsversuches/der Infusion, neurologische Abklärung. **Prophylaxe:** kein blindes „Stochern" in der Tiefe, Anatomie beachten: Daumenseite (V. cephalica) geringeres Risiko als Kleinfingerseite (V. basilica, meist gepaart mit N. medianus und A. cubitalis).
- **Infektion** (erst in der Klinik erkennbar); Prophylaxe: Hygiene, einwandfreie Desinfektion, kein Nachtasten.

Portsysteme (Port-a-cath)

Portsysteme sind vollständig implantierbare Zentralvenenkatheter mit einer Hohlkammer, die von der Außenatmosphäre durch eine sich wieder verschließende Membran und die Haut getrennt ist (von außen tastbar; meist unterhalb des Schlüsselbeins). Indikationen: Notwendigkeit regelmäßiger intravenöser Medikamentengaben bei schlechten Venenverhältnissen oder aggressiven Medikamenten (Chemotherapie); absehbare regelmäßige Notfallmedikamentenapplikation bei schlechten Venenverhältnissen. Die Nutzung eines Ports im Notfall ist grundsätzlich mit jeder Nadel möglich. Um einen zu schnellen Verschleiß zu verhindern, sollten aber möglichst speziell geschliffene Port-Kanülen verwendet werden. Katheterinfektionen vorbeugen (gründliche Haut- und Händedesinfektion). Nach Medikamentengabe/Blutentnahme Spülen und Blocken mit 20 ml NaCl 0,9 % (Verhindern von Katheterthrombosen; gerinnungshemmender Zusatz akut nicht zwingend notwendig). Abb.: Prinzip der Punktion einer Portkammer (beim Pat. ist zusätzlich die Haut zu punktieren).

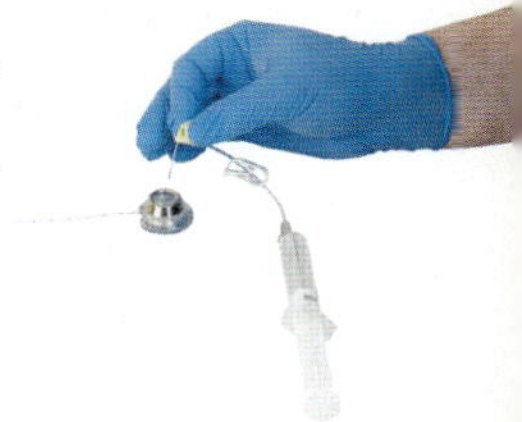

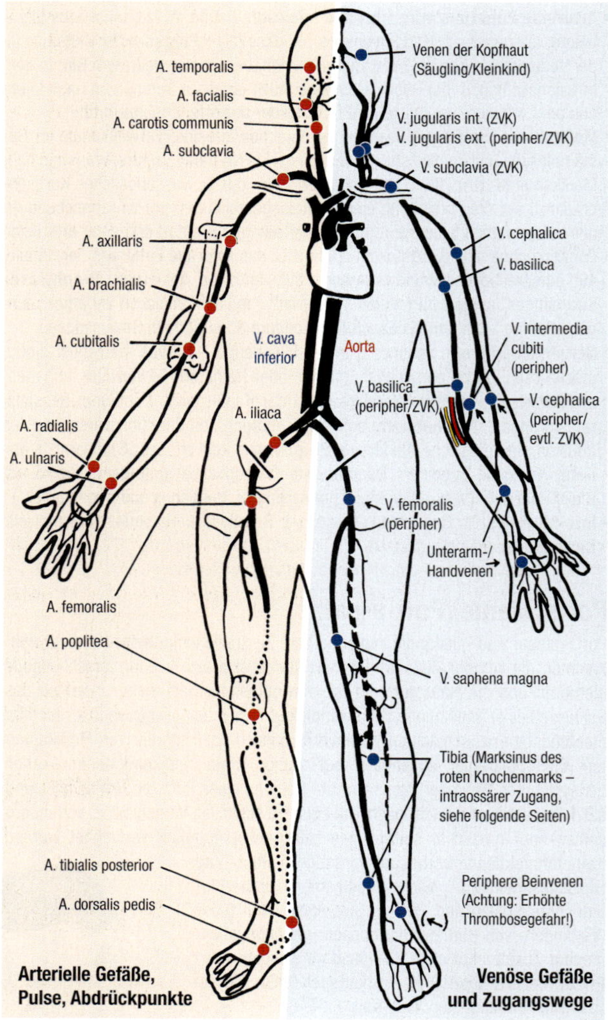
A. temporalis
A. facialis
A. carotis communis
A. subclavia
A. axillaris
A. brachialis
A. cubitalis
A. radialis
A. ulnaris
A. iliaca
A. femoralis
A. poplitea
A. tibialis posterior
A. dorsalis pedis
V. cava inferior
Aorta
Venen der Kopfhaut (Säugling/Kleinkind)
V. jugularis int. (ZVK)
V. jugularis ext. (peripher/ZVK)
V. subclavia (ZVK)
V. cephalica
V. basilica
V. intermedia cubiti (peripher)
V. basilica (peripher/ZVK)
V. cephalica (peripher/ evtl. ZVK)
V. femoralis (peripher)
Unterarm-/ Handvenen
V. saphena magna
Tibia (Marksinus des roten Knochenmarks – intraossärer Zugang, siehe folgende Seiten)
Periphere Beinvenen (Achtung: Erhöhte Thrombosegefahr!)
Arterielle Gefäße, Pulse, Abdrückpunkte
Venöse Gefäße und Zugangswege

Notfallmäßige Verabreichung von Medikamenten ins Knochenmark → systemische Wirkung, v. a. bei Kindern. Weniger geeignet für Neugeborene und Erwachsene.

Indikationen

Primärer Zugangsweg bei vitaler Indikation zur Medikamenten- und Flüssigkeitsapplikation bei Kindern (Schock, Polytrauma, schwere Verbrennungen, CPR-Bedingungen), sofern nicht bereits ein geeigneter venöser Zugang vorhanden ist.

Bewertung der Maßnahme

Der i. o.-Zugang ist in Bezug auf Dosierung und Wirkung von Notfallmedikamenten der intravenösen Anwendung ebenbürtig. Mögliche Komplikationen (s. u. – relativ selten) lassen die Maßnahme jedoch nur bei vitaler Indikation als verhältnismäßig erscheinen. Vorteile: geringer Zeitaufwand (< 60 s), CPR muss nicht unterbrochen werden, Blutgruppenbestimmung ist möglich.

Kontraindikationen

Beinfrakturen, floride Osteomyelitis, angeborene/erbliche Knochenerkrankungen.

Komplikationen/Gefahren

- **Fehllagen der Punktionskanüle:** Paravasat (subkutan/subperiostal), Kompartmentsyndrom, Hämatom, Perforation der Gegenseite, Gewebsnekrosen, Verletzung der Epiphysenfuge (→ Wachstumsstörungen!).
- **Einstichstelle:** Lokale Entzündungen (Zellulitis), subkutaner Abszess, Frakturen. **Unsteriles Vorgehen:** schwer zu behandelnde Osteomyelitis (< 1%).
- **Theoretische Gefahren** (Bedeutung unklar): z. B. Fett-/Knochenmarksembolien.

Geräte

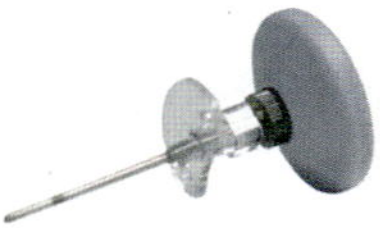

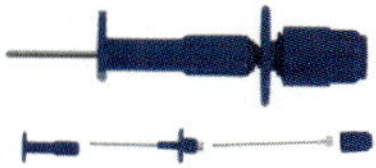

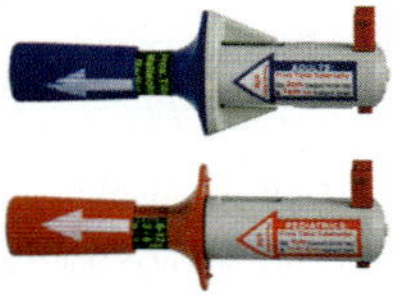

- **Intraossärnadel:** 15- bis 18-G-Stahlkanüle, Längen 1,4–4,0 cm, (mit/ohne Gewinde und Seitenöffnungen an der Spitze, mit/ohne verstellbare(r) Länge). Beispiele: Modell Diekmann Fa. Cook (s. obere Abb.), Modell Illinois Fa. Allegiance (s. mittlere Abb.).
- **B. I. G. = Bone injection gun (mechanisiertes Instrument,** s. untere Abb.**);** mit einer vorgespannten Feder wird die Kanüle „auf Knopfdruck" ins Knochenmark „hineingeschossen". Postulierte Vorteile dieser Methode: geringere Verletzungs- und Infektionsgefahr, geringer Trainingsaufwand, Schnelligkeit, definierte Eindringtiefe und hohe Dichtigkeit. Es existiert eine 18-G-Version (rot: Kinder) und eine 15-G-Version (blau: Erwachsene).

Intraossärer Zugang II

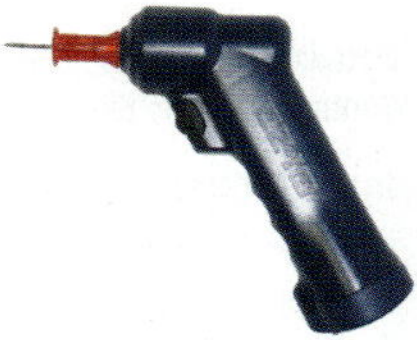

- **Elektrobohrer** (EZ-IO, Fa. Vidacare, s. Abb.)
- **FAST1®** (Pyng Medical Corporation), zur Sternalpunktion (auch unter CPR mögl.)

Durchführung

1. Festes Widerlager unter dem Kniegelenk: Knier(fahr!)
   Keinesfalls die eigene Hand als Widerlager einsetzen (Verletzungsgefahr!)
2. Sorgfältige Sprühdesinfektion.
3. Infiltrationsanästhesie der Haut (wenn möglich auch des Periosts).
4. **Kinder bis 6 Jahre:**
   Proximale Tibiainnenfläche (Daumen und Zeigefinger auf vorderer bzw. medialer Tibiakante, Punktion in der Mitte, 4–8 cm distal des Gelenkspaltes bzw. 2 cm distal der Tuberositas tibiae. Einstichrichtung: 45° zur Knochenoberfläche, in Richtung kaudal (B.I.G./EZ-IO: 90°).
   Kinder ab 6 Jahre:
   Distale Tibiainnenfläche (4–6 cm proximal des Malleolus medialis), Einstichrichtung: 45° zur Knochenoberfläche, in Richtung kranial (B.I.G./EZ-IO: 90°).
5. Einführen unter Drehbewegung mit konstantem Druck (B.I.G.: abschießen).
6. Plötzlicher Widerstandsverlust bei Eintreten in die Markhöhle.

Ziel-Eindringtiefe	0–6 Jahre	6–12 Jahre	> 12 Jahre
Proximale Tibia	**1,0–1,5 cm**	1,5–2,0 cm	2,0–2,5 cm
Distale Tibia	0,75–1,0 cm	**1,0–1,5 cm**	1,5–2,0 cm

7. Kanüle in einer Hand, mit der anderen Trokar herausdrehen.
8. Lagekontrolle: Aspiration von Knochenmark/ Blut in aufgesetzte Spritze (ggf. Blutentnahme zur Diagnostik). Aspiration/Injektion schmerzhaft!
9. Injektionsprobe: Leichte Injizierbarkeit von NaCl 0,9 %/ggf. Lokalanästhetikum.
10. Medikamentengabe: Zusätzlich unter Druck einlaufende isotone Trägerlsg. (ca. 10 ml/min ohne bzw. 25–40 ml/min unter 300 mm Hg Druck).
11. Fixieren des Infusionsschlauches; sterile Abdeckung der Nadel.

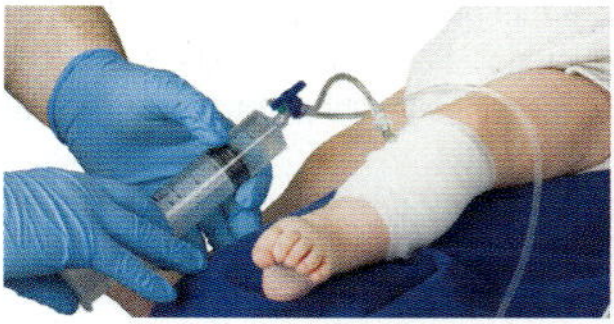

Achtung

- Bei Perforation der Gegenseite keine Medikamente applizieren!
- Keine Mehrfachpunktion derselben Markhöhle!
- Schnellstmöglicher i. v.-Zugang (Klinik! – später Röntgenkontrolle)
- Hypertone Lösungen sind zu verdünnen!

Atemwegssicherung bedeutet die Kombination von

- **dauerhaftem Offenhalten des Atemwegs** (um die Beatmung oder Spontanatmung zuverlässig zu ermöglichen) und
- **Senkung des Aspirationsrisikos** (Verhindern des Eindringens von Fremdmaterial wie Blut oder Erbrochenem in die Luftröhre und die unteren Atemwege).

Indikationen zur Atemwegssicherung

- **Kardiopulmonale Reanimation** (Thoraxkompressionen müssen nicht mehr für Beatmungen unterbrochen werden → kein Perfusionsabfall)
- **Notwendigkeit einer Beatmungstherapie bei respiratorischer Insuffizienz** (Hypoventilation mit Hypoxämie) → Übernahme der Atemarbeit, Minderung des O_2-Verbrauchs, Sicherstellung der Oxygenierung, Normoventilation (beachte: die eigentliche Atemphysiologie wird durch Beatmung eher negativ beeinflusst → kritische Indikationsstellung, ggf. NIV erwägen s. S. 50 ff.)
- Effektive Analgosedierung oder Narkose (Auslösung von Atemstillstand und Aspirationsgefahr) unter Inkaufnahme der Notwendigkeit zur Atemwegssicherung und Beatmung
- Erhöhtes Aspirationsrisiko (z. B. fehlende Schutzreflexe)
- (Drohende) Atemwegsverlegung (z. B. Inhalationstrauma)
- Stattgefundene Aspiration (tracheobronchiales Absaugen)

Notfallpatienten sind grundsätzlich als nicht nüchtern einzustufen → erhöhtes Risiko, dass Mageninhalt in die Luftröhre gelangt, wenn der Verschlussmechanismus der Speiseröhre nicht funktioniert und die Schutzreflexe – Husten, Kehlkopfverschluss – ausgefallen sind (z. B. bei Bewusstlosigkeit). Daraus können akuter Sauerstoffmangel oder eine lebensbedrohliche Lungenentzündung resultieren. Wenn Patienten über längere Zeit mit einer Gesichtsmaske beatmet werden, wird das Aspirationsrisiko zusätzlich erhöht, weil größere Luftmengen in den Magen gelangen und dort den Druck erhöhen können.

Die wesentlichen Verfahren für die Atemwegssicherung im Rettungsdienst sind die **endotracheale Intubation** (s. S. 70 ff.) sowie die **supraglottischen Atemwegshilfen** (LT, LM, I-gel – s. S. 76 ff.). Der Stellenwert der supraglottischen Atemwegshilfen hat in den letzten Jahren stark zugenommen, insbes. unter Reanimationsbedingungen (s. Kap. 6). Der sog. Kombitubus (Doppellumentubus) wird zunehmend durch die vorgenannten Verfahren verdrängt und daher in dieser Auflage nicht mehr näher beschrieben. Im Notfall (can't ventilate, can't intubate) kommt für den Notarzt als Ultima Ratio der chirurgische Atemwegszugang über das Lig. cricothyroideum (= Lig. conicum) in Betracht: Koniotomie (= Krikothyreotomie oder Krikothyroidotomie) – s. S. 80 f.
Bei tief komatösen Pat., insbes. bei Herz-Kreislauf-Stillstand, ist eine Atemwegssicherung (auch endotracheale Intubation) i. d. R. ohne Narkose möglich. Wenn bei

Pat. mit vorhandenen Schutzreflexen eine Atemwegssicherung notwendig wird, ist zur endotrachealen Intubation eine **Narkose** notwendig, da sonst Komplikationen provoziert werden (Gegenwehr mit Verletzungen/Blutungen im Rachenraum, Erbrechen mit Aspiration, Laryngo-/Bronchospasmus mit Hypoxie, Intubationsunmöglichkeit, starke sympathikotone oder vagale Kreislaufreaktionen).

Endotracheale Intubation

Mit dem Laryngoskop wird ein spezieller Kunststoffschlauch (Endotrachealtubus) unter Sicht zwischen den Stimmbändern hindurch in die Luftröhre eingeführt. Der Endotrachealtubus kann die Luftröhre auch vor dem Eindringen von Fremdmaterial schützen, insbes. wenn der Ballon (Cuff, Manschette) am Schlauchende mit Luft gefüllt („geblockt") wird. Bei Kindern < 8 Jahre können Tuben ohne Cuff zum Einsatz kommen (Abdichtung subglottisch).

Die endotracheale Intubation wird oft als Goldstandard der Atemwegssicherung bezeichnet, da der korrekt eingelegte und fixierte Endotrachealtubus viele Funktionen zuverlässig erfüllt:
- guter Aspirationsschutz (selten kann auch neben dem Cuff Material in die Luftröhre eindringen – unbemerkte Aspiration)
- Anwendung verschiedener Beatmungsformen (auch mit Beatmungsgerät, auch bei niedriger Lungen-/Thoraxcompliance) bei hoher Dichtigkeit (dadurch auch zuverlässige Messungen, z. B. Beatmungsdrücke, Kapnographie) und ohne Gefahr der Magenblähung
- endotracheales / endobronchiales Absaugen (in der Klinik auch Bronchoskopie)
- Zugang zum Nasenrachenraum und zur Speiseröhre möglich (z. B. Magensonde)
- ausnahmsweise auch endotracheale/endobronchiale Medikamentengabe

Dennoch wurde in Untersuchungen der vergangenen Jahre sehr deutlich, dass die endotracheale Intubation – gerade im Rettungsdienst – für viele Patienten lebensgefährlich sein kann, insbes. wenn der Anwender nicht ausreichend geübt ist (z. B. zu lange Intubationsmanöver ohne Oxygenierung; häufig unerkannte Fehlintubation in die Speiseröhre; unbemerktes Verrutschen im Verlauf). Daher weisen die ERC-Leitlinien 2010 ausdrücklich darauf hin, dass im Rahmen der CPR eine endotracheale Intubation nur durch sehr erfahrene Anwender erfolgen soll und die Thoraxkompressionen nur für max. 10 s unterbrochen werden dürfen (nur während der Tubuspassage zwischen den Stimmbändern hindurch). Unter CPR-Bedingungen sind supraglottische Atemwegshilfen frühzeitig einzusetzen und für in der Intubation weniger geübte Helfer generell zu bevorzugen. Zum Erlernen der endotrachealen Intubation finden sich in wissenschaftlichen Empfehlungen Forderungen von initial mind. 100 Intubation unter sicheren klinischen Bedingungen und zur Übung mind. 10 Intubationen pro Jahr. Wenn der Patient nicht tief komatös ist, muss außerdem eine adäquate Narkose eingeleitet werden, um die endotracheale Intubation zu ermöglichen (ggf. Relaxierung, zusätzliches Risiko).

Im Rahmen der „Notkompetenz" des nichtärztlichen RD-Personals käme die endotracheale Intubation – ausreichende Erfahrung vorausgesetzt – nur bei Unmöglichkeit einer ausreichenden Beutel-Masken-Beatmung und gleichzeitigem Versagen supraglottischer Atemwegshilfen in Betracht (grundsätzlich ohne Einsatz von Narkosemedikamenten, d. h. bei Herz-Kreislauf-Stillstand oder tiefem Koma).

Gefahren der endotrachealen Intubation

Intubation in die Speiseröhre (wenn zu spät erkannt: Hypoxie, Tod), Zahnschäden, einseitige Intubation (Tubus zu tief eingeführt, nur ein Lungenflügel beatmet, bei Erwachsenen i. d. R. rechts wegen steilerem Abgang des rechten Hauptbronchus), vagale Reaktion bei vorhandenem Kreislauf, Laryngospasmus, Glottisödem, Verletzungen (z. B. Stimmbänder, Kehlkopf, spätere Trachealnekrose).

Geräte und Material zur Intubation

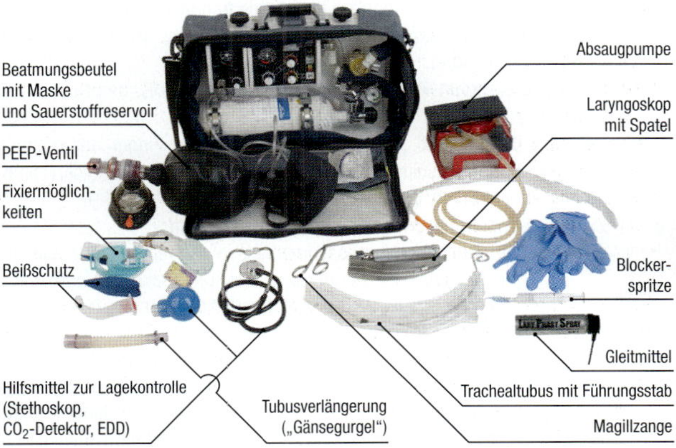

Hinweise auf eine schwierige Intubation

- kurzer, dicker Hals
- eingeschränkte HWS-Beweglichkeit
- Abstand Kinnspitze – Kehlkopf < 6,5 cm
- vorstehende Schneidezähne und Überbiss
- fliehendes Kinn
- große Zunge
- Gesichtsschädeltrauma
- Mundöffnung < 3,5 cm
- Missbildungen, Tumoren, Entzündungen, Traumata/Blutungen und Schwellungen im Halsbereich (z. B. Verbrennungspatient mit Inhalationstrauma).

Durchführung

1. **Material vorbereiten** – Narkose/Intubation erst beginnen, wenn Gerät und Material bereitliegt. Keine Hektik.
2. **Falls Narkoseeinleitung bei Spontanatmung:**
   - **Lagerung des Patienten** möglichst optimieren, z. B. auf Tragentisch im RTW ggf. Oberkörperhochlagerung (Aspirationsprophylaxe), Platz schaffen
   - **Bestmögliche Präoxygenierung – so früh und so lange wie möglich** (wenn Narkoseeinleitung bei Spontanatmung): mind. 1 min Spontanatmung von 100 % O_2 über dicht sitzende Maske mit hohem Flow (> 10 l/min), Patienten beruhigen und zu langsamem, tiefem Durchatmen auffordern
   - **Monitoring!** Grundsätzlich Intubation nur unter EKG-Monitoring, um eventuelle vagale Reaktionen (Bradykardie bis Herz-Kreislauf-Stillstand) erkennen zu können (ggf. sofortiger Abbruch des Intubationsversuches). Ferner engmaschige RR-Kontrollen (Erkennen eines Blutdruckabfalls durch Narkosemedikamente!) sowie S_pO_2-Überwachung!
   - **Verabreichung der Narkosemedikamente** (s. S. 83), nach Eintritt von Bewusstseinsverlust/Atemstillstand: Atemweg freihalten (weiterhin dicht sitzender Maske mit O_2, im Idealfall findet eine Apnoe-Oxygenierung statt)
3. **Bei ausreichender Relaxierung** (Muskelzuckungen ca. 40–60 Sekunden nach Succinylcholingabe):
   - **Verbesserte Jackson-Position durch Kopfpolster** (z. B. den Schuh des Intubierenden – s. Abb.)
   - **Mund weit öffnen** (mit „Scheren-"/„Kreuzgriff" der Finger der rechten Hand), ggf. Intubationshindernisse beseitigen (künstliches Gebiss/Fremdkörper entfernen/Rachen absaugen)
4. **Mit dem Laryngoskop in der linken Hand:**
   - Einführen des Laryngoskopspatels in den rechten Mundwinkel und Aufladen der Zunge (nicht den Kehldeckel mit aufladen – außer mit entspr. Spatel, z. B. Kind); Anheben des Zungengrundes (nach vorne oben ziehen – nicht hebeln!)
   - **Einstellen der Stimmritze,** ggf. Unterstützung durch dosierten Druck eines Helfers auf den Kehlkopf (Bewegen des Kehlkopfes nach Ansage des Intubierenden, i.d.R. nach hinten, oben und rechts = backward-upward-rightward-pressure = BURP-Manöver)
   - **Einführen des Tubus,** bis die Tubusmanschette hinter der Stimmritze verschwindet (Markierung für Stimmbandebene auf dem Tubus beachten); **Tubusmanschette sofort blocken lassen** („Testballon so prall wie ein Ohrläppchen").

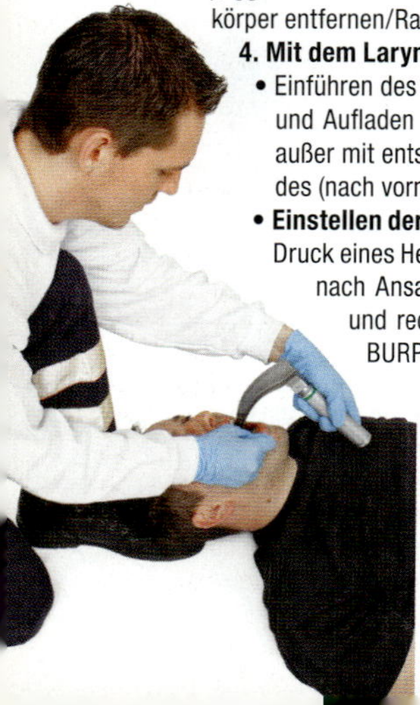

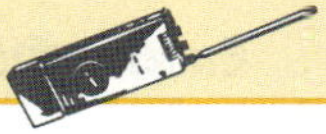

5. **Tubus am Mundwinkel bis zur Fixierung gut festhalten! Dabei:**
   - **Beatmungsbeutel anschließen und Tubuslagekontrolle** (CO_2-Nachweis + Auskultation, ggf. auch Ösophagusdetektor). Der positive CO_2-Nachweis (Kapnographie oder -metrie) über mehrere Beatmungen beweist die tracheale oder bronchiale Lage; zur Feststellung einer einseitigen Intubation ist die Auskultation dennoch erforderlich. Vorgehen bei der Auskultation:
   - Magengrube (Speiseröhre intubiert?)
   - jeweils links und rechts in den Achselhöhlen (beide Lungenflügel belüftet?)
6. **Beißschutz einlegen; Tubus und Beißschutz fixieren.** Entlastung des Magens mittels Magensonde.

Wichtige Hinweise

- Dauert der Intubationsversuch länger als 30 s → Intubationsversuch beenden und überbrückend vorsichtig beatmen (über Gesichtsmaske oder supraglottische Atemwegshilfe).
- Im Einzelfall muss der Intubierende erkennen und akzeptieren, dass der Pat. unter den gegebenen Bedingungen nicht zu intubieren ist; weitere Versuche haben dann zu unterbleiben (Verschlechterung der Situation durch Schwellung, Blutung und Hypoxie). Ggf. supraglottische Atemwegshilfen einsetzen. Ultima Ration (NA): chirurgische Atemwegssicherung (Trachealkanülierung, Koniotomie).
- Eine fehlerhafte Intubation kann – wenn nicht sofort erkannt und behoben – tödlich enden. Daher ist jede nur mögliche Anstrengung zu unternehmen, um die korrekte Tubuslage festzustellen bzw. eine Fehlplatzierung zuverlässig und früh zu entdecken (s. n. S.).
- Wird eine versehentliche Intubation des Ösophagus festgestellt, ist die Beatmung sofort zu beenden. Es bestehen folgende Möglichkeiten:
  a) Tubus (ggf. nach erster Magenentlastung) unter Absaugbereitschaft herausziehen und ggf. erneuter Intubationsversuch.
  b) Andere Autoren empfehlen, den fehlplazierten Tubus initial zu belassen und zu blocken (Aspirationsschutz) und unter laryngoskopischer Sicht einen zweiten Tubus in die Trachea einzuführen (verhindert jedoch nicht eine erneute Fehlplatzierung, da auch 2 Tuben in den Ösophagus passen).
- Bei folgenden Anzeichen sollte man – auch nach mehreren erfolgreichen Tubusbeatmungen – an eine Komplikation denken (z. B. Dislokation des Tubus, Cuff-Defekt): Aufblähen der Magengegend, gurgelndes Geräusch bei Beatmung, fehlende Atembewegungen bei Beatmung, erhöhter Atemwiderstand, O_2-Sättigungsabfall, Zyanose, Tachykardie/Bradykardie.
- Bei kardialer oder pulmonaler Verschlechterung eines intubierten Patienten an folgende Komplikationen denken (engl. Merkwort: **„DOPES"**): Dislokation, Obstruktion, Pneumothorax, Equipment-Versagen, Stomach (Magenblähung kann die Zwerchfellbeweglichkeit und damit die Beatmungsqualität verschlechtern).

Unsichere Zeichen für eine korrekte Tubuslage

a) **Primäre = klinische Zeichen – relativ geringe Zuverlässigkeit**
- **Auskultation** eines Beatmungsgeräusches über beiden Lungenflügeln und Ausschluss eines Geräusches über dem Magen bei korrekt geblocktem Tubus (kann z. B. bei Störgeräuschen an der Einsatzstelle sehr schwierig sein)
- Gleichmäßiges **Heben und Senken des Brustkorbs** unter Beatmung
- **Beschlagen des Tubus bei Ausatmung** (Achtung: Umweltfaktoren!)
- **Fühlbarer Atemstoß am offenen Tubus** bei noch vorhandener Spontanatmung

b) **Sekundäre = indirekte Zeichen – relativ hohe Zuverlässigkeit** (aber einseitige Intubation kann nicht erkannt werden!)
- **Nachweis von CO_2 in der Ausatemluft** über mehrere Beatmungen (> 6; initial kann wegen CO_2-haltiger Getränke im Magen auch bei ösophagealer Tubuslage CO_2 nachgewiesen werden; dieses wird nach wenigen Beatmungen ausgewaschen). Idealerweise durch Kapnographie (s. Abb.), ersatzweise durch quantitative oder kolorimetrische, semiquantitative Kapnometrie. Der CO_2-Nachweis setzt einen funktionierenden Kreislauf voraus (bei Herz-Kreislauf-Stillstand evtl. kein CO_2-Nachweis trotz korrekter Tubuslage). Durch CO_2-Nachweis kann keine einseitige Intubation festgestellt werden.

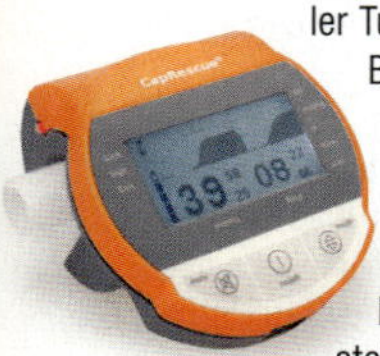

- **Ösophagusdetektor** (esophageal detection device, EDD): Ein komprimierter elastischer Kunststoffballon (TubeCheck, Fa. Ambu, s. Abb.) bzw. eine Spezialspritze (PosiTube-Spritze, Fa. Para Products/Servoprax, Lifeguard) wird auf den Tubus gesetzt; lässt sich Luft aspirieren (schnelle Füllung des Ballons), so liegt der Tubus wahrscheinlich tracheal, sonst liegt er wahrscheinlich ösophageal.

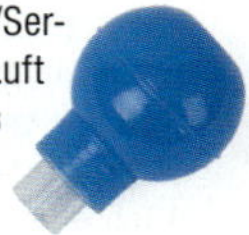

Sichere Zeichen für eine tracheale Tubuslage

- **Korrekte Tubuslage fiberoptisch kontrolliert** (im RD selten möglich/indiziert)
- **Korrekte Tubuslage laryngoskopisch kontrolliert** (der Tubus muss sichtbar zwischen den Stimmbändern hindurchgehen; je nach Situation/Gerät/Anatomie evtl. nicht möglich; einseitige Intubation nicht sicher feststellbar)

Die Tubuslage wird im Regelfall mindestens durch Auskultation in Kombination mit einem indirekten Zeichen (CO_2-Nachweis oder EDD) kontrolliert. Bei Zweifeln an der Tubuslage → sofortige Kontroll-Laryngoskopie (Tubus zwischen den Stimmbändern?) oder Entfernen des Tubus: „If in doubt, take it out." **Die Pulsoxymetrie ist nicht zur Tubuslagekontrolle geeignet: zu späte Reaktion!**

Hilfsmittel zur Intubation, besondere Intubationstechniken

Für den Fall einer unerwartet schwierigen Intubation steht neben den supraglottischen Atemwegshilfen (s. S. 76 ff.) eine Vielzahl an Hilfsmitteln, Techniken und Alternativen zur Verfügung. Dabei ist jedoch unbedingt zu beachten, dass

- nur Verfahren, die auch im Routinebetrieb (Anästhesie) oder in anspruchvollen Simulationstrainings bis zur Beherrschung geübt wurden, auch unter Extrembedingungen sicher eingesetzt werden können und dass
- eine große Auswahl nicht dazu (ver-)führen darf, speziell in den Situationen einer fehlgeschlagenen Intubation oder Unmöglichkeit der Beutel-Masken-Beatmung (can't intubate – can't ventilate) die Oxygenierung und ggf. die definitive chirurgische Atemwegssicherung zu verzögern. Konsequentes Vorgehen nach Algorithmus (s. S. 78)!

„Patienten sterben nicht daran, dass sie nicht intubiert werden konnten, sondern dass sie nicht oxygeniert wurden." (nach Williamson, 1993)

Ohne Anspruch auf Vollständigkeit und abschließende Wertung werden hier einige Möglichkeiten aufgeführt, die im Rettungsdienst vereinzelt Verwendung finden:

- Inverse Intubation: umgekehrtes Halten des Laryngoskopes, wenn sich der NA zur Intubation nicht hinter den Kopf des Pat. begeben kann, sondern z. B. aufgrund einer Einklemmung nur vor oder über ihn stellen kann (wegen der bildlichen Assoziation auch als „Eispickelmethode" bezeichnet)
- Spezielle Laryngoskopausführungen bzw. Zubehör (z. B. Hebel-Laryngoskop nach McCoy)
- Videolaryngoskop (z. B. McGrath): Neben einer verbesserten Überwachung beim Erlernen der Intubation in der Klinik bietet das Videolaryngoskop einen erweiterten Blick auf den Larynxeingang im Vergleich zur konventionellen Laryngoskopie).
- Starres Intubationsendokop nach Bonfils
- Transportable fiberoptische (Einweg-) Bronchoskope mit Batteriebetrieb (ohne Arbeitskanal). Dies verlangt zwar eine intensive Ausbildung des Anwenders, kann aber in schwierigen Situationen (z. B. Gesichtsschädeltrauma, anatomische Varianten) eine Intubation erleichtern; als Alternative zur gescheiterten Notfallintubation ist die fiberoptische Intubation jedoch kritisch zu sehen (z. B. starke Beeinträchtigung durch Blut und Sekrete).

Diese Hilfsmittel werden in den Mund-Rachenraum eingeführt und halten den Atemweg vom Ansatzstück am Mund bis zum Kehlkopfeingang frei. Die Abdichtung erfolgt oberhalb der Stimmbandebene (supraglottisch) mit luftgefüllten Ballonsystemen und/oder mit weichen vorgeformten Polstern zur Nase, zum Mund und z.T. zur Speiseröhre hin. **Jedoch besteht konstruktionsbedingt kein Schutz vor Laryngospasmus und kein sicherer Aspirationsschutz!** Die Aspirationsgefahr bei Beatmung mit Beatmungsbeutel kann jedoch gegenüber der Beatmung über eine Gesichtsmaske vermindert werden, weil es oft leichter gelingt, die Lunge mit geringeren Beatmungsdrücken und Gasflussraten ausreichend zu belüften. Die Anwendung im Notfall ist schneller und einfacher als die endotracheale Intubation und erfordert nur relativ wenig Trainingsaufwand im Vergleich mit der endotrachealen Intubation (z.B. Auswahl der richtigen Größe, Einführtechnik, Blocken, typische Probleme und ihre Behebung). Die Gefahr von Kehlkopf- und Zahnschäden ist geringer als bei der endotrachealen Intubation. Eine Assistenz beim Einlegen ist nicht unbedingt notwendig. Nach Einlegen muss eine Effektivitätsbeurteilung der Beatmung erfolgen, bei allen supraglottischen Atemwegshilfen Fehllagen und unzureichende Abdichtung vorkommen können. Für alle Hilfsmittel existieren Größen vom Säuglings- bis zum Erwachsenenalter.

Stellenwert supraglottischer Atemwegshilfen im Rettungsdienst

Je nach Art und Spezialmodell der verschiedenen supraglottischen Atemwegshilfen muss sich der Anwender über spezifische Risiken, Grenzen und ggf. Kontraindikationen der Methode im Klaren sein. Formal sind u.a. folgende Kontraindikationen zu bedenken: nicht nüchterner Pat. (= Notfallpat. immer!), vorhandene Schutzreflexe, Adipositas per magna, Thoraxtrauma, Notwendigkeit erhöhter Beatmungsdrücke (z.B. Obstruktion bei Asthma), Pharynxerkrankung/-verletzung (Fehllagen, Blutung).

Daher wird der NA bei Notwendigkeit zur Atemwegssicherung, insbes. im Rahmen einer Narkoseeinleitung, i.d.R. die endotracheale Intubation bevorzugen. Jedoch sollte auf allen Rettungsmitteln eine supraglottische Atemwegshilfe (in verschiedenen Größen) vorgehalten werden. Ihr Einsatz ist insbes. in folgenden Situationen empfohlen:

1. **Frühzeitige Alternative zur Beutel-Masken-Beatmung bei CPR**
   Während des Einlegens einer supraglottischen Atemwegshilfe unter CPR können die Thoraxkompressionen ununterbrochen fortgesetzt werden. Ferner sind nach Einlegen keine Pausen der Thoraxkompressionen für die Beatmungen mehr erforderlich (weniger Perfusionsabfälle), wenn eine ausreichende Abdichtung erreicht wird.
2. **Als Alternative zur endotrachealen Intubation, wenn letztere aus personellen, materiellen oder zeitlichen Gründen oder wegen schwieriger Intubationsbedingungen nicht möglich ist** („Can't ventilate, can't intubate“).

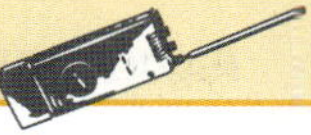

Supraglottische Atemwegshilfen sollen – bei entsprechender Ausbildung – auch durch nichtärztliches Rettungsfachpersonal als frühe Alternative zur Beutel-Maskenbeatmung bei Herz-Kreislauf-Stillstand eingesetzt werden.

Larynxmaske (LM/LMA, Kehlkopfmaske)

Dieses Hilfsmittel wird in der klinischen Anästhesie sehr häufig benutzt, sodass RS, RA und NA ohne Schwierigkeiten die Anwendung am Patienten kennen lernen können. Die LM bedeckt bei korrekter Platzierung den Hypopharynx, wodurch die Beatmung direkt in die Trachea erfolgt, was die Gefahr der Magenblähung minimiert und die Beatmung erleichtert. Ein spezielles Modell (LMA Fasttrach, Intubationslarynxmaske = ILMA) ermöglicht das nachträgliche Einführen eines Trachealtubus über die LM. Die Modifikation ProSeal dichtet besser ab (höhere Beatmungsdrücke möglich) und soll einen verbesserten Aspirationsschutz bieten (optimierter Cuff und Kanal für Magensonde zur Magenentlastung). Auch Einmallarynxmasken sind im Handel verfügbar. Zum Einlegen wird der Cuff der LM mit Gleitmittel benetzt. Der Cuff kann zum Einlegen komplett entleert oder leicht vorgeblockt sein. Einlage entlang des harten und weichen Gaumens, bis ein Widerstand spürbar ist; dann Cuff blocken. Kontinuierliche Lagekontrolle obligat (häufig Fehllagen, auch nach initial korrekter Ventilation).

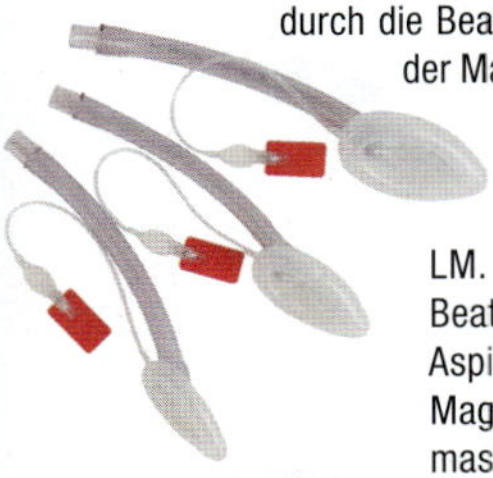

Larynxtubus (LT)

Einlumiger Tubus mit zwei Cuffs (Oropharynx und Speiseröhreneingang), der mit der Spitze in den Ösophaguseingang eingeführt wird, sodass die Beatmungsöffnung (Ende des Lumens zwischen den Cuffs) gegenüber dem Larynxeingang liegt. Während der ösophageale Cuff eine Magenbeatmung und Aspiration verhindern soll, dichtet der größere oropharyngeale Cuff die Atemwege nach oben ab. Die Abdichtung ist – verglichen mit der Larynxmaske – besser. Der Cuff kann leichter als bei der Larynxmaske durch scharfkantige Zähne des Pat. beschädigt werden.

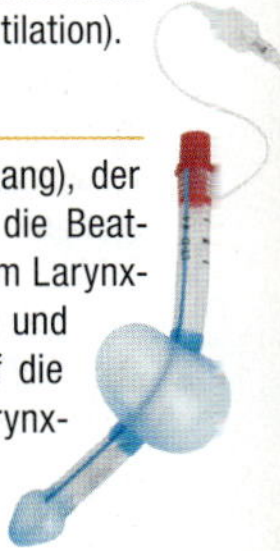

I-gel

Die Abdichtung dieser supraglottischen Atemwegshilfe erfolgt über einen anatomisch geformten Wulst aus weichem, thermoplastischem Kunststoff, sodass kein Füllen eines Cuffs erforderlich ist. Ein dünner Kanal zum Einlegen einer Magensonde ist vorhanden. Dieses Hilfsmittel ist vergleichsweise einfach einzulegen, erfordert relativ wenig Training und ermöglicht adäquate Beatmungsdrücke. Zum Einsatz bei Herz-Kreislauf-Stillstand liegen bisher nur wenige Berichte vor.

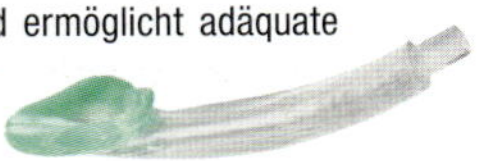

Algorithmus Atemwegsmanagement

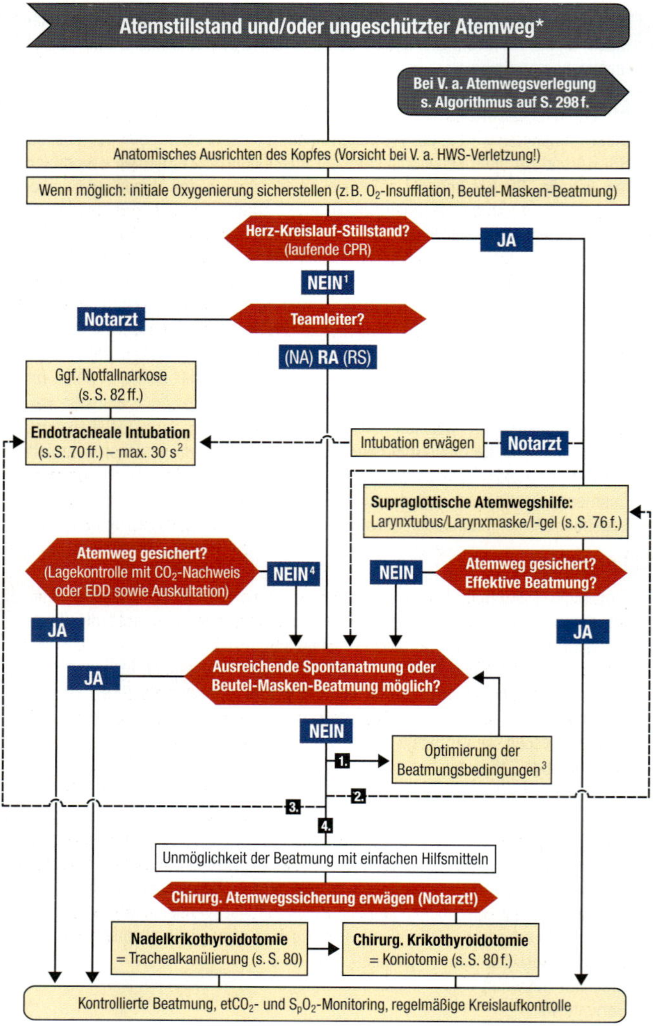

* **Die Art der Atemwegssicherung ist grundsätzlich abhängig von Ausbildung (auch Assistenzpersonal) und Ausstattung sowie von der Situation und Indikation!**

[1] Ein **Atemstillstand mit Puls** kommt sehr selten vor (z. B. Opioidintoxikation). In einem solchen Fall wäre ausnahmsweise die fortgesetzte Beatmung ohne Thoraxkompressionen indiziert. Wird eine **Atemwegssicherung bei vorhandenem Kreislauf** notwendig (z. B. ungeschützter Atemweg bei Bewusstseinstrübung), so sind häufig noch Reflexe des Patienten erhalten, sodass eine Atemwegssicherung ohne Narkose Komplikationen provozieren kann (z. B. Erbrechen/Aspiration, Gegenwehr/Verletzungen, Laryngospasmus/Hypoxie). Daher – je nach Fall – z. B. O_2-Insufflation, vorsichtige Beutel-Masken-Beatmung bei Atemstillstand (maximaler Beatmungsdruck möglichst unter 15 cm H_2O) oder Intubation nach Narkoseeinleitung (NA). **Absaugbereitschaft** und Möglichkeit, den Pat. bei Erbrechen schnell auf die Seite drehen zu können!

[2] Die **endotracheale Intubation** bietet zwar den besten Aspirationsschutz, bleibt aber angesichts der Risiken des Eingriffs – insbes. unter CPR – nach den aktuellen ERC-Leitlinien **dem geübten und sehr erfahrenen Intubateur vorbehalten** (vgl. S. 70). Dies wird hier für die Notarzt-Qualifikation unterstellt, auch wenn es leider in der Realität nicht immer zutrifft (jeder NA muss die eigene Kompetenz kritisch prüfen). Für den RA in einer Notkompetenz-Situation (s. Kap. 3) sah die BÄK-Stellungnahme (s. S. 138) bisher noch die endotracheale Intubation ohne Relaxanzien vor. Aufgrund der Qualifikationsanforderung der aktuellen Leitlinien und der Verfügbarkeit supraglottischer Atemwegshilfen (in deren Anwendung RS und RA selbstverständlich trainiert sein sollten) ist die Option der Intubation für RA praktisch überholt.

[3] Z. B. Kopfposition verbessern, Esmarch-Handgriff, Guedeltubus, ggf. Maske mit zwei Händen dicht halten (Beutelkompression durch 2. Helfer oder druck-/flowbegrenztes Beatmungsgerät), andere Maske verwenden.

[4] **Bei fehlgeschlagenem Intubationsversuch** erst nach ausreichender Reoxygenierung (Beutel-Masken-Beatmung) erneuten Intubationsversuch erwägen (optimierte Bedingungen, ggf. Hilfsmittel oder alternative Technik). Patienten sterben nicht an fehlendem Tubus, sondern an fehlendem Sauerstoff! **Traumatisierende und wiederholte Intubationsversuche vermeiden,** da hierdurch häufig die Situation verschlechtert wird! Im Einzelfall muss der NA erkennen, dass der Pat. unter den gegebenen Umständen nicht zu intubieren ist – weitere Versuche haben dann zu unterbleiben.

Koniotomie

Synonyme

Krikothyreotomie oder Krikothyroidotomie

Indikation

Vital bedrohliche Atemwegsverlegung (glottisch oder supraglottisch), die
- eine suffiziente Eigenatmung des Patienten oder eine notwendige Beatmung verhindert und
- nicht durch weniger invasive Maßnahmen (z. B. Fremdkörperentfernung, endotracheale Intubation, supraglottische Atemwegshilfe) behandelt werden kann (Algorithmus siehe S. 298 f. und 78).

Punktionskoniotomie – Technik

Diverse handelsübliche Sets verfügbar: Kanülen mit Trokar (z. B. Quicktrach®, TracheoQuick®), dolchförmige Dilatatoren (z. B. Nu-Trake®), Dilatatoren mit Seldinger-Technik (z. B. Melker-Set®, Mini-Trach® II). Diese Hilfsmittel können die Koniotomie erleichtern, sofern ihre Anwendung bekannt und geübt ist. Auch mit Hilfe dieser Sets ist die Koniotomie nicht ungefährlich. Unbedingt Gebrauchsanleitung der Hersteller beachten!

Wenn kein hierfür zugelassenes Punktionsset zur Verfügung steht, kann eine **Nadelkrikothyreotomie** (Trachealkanülierung) erwogen werden:
1. Punktion des Ligamentum conicum mit großlumiger Venenverweilkanüle nach dorsokaudal; dabei ständige Aspiration mit aufgesetzter Spritze, bis Luft in die Spritze strömt (Kunststoffschlauch über den Stahlmandrin ins Tracheallumen vorschieben und Mandrin entfernen).
2. (Kinder-) Beatmungsbeutel mit 100 % O_2 über den Konnektor eines 3,0- oder 3,5-mm-Endotrachealtubus (ID) an die Kanüle anschließen und beatmen [alternative Verbindung über Zylinder einer 2-ml-Spritze mit Konnektor eines 7,0- bis 8,5-mm-Endotrachealtubus (ID) – Passform herstellerabhängig].
3. Ein Dreiwegehahn (in alle Richtungen offen) zwischen Tubuskonnektor und Beatmungsbeutel ermöglicht per „Fingertipp" abwechselnd Beatmung und Exspiration (sonst Überblähungsgefahr).

Chirurgische/konventionelle Koniotomie

Material/Vorbereitung:
kleines chirurgisches Instrumentarium (Skalpell, selbsthaltender Wundspreizer, Präparierschere, Annaht, Desinfektion, Lokalanästhesie, sterile Handschuhe, Lochtuch, Kompressen, Pflaster), in Verbindung mit Absaugbereitschaft, Beatmungsbeutel und Sauerstoff.

Ablauf:
- Lagerung: Kopf überstrecken, Widerlager im Nacken
- (Evtl. Hautdesinfektion, Lochtuch, sterile Handschuhe, Lokalanästhesie)
- Mit linker Hand den Kehlkopf von kranial am Schildknorpel fixieren (Rechtshänder)
- Mit rechter Hand das Ligamentum conicum aufsuchen (tastbare Lücke zwischen Schild- und Ringknorpel)
- ca. 3 cm lange Längsinzision ab Mitte des Schildknorpels bis hin zum Ringknorpel
- Spreizung des Unterhautfettgewebes (Wundspreizer)
- Spaltung der Prätrachealfaszie und vorsichtige Verdrängung ggf. vorliegender Strukturen (z. B. Schilddrüse, infrahyoidale Muskulatur)
- Querinzision des Ligamentum conicum (ca. 1 cm)
- Einbringen eines Endotrachealtubus (etwas kleiner als altersentsprechend; ggf. über flexible Einführhilfe, z. B. Magensonde)
- Tubus blocken, Tubuslage kontrollieren, Tubus sicher fixieren.
- Endotracheal absaugen

Gefahren/Komplikationen:
Sehr hohe Komplikationsrate (bis 50 %). Starke Blutungen mit nachfolgender Aspiration bei Verletzungen der Schilddrüse (z. B. Lobus pyramidalis) oder bei Gefäßverletzungen [z. B. Ramus cricothyroideus, Ateriae thyroideae superiores (oft Anastomose vor dem Ligamentum conicum), Hautgefäße], Stimmbandläsionen, Schädigung des Nervus laryngeus superior (Ramus externus), bei zu tiefer Inzision/Punktion Verletzungen der Tracheahinterwand/des Ösophagus; Verletzungen der Knorpel/des Larynx; spätere Trachealstenosen; Durchtrennung des Musculus cricothyroideus.

Medikamentöse Notfalltherapie

RS, RA und NA müssen sich mit den Medikamenten auskennen, die im eigenen RD-Bereich vorgehalten werden. Die Auswahl im Einsatz sollte sich im Notfall neben Indikation und Kontraindikationen auch nach den Erfahrungen des NA richten. Gerade bei Kindern, älteren Pat. und bei Problempatienten sollte der NA verstärkt zu Substanzen greifen, mit deren Umgang er bereits im Alltag vertraut ist. Keine Experimente oder Erstlingswerke im Notfall! Im Folgenden werden Basisinformationen zu den Standardverfahren Analgesie, Sedierung und Notfallnarkose gegeben. Details zur medikamentösen Notfalltherapie s. Kap. 18.

Analgesie, Sedierung

Schmerz und psychischer Stress belasten den Pat. nicht nur als äußerst unangenehme Sinnes- und Gefühlserlebnisse, sondern verstärken physiologische Stressreaktionen (Sympathomimetik, Erhöhung des O_2-Verbrauchs, Beanspruchung des Herz-Kreislauf-Systems). Sedierung (Beruhigung) und Analgesie (Schmerzstillung) müssen angesichts der Risiken sowohl durch medizinische (z. B. Überwachung, ggf. Beatmungsmöglichkeit) als auch durch rechtliche Überlegungen (z. B. Wegfall der Einsichtsfähigkeit) abgesichert werden. Bedenke, dass auch nicht-medikamentöse Möglichkeiten zur Unterstützung der Pharmakotherapie möglich sind, z. B. sicheres und kompetentes Auftreten, Immobilisation einer frakturierten Extremität, Kälteanwendung.
Als Analgetika im RD werden vor allem Opioide (z. B. Piritramid, Morphin, Fentanyl), Ketamin und Metamizol eingesetzt (Medikamentensteckbriefe s. Kap. 18).
Als Sedativa finden überwiegend Benzodiazepine Verwendung (z. B. Diazepam, Lorazepam, Midazolam).

Narkose im Rettungsdienst

Indikationen

1. Wenn eine endotracheale Intubation bei vorhandenen Schutzreflexen notwendig ist (z. B. respiratorische Insuffizienz, s. S. 52 und S. 69 f.).
2. Wenn zur adäquaten Analgesie und Abschirmung des Patienten die Induktion von Bewusstlosigkeit (Aspirationsgefahr) und Atemstillstand (Beatmungspflichtigkeit) in Kauf genommen werden muss.

Erhöhtes Narkoserisiko im RD – Strenge Indikationsstellung!

- Unzureichende Anamnese (z. B. Kontraindikationen für bestimmte Medikamente)
- Patient in instabilem Zustand, erhöhtes Narkoserisiko
- Erhöhte Aspirationsgefahr bei allen Notfallpatienten
- Erlöschen von Schutzreflexen und Eigenatmung in Anbetracht potenzieller Beatmungs- und Intubationsprobleme

- Häufig ungünstige Gegebenheiten (Personal, Zeit, Ort, Situation)
- Fehlende Rückfallebenen bei Narkosekomplikationen oder Scheitern der Intubation (im Vergleich zur innerklinischen Narkose)
- Weitere Kommunikation und klinisch-neurologische Diagnostik unmöglich

Narkose-Einleitung beim spontan atmenden Patienten

- **Präoxygenierung:** so früh und so lange wie möglich; bis zur Narkose Atmen bei max. F_iO_2 (vgl. S. 634); ggf. leichte Sedierung (z. B. Midazolam)
- Notfallpat. gelten immer als nicht nüchtern, daher sog. **Rapid-Sequence-Induction** (RSI) empfohlen: schnelle Narkoseeinleitung bis zur „Blitzintubation" ohne Zwischenbeatmung. Außerdem Maßnahmen zur Aspirationsprophylaxe (z. B. bei ausreichenden Schutzreflexen ggf. Drainage mit Magensonde und anschließende Sondenentfernung).
- **Hinweise auf potenziell schwierige Intubation beachten** (s. S. 71) – ggf. spezielle Hilfsmittel bereitlegen, strenge Indikationsstellung!

Narkoseeinleitung – Medikamente

Gruppe	Wirkstoff	i. v.-Dosis [mg/kg]	i. v.-Dosis 70 kg-Patient
Analgetikum	Fentanyl	0,0015–0,005	0,1–0,35 mg
Narkoanalgetikum	S-Ketamin (Esketamin)	0,5–1 (–2)	35–70 (–140) mg
Hypnotikum	Propofol	1,5–2,5	100–200 mg
	Thiopental	3–5	210–350 mg
	Etomidat	0,15–0,3	10–20 mg
	Midazolam	0,1–0,2	7–14 mg
Depolarisierendes Muskelrelaxanz	Succinylcholin	1–1,5	70–100 mg

Angaben für normgewichtige Erwachsene. Dosierungen können z. B. altersabhängig oder erkrankungsbedingt stark abweichen. Zulassungsdaten und Fachinformationen beachten.
Auswahl der analgetischen und hypnotischen Medikamente entsprechend ihres Wirkprofils, ihrer Kontraindikationen und Nebenwirkungen sowie nach Erfahrung des Notarztes.
S-Ketamin: günstig bei Polytrauma und bei Volumenmangelschock
Etomidat: Verwendung bei schwerster kardiovaskulärer Morbidität möglich, Anwendung zunehmend umstritten (NNR-Suppression, auch bei Einmalgabe)
Thiopental in Notfällen mit größter Zurückhaltung (bes. bei Schockzuständen gefährlich)

- Erst mit der Narkoseeinleitung starten, wenn alle **Vorbereitungen** getroffen sind!
  - Platz schaffen, Lagerung des Patienten mit erhöhtem Oberkörper
  - Monitoring (insbes. S_pO_2, engmaschige RR-Kontrollen, EKG)
  - Absaugeinheit betriebsbereit in der Nähe, sicherer venöser Zugang
  - Narkose-/Notfallmedikamente (klare, verständliche Ansage des NA an RS/RA)
  - Intubationszubehör
  - Festlegung und Kommunikation der Strategie (Aufgabenverteilung und Reihenfolge der Maßnahmen)

- **Verabreichen der Narkosemedikamente** (siehe Tabelle auf vorhergehender Seite):
  - I. d. R. ein stark wirksames Opioidanalgetikum (z. B. Fentanyl), gefolgt von einem Hypnotikum (z. B. Midazolam oder Propofol). Alternativ Ketamin/S-Ketamin (letzteres meist kombiniert mit Midazolam).
    Relaxanz (Succinylcholin) sofort – ohne Zwischenbeatmung – nachinjizieren
- 40–60 s nach Succinylcholin-Injektion (Faszikulationen zeigen meist den Wirkungseintritt des Succinylcholins an (spätestens jetzt Apnoe!): **Endotracheale Intubation** (s. S. 70 ff.)
- **Bei fehlgeschlagener Intubation:**
  - Ausreichende Narkosetiefe?
  - Ggf. überbrückende Oxygenierung mit vorsichtiger Maskenbeatmung
  - Überbrückend oder endgültig supraglottische Atemwegshilfe
  - Ggf. erneuter Intubationsversuch nach Optimierung der Bedingungen (z. B. Kopflagerung, Hilfsmittel, Narkosetiefe)
  - Ultima Ratio: Notkoniotomie (s. S. 80 f.).
- **Narkoseaufrechterhaltung** bevorzugt durch kontinuierliche Infusion (Spritzenpumpe) oder durch regelmäßige Nachinjektionen (siehe Tabelle), orientiert an der Symptomatik (Blutdruck, Herzfrequenz, Reflexe usw.):

Narkoseaufrechterhaltung – Medikamente

Wirkstoff	Spritzenpumpe [mg/kg/h i. v.]	Bolusgaben (Titration) [mg/kg i. v.]	
Fentanyl	0,002–0,004 (–0,01)	0,001–0,003	alle 20–30 min
Propofol	4–8 (–12)	0,5–1,5	alle 5–10 min
Midazolam	0,04–0,2	0,05–0,1	alle 20 min
S-Ketamin (Esketamin)	(0,5–) 1–3	0,25–0,75	alle 10–20 min

Empfohlene Kombinationen: Fentanyl mit Propofol oder Midazolam; S-Ketamin mit Midazolam.
Zur Verabreichung der Narkosemedikamente über eine Spritzenpumpe s. a. S. 648 f..

Besonderheiten der Notfallnarkose bei Kindern

- Prinzipiell RSI wie vorangehend beschrieben
- Primär i. v.-Narkose (wenn unabdingbar: i. o.-Punktion)
- Bei Säuglingen und Kleinkindern vorsichtige Zwischenbeatmung mit niedrigem Spitzendruck möglich (nach Einschlafen bis zur Intubation), da sonst häufig Hypoxie!
- Erhöhte Dosen zur Narkoseinduktion erforderlich; Titration unter Berücksichtigung der Maximaldosen bis zur erwünschten Wirkung
- Häufiger Laryngospasmus als Irritationsstimulus unter Intubation; ggf. Narkose vertiefen, Reoxygenierung mit vorsichtiger Maskenbeatmung
- Zu relevanten Besonderheiten bei Kindern siehe auch Kap. 12

Indikation

Hochwahrscheinlicher Spannungs- und/oder Hämatopneumothorax – Verletzungsmuster, Anamnese und mind. eines der folgenden Zeichen:
- einseitig fehlendes oder abgeschwächtes Atemgeräusch (nach Ausschluss einseitiger Intubation)
- schwere respiratorische Störung, obere Einflussstauung und Blutdruckabfall
- hohe Beatmungsdrücke (nach ausgeschlossener extra- bzw. intrathorakaler Obstruktion)

Methoden zur Entlastung des Pleuraraums (Notarzt)

Oft wird bei V.a. Spannungspneumothorax primär die **Nadeldekompression** empfohlen; auch wenn diese oft schnell möglich ist scheint sie relativ komplikationsträchtig zu sein. Bei Ineffektivität oder Rezidiv (z.B. während des Transports) ist die **Thoraxdrainage** sekundär dennoch erforderlich. Somit ist die primäre Anlage einer Thoraxdrainage zu erwägen (lebensrettende und relativ sichere invasive Maßnahme zur Entlastung eines Spannungs-/Hämatopneumothorax bei klinischer Instabilität). Die Thoraxdrainage wird mittels **chirurg. Minithorakotomie** (digitale Thorakozentese) **oder in Punktionstechnik** (z.B. Pleura-Cath®) angelegt. Das Einführen mittels Trokar wird aufgrund häufigerer Fehllagen und Verletzungen innerer Organe nicht mehr empfohlen. Unter CPR-Bedingungen empfiehlt das ERC bei Spannungspneumothorax die sofortige laterale oder anteriore Thorakostomie (direkter Schnitt in die Thoraxwand bis zur Pleurahöhle).

Punktionstechnik beim Spannungspneumothorax

Bei der Nadeldekompression wird eine Punktion des Pleuraraumes in Exspiration im **2. (oder 3.) Interkostalraum (ICR) in Medioklavikularlinie** (Position nach Monaldi) im Abstand von 3 Querfingern lateral des Sternumrandes (Schonung der A. thoracica interna) vorgenommen. Die Punktion erfolgt mit einer mindestens 4,5 cm langen großlumigen Venenverweilkanüle. Alternativ können Thoraxpunktionssets mit Katheter (z.B. Pleura-Cath®, Pleuracan®, Pneumo-Cath®) verwendet werden (schnell, einfach anzuwenden). Die Punktion sollte unter sterilen Kautelen erfolgen.

Thorakotomie und Thoraxdrainage (Spannungs-/Hämatothorax)

Ein Hämatothorax ist kausal bei schwerem Thoraxtrauma anzunehmen und geht häufig mit einem (Spannungs-) Pneumothorax einher. Hier ist primär die Anlage einer Thoraxdrainage zu erwägen. Diese sollte mittels stumpfer Präparation (nach Minithorakotomie) durch den Weichteilmantel des Thorax erfolgen. Als Lokalisationen eignen sich die Bülau-Position (4. oder 5. ICR zwischen vorderer und mittlerer Axillarlinie, Schwangere: 3. ICR; Orientierung: oberhalb Mamillenebene beim Mann) **beim Hämatothorax** sowie die **Monaldi-Position (s.o.) beim Spannungspneumothorax.**

Material, Vorbereitungen

Skalpell, Präparierschere, Klemme, Thorax-Drainage (24–32 Ch; Pneumothorax: kleines Lumen; Hämatothorax: großes Lumen), Hautdesinfektion, sterile Handschuhe, Lochtuch, Lokalanästhetikum, Kompressen, Nahtmaterial, Pflaster.

Technik der digitalen Thorakozentese

- Arm abduzieren und fixieren, Punktionsstelle identifizieren
- Wenn möglich: Hautdesinfektion, Lochtuch, sterile Handschuhe
- Ggf. Lokalanästhesie (Haut und Periost, z. B. 5–10 ml Mepivacain 1 %)
- ½ bis 1 ICR kaudal der geplanten Einlagehöhe ausreichend lange Hautinzision (4–6 cm) parallel zur Rippe. Kulissentechnik: stumpf auf die Rippe zu und über den Oberrand hinweg präparieren (mit geschlossener Schere/Klemme eingehen; mit geöffneter herausziehen).
- Durchbohren der Pleura parietalis mit dem Finger; digitales Austasten (z. B. Lösen von Pleuraadhäsionen, frakturierte Rippen? Ortsfremde Organe?)
- Die erfolgreiche Entlastung eines Spannungspneumothorax zeigt sich nach Überwinden der Pleura parietalis durch entweichende Luft, ein nun wieder auskultierbares Atemgeräusch und eine Verbesserung der Vitalparameter (z. B. Anstieg des S_pO_2, Abnahme des Atemwegspitzendrucks). Beim Hämatothorax entleert sich Blut.
- Drainage einlegen (mit dem Finger führen; bei Pneumothorax nach ventrokranial, bei Hämatothorax nach dorsal).
- Keine geschlossenen Auffangbeutel für austretendes Blut verwenden (unkontrollierte Druckerhöhung); bei massiver Blutung ggf. abklemmen.
- Fixieren der Drainage (Tabaksbeutelnaht, Kompressen, Pflaster)

Tipps

- Keine Verwendung eines Heimlich-Ventils, da dieses unbemerkt verlegt werden kann (z. B. durch Blutkoagel) → Spannungs-Pneumothorax. Ebenso muss ein Abknicken von Drainagen sicher vermieden werden!
- Die Anlage eines Wasserschlosses oder Sogs an die angelegte Thoraxdrainage ist präklinisch nicht unbedingt notwendig. Bei einseitiger Punktion ist Spontanatmung auf der gesunden Seite möglich; ggf. reicht die kontrollierte Beatmung zur Entfaltung der kollabierten Lunge aus.

Gefahren/Komplikationen

Fehlplatzierung (Drainageöffnung außerhalb der Pleurahöhle → keine wirksame Entlastung), Blutungen und Verletzungen von Interkostalnerven (insbes. bei falscher Punktionsstelle/-technik), Abknicken/Verstopfen (dünner) Drainagen, Verletzungen der Pleura visceralis und des Lungenparenchyms bei nicht indizierter Punktion. Bei Zwerchfell-Hochstand/-ruptur oder fehlerhafter Technik sind Läsionen von Zwerchfell, Leber, Magen und Milz möglich.

Aufgaben:

„Retten, Löschen, Bergen, Schützen" – Brandschutz, technische Hilfe und Gefahrenabwehr

Indikationen für die Anforderung der Feuerwehr

- Brände; Brandgefahr (z. B. auslaufendes Benzin)
- Türöffnung (auch Polizei hinzuziehen – juristische Absicherung)
- Rettung eingeklemmter und verschütteter Personen
- Wasserrettung (mancherorts auch DLRG)
- Gefahrenabwehr (z. B. Sprungkissen bei angedrohtem Dachsprung)
- Einsturzgefahr, Absicherung gefährlicher Einsatzstellen, technische Hilfe
- Gasaustritt (Gasgeruch); gasverseuchte Räume
- je nach Qualifikation und Ausrüstung: Strom-, Strahlen, Chemie- oder Gefahrgutunfall (z. B. Auslaufen eines unbekannten, evtl. gefährlichen Stoffes)
- Rettung (instabiler) Patienten bei gefährlichen, ungünstigen baulichen Gegebenheiten (z. B. Drehleiterrettung durch das Fenster, wenn ein Transport durch das Treppenhaus nicht möglich ist)

Zusammenarbeit mit der Feuerwehr

- Bei der Nachforderung stets exakt Situation, Grund und Zweck angeben, damit die Einsatzleitung der Feuerwehr das geeignete Mittel einsetzen kann.
- Um einen geordneten Einsatzablauf zu gewährleisten, ist d. Kontaktaufnahme zum **Einsatzleiter der Feuerwehr** vor Ort erforderlich. Mit diesem ist das weitere Vorgehen abzusprechen. Führungspersonen der Feuerwehr sind an einer Kennzeichnung des Helmes mit roten Balken erkennbar (je zahlreicher/dicker/länger die Balken sind, desto höher ist der Führungsrang im Einsatz).
- Die Feuerwehr hat im Rahmen ihrer **Hoheitsrechte als Aufgabe der Kommunen** (vgl. z. B. FSHG NW) besondere rechtliche Befugnisse, z. B. (Straßen-) Absperrung in Absprache mit der Polizei, Räumung von Gebäuden und Gelände, unbeaufsichtigtes Betreten von Gebäuden.
- Auch bei Einsätzen der Feuerwehr wird der Rettungsdienst hinzugerufen und dient dabei nicht nur dem Schutz und der Rettung von Zivilisten, sondern auch der **Absicherung des Feuerwehrpersonals.** Dabei ist der **Rettungsdienst u. U. Bestandteil des Feuerwehrzuges** (wenn kein eigener Zug-RTW vorhanden ist). Aus diesen Gründen ist ein Entfernen von der Einsatzstelle nur nach Rücksprache mit dem Einsatzleiter der Feuerwehr zulässig.

Aufgaben

Strafverfolgung, Auffangbehörde für andere Behörden in Eilfällen rund um die Uhr, präventive Maßnahmen der Gefahrenabwehr.

Indikationen für die Anforderung der Polizei

- Absicherung von Unfallstellen (Absperrung, Räumung, Evakuierung)
- Platzverweis von Störern bei Einsätzen
- Unfallaufnahme (wenn von Beteiligten gewünscht)
- Unfall mit Personenschaden (Verletzung/Todesfolge), Verkehrsregelung
- Warnung der Bevölkerung
- Einweisung weiterer Hilfskräfte, Schutz des Einsatzpersonals (z. B. Schlägerei)
- (Verdacht auf) kriminelles Delikt (Beachte: RD als „Anwalt" des Patienten!)
- Unklare Todesursache, Überbringen der Todesnachricht; unbekannte Leiche
- Wohnungseröffnung, Wohnungsversiegelung
- Missbrauch von Notrufeinrichtungen
- Zwangseinweisung (Abwesenheit der spez. Ordnungsbehörden), vgl. S. 130 ff.

Zusammenarbeit mit der Polizei

Es existiert **keine hierarchische Verbindung** (und somit keine Weisungsbefugnis) zwischen RD-Personal und Polizeibeamten. Jedoch sind in beide Richtungen Kommunikation und Kooperation möglich und sinnvoll. **Die Rettung von Menschenleben geht der Beweissicherung vor.** In dieser Hinsicht arbeiten alle Behörden und Fachdienste zusammen. Jedoch sollte beachtet werden, dass z. B. die Polizei diesem Ziel i. d. R. nicht durch Hilfeleistungen an Patienten nachkommt, sondern z. B. durch Schaffung der Arbeitsbedingungen durch Absicherung (Verkehr, Schaulustige, gewaltbereite Personen). Gemeinsame Fortbildungen sollten dazu beitragen, sich gegenseitig besser kennenzulernen und damit im Sinne der Aufgabenbewältigung zielgerichteter zusammenzuarbeiten. In Einsatzsituationen sollten eventuelle Unstimmigkeiten frühestmöglich durch ein offenes Wort geklärt werden.

Spezielle Fälle

- **Zwangseinweisung/Zwangsbehandlung** s. S. 130 ff.
- Grundsätzlich kann der NA beauftragt werden, **Blutabnahmen** bei Patienten für die Polizei als zeitnahe Beweissicherung durchzuführen – sofern es nicht die medizinische Versorgung des Patienten gefährdet (§ 81 a StPO).
- Der RD darf grundsätzlich keine ihm vom Pat. anvertrauten oder durch Unter- suchung gewonnenen Informationen an die Polizei weitergeben, sofern der Pat. das Personal nicht von der **Schweigepflicht** entbindet (z. B. Angaben über Drogenkonsum, aber auch nicht-medizinische persönliche Geheimnisse).

Der RTH ist ein nach DIN 13230 genormtes Luftfahrzeug zum Patiententransport. Die Besatzung besteht mindestens aus Pilot, RA und Notarzt.

Sinn und Zweck von RTH

- Notarztzubringer (größere Strecken, z.B. Primäreinsatz in ländlichem Gebiet).
- Zum Transport von Geräten, Blut, Organen oder medizinischem Personal.
- Zum schnellen Transport von Notfallpatienten über größere Strecken bis zur Klinik (bes. Wirbelsäulenverletzte und Polytraumatisierte werden sinnvollerweise direkt einer Spezialklinik zugeführt).
- Zur schnellen Verlegung von Intensivpatienten (Interhospitaltransfer).

RTH werden primär von der RLS eingesetzt, durch Rettungspersonal an der Einsatzstelle nachbestellt oder zur Intensivverlegung aus der Klinik angefordert.

Vorteile von RTH gegenüber bodengebundener Rettung

Höhere Geschwindigkeit über größere Entfernungen, keine Verkehrshindernisse, Lageerkundung aus der Vogelperspektive (z.B. Großschadensereignis, Suche nach treibenden Personen in Gewässern), RTH mit Winden können zur Personenrettung in unwegsamem Gelände oder aus Gewässern eingesetzt werden.

Nachteile von RTH gegenüber bodengebundener Rettung

Platzmangel, hoher Geräuschpegel (eingeschränkte Diagnose- und Therapiemöglichkeiten). Beachte auch die Belastung des Patienten durch den Flug.

Sonderfälle

- **Unbekannte Landeplätze dürfen nur angeflogen werden, wenn Sichtflugbedingungen herrschen:** In der Regel 800 m Geradeaussicht und mindestens 150 m Wolkenuntergrenze, rechtzeitig vor der Abenddämmerung.
- **Kein RTH-Einsatz bei Vereisungsgefahr.**
- **Nachteinsätze** nur unter besonderen Auflagen! Sichtflugbedingungen nachts: mind. 2500 m Geradeaussicht und 500 m Wolkenuntergrenze. I.d.R. werden nur bekannte und zugelassene Landeplätze nachts angeflogen.
- Voraussetzungen für den Einsatz von Hubschraubern des **SAR-Dienstes der Bundeswehr** („search and rescue") im Rahmen der „Dringenden Nothilfe":
  - Einsatz zur Menschenrettung/Vermeidung schwerer Gesundheitsschäden.
  - Geeignete zivile Rettungsmittel nicht (ausreichend/rechtzeitig) verfügbar.
  - Militärische bzw. Luftfahrt-Aufgaben stehen dem Einsatz nicht entgegen.
  - Maximaler Einsatzradius: 80 km.

Im RD eingebundene, von der zuständigen RLS eingesetzte SAR-RTH (Ausrüstung nach zivilem Standard) sind von SAR-Hubschraubern mit längeren Reaktionszeiten zu unterscheiden, die der zuständigen SAR-Leitstelle (Münster/Glücksburg) unterstehen und routinemäßig keinen NA und eine rettungstechnische Ausrüstung an Bord haben (Besatzung: Hubschrauberführer, Bordtechniker, Luftrettungsmeister).

Checkliste RTH-Einsatz

1. **Befindet sich ein geeigneter Landeplatz in der Nähe?**
   - Größe abhängig vom Hubschraubertyp: **tags mind. 2D x 2D, nachts 2D x 4D** (D = Rotordurchmesser). Im Allg. mind. 30 m x 30 m (nachts 30 m x 60 m) freie, ebene Fläche **ohne nahe Hindernisse** (z. B. Freileitungen ≤ 300 m!); Sportplätze häufig gut geeignet. **Freie Zufahrt für Rettungsmittel.**
   - **Tragender Untergrund; keine leicht aufzuwirbelnden Bodenauflagen** wie Kies oder Sand; niedriger Grasbewuchs ist vorteilhaft.
2. **Lokalisation des ausgesuchten Landeplatzes der Rettungsleitstelle mitteilen** (die Entscheidung obliegt letztlich aber dem Piloten)
3. **Welche Vorbereitungen des Landeplatzes sind notwendig?**
   - **Landeflächen müssen für Passanten und Fahrzeuge gesperrt sein** (insbesondere öffentliche Straßen; inkl. Zu- und Abfahrtwege)
   - **lose Gegenstände entfernen oder befestigen (kein Absperrband!)**
   - **Ausleuchtung bei Nacht, optimal nach nebenstehendem Schema** (entgegen der Windrichtung, um den Piloten nicht zu blenden)
   - Wenn vorhanden, Rauchmarkierer (R) zur Orientierung des Piloten einsetzen.
   - Die Start- und Landevorschrift sieht eine **Feuerlöschabsicherung** (F) vor.
4. **Einweisen eines RTH**
   - Der Pilot erhält (i. d. R. von RLS) über Funk die **Landeplatzkoordinaten.**
   - Er benötigt dann **genau einen Ansprechpartner vor Ort** (z. B. ein nachgefordertes Einsatzfahrzeug der Polizei, NEF – je nach örtlicher Regelung). Der Pilot gibt diesem Standort und Flugrichtung durch; der Einweiser kann Tips geben (z. B. markante Geländepunkte beschreiben); **Flugrichtungskorrekturen müssen aus Sicht und Flugrichtung des Rettungshubschraubers durch gegeben werden.** Dies geschieht mittels Uhrzeiger-Stundenangaben: 12 Uhr heißt geradeaus (= Flugrichtung), 3 Uhr rechts usw. Sobald Sichtkontakt herrscht, muss dies dem Piloten mitgeteilt werden; Blaulicht und ggf. Ausleuchtung des Landeplatzes.

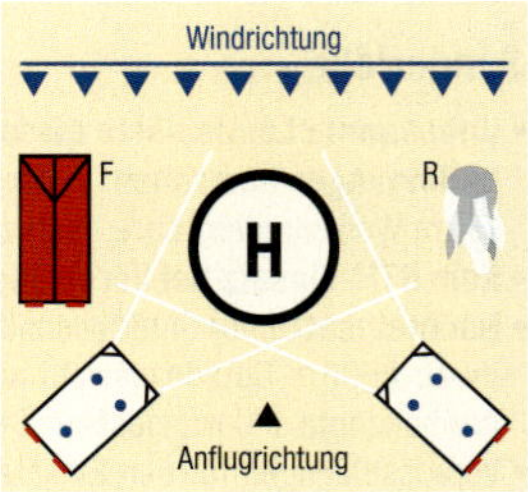

5. **Nach der Landung**
   - **Annäherung an RTH nur von vorne und nach Zustimmung (Blickkontakt) des Piloten!** Beim Heranfahren mit Kfz die **weit überstehenden Rotorblätter beachten!** Der Hauptrotor kann sich z. T. **unter 1,80 m absenken!** Vorsicht vor drehenden (und dadurch „unsichtbaren") Heckrotoren! (Nichts über Kopf tragen!)
   - Bei der Mitarbeit am Hubschrauber selbst (z. B. beim Einladen des Patienten) unbedingt die **Weisungen des Hubschrauberpersonals beachten!**

Hinweis: Zu Todesdefinitionen und Reanimation s. auch S. 238f. und S. 257f.

Sichere Todeszeichen

(= Zeichen für irreversiblen Zusammenbruch der vitalen Funktionen = „biologischer Tod")

- **Totenflecken (Livores):** 20 bis 30 min nach Todeseintritt (durch Absinken der Blutkörperchen in Kapillaren und kleinen Venen), nach ca. 12 h nicht mehr wegdrückbar. Kein Auftreten an Aufliegestellen. Achtung: Verwechslung mit Hämatomen, Hautblutungen (Suffusionen) o. ä. möglich.
- **Leichenstarre (Rigor mortis):** Beginn 2 bis 4 h nach Todeseintritt (durch ATP-Zerfall ohne oxidative Erholung), zunächst im Kopfbereich, insbes. am Kiefergelenk, Lösung nach 2 bis 4 d. Achtung: Fehldeutung von Kältestarre d. Muskulatur, Kontrakturen/Gelenkversteifung u. katatonem Stupor möglich.
- **Fäulnis u. Verwesung** (Bakterien; Selbstzersetzung durch Enzyme = Autolyse): Beginn nach Tagen, abhängig von Umweltfaktoren, bei Hitze früher. Achtung: Falschinterpretation einer Gangrän (z. B. bei Diabetes), parasitären Befalls und Anfraßes eines Hilflosen durch Tiere möglich.

Unsichere Todeszeichen

Unsichere Todeszeichen können bei einem frischen Herz-Kreislauf-Stillstand mit möglicher Wiederbelebung („klinischer Tod") vorkommen, aber auch bei biologischem Tod nachweisbar sein. Sie sind daher nicht zur Todesfeststellung geeignet! (s. nächste S.)

Beispiele: Blässe der Haut, Abnahme der Körpertemperatur, Atemstillstand, Pulslosigkeit, fehlende Herztöne, fehlende Pupillenreaktion, Trübung der Augenhornhaut, fehlende Reflexe, Muskelatonie.

Scheintod

(Minimale Lebensfunktionen = Vita minima, ohne Nachweis von Atmung, Puls, Körperwärme, Reflexe; sichere Todeszeichen fehlen).

Bei folgenden Notfällen sollte an die Möglichkeit des Scheintodes gedacht werden: **B**adeunfall/Unterkühlung, **E**lektrizität, **A**lkoholvergiftung, **C**oma (diabetic., urämic., hypoglyc. usw.)/CO-Vergiftung, **H**irnblutung, **T**rauma, **E**pilepsie, **N**arkotika-/Schlafmittelvergiftung (Merkwort: BEACHTEN).

Todesursache

a. **Natürliche Todesursache:** krankheits- oder altersbedingt eingetretener Tod.
b. **Unnatürliche Todesursache** (polizeilich anzeigepflichtig!):
   Tod durch äußere Faktoren wie Unfall, Vergiftung, Gewalt o. Selbsttötung, auch wenn sie im Rahmen einer Kausalkette erst später zum Tode führen.

Todeszeit

Zeitpunkt des endgültigen Todes (Hirntod, biologischer Tod). In der Intensivmedizin kann der Todeszeitpunkt vor dem Aufhören der Kreislauffunktion liegen (z. B. isolierter Hirntod bei SHT-Patient), im Rettungsdienst nicht.

Todesfeststellung/Leichenschau

- Todesfeststellung/Leichenschau sind **Arztsache. Zur Unterlassung einer Reanimation durch nichtärztliches RD-Personal s. S. 258.**
- Todesfeststellung/Leichenschau: **Beurkundung des Todeseintritts** (Dokumentation zweifelsfrei tödlicher Verletzungen und sicherer Todeszeichen). Insbes. **Bestimmung von Todesursache, -art und -zeitpunkt. Sorgfältige Untersuchung der vollständig entkleideten Leiche** bei ausreichender Beleuchtung. **Anamnese.** An **bewusste Irreführung** u. die Möglichkeit einer **Vergiftung** denken! Ausstellen des Leichenschauscheines.
- In der **Landesgesetzgebung** ist geregelt, **inwieweit Notärzte u. der kassenärztliche Vertretungsdienst zur Leichenschau verpflichtet** sind. Im Falle der Befreiung für Notärzte ist z. B. eine vorläufige Todesbescheinigung (Formular) auszustellen (z. B. Rheinland-Pfalz).
- Liegen Anhaltspunkte für eine **unnatürliche Todesursache** vor, so muss der Arzt auf jeden Fall die **Polizei** verständigen.
- Sollte der Notarzt (als zuerst eintreffender Arzt) von der Leichenschau **befreit** sein, so muss der Hausarzt des Pat. (kennt die Vorgeschichte) hinzugezogen o. eine entsprechende Institution (Rechtsmedizinisches Institut) mit der Leichenschau beauftragt werden (Landesgesetz beachten!).
- Führt der Notarzt die Leichenschau durch u. kann keine eindeutige natürliche o. unnatürliche Todesursache (ggf. muss entsprechendes angezeigt werden) feststellen, so ist die Todesbescheinigung/der Leichenschauschein auf **ungeklärte Todesursache** auszuschreiben u. die **Polizei** zu informieren.
- Alle Vorbehandler des Patienten (nicht nur Ärzte) unterliegen der **Auskunftspflicht an den Leichenschauer.**
- Die Gesetze vieler Bundesländer fordern für die Todesfeststellung/Leichenschau das Vorliegen sicherer Todeszeichen. Diese bilden sich **unter Reanimation** aber nicht aus. Aus medizin. Sicht haben folgende Zeichen die gleiche Wertigkeit:
  1. **der festgestellte Hirntod**
  2. **nicht mit dem Leben vereinbare Verletzungen und**
  3. **adäquat, suffizient, aber erfolglos durchgeführte Reanimationsmaßnahmen von hinreichender Dauer** (s. S. 257 f.)

Bestattungsunternehmen

Bestattungsunternehmen sollten nicht durch den RD ausgewählt/informiert werden. Dies ist Aufgabe der Angehörigen u. war schon Grund für Prozesse (Vorteilsnahme). Die entsprechenden Dienstanweisungen und Gesetze sind zu beachten!

Situationsabhängige Vorgehensweise

Bei klinischem Tod ohne sichere Todeszeichen

Primär **Reanimation.** (Zu Kontraindikationen bzw. Unterlassung u. Abbruch einer Reanimation s. S. 257 f.)

Patient bereits bei Eintreffen des RD eindeutig biologisch tot

(sichere Todeszeichen oder HKS mit Verletzungen, die mit dem Leben nicht vereinbar sind, z. B. Enthauptung):

- Sich vom Tod des Patienten überzeugen! Sonst Reanimation und NA-Nachforderung!
- Todesfeststellung durch Arzt.
- Leichenschau (Arzt) durchführen oder veranlassen.
- Information der Polizei bei unnatürlicher oder ungeklärter Todesursache.
- In der Öffentlichkeit: Schaulustige fernhalten, Leichnam zudecken.
- Ggf. Übernahme des Pat. (z. B. durch die Polizei) abwarten.

Patient verstirbt an der Einsatzstelle

(z. B. erfolglose Reanimation)

- Maßnahmen wie bei sicherem Tod (s. o.)
- Bei geklärter, natürlicher Todesursache (wahrscheinlich keine Obduktion): Pat. von medizinischem Material (Tubus, venöser Zugang usw.) entledigen; wenn von den Angehörigen gewünscht, den Pat. z. B. auf ein Bett legen und aufräumen.
- Bei ungeklärter oder unnatürlicher Todesursache (wahrscheinlich Obduktion): Inkorporiertes medizinisches Material am Pat. belassen (Beweise!), Zustand des Pat. und der Umgebung nicht verändern.

Patient verstirbt im Einsatzfahrzeug

- Vorgehen wie bei Patient, der an der Einsatzstelle verstirbt (s. o.)
- Übergabe des Pat. an ein Bestattungsunternehmen. Kein Transport eines Verstorbenen (außer in Bremen).
- Reinigung und Desinfektion des Fahrzeuges.

Allgemein

- Umgang mit Angehörigen u. Betroffenen (vgl. S. 29 f. und 440 f.)
- Einsatznachbesprechung, auch zum Verarbeiten der Situation (bes. bei belastenden Umständen, z. B. Kindstod oder Selbsttötung).

Massenanfall von Verletzten I

- **Massenanfall von Verletzten/Betroffenen:** Zahl und Qualität der vorhandenen Rettungsmittel reicht nicht aus, um (initial) nach individualmedizinischen Grundsätzen helfen zu können (technisch, medizinisch und psychologisch). Wenn mehrere Verletzte oder Erkrankte anfallen, entsteht initial ein Missverhältnis zwischen Helfern und Patienten. **Es ist Ziel aller Maßnahmen, die bestmögliche Hilfe für die größtmögliche Anzahl von Patienten zu leisten.** Ggf. sind außer dem RD andere Dienste notwendig, z. B. Schnelleinsatzgruppen (SEG).
- **Katastrophe:** außergewöhnliches Schadensereignis, bei dem Gesundheit und Leben einer so großen Anzahl von Menschen, erhebliche Sachwerte oder die lebensnotwendige Versorgung der Bevölkerung derart geschädigt oder gefährdet sind, dass die regional verfügbaren Mittel zur Bewältigung des Ereignisses nicht ausreichen und zusätzliche organisierte Hilfe von außen erforderlich ist.

Bewältigungsstrategien

- **Hauptfehler** bei der Bewältigung eines MANV sind ungerichteter Aktionismus, Rückfall in Handlungsstrategien der Individualmedizin, Überforderung mit totaler Handlungsunfähigkeit und Unwilligkeit, sich in Führungsstrukturen einzugliedern. Daher muss von allen Beteiligten der notwendige **Weitblick** eingebracht werden, der allein das Schadensereignis frühzeitig beherrschbar macht:
  z. B.: - Frühzeitige Alarmierung von Krankenhäusern
  - Frühzeitiger Aufbau einer verbindlichen Führungsstruktur
  - Kommunikation, Koordination, Kooperation
- **Eine Schlüsselrolle nimmt das erste geeignete Rettungsmittel vor Ort ein** (Vorkommando) → korrekte **Information** der Leitstelle, erste **Sichtung** der Verletzten, Einteilung von **Ersthelfern,** Durchführung erster **lebensrettender Maßnahmen** (z. B. Rettung aus Gefahrenbereichen unter Eigenschutz, Blutstillung), Ansätze für die **Ordnung des Schadensraumes, Führung** nachrückender Kräfte bis zum Eintreffen der **Einsatzleitung** (OrgL/LNA – Einsatzleiter Feuerwehr/Technische Einsatzleitung mit Sachgebieten) und **Konzentrierung von Unverletzten** (Sammelräume) **und sicher Toten** (Totenablagen).
- Die **Reihenfolge der Maßnahmen** richtet sich nach Schweregrad des Schadens, Zahl der Betroffenen, Art der Verletzungen und Gefahren im Einsatz.
- Unbedingt regionale Vorhaltung/Vorbereitungen für MANV beachten!

Die Bewältigung eines MANV wird durch die Unüberschaubarkeit und daraus resultierenden Stress des Einsatzpersonals gefährdet; Einsatzerfahrung mit entsprechenden Fällen haben die wenigsten. Kompakte Regeln schaffen Sicherheit. Th. Uhr (Köln, 1996) hat „10 Gebote für den REMAB (= Rettungsdiensteinsatz mit Massenanfall Betroffener)“ erarbeitet, die übersichtlich und didaktisch das Wesentliche zusammenfassen [veröffentlicht in Maurer K, Peter H (Hg.): „SEGmente 3 – Notarzt und Rettungsassistent beim MANV“, Stumpf & Kossendey, Edewecht, 1998. Die „Hinweise“ wurden von uns ergänzt/modifiziert.]; s. folgende Seiten.

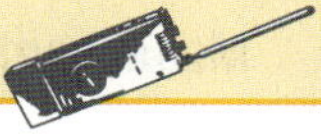

1. Gebot: Noch nicht behandeln!

Die Versorgung eines Betroffenen verzögert i. d. R. Hilfe für andere Betroffene.

2. Gebot: Kurze Erstrückmeldung (so früh wie möglich)!

- Massenanfall durch .... [Auslöser?]
- Ereignis (nicht) abgeschlossen. [Verschlimmerung?]
- LNA/OrgL erforderlich. [Kriterien der Alarm-/Ausrückeordnung erfüllt?]
- Näheres später. [Keine Spekulationen, die den Funk blockieren!]

Damit kann die Leitstelle bereits das Nachrücken notwendiger Kräfte veranlassen, während an der Einsatzstelle Maßnahmen ergriffen werden. Bedenke, dass häufig auch die Leitstelle zunächst personell unterbesetzt und der Funkkanal schnell überlastet ist (ggf. einen eigenen Kanal für das Ereignis einrichten).

3. Gebot: Überblick verschaffen (Lageerkundung)!

s. S. 14 und 19

Unbedingt beachten:

- Mit anderen Einsatzkräften (Einsatzleiter Polizei/Feuerwehr) kooperieren.
- Keine Teamtrennung! (Koordinination, Kommunikation, Aufgabenteilung!)

4. Gebot: Konkrete Zweitrückmeldung!

Inhalt/Gliederung der Zweitrückmeldung s. S. 19. Sie dient der maßvollen, weder unter- noch übertriebenen Feststellung notwendiger Kapazitäten (Polizei, Rettungstechnik, Patientenversorgung, Transport, Klinik).

5. Gebot: Initial-Leitung übernehmen!

Hinweis: Bis zum Eintreffen des OrgL bzw. LNA liegt die Führungsaufgabe zunächst in den Händen des zuerst eintreffenden Rettungsteams (diese kommissarische Aufgabe ist in manchen Ländergesetzen festgeschrieben!). Aufgaben:

- Ablagestelle bestimmen (zu jeweils etwa 10 Patienten)
- Ablagestellen strukturieren (Registrierung/Behandlung/Abtransport)

Gründe für die **Einrichtung der Ablagestellen:**

- Personal und Material wird konzentriert,
- Patientengut wird überschaubar (Behandlungsdringlichkeit vergleichbar),
- Führung des Personals wird einfacher,
- die medizinische Versorgung wird optimiert.

6. Gebot: Spontanabtransporte verhindern!

Hinweis: Die Transport- und Klinikkapazitäten sind zunächst für Schwerstbetroffene freizuhalten. **Das Chaos der Einsatzstelle darf nicht in die Kliniken verlagert werden!** Durch Abtransport eines Patienten steht ein Team mit Material für längere Zeit nicht mehr zur Verfügung!

7. Gebot: Versorgung nach Prioritäten (Sichtung = Triage)!

Hinweis: Sichtung ist der durchgehende Prozess des „Sortierens" von Patienten nach Prioritäten, möglichst durch den LNA oder einen beauftragten Arzt; Ziele: Feststellung der Behandlungsbedürftigkeit, Behandlung nach vitaler Dringlichkeit, ununterbrochene Kontrolle der Maßnahmen auf Erfolg. Ständige Neubewertung (Zustandveränderung der Patienten)! **Sichtungskategorien s. folgende S.**

8. Gebot: Nachrückendes RD-Personal anweisen!

Hinweis: Hierbei ist zu beachten, dass die Aufgaben konkret formuliert und klare Aufträge erteilt werden („einfühlsamer Befehlston" – keine Überheblichkeit!). Wichtig ist, dass der **Einsatzraum geordnet** wird und bleibt:

- **Schadensbereich:** systematisches Aufsuchen, Retten und Erstversorgen von Patienten. Möglichst Registrierung (Verletztenanhängekarten).
- **Verletztenablagen:** Ansammlung von Patienten spontan oder systematisch.
- Verbandplatz: Registrierung; Aufnahme und Sichtung (Triage) durch Arzt; Durchführung sanitätsdienstlicher und ärztlicher Maßnahmen mit dem Ziel der Transportfähigkeit der Patienten. Entscheidung durch den Arzt.
- **Krankenwagenhalteplatz:** geordneter und dokumentierter Abtransport
- **Zu- und Abfahrtswege** (→ Einweiser, Polizei).

9. Gebot: Abtransport planen (möglichst durch OrgL/LNA)!

- Transportprioritäten der Patienten?
- Transport- und Klinikkapazitäten?

10. Gebot: Übergabe an LNA/OrgL!

- Stand der organisatorischen Maßnahmen
- Versorgungszustand der Patienten (Anteile der Triagegruppen)
- Bisher erfolgte Abtransporte und angefahrene Zielkliniken
- Notwendigkeiten zur Betreuung Nichtverletzter

Registrierung bei MANV

Zahlenmäßige und individuelle Erfassung aller vom Einsatzgrund betroffenen Personen (minimal in Unterlagen und am Patient: eindeutige Patientenidentifikationsnummer, initiale Triagestufe, Uhrzeit, grobes Verletzungsmuster, Transportstationen/-ziel). **Bedeutung:**

- Effiziente Einsatzplanung (LNA, OrgL, SEG): Material- und Personalbedarf vor Ort, Transport- und Klinikkapazitäten, Stand der Abarbeitung
- Ermitteln potentiell Vermisster und Einleitung der Suche (z. B. Verschüttete)
- Ermitteln med. Informationen zu später evtl. bewusstlosen Patienten (Zielklinik)
- Information von Angehörigen (extreme psych. Belastung)
- Erleichterung der Polizeiarbeit, Beweismittel bei Rückfragen und Vorwürfen
- Information von Presse und Behörden

Unter Sichtung versteht man nach DIN 13050 die ärztliche Beurteilung und Entscheidung über die Priorität der Versorgung von Patienten hinsichtlich Art und Umfang der Behandlung sowie über Zeitpunkt, Art und Ziel des Transportes. Synonym werden – nicht immer zutreffend – weitere Begriffe verwendet (Triage, Sorting).

2003 wurde in einem Expertenkonsens eine einheitliche Nomenklatur der Sichtungskategorien festgelegt (s. Tabelle auf der folgenden Seite). Mit dieser Festlegung wurde ein **einheitliches Schema sowohl für die Notfallmedizin** (intakte Infrastruktur, schnell individualmedizinische Versorgung möglich) als auch für die Katastrophenmedizin (zerstörte Infrastruktur, regionale Ressourcen unzureichend) geschaffen und damit die frühere, initiale Einteilung nach „Behandlungs-" und „Transportpriorität" (KatS, BAZSch 1997) verlassen. **Die Einteilung der Sichtungskategorien (römische Ziffern I bis IV) wird nun ausschließlich auf die Behandlungsnotwendigkeit der Patienten ausgerichtet.**

Die Entscheidung über die Transportpriorität erfolgt in einem getrennten Schritt **nach** der (Erst-) Behandlung. Die Transportpriorität wird mit den Buchstaben „**a**" (hohe Transportpriorität) und „**b**" (keine Transportpriorität) gekennzeichnet.

Desweiteren wurde die Einordnung von Toten in die Sichtungsgruppe IV aufgehoben. Kategorie IV dient nun ausschließlich für hoffnungslose Fälle und Schwerstverletzte/-erkrankte ohne Überlebenschance, deren Recht auf eine palliative Behandlung deswegen aber keinesfalls gering geschätzt werden darf! Aus ethischer Sicht könnten sich die Gruppen I und IV weniger in Behandlungsdringlichkeit und -intensität als in der jeweiligen Art ihrer Behandlung unterscheiden. **Damit handelt es sich bei allen Sichtungskategorien (I-IV) um lebende Menschen, die lediglich unterschiedlicher Versorgung bedürfen** (Art, Dringlichkeit und Intensität).

Tote werden nach Feststellung des Todes durch den Sichtungsarzt gesondert gekennzeichnet und keiner Kategorie mehr zugeordnet. Für die Kennzeichnung ist keine Farbkodierung vorgesehen, eine solche sollte auch nicht verwendet werden, damit keine Verwechslung mit Kategorie-IV-Patienten auftritt, welche blau, schwarz oder grau gekennzeichnet werden können.

Kriterien für die Einteilung in die Sichtungskategorien

1. das Erkrankungs-/Verletzungsmuster des Patienten (Art und Umfang der notwendigen Behandlung? Prognoseverschlechterung durch Zuwarten?)
2. verfügbare Ressourcen (Personal und Material – vor Ort und in Kliniken)

Beide Einflussfaktoren unterliegen im Realfall einem ständigen Wandel, sodass auch die Sichtungskategorien dynamisch zu verstehen sind. → **Nachsichtung** (auch um initiale Sichtungsfehler zu erkennen und zu korrigieren)

Beispiel: Reanimation – ja oder nein? Kategorie I oder IV oder Tote?

Sichtungs-kategorie	Farbe	NACA-Score als Anhalt	Beschreibung	Maßnahmen	Mögliche Transport-dringlichkeit Entscheidung erst nach Initialtherpie
I	rot	V, VI	**Akute, vitale Bedrohung**	Dringliche Sofortbehandlung	Weiter Behandlungspriorität (a) hohe Transportpriorität (b) keine Transportpriorität
II	gelb	III, IV	**Schwer Verletzte/Erkrankte;** zunächst nicht vital gefährdet; aufgeschobene Behandlungsdringlichkeit	Nach Möglichkeit Basismaßnahmen – sonst Behandlung erst nach Abschluss der Behandlung der Pat. in Triagekategorie I	(a) hohe Transportpriorität (b) keine Transportpriorität
III	grün	I, II	**Leicht Verletzte/Erkrankte**	Sammelüberwachung, ggf. spätere (ambulante) Behandlung	(b) keine Transportpriorität
IV	schwarz, grau oder blau		**Ohne Überlebenschance** (Schwerstverletzte)	Betreuende, abwartende Behandlung (aber unbedingt: Pflege, Linderung/Analgesie, Seelsorge). Bei Nachsichtung (zunehmende Ressourcen oder keine Patienten der Kategorie I und II mehr vorhanden) u. U. Wechsel in Kategorie I	(b) keine Transportpriorität
	(keine)	VII	**Tote**	**Kennzeichnung** Aufbahrung abseits der Verletztenversorgung; i. d. R. Identifizierungsmaßnahmen durch die Polizei	

nach: Sefrin, Weidringer, Weiss: Sichtungskategorien und deren Dokumentation
Einigung von Experten aus Deutschland sowie einigen europäischen Staaten
Deutsches Ärzteblatt 100, Heft 31–32 (4. 8. 2003), S. A2058-2058

In einigen Rettungsdienstbereichen werden derzeit noch frühere Sichtungssysteme angewendet (Kennzeichnungsmaterial und Verfahrensweisen). Erfolgsentscheidend ist in jedem Fall, ob das gesamte Personal einer Region dieselbe „Sichtungs-Sprache" spricht, um folgenschwere Missverständnisse (z. B. Farbkodierung) zu vermeiden.
→ **Jeder Rettungsdienstmitarbeiter muss die in seinem Bereich gültigen Materialien und Verfahrensweisen kennen!**

Intensivtransport/Interhospitaltransfer I

Wegen zunehmender Zentralisierung und Spezialisierung der Krankenhäuser im DRG-Zeitalter kommt es immer häufiger vor, dass RTW und Notärzte des Regelrettungsdienstes zu Sekundärtransporten alarmiert werden. Gleichzeitig existieren regional sehr unterschiedliche Versorgungsstrukturen und Konzepte für geeignete Transportmittel des Interhospitaltransfers (z. B. ITW).

Die folgenden Checklisten und Tipps sollen – ohne Anspruch auf Vollständigkeit – einige Hilfestellungen für diese höchst anspruchsvollen Einsätze geben, auch um

- mit dem teilweise auf den NA ausgeübten Druck umzugehen (Oberarzt der abgebenden Klinik: „Ich entscheide, wer hier verlegungsfähig ist oder nicht"),
- klassische Fallstricke zu verhindern (der aufnehmenden Klinik ist nicht bekannt, dass der Pat. MRSA-besiedelt oder intubiert ist) und
- um einen möglichen Transportschaden vom Pat. abzuwenden.

Neben Rechtsvorschriften (wie LRettDG, MPG) sind die Empfehlungen zum Intensivtransport (DIVI, BAND) zu beachten, die auch Grundlagen dieser Ausführungen sind.

Indikation und Disposition

Die Indikation für einen Intensivtransport wird seitens des behandelnden Arztes der abgebenden Klinik und des aufnehmenden Zentrums gestellt. Der transportbegleitende Arzt trägt jedoch die volle **Verantwortung** für eine sachgerechte Durchführung der Verlegung ab Umlagerung bzw. Verlassen der Intensivstation unter Gewährleistung der notwendigen intensivmedizinischen Überwachungs- und Versorgungsqualität. Auch den RS/RA kommt dabei für bestimmte Bereiche eine besondere Verantwortlichkeit zu (Transportsicherheit, Medizinprodukte): Provisorische Lösungen für nicht adäquat fixierbare Gegenstände (z. B. ECMO, IABP) oder Übernahme unbekannter Geräte im aktiven Betrieb sind kategorisch abzulehnen, da im Schadensfall erhebliche rechtliche Folgen zu erwarten sind. Lediglich im Einzelfall einer nicht anders abwendbaren, akuten Lebensbedrohung kann und muss eine Kompromisslösung u. U. gerechtfertigt werden.

Für die Abwicklung eines Sekundärtransportes ist die **Einschätzung der zeitlichen Dringlichkeit von elementarer Bedeutung** (siehe Tabelle), hiervon abhängig sind z. B. die Wahl des Transportmittels und die verbleibende Zeit für Vorbereitungen, um das Transportrisiko zu senken.

Tipps für die Übernahme des Patienten

Grundsätzlich darf für den Pat. durch den Wechsel der verschiedenen therapeutischen und überwachenden Systeme keine Gefährdung entstehen. Daher:

- **Nehmen Sie sich die nötige Zeit!**
- Gehen Sie schrittweise und am besten in einer bestimmten Reihenfolge vor.
- Sprechen Sie sich im Team vor Einleitung jeglicher Maßnahmen ab: Wer macht was wann?
- Unterbinden Sie eine Parallelisierung von Maßnahmen oder eine Verselbstständigung einzelner Teammitglieder.

Interhospitaltransfer – Einteilung nach Dringlichkeit	**nicht disponibel** (zeitkritisch)	**disponibel** (relative Planbarkeit)
Durchführung	sofort; Inanspruchnahme von Sonderrechten/Wegerecht i. d. R. gerechtfertigt	innerhalb 1–2 h; > 6 h; am Folgetag
Beispieldiagnosen	Transport zur akuten chirurgischen oder interventionellen Versorgung: - intrakranielle Blutung - rupturiertes Aortenaneurysma - akutes Koronarsyndrom (PCI)	Nierenversagen zur Hämofiltration/Dialyse, ARDS zur ECMO/PECLA, Zentrumsversorgung eines Schwerbrandverletzten, neurologische Frührehabilitation, Repatriierung
Transportmittel	RTW/NAW/RTH (Bereitstellung aus dem Regel-Rettungsdienst)	ITW, ggf. ITH (i. d. R. Entfernungen über 60–100 km)
Vorteile	sofort verfügbar (keine Vorlaufzeit)	Ausrüstung und Personal besonders geeignet; Langstreckentransport möglich (z. B. Vorräte)
Nachteile	potenziell keine Erfahrung in der Versorgung von Intensivpatienten; u. U. deutlich verlängerte Rettungsfristen bei langer Abwesenheit in der Primärrettung (ggf. Nachrücken einer Bereitschaft erforderlich)	regional sehr unterschiedliche Versorgungskonzepte mit teilweise sehr langen Anfahrtswegen (Einsatzbereitschaft eines ITW i. d. R. nach ca. 60 min); keine Norm (DIN/EN)
Ausrüstung	nach DIN EN 1789 (RTW) bzw. DIN 13230-6 (RTH); Ausstattung nur für kurzfristige Notfallversorgung ausgelegt (z. B. kein arterielles Monitoring, Anzahl Perfusoren bei Katecholamintherapie)	erweiterte technische und medikamentöse Ausstattung, die essenziell für das Überleben des Pat. sein kann (z. B. O_2-Vorrat, erweitertes Bordstromnetz, Intensivbeatmungsgerät, Schwerlastschienen)
Personal	NA des Regelrettungsdienstes oder Arzt der abgebenden Klinik; RS/RA des Regelrettungsdienstes	erfahrener Intensivmediziner und Notarzt; RA mit Zusatzausbildung oder Intensivpflegekraft mit Rettungsdiensterfahrung
Vorbereitungen (Patient, Material)	kaum erforderlich/möglich	Vorlaufzeit nutzen, z. B. für Optimierung von invasivem Monitoring, Diagnostik und Transportausstattung

Ablauf der Übergabe

1. Persönliches „Arzt-zu-Arzt-Gespräch", idealerweise in Anwesenheit und unter Einbeziehung des Intensivpflege- und des nichtärztl. Rettungsdienstpersonals (siehe Tabelle).
2. Durchsicht der Unterlagen und Überprüfung auf Vollständigkeit (neue Aspekte? Kopien aller relevanten Befunde und Verlaufsdokumentationen für aufnehmende Klinik mitnehmen).
3. Bei wachem Pat.: Vorstellung, kurzes Aufklärungsgespräch. Orientierende Patientenuntersuchung (sichere Fixierung der Katheter/Drainagen? Tubustiefe und Lagekontrolle? Stresszeichen, z. B. bei zu flacher Analgosedierung oder Schmerzen?).
4. Übernahme einzelner Funktionsgruppen:
   - **Beatmung** (ggf. Gewöhnungsphase an den Transportrespirator mit Kontroll-BGA, Anpassung von Beatmungseinstellungen und Sedierung kann bei kritisch kranken Pat. u. U. 1–1,5 h in Anspruch nehmen; auf Erhaltung eines hohen PEEP bei Diskonnektion durch Tubusklemme achten).
   - **Spritzenpumpen** (Cave: versehentliche Bolusgaben und Kreislaufinstabilität, ggf. überlappende Katecholaminperfusoren).
   - **Monitoring** (Diskonnektion der Intensivüberwachung erst nach Etablierung der mobilen Überwachung → gefährliches Intervall mit „Blindflug" droht; z. B. EKG-Elektroden „doppelt kleben").
5. Umlagern des Pat. auf Kommando des NA, der in diesem Moment für Kopf und ggf. Atemwegssicherung verantwortlich ist (danach Tubuslagekontrolle!)

Eine Alternative der Reihenfolge – mit Vor- und Nachteilen – besteht darin, die Umlagerung auf die Trage (Punkt 5) unter Beibehaltung der Original-Intensivbeatmung durchzuführen (vor Punkt 4).

Nutzen Sie die vor Ort befindlichen Ressourcen so lange wie möglich (z. B. Sauerstoff, Strom). Lassen Sie sich ggf. Medikamente für den Transport mitgeben, wenn ein erhöhter Verbrauch absehbar ist oder wenn das Medikament nicht im RTW/ITW bevorratet wird.

Transport und Übergabe in der Zielklinik

Unmittelbar vor Transportbeginn:

- Information der Zielklinik (geschätzte Ankunftszeit, aktueller Patientenzustand).
- Check-up: eigene Ressourcen ausreichend (disponierte Medikamente und Materialien, Sauerstoff, Benzin)?

Während des Transportes sind die akustischen Wahrnehmungsmöglichkeiten eingeschränkt (ständige visuelle Kontrolle der Beatmung und des Pat., ggf. zur Diagnostik anhalten).

Für die Übergabe des Pat. in der Zielklinik gelten die gleichen Sorgfaltsregeln wie bei der Übernahme. Übergabe von Arzt zu Arzt am Patientenbett, inkl. Dokumentation der Intensivverlegung (möglichst DIVI-Intensivtransportprotokoll).

Interhospitaltransfer – Checkliste „Arzt-zu-Arzt-Gespräch" für Kontaktaufnahme (möglichst früh) sowie für Übernahme und Übergabe

Fragen	Details	Konsequenzen, Beispiele
Dringlichkeit? Entfernung?	sofort oder disponibel (1–2 h; > 6 h; Folgetag)	Auswahl des Transportmittels (Primärrettungsmittel, ITW oder ITH)
Indikation zur Verlegung?	Hauptdiagnose, relevante Nebendiagnosen, Verlegungsfähigkeit	Blutzucker-Kontrollen bei beatmeten Patienten mit starken BZ-Schwankungen; Kontraindikationen für Notfallmedikamente
Abgebende Klinik? Aufnehmende Klinik?	Adresse, Station, Ansprechpartner, Telefonnummer	Ansprechpartner nach Schichtwechsel, Rücksprachemöglichkeit bei Veränderungen
Patientendaten?	Vorname, Nachname, Geschlecht, Geburtsdatum, Größe und Körpergewicht	Lastenlimit der Trage bedenken, Dosierungen von Medikamenten
Kostenübernahme gewährleistet?	Kostenträger	besonders bei Repatriierungen zu beachten
Neurologie?	Vigilanz, Medikamente zur Sedierung, Dosierungen	Disposition von Spritzenpumpen und Medikamenten
Atemwege?	suffiziente Spontanatmung, Patient intubiert oder tracheotomiert; bisherige Respiratoreinstellungen mit Beatmungsmodus, PEEP und F_iO_2; aktuelle Blutgase; aktueller Rö-Thorax oder CT-Thorax (z. B. bei Z. n. invasiven Maßnahmen wie Neuanlage von ZVK oder Thoraxdrainagen)	ggf. Intubation vor Transport; ggf. bei Tracheotomie Ersatzkanülen und Hilfsmittel zur Rekanülierung mitführen (Defekte/Dislokationen); bei Sprechkanülen an Beatmungseinsatz denken; RD-Beatmungsgerät i. d. R.nicht geeignet für differenzierte Beatmungsmuster; ggf. Anlage einer ECMO/PECLA vor Transport mit der Zielklinik diskutieren
Hämodynamik?	Medikamente, Dosierungen, Zugänge; intraaortale Ballonpumpe; Herzschrittmacher	Anzahl Spritzenpumpen; Anlage eines ZVK und/oder invasive Blutdruckmessung vor Transport erwägen, z. B. bei Katecholamintherapie (an getrennte Schenkel für Schwerkraftinfusionen und Spritzenpumpe denken); Fixierungssystem, Akkuleistung, Einweisung; wenn extern: Ersatzakkus
Laborparameter?	Hb, Gerinnung, Verlauf, aktive Blutung	Blutprodukte für den Transport
Infektionsstatus?	multiresistente Keime; Frage an abgebende Station: „Wird der Pat. bei Ihnen isoliert gepflegt?"	Definitiv beim Gespräch mit der aufnehmenden Klinik erwähnen! Disposition von Schutzkleidung
Besonderheiten?	Drainageanzahl und Positionen, spezielle Schienungen, spezielle Personalanforderungen	Aufrechterhaltung eines Sogs (Thoraxdrainage); ggf. Kardiotechniker hinzuziehen bei Herzunterstützungssystemen
Zusammenfassende Beurteilung	1. Ist der Patient in dieser Form verlegungsfähig? 2. Ist das ausgewählte Transportmittel geeignet? 3. Ist das Zielkrankenhaus für diesen Patienten aufnahmebereit?	

Zur Erfüllung seiner Aufgaben bedient sich der RD nach § 4 I 1.7 BOS-Funkrichtlinie des Funks der „Behörden und Organisationen mit Sicherheitsaufgaben" (BOS), der Teil der nicht öffentlichen Funkanwendungen ist (Festlegung besonderer Frequenzbereiche). Zu den BOS gehören nach § 4 BOS-RiLi z.B. auch die Polizeien des Bundes und der Länder, die Bundesanstalt Technisches Hilfswerk, die Bundeszollverwaltung, die Feuerwehren, der Katastrophenschutz.

Rechtsvorschriften für den BOS-Funk

- **Telekommunikationsgesetz** (TKG), im weiteren Sinne auch PTSG und EMVG
- **BOS-Funkrichtlinie** nach § 57 IV TKG (BOS-RiLi, GMBl 2006, S. 695 ff.)
- **Dienstvorschrift** für die Abwicklung des Sprechfunkverkehrs und die Sprechfunkausbildung im Bereich des nicht öffentlichen beweglichen Landfunkdienstes der Behörden und Organisationen mit Sicherheitsaufgaben (PDV/DV 810.3)
- Weitere Gesetze und Vorschriften s. u. (z.B. StGB)

Zahlreiche Aufgaben, die sich aus dem TKG ergeben, übernimmt die Bundesnetzagentur (vormals: Regulierungsbehörde für Telekommunikation und Post, RegTP). Einige Detailregelungen sind aber Sache der Länder. Daher sind z.B. Funkrufnamen und FMS-Statusmeldungen z.T. nicht bundeseinheitlich festgelegt. Auch die Voraussetzungen zur Berechtigung für Rettungsdienstmitarbeiter/innen, am BOS-Sprechfunk teilzunehmen, sind länderspezifisch geregelt (Lehrgang, Prüfung).

Abhörverbot

Nicht für die Funkanlage bestimmte Nachrichten dürfen nicht abgehört werden (z.B. Abhören des Funks der eigenen oder anderer Organisationen oder Rettungsdienstbereiche ohne dienstlichen Grund). Dennoch empfangene Nachrichteninhalte und die Tatsache des Empfangs dürfen anderen nicht mitgeteilt werden, auch wenn der Empfang unbeabsichtigt geschieht (§89 TKG, sonst Straftatbestand, mit Freiheitsstrafe bis zu 2 Jahren oder Geldstrafe bedroht).

Es ist dafür zu sorgen, dass Unbefugte möglichst nicht den BOS-Funk mithören können (z.B. bei Verlassen des Fahrzeugs an der Einsatzstelle, transportierter Patient oder Angehörige).

Geheimhaltungspflicht/Datenschutz

Die Teilnehmer des Sprechfunkverkehrs unterliegen der Verschwiegenheitspflicht, über das, was ihnen durch BOS-Funk und sonst dienstlich bekannt geworden ist:

- §201 StGB (Verletzung der Vertraulichkeit des Wortes)
- §203 II StGB (Verletzung von Privatgeheimnissen)
- §353 b StGB (Verletzung des Dienstgeheimnisses und einer besonderen Geheimhaltungspflicht)

Grundlage hierfür ist die in § 11 I Nr. 2 oder 4 Strafgesetzbuch (StGB) definierte rechtliche Stellung:

a) Amtsträger automatisch
b) Nichtamtsträger müssen vor Teilnahme am Sprechfunk nach dem Verpflichtungsgesetz (Art. 42 EGStGB v. 2. 3. 1974) förmlich verpflichtet werden, dabei ist eine Niederschrift anzufertigen (Muster s. z. B. Anlage PDV/DV 810).

Aus dem Bekanntwerden von Informationen über Funk darf der Sprechfunker keinen persönlichen Vorteil ziehen (§ 331 StGB, Vorteilsannahme). Im Rahmen der Verpflichtung wird auch über mögliche Zusatzfolgen einer Straftat durch Verpflichtete hingewiesen (§ 358 StGB, Nebenfolgen).

Rettungsdienstliche Schweigepflicht am Funk

Für medizinisches Personal (RS/RA/NA) besteht darüberhinaus eine Schweigepflicht, die die Weitergabe von Informationen über den Patienten (medizinisch und nicht-medizinisch) einschränkt (§ 203 StGB). Es dürfen über BOS-Funk nur Informationen weitergegeben werden, die für die akute medizinische Weiterbehandlung des Patienten zwingend notwendig sind oder die gesetzlich oder zur Gefahrenabwehr erforderlich sind. Bei besonders heiklen oder schutzwürdigen Daten ist ggf. eine Mitteilung über Telefon zu bevorzugen.

Technische Grundlagen

Für den Betrieb von Funkanlagen der BOS sind nach § 55 TKG Frequenzzuteilungen erforderlich (auf Grundlage des Frequenznutzungsplans der Bundesnetzagentur), die für den Bereich der BOS vom BMI im Benehmen mit dem BMF und/oder den zuständigen obersten Landesbehörden in der BOS-Richtlinie detaillierter geregelt werden. Im Frequenznutzungsplan sind für den BOS-Funk Frequenzen festgelegt, die man in Gruppen zusammenfassen kann (→ Frequenzbänder). Ein Frequenzband wird nach der mittleren Wellenlänge seiner Frequenzen benannt.

Der RD arbeitet vornehmlich im 4-Meter- (4-m-) und 2-Meter- (2-m-) Band:

Band	Frequenzbereich	Kanäle	Kanalanzahl	Bandabstand
4-m Unterband (U)	74,215 bis 77,475 MHz	347–510	164	9,8 MHz
4-m Oberband (O)	84,015 bis 87,255 MHz			
2-m Unterband (U)	167,56 bis 169,38 MHz (1) 165,21 bis 165,69 MHz (2)	(1) 01–92 (2) 101–125	92 25	4,6 MHz
2-m Oberband (O)	172,16 bis 173,98 MHz (1) 169,81 bis 170,29 MHz (2)			

Ein Kanal ist ein normiertes Frequenzpaar aus dem jeweiligen Oberband und Unterband. (Ausnahmen: Kanäle 376–396 bestehen nur aus der jew. O-Frequenz, Kanal 510 nur aus der U-Frequenz.)

Die Wellen dieser Frequenzen haben charakteristische Eigenschaften:

- geradlinige Ausbreitung
- abschattungsfähig
- reflektierbar
- beugungsfähig
- absorbierbar

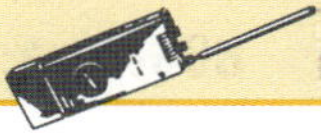

Zur Übertragung von Sprache und Daten sind die folgenden Betriebsarten (Verkehrsarten) in Anlage 9 der BOS-RiLi definiert:

Simplex-Betrieb (Wechselsprechen)

Die Daten- oder Sprachübertragung wird nur abwechselnd in beide Richtungen einer Funkverbindung ermöglicht (nur nacheinander senden und empfangen).

RTW (W/U)		Funkpartner (W/U)
Oberband: –		Oberband: –
Unterband: Empfangen	←	Unterband: Senden
Unterband: Senden	→	Unterband: Empfangen

Simplex-Betrieb ist mit einer oder zwei Frequenzen möglich; i. d. R. wird nur eine Kanalfrequenz (Ober- oder Unterband) benötigt. → Praxis: **Während Empfang nicht die Sprechtaste drücken!**

Duplex-Betrieb (Gegensprechen)

Die Daten- oder Sprachübertragung ist gleichzeitig in beide Richtungen einer Funkverbindung möglich (gleichzeitig senden und empfangen, wie beim Telefonieren). Dies erfordert i. d. R. den getrennten Einsatz von Ober- und Unterband, also zwei Frequenzen.

RTW (G/U)		Funkpartner (G/O)
Oberband: Empfangen	←	Oberband: Senden
Unterband: Senden	→	Unterband: Empfangen

Merke: Auch wenn technisch Duplex-Betrieb besteht, wird vereinbarungsgemäß, in Funkgesprächen immer nur abwechselnd gesprochen!

Semi-Duplex-Betrieb (bedingtes Gegensprechen)

Allgemein werden zwei Frequenzen wie beim Gegensprechen benutzt. Die Anlage ist jedoch so geschaltet, dass nur ein Partner sprechen kann (an einem Ende der Funkverbindung Simplex-Betrieb und an der Gegenstelle Duplex-Betrieb).

Relaisverkehr

Damit mehr als zwei Teilnehmer gleichberechtigt nebeneinander kommunizieren können, muss man eine Relaisfunkstelle einsetzen, deren Umsetzer ein im Unterband aufgenommenes Signal sofort im Oberband wieder aussendet. Zum Teil müssen diese Relais durch einen so genannten Tonruf (I/II) eingeschaltet werden. Technische Voraussetzung ist die Betriebsart Gegensprechen.

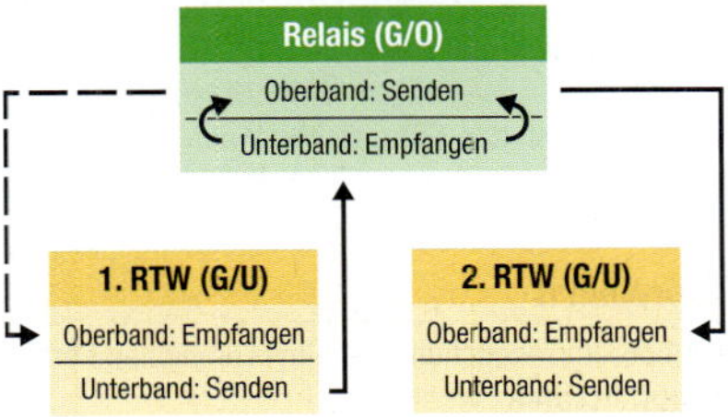

Einstellungen am Funkgerät

1. **Kanal** (4m-Band: dreistellig/2m-Band i.d.R. zweistellig → dem Kanal sind automatisch zwei Frequenzen fest zugeordnet: eine aus dem Oberband und eine aus dem Unterband – s. S. 104).
2. **Band** (durch „U" für Unterband oder „O" für Oberband wird festgelegt, auf welcher der beiden Frequenzen das benutzte Gerät senden soll)
3. **Verkehrsart** (durch „G" für Gegensprechen oder „W" für Wechselsprechen wird festgelegt, ob das benutzte Gerät im Simplex- oder Duplexbetrieb arbeiten soll; bei W = Simplex wird auf der Frequenz im eingestellten Band gesendet und empfangen, bei G = Duplex wird auf der Frequenz im eingestellten Band gesendet und auf der zweiten Frequenz des Kanals im anderen Band empfangen)

Rauschsperre

Um Gespräche deutlich verstehen zu können, müssen Störungen (Rauschen), die bei der Übertragung entstehen, gefiltert werden. Bei schlechtem Empfang muss die Rauschsperre abgeschaltet werden, um damit die Dämpfung durch Filter zu verringern und mehr Gesprächsdaten empfangen zu können.

Technische Störungen – Beseitigungsmaßnahmen

Falsche Geräteeinstellung

- ein/aus
- Wechselsprechen/Gegensprechen
- Oberband/Unterband
- laut/leise
- Rauschsperre
- Kanal

→ **Geräteeinstellung kontrollieren und ggf. korrigieren**

Defekte

- Sprechtaste klemmt (→ Dauerübertragung)

→ **ggf. reparieren (lassen)**

Übertragungsstörungen (Rauschen, Knacken)

- Metallzäune (in der Nähe)
- Hochspannungsleitungen (in der Nähe)
- enge Straßen und Täler, dichter Wald
- Wasserflächen
- Stahlbetonbauten
- schräge Antenne
- Atmosphäre (Jahreszeit, Tageszeit, Luftfeuchtigkeit)

→ **ggf. Standort wechseln, ggf. Rauschsperre einschalten**

Störwellen

- Ampel-Vorrangschaltungen im öffentlichen Personennahverkehr

→ **ggf. Standort wechseln**

Sternverkehr

Mehrere Funkstellen (z.B. Rettungsmittel) tauschen mit einer gemeinsamen Gegenstelle (Sternkopf mit Leitfunktion, z.B. RLS) Nachrichten aus. Vorteil: Datenschutz. Nachteil: kein Informationsaustausch unter den Funkstellen möglich.

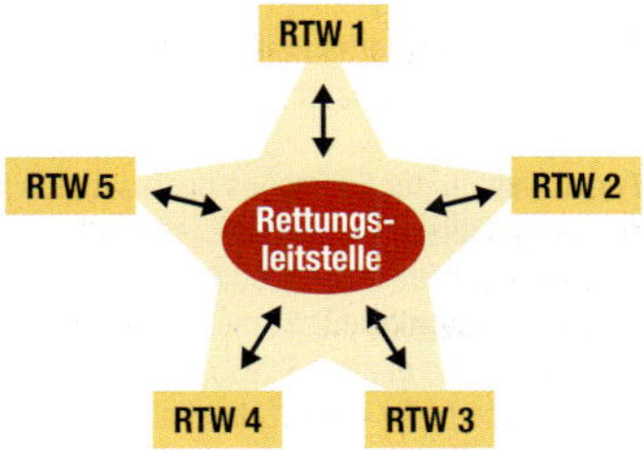

Kreisverkehr

Mehrere Funkstellen eines Funkverkehrskreises können gleichberechtigt Nachrichten austauschen (Relaisverkehr notwendig, s. S. 105). Eine Sprechfunkbetriebsstelle bekommt eine Leitfunktion zugewiesen. Vorteil: Eingesetzte Rettungsmittel können sich v.a. bei größeren Schadenslagen taktisch absprechen (z.B. wer erkundet wo? Anfahrtswege?). Nachteil: mehr Mithörer (geringerer Datenschutz).

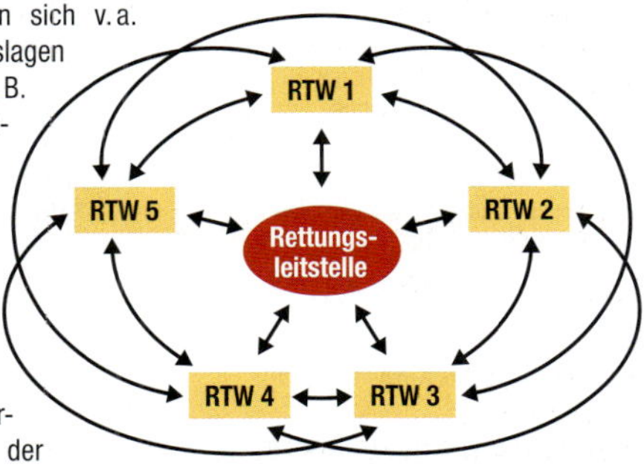

Merke:
Auch wenn technisch Kreisverkehr besteht, herrscht vereinbarungsgemäß bei der Gesprächsabwicklung „Sternverkehr" → der einzige zulässige Funkpartner eines Fahrzeugs ist die Leitstelle; die Erlaubnis einer ausnahmsweisen Direktkommunikation mit einem anderen Fahrzeug ist vorher von der Leitstelle erteilen zu lassen (Anmeldung z.B. mit der Formel: „Frage: Sprecherlaubnis mit XYZ?").

Querverkehr

Nachrichtenaustausch zwischen zwei verschiedenen Funkverkehrskreisen bzw. -bereichen (verschiedene Kanäle). Bei Großschadenslagen, die mehrere Rettungsdienstbereiche betreffen. Hierfür sollte auf Sonderkanäle ausgewichen werden.

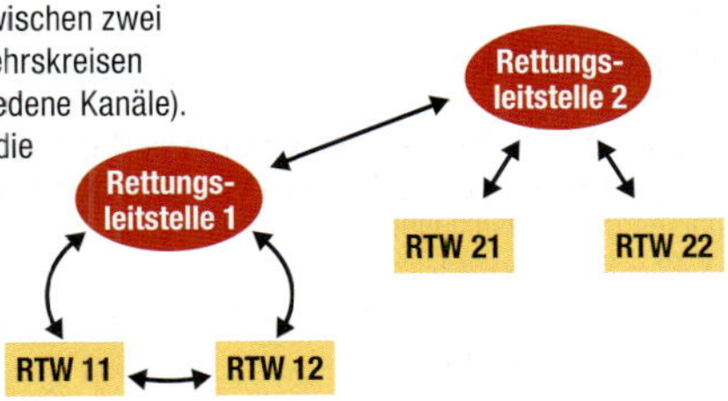

Jede Funkanlage erhält einen Rufnamen (Kennung). Rettungsleitstellen bekommen i. d. R. den Rufnamen „Leitstelle“ (Feuerwehr „Florian“) mit dem Zusatz des Ortes.

Funkrufnamen für Fahrzeuge bestehen aus mehreren Einheiten:

1. Organisationskennwort der jeweiligen Organisation (s. u.)
2. Ortsname/Einsatzbereich (z. B. Stadt, bei Werkfeuerwehren Firma) und/oder ggf. Zahlencode für Stationierungsort des Fahrzeugs (z. B. Nummer der Rettungswache in einer Stadt)
3. Zahlencode für die Art des Fahrzeuges (s. u.); ggf. laufende Nummer (wenn mehrere Fahrzeuge der gleichen Art an einem Ort stationiert sind).

Kodierung: Rettungsorganisationen

RD-Organisationen	BOS-Kennworte
Arbeiter-Samariter-Bund (ASB)	SAMA
Bergwacht (DRK/ BRK)	BERGWACHT
Deutsche Lebensrettungs-Gesellschaft (DLRG)	PELIKAN
Deutsches Rotes Kreuz (DRK)	ROTKREUZ
Deutsche Rettungsflugwacht (DRF)	FLUGWACHT
Feuerwehr (FW)	FLORIAN
Johanniter-Unfallhilfe (JUH)	AKKON
Katastrophenschutz (KatS, nur Behörden)	KATER
Malteser Hilfsdienst (MHD)	JOHANNES
Private Rettungsdienstunternehmen/Stadt	RETTUNG
Rettungshubschrauber (KatS/ ADAC)	CHRISTOPH
Rettungshubschrauber (Bundeswehr)	SAR (search and rescue)
Technisches Hilfswerk (THW)	HEROS

Kodierung: Rettungsfahrzeuge

Code	Fahrzeugart
80	frei [verfügbar durch Innenministerium]
81	NAW [Bayern: 70]
82	NEF [Bayern: 76]
83	RTW [Bayern: 71/ Hessen – RTW/MZF: 83/84/85]
84	RTH-FMS-Kennung [Hessen: 89]

Code	Fahrzeugart
85	KTW [Bayern: 72/73/74]
86	Hilfs-KTW
87	Großraum-KTW [Bayern: 75]
88	Rettungsboot
89	sonstiges

Hinweis zu bayerischen Funkrufnamen

In Bayern setzen sich RD-Funkrufnamen aus dem Namen der Organisation, einer Zahl für den RD-Bezirk (erste Ziffer = Regierungsbezirk) und einer weiteren Zahl (laufende Fahrzeugnummerierung) zusammen: z. B. ROTKREUZ BAYERN 42/12 → 42 = RD-Bezirk Bayreuth; 12 = Fahrzeug Nr. 12

Allgemeine Sprechfunkregeln

- So kurz wie möglich, aber so umfassend wie nötig!
- Grundsätzlich Ansprache mit „Sie".
- Höflichkeitsfloskeln, Kommentare und Wertungen unterlassen.
- BOS-Funk nur für dienstliche Nachrichten verwenden (nicht privat, nicht betriebsintern).
- Personennamen und Amtsbezeichnungen nur in begründeten Einzelfällen nennen (Datenschutz).
- Aussprache: deutlich, langsam, dialektfrei, nicht zu laut/nicht zu leise.
- Abkürzungen vermeiden (HI = Harnwegsinfekt oder Herzinfarkt?).
- Zahlen eindeutig und unverwechselbar aussprechen:

Einheitliche Zahlenaussprache im Sprechfunkverkehr:

1	einss	6	sechs
2	zwoh	7	siebänn
3	drrei	8	acht
4	fieärr	9	noihn
5	fünnäff	10	einss null

Hinweis: Bei größeren Zahlen werden die einzelnen Ziffern nacheinander gesprochen.

- Eigennamen oder missverständliche Begriffe/ Worte buchstabieren (Ankündigung mit „Ich buchstabiere: …" – **Buchstabierregeln s. S. 665**

Funkverkehrsabwicklung

1. Anruf (Ansprechen der Gegenstelle)

Beispiel:

„Leitstelle Mainz | von | Johannes Rheinhessen 8/85-1 | … | kommen."

1. Rufname der Gegenstelle(n) – **2.** „von" – **3.** eigener Rufname – **4.** ggf. Ankündigung der Nachricht – **5.** Aufforderung „kommen"

→ Der Ruf muss unmittelbar vom Angesprochenen erwidert werden!

2. Anrufantwort

Beispiel:

„Hier | Leitstelle Mainz | – kommen."

1. „Hier" – **2.** eigener Rufname – **3.** Aufforderung „kommen"

Kann der Anruf nicht direkt entgegen genommen werden, so ist die Aufforderung „kommen" durch „warten" zu ersetzen.

3. Durchgeben der Nachricht

- Beispiel-Formulierungen zur Einleitung:
  - Korrektur: „Ich berichtige …"
  - Nachfrage: „Wiederholen Sie ab …"
  - Frage: „Frage: …" (z. B. „Frage: Ihr Standort?")
- **Notarztanforderung** mit Nennung des Grundes
- **Bestimmung des Zielkrankenhauses** mit Nennung der (Verdachts-) Diagnose, Alter und Geschlecht des Patienten.
- **Anmeldung des Transports im Zielkrankenhaus** über die Rettungsleitstelle (z. B. bei Schwerverletzten, um Vorbereitungen zu treffen):
  - Nennung von Patientenalter und -geschlecht
  - (Verdachts-) Diagnose
  - Vitalzustand (stabil/ instabil)
  - wesentliche Maßnahmen wie Intubation oder Beatmung
  - ggf. benötigtes Personal und Vorbereitung
  - voraussichtliche Ankunftszeit
- **Technische Nachrichten:**
  - Überprüfung der Funkverbindung
  - Standortwechsel
  - Aufforderung zum Anruf per Telefon
  - Änderung des Einsatzstatus
  - Kanalwechsel (s. n. S.)

4. Quittieren der Nachricht

Eine Nachricht wird von der Gegenstelle mit dem Wort „Verstanden." bestätigt, kann aber zur Sicherheit auch wiederholt werden.

5. Gesprächsbeendigung

Das Gespräch wird mit dem Wort „Ende." abgeschlossen (Zeichen für andere, dass der Funk wieder freigegeben ist). Vorzeitige Unterbrechung/Beendigung nur durch Leitstelle möglich. Beachte: Nicht vom Funk entfernen, solange noch Fragen von der Gegenstelle offen sein könnten.

Sonderfälle

- **Melderauslösung:** Die Auslösung eines Funkmeldeempfängers (FME; digitaler Meldeempfänger = DME) zur Alarmierung des Personals wird durch die Leitstelle z. B. mit der Formulierung „Leitstelle XYZ mit Alarmierung" eingeleitet. Evtl. folgt dem Melderton noch eine Durchsage für den Melderträger. Eine FME-Auslösung gilt als Funkgespräch! Bis die Leitstelle den Funkverkehr durch das Wort „Ende" freigegeben hat (dies kann z. B. dauern, bis der FME-Träger sich auf Funk gemeldet hat), haben weitere Anrufe zu unterbleiben.

- **Direktkommunikation zwischen Rettungsmitteln:** Einem Fahrzeug ist zunächst nur das Gespräch mit der Rettungsleitstelle erlaubt. Sollte eine Absprache zwischen Fahrzeugen zwingend nötig sein, so erteilt die Leitstelle die Sprecherlaubnis, ggf. auf Anfrage eines Fahrzeugs.
- **Kanalumschaltung:** Das **Wechseln des Funkkanals** (z. B. beim Verlassen eines Funkverkehrsbereiches oder um direkt mit Polizei, Feuerwehr oder einer anderen RLS zu kommunizieren) ist nur mit Zustimmung bzw. nach Anordnung der zuständigen Leitstelle erlaubt (Ausnahme: Notfall).

Beim Verlassen eines Funkverkehrsbereiches ist die zuständige Leitstelle anzusprechen (Abmelden unter Nennung des Grundes/Fahrtzieles). Beim Eintreten in einen neuen Funkverkehrsbereich ist ebenfalls die zuständige Leitstelle anzusprechen (Anmelden unter Angabe von Grund und Fahrtziel; bei Patiententransport als Grund sollte die Fahrt mit Sondersignal/mit Notarzt explizit angegeben werden). Wenn nicht sicher bekannt, sind beim An- oder Abmelden Funkrufname, Kanal, Tonrufe und Umschaltpunkt der folgenden Anschlussleitstelle zu erfragen.

Funkmeldesystem (FMS)

Das FMS wurde zur Verkürzung und Entlastung des Funkverkehrs entwickelt, da ein hoher Anteil des BOS-Funks aus wenigen Typen von Routinemeldungen besteht. Funkgeräte, die FMS sendefähig sind, übermitteln mit jeder Nachricht (auch beim Sprechen) eine digital kodierte FMS-Kennung (besteht aus BOS-, Landes-, Orts- und Fahrzeugkennung). Dies kann auf entsprechend bestückten Leitstellenrechnern ausgewertet werden. Ebenso können Datentelegramme vom Fahrzeug zur Leitstelle (Einsatzstatus mit Zahlencode; s.u.) und Kurznachrichten in die umgekehrte Richtung (Fernaufträge; s. u.) verschickt werden.

Status	Meldung (von Rettungsmittel)	Status	Fernauftrag (von Leitstelle)
0	Notruf	A	N. N. – z. B. Sammelruf
1	Einsatzbereit auf Funk	C	für Einsatzübernahme melden
2	Einsatzbereit auf Wache	E	Einrücken/Auftrag abbrechen
3	Einsatzauftrag übernommen	F	über Telefon melden
4	am Einsatzort eingetroffen	H	Wache anfahren
5	Sprechwunschanmeldung	J	Sprechaufforderung
6	Nicht einsatzbereit/ außer Dienst	L	Lagemeldung geben
7	N. N. – z. B. mit Patient unterwegs	U	N. N. – Reserve des Landes
8	N. N. – z. B. am Zielort/ KH eingetroffen		
9	N. N. – z. B. Handquittung/ Anmeldung		

Hinweis zu Status 0 (Notruf): Wird diese Taste aktiviert, so erfolgt die automatische Freischaltung des Handapparatemikrofons mit gleichzeitiger Sendertastung. Alle Gespräche im Einsatzfahrzeug werden für 30 bis 120 Sekunden an die Leitstelle gefunkt. Ein Ausschalten des Geräts ist in dieser Zeit zum Teil nicht möglich.

Schwächen des bisherigen, analogen BOS-Funks

Seit Einführung des analogen BOS-Sprechfunks sind etwa 50 Jahre vergangen. Die derzeitig noch überwiegend benutzte Technik entspricht nicht mehr den heutigen Anforderungen und dem aktuellen Stand der Technik: Das erhöhte Einsatzaufkommen und der damit wachsende Bedarf der Datenübermittlung nahm in den letzten Jahren stetig zu (FMS, Kurztextübertragung, 5-Ton-Alarm). Eine Verschlüsselung von Sprache und Daten vor fremdem Zugriff findet praktisch nicht statt. Der technische Aufwand zum unbefugten und illegalen Abhören der Funkgespräche und zur Entschlüsselung der Daten ist gering und praktisch für jedermann realisierbar. Die Kapazität der zur Verfügung stehenden Kanäle ist zu gering für heutige Anforderungen. Die Kanalumschaltung einzelner Geräte muss manuell erfolgen. Eine direkte einsatzbezogene Zuweisung ist nicht möglich.

Einführung des „neuen BOS-Funks“

Die deutsche Bundesregierung beschloss daher Anfang 2002, die Errichtung eines bundesweit einheitlichen digitalen Sprech- und Datenfunksystems zu unterstützen, für das sich auch andere europäische Länder entschieden haben. Aus den verfügbaren digitalen Techniken wurde TETRA (Terestrial Trunked Radio) für den zukünftigen digitalen BOS-Funk in Deutschland ausgewählt. Im Jahr 2007 wurde die **Bundesanstalt für den Digitalfunk der Behörden und Organisationen mit Sicherheitsaufgaben (BDBOS, Sitz in Berlin)** gegründet. Das Netz befindet sich derzeit noch im Aufbau (Gliederung in 45 Netzabschnitte, ca. 4000 Basisstationen; „Kernnetz“ aus zwei Netzmanagementcentern, 4 Transitvermittlungsstellen und ca. 62 Vermittlungsstellen).
Laut BDBOS ist mit Abschluss des kompletten Netzaufbaus im Laufe des Jahres 2012 zu rechnen; die vollständige Inbetriebnahme wird für 2014 erwartet. Das Netz wird von der Firma EADS aufgebaut und nach Vertragsabschluss im März 2010 von der Fa. Alcatel-Lucent Deutschland AG betrieben. Mittlerweile ist der BOS-Digitalfunk in einzelnen Gebieten in Betrieb (z. B. Berlin, Lüneburg), allerdings wird aufgrund der gebietsübergreifenden Einsätze auch weiterhin der bisherige BOS-Funk vorgehalten.

Die Digitaltechnik

Bei der **Digitaltechnik** werden alle Informationen (Sprache und Daten) zunächst verschlüsselt und dann komprimiert, um sie paketweise durch das Netz zu schicken (höhere Datenflussrate und Abhörsicherheit als bei bisheriger analoger Technik). Hierzu sind hierarchisch organisierte Netzwerke notwendig, deren sämtliche Netzkomponenten (z. B. Sendeanlagen, Endgeräte) die jeweils notwendige Datenumsetzung vornehmen können. Neben der adäquaten Infrastruktur benötigen alle Teilnehmer auch zum jeweiligen Technikstandard passende Endgeräte, die digitale Daten senden, empfangen und auswerten können und in den zugewiesenen Frequenzbereichen arbeiten.

Bei **TETRA** handelt sich um ein sog. Zeitmultiplex-Verfahren, das gleichzeitig mit Up- und Downlink arbeitet. Für den digitalen BOS-Funk in Deutschland wurden in der Funkrichtlinie Digitalfunk BOS, gültig seit 1. 7. 2006, die Frequenzbereiche 380–385 MHz (Uplink) und 390–395 MHz (Downlink) festgelegt.

Das Gesamtfunknetz besteht aus einzelnen **Funkzellen.** An- und Abmeldungen von Geräten in den einzelnen Funkzellen werden wie bei Mobiltelefongeräten automatisch erkannt. Im Gesamtfunknetz kann eine automatische Übergabe von Gesprächen von einer Funkzelle an eine andere stattfinden. Die Erkennung der Endgeräte-Teilnehmer kann sowohl über die technische Endgeräte-Adresse wie die „operativ taktische Adresse", für die ein bundesweit einheitliches Schema entwickelt wurde, möglich. Einzelgespräche im Gegensprechmodus sind ebenso möglich wie Gruppenrufe im Wechselsprechmodus. Auch eine Priorisierung von Nachrichten/Rufen ist eingerichtet (z. B. Vorrang von Notrufen gegenüber anderen Funkgesprächen). Die **Rufberechtigungen** (Gruppen-Zugehörigkeit, eigene operativ-taktische Adresse, zugeordnete Leistelle) eines Teilnehmers (Endgerät) werden von der jeweils zugeordneten Leitstelle programmiert und können bei Bedarf unverzüglich angepasst werden. Beispiel: Einrichtung einer Gruppe, in der Polizei, Feuerwehr, Rettungsdienst und THW für ein Großschadensereignis, in die die Einsatzkräfte vor Ort eingebucht werden (vergleichbar der Zuweisung eines besonderen Kanals im analogen BOS-Funk).

Endgeräte im Digitalfunk

Die neuen **Endgeräte** der BOS können sowohl Sprache als auch Daten verarbeiten (vergleichbar einem Mobiltelefon, mit dem sowohl telefoniert werden kann, als auch SMS-Nachrichten versendet und empfangen werden können); verschiedene Typen sind außerdem mit GPS-Empfängern ausgestattet und übertragen automatisch den eigenen Standort an die jeweilige Leitstelle. Das Bundesamt für Sicherheit in der Informationstechnologie (BSI) forderte auch eine **Zugangsberechtigungsprüfung** für die Teilnehmer im neuen digitalen Funknetz, vergleichbar mit der SIM-Karte im Mobiltelefon, die die Identifikation des jeweiligen Endgerätes im Netz ermöglicht und von den Zentralsystemen des GSM-Netzes einer Berechtigungsprüfung unterzogen wird. Auf diese Weise ist z. B. eine Sperrung gestohlener Geräte problemlos möglich. (Wird eine SIM-Karte verloren, kann sie beim Mobilfunknetzbetreiber gesperrt werden, wodurch ein Telefonieren mit dieser SIM-Karte nicht mehr möglich ist. Das Endgerät kann jedoch mit einer anderen SIM-Karte weiter betrieben werden.)
Um die problemlose Kommunikation aller Endgeräte im TETRA-Netz sicherzustellen, wurde die **Zertifizierungsverordnung im Dezember 2010 in Kraft gesetzt.** Damit sind die Anforderungen an die Endgeräte vollständig und die Zertifizierung kann durchgeführt werden. Aufgrund der Verzögerung wurde festgelegt, dass nicht zertifizierte Geräte bis Ende 2011 betrieben werden dürfen.

Am 24.9.2009 wurde bei der BDBOS eine **Arbeitsgruppe Alarmierung** eingerichtet mit Vertretern aus Bund und Ländern. Ziel ist die Erarbeitung von einheitlichen Anforderungen an die Alarmierung und die entsprechenden Meldeempfänger. Nach heutigem Stand könnten die bisher aus dem analogen Netz bekannten Meldeempfänger durch „aktive" Geräte abgelöst werden; diese Fragestellung ist heute noch nicht abschließend beantwortet.

Digitale Alarmierung schon jetzt – aber unabhängig von TETRA

Derzeit angebotene digitale Funkmeldeempfänger (DME) und geeignete BOS-Funkgeräte bieten die Möglichkeit einer Alarmierung mittels digitaler Technik (Versenden komprimierter Datenpakete, leistungsfähiger als das FMS-System – vgl. S. 111), wenn die Leitstelle mit entsprechenden digitalen Alarmumsetzern (DAU) ausgestattet ist. Hierzu werden die gemäß BOS-Funkrichtlinie vom 2.5.2006 für BOS-Funk reservierten 2 m-Kanäle genutzt (vorzugsweise Oberbandfrequenzen der Kanäle 50 und 53). **Diese digitale Alarmierung ist aber unabhängig von der zukünftigen digitalen BOS-Technik zu sehen!** Fraglich ist z. B., ob die Frequenzen zur DME-Alarmierung auch nach der Einführung des neuen, digitalen BOS-Funks für die Alarmierung mit herkömmlichen DME zur Verfügung stehen werden oder für andere Zwecke eingesetzt werden sollen. Auch die Frage der Teilnehmer-Berechtigungsprüfung für FME ist noch nicht geklärt.

2. Recht im Rettungsdienst

Verweise

- Fahrzeugbesetzung im Rettungsdienst nach Landesrettungsdienstgesetzen s. Tabelle im Anhang S. 664
- Notkompetenz s. eigenes Kapitel ab S. 135
- Problematik Selbsttötung vgl. a. S. 517 f.
- Rechtsvorschriften zum BOS-Funk s. S. 103
- Rechtsvorschriften zu Hygiene/Desinfektion s. S. 519
- Verhältnis Rettungsdienst – Feuerwehr s. S. 87
- Verhältnis Rettungsdienst – Polizei s. S. 88

Rechtsverständnis

„Als Rettungsdienstler steht man mit einem Bein im Gefängnis."

Wer kennt diesen berühmten Satz nicht? Beginnt nicht fast jede Fortbildungsveranstaltung zu Rechtsfragen im Rettungsdienst damit?

Sicherlich wird man bei der rettungsdienstlichen Tätigkeit mit überaus vielen Bereichen des Rechts konfrontiert. Verschiedene umfangreiche Rechtsgebiete kollidieren hier quasi miteinander. Von den zahlreichen strafrechtlichen Konsequenzen, die einem ständig vor Augen geführt werden, über arbeitsrechtliche Fragen bis hin zu zivilrechtlichen Haftungsansprüchen, denen man sich möglicherweise aussetzt, ist alles dabei. Die Normen dienen vor allem der Regelung des Umgangs miteinander und dem Schutz des Schwächeren. Es ist nicht Ziel der Normengeber, Menschen, die mit moralisch guten Intentionen ihren Dienst verrichten, mit „einem Fuß ins Gefängnis" zu stellen. Die Gesetze und die Rechtsprechung sind daher darauf ausgelegt, Menschen, die in gutem Willen handeln, zu schützen. Allerdings sind für diesen Schutz einige wesentliche Regeln und Voraussetzungen zu beachten. Wer mit etwas gesundem Menschenverstand und einem Gefühl der Fairness handelt, braucht sich vor dem eingangs zitierten Leitsatz nicht zu ängstigen und kann ihn getrost vergessen.

Entscheidung im Notfall

Es ist – auch dem Juristen – klar, dass im Rettungsdienst häufig nicht viel Zeit zur Verfügung steht, um z.T. folgenreiche Entscheidungen zu treffen. Daher wird der Rettungsdienstmitarbeiter im Streitfalle nicht einfach nur danach beurteilt, ob die Entscheidung im Nachhinein richtig oder falsch war und welche Folgen sie hatte. Sondern es geht vor allem darum, **wie** eine Entscheidung zustande kam und welche Motivation der Rettungsdienstmitarbeiter hatte. **Also: war die Entscheidung brauchbar, vernünftig und vor allem nachvollziehbar begründet?**

> Eine Entscheidung im Rettungsdienst muss sorgfältig und verantwortungsbewusst getroffen werden, nicht „aus dem Bauch heraus". (Der Bauch kann einen wertvollen Hinweis geben, entscheiden muss der Kopf.)

Kriterien für eine sorgfältige Entscheidung

1. Der RD-Mitarbeiter stellt vor der Entscheidung – so gut es geht – die **Lage** in jeder Hinsicht fest. Dazu gehört auch, seinen Auftrag/sein Ziel festzulegen, ggf. auch Prioritäten der Teilziele.
2. Der RD-Mitarbeiter **beurteilt die Lage,** d.h. er berücksichtigt **alle** erkennbaren Sachverhalte in ihrer Wertigkeit für das Einsatzziel.
3. Er überlegt, welche **Möglichkeiten** zur Verfügung stehen und wählt die beste aus. Nach der Umsetzung **kontrolliert** er, ob die Maßnahmen erfolgreich waren oder eine Nachbesserung/Korrektur notwendig ist.

Die Strafbarkeit eines Deliktes erfordert drei Bedingungen:

1. **Tatbestand** wie im Gesetz beschrieben (objektiv und subjektiv)
2. **Rechtswidrigkeit** (keine Rechtfertigungsgründe für die Tat)
3. Schuld (keine Schuldausschließungsgründe für die Tat)

Bsp.: Der Tatbestand einer Körperverletzung (§ 223 StGB) wird bei fast jeder medizinischen Maßnahme erfüllt; die Handlung ist aber i. d. R. nicht strafbar, weil die Rechtswidrigkeit entfällt, wenn der Patient vorher eingewilligt hat (§ 228 StGB = Rechtfertigungsgrund). Details s. folgende Seiten.

Tatbestand

- Objektiver Tatbestand: Die Handlung, die der Täter verwirklicht haben muss, um zu einer Strafbarkeit des Verhaltens zu gelangen; deckt sich mit dem Wortlaut der entsprechenden Vorschriften des StGB.
- Subjektiver Tatbestand: Der Täter muss wissen und wollen, was er macht, also vorsätzlich handeln; ausreichend ist meist schon das „billigende Inkaufnehmen" von Folgen (sog. bedingter Vorsatz).

Rechtswidrigkeit

- Das Verhalten muss von der Rechtsordnung missbilligt sein.
- Die Rechtswidrigkeit ist automatisch gegeben, wenn keine Rechtfertigungsgründe eingreifen (z. B. rechtfertigender Notstand § 34 StGB, rechtfertigende Einwilligung § 228 StGB, mutmaßliche Einwilligung, rechtfertigende Pflichtenkollision).
- Liegen Rechtfertigungsgründe vor, wie es im RD häufig der Fall ist, entfällt die Rechtswidrigkeit und damit die Strafbarkeit, selbst wenn der Tatbestand erfüllt ist. **Die Beurteilung, ob Rechtfertigungsgründe wirklich vorliegen, gehört zu den wichtigsten juristischen Basiskenntnissen für RD-Personal!**

Schuld

- Schuld ist die individuelle Vorwerfbarkeit des Verhaltens
- Spezielle Entschuldigungsgründe (§ 35 StGB entschuldigender Notstand) lassen Schuld und damit die Strafbarkeit entfallen (für RD-Personal seltenst gegeben)
- Wer noch nicht 14 Jahre alt ist, handelt ohne Schuld (§ 19 StGB)
- Die absolute und die verminderte Schuldfähigkeit sind in §§ 20, 21 StGB geregelt und spielen insbesondere bei Straftaten unter Alkohol- und Drogeneinfluss eine Rolle (Betrinken vor geplanter oder absehbarer Straftat entschuldigt nicht!)

Wurde tatbestandsmäßig, rechtswidrig und schuldhaft gehandelt, ist die betreffende Tat strafbar, als Rechtsfolge droht die Verurteilung. Bei der Strafzumessung des Gerichtes werden noch weitere Faktoren (z. B. moralische Einstellung des Täters) gewürdigt.

Maßnahmen, die zweifelsfrei den Tatbestand der Körperverletzung erfüllen, sind beispielsweise Punktionen jeder Art und die Verabreichung von Medikamenten.

Rechtliche Voraussetzungen für medizinisches Personal (auch Ärzte!):

1. **Einwilligung des Patienten**
   → sonst ungerechtfertigte Körperverletzung, ggf. mit Schadensersatzpflicht
2. **Sorgfältige Durchführung**
   → sonst Schadensersatzpflicht oder unwirksame Einwilligung mgl.
3. **Zeitnahe und sorgfältige Dokumentation**
   → Gefahr der Beweislasterleichterungen oder -umkehr

Wenn nichtärztliches Personal „heilkundliche Maßnahmen" eigenverantwortlich durchführt (inkl. Indikationsstellung), droht z. B. ein Verstoß gegen Tätigkeitsvorbehalte bestimmter Berufsgruppen (z. B. Ärzte, Heilpraktiker, Hebammen), die sich z. B. aus dem Heilpraktikergesetz, Hebammengesetz oder dem Arzneimittelgesetz herleiten.

Ein rechtmäßiger Verstoß gegen diese Gesetze kommt nur in Betracht bei Vorliegen von **Notstandsbedingungen**
→ sonst unerlaubte Ausübung der Heilkunde, Verstoß gegen AMG, MPG, HPG, HebG u. a. möglich.

Einwilligung des Patienten

Voraussetzungen:
- Einwilligungsfähigkeit des Patienten
- Situationsangemessene Aufklärung
- Klare Willensäußerung des Patienten nach Aufklärung

Einsichtsfähigkeit/Einwilligungsfähigkeit

= Fähigkeit, mit **eigenen Rechtsgütern** (Leben, Körper) vernünftig umzugehen
= natürliche Einsichts- und Urteilsfähigkeit (geistige und sittliche Reife)
= Fähigkeit, **Wesen und Tragweite** (Bedeutung) von Handlungen in Bezug auf eigene Rechtsgüter zu erkennen und einzuschätzen (Abwägung: Für und Wider)

Davon unabhängig sind Geschäftsfähigkeit (Fähigkeit, langfristig und unwiderruflich vertragliche Beziehungen einzugehen) und Schuldfähigkeit (Fähigkeit, fremde Rechtsgüter schützende Normen zu respektieren). Einwilligungsfähigkeit bei Geschäftsunfähigkeit ist denkbar, umgekehrt sehr fraglich.
Bei Geschäftsunfähigen bei anwesendem Betreuer zur Sicherheit zusätzlich dessen Einwilligung einholen (Kokonsens).

Die Feststellung der Einwilligungsfähigkeit ist eine Einzelfallentscheidung.
Kriterien der Einwilligungsfähigkeit s. S. 132
Das Alter ist dabei allenfalls Hinweis, aber niemals allein entscheidend!
Grundsätzlich wird ab einem Alter von 14–16 Jahren die Einwilligungsfähigkeit angenommen, die individuell festzustellen ist (Fortschritt „keimender Vernunft"?).

Aufklärung

Der Patient muss verstehen, in was er einwilligt, sonst ist die Einwilligung nichtig! **In Abhängigkeit von Dringlichkeit und Gefährlichkeit** der Maßnahme muss der **Umfang der Aufklärung** gewählt werden. Der Bildungsstand des Patienten muss bei der Formulierung berücksichtigt werden. Eine Einwilligung gilt nur dann als erteilt, wenn der Patient in Kenntnis aller Umstände (s. Checkliste) zugestimmt hätte. Eine nachträgliche Einwilligung gilt nicht.

Checkliste – Inhalt der Aufklärung	
Patientenzustand:	• Untersuchungsbefunde • Ggf. Folgerung: Verdachtsdiagnose(n) (Problem der diagnostischen Sicherheit?!) • Mit den Befunden verbundenen Gefahren für den Patient
Heileingriff:	• Art, Ziel, Notwendigkeit und Dringlichkeit der Maßnahme • Alternativen • Typische Nebenwirkungen, Risiken, Komplikationen und Konsequenzen
Durchführende Person:	• Name, Funktion (Rettungsassistent – ausdrücklich: „kein Arzt") • Qualifikation (auch bzgl. der Maßnahme: die ordnungsgemäße Durchführung muss in dieser Situation gewährleistet sein)

Zwei Empfehlungen für RA in Notkompetenz (teilweise auch für Notärzte):
→ Grundsätzlich invasive Maßnahmen im Notfall auf Lebensrettung beschränken, damit in jedem Fall eine mutmaßliche Einwilligung angenommen werden kann (z. B. bei nachträglich behaupteter fehlender Einsichtsfähigkeit).
→ Auch bei lebensrettenden Maßnahmen und auch bei kommunikationsfähigen Einwilligungsunfähigen angemessen aufklären und Willensäußerung abwarten, um sich vor einem nachträglich geäußerten Vorwurf fehlender Aufklärung/Einwilligung zu schützen (= fehlende Rechtfertigung der Körperverletzung).

Willensäußerung (nach Aufklärung!)

Eine akzeptable Willensäußerung kann auf folgende Weisen erfolgen:
- Ausdrücklich: „Ja, geben Sie mir jetzt das Medikament XY." → Am sichersten
- Konkludent: Der Patient zeigt schlüssig durch sein Verhalten, dass er die Maßnahme wünscht, z. B. in dem er den Arm zur Injektion hinhält oder durch ein Kopfnicken. → Missverständnisse möglich!
- Generalisiert: „Machen Sie alles, was Sie für richtig und nötig halten."

Praxisregeln zur Einwilligung

- Jede Einwilligung setzt eine Aufklärung voraus, die beim Pat. angekommen ist.
- Teilnahmsloses Dulden ist keine Einwilligung! Eine Einwilligung ist widerruflich.
- Wenn der einwilligungsfähige Patient im Vertrauen auf den RA das Verstehen der Aufklärung nicht für nötig hält (z. B. unterbricht: „Das interessiert mich nicht, machen Sie was notwendig ist."), sollte man die Aufklärung trotzdem angemessen durchführen (vielleicht war dem Patient z. B. gar nicht bewusst, dass der RA gar kein Arzt ist oder dass es Alternativen gibt)
- Täuschung, Drohung, Zwang (Willensmängel) oder grobe Fehler machen eine Einwilligung nichtig.

Sonderfall: mutmaßliche Einwilligung

Wenn die Einwilligungsfähigkeit aus tatsächlichen Gründen fehlt (z. B. Bewusstlosigkeit), können solche Maßnahmen gerechtfertigt ergriffen werden, die mit an Sicherheit grenzender Wahrscheinlichkeit vom Pat. in Kenntnis der Umstände gewollt wären. Dies darf i. d. R. bei lebensrettenden Maßnahmen angenommen werden, die durch hierfür ausreichend qualifiziertes Personal indiziert und sorgfältig durchgeführt werden. Entscheidend ist der Zeitpunkt der Rechtsgutsverletzung (des Eingriffs). **Allgemeine Voraussetzungen:**

- Es ist kein Anhaltspunkt für einen entgegenstehenden Willen des Betroffenen bekannt oder erkennbar → der hypothetische Wille des Patienten gilt als mit dem übereinstimmend, was gemeinhin als normal und vernünftig angesehen wird.
- Die Maßnahme gilt als allgemein vernünftig und entspricht den Interessen eines durchschnittlich verständigen Patienten.
- Ermittlung des mutmaßlichen Willens (individuelle Interessen, Wünsche, Bedürfnisse, Wertvorstellungen des Pat.), die z. B. aus Aussagen von Angehörigen erschlossen werden können (es zählt primär nicht der Wille der Angehörigen).
- Der Wille des Patienten geht vor dessen Wohl! Ausnahmen s. S. 130 ff.
- Späterer entgegenstehender Wille ist ohne Bedeutung, solange die Prüfung des mutmaßlichen Willens zum Zeitpunkt der Maßnahme korrekt ausgeführt wurde
- Bei falschem Urteil: Grundsätze des Verbotsirrtums (§ 17 StGB) → Unvermeidbarkeit des Irrtums entscheidend für Straffreiheit.

Sorgfältige Durchführung

- Individuelle Voraussetzungen:
  1. Bin ich jetzt Herr der Lage? Kann ich die aktuelle Situation in Bezug auf Indikationen und Kontraindikationen der Maßnahme sicher einschätzen?
  2. Beherrsche ich die Maßnahme in Theorie und Praxis?
  3. Bin ich jetzt in der Lage, mögliche Komplikationen zu beherrschen?
  4. Kann ich meine aktuelle Qualifikation für die Maßnahme nachweisen? (Letzte Fortbildung? Letzte Überprüfung?)

- Durchführung nach existierenden Standards
- Übergabe an weiterbehandelnden Arzt (sofort, unaufgefordert, vollständig)!

Zeitnahe sorgfältige Dokumentation

Allgemein:

- Nachvollziehbar für fachkundige Dritte
- Untersuchungsbefunde vor ergriffenen invasiven Maßnahmen
- Diagnostische Folgerung(en)
- Notwendigkeit der Maßnahmen und Ausschluss von Alternativen
- Einwilligungssituation
- Sorgfältige Durchführung der Maßnahmen und Erfolgskontrolle
- ggf. eingetretene Komplikationen und deren adäquate Behandlung
- Untersuchungsbefunde nach ergriffenen invasiven Maßnahmen

Bei Notkompetenzsituation:

- Zeuge (i. d. R. Kollege) soll das Protokoll ebenfalls unterzeichnen
- Erfüllte Notstandskriterien
- je nach regionalem Protokoll: Einsatznachbesprechung/Supervision, z. B. durch Ärztlichen Leiter Rettungsdienst (Qualitätssicherung)

Notstandsbedingungen

Eine **gegenwärtige Lebensgefahr** liegt **objektiv** vor, d. h. belegbar durch eindeutige Befunde; auch für einen objektiven Dritten in Kenntnis aller Fakten dieser konkreten Situation (ex ante).

Die angedachte Maßnahme ist zur Abwendung der Gefahr...

- **geeignet** = verspricht den unmittelbaren Erfolg
- **dringend erforderlich** = die Gefahr ist nicht anders abwendbar:
  - Das rechtzeitige Eintreffen eines geeigneten Arztes wurde ausgeschlossen.
  - Die rechtzeitige Zuführung zu einem geeigneten Arzt wurde ausgeschlossen.
  - Andere geeignete, aber weniger invasive bzw. risikoärmere Maßnahmen wurden ohne ausreichenden Erfolg ausgeschöpft.
- **zumutbar** (sorgfältige Durchführung in dieser Situation ist sichergestellt; Beherrschen der Maßnahme + Zubehör + Assistenz + keine erheblichen situativen Zusatzgefahren)
- **verhältnismäßig** (Stehen die Risiken/Gefahren/Folgen der Maßnahme in einem annehmbaren Verhältnis zur drohenden Gefahr? Auch die Garantenstellung, die spätere Behebbarkeit von Schäden und die Erfolgschancen der Maßnahme müssen berücksichtigt werden.)
- **bestimmt** (Rettungswille des Anwenders = subjektiver Rechtfertigungsgrund).

Schweigepflicht (§ 203 StGB) I

Verletzung kann mit Freiheitsstrafe bis zu einem Jahr geahndet werden.

Die Schweigepflicht hat ihren Grund im Schutz der vetrauensvollen Atmosphäre zwischen Behandler und Patient. Jeder Patient, auch der mit „Dreck am Stecken", hat das Recht auf eine menschliche und korrekte medizinische Versorgung, insbes. bei lebensbedrohlichen Notfällen, die aber nur möglich ist, wenn zwischen Behandler und Patient keine Geheimnisse stehen! Ein Patient wird sich natürlich nur dann völlig offenbaren, wenn er weiß, dass nichts davon nach außen dringt.

Grundsätzlich besteht eine Schweigepflicht für das gesamte medizinische Personal im Rettungsdienst im selben Umfang. NA und RA haben eine berufsmäßige Schweigepflicht (§ 203 I StGB), das übrige Rettungsdienstpersonal (RH, RS, RA i. P. und andere Auszubildende) eine abgeleitete Schweigepflicht als deren berufsmäßig tätige Gehilfen (§ 203 III StGB).
Außerdem kann eine Schweigepflicht aus einer Amtsträgerschaft bzw. aus einer besonderen Verpflichtung für den öffentlichen Dienst resultieren, die auch im Rettungsdienst Anwendung findet und auch eine Verschwiegenheit bei nichtmedizinischen Einsätzen/Kontakten bedingt (§ 203 II StGB).

Die medizinische Schweigepflicht gilt gegenüber allen, die nicht unmittelbar an der medizinischen Versorgung des Patienten beteiligt sind, also auch Angehörigen des Patienten, eigenen Kollegen (die an der Versorgung des Patienten nicht beteiligt sind), Behörden, Presse und Polizei.

Die Schweigepflicht besteht über den Tod des Patienten hinaus! (§ 203 IV StGB)

Die Schweigepflicht umfasst

- durch den Patienten **Anvertrautes,**
- **berufsbedingt Bekanntgewordenes** (z. B. Wohnverhältnisse des Pat.; wäre der RD nicht gerufen worden, wüsste der RS/RA/NA davon nichts!),
- durch Dritte **Mitgeteiltes** (über den Patienten).

Die Schweigepflicht umfasst zunächst jedes Wissen, an dem der Pat. ein schutzwürdiges Interesse hat. Was darunter fällt, entscheidet letztlich er selbst!

Aus der Schweigepflicht resultiert ein umfassendes Zeugnisverweigerungsrecht vor Gericht für Ärzte gemäß § 53 I 3 StPO. Über das Zeugnisverweigerungsrecht für Hilfspersonal entscheidet der behandelnde Arzt (§ 53 a StPO). Eine Entbindung von der Schweigepflicht verpflichtet sowohl Ärzte, als auch das Hilfspersonal zur Aussage (§ 53 II bzw. § 53 a S. 2 StPO). Bei Aussagen vor Gericht entscheidet ggf. auch der Richter über das Vorliegen einer Schweigepflicht.
Keine Belastung von Angehörigen und sich selbst gemäß § 55 StPO.

Erlaubtes Brechen der Schweigepflicht

Es gibt zwei Instanzen, die die Befugnis zum Brechen der Schweigepflicht erteilen können: **1. der Patient selbst** und **2. das Gesetz**

Zu 1. Der **Patient** kann entweder ausdrücklich erklären, dass jemand ein ihn betreffendes Geheimnis offenbaren darf oder es wird aus der Situation offensichtlich, dass der Patient gegenüber Anwesenden keine Geheimnisse hat (konkludentes Verhalten – **Vorsicht: im Zweifel vorher ausdrücklich fragen!).**
Im Sinne des Patienten gilt grundsätzlich, dass ein Informationsaustausch unter den an der Patientenbehandlung beteiligten Personen gestattet ist, sofern es der Behandlung dient (z. B. Übergabe in der Klinik).
Zu 2. Erlaubtes, ggf. verpflichtendes Brechen der Schweigepflicht durch Gesetz:

1. Namentliche Meldungen nach Infektionsschutzgesetz, Meldungen nach Medizinproduktegesetz, Personenstandsgesetz, Sozialgesetzbuch VII u. a.
2. Angaben gegenüber dem Leichenschauer nach Landesbestattungsgesetz
3. zur Selbstverteidigung vor Gericht (z. B. § 34 StGB)
4. Anzeigepflicht bestimmter Straftaten:
   - Grundsätzlich besteht eine Anzeigepflicht nur bei geplanten Kapitalverbrechen (§ 138 StGB), z. B. Hochverrat, Terror, Mord, Totschlag, Raub, Erpressung, Schaffung einer Gemeingefahr.
   - Für abgelaufene Straftaten besteht i. d. R. keine Anzeigepflicht, also bleibt es primär bei der Schweigepflicht!

Für RS/RA kann es sich im Zweifelsfall anbieten, anstatt die Schweigepflicht unbefugt zu brechen (z. B. V. a. stattgefundene Kindesmisshandlung) einen Arzt zur Weiterbehandlung (!) hinzuzuziehen, der unter bestimmten Umständen (s. u.) rechtlich unbedenklich die zuständigen Behörden/Personen informieren darf.

Besonderheiten für Ärzte

Der Arzt kann (z. T. im Rahmen einer Pflichtenkollision) außerdem die Schweigepflicht brechen

- beschränkt zur Verhinderung krankheitsbedingter strafbarer Handlungen (Güterabwägung) und
- sehr beschränkt zur Aufklärung begangener schwerer Straftaten (ethische Abwägung).

Der Arzt (und nur dieser!) ist straffrei, wenn er trotz Kenntnis von geplanten Kapitalverbrechen i. S. d. § 138 StGB keine Anzeige erstattet, jedoch sich ernsthaft bemüht, die Tat zu verhindern, sofern es sich nicht um Mord, Totschlag, erpresserischen Menschenraub, Geiselnahme, Terror, Angriff auf den Luft- oder Seeverkehr handelt (§ 139 III StGB). Wenn ein Arzt als Gutachter (z. B. Blutabnahme für die Polizei) tätig wird, besteht für ihn keine Schweigepflicht gegenüber dem Auftraggeber, aber der Arzt muss den Pat. zuvor darauf hinweisen!

Sonderrechte

Nach § 35 Abs. 5a StVO sind **„Fahrzeuge des Rettungsdienstes von den Vorschriften der StVO befreit", wenn und solange**

- **„höchste Eile geboten ist,**
- **um Menschenleben zu retten**
- **oder schwere gesundheitliche Schäden abzuwenden."**

Die berechtigten Fahrzeuge dürfen also unter den genannten Voraussetzungen gegen die Vorschriften der StVO verstoßen (z. B. Geschwindigkeits- oder Parkregelungen). Es ist aber nicht erlaubt, gegen Vorschriften anderer Gesetze (z. B. StGB, StVG, StVZO, FeV, Landesrettungsdienstgesetze) zu verstoßen, die ebenfalls straßenverkehrsrechtliche Regelungen enthalten! (z. B. Gefährdung des Straßenverkehrs, Alkohol am Steuer). Die Inanspruchnahme von Sonderrechten bedarf keiner Kennzeichnung gegenüber anderen Verkehrsteilnehmern! Eine Warnung anderer Verkehrsteilnehmer ist aber häufig sinnvoll, um Gefahren zu minimieren. Bedingung für Sonderrechte ist § 35 Abs. 8 StVO: „Die Sonderrechte dürfen nur unter gebührender Berücksichtigung der öffentlichen Sicherheit und Ordnung ausgeübt werden." **Dies bedeutet eine erhöhte Sorgfaltspflicht bei der Inanspruchnahme von Sonderrechten.** Bei einem Unfall mit Sonderrechtsgebrauch wird sich der Fahrer immer dem Vorwurf stellen müssen, dass er die öffentliche Sicherheit und Ordnung nicht gebührend beachtet hat, da sonst der Unfall gar nicht hätte passieren können.

Der § 35 StVO gibt dem RD kein allgemeines Vorrecht gegenüber anderen Verkehrsteilnehmern.

Wegerecht

Gemäß § 38 Abs. 1 StVO darf der Rettungsdienst **blaues Blinklicht zusammen (!)** mit dem Einsatzhorn verwenden, **„wenn**

- **höchste Eile geboten ist,**
- **um Menschenleben zu retten**
- **oder schwere gesundheitliche Schäden abzuwenden."**

Damit wird allen übrigen Verkehrsteilnehmern angeordnet, sofort freie Bahn zu schaffen (Demonstration des Wegerechts). Trotzdem erhöhte Sorgfaltspflicht:

- **Auf Sicht fahren** (Vergewissern, dass die übrigen Verkehrsteilnehmer das RD-Fahrzeug gesehen haben; Überfahren **roter Ampeln** und **vorfahrtnehmender Schilder** nur mit Schrittgeschwindigkeit und wenn die anderen Verkehrsteilnehmer zum Stehen gekommen sind bzw. ihre Geschwindigkeit ausreichend vermindert haben; **langsames und umsichtiges Fahren in der Nähe von Kindergärten, Schulen, Altenheimen, bei Fußgängerüberwegen, in Fußgängerzonen und beim Fahren gegen Einbahnstraßen.)**
- Auch das subjektiv im Fahrzeug als sehr laut empfundene Einsatzhorn kann z. B. an Einmündungen leicht überhört werden.

Blaues Blinklicht alleine

darf laut § 38 Abs. 2 StVO verwendet werden:

- zur **Warnung an Unfall-/Einsatzstellen** und
- bei **Fahrten im geschlossenen Verband.**

In verschiedenen Einsatzsituationen ist es übliche Praxis, nur mit blauem Blinklicht alleine zu fahren (z. B. nachts), und dabei **Sonderrechte** in Anspruch zu nehmen (s. I. S.). **Wegerecht besteht dabei aber nicht!** Trotz evtl. vernünftiger Gründe für dieses Verfahren (z. B. Schonung von Patienten oder Anwohnern) sind im Falle eines Unfalls erhebliche Konsequenzen für den Fahrer nicht unwahrscheinlich, da dieser glaubhaft nachweisen muss, dass seine Vorgehensweise sorgfältig war und der Unfall bei Einsatz der akustischen Warnanlage auch geschehen wäre.

Indikationstellung für Sonderrechte/Wegerecht

Die Feststellung, dass „höchste Eile geboten ist, um Menschenleben zu retten oder schwere gesundheitliche Schäden abzuwenden", trifft

- **bei Alarmierung i. d. R. die Leitstelle,** wobei sich der Fahrer darauf verlassen muss und darf, dass die o. g. Kriterien zur Sondersignalfreigabe tatsächlich vorliegen, insbes. auch bei dringender Transport von Medikamenten, Kreuzblut oder Amputaten (z. B. NEF), Organtransport für Transplantationszwecke, Lotsen eines Fremdfahrzeuges mit Sonderrechten/Wegerecht.
- **die Besatzung selbst** (z. B. bei Einsatz durch Eigenwahrnehmung oder zum **Patiententransport mit Sondersignal,** wenn unter Aufwendung aller präklinisch notfallmedizinischen Maßnahmen (inkl. adäquater notärztlicher Therapie) die Transportfähigkeit des Patienten nicht zu erzielen bzw. die akute **Vitalbedrohung** nicht zu beheben ist (d. h. Diagnostik/chirurgische Intervention in einer Klinik dringend erforderlich, z. B. V. a. intraabdominelle Blutung). Indikationsstellung durch medizinisch Höchstqualifizierten vor Ort **(i. d. R. Notarzt,** seltener – wenn kein NA vor Ort – auch Rettungsassistent).
  Dabei an Vorinformation der Klinik denken! Abwägung: Medizinischer Nutzen durch Zeitgewinn/Risiko des Straßenverkehrs (statistisch ca. achtfach erhöhtes Unfallrisiko bei Sondersignalfahrt!) sowie Wirkung auf den Patienten (Aufregung, ggf. vorherige Aufklärung/Sedierung des Patienten).

Unfallrisiko bei Sondersignalfahrten

Statistisch ist das Unfallrisiko bei Sondersignalfahrten ca. achtmal höher als bei normalen Dienstfahrten. **Die Entscheidung, in welchem Umfang indizierte Sonderrechte und/oder Wegerecht in einem Einsatz konkret eingesetzt werden können (und damit müssen), ohne jedoch die Sorgfaltspflicht zu verletzen, trifft allein der Fahrer des Rettungsmittels, der auch allein für die Konsequenzen seiner Fahrweise geradestehen muss!** Eigene, unveröffentlichte Untersuchungen zeigten, dass im Stadtbereich allein 50–90 % der

Fahrtzeit durch vorsichtiges Auslassen von roten Ampeln, Vorbeifahren an stehengebliebenen Fahrzeugen und Vorfahrtberechtigten gespart werden. Hingegen können höhere Geschwindigkeiten maximal 25 % der Fahrtzeit einsparen, erhöhen aber das Unfallrisiko beträchtlich, insbes. Umkippen von RTW bei schnellen Lenkbewegungen, z. B. Ausweichen (relativ hoher Schwerpunkt, bei hohem μ-Wert). Starkes Beschleunigen und Bremsen sparen weniger als 5 % Fahrtzeit ein, führen aber zu psychischen und körperlichen Belastungen der Insassen und erhöhen in diesen Phasen (bei niedrigen μ-Werten) das Risiko des Ausbrechens bei Lenkbewegungen. Besonders risikoreich sind Überholmanöver mit RTW > 80 km/h. Bei langen Anfahrtswegen (> 10 km) mit geeigneten Strecken und Umgebungsbedingungen kann durch angemessen erhöhte Geschwindigkeit (+10–20 % der zulässigen Geschwindigkeit) eine nennenswerte Zeitersparnis erreicht werden. Vom Einsatz eines NEF als „Straßenräumer" für einen RTW, der einen Patienten mit Sonderrechten/Wegerecht zur Klinik transportiert, muss aus verschiedenen Gründen **abgeraten** werden! (Ausnahme: Lotsenfahrt, wenn der RTW-Fahrer nicht ortskundig ist.) Ein NEF darf einem mit Sondersignal zur Klinik fahrenden RTW nur mit Sondersignal folgen, wenn ein neuer Einsatz konkret vorliegt.

Eigenunfall oder Vorbeifahren an Fremdunfall

1. Immer anhalten!

Jeder Unfallbeteiligte muss sich nach einem Unfall als solcher den anderen Unfallbeteiligten zu erkennen geben, d.h. seine Personalien, Fahrzeugkennzeichen und die Art seiner Beteiligung angeben (sonst: unerlaubtes Entfernen vom Unfallort, § 142 StGB). Wichtig: Unfallbeteiligter ist jeder, dessen Verhalten zum Unfall beigetragen haben kann (§ 142 V StGB). Häufig verursacht z. B. Sondersignalgebrauch ein Fehlverhalten Dritter (z. B. Sturz eines Fahrradfahrers oder Auffahrunfall durch Unaufmerksamkeit) → der RTW-Fahrer ist dann Unfallbeteiligter im Sinne des Gesetzes und muss auch bei Bagatellschäden immer zunächst anhalten.

2. Erste kurze Meldung an die Leitstelle

- Eigenwahrnehmung/Beteiligung an Verkehrsunfall
- vorläufig nicht einsatzbereit
- ggf. prophylaktisch weiteres Rettungsmittel zum ursprünglichen Einsatzort

3. Unfallstelle absichern

4. Sorgfältige Erkundung

- Sind Personen verletzt? (Schwere der Verletzungen?)
- Eigenes Fahrzeug einsatzfähig? (Fahrfähigkeit? Betriebssicherheit? Verkehrssicherheit?)

5. Entscheidung

Mögliche Konstellationen:

Verletzte außerhalb des Rettungsmittels	Einsatzstatus		
	S3 – Notfalleinsatz (Fahrt zum Patient)	**S7 – Patient an Bord** (Patient vital bedroht)	**S7 – Patient an Bord** (Patient stabil)
definitiv keine	weiterfahren	weiterfahren	abwägen
Leichtverletzte	abwägen	abwägen	vor Ort bleiben
Schwerverletzte	vor Ort bleiben	vor Ort bleiben	vor Ort bleiben

- Wenn kein weiterer Unfallbeteiligter vor Ort und dringlicher Einsatz (§ 35 V StVO) → den Einsatz fortsetzen (berechtigtes Entfernen) und unverzüglich danach Kontakt mit Polizei und ggf. Geschädigten aufnehmen (Unfallbeteiligung per Funkruf an RLS dokumentieren).
- Bei nicht dringlichem Einsatz/Fahrt ohne Auftrag → grundsätzlich zunächst vor Ort bleiben; wenn kein weiterer Unfallbeteiligter vor Ort → angemessene Zeit warten; danach Kontakt mit Polizei und ggf. Geschädigten aufnehmen.

- **Vorgehen A: Vor Ort bleiben**
  Grundsatz: Patienten/Verletzte (erst-)versorgen!
  Keinesfalls von der Unfallstelle entfernen. Anderenfalls droht Strafbarkeit wegen unterlassener Hilfeleistung (§ 323 c StGB) oder gar Körperverletzungsdelikten durch Unterlassung (Garantenstellung, § 13 StGB i. V. m. entsprechenden Tatbeständen nach § 223 ff. StGB). Für verletzte Unfallgegner möglichst anderes Rettungsmittel anfordern, um emotionale Spannungen mit juristischen Folgen vorzubeugen (z. B. Vorwurf eines Behandlungsfehlers)
- **Vorgehen B: Weiterfahren**
  Grundsatz: gerechtfertigtes Entfernen vom Unfallort!
  Entfernen vom Unfallort ist in Ordnung, wenn den anderen Unfallbeteiligten die eigenen Personalien, das Fahrzeugkennzeichen und die Beteiligung am Unfall angegeben wurden (dauert nicht lange). Ein vorheriges Entfernen kann im Extremfall über § 34 StGB (vgl. S. 117 und 121) gerechtfertigt sein. Umstände des Einzelfalles sind entscheidend. Bei Fahrt zu vermutlich kritischem Einsatz/kritischem Patient an Bord und lediglich Sachschaden vor Ort ist eine Weiterfahrt zulässig. Möglichst Polizei (ggf. über Funk) kurz darüber informieren und der Polizei unmittelbar nach Beendigung des Einsatzes zu Verfügung stehen.
- **Vorgehen C: Abwägen**
  Grundsatz: Sehr genaues Abwägen zwischen Vorgehen A und B.

Je geringer der Schaden vor Ort und je größer der Schaden für den Patienten (zu dem gefahren wird bzw. der an Bord ist), desto eher ist eine Weiterfahrt gerechtfertigt! Eine Strafbarkeit entfällt dann (in Extremfällen) aufgrund Rechtfertigung über § 34 StGB (Rechtfertigender Notstand) bzw. aufgrund einer rechtfertigenden Pflichtenkollision.

Im Zweifel gelten folgende Prioritäten:

1. **Vor Ort bleiben,** da es sich vor Ort im Gegensatz zu dem gemeldeten Notfall in jedem Fall um real vorliegende Notfallpatienten handelt. Immer mitentscheidend, ob anderes Fahrzeug den Auftrag ohne größeren Zeitverlust übernehmen kann → dann auf jeden Fall vor Ort bleiben!
2. Bei kritischem Zustand des Patienten an Bord → Weiterbeförderung, sofern sonst nur Bagatellverletzungen vor Ort (verifiziert). Interessen des Patienten beachten (vertragliche Leistungspflicht, Garantenstellung).
3. Weiterfahrt zum ursprünglichen Notfallort; hierfür spricht:
   - Die Meldung ist glaubwürdig (kein blinder Alarm).
   - Die Meldung beinhaltet die Feststellung, dass ein Mensch in Lebensgefahr ist (keine Mutmaßung).
   - Der Feststellende hat selbst den Notruf abgesetzt (keine „stille Post").
   - Es liegt eine Rückrufbestätigung durch Leitstelle vor (selten).

Vorsicht: Bei Unterschätzung der Verletzungen vor Ort drohen strafrechtliche Konsequenzen (im Zweifel eher höher einschätzen, da innere Verletzungen und nicht vorhersehbare Verschlimmerungen in Betracht gezogen werden müssen, z. B. symptomfreies Intervall bei epiduraler Blutung nach SHT).
Im Zweifel immer: vor Ort bleiben!

6. Zweite, konkrete Meldung an die Leitstelle

- Schadenslage: Verletzte (schwer/leicht), Sachschäden
- Gefahrenlage, z. B. austretende Betriebsstoffe
- Eigene Lage: eigenes Personal/Fahrzeug einsatzbereit/nicht einsatzbereit
- Entscheidung: wir bleiben vor Ort/wir führen ursprünglichen Auftrag aus
- Nachforderung von Polizei/Feuerwehr/Rettungsdienst

Grundsätzlich bei Verkehrsunfall

- Keine Klärung von Schuldfragen an der Unfallstelle.
- Frühzeitig Zeugen suchen und deren Personalien festhalten.
- Personalien und Fahrzeugdaten unter allen Unfallbeteiligten gegenseitig notieren (Verpflichtung zur Angabe nach § 142 StGB). Bei nicht dringlichem Einsatz des Rettungsfahrzeuges besteht gemäß § 34 StVO auch die Pflicht zum gegenseitigen Vorweisen der Führerscheine, Fahrzeugscheine und zur Angabe der Haftpflichtversicherungsdaten nach bestem Wissen.
- Selbst keine Aussagen zum Unfallhergang machen (Aussage nachreichen).
- Interne Dienstanweisungen/Anweisungen der eigenen Versicherung beachten. Sofortige Meldung an den Vorgesetzten/Verantwortlichen (z. B. internes Unfallprotokoll).
- Fortdauernd aufgehobene Einsatzbereitschaft an RLS melden.

Ärztliche Transportbegleitung

Im Notfall kann jeder (niedergelassene) Arzt einen Transport (z. B. mit RTW) begleiten und die ärztliche Versorgung sicherstellen. Lehnt ein anwesender Arzt die Begleitung ab, besteht aber auf einem Transport ohne NA, so ist dem durch das nichtärztliche Personal zunächst Folge zu leisten. Ab Übernahme in den KTW/RTW ohne Arztbegleitung liegt die Entscheidung der NA-Nachforderung jedoch wieder beim RS/RA.

Delegation notärztlicher Aufgaben auf RS/RA

Der NA kann die Durchführung ärztlicher Leistungen auf Nichtärzte (RS, RA) übertragen. Sowohl Arzt als auch RS/RA übernehmen dabei eine bestimmte Verantwortung und haften für Schäden in ihrem Verantwortungsbereich:

- **Verantwortung des NA:** Indikationsstellung der Maßnahme, Einwilligung des Patienten, Eignung der Maßnahme zur Delegation (Grad der Invasivität, spezielle Ausbildung notwendig), ausreichende Qualifikation des Durchführenden (Kenntnisse, Erfahrung), Überwachung der Durchführung.
- **Verantwortung des RS/RA:** einwandfreie, sorgfältige Durchführung. Der RS/RA muss den NA ggf. auf seine tatsächliche Qualifikation/Erfahrung hinweisen; bei Unsicherheiten oder Zweifeln an der korrekten Ausführbarkeit muss der RS/RA die Durchführung ablehnen!

Nicht delegationsfähig sind Diagnosefindung und Therapieentscheidung. Um seiner Delegationsverantwortung gerecht werden zu können, muss der Arzt persönlich anwesend sein! Daher sind Arbeitsaufträge über Funk höchstproblematisch, insbesondere weil der NA den Patienten zu diesem Zeitpunkt meist (noch) nicht kennt.

Weisungsrecht

Der RA ist nach § 3 RettAssG Helfer des Arztes. Grundsätzlich hat jeder behandelnde Arzt gegenüber dem RS/RA Weisungsrecht, solange er denselben Patienten behandelt und persönlich anwesend ist – damit also die Verantwortung für die Behandlung des Patienten trägt. Dem RS/RA steht es frei, Vorschläge/Vorbehalte zur Behandlung zu äußern (Vorsicht, wenn Patient oder Dritte anwesend!); ärztlichen Anordnungen ist Folge zu leisten. Mögliche, doch in der Praxis wohl seltene Ausnahmen stellen höchstens Weisungen zur Durchführung offensichtlicher Straftaten, Begehen eines Übernahmeverschuldens oder eine Überforderung des RS/RA dar. Nur dann oder wenn der Patient allein dem RS/RA – z. B. zum Transport – übergeben worden ist, trägt der RS/RA die alleinige Verantwortung für den Patient. Es muss ggf. den Arzt um eine Transportbegleitung bitten (NA-Indikation) und kann bei Ablehnung einen anderen Arzt zur Transportbegleitung rufen.

Behandlungs-/Mitfahrverweigerung I

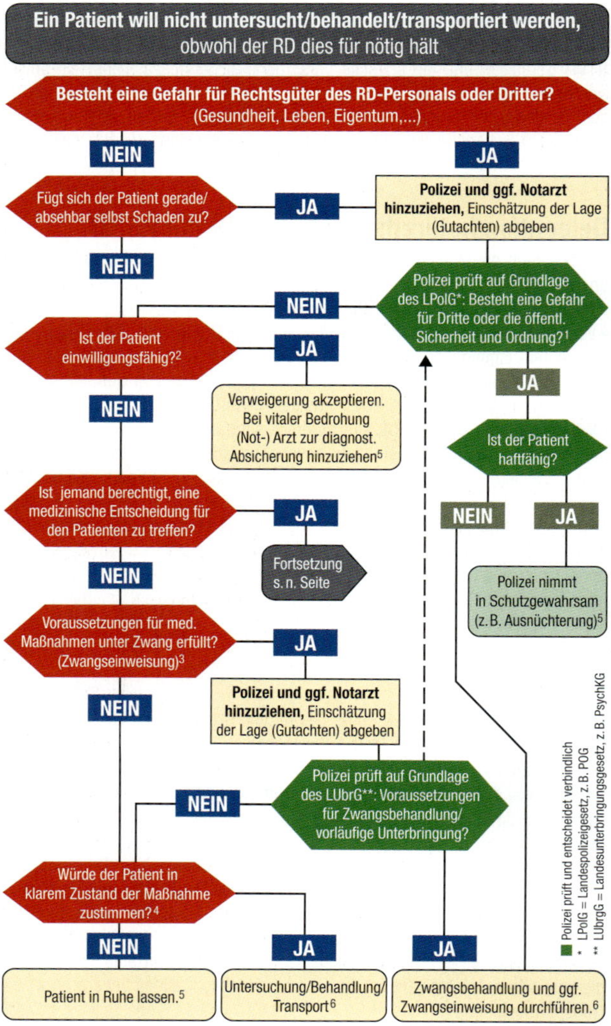

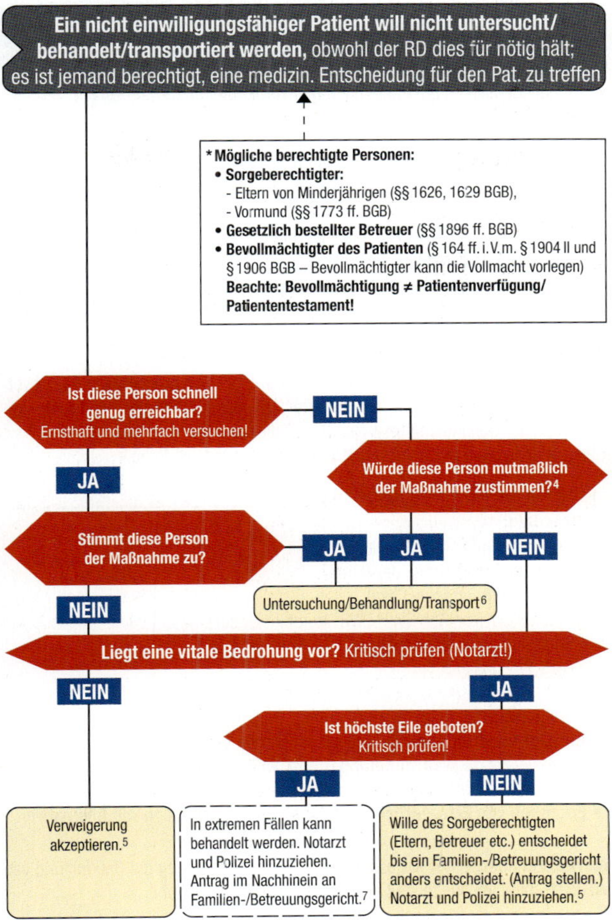

Erläuterungen zum Algorithmus siehe folgende Seiten!

[1] Öffentliche Sicherheit und Ordnung

Die öffentliche Sicherheit
- Bestand des Staates
- ordnungsgemäßes Funktionieren staatlicher Einrichtungen
- Schutz der Individualrechtsgüter (Leben, Gesundheit, Vermögen, Eigentum etc.)
- Schutz der gesamten geschriebenen Rechtsordnung

→ Jeder Verstoß gegen Gesetze/Vorschriften gefährdet die öffentliche Sicherheit.

Die öffentliche Ordnung

In einem Polizeibezirk herrschende Wertvorstellungen, sofern sie unerlässlich für ein friedliches Zusammenleben sind.

Sie müssen mit staatlichen Gesetzen, insb. mit Grundrechten (speziell von Minderheiten!) vereinbar sein.

[2] Einwilligungsfähigkeit (vgl. S. 119 f.)

Wird ab ca. 14–16 Jahren angenommen, aber Einzelfallentscheidung, hängt von „individueller geistiger und sittlicher Reife“ ab. → Verstehen der Bedeutung und Tragweite der Behandlung bzw. Nichtbehandlung.
Geschäftsfähigkeit (§§ 104 ff. BGB) hat höchstens Indizwirkung.

Kriterien der Einwilligungsfähigkeit:
- **Verhalten:**
  - Kongruent (passt zusammen)
  - Konsistent (beständig, dauerhaft)
- **Bewusstsein:** orientiert bzgl.
  - Person („Wie heißen Sie?“/„Wie lautet ihr Geburtsdatum?“)
  - Situation („Was ist vorgefallen?“)
  - Ort („Wo sind wir?“)
  - Zeit („Welcher Tag ist heute?“)
  - Raum (Beobachtung)
- **Antizipationsfähigkeit** (in die Zukunft planen/denken können)
- **Keine verzerrte Wahrnehmung** (Krankheit/Medikamente/Notfall)
- **Ausreichende Intelligenz,** um die Aufklärung zu verstehen
- **Erkennen von Erforderlichkeiten** unter Berücksichtigung von Alternativen

Merke: Ein Patient, der angesichts einer Lebensbedrohung die Behandlung verweigert, sollte im Zweifelsfall nicht als einsichtsfähig gelten.

[3] Voraussetzung für Zwangsbehandlung/-einweisung

- Vorliegen einer psychischen Störung,
- die zu einer Eintrübung der freien Willensbildung geführt hat
- und eine Eigen-/Fremdgefahr (auch langfristig) birgt.

[4] Mutmaßliche Einwilligung

Ist ein Patient nicht einwilligungsfähig (Bewusstlosigkeit, Vollrausch etc.), muss gemutmaßt werden, welche Entscheidung er bei klarem Bewusstsein treffen würde. Voraussetzung dafür ist aber immer, dass der Behandelnde sich um eine **ernsthafte Erforschung des Patientenwillens** bemüht und nicht seine eigenen Ansichten oder allgemeingültige Vorstellungen an dessen Stelle gesetzt hat. Ist z.B. bekannt, dass ein Patient bestimmte Maßnahmen aus religiösen oder weltanschaulichen Gründen generell ablehnt, kann nicht von einer mutmaßlichen Einwilligung ausgegangen werden. **Anwesende Personen (Bekannte, Freunde des Patienten) oder Sorgeberechtigte (Lehrer, Gruppenleiter etc.) können hier Indizien liefern, sind also zu befragen.**

Bei lebensrettenden Maßnahmen ist eine mutmaßliche Einwilligung im Allgemeinen anzunehmen!

Gleiches gilt wenn ein Sorgeberechtigter nicht erreichbar ist. Hier ist sein mutmaßlicher Wille ausschlaggebend. Generell gilt: je schwerer und komplikationsträchtiger einer- und je weniger dringlich andererseits der Eingriff ist, desto eher ist davon auszugehen, dass die Einwilligung durch die Eltern als gesetzliche Vertreter erfolgen muss. In dringenden Fällen können die Maßnahmen im Voraus getroffen werden, der Sorgeberechtigte ist aber baldmöglichst zu verständigen.

[5] Wenn Nichtbehandlung geboten ist, gilt:

- Behandlung wäre eine Straftat.
- Aber: Ggf. müssen soziale Notwendigkeiten verantwortungsvoll geregelt werden (z.B. Beaufsichtigung, Hilfe durch Sozialstation organisieren).
- ggf. bei Gesundheitsamt/Ordnungsamt/Familiengericht melden
- **Immer Patienten ausführlich aufklären! ggf. Notarzt**
- **Immer gut dokumentieren! Zeugen!**

[6] Gewaltanwendung

Gewaltanwendung erfordert die Anwesenheit der Polizei (staatliches Gewaltmonopol)! Selbstständige Gewaltanwendung durch RD-Personal nur zur Notwehr oder – sofern zumutbar – zur Verhinderung eines Selbsttötungsversuchs (Ausnahme: RD-Personal hat mancherorts den Status von Ordnungsbeamten).

[7] Behandlung trotz Verweigerung eines Sorgeberechtigten etc.

- Bei Lebensgefahr und höchster Eile kann in seltenen Ausnahmefällen auch gegen den Willen der Betreuer behandelt werden. Rechtfertigung (Straffreiheit) über §34 StGB (Notstand) z.B. Verweigerung aufgrund religiöser Vorbehalte der Sorgeberechtigten gegen die nötige Maßnahme.
- **Vorsicht! Sehr kritisch prüfen!** Notarzt! Ggf. Polizei!

Die Besatzung ist als Anwender im Sinne des Gesetzes (MPG, MPBetreibV) für Sicherheit, Funktionszustand und Vollständigkeit von Material und Fahrzeug verantwortlich. Daher sind zu den auf den eigenen Rettungsmitteln vorgehaltenen Geräten fundierte Kenntnisse erforderlich: Bedienung, Wartung, Pflege (inkl. sachgerechte Desinfektion).

Für bestimmte Verstöße im Medizinprodukterecht werden Strafen oder Bußgelder angedroht, auch wenn niemand zu Schaden kommt, z. B.:

- Anwendung von mängelbehafteten Medizinprodukten strafbar (Freiheitsstrafe bis zu drei Jahren oder Geldstrafe),
- unbefugter Anwendung, z. B. wegen ungenügender Ausbildung/Kenntnisse/praktischer Erfahrung ohne Gewähr einer sachgerechten Handhabung (Ordnungswidrigkeit; Geldbuße bis zu 25 000,– EUR).

Einweisung

Jeder Anwender eines Medizinproduktes der Anlage 1 MPBetreibV (Defibrillatoren, Beatmungsgeräte, Spritzenpumpen) muss nach § 5 MPBetreibV durch einen Berechtigten (meist MPG-Beauftragter) eingewiesen sein. Es besteht eine Dokumentationspflicht im Gerätebuch. Manipulationen an Geräten und Gerätemodellen, für die keine Einweisung vorliegt, sind im Regelfall verboten (z. B. Inkubatoren, Beatmungsgeräte oder Spritzenpumpen von Kliniken bei Intensivverlegungen).

Funktionstest

Jedes Medizinprodukt ist vor jeder Anwendung einem Funktionstest zu unterziehen. Hierbei reicht bei Geräten der Anlage 1 meist der Selbsttest nicht aus (siehe Bedienungsanleitung). Die Funktionsprüfung ist im Rettungsdienst u. U. nicht möglich – daher: nach dem Einsatz ist vor dem nächsten Einsatz!
Sicherheits- und messtechnische Kontrollen (STK/MTK): Der Betreiber hat bei Medizinprodukten der Anlage 1 nach den Angaben des Herstellers – aber mind. alle 2 Jahre – sicherheitstechnische Kontrollen durchzuführen. Für Medizinprodukte der Anlage 2 gilt bezüglich der messtechnischen Kontrolle gleiches. (Kontrolle der Prüfplakette bei Dienstantritt).

Meldung von (Beinahe-) Vorkommen

Der Betreiber und/oder der Anwender ist zur Meldung von sicherheitsrelevanten Vorkommnissen an das Bundesinstitut für Arzneimittel und Medizinprodukte verpflichtet (MPSV). Das Meldedokument ist unter www.bfarm.de zu erhalten!

Zugriff auf Bedienungsanleitungen

Nach § 9 MPBetreibV muss von jedem Mitarbeiter jederzeit die Bedienungsanleitung eingesehen werden können. D. h. für Geräte der Anlage 1 sollte mindestens eine Kurzanleitung (des Herstellers) auf dem Rettungsmittel vorgehalten werden.

3. Notkompetenz

Algorithmus zur Atemwegssicherung s. S. 78
Algorithmus zur Defibrillation mit AED s. S. 244

* Diese Algorithmen wurden uns in der ursprünglichen Fassung dankenswerterweise von Dr. med. H.-J. Hennes und R. Lipp (ehem. DRK-Lehranstalt für Rettungsdienst, Mainz) und dem Reba-Verlag, Darmstadt zur Verfügung gestellt. In der Zwischenzeit ergaben sich zahlreiche Modifikationen durch neuere Empfehlungen und Integration zusätzlicher Informationen.

Was ist Notkompetenz? I

Unter dem Begriff „Notkompetenz“ werden **lebensrettende Maßnahmen** zusammengefasst, die aufgrund besonderer Gefährlichkeit oder Schwierigkeit üblicherweise einem Arzt vorbehalten sind, die aber auch der Rettungsassistent im Notfall **eigenverantwortlich** ergreifen kann bzw. sogar soll, wenn ein Arzt nicht rechtzeitig erreichbar ist. Eine „allgemeine Delegation“, „Ferndelegation“ oder „Erlaubnis“ solcher Maßnahmen durch Ärzte ist juristisch nicht möglich. Die Mitwirkung von Ärzten in der Qualifizierung von RA in Maßnahmen der „Notkompetenz“ (inkl. Befähigungsnachweis zur Sicherheit der RA) ist unabdingbar.

Wie der Arzt auch, muss der RA bei der Durchführung von Notkompetenzmaßnahmen in jedem Fall
- die (mutmaßliche) Einwilligung als Rechtfertigungsgrund
- eine sorgfältige Durchführung und
- eine adäquate Dokumentation

sicherstellen. Der RA verantwortet die Maßnahme selbst.

Da diese eingreifenden Maßnahmen über verschiedene Gesetze normalerweise dem Arzt vorbehalten sind (z. B. HPG, AMG, MPG nebst zugehörigen Verordnungen), ist dem RA die Durchführung dieser Maßnahmen nur im Notfall gestattet.

„Notkompetenz“ ist juristisch **nicht** ausdrücklich gesetzlich geregelt, sondern stellt je nach juristischer Auffassung z. B. eine Auslegung von § 3 RettAssG und/oder eine rettungsdienstspezifische Konkretisierung des § 34 StGB dar, der eine Vielzahl solcher Situationen in den unterschiedlichsten Lebensbereichen ausreichend abdeckt. Es wäre kaum möglich, sämtliche Konstellationen der „Notkompetenz“ konkret gesetzlich zu regeln und auf dem aktuellen Stand zu halten.

Ausformuliert wurde die „Notkompetenz“ in einer Stellungnahme bzw. Empfehlung der Bundesärztekammer (BÄK, Inhalte s. S. 138 f.). Da Empfehlungen keinerlei Gesetzesrang oder Bindungswirkung besitzen, sollten sie kritisch betrachtet werden. Die Empfehlungen der BÄK sind weitgehend anerkannt und besitzen zumindest Indizwirkung. Auch werden bei eventuellen Schadensfolgen bei der Berufung auf die Notkompetenz die entsprechenden Gutachter diesen Katalog der BÄK als Maßstab annehmen, weshalb der Befolgung in der Praxis mit der gebührenden Vorsicht nichts entgegensteht.

Das Selbstbestimmungsrecht des Patienten begrenzt ebenfalls die Maßnahmen in Notkompetenz: Eine (mutmaßliche) Einwilligung wird nur vorliegen, wenn der Patient in Kenntnis der durchführenden Person (RA, kein Arzt) der Maßnahme in dieser Situation zustimmen würde (individuelle Fähigkeiten/Fertigkeiten/Erfahrung beachten). → Wer entgegen der (mutmaßlichen) Einwilligung therapiert, kann sich nicht auf seine Garantenstellung oder auf den rechtfertigen Notstand berufen. Der Wille des Patienten geht vor dessen Wohl. Kann ein Patient seinen Willen nicht äußern, ist davon auszugehen, dass er in kompetent ausgeführte lebensrettende Maßnahmen einwilligen würde. Der RA muss also die Maßnahme inkl. Indikationsstellung nachweislich beherrschen (Ausbildungsnachweis).

- Die mutmaßliche Einwilligung ist allerdings wohl stets anzunehmen, wenn kein Arzt vor Ort ist, aber ein RA, der im Rahmen seiner Fähigkeiten lebensrettend tätig wird.
- Bei einwilligungsfähigen Patienten muss auch vor einer Notkompetenzmaßnahme die Einwilligung des Patienten eingeholt werden (inkl. kurzer Aufklärung über eigene Qualifikation und Alternativen, z. B. Warten auf den NA).
- Trotz Notfallsituation ist der RA (wie auch ein Arzt) für verursachte Schäden durch fehlende Sorgfalt verantwortlich (Haftung).

Für Rettungssanitäter oder anderes medizinisches Personal (Krankenpflegepersonal, Hebammen) gelten die genannten Sachverhalte ebenfalls. Auch verschiedene Rettungsassistenten haben aufgrund unterschiedlicher Qualifikation nicht die gleiche „Notkompetenz". Allerdings wird man die Maßnahme der Frühdefibrillation auch (mit AED) mittlerweile von einem Rettungssanitäter erwarten (vgl. S. 138 und 240 ff.). Bei den übrigen Notkompetenzmaßnahmen wird ein Rettungssanitäter nur in Ausnahmefällen eine ausreichende Qualifikation nachweisen können.

Notkompetenz-Voraussetzungen (Checkliste)

A. Individuelle Voraussetzungen

1. **Rettungsassistent/in nach RettAssG.** Beachte: Mit der Berufsbezeichnung besteht nicht unmittelbar der Nachweis, dass die Maßnahmen der Notkompetenz erlernt wurden oder gar beherrscht werden!
2. **Erweiterte Ausbildung** und fortlaufende, regelmäßige Fortbildung für die Maßnahmen der Notkompetenz; ein geeigneter Arzt – im Idealfall der Ärztliche Leiter Rettungsdienst – bescheinigt nach individueller Prüfung:
   - theoretisches Wissen (Indikationen, Kontraindikationen, Durchführung Wirkung sowie Komplikationen),
   - durchgeführte Übungen und praktische Fähigkeiten,
   - Einschätzungsfähigkeit des Rettungsassistenten für die Einzelsituation.
3. **Dokumentation von durchgeführten Notkompetenzmaßnahmen** und Kontrolle durch den Ärztlichen Leiter Rettungsdienst.
4. **Regelmäßiges Üben, Überprüfen und ggf. Fortbilden** der Kenntnisse, Fähigkeiten und Fertigkeiten.

B. Situationsbedingte Voraussetzungen

1. **Der RA ist auf sich alleine gestellt.** Geeignete ärztliche Hilfe ist nicht rechtzeitig verfügbar. (Alternativen: NA-Nachforderung, Transport zum Arzt, niedergelassene Ärzte in der Umgebung). In jedem Fall Versuch der NA-Nachforderung!
2. **Die Maßnahme,** die der RA aufgrund eigener Diagnosestellung und therapeutischer Entscheidung durchführt, **ist zur unmittelbaren Abwehr von Gefahren für das Leben oder die Gesundheit des Notfallpatienten dringend erforderlich und verspricht den Erfolg** (wirksames Mittel).
3. **Die Gefahr ist nicht anders abwendbar.** Das gleiche Ziel kann nicht durch weniger eingreifende Maßnahmen erreicht werden. Andere Maßnahmen der Ersten Hilfe und der RD-Ausbildung haben nicht zum Erfolg geführt.
4. Der RA beherrscht die Maßnahme. Nur dann liegt ein geeignetes Gefahrabwendungsmittel vor.
6. Die Maßnahme ist dem RA unter den Umständen des Einzelfalles **zumutbar.**

Sind alle Voraussetzungen für das Durchführen einer Notkompetenz-Maßnahme gegeben, so ist der RA regelmäßig dazu verpflichtet, sie durchzuführen.

Maßnahmen der Notkompetenz (RA)

Die Bundesärztekammer hält folgende Maßnahmen für vertretbar*:

- die (periphere) Venenpunktion
- die Applikation kristalloider Infusionen
- die Applikation ausgewählter Medikamente
- die Frühdefibrillation [mittlerweile Standardmaßnahme für SanH/RH/RS/RA; AED-Algorithmus s. S. 244]
- die endotracheale Intubation ohne Relaxanzien [mittlerweile kritisch zu sehen – s. S. 70ff.]

* Stellungnahme zur Notkompetenz, 1992/2001. Auf Aktualität geprüft: Januar 2011.

Beachte aber, dass z. B. ein venöser Zugang für sich allein keine lebensrettende Maßnahme darstellt. Eine „prophylaktische Sicherung" kommt nur in kritischen Situationen mit der Gefahr einer abrupten Zustandsverschlechterung in Betracht (z. B. Akutes Koronarsyndrom). Sonst bietet die Anlage im Rettungsdienst i. d. R. keinen Vorteil gegenüber der Anlage in der Klinik. Außerdem muss sonst in der Klinik ggf. eine erneute Venenpunktion erfolgen (z. B. Blutkultur, Hygiene)

Die Applikation ausgewählter Medikamente hat die Bundesärztekammer in einer Empfehlung (2003/2004) wie folgt konkretisiert:
„Ist der Rettungsassistent am Notfallort auf sich alleine gestellt und ist rechtzeitige ärztliche Hilfe nicht erreichbar, so darf und muss er, aufgrund eigener Befunder-

hebung und Entscheidung, die Notfallmedikamente geben, die zur **unmittelbaren Abwehr von Gefahren für das Leben oder die Gesundheit** des Notfallpat. dringend erforderlich sind. Dabei ist das am wenigsten eingreifende Mittel zu wählen, das für die dringend erforderliche Behandlung ausreicht (Grundsatz der Verhältnismäßigkeit). Welche Notfallmedikamente der Rettungsassistent aufgrund der eigenen Entscheidung applizieren darf, ist vom ärztlichen Leiter des Rettungsdienstes zu entscheiden und muss fortlaufend überprüft und dokumentiert werden."

Medikamentenliste der Bundesärztekammer für Rettungsassistenten*

Indikationen	Mögliche Medikamente
Volumenmangelschock	Infusion von Elektrolytlösungen
Reanimation und Anaphylaktischer Schock	Adrenalin
Hypoglykämischer Schock	Glukose 40 %
Obstruktive Atemwegszustände	β_2-Sympathomimetikum als Spray
Krampfanfall	Benzodiazepin als Rektiole
Akutes Koronarsyndrom	Nitrat-Spray/-Kapsel
Verletzungen und ausgewählte Schmerzsymptome	Analgetikum

* Herausgabe der Empfehlung: 2003/2004. Auf Aktualität geprüft: Januar 2011.

Hierzu gibt die Bundesärztekammer folgende Erläuterungen:

- „Anamnese, klinischer Befund, Indikation und Dosierung müssen obligat dokumentiert werden.
- Der Ärztliche Leiter Rettungsdienst entscheidet über die Auswahl, Dosierung und Applikation der Notfallmedikamente und hat Weisungsbefugnis bei der Auswahl und dem Ausschluss der die Maßnahmen durchführenden Rettungsassistenten.
- Die Rahmenvorgabe dieser Medikamentenliste kann vom Ärztlichen Leiter Rettungsdienst auf regionale Gegebenheiten bzw. Erfordernisse adaptiert werden.
- Jede medikamentöse Therapie durch einen Rettungsassistenten muss verpflichtend dem Ärztlichen Leiter Rettungsdienst zur ständigen Qualitätssicherung vorgelegt werden.
- Eine Konkretisierung des Analgetikums kann wegen des stets zu betonenden Vorbehaltes der individuellen qualifikatorischen Voraussetzungen und dem Vorhandensein eines weisungsbefugten Ärztlichen Leiters Rettungsdienst, der die Auswahl des Analgetikums für seinen Verantwortungsbereich bestimmt, an dieser Stelle nicht vorgenommen werden.
- Mit den Empfehlungen verbinden sich ausdrücklich keine generalistischen Delegationen ärztlicher Leistungen."

Die Algorithmen auf den folgenden Seiten verstehen sich als mögliche Ausarbeitungen der o. g. Empfehlungen der Bundesärztekammer.

Zu näheren Ausführungen (z. B. Medikamentenauswahl, -dosis und Applikationsformen) verweist die Bundesärztekammer insbes. die auf Fachgesellschaften DIVI und BAND.

Adrenalin bei Herz-Kreislauf-Stillstand I

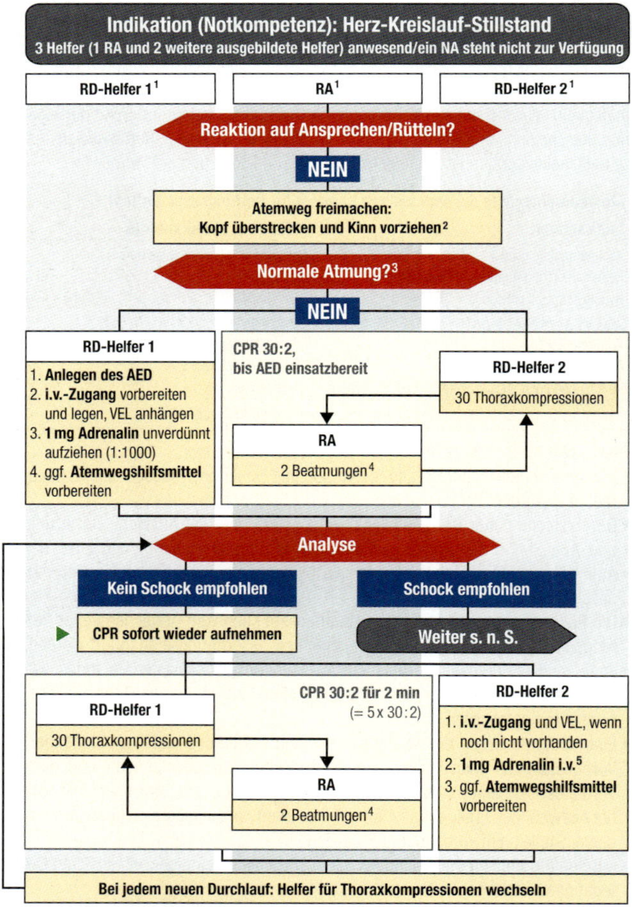

[1] Personaleinteilung nach Qualifikation!
[2] Vorsicht bei V.a. HWS-Verletzung! → Immobilisation und Esmarchhandgriff!
[3] Keine normale Atmung = Atemstillstand oder Schnappatmung
[4] 100% O_2! Frühzeitig supraglottische Atemwegshilfe (Larynxtubus, Larynxmaske, I-gel) als Alternative zur Beutel-Masken-Beatmung erwägen (→ weniger Magenblähung, Minderung der Aspirationsgefahr; kontinuierliche Thoraxkompressionen ohne Pausen für die Beatmung, sofern keine

Adrenalin bei Herz-Kreislauf-Stillstand II

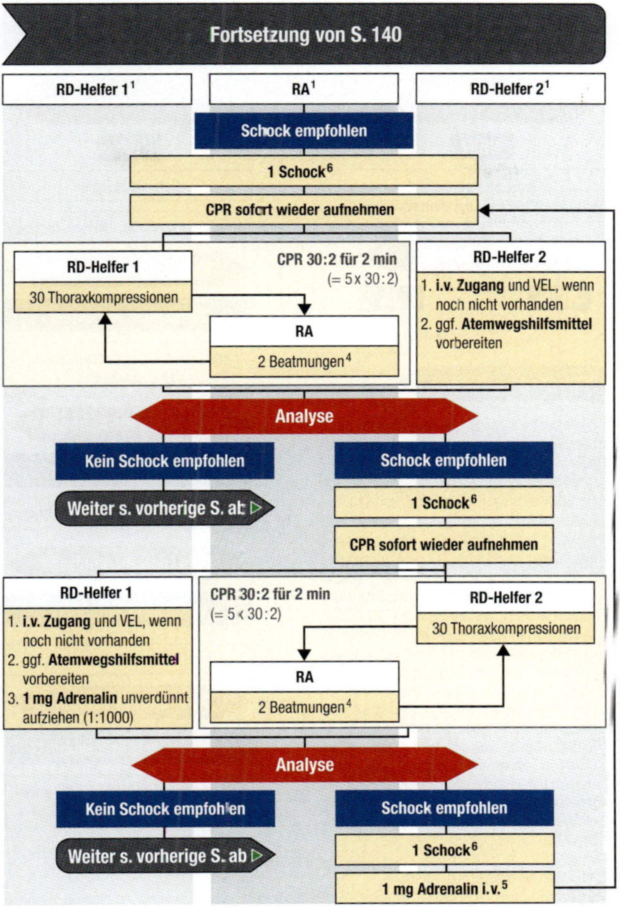

gravierenden Undichtigkeiten auftreten); Beatmungsfrequenz 10/min. I. d. R. keine endotracheale Intubation! Bei Unmöglichkeit einer effektiven Beutel-Masken-Beatmung Vorgehen wie im Algorithmus auf S. 78 (unter Fortführung Thoraxkompressionen!).

[5] 1 mg unverdünnt i.v. – danach sofort mit etwa 20 ml VEL nachspülen. Nach der 1. Adrenalingabe weitere Adrenalingaben in jedem 2. Durchlauf (ca. alle 4 min; jeweils nach Schock bzw. Analyse).

[6] Energie bei AED voreingestellt; sonst s. S. 247.

Indikation (Notkompetenz): Anaphylaktischer Schock
Anaphylaxie Stadium III[1] – ein Notarzt steht nicht zur Verfügung

Bewusstsein vorhanden?

NEIN
- Atemweg freimachen: Kopf überstrecken und Kinn vorziehen[2]
- **Normale Atmung?**
  - **NEIN** → CPR 30:2 – s. S. 140 f.
  - **JA** → Stabile Seitenlage → Maximale O_2-Gabe, venöser Zugang

JA
- Schocklagerung
- Maximale O_2-Gabe, venöser Zugang
- **Puls- und RR-Kontrolle**
- Werte nicht verbessert
- 1000 ml VEL[3] als Druckinfusion; EKG ableiten
- **Puls- und RR-Kontrolle**
- Werte nicht verbessert
- 0,05–0,1 mg Adrenalin i.v.[4] (1:10 000[5])
- **Puls- und RR-Kontrolle**
- Werte nicht verbessert
- 1000 ml VEL[3]
- **Puls- und RR-Kontrolle** ←
- Werte nicht verbessert
- 0,05–0,1 mg Adrenalin i.v.[4] (1:10 000[5]) max. 0,5 mg insgesamt → (zurück zu Puls- und RR-Kontrolle)

[1] Symptomatik siehe S. 333. Nach den aktuellen Leitlinien ist bei zunehmender kardiovaskulärer oder respiratorischer Symptomatik die möglichst frühe i. m.-Adrenalingabe empfohlen (ab Stadium II; vgl. S. 333; z. B. Anaphylaxie auf Röntgenkontrastmittel in niedergelassener Praxis, Selbstanwendung bei bekannter Insektengiftanaphylaxie). Für die Adrenalingabe durch RA setzen wir jedoch das objektive Vorliegen von Zeichen einer Lebensbedrohung voraus (Stadium III), die dann wiederum eine schnellere Wirkung über die risikoreichere i. v.-Gabe rechtfertigt, die dem RA aber im Gegensatz zur i. m.-Gabe meist technisch besser geläufig ist. Ist die Symptomatik von den ersten Zeichen bei Alarmierung bis zum Eintreffen noch nicht bis zum Stadium III fortgeschritten, kommt auch eine andere Diagnose oder ein milderer/langsamerer Verlauf in Betracht, der ein Abwarten des Notarztes unter kontinuierlichem Monitoring rechtfertigen kann. Bei i.m.-Gabe auch Hygiene beachten!

[2] Vorsicht bei V. a. Halswirbelsäulenverletzung! → Immobilisation und Esmarchhandgriff!

[3] VEL = Vollelektrolytlösung, i. v.-Gabe

[4] Nebenwirkungen: Tachykardie, Extrasystolie, Auslösung eines Angina-pectoris-Anfalls/ACS, Hyperglykämie. Weitere wichtige Hinweise s. Medikamentenbeschreibung S. 563 f.

[5] **Adrenalinverdünnung:** 1 ml Adrenalin 1:1000 enthält 1 mg Adrenalin (Originallösung).
1 ml Adrenalin 1:1000 + 9 ml NaCl 0,9% = 10 ml Adrenalin 1:10 000.
→ 1 ml Adrenalin 1:10 000 enthält 0,1 mg Adrenalin.

Diazepam rektal

Indikation (Notkompetenz): Andauernder Krampfanfall[1]
– ein Notarzt steht nicht zur Verfügung –

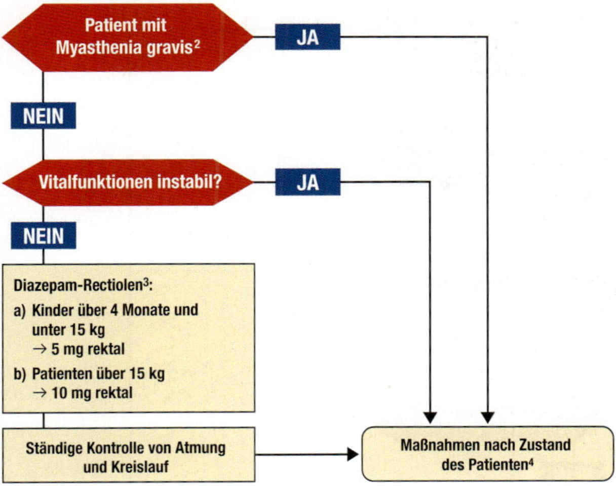

[1] Symptomatik siehe S. 435 f.

[2] Bei Erwachsenen weitere Kontraindikationen beachten (s. S. 575 f.).

[3] Nebenwirkungen: Atemdepression (Vorsicht bei Asthma bronchiale!), evtl. Blutdruckabfall. Weitere wichtige Hinweise siehe Medikamentenbeschreibung S. 575 f.

Anwendung der Rectiole:

1. Verschlusskappe abziehen.
2. Kanüle in den After einführen.
3. Den Inhalt des Füllkörpers ausdrücken.
4. Den Füllkörper beim Herausziehen zusammengedrückt halten.
5. Die Gesäßbacken kurz zusammenpressen.

[4] Bei allen Notfallsituationen müssen selbstversändlich die Basismaßnahmen (z. B. Seitenlage) sowie notwendige Maßnahmen der erweiterten Ersten Hilfte (z. B. Blutzuckertest) entsprechend dem jeweiligen Zustand des Patienten durchgeführt werden.

Kurzwirksame β_2-Mimetika (inhalativ)

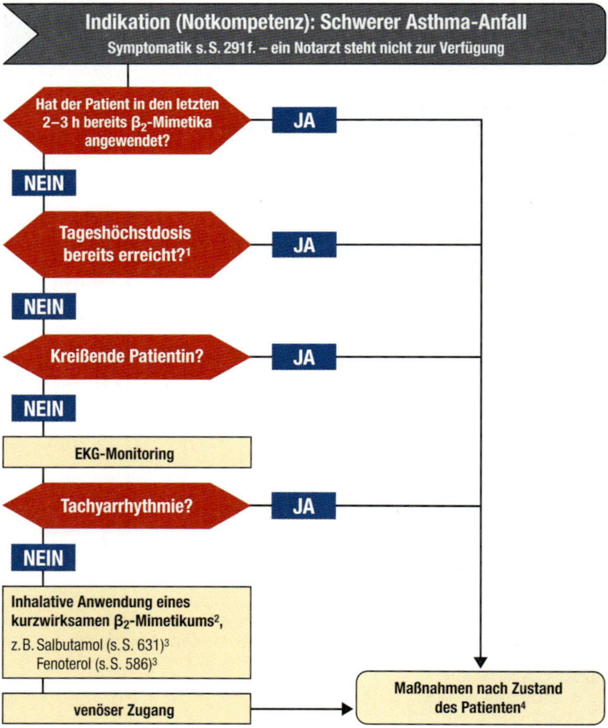

[1] Siehe jeweilige Medikamentenbeschreibung/Beipackzettel.
Z. B. Fenoterol (Berotec®): 8 Hübe zu 0,1 mg.

[2] Die inhalative Anwendung ist nur bei korrekter Technik erfolgversprechend (Vernebelung mit Sauerstoff-Düsenvernebler oder Dosieraerosol mit Vorschaltkammer/Spacer in der Einatemphase). Details s. S. 293.
Der Begriff „kurzwirksam" bedeutet eine Wirkdauer unter 6 h.

[3] Nebenwirkungen: Tachykardie, Fingertremor, allgemeine Unruhe.
Weitere wichtige Hinweise siehe jeweilige Medikamentenbeschreibung.

[4] Bei allen Notfallsituationen müssen selbstverständlich die Basismaßnahmen (z. B. Sauerstoffgabe, vgl. S. 28) sowie notwendige Maßnahmen der erweiterten Ersten Hilfe entsprechend dem jeweiligen Zustand des Patienten durchgeführt werden.

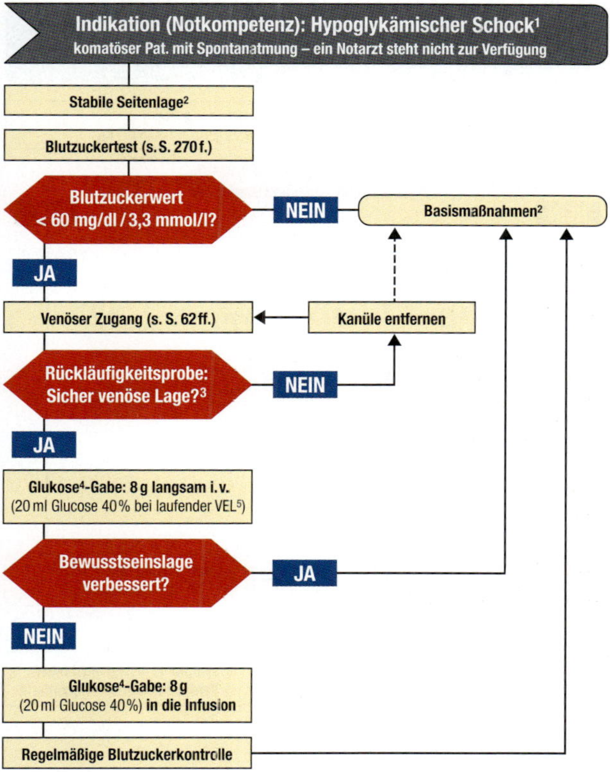

[1] Symptomatik siehe S. 274 f.

[2] Bei allen Notfallsituationen müssen selbstverständlich die Basismaßnahmen (z. B. Seitenlage) sowie notwendige Maßnahmen der erweiterten Ersten Hilfe entsprechend dem jeweiligen Zustand des Patienten durchgeführt werden. Auch wenn eine Hypoglykämie häufig erfolgreich bereits durch Rettungsassistenten beseitigt wird, ist eine anschließende ärztliche Abklärung erforderlich, z. B. um Rezidive zu verhindern oder behandlungsbedürftige Ursachen festzustellen (s. S. 274 f.).

[3] Ggf. alternativ Aspirationsprobe oder Injektionsprobe mit 10 ml NaCl 0,9 %. Gewebsschäden bei paravenöser Injektion von Glukoselösung!

[4] Nebenwirkungen: extreme Venenreizung.
Weitere wichtige Hinweise siehe Medikamentenbeschreibung S. 592.

[5] VEL = Vollelektrolytlösung

Glyceroltrinitrat sublingual

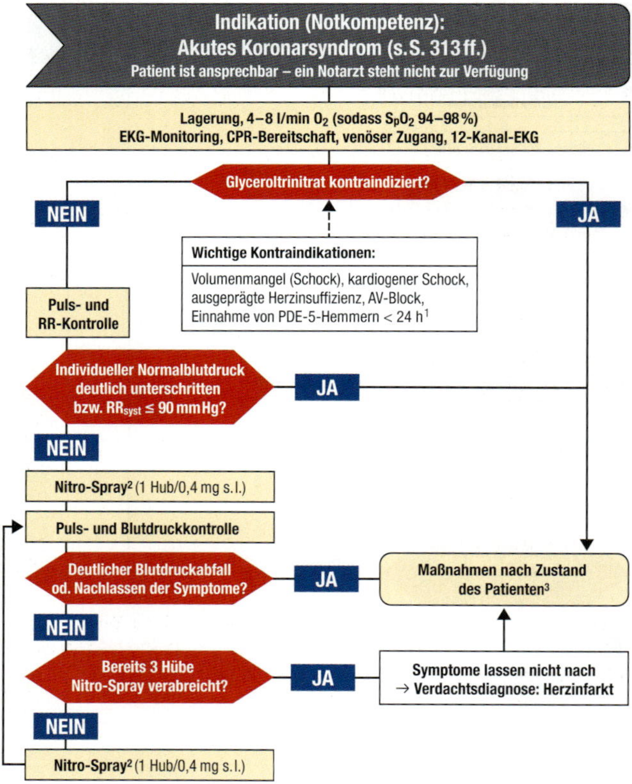

[1] Kein Glyceroltrinitrat bei Einnahme von PDE-5-Inhibitoren (Mittel bei Erektionsstörungen sowie zunehmend bei pulmonaler Hypertonie/COPD bei Männern und Frauen) innerhalb der letzten 24 h! Bsp.: Sildenafil (Viagra®, Revatio®), Tadalafil (Cialis®), Vardenafil (Levitra®). Bei KHK können PDE-5-Hemmer zu AP und Herzinfarkt führen. Die gleichzeitige Wirkung von PDE-5-Hemmern und anderen Vasodilatatoren – insbesondere Nitraten – ist gefährlich und daher kontraindiziert (nicht beherrschbare Blutdruckabfälle, Schock, AP, Tod). → Jeden Patienten taktvoll fragen!

[2] Nebenwirkungen: RR-Abfall, Kopfschmerz, orthostatische Fehlregulation, Kollaps, Synkope, Flush mit Wärmegefühl, Reflextachykardie. Wichtige Hinweise s. Medikamentenbeschreibung S. 593 f.

[3] Bei allen Notfallsituationen müssen selbstverständlich die Basismaßnahmen (z. B. Sauerstoffgabe) sowie notwendige Maßnahmen der erweiterten Ersten Hilfe entsprechend dem jeweiligen Zustand des Patienten durchgeführt werden. Kontinuierlich Puls-, RR- und EKG-Monitoring!

4. Untersuchung

Weitere differenzialdiagnostische Übersichten:

Hinweis: Die aufgestellten Differenzialdiagnosen sind i.d.R. für Belange des Rettungsdienstes modifiziert (typische vital bedrohliche Krankheitsbilder) und erheben daher keinen Anspruch auf Vollständigkeit.

Die Untersuchung (NA) des Nofallpatienten in der Akutsituation ist i. d. R. eine leitsymptomorientierte Untersuchung und sollte sich auf notfallmedizinisch relevante Punkte konzentrieren. Bei einer kompletten Ganzkörperuntersuchung würde der Zeitaufwand nicht mit dem Nutzen und der Zielsetzung (Notfalltherapie, Zielklinikauswahl) korrelieren.

Ablauf der Notfalluntersuchung

- **Gründlicher Basischeck** (s. S. 25 ff.), ggf. Basismaßnahmen/Stabilisierung vor weiterer Untersuchung!
- **Wahrnehmung der Gesamtsituation** (auch im Hinblick auf Eigenschutz), z. B.:
  - soziales Umfeld, Anordnung der Einrichtungsgegenstände
  - Umgebungstemperatur, Witterung, Gerüche
  - Verhalten von Personen in der Umgebung

Leitsymptomorientierte Notfallanamnese (SAMPLE-Schema)

S – Symptome – Was ist das Hauptproblem?

Bei jedem Leitsymptom erfragen/untersuchen	Bsp. Schmerz
Beginn	Plötzlicher Schmerz um 5 Uhr
Lokalisation, bei Schmerzen auch Ausstrahlung	Rechter Unterbauch; hinter dem Brustbein mit Ausstrahlung in den Kiefer; im Unterschenkel
Verlauf/Dauer	schmerzfreies Intervall (für X min); kontinuierlich zunehmend; an- und abschwellend
Einflüsse, die zu Verschlimmerung oder Erleichterung führen	im Stehen schlimmer als im Liegen; schmerzerleichternde Schonhaltung; Bewegung oder Wärme/Kälte führt zu Besserung/Verschlechterung
Art/Qualität	kolikartig/stechend/brennend/ziehend/drückend
Ausprägung/Stärke	Angabe auf einer Skala von 0 (kein Schmerz) bis 10 (unerträglich, der schlimmste vorstellbare Schmerz); z. B. 8/10

Gezielte geschlossene Fragen verwenden (→ keine ausschweifenden Antworten)!

A – Allergien (als Notfallursache oder im Hinblick auf zu verabreichende Notfallmedikamente, z. B. ASS, Heparin, Metamizol; evtl. Allergiepass vorhanden)

M – Medikamente (Einnahme in den letzten Tagen; Dauermedikation: im Hinblick auf Notfallursache und Grunderkrankungen, aber auch auf Wechselwirkungen mit zu verabreichenden Notfallmedikamenten, z. B. Sildenafil als Kontraindikation für Nitrate; verordnete Medikamente evtl. überdosiert oder gar nicht eingenommen)

P – Patientengeschichte (bekannte Vorerkrankungen; für zahlreiche Patienten existieren Ausweise mit ärztlichen Informationen, die Hinweise auf zugrunde liegende Störungen geben können (z. B. Diabetes mellitus, Marcumar®-Einnahme, Schrittmacherträger (z. B. AICD), bekannte Epilepsie, schwere

Allergien, HIV). Für verschiedene Erkrankungen ist der Europäische Notfall-Ausweis nutzbar. Bei Schwangerschaft erhält die werdende Mutter den sog. Mutterpass, in dem z. B. Untersuchungsergebnisse und befürchtete Komplikationen eingetragen werden (s. S. 402). Auch andere Ausweise (z. B. Blutspender) geben Hinweise und nennen ggf. weitere Informationsquellen. Nach Gründen für Narben fragen (→ Operationen, Implantationen)!

L – Letzte Nahrungsaufnahme? (Was/wieviel? Fest und flüssig! → z. B. Vergiftung, Anaphylaxie, Infektion, Aspirationsgefahr bei Intubation)

E – Ereignisse, die zum Notfall/Unfall geführt haben? (z. B. Unfallmechanismus)

- Allgemeinbefinden des Patienten, z. B.
  - Übelkeit/Erbrechen.
  - Angst, Todesangst: z. B. bei Herzinfarkt, als bedrohlich empfundener Notfallsituation oder psychiatrischem Notfall
  - Körperhaltung

Aus Basischeck, Rahmenbedingungen und Notfallanamnese ergibt sich die **Leitsymptomatik.** Es folgt eine erweiterte **leitsymptomorientierte Notfalldiagnostik** (s. S. 152 ff.).
Schmerzhafte oder gefährliche Manipulationen am Patienten sind stets hinsichtlich ihres Nutzens (Konsequenz) und ihres Risikos zu hinterfragen, insbes. wenn eine erneute, ggf. höherwertige Diagnostik unter den Bedingungen einer Klinik erfolgt. **Zur Technik der körperlichen Untersuchung s. folgende Seiten.**

Spätestens dann sind folgende drei Fragen zu beantworten:

- Welche Differenzialdiagnosen kommen in Betracht?
- Welches sind die **wahrscheinlichsten** Differenzialdiagnosen?
- Welches sind die **gefährlichsten** Differenzialdiagnosen?

→ **Daraufhin ist gezielt nach speziellen Hinweisen suchen/fragen,** die das Krankheitsbild beweisen (wahrscheinlicher machen, Risikofaktoren) oder ausschließen (unwahrscheinlicher machen) – s. jeweilige Notfallbeschreibung.

Es ergibt sich eine vorläufige **Arbeitsdiagnose,** die entweder offensichtlich ist (z. B. sichere Fraktur), durch den Erfolg der sich anschließenden Notfalltherapie bestätigt wird (z. B. Opioidintoxikation nach Naloxongabe) oder erst in der Klinik überprüft werden kann (z. B. zerebrale Ischämie mittels CCT). Viele Arbeitsdiagnosen müssen daher im Rettungsdienst mit Vorbehalten (z. B. Labor) gestellt werden. Manche Diagnosen rechtfertigen wegen wahrscheinlicher Lebensbedrohung schon bei dringlichem Verdacht umfangreiche und ggf. invasive Maßnahmen des Rettungsdienstes (z. B. Punktion eines Spannungspneumothorax), bei anderen ist u. U. bis zur definitiven Diagnose oder Ultima ratio nach Verschlechterung Zurückhaltung angebracht und der Transport in eine Klinik zur Diagnostik vorrangig.

- **Basismaßnahmen** (s. S. 28) haben bei Herz-Kreislauf-/Atemstillstand, Verlegung der Atemwege, Bewusstlosigkeit usw. **Priorität vor weiteren Untersuchungen!**
- **Vitalfunktionen** (Bewusstsein, Atmung, Herz-Kreislauf) bei jedem Notfallpatienten **regelmäßig prüfen,** um die eventuellen Vitalbedrohungen nicht aus den Augen zu verlieren!
- Stets abklären, ob **Symptome neu aufgetreten oder „Normalzustand"** des Patienten sind. (Fehldeutung chronischer Störungen möglich!)
- **Ggf. Patienten vollständig entkleiden, um alle Symptome zu erfassen.**
- **Bei traumatologischen, psychiatrischen und internistischen Notfällen jeweils auch an Ursachen/Folgen in anderem Bereich denken!** Die Möglichkeiten sind unüberschaubar und Fehldiagnosen aufgrund falscher Zuordnung treten leicht auf. (Beispiele: Synkope als Ursache für Oberschenkelhalsfraktur – Verletzungen bei epileptischem Anfall – starke Todesangst bei Herzinfarkt oder drohender Uterusruptur – Suizidgefahr nach selbstverschuldetem Verkehrsunfall – Verletzungen durch Fehlverhalten nach Rauschmittelvergiftung – Verwirrtheit und Aggressivität bei Hypoglykämie).
- **Schmerzhafte Manipulationen am Patienten sind stets nach ihrem Nutzen und der Gefährdung für den Patienten zu hinterfragen und ggf. zu unterlassen!**
- **Patientenbetreuung nicht vergessen:** Beruhigen, Aufklären.

Psychologische Faktoren bei der Notfalldiagnostik

- Mit Faktoren rechnen, die die **Kommunikation** mit dem Patienten beeinträchtigen können. Diese müssen schnell erkannt und wenn möglich umgangen werden. Bsp.: Sprachbarriere (bewusst langsam, deutlich und dialektfrei sprechen, ggf. dolmetschen lassen (z. B. Familienangehörige), Hörstörungen/ Taubheit, Sehstörungen/Blindheit, Religionszugehörigkeit.
- **Aktives Zuhören:**
  Positive Wertschätzung, Empathie (Einfühlen), Selbstkongruenz (Ehrlichkeit)
- Mögliche **Beurteilungsfehler** beachten, z. B.
  → Halo-Effekt: Ein besonders augenfälliges Symptom führt zur Unterschätzung eines weniger beeindruckenden, aber bedeutsameren Zeichens.
- Es ist darauf zu achten, dass dem Patienten bei Untersuchungsvorgängen und Fragen keine Reaktionen bzw. Antworten nahegelegt werden **(Suggestion).**
- **Scham** kann den Patienten leicht zu unvollständigen oder unrichtigen Äußerungen veranlassen. Ggf. auch von scheinbar nicht störenden Anwesenden freundlich, aber bestimmt Distanz verlangen (z. B. Bekannte, Arbeitskollegen, u. U. sogar Eltern oder Freunde). Patientenwunsch beachten!
  Gezielt, bestimmt und **begründet** nachfragen!
- Eine gute, begleitend durchgeführte **Psychische Erste Hilfe** (s. S. 29 f.) fördert in der Regel eine notfallmedizinisch effiziente Kommunikation

Die Untersuchung des Körpers sollte systematisch – nach Regionen oder Organsystemen – erfolgen. Bei der Untersuchung einer Körperregion wird das unten beschriebene „IPPAF"-Schema eingehalten.
Für einige Körperregionen kommen bestimmte Verfahren nicht zum Einsatz; die Reihenfolge der übrigen bleibt bestehen.
Es soll an dieser Stelle ausdrücklich betont werden, dass Methoden der Untersuchung nur in Verbindung mit praktischer Übung unter sachkundiger Anleitung an Gesunden und Kranken erlernt werden können!

1. **I**nspektion (Betrachten): Zuerst ist die betroffene Region in Augenschein zu nehmen, wobei Hautveränderungen, Narben, Einstichstellen, Blutergüsse u. a. m. auffallen können. Geschädigte/schmerzempfindliche Bezirke sollten bei den weiteren Untersuchungsgängen geschont werden.
2. **P**alpation (Betasten): Beim Betasten ist es wichtig, dass der ausgeübte Druck langsam gesteigert und bei Schmerzäußerungen des Patienten entsprechend verringert wird. Auf diese Weise können z. B. Verletzungen, aber auch Weichteil – und Organveränderungen (Bauch) bemerkt werden.
3. Ggf. **P**erkussion (Beklopfen) Mit einer Fingerspitze klopft der Untersucher auf einen flach auf den Körper des Patienten gelegten Finger seiner anderen Hand. Er beurteilt den erzeugten Schall. Dieser gibt Hinweise auf Füllung von Körperhöhlen mit Flüssigkeiten oder Luft. Notfallmedizinisch ist die Perkussion selten indiziert (z. B. bei V. a. Pneumothorax).
4. **A**uskultation (Abhören): Mit dem Stethoskop können Schallerscheinungen, die vom Körper des Patienten ausgehen, beurteilt werden, z. B. Atmung, Herzschlag, Verdauung, Pulswellen in großen Gefäßen. Bestimmte Geräusche sind auch ohne Stethoskop hörbar, z. B. Rasselgeräusche bei fortgeschrittenem Lungenödem; Giemen und Brummen bei schwerem Asthmaanfall.

Auskultation der Lunge
Wenn möglich auf dem Rücken, sonst vorne (immer im Seitenvergleich)

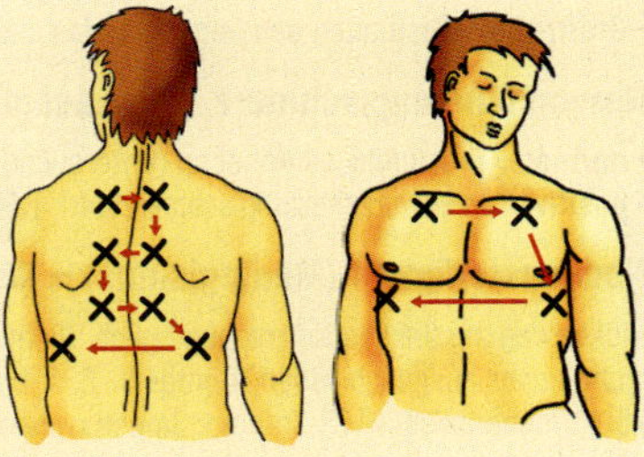

5. **F**unktionskontrolle: Eine Funktionskontrolle (z. B. Muskeln, Nerven, Gelenke) wird nur durchgeführt, wenn zuvor kein Hinweis darauf besteht, dass mit der Untersuchung Schaden angerichtet werden kann.

Verweise

- **Bewusstsein** (Vigilanz und Orientiertheit): s. S. 260, DD s. S. 261
- **Erinnerungslücke (retrograde Amnesie,** z. B. bei SHT vgl. S. 331)
- **Pupillenbeurteilung** s. folgende Seiten, Gesichtsfeld s. S. 282, 508 ff.
- **Sensibilitätsprüfung** (Haut: Gesicht, Rumpf, Arme, Beine) s. S. 365 f.

Motorische Funktion/Kraft

- **Lähmungen:** vollständig = Plegie/unvollständig = Parese. Eine Körperhälfte = Hemiplegie/Hemiparese. Beide Arme und Beine = Tetraplegie/Tetraparese.
- **schlaffe** Lähmung (i. d. R. frisch)/**spastische** Lähmung (i. d. R. älter)
- **Tests** (z. B. bei V. a. Schlaganfall): Augen öffnen/zusammenkneifen, Augenbrauen hochziehen, Augen in alle Richtungen bewegen, Wangen aufblasen, Pfeifen, Zähne zeigen, Zunge herausstrecken, Händedruck, Arm-/Beinhalteversuch

Neurologische Tests immer im Seitenvergleich!

Physiologische Reflexe (beim Gesunden vorhanden), z. B.:

- **Kornealreflex** (Hirnnerven V_1 und VII): Lidschluss auf Reiz der Cornea
- **Würge-, Schluck- und Hustenreflex** (Hirnnerven IX und X)
- **Muskeleigenreflexe:** z. B. Patellar- (L3/4) und Bizeps- (C6) Sehnenreflex
- **Fremdreflex:** Bauchhautreflex (Th5 – Th12)

Reflexe fehlend/abgeschwächt/nicht seitengleich: z. B. WS-Trauma, Apoplex

Pathologische Reflexe

(nur bei zentralen neurologischen Störungen vorhanden, z. B. Pyramidenbahnläsion; z. T. bei Neugeborenen und Säuglingen noch physiologisch!), z. B.:

- **Babinski-/Gordon-/Oppenheim-Reflex** (tonische Dorsalextension der Großzehe mit Abspreizen der übrigen Zehen bei Bestreichen des lateralen Fußrandes bzw. „Wadenkneten“ bzw. kräftigem Entlangstreichen an der Tibiakante)
- **Greifreflex** (Festhalten des Gegenstandes nach Berühren der Handfläche)

Nervendehnungsschmerz, z. B. Lasègue-Zeichen:

- **normal** = problemloses Anheben (Untersucher) des gestreckten Beines
- **positiv** (Nervenwurzelreizung schmerzhaft): z. B. Bandscheibenvorfall, Meningitis

Nackensteifigkeit (Meningismus) = Alarmsignal!

Nickbewegung (Inklination) nicht möglich. Nicht testen, solange HWS-Verletzung nicht sicher ausgeschlossen (Röntgen). Z. B. bei Meningitis (Fieber!), SAB (s. S. 280), Sonnenstich, HWS-Trauma, Sinusthrombose, Meningeosis carcinomatosa.

Prüfung der Koordination

U. a. Kleinhirn und Basalganglien; z. B.: Finger zur Nasenspitze führen; Diadochokinese = schnell alternierende gegensätzliche Bewegungen.

Physiologie

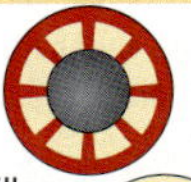

1. Der **sympathisch** innervierte Musculus **dilatator** pupillae: zieht radspeichenartig die Iris auseinander (im Bild **rot**) → Pupillenerweiterung = Mydriasis und

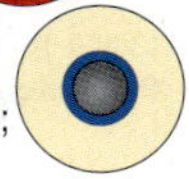

2. der **parasympathisch** innervierten Musculus **sphincter** pupillae: zieht ringförmig die Iris zusammen (im Bild **blau**). Bei Erregung/ Reizung (die Leitungsbahn ist am Schädelclivus druckempfindlich; N. oculomotorius = HN III) → Pupillenverengung = Miosis

Diese beiden Muskeln, die die Pupille ansteuern (= Efferenz) sind im Prinzip **Gegenspieler.** Der Sympathikus bestimmt die Ausgangsweite (abhängig von seinem aktuellen Aktivierungszustand) und der Parasympathikus (im Normalfall der „Stärkere") sorgt bei Aktivierung (z. B. Lichteinfall ins Auge) für die Engstellung.

Vereinfachter Ablauf des Lichtreflexes: Bei Beleuchtung eines Auges wird die Lichtreizinformation zum Reflexzentrum geleitet (= Afferenz). Das Reflexzentrum sendet über den Parasympathikus, genauer den N. oculomotorius, zwei Befehle: Pupillenverengung auf beleuchteter Seite (= direkte Lichtreaktion) und Pupillenverengung auf der Gegenseite (= indirekte/konsensuelle Lichtreaktion).

Pupillenkontrolle I (Efferenzkontrolle)

Inspektion der Pupillen bei normaler Raumbeleuchtung, dann Lichtreaktion

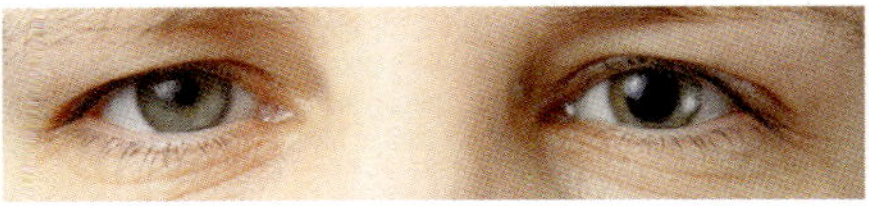

Ungleiche Pupillenweite (Anisokorie) bei einseitigem Efferenzdefekt. Die gestörte Pupille ist diejenige, die auf zusätzlichen Lichteinfall bzw. Abdunkelung am wenigsten reagiert (verminderte Reaktionsamplitude). Möglichkeiten:

a) Die weite Pupille ist gestört und reagiert weniger/gar nicht auf Licht: Ausfall des Parasympathikus auf dieser Seite, z. B. bei einseitig abgedrücktem N. oculomotorius (durch Hirnödem, Aneurysmablutung, Hirntumor), einseitig angewendeten Augentropfen (Parasympatholytika wie Atropin, Scopolamin). Oder bei lokaler Sympathikusstimulation (alpha-Sympathomimetika wie Phenylephrin im Abb.-Bsp.).
b) Die enge Pupille ist gestört und reagiert weniger/gar nicht auf Licht/Dunkelheit: Überstimulation des Parasympathikus auf dieser Seite (z. B. Pilocarpin als Augentropfen) oder Ausfall des Sympathikus auf dieser Seite (z. B. Horner-Syndrom, dabei auch hängendes Augenlid auf dieser Seite).

Harmlose Ursachen für eine Anisokorie:

- Physiologische Anisokorie (dem Patienten meist bekannt; Differenz < 0,5 mm)
- Reflektorische Pupillenstarre (enge Pupille mit überschießender Naheinstellungsmiosis; bei Lues, Diabetes mellitus, Multipler Sklerose, Lyme-Borreliose)
- Iritis, M. sphincter pupillae-Einriss bei Augapfelprellung: starre weite Pupille
- Pupillotonie/Adie-Syndrom (parasympathische Innervationsstörung)
- Glasauge (Efferenz und Afferenz nur eingeschränkt beurteilbar)

Pupillenbeurteilung II

Ein beidseitiger Efferenzdefekt führt zu beidseitig verminderter Reaktion der Pupillen auf Licht/Dunkelheit, die Pupillen sind aber gleich eng oder weit. Wichtige Ursachen sind systemische oder beidseitig lokal angewendete Medikamente/Gifte:

	Miosis	Mydriasis	Lichtreaktion
(alpha-)Sympatho-	-lytika	-mimetika	funktioniert erkennbar
Parasympatho-	-mimetika	-lytika	vermindert/aufgehoben

DD Beidseits weite Pupillen (Mydriasis)

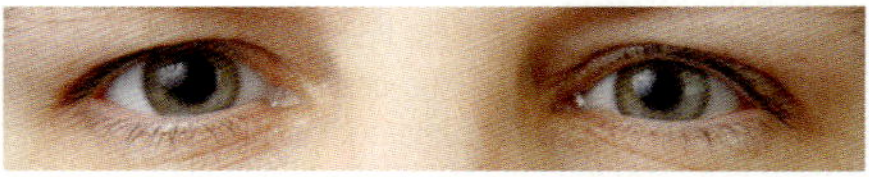

- Parasympatholytika, z. B. Atropin (Tollkirsche!), Scopolamin, manche Psychopharmaka/Antihistaminika (z. B. Diphenhydramin). Zusätzliche Symptome: Tachykardie, rote Wangen, Mundtrockenheit, Halluzinationen, Verwirrtheit, Fieber
- Sympathomimetika, z. B. Kokain, Amphetamin, Adrenalin. Zusätzliche Symptome: Stressreaktionen, Bluthochdruck, Tachykardie, Tremor, Unruhe.
- Weitere Ursachen: Botulinumtoxin, THC (Cannabis), Krampfanfall, Glaukom, Erblindung (Netzhaut/ Sehbahn), Hypoxie, fortgeschrittene Meningitis oder intrakrankielle Raumforderungen (Blutung, Ödem, Tumor), tiefe Komastadien.

DD Beidseits enge Pupillen (Miosis)

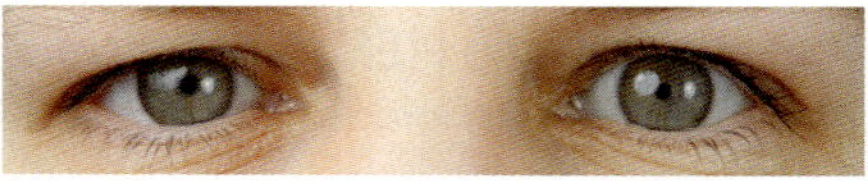

- Sympatholytika (z. B. Clonidin)
- Parasympathomimetika, z. B. Acetylcholin, Pilocarpin, Carbachol, Physostigmin, Organophosphate (Parathion/E605), Nikotin. Zusätzliche Symptome: Bradykardie, starker Speichelfluss, Schwitzen, Muskelzuckungen
- Weitere Ursachen: Opioide (z. B. Heroin, Morphin - außer Pethidin), Warnzeichen bei Blutungen/ Raumforderungen am Hirnstamm (später Mydriasis!), Kohlenmonoxid, Barbiturate, Narkotika.

Pupillenkontrolle II (Afferenz)

Vergleich der direkten und der indirekten (= konsensuellen) Lichtreaktion:

- Der Patient blickt in die Ferne (→ Ausschaltung der Naheinstellungsreaktion)
- Man beleuchtet ein Auge von unten (→ gleichmäßiges Streulicht im Fundus!)
- Nach 2–3 s schwenkt man schnell die Lichtquelle auf das andere Auge, wobei man jeweils nur das beleuchtete Auge beobachtet **(Wechselbelichtungstest).**
- Normalerweise ändert die Pupille beim Übergang von der konsensuellen zur direkten Lichtreaktion ihre Weite nicht.
- Wird die neu beleuchtete Pupille aber weiter → Afferenzdefekt auf dieser Seite

Ursachen für Afferenzdefekte sind Läsion der Sehbahn (teilweise mit Blindheit), z. B. Tumor (z. B. Hypophyse, Keilbeinflügelmeningeom), Retrobulbärneuritis, Optikusatrophie, Optikusabriss, ausgedehnte Netzhautschäden.

Achtung: Bei einseitigem oder beidseitigem Afferenzdefekt sind beide Pupillen gleichweit (das Reflexzentrum erhält auf beiden Seiten die gleiche Information).

Atembewegungen

- **beschleunigt** (Tachypnoe): z. B. bei Gasaustauschstörung der Lunge, Anstrengung, erhöhtem O_2-Bedarf
- **Kussmaulatmung** (vertieft und beschleunigt): z. B. bei Azidose
- Hinweise auf zentrale Atemstörungen:

Cheyne-Stokes-Atmung:

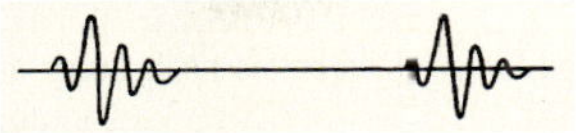

Biot-Atmung:

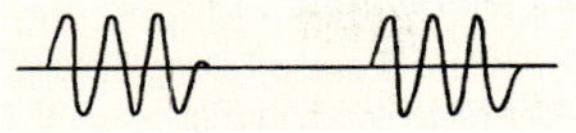

- **Schnappatmung** (niedrigfrequente Atembewegung ohne adäquate Thoraxbewegung): **Herz-Kreislauf-Stillstand!**
- **invers** („Schaukelatmung"; Vorwölbung der Bauchdecke bei Einatmung bei gleichzeitiger Einziehung des Thorax u. umgekehrt): **Atemwegsverlegung!**
- **paradox** (Thoraxeinziehung bei Einatmung und Vorwölbung bei Ausatmung): Rippenserienfraktur, instabiler Thorax

Atemgeräusch (ohne Stethoskop)

- **normal** = leises Strömungsgeräusch/**fehlend:** Atemstillstand
- **pfeifend** (spastisch) bei Ausatmung (verlängert): z. B. bei Asthma
- **Stridor** (ziehend-pfeifend-schnarchendes Geräusch): Atemwegsverlegung
  - **inspiratorisch** (bei der Einatmung): Verlegung/Verengung der oberen Atemwege, z. B. Epiglottitis, Fremdkörperaspiration
  - **exspiratorisch** (bei der Ausatmung): Verlegung/Verengung der unteren Atemwege, z. B. Bronchospastik bei Asthma, Anaphylaxie, COPD
  - **feines Rasseln:** z. B. bei Lungenödem, Lungenentzündung
  - **grobes Rasseln:** z. B. bei Flüssigkeit in Rachen/Trachea; Aspiration

Qualität des Atemgeräusches (mit Stethoskop; bei Einatmung)

- **normal** = vesikulär – leises Rauschen bei Einatmung beidseits und seitengleich
- **einseitig:** z. B. bei Pneumothorax, Spannungspneumothorax, falsche Tubuslage (zu tief → meist rechtsseitiges Atemgeräusch)
- **trockene, kontinuierliche Nebengeräusche** (hochfrequentes Pfeifen/Giemen, tieffrequentes Brummen): während der Ausatmung z. B. bei Asthma, Bronchitis
- **feuchte, diskontinuierliche Rasselgeräusche:**
  - feinblasig/hochfrequent, nicht klingend (= ohrfern): z. B. bei Lungenstauung
  - feinblasig/hochfrequent, klingend (= ohrnah): z. B. bei Pneumonie (Infiltration)
  - grobblasig/tieffrequent: Flüssigkeit/Schleim in den Bronchien, Lungenödem

Perkussion der Lunge

- **normal** = sonor (volltönend)
- **hypersonor** (hohl, schachtelartig): z. B. bei Pneumothorax, Emphysem
- **gedämpft** (wie über Leber): Pleuraerguss, Lungenentzündung; Hämatothorax

Halsvenen

- normal = kaum sichtbar
- gestaut, prall gefüllt: z.B. bei Herzinsuffizienz, Lungenembolie, kardiogener Schock, Spannungspneumothorax, Perikardtamponade
- pulsierend: Trikuspidalklappeninsuffizienz

Nagelbettprobe

- normal = schnelle Füllung (Rötung) des Nagelkapillarbettes nach Druck auf den Nagel (Weißfärbung)
- verzögert (> 2 s): z.B. bei Zentralisation, Schock, Unterkühlung

Periphere Pulse tastbar? (Mindestblutdruck)

- normal = ja (normofrequent, rhythmisch, gut tastbar, nicht hart)
- nein: z.B. bei Durchblutungsstörungen, Zentralisation (Schock), Gefäßverschluss

Haut/Schleimaut

- **normal** = rosig
- **gerötet:** Extremitäten, z.B. bei Entzündung, Thrombose; Kopf, z.B. bei Hypertonus, Sonnenstich; ganzer Körper, z.B. bei Hitzschlag, Fieber, Atropinvergiftung
- **blass:** z.B. bei Schock, Zentralisation, Anämie, Durchblutungsstörung
- **gelblich (Ikterus):** z.B. bei Leber- und Gallenwegserkrankungen
- **bläulich** (Zyanose): Zeichen für Sauerstoffmangel, Toluidinblau-Injektion
- **Quaddeln/Ausschlag:** z.B. Allergische Reaktion, andere Hautkrankheiten

Extremitätentemperatur (Fühlen)

- **normal** = warm
- **heiß:** z.B. bei Fieber, Entzündung, Thrombose
- **kalt:** Durchblutungsstörung, Zentralisation, Unterkühlung
- **kaltschweißig:** z.B. bei Herzinfarkt, Schock, Akutem Abdomen

Turgor (= Hautspannung)

- **normal** = glatt, spannungslos
- **Ödeme:** z.B. bei Herzinsuffizienz, Thrombose, Lymphstau, Entzündung
- **stehende Hautfalten:** Flüssigkeitsmangel, Exsikkose
- **Schwellung:** Verletzung, Tumor, Entzündung, Ödem, Lymphknoten

Nykturie (= häufiges nächtliches Wasserlassen; erfragen)

z.B. bei Herzinsuffizienz, Prostataadenom

Herz-Auskultation

Im Rettungsdienst primär nur zur Überwachung von Säuglingen und Kleinkindern.

Schmerzen (siehe jeweils auch Akutes Abdomen S. 386 ff.)

- **kontinuierlich zunehmend** Entzündung, z. B. Appendizitis, Peritonitis
- **Kolik** (regelmäßig wiederkehrend): z. B. Gallenkolik
- **Perforationsschmerz** (akute Schmerzzunahme → kurze Besserung → Peritonitisschmerz – s. o.): Hinweis auf Perforation (Durchbruch) eines Bauchorganes
- **längeres schmerzfreies Intervall** (akut einsetzender Schmerz → für Stunden Schmerzbesserung → Peritonitisschmerz – s. o.): z. B. Mesenterialinfarkt oder Darmischämie bei Strangulation einer Schlinge
- **kontralateraler Loslassschmerz:** z. B. bei peritonealer Reizung bei Appendizitis
- **McBurney-Druckpunkt** (Mitte zwischen Nabel und vorderem Darmbeinstachel): V. a. Appendizitis

Schmerzausstrahlung

- **links** (auch Schulter): Milzruptur, Angina Pectoris, Herzinfarkt
- **rechte Schulter:** Cholezystitis, Extrauteringravidität
- **Rücken:** Aortenaneurysma, Pankreatitis, Herzinfarkt, Angina Pectoris
- **Penis, Skrotum, Leiste, Schamlippen:** Harnleiterkolik, evtl. Leistenbruch
- **Nabel:** Appendizitis

Auskultation des Abdomens

- **normal** = Darmgeräusche vorhanden
- **metallisch klingende, plätschernde Darmgeräusche:** z. B. bei mechanischem Ileus (Verschluss Verengung des Darmes)
- Darmgeräusche abgeschwächt oder sogar **„Totenstille“:** z. B. bei paralytischem Ileus (Lähmung des Darmes); „Schwappen“ des von außen bewegten Darminhalts hörbar

Palpation des Abdomens

- **normal** = weiches Abdomen; keine Abwehrspannung
- **lokale Abwehrspannung:** lokale Reizung des Peritoneums (Bauchfell) z. B. durch Entzündung dort liegender Organe
- **generalisierte Abwehrspannung:** Peritonitis/Akutes Abdomen s. S. 386 ff.
- **Geschwulst tastbar:** z. B. Tumor, Kotballen im Darm (Koprostase)
- **pulsierender Tumor:** V. a. Aortenaneurysma
- **walzenförmiger Tumor:** Invagination

Anamnese bei gynäkologischer Leitsymptomatik (vgl. S. 417)

- **Letzte Regelblutung?** (wann, wie stark, Besonderheiten)
- **Mögliche Schwangerschaft?** (wenn möglich: wie weit fortgeschritten?)
- **Medikamente?** z. B. Sterilitätstherapie: kann zu einer z.T. extremen Vergrößerung der Ovarien in bedrohlichem Ausmaße führen (OHSS = Ovarielles Hyperstimulationssyndrom) → z. B. Ateminsuffizienz

Grundsätzlich wird der Patient im RD gemäß seinen Beschwerden (z. B. Schmerzen, Funktionsstörung) und dem anzunehmenden Unfallmechanismus (s. S. 348) lokal nach dem IPPAF-Schema untersucht (s. S. 151). In unklaren Fällen (z. B. Verdacht auf Polytrauma, bewusstloser Patient) erfolgt möglichst ein vollständiger **„Bodycheck“** (traumatologische Ganzkörperuntersuchung):

Jede Körperregion wird nach einem fokussierten IPPAF-Schema untersucht auf:

- **Umgebung, Körperlage/-form** (z. B. Außenrotation und Verkürzung des Beines bei Oberschenkelhalsfraktur)
- **Hautveränderungen** (Prellmarken, Blutergüsse, Wunden, Blutungen): als Hinweis auf mögliche tieferliegende Verletzungen betrachten!
- **Fraktur-/Luxationszeichen** (zugänglicher Bewegungsapparat, s. S. 350 f.)
  - **Palpation** des zugänglichen Skelettsystems, oberflächliche Form mit der Handfläche abfahren (Stufen? Schwellungen? Schmerzen? Am Brustkorb und am Becken Kompression mit dosiertem zunehmendem Druck von vorne und von den Seiten)
  - **ggf. Funktionskontrolle von Gelenken** (aktiv/passiv), sofern dort keine anderen Verletzungszeichen feststellbar sind. Keine Funktionskontrolle der Wirbelsäule, wenn WS-Trauma nicht ausgeschlossen ist!
- **DMS-Kontrolle:** Prüfung von **D**urchblutung (Puls/Nagelbettprobe/S_pO_2), **M**otorik/Beweglichkeit (aktiv/passiv) und **S**ensibilität (Lokalisation von Berührungen, ohne dass der Patient hinsieht), zumindest Finger/Hände und Zehen/Füße beidseits (= ggf. auch Zeichen für Schädigung der Wirbelsäule!), sofern nicht wegen einer Verletzung kontraindiziert, Sensibilität ggf. auch an anderen Hautbezirken.

Ablauf: Entkleiden (möglichst geschützt/z. B. im RTW) sowie **rasches und systematisches Untersuchen von Kopf bis Fuß:** Kopf (inkl. Pupillen, s. S. 153 f., Mund/Ohren/Nase – **Liquor-/Blutausfluss** aus Ohren/Nase/Mund kann ein Hinweis auf eine Schädelbasisfraktur sein (Liquornachweis mit Blutzuckertest: ⅔ des Blutzuckerwertes).) → Hals → Schultergürtel → Arme → Hände → Brustkorb → Bauch (Abwehrspannung? Druckschmerz?) → Becken → Beine → Füße; ggf. Rücken ansehen/abtasten, soweit zugänglich ohne Manipulation der potenziell verletzten WS.

- Bei Schockzeichen, Blutverlust, V. a. Herz-Beteiligung, unklarer Unfallursache: **s. Leitsymptomatik Herz-Kreislauf S. 156!**
- Bei Beteiligung des Brustkorbes (Thoraxtrauma)/Atemstörungen/Zyanose: **s. Leitsymptomatik Atmung S. 155!**
- Bei Beteiligung von Kopf und/oder Wirbelsäule bzw. Bewusstseinsstörung oder neurologischen Symptomen: **s. Leitsymptomatik Neurologie S. 152!**

Zum Vorgehen bei Polytrauma s. S. 378 ff. u. Algorithmus im hinteren Einband

5. EKG-Diagnostik

Elektrotherapie im Rettungsdienst

Das EKG (Elektrokardiogramm) macht die elektrischen Vorgänge am Herzen (Aktionspotenziale) sichtbar („Herzstromkurve"). Aufgaben des EKG im RD:

- Akustische und optische Überwachung der Herzfrequenz (EKG-Monitoring), um Verschlechterungen des Patientenzustandes frühzeitig erkennen zu können
- Einteilung der Herzrhythmusstörungen (s. S. 176)
- Unterscheidung der Formen des Herz-Kreislauf-Stillstandes (s. S. 178 ff.)
- Unterstützung der Herzinfarkt- und Lungenemboliediagnostik (s. S. 231 ff.)

Das EKG ersetzt auf keinen Fall...

- **die Puls- und Blutdruckkontrolle:**
  Das EKG gibt keine Auskunft über die Herzauswurfleistung! Ein unauffälliges EKG-Bild ohne oder mit zu geringer Auswurfleistung ist möglich → ggf. unverzüglicher Beginn der kardiopulmonalen Reanimation (CPR)!
- **die Abfrage der Vorgeschichte und die körperliche Untersuchung:**
  Viele gefährliche Herzerkrankungen (z. B. manche Herzinfarkte) zeigen akut keine typischen EKG-Zeichen (z. B. ST-Hebung). Trotzdem ggf. **NA**-Nachforderung!

Das EKG bietet eine Reihe von Fehlerquellen, die – nicht als solche erkannt – zu **falscher Diagnose** und **gefährlicher Therapie** führen können:

1. Ursachen außerhalb des Patienten (z. B. Störeinflüsse wie elektromagnetische Felder, Induktionsschleifen, Ableit- und Bedienungsfehler, technische Defekte)
2. Ursachen, die vom Pat. ausgehen (z. B. Störeinflüsse wie Muskelzittern oder Hautveränderungen, harmlose Normvarianten, Veränderungen der EKG-Kurve ohne zugrundeliegende Herzerkrankung wie z. B. Elektrolytstörungen)

Die Kenntnis dieser Fehlermöglichkeiten ist zur einwandfreien Deutung von EKG-Bildern notwendig. Wichtige Störquellen der EKG-Diagnostik s. S. 172 ff.

EKG-Geräte im Rettungsdienst

- Die Ausstattung eines RTW beinhaltet nach DIN EN 1789 ein EKG-Überwachungsgerät (DIN EN 60601-2-4), das in der Praxis als **kombinierte EKG-Defibrillator-Einheit** konzipiert ist (Gerät nach Anlage 1 MPBetreibV!), in die z. T. weitere Funktionen integriert sind, z. B. NIBP, S_pO_2, KKT, $_{ET}CO_2$, Herzschrittmacher. EKG-Geräte im RD müssen auf den mobilen Einsatz und die Verwendung im Freien ausgelegt sein (Robustheit, Funktionalität). Bei V. a. ACS (s. S. 313 ff.) ist bereits im RD ein 12-Kanal-EKG (s. S. 227 ff.) aufzuzeichnen, sodass 12-Kanal-EKG-Geräte zumindest auf NA-besetzten Rettungsmitteln vorzuhalten sind.
- Zur Erfassung der Herzströme müssen sog. **Ableit-Elektroden** auf der Haut des Pat. angebracht werden (s. S. 164 ff.): i. d. R. drei Klebeelektroden (für Monitoring, Rhythmusdiagnostik, Herz-Kreislauf-Stillstand), bei V. a. ACS zehn Elektroden (12-Kanal-EKG). Bei V. a. Herz-Kreislauf-Stillstand ist auch die Ableitung über Defi-Klebeelektroden oder Defi-Hand-Paddles möglich (letztere wegen hoher Artefaktgefahr nur initial zur schnellen EKG-Ableitung – fehlende Masseelektrode und immer minimale Bewegung durch die ableitende Person).

Anatomie des Reizleitungssystems am Herzen

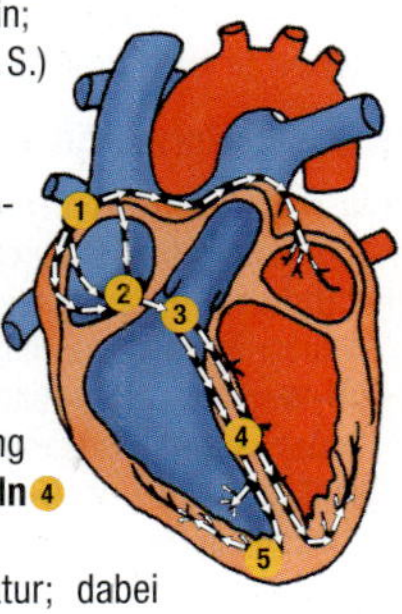

Erregungsbildung im Sinusknoten (1) (60–80/min; beeinflusst durch diverse Steuermechanismen, s. n. S.)
→ **Reizweiterleitung über die Vorhofmuskulatur;** dabei Kontraktion derselben
→ Erregungsüberleitung im **AV-Knoten** (Nodus atrioventricularis) (2) mit 0,05–0,1 s Verzögerung (Zeit für Kammerfüllung durch Vorhofkontraktion)
→ Reizweiterleitung über das Erregungsleitungssystem, bestehend aus **His-Bündel** (3) (normalerweise die einzige elektrisch leitende Verbindung zwischen Vorhöfen und Kammern), **Tawaraschenkeln** (4) und **Purkinje-Fasern** (5)
→ Erregungsausbreitung über die Kammermuskulatur; dabei Muskelkontraktion derselben; danach Refraktärzeit (Unerregbarkeit) mit Repolarisation (Erregungsrückbildung) der Muskelzellen der Kammern

Ersatzzentren der Erregungsbildung

Bei Störung oder Ausfall des Sinusknotens als Schrittmacher können fast alle Zellen des Reizleitungssystems in bestimmten Zeitabständen spontan Erregungen bilden. In der Hierarchie dieser körpereigenen Schrittmacher gibt jeweils der schnellste Schrittmacher ab seiner Lage in der Reizkette das Tempo vor, z. B. der **Sinusknoten** (in Ruhe 60–80/min), Schrittmacherzellen im Bereich des **AV-Knotens** (40–60/min), Schrittmacherzellen in der **Kammer** (20–40/min).

Re-Entry-Mechanismen (kreisende Erregung)

Es kommt vor, dass sich ein elektrischer Impuls nicht gleichmäßig über das Herz ausbreitet, zu einer Herzaktion führt und in der Repolarisation verschwindet, sondern durch eine Veränderung des Herzmuskels (z. B. Herzinfarkt) immer weiter über den Herzmuskel verläuft, weil die Erregungsfront immer wieder auf bereits erholtes/erregbares Gewebe trifft: es entsteht eine so genannte kreisende Erregung. Dieses vom Sinusknoten unabhängige Wiedereintreten eines elektrischen Reizes in den Reizleitungsablauf bezeichnet man auch als Re-Entry-Mechanismus. Das Ergebnis einer **kreisenden Erregung auf Vorhofebene** ist Vorhofflattern, Vorhofflimmern oder eine Vorhoftachykardie (s. S. 184); eine **kreisende Erregung auf Kammerebene** führt zu gefürchtetem Kammerflimmern oder Kammertachykardie (s. S. 179/S. 188 f.). **Eine solche kreisende Erregung auf Kammerebene wird häufig durch einen Extraschlag (ventrikuläre Extrasystole) in der vulnerablen (verletzlichen) Phase ausgelöst (R-auf-T-Phänomen, s. S.** 193**).**
Kreisende Erregungen sind bei anatomischen Besonderheiten (Leitungsbahnen zwischen Vorhof und Kammer) auch über die Vorhof-Kammer-Grenze hinweg möglich (sog. paroxysmale Tachykardien bei Präexzitationssyndromen, s. S. 187)

Trotz unabhängiger (autonomer) Reizbildung am Herzen (s. S. 161) wird die Herzfunktion durch **übergeordnete Zentren** beeinflusst. Deren Wirkung auf die Herztätigkeit ist meist mit einer Kreislaufwirkung (z. B. Blutdruckänderung) verbunden.

Messstationen für Herzarbeit/Leistungsbedarf

Der menschliche Körper kontrolliert die tatsächliche Arbeit des Herzens sowie den Leistungsbedarf durch die Überwachung folgender Messgrößen:

- **Blutdruck:** Messung über Druck-Fühler (Baro- und Dehnungsrezeptoren) im Sinus caroticus (in der Halsschlagader), in Herzvorhöfen/-kammern, in der Aorta.
- **pH-Wert, pO_2, pCO_2** (indirekte Steuerung): Messstellen (Chemorezeptoren) befinden sich im Hirnstamm (verlängertes Rückenmark = Medulla oblongata) und im Sinus caroticus. Bei verändertem Leistungsbedarf wird die Herz-Kreislauf-Funktion angepasst (z. B. über Regulationszentren, Nerven, Hormone – s. u.)

Steuerung

Herz-Kreislauf-Regulationszentren befinden sich im Hirnstamm (insbes. Medulla oblongata und Pons). Die Informationsübertragung erfolgt durch das vegetative (= autonome) Nervensystem, bestehend aus **Sympathikus** (Nn. cardiaci) und **Parasympathikus** (N. vagus). Die Wirkung erfolgt über Nerven und ihre Überträgerstoffe (Sympathikus: Noradrenalin; Parasympathikus: Acetylcholin).
Sympathische Einflüsse auf das Herz haben auch die im Nebennierenmark produzierten Katecholamine (Hormone: Adrenalin und Noradrenalin), die im Blut transportiert werden und an den entsprechenden Rezeptoren wirken. Als **Medikamente** nutzt man die Überträgerstoffe des Sympathikus, auch ähnliche Wirkstoffe (= Sympathomimetika), und des Parasympathikus (Parasympathomimetika) sowie entsprechende Hemmstoffe (Sympatholytika bzw. Parasympatholytika).

Sympathische Wirkung am Herzen (β_1-Rezeptoren)	Parasympathische Wirkung am Herzen
positiv chronotrop = Herzfrequenz ↑	negativ chronotrop = Herzfrequenz ↓
positiv inotrop = Herzkraft ↑	
positiv dromotrop = Überleitungsgeschwindigkeit im AV-Knoten ↑	negativ dromotrop = Überleitungsgeschwindigkeit im AV-Knoten ↓
positiv bathmotrop = Erregbarkeit ↑	

Erregung (Sympathomimetika)	**Hemmung** (Sympatholytika)	**Erregung** (Parasympathomimetika)	**Hemmung** (Parasympatholytika)
Katecholamine, z. B.:	**β-Blocker,** z. B.:	Physostigmin	Atropin
Adrenalin	Pindolol	Pyridostigmin	Ipratropium
Dobutamin	Esmolol		
Dopamin	Metoprolol		
Noradrenalin	Propranolol		
β-Mimetika, z. B.:			
Fenoterol			
Salbutamol			
Terbutalin			

Das EKG misst jeweils zwischen zwei Punkten am menschlichen Körper die elektrische Spannung (Potenzialdifferenz) und macht sie optisch (nach dem Prinzip eines Oszilloskops) sichtbar. Diese Spannung verändert sich durch den Stromfluss am Herzen. Dadurch wird die Erregungsleitung an den verschiedenen Stationen des Reizleitungssystems beobachtbar. Normaler Herzzyklus in Ableitung II:

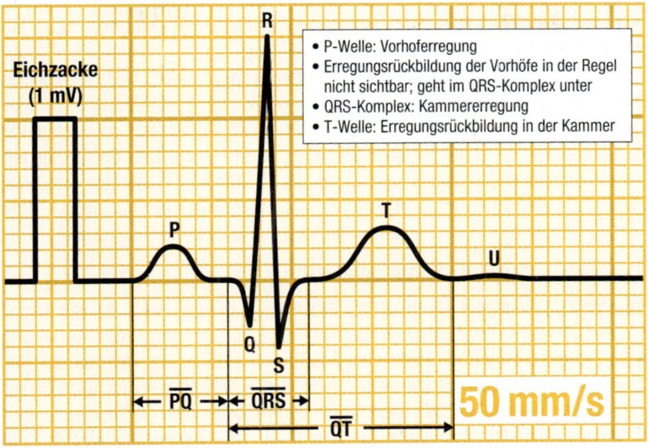

Da jedoch nur elektrische Spannungen aufgezeichnet werden, gibt das EKG **keine Auskunft über die Herzmuskelkontraktionen** (Auswurfleistung). Außerdem können verschiedene Faktoren die empfindliche Messung stören (s. S. 172 ff.). Weiterhin ist darauf hinzuweisen, dass die Spannungsmessung zwischen zwei gedachten Polen immer nur eine Beurteilung des Reizleitungssystems in einer Achse zulässt. Deswegen sind **für eine vollständige Beurteilung des Reizleitungssystems in allen Ebenen mindestens 12 Ableitungen notwendig** (s. S. 164 ff.).
Bei der EKG-Auswertung werden bestimmte Werte gemessen oder anhand des unterlegten Millimeterpapiers abgezählt:

- **Zeitliche Abstände bestimmter Zacken/Wellen** (z. B. PQ-Zeit, s. S. 236)

Papiervorschubgeschwindigkeit (Ablenkgeschwindigkeit)
- in der Regel **25 mm/s** (Monitor, Rhythmusdiagnose) → 1 mm Vorschub entspr. 0,04 s bzw. 40 ms
- ggf. auch **50 mm/s** (morphologische EKG-Diagnostik) → 1 mm Vorschub entspr. 0,02 s bzw. 20 ms

- **Ausschlaghöhe bestimmter Zacken/Wellen** (z. B. ST-Hebung, s. S. 236)

Amplitudeneinstellung (Auslenkung, Empfindlichkeit)
Die Höhe der **Eichzacke** dient als Maß für 1 mV (1 Millivolt) und sollte i. d. R. 1 cm hoch sein, sodass **1 cm Höhe einer Spannung von 1 mV** entspricht (1 mm ≙ 0,1 mV)

Begriffe

Eine **Ableitung** bezeichnet eine EKG-Kurve, die zwischen zwei genau definierten Polen (= Elektrodenpositionen) aufgezeichnet wurde → bipolare Ableitungen. Ein **„virtueller" EKG-Pol** kann auch durch Zusammenschaltung (elektrisches Verbinden) mehrerer Elektroden erzeugt werden → (pseudo-) unipolare Ableitungen. Wenn von einem **3-Pol-, 4-Pol-, 5-Pol- oder 10-Pol-EKG** gesprochen wird, ist mit der jeweiligen Ziffer die Anzahl der aufzubringenden Elektroden bzw. die Anzahl der anzuschließenden EKG-Kabel gemeint.
Der Begriff **Kanal** steht für die Anzahl **gleichzeitig** erzeugbarer (anzeigbarer oder ausdruckbarer) Ableitungen; ein 3-Kanal-EKG ermöglicht die Anzeige oder den Ausdruck von 3 zeitgleich aufgezeichneten EKG-Kurven (z. B. untereinander auf einem Blatt bei einem 3-Kanal-Schreiber). Ein 12-Kanal-EKG-Gerät kann mit 10 aufgebrachten Elektroden (= 10-polig) die 12 Standardableitungen erzeugen; die im RD gebräuchlichen „12-Kanal"-EKG-Geräte haben meist nur einen 1- oder 3-Kanal-Schreiber. In der Klinik werden oft 6-Kanal-Schreiber verwendet.

Anlegen und Ausdrucken des EKG

Das 12-Kanal-EKG ist ein Qualitäts-EKG! Schon geringe Fehler bei der Registrierung können zu Informationsverlust oder gar Fehldiagnosen führen. Daher gilt:

- Die **vorgeschriebenen Elektrodenpositionen sind exakt einzuhalten (liegender Patient),** damit die EKG-Kurven in allen Ableitungen im Hinblick auf Zeitwerte, Ausschlaghöhen und Formen korrekt beurteilbar und mit vorherigen oder späteren Aufzeichnungen zur Verlaufskontrolle vergleichbar sind (z. B. in der Klinik). Ausnahme: Monitorableitung nur für Frequenzüberwachung und grobe Rhythmusdiagnostik. Zwingend notwendige Abweichungen von Standardpositionen sind auf dem Ausdruck zu dokumentieren (z. B. Extremitätenamputation, große linke Brust). Auch vertauschte Kabel (Verpolung) erzeugen Fehldiagnosen!
- **Die Verbindung über die Elektroden muss gut leitend sein,** da durch eine elektrische Dämpfung z. B. Hypertrophiezeichen oder ST-Hebungen unterschätzt werden können (keine alten oder offen gelagerten Elektroden verwenden, Elektroden nur auf rasierte oder unbehaarte Haut aufbringen, bei Saugelektroden und bei sehr trockener Haut geeignetes Kontaktmedium verwenden).
- **Äußere Einflüsse auf die EKG-Kurve (sog. Artefakte) müssen vermieden werden:** Ein verwertbares EKG erfordert einen ruhig liegenden, nicht frierenden Patienten (z. B. warmer Raum, Zudecken, Beruhigung, ggf. Analgesie). Der Pat. soll während der EKG-Registrierung nicht von anderen Personen berührt werden. Störquellen in der Umgebung sind zu beseitigen (z. B. stärkere Stromquellen, Vibrationen). Bestimmte Filter müssen deaktiviert werden (vgl. S. 233). Immer nur eine Elektrodensorte verwenden. Weitere Ursachen für Störungen s. S. 172 ff.
- Auf dem Ausdruck müssen immer eine **korrekte, rechteckige Eichzacke** (oder Amplitudeneinstellung) und die **Schreibgeschwindigkeit** erscheinen (sonst keine Kurvenvermessung möglich). Außerdem Beschriftung mit **Patientendaten.**

Bei der **Monitorableitung** (nur Frequenzüberwachung/grobe Rhythmusdiagnostik) rahmen drei Elektroden auf dem Brustkorb das Herz ein: i. d. R. rechte Schulter/rot, linke Schulter/gelb, linke Hüfte (oder C_5 – s. n. S.)/grün (ergibt modifizierte Einthoven-Ableitungen, s. u.). Unter den Elektroden soll **möglichst wenig Muskulatur** liegen. Die Elektroden sollen eine potenzielle Defibrillation nicht behindern und dürfen die radiologische Diagnostik nicht beeinträchtigen (z. B. Röntgen-Thorax). Während einer Thorax-CT können die Elektroden z. B. auch über dem Bauch verteilt aufgeklebt werden. Ableitung mit den größten Ausschlägen einstellen.

3-Pol-Ableitung (→ 3-Kanal-Ableitung)

- **bipolare Extremitätenableitungen nach Einthoven: I, II, III**

Korrekte Ableitungstechnik (nach DIN EN 60601-2-51, Code 1)

Rote Elektrode	= **R** (rechts):	rechter Arm (Nähe Handgelenk)
Gelbe Elektrode	= **L** (links):	linker Arm (Nähe Handgelenk)
Grüne Elektrode	= **F** (Fuß):	linkes Bein (Nähe Sprunggelenk)

Schaltung der Ableitungen (siehe nebenstehende Abbildung):
Abl. I = L (⊕) – R (⊖); Abl. II = F (⊕) – R (⊖);
Abl. III = F (⊕) – L (⊖)

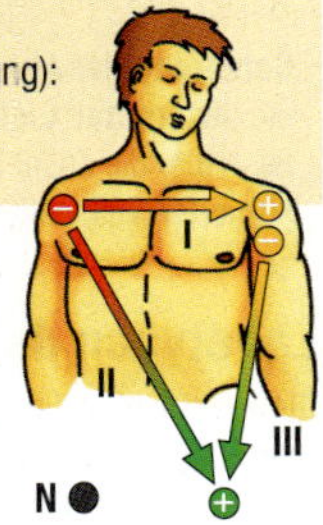

Für die Erzeugung einer Einthovenabteilung kann jeweils die dritte Elektrode als Masse (Bezugselektrode) für eine Entstörschaltung dienen. Zur synchronen Registrierung aller drei Einthovenableitungen ist eine vierte, schwarz kodierte Elektrode nötig (**N** = neutral; Position am rechten Bein, Nähe Sprunggelenk).

4-Pol-Ableitung (→ 6-Kanal-Ableitung)

- bipolare Extremitätenableitungen: I, II, III (s. o.)
- **zusätzlich: gewichtete (pseudo-) unipolare Extremitätenableitungen nach Goldberger (aVR, aVL, aVF)** (aV = augmented Voltage; Bezeichnung historisch)

Korrekte Ableitungstechnik (nach DIN EN 60601-2-51, Code 1)
Positionen der Elektroden (R, L, F, N) wie bei den Einthoven-Ableitungen (s. o.)

Schaltung der Ableitungen: Die differenten Elektroden (⊕-Pol) sind:
- bei Ableitung **aVR** die R-Elektrode (rechter Arm)
- bei Ableitung **aVL** die L-Elektrode (linker Arm)
- bei Ableitung **aVF** die F-Elektrode (linkes Bein)

Die indifferente Elektrode (⊖-Pol) wird jeweils aus den übrigen beiden Einthoven-Elektroden gebildet (Zusammenschaltung).

10-Pol-Ableitung (→ 12-Kanal-Ableitung)

- bipolare und unipolare Extremitätenableitungen: I, II, III, aVR, aVL, aVF (s. S. 165)
- **zusätzlich: unipolare Brustwandableitungen nach Wilson (V_1 bis V_6)**

<ins>**Korrekte Ableitungstechnik** (DIN EN 60601-2-51, Code 1)</ins>

Positionen der Extremitäten-Elektroden (R, L, F, N) wie bei den Einthoven-Ableitungen (s. S. 165).

Positionen für die Brustwand-Elektroden:

- **C_1** (für Abl. V_1) = weiß/**rot:** 4. ICR parasternal rechts
- **C_2** (für Abl. V_2) = weiß/**gelb:** 4. ICR parasternal links
- **C_3** (für Abl. V_3) = weiß/**grün:** genau in der Mitte zwischen C_2 und C_4
- **C_4** (für Abl. V_4) = weiß/**braun:** 5. ICR links, MCL
- **C_5** (für Abl. V_5) = weiß/**schwarz:** Höhe von C_4, linke vordere Axillarlinie
- **C_6** (für Abl. V_6) = weiß/**violett:** Höhe von C_4, linke mittlere Axillarlinie

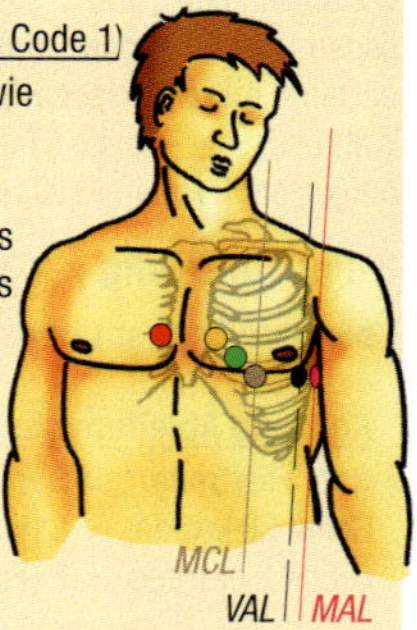

Schaltung der Ableitungen: Die Brustwand-Elektroden (C_1–C_6) stellen jeweils die **differenten Elektroden** (⊕-Pole) dar. Die **indifferente Elektrode** (⊖-Pol) ist immer die Zusammenschaltung der Extremitätenelektroden R, L und F („konstruierter Nullpunkt in der Thoraxmitte", Central Terminal nach Wilson).

Lagetypen des Herzens/Elektrische Herzachse

Die elektrische Herzachse ist die Hauptausbreitungsrichtung der elektrischen Erregung in der Frontalebene (Ebene der Extremitätenableitungen). Auf dem sog. **Cabrera-Kreis** (s. Abb.) sind die Extremitätenableitungen nach ihrer Ableitungsrichtung angeordnet, sodass man anhand ihrer QRS-Ausschlaghöhen (genauer: QRS-Nettoflächen) die elektr. Herzachse genau bestimmen und einem der **sechs Lagetypen** zuordnen kann (genaue Winkelgradangabe im RD nicht relevant). Die elektr. Herzachse verändert sich physiologisch mit zunehmendem Alter vom Rechts- zum Linkstyp: Betrachtet man nur die Einthoven-Ableitungen, so haben Kinder normalerweise den größten R-Ausschlag in der Ableitung III (Rechtstyp), junge Erwachsene bis etwa 45 Jahre in der Ableitung II (Indifferenz- bis Steiltyp), ältere Menschen und Hochschwangere in der Ableitung I (Linkstyp). Abweichungen von dieser Regel liefern sehr schnell wichtige Hinweise auf Herz-Kreislauf- oder Lungenerkrankungen und bedürfen einer Abklärung.

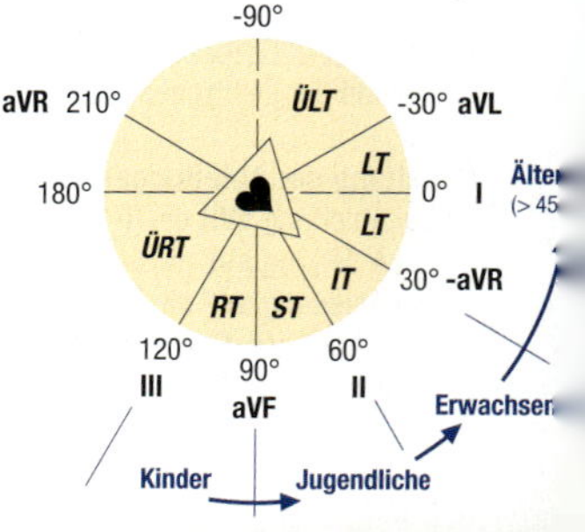

Die Bestimmung des Lagetyps ist notfallmedizinisch ausreichend auch mit den Einthoven-Ableitungen allein möglich:

Ableitung mit der größten R-Zacke	Unterscheidung	Lagetyp	Mögliche Ursachen
I	Ableitung II **überwiegend negativ** (R < S)	Überdrehter Linkstyp (ÜLT)	KHK, Herzklappenveränderungen mit Linksherzhypertrophie, [Linksanteriorer Hemiblock, s. S. 230]
	Ableitung **II überwiegend positiv** (R > S)	Linkstyp (LT)	Linksherzbelastung, (z. B. arterieller Bluthochdruck), Adipositas, Schwangerschaft, normal im Alter > 45 Jahre
II	R-Ausschläge: **I > III**	Indifferenztyp (IT)	normal bei Erwachsenen
	R-Ausschläge: **III > I**	Steiltyp (ST)	normal bei Jugendlichen (bei Älteren, bei denen mit Linkstyp gerechnet wird, evtl. Hinweis auf Rechtsherzbelastung)
III	Deutliche R-Zacke in I (besser: Ableitung **aVR überwiegend negativ** (R < S))	Rechtstyp (RT)	normal bei Kindern; Erwachsene: Cor pulmonale/Rechtsherzbelastung; [Linksposteriorer Hemiblock]
	keine oder minimale R-Zacke in I (besser: Ableitung **aVR überwiegend positiv** (R > S)) Wenn Ableitung II überwiegend negativ → auf jeden Fall ÜRT!	Überdrehter Rechtstyp (ÜRT)	immer pathologisch: Rechtsherzhypertrophie bei Herzfehler, VT, Cor pulmonale, akute oder chronisch rezidivierende Lungenembolien; [Linksposteriorer Hemiblock, s. S. 230]
R in I, II und III etwa gleich groß und meist kleine Amplitude	Deutliches S in I, II und III: S_I-S_{II}-S_{III}-Typ Deutliches S in I und Q in III: S_I-Q_{III}-Typ	Sagittaltyp (Der elektrische Hauptvektor steht senkrecht zu den Achsen der Extremitätenableitungen.)	Rechtsherzbelastung (S_I-Q_{III}-Typ als Zeichen für eine Lungenembolie = McGinn-White-Syndrom), Jugendliche

Merke für erwachsene Patienten:

- Alle Einthoven-Ableitungen überwiegend positiv (R-Zacke größer als S-Zacke in derselben Ableitung) → Lagetyp in Ordnung.
- Eine Einthoven-Ableitung überwiegend negativ → möglicherweise pathologisch
- Zwei Einthoven-Ableitungen überwiegend negativ → auf jeden Fall pathologisch (Herzerkrankung)
- Alle drei Einthoven-Ableitungen überwiegend negativ („Nord-West-Vektor") → auf jeden Fall pathologisch (schwere Herzerkrankung), oft bei ventrikulärer Tachykardie.
- Bei ungewöhnlichem Lagetyp (insbes. ÜRT) auch an Verpolung der EKG-Elektroden oder Situs inversus cordis (anatomisch rechts-links-vertauschte Organanlage) denken!

1. Patient (unabhängig vom EKG-Bild!)

- **Klinischer Zustand?** stabil/instabil/pulslos
- Herzauswurfleistung: **Puls? Blutdruck?**
- **Symptomatik?** „Ein EKG ohne Patient ist nur bedrucktes Papier." (n. Marshall)

2. EKG-Qualität

- **Artefakte/Störungen?** (Vgl. S. 164, 172)
- **Korrekte Ableittechnik?** (Vgl. S. 164 f.)
  Z. B. falscher Lagetyp oder vorgetäuschte Infarktzeichen bei vertauschten Kabeln oder fehlerhaften Elektrodenpositionen. Falsche Diagnosen entstehen leichter, wenn die befundende Person bei der Ableitung nicht anwesend ist, weil sie dann die möglichen Einflussfaktoren (Patient, Ableitungstechnik und Umgebung) nicht plastisch vor Augen hat und diese nicht in die Beurteilung einbeziehen kann. Außerdem ist im RD selten ein älteres EKG des Pat. zum Vergleich verfügbar.
- **Schreibgeschwindigkeit? Eichzacke? Filter? Patientendaten?**

3. Herzfrequenz

Herzfrequenz = Häufigkeit der QRS-Komplexe pro Minute = „Kammerfrequenz"
Auch wenn die Herzfrequenz vom EKG-Gerät automatisch bestimmt wird, muss bei der EKG-Befundung anhand der Kurve die Herzfrequenz in jedem Fall orientierend überprüft werden, da die Zählung des EKG-Geräts fehlerhaft sein kann: i. d. R. wird vom Gerät jeder EKG-Impuls als Kammeraktion gezählt, der eine bestimmte Ausschlaghöhe überschreitet, z. B. auch Artefakte. Typische Zählfehler:
a) Herzfrequenz zu hoch: bei hohem P, hohem T, aufgesplittertem QRS-Komplex
b) Herzfrequenz zu niedrig: bei kleinem QRS-Komplex (Niedervoltage)

- bei Vorschub **25 mm/s** und regelmäßigem Rhythmus:
  Frequenz = 300 : Anzahl der 5-mm-Kästchen von R-Zacke zu R-Zacke
  Oder: Frequenz = Anzahl der QRS-Komplexe in 6 s [= 15 cm bei 25 mm/s] x 10
- bei Vorschub **50 mm/s** und regelmäßigem Rhythmus:
  Frequenz = 600 : Anzahl der 5-mm-Kästchen von R-Zacke zu R-Zacke

- Normale Ruhefrequenz: 60–80/min
- Bradykardie: < 50/min (streng < 60/min), kritisch < 40/min – individuell!
- Tachykardie: > 100/min (streng > 90/min), kritisch > 150/min – individuell!
- Definition nach DGK (2005): **Bradykardie < 60/min, Tachykardie > 100/min**
- **Achtung: Herzfrequenz ist nicht Pulsfrequenz!** Immer zusätzlich auch Pulsfrequenz zählen! (QRS-Komplexe, die nicht als Puls wirksam werden?)

Herzfrequenz – Pulsfrequenz = Pulsdefizit
(Ein Pulsdefizit ist z. B. typisch bei Vorhofflimmern.)

Bei bestimmten Herzrhythmen kann die zusätzliche Bestimmung der Vorhoffrequenz (P-Wellen/Minute) nützlich sein (Durchführung wie bei Kammerfrequenz).

4. Rhythmus

- **QRS-Komplexe regelmäßig?**
  → Arrhythmie bei Frequenzvariation > 10% (ältere Erwachsene) bis 20% (jüngere Erwachsene). Bei Kindern bis 30% normal. Eine Arrhythmie bei Sinusrhythmus (s. u.) ist fast immer normal. Eine normale Frequenzvariation tritt (bei manchen Menschen verstärkt) durch Reflexe auf:
  - Einatmung → verstärkter venöser Rückstrom → HF ↑ (Bainbridge-Reflex)
  - Luft anhalten und pressen → HF ↓ (Vagusreizung über Druckrezeptoren)
  Ggf. gezielte EKG-Registrierung in Ein- und Ausatemphase und in Atemruhe.
  → Wenn unregelmäßig, an folgende Rhythmusstörungen denken: Vorhofflimmern (s. S. 186), Extrasystolen (s. S. 190 ff.), Pausen bei SA-Block (s. S. 200 f.) oder AV-Block (s. S. 198 ff.)
- **QRS-Komplexe schmal (< 0,12 s)?**
  → QRS schmal: supraventrikulärer Rhythmus (oberhalb His-Bündel-Teilung)
  → QRS breit: z. B. ventrikulärer Rhythmus, Differenzialdiagnose s. n. S.
- **Vorhofaktivität: P-Wellen?**

1. Regelmäßige P-Wellen erkennbar?
2. P-Welle vor jedem QRS-Komplex?
3. QRS-Komplex nach jeder P-Welle?
4. PQ-Zeit konstant normal (< 0,2 s)? (Messung: Beginn P bis Beginn QRS)
5. **P-Welle in aVR negativ** (oder in I und II positiv)?

Wenn alle fünf Fragen mit JA beantwortet werden → Sinusrhythmus.

Möglichkeiten, wenn Sinusrhythmus-Kriterien nicht erfüllt werden:
- Unregelmäßige, aber gleichförmige P-Wellen: Sinusarrhythmie (z. B. respiratorisch durch Reflexmechanismen bedingt, s. o.), SA-Block (s. S. 200 f.)
- Fehlende P-Wellen, absolute Arrhythmie der meist schmalen QRS-Komplexe, evtl. feines Flimmern der Grundlinie: Vorhofflimmern (s. S. 186)
- Sägezahnartige Grundlinie: Vorhofflattern (s. S. 185)
- P-Welle in I negativ/in aVR positiv: Verpolung (Vertauschung rot - gelb), ektoper Vorhofrhythmus (Erregungsbildung im Vorhof außerhalb des Sinusknotens),
- P-Welle in I negativ/in aVR positiv oder fehlend: AV-Knotenrhythmus (s. S. 196)
- PQ-Zeit verkürzt: Präexzitationssyndrom (s. S. 187), bei negativer P-Welle in I, II, III unterer Vorhofrhythmus (oft normal bei Kindern und Jugendlichen)
- Spitze P-Wellen/kombinierte P-T-Wellen: Vorhoftachykardie (s. S. 184)
- P-Wellen-Form wechselnd: wandernder Vorhofschrittmacher, SVES (s. S. 190)
- Zwei unabhängige P-Wellen, Sternotomienarbe: herztransplantierter Patient mit belassenem Sinusknoten des alten Herzens
- Auch an Herzschrittmacher denken (ggf. sehr kleine Spikes, s. S. 213 ff.)

5. Formanalyse im 12-Kanal-EKG und Details

Ausführliche Darstellung s. S. 227 ff.

Differenzialdiagnose: breiter QRS-Komplex I

Ein **schmaler QRS-Komplex (< 0,12 s)** zeigt eindeutig, dass die Erregung regulär über das Kammer-Reizleitungssystem verläuft (Erregungsbildung **supraventrikulär**, oberhalb der His-Bündel-Teilung: Sinusknoten, Vorhof oder AV-Knoten). Mögliche Ursachen eines **breiten QRS-Komplexes (≥ 0,12 s):**

- **Schenkelblock** (bradykard, normofrequent, tachykard oder frequenzabhängig)
- **Ventrikulärer Herzrhythmus** (bradykard, normofrequent oder tachykard)
- **Herzschrittmacher** (normofrequent oder begrenzt tachykard möglich)
- **Präexzitationssyndrom** (WPW; bradykard/normofrequent: QRS nur gering durch trägen Anstieg verbreitert und PQ-Zeit verkürzt; Verbreiterung bei Tachykardie nur selten = antidrome atrioventrikuläre Reentry-Tachykardie)
- **Schwere Hyperkaliämie** (weitere Hinweise: überhöhte T-Wellen, evtl. fehlende P-Wellen trotz Sinusrhythmus, Anamnese!) – **Antiarrhythmika** (Klasse I a)
- **Artefakte** (z. B. schnelle, rhythmische Muskelbewegungen, lockere Elektroden)

Problem: Unterscheidung von Breitkomplextachykardien

Schrittmachertachykardien, Breitkomplextachykardien bei WPW-Syndrom und schwere Hyperkaliämien sind selten und lassen sich meist anhand der Anamnese abgrenzen. Hauptproblem ist die Unterscheidung ventrikulärer Tachykardien (VT) von supraventrikulären Tachykardien mit Schenkelblock (= Aberration; SVTab). Ein relativ zuverlässiger und praktikabler Notfallalgorithmus (nach den sog. Brugada-Kriterien) zur Differenzierung der Breitkomplextachykardien ist auf der folgenden Seite dargestellt.

Weitere Hinweise auf eine ventrikuläre Tachykardie (VT)

- **bekannte KHK/organische Herzerkrankung/Z. n. Herzinfarkt**, älterer Patient, HF > 140/min
- **Breite der QRS-Komplexe > 0,16 s** (bei RSB-ähnlichem-Bild > 0,14 s)
- **In allen Brustwandableitungen** (V_1 -V_6):
  - **kein Auftreten von RS-Komplexen**
  - **nur negative QRS-Komplexe** (QRS-Konkordanz) – nie bei supraventrikulärer Tachykardie
  - **nur positive QRS-Komplexe** (QRS-Konkordanz) – DD: antidrome WPW-Tachykardie (selten)
- **Anderes Schenkelblockbild als das vorbestehende Schenkelblockbild in einem Vor-EKG**
- **Bei linksschenkelblockartigem QRS-Komplex** (s. S. 230):
  - **Lagetyp zwischen -90° und -180° („Nord-West-Typ"**, s. S. 167)
  - **Q-Zacke in V_6** – DD: supraventrikuläre Tachykardie bei ausgedehntem lateralen Herzinfarkt
  - R in V_1 /V_2 ≥ 0,04 s – DD: antidrome WPW-Tachykardie (selten)
  - In V_1/V_2: Dauer von Beginn QRS bis Fußpunkt der (gekerbten) S-Zacke ≥ 0,07 s (Nadir-Zeichen)
- **Bei rechtsschenkelblockartigem QRS-Komplex** (s. S. 230):
  - **QS-Muster in V_6** – Verhältnis R/S < 1 in V_6 – Kaninchenohrzeichen (Rr') oder qR in V_1

Hinweise auf supraventr. Tachykardien mit Schenkelblock (SVTab – vgl. S. 230)

- QRS 0,12–0,14 s, HF häufig nur moderat erhöht (< 140/min), jüngerer Patient
- einwandfrei gekoppelte P-Welle vor jedem QRS-Komplex (bei schneller SVTab nicht erkennbar)
- typisches Schenkelblockbild; SVTab ist sicher festgestellt, wenn Schenkelblock in gleicher Konfiguration bekannt ist; bei RSB-Bild schließt eine rsR'-Konfiguration in V_1 eine VT zuverlässig aus.

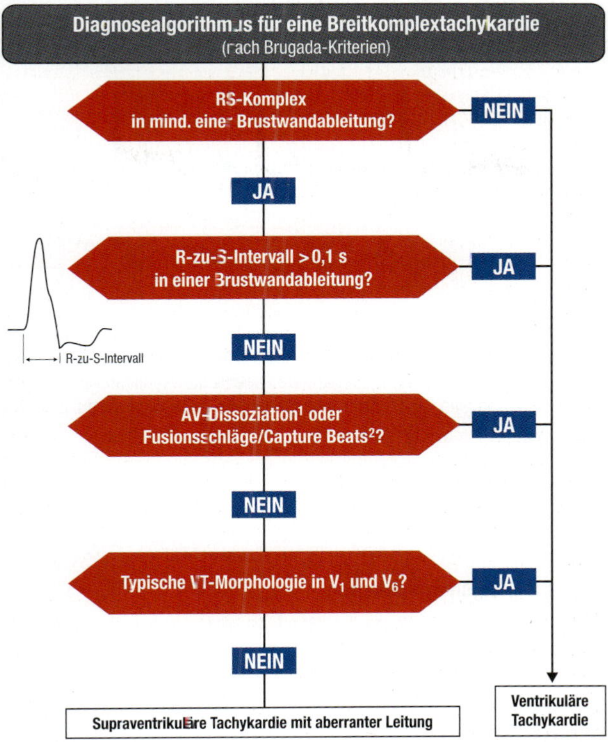

[1] AV-Dissoziation: langsamer P-Wellen-Grundrhythmus unabhängig von den schnellen QRS-Komplexen; praktisch beweisend, bei ca. 50 % der VT vorhanden (bei ca. 40 % der VT permanente 1:1-retrograde Vorhoferregung),Erkennen erfordert jedoch Übung.

[2] Fusionsschläge/„capture beats“ (nahezu beweisend, aber selten): Während einer VT können ordnungsgemäße supraventrikuläre Erregungen ausnahmsweise zu einer regulären Überleitung und Erregung der Kammern führen, wenn der AV-Knoten zu diesem Zeitpunkt nicht refraktär ist („capturebeat“, Dressler-Schlag). Bei simultaner Aktivierung der Kammern durchsupraventrikulären und ventrikulären Impuls kommt es zum sog. Fusionsschlag. Die resultierenden QRS-Komplexe sind in beiden Fällen im Kontrast zu den übrigen QRS-Komplexen typisch schmal, was den ventrikulären Ursprung der übrigen QRS-Komplexe zeigt.

Muskelzittern

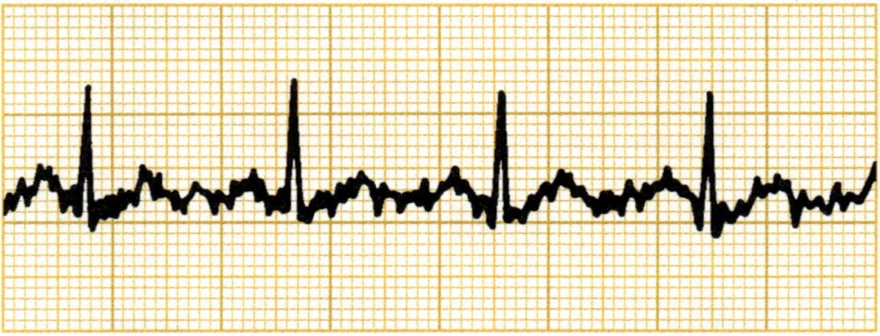

Charakteristik

Unregelmäßiges, feines bis grobes Flimmern der EKG-Kurve; in Abhängigkeit von der Amplitude (bzw. Größe der R-Zacken) und der Ableitung sind die R-Zacken erkennbar oder nicht erkennbar. Langsamere Patientenbewegungen können auch zu groben Schwankungen der Grundlinie führen (wie Wackelkontakt auf S. 173).

Ursachen

Muskelzittern oder muskuläre Anspannung des Patienten, Patient bewegt sich während der Registrierung.

Beseitigung: Den Patienten beruhigen, Kälteschutz, den Patienten auffordern, sich zu entspannen und sich nicht zu bewegen, ggf. Analgesie

Verwechslungsmöglichkeiten

Vorhofflimmern (Unterscheidung: bei Vorhofflimmern fast immer absolute Arrhythmie), Vorhofflattern (Unterscheidung: bei Vorhofflattern meist typische sägezahnartige Schwankung der Grundlinie), bei kleiner R-Zacke auch Kammerflimmern!

Wechselstrom

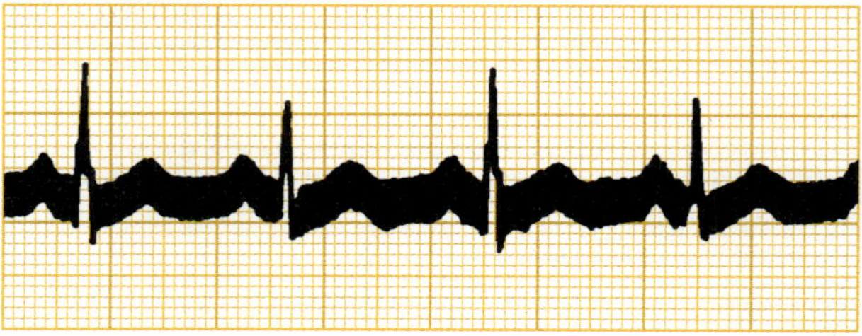

Charakteristik

So genanntes „Brummen“ der EKG-Linie; sehr schnelles, regelmäßiges Flimmern der EKG-Linie, das dem normalen Verlauf der EKG-Linie folgt. (Meist eindeutig zu erkennen, aber manchmal schwierig zu beseitigen. Problem dabei ist, dass feine EKG-Anteile nicht mehr zu beurteilen sind.)

Ursachen

Nicht abgeschirmte Stromkabel (auch in Wänden), Leuchtstoffröhren, Heizdecken, leistungsstarke Stromverbraucher in der Nähe, defekte EKG-Kabel.
Beseitigung: Standortwechsel, Abschalten entsprechender Störgeräte, Überprüfen von EKG-Kabeln/-Kontakten, ggf. EKG-Gerät/-Kabel zur Wartung/Reparatur.

Verwechslungsmöglichkeiten

Vorhofflimmern, bei niedriger R-Zacke auch Kammerflimmern.

Lockere Elektroden, Wackelkontakt

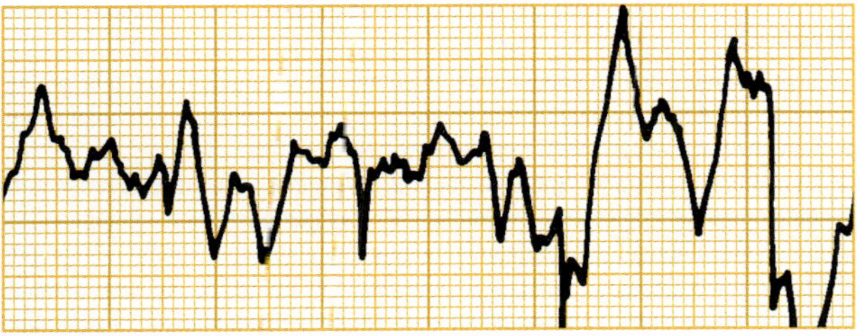

Charakteristik

„Wandernde“, „springende“ EKG-Kurve (Verschiebung der Grundlinie); keine regelmäßige Wiedergabe der QRS-Komplexe; gelegentlich Abbrechen des EKG-Bildes. Bei modernen Geräten wird der Fehler lockerer Elektroden z. T. automatisch erkannt und eine unterbrochene oder punktierte Nulllinie dargestellt.

Ursachen

Mangelhafter Kontakt zwischen EKG-Elektrode und Haut oder Wackelkontakt am EKG-Kabelstecker. Auch starke Bewegung des Pat. kann dieses Bild verursachen.
Beseitigung: Festkleben der EKG-Elektroden (Haut abtrocknen/rasieren; ggf. neue, besser haftende Elektroden verwenden), Überprüfen des EKG-Steckers.

Verwechslungsmöglichkeiten

Extrasystolen, Kammerflimmern, ventrikuläre Tachykardie u. a. m.

Niedervoltage

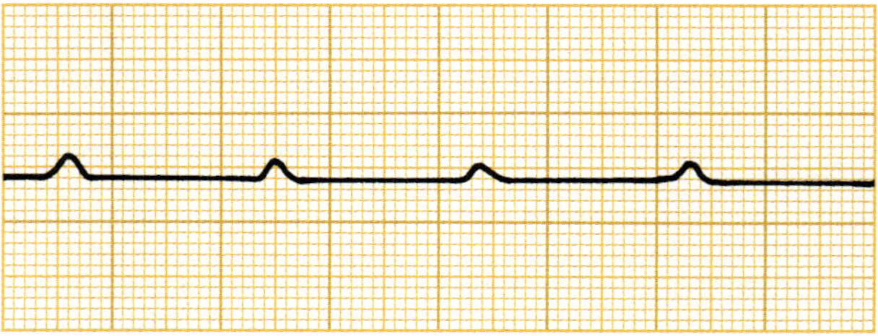

Charakteristik

Niedervoltage bedeutet übersetzt, dass im EKG nur sehr kleine Spannungen gemessen werden (kleine Ausschläge). Grenzwerte: periphere Niedervoltage, wenn QRS-Amplitude in allen Extremitäten-Ableitungen ≤ 0,5 mV; zentrale Niedervoltage, wenn QRS-Amplitude auch in allen Brustwand-Ableitungen ≤ 0,7 mV.

Ursachen

1. **Myokardial:** Die vom Herzmuskel erzeugten Stromimpulse sind sehr gering (Potenzialverminderung durch schwere, ausgedehnte Herzmuskelschädigung)
2. **Perikardial:** Erguss oder Tamponade des Herzbeutels
3. **Extrakardial:** Die vom Herzen erzeugten Stromimpulse werden durch Krankheitsprozesse abgeschirmt/isoliert (z. B. Lungenemphysem; Pneumo-/Hämato-/Serothorax, Schilddrüsenunterfunktion, (Lymph-) Ödeme, selten bei massiver Adipositas) oder der Haut-Elektroden-Übergang hat eine geringe Leitfähigkeit (stark verhornte, trockene Haut; Schuppenflechte; eingetrocknete Gel-EKG-Klebeelektroden; fehlendes Leitmedium bei Saugelektroden)
4. Der elektrische Herzvektor steht senkrecht zu den Extremitätenableitungen (**Sagittaltyp,** s. S. 167).
5. Verkleinerung der EKG-Amplitude durch **falsche Geräteeinstellung.**
6. Die dargestellten kleinen Ausschläge sind **P-Wellen bei Kammerasystolie!**

Unterscheidung

1. **Puls prüfen!** (Kammerasystolie?! → ggf. CPR und Schrittmachereinsatz!)
2. **Untersuchung des Patienten!** (Ursache beim Patienten?)
3. **Eichzacke setzen:** zu kleine Eichzacke → zu klein eingestellte Amplitude → Amplitudeneinstellung überprüfen und korrigieren → erneute Beurteilung
4. **Die Niedervoltage betrifft nur die Extremitätenableitungen,** nicht aber die Brustwandableitungen (= periphere Niedervoltage):
   a) Leitung zwischen Haut und Elektroden an Armen und Beinen überprüfen und verbessern (z. B. Leitmedium, Elektroden aus neuer Packung, Haut reinigen)

b) Erklärung durch starke Adipositas, Lymphödeme, Hauterkrankungen usw. an den Extremitäten?
c) Erklärung durch einen Sagittaltyp (Lagetypen s. S. 166 f.)?

5. **Die Niedervoltage betrifft Extremitätenableitungen und Brustwandableitungen** (= zentrale Niedervoltage):
   a) Schwere myokardiale Erkrankungen in Betracht ziehen! Z. B. terminale Herzinsuffizienz, multiple Herzinfarkte.
   b) Schwere extrakardiale Erkrankungen in Betracht ziehen und ggf. akut therapieren: z. B. Herzbeuteltamponade/Perikarderguss, Lungenemphysem/Pneumothorax/Pleuraerguss/Pleuraschwarte, Myxödem, extreme Adipositas.
   c) Evtl. Leitung zwischen Haut und Elektroden überprüfen und verbessern (z. B. Leitmedium einsetzen, Elektroden aus neuer Packung, Haut reinigen)

Falsche Ableitungswahl

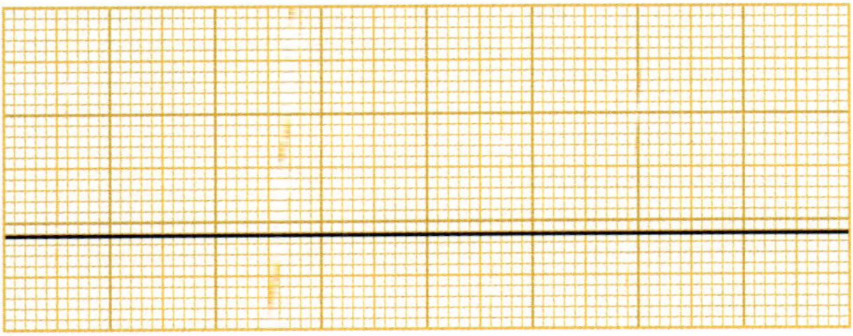

Charakteristik

Nulllinie (meist gerade, wie mit dem Lineal gezogen, im Gegensatz zur Asystolie, s. S. 178) oder ein EKG-Bild wie bei lockeren Elektroden/Wackelkontakt (s. S. 173). Bei modernen Geräten wird der Fehler z. T. automatisch erkannt und eine unterbrochene oder punktierte Nulllinie dargestellt.

Ursachen

Ableitungsversuch über Defi-Paddles bei geschalteter Ableitungswahl I, II oder III (ohne Verbindung zum Patient); Ableitungsversuch über 3-Pol-EKG-Kabel bei geschalteter Ableitungswahl Defi-Paddles; nicht angeschlossenes Ableitungskabel.

Beseitigung

Überprüfen von Ableitungseinstellung und Kabelanschluss, ggf. Korrektur.

Verwechslungsmöglichkeiten

Asystolie (Pulskontrolle!), Kammerflimmern.

Reizbildungsstörungen

- **Nomotop** (Entstehung im Sinusknoten):
  Sinustachykardie (s. S. 183), Sinusbradykardie (s. S. 195),
  Sinusarrhythmie (z. B. respiratorisch s. S. 169, bei Sinusknotenschädigung)
- **Heterotop** (Entstehung außerhalb des Sinusknotens)
  a) **Ersatzsystolen und Ersatzrhythmen,** weil übergeordnete Reizbildungszentren ausgefallen oder Reizleitungsbahnen blockiert sind: z. B. Vorhofrhythmen, AV-Knotenrhythmus (s. S. 196), Kammereigenrhythmus (s. S. 197)
  b) **Spontane Erregungsbildung,** obwohl übergeordnete Reizbildungszentren funktionieren: Extrasystolen (s. S. 190 ff.), Extrarhythmen (schneller als der Sinusknoten, z. B. akzelerierter AV-junktionaler Rhythmus = schnelle Entladungen im AV-Knoten, Bild im EKG ähnlich wie auf S. 196, nur schneller; akzelerierter idioventrikulärer Rhythmus, EKG wie auf S. 197, nur schneller)
  c) **Re-Entry-Mechanismen** (kreisende Erregungen, vgl. S. 161) durch Leitungsverzögerungen und/oder zusätzliche Leitungsbahnen. Beispiele: Vorhofflattern (s. S. 185), Vorhofflimmern (s. S. 186), paroxysmale supraventrikuläre Tachykardien bei Präexzitationssyndromen (s. u./s. S. 187) Kammertachykardien (s. S. 188), Kammerflimmern (s. S. 179).

Reizleitungsstörungen

- Sinuatrialer Block (SA-Block, s. S. 200)
- Atrioventrikulärer Block (AV-Block, s. S. 198)
- Intraventrikulärer Block (Schenkelblock, s. S. 230)

Präexzitationssyndrome

Zusätzliche Leitungsbahnen, die zu anfallsweisen Tachykardien führen (s. S. 187). Nur im Ruhe-EKG (ohne Tachykardie) nachweisbar (PQ-Zeit-Verkürzung).

Primär elektrische Erkrankungen des Herzens

Genetisch bedingte Defekte in Ionenkanälen von Zellen des Reizleitungssystems und des Herzmuskels, die zu plötzlichen, lebensbedrohlichen Herzrhythmusstörungen (oft VT in Form einer Torsade de pointes, s. S. 189) mit plötzlichem Herztod führen können → Diagnose häufig erst nach Synkope/nach CPR bei einem bis dahin scheinbar herzgesunden Jugendlichen oder jungen Erwachsenen. Z. T. ist eine Risikominimierung möglich (Medikamente, Implantation eines Defibrillators/ICD).

- Long-QT-Syndrome sind Repolarisationsstörungen mit verlängerter QT-Zeit im Ruhe-EKG (> 0,45 s). Untergruppen sind z. B. das Romano-Ward-Syndrom (ohne Schwerhörigkeit) und das Jervell/Lange-Nielsen-Syndrom (mit Schwerhörigkeit)
- Short-QT-Syndrom: stark verkürzte QT-Zeit (< 0,28 s) im Ruhe-EKG.
- Das Brugada-Syndrom ist manchmal im Ruhe-EKG an einem atypischen Rechtsschenkelblock (s. S. 230) mit gewölbten ST-Hebungen in V_1/V_2 erkennbar.
- Eine sog. katecholaminerge polymorphe VT tritt belastungsabhäng auf.

Übersicht Herzrhythmusstörungen

Asystolie

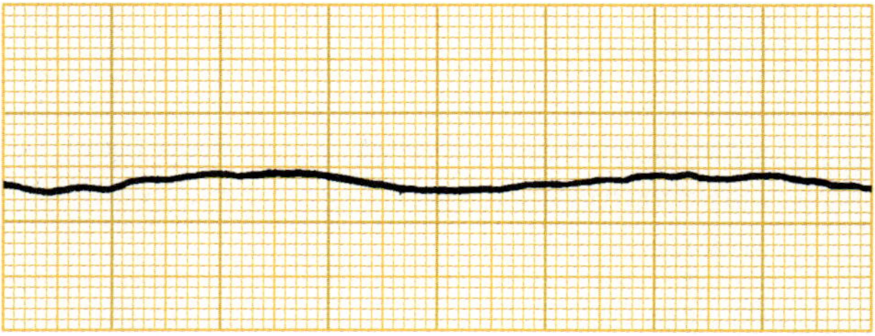

Charakteristik

Nulllinie (i. d. R. **nicht völlig gerade,** sondern mit sehr langsamer und gering ausgeprägter Höhenwanderung = sog. Undulieren der Nulllinie; im Gegensatz zur völlig geraden Nulllinie bei falscher Ableitungswahl s. S. 175). Wenn nur die Kammer still steht, können auch noch P-Wellen sichtbar sein (Vorhofaktivität noch vorhanden – EKG-Bild wie auf S. 174 bei Niedervoltage gezeigt): Kammerasystolie durch kompletten AV-Block (fehlende Erregungsüberleitung in die Kammer) ohne Kammerersatzrhythmus, z. B. bei Infarkt im Bereich des AV-Knotens.

Erklärung

Keine elektrische Aktivität des Herzens bzw. in den Herzkammern. Klinischer Tod.

Ursachen

Hypoxie, Hyper-/Hypokaliämie, Vergiftung, Azidose, Herzinfarkt, Herzrhythmusstörungen, Vagusreiz, Karotissinussyndrom, Stoffwechselstörungen, Unterkühlung.

Therapie/Prognose (vgl. Kapitel 6)

Ein sofortiger externer Schrittmachereinsatz kann bei einer „plötzlichen" Asystolie (z. B. durch AV-Block oder Sinusknotenausfall ohne Kammerersatzrhythmus) sehr erfolgreich sein. Die aktuellen ERC-Leitlinien empfehlen den Schrittmacherersatz daher nur bei einer Kammerasystolie mit nachweisbaren P-Wellen (EKG-Bild wie auf S. 174). Andere Pat. profitieren von einer schnellen Beseitigung der Ursache oder setzen nach einer gewissen Zeit überbrückender CPR wieder spontan mit einem Eigenrhythmus ein. Im Gegensatz dazu ist die Prognose bei einer Asystolie sehr schlecht, wenn diese am Ende eines länger unbehandelten Herz-Kreislauf-Stillstandes (z. B. nach längerem Kammerflimmern s. n. S.) oder bei einer schweren Verletzung (Polytrauma) oder Erkrankung (oft unumkehrbar im Endstadium) eintritt. Die Prognose bei Asystolie ist im RD initial aber oft nicht eindeutig zu beurteilen, sodass bei fehlenden Abbruchkriterien i. d. R. unverzüglich mit der CPR begonnen wird (s. S. 246 ff.). Zum Problem der Ursachen vgl. PEA (s. S. 180 f.).

Kammerflimmern (VF)

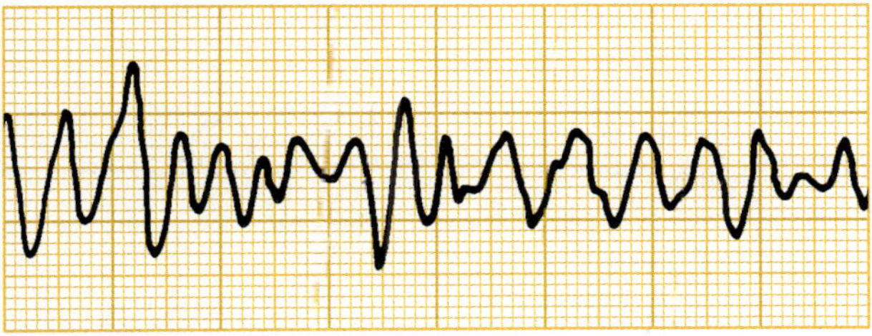

Grobes Kammerflimmern

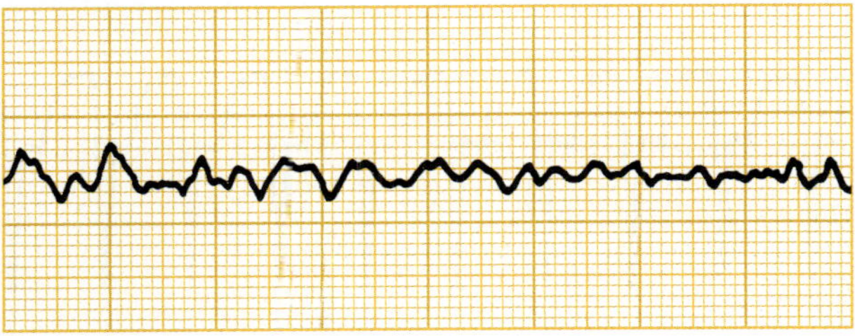

Feines Kammerflimmern

Charakteristik

Grobes bis sehr feines Flimmern der EKG-Linie (Frequenz > 300–400/min); keine QRS-Komplexe erkennbar.

Erklärung

Unregelmäßige, unkontrollierte elektrische Aktivität des Herzmuskels – meist durch Aufrechterhaltung einer kreisenden Erregung (s. S. 161). Klinischer Tod.

Ursachen

Herzerkrankungen (z. B. Infarkt), Elektrolytstörungen, Elektrounfall, Hypothermie

Therapie/Prognose (vgl. Kapitel 6)

Bei beobachtetem Kollaps des Pat. und Kammerflimmern in der ersten EKG-Ableitung können hohe Krankenhausentlassungsraten mit guter Lebensqualität erreicht werden (z. B. > 30 % im RD), wenn die Überlebenskette (Begriff des ERC) funktioniert: früher Notruf, früher Beginn der Basis-CPR in hoher Qualität, Defibrillation (richtiger Zeitpunkt, korrekte Durchführung, aktuelle Gerätetechnik), frühe erweiterte Maßnahmen (z. B. Kreislaufstabilisierung, Behandlung der Ursache).

Pulslose elektrische Aktivität (PEA)

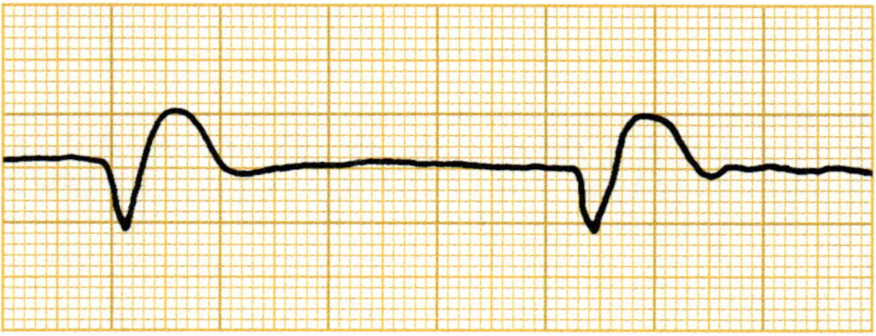

Bradysystolische Form der PEA

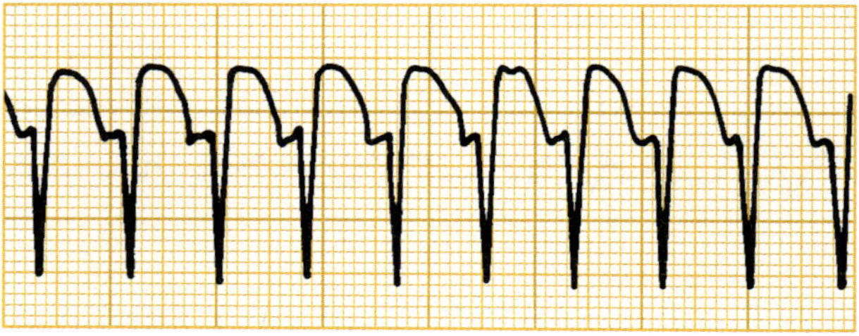

Tachysystolische Form der PEA

Charakteristik

Elektrische Herzaktionen in der EKG-Kurve erkennbar; jedoch **keine feststellbare Auswurfleistung des Herzens** (keine Kreislaufzeichen, kein Karotispuls); evtl. verbreiterte QRS-Komplexe; meist bradykarder Rhythmus, auch als tachykarde PEA möglich (vor allem bei akuter, schwerer Hypovolämie).
Erklärung: Elektrische Aktivität am Herzen ist vorhanden, es kommt jedoch keine ausreichende Herzauswurfleistung zu Stande; damit besteht ein hämodynamischer Herz-Kreislauf-Stillstand (klinischer Tod).

Potenzielle Ursachen

a) Das Herz funktioniert prinzipiell – Problem ist **fehlendes Blut** (→ oft bei akuter, schwerer Hypovolämie → Maßnahme: Blut-/Volumenersatz)
b) Das Herz funktioniert prinzipiell – Problem ist eine **mechanische Kompression des Herzens,** der Einflussbahnen oder der Lungengefäße (Druckerhöhung im Thorax, im Herzbeutel und/oder im Lungenkreislauf, z. B. Spannungspneumothorax, Perikardtamponade, Lungenembolie → Maßnahme: Druckentlastung).
c) **Die Herzmuskel-Kontraktionsfähigkeit ist akut ausgefallen** (die elektrischen Impulse rufen keine Muskelarbeit mehr hervor), z. B. durch Sauerstoffmangel,

Elektrolytstörung (v. a. Hypo-/Hyperkaliämie), Hypothermie, Medikamenten-/Drogenintoxikationen, Azidose und metabolische Störungen, großer Verlust von funktionsfähiger Herzmuskelmasse (großer Herzinfarkt/mehrere Herzinfarkte/schwere Herzinsuffizienz) – die hier genannten Ursachen können sich gegenseitig verstärken.

d) **Die Herzmuskelmechanik ist gestört,** z. B. durch Ventrikelruptur oder Papillarmuskelabriss in der Gewebsumbauphase wenige Tage bis Wochen nach Herzinfarkt; auch durch Herzverletzung (Kontusion, Stich, Schuss – z. T. minimale Hautwunden!) – in diesen Fällen kommen meistens noch Komplikationen der Ursachengruppen a) (Blutverlust) und b) (Herzbeuteltamponade) hinzu!

e) **Der Gesamtorganismus und/oder das Herz ist irreversibel geschädigt,** das Herz zeigt aber bis zum endgültigen Stillstand noch eine elektrische Restaktivität („agonaler Herzrhythmus" bei schwerer Erkrankung im Endstadium – extrem breite, deformierte und bradykarde Herzaktionen, die u. a. abhängig von der Atemfunktion noch über Minuten oder Stunden anhalten können; dieser Zustand ist aber nicht immer auf den ersten Blick von den anderen Ursachen abzugrenzen. Daher im Zweifelsfall sofort CPR und Ursachensuche!)

Früher wurden für PEA weitere Begriffe weitgehend synonym gebraucht, obwohl sie oft nur einen Teilaspekt der PEA hervorheben (Untergruppe):

- EMD (elektromechanische Dissoziation) = elektromechanische Entkopplung (bezieht sich vor allem auf die biochemische Kontraktionsunmöglichkeit trotz elektrischer Aktionspotenziale, v. a. bei Ursachen der Gruppen c) und e))
- Hyposystolie = Weak-Action (bezieht sich vor allem auf die insuffiziente Herzmuskelleistung, v. a. bei Ursachen der Gruppen c) und e))
- Dying-Heart = sterbendes Herz (bezieht sich v. a. auf Ursachen der Gruppe e))

Therapie/Prognose (vgl. Kapitel 6)

Ein Patient mit PEA hat nur dann eine Überlebenschance, wenn unter Durchführung bestmöglicher Basis-CPR die Ursache der PEA frühzeitig erkannt und behoben wird. Das Hauptproblem im RD besteht zumeist im Fehlen sicherer und schneller Diagnostik (z. B. Labor, Ultraschall), sodass hier hoch invasive Maßnahmen (z. B. Thoraxpunktion, Medikamente zur Kaliumsenkung oder -erhöhung, schneller Transport zur Herzchirurgie) schon bei dringendem Verdacht indiziert sind. Eine gezielte Notfallanamnese über Augenzeugen und Inspektion der Umgebung liefern häufig die entscheidenden Hinweise! Beispiel: Dialysepatient mit ausgelassenem Dialysetermin und/oder falscher, kaliumreicher Ernährung (z. B. Nüsse) → dringender Verdacht auf Hyperkaliämie. → Alle möglichen Ursachen systematisch ansprechen und Wahrscheinlichkeiten abwägen! Die wichtigsten potenziell reversiblen Ursachen werden mit der 4H-4T-Merkregel erfasst (s. S. 246). Bei einigen Pat. mit PEA ist die Prognose aufgrund der schweren, unumkehrbaren Verletzung oder Grunderkrankung oder der fortgeschrittenen Herzschädigung sehr schlecht (Abbruchkriterien s. S. 257 f.).

Pulslose ventrikuläre Tachykardie (pulslose VT)

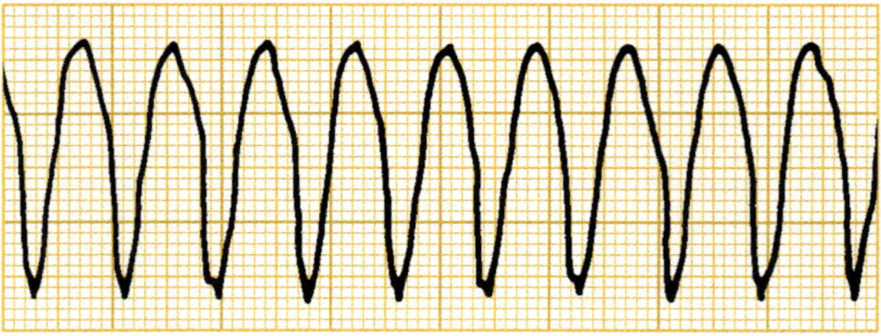

Charakteristik

Meist gleichförmige, voneinander abgrenzbare, breite Kammerkomplexe in schneller Folge (Frequenz meist > 180/min). Keine Kreislaufzeichen! (Ventrikuläre Tachykardie auch mit Kreislauf möglich – in diesem Fall andere Therapie! S. S. 188)

Erklärung

Erregungsbildungszentrum in der Kammer oder Re-Entry-Kreis. Klinischer Tod.

Ursachen

Herzinfarkt, tachykarde Herzrhythmusstörungen u. a. m.

Therapie/Prognose (vgl. Kapitel 6)

Die Therapie ist ähnlich wie bei Kammerflimmern (s. S. 179) bei schnellem Einsetzen der Therapie sehr aussichtsreich. Früher Beginn der Basisreanimation in hoher Qualität und Defibrillation (richtiger Zeitpunkt, korrekte Durchführung, aktuelle Gerätetechnik) sind entscheidend für den Erfolg. Bei beobachtetem Eintritt einer pulslosen VT (EKG-Monitor, kein Defibrillator verfügbar) kann ein präkordialer Faustschlag (aus ca. 20 cm Entfernung kräftig und federnd auf die untere Sternumhälfte) die VT beseitigen (es sind aber dabei auch Übergänge in Kammerflimmern oder in eine Asystolie beschrieben worden). Unbehandelt kann eine pulslose VT in Kammerflimmern oder in eine Asystolie übergehen (degenerieren). Nach wenigen Minuten ohne CPR treten unumkehrbare Schäden ein (z. B. im Gehirn). Neben CPR und Defibrillation spielt auch die Ursachenbehandlung eine wichtige Rolle, u. a. um ein Wiederauftreten dieser lebensbedrohlichen Situation nach primär erfolgreicher Therapie zu verhindern.

Hinweis

Auch eine Torsade de pointes (unkoordinierte Kammertachykardie/„Kammeranarchie“) ist mit oder ohne Puls möglich (s. S. 189). Eine pulslose Torsade de pointes wird zunächst wie eine pulslose ventrikuläre Tachykardie behandelt.

Sinustachykardie

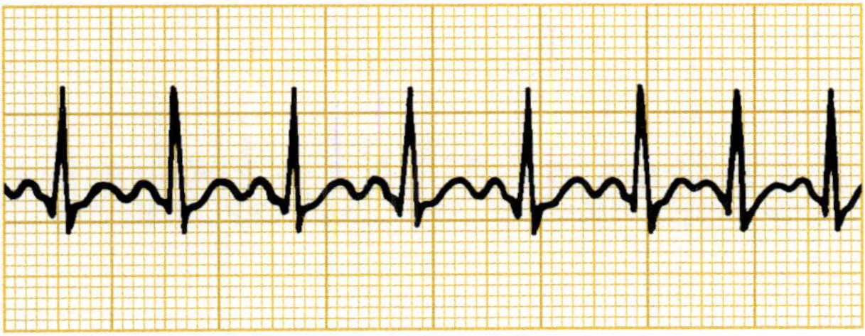

Charakteristik

Erhöhte Frequenz (nach DGK: **> 100/min**); regelmäßig oder unregelmäßig; normale P-Wellen; jeder P-Welle folgt ein normal geformter QRS-Komplex; je höher die Frequenz, desto schwieriger ist die P-Welle von der T-Welle abgrenzbar.
Erklärung: Versuch des Körpers, durch Frequenzerhöhung einem gesteigerten Leistungsbedarf gerecht zu werden (z.B. Stimulation, Arbeit, Stress) oder um bei anderen Störungen (z.B. Blutverlust) das Herzzeitvolumen aufrecht zu erhalten.

Ursachen

- **Physiologisch:** bei Säuglingen und Kleinkindern (Normwerte s.S. 652), bei körperlicher und seelischer Belastung (jeweils ohne Instabilitätszeichen)
- **Pathologisch:** Schmerz, Hypovolämie, Schock, Herzinsuffizienz, Fieber, Hyperthyreose, Sauerstoffmangel, Anämie, Kachexie, Medikamente/Gifte (z.B. Sympathomimetika: Adrenalin, Salbutamol, Kokain; Parasympatholytika: Atropin).

Eine Sinustachykardie tritt i.d.R. **nicht schlagartig** „aus heiterem Himmel" (= paroxysmal) auf (Ausnahmen: Lungenembolie, plötzlicher Blutverlust).
Bei höherer Sinusknotenfrequenz kann eine sog. „schützende AV-Blockierung" auftreten, sodass mehr P-Wellen als QRS-Komplexe sichtbar sind (z.B. 2:1). Im Extremfall wird dadurch der Kammerrhythmus sogar bradykard.

Therapie

Ursachenbekämpfung!

Meist weist eine pathologische Sinustachykardie auf eine behandlungsbedürftige Ursache außerhalb des Herzens hin und ist daher nicht als Herzrhythmusstörung zu behandeln (i.d.R. keine Antiarrhythmika verabreichen).

In seltenen Fällen besteht eine Indikation zur medikamentösen Frequenzsenkung mit einem β-Blocker (zusätzlich zur ursächlichen Therapie): Akutes Koronarsyndrom (Herzinfarkt), Hyperthyreose, hyperkinetisches Herzsyndrom.

(Ektope) Vorhoftachykardie

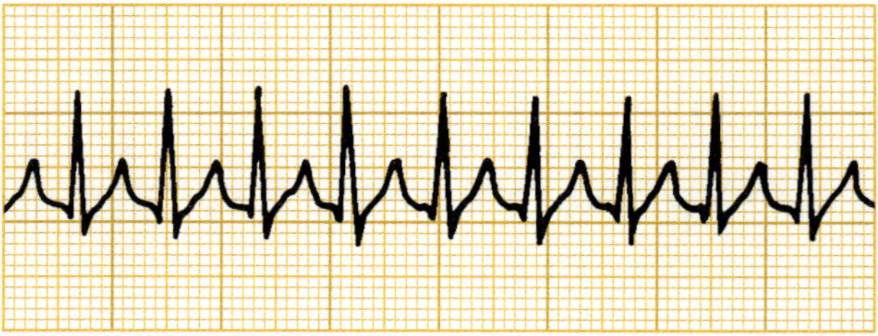

Charakteristik

Vorhoffrequenz bei 100 – 250/min, P-Wellen meist verformt (in II und III negativ) und oft schlecht erkennbar (abhängig vom Ort der Erregungsbildung im Vorhof):
- linksatriale Erregungsbildung: P in I negativ
- rechtsatriale Erregungsbildung: P in I positiv

Meist plötzlicher Beginn und plötzliches Ende.

Erklärung: Tachykarder Vorhofrhythmus bei ektoper Erregungsbildung (d. h. Zentrum der Erregungsbildung ist nicht der Sinusknoten).

Synonym: Fokale atriale Tachykardie

Einheitliche P-Wellen deuten auf ein Erregungsbildungszentrum hin (= unifokale Vorhoftachykardie); verschiedene P-Wellen entstehen durch mehrere Ursprungszentren (multifokale Vorhoftachykardie)

Ursachen

- Unifokal: Oft bei Gesunden, gelegentlich auch nach Herzoperationen, bei organischer Herzerkrankung
- Multifokal: Überbelastung (z. B. nach Herzoperation, bei angeborenem Herzfehler), Lungenembolie, COPD, schwere Herzinsuffizienz, Myokarditis, Theophyllin-Überdosierung

Sonderform

Vorhoftachykardie mit AV-Block 2° Typ I oder II (z. B. mit 2:1-Überleitung): evtl. Hinweis auf Digitalisvergiftung (jedoch nicht das typische Bild für Digitalis; sonst eher: AV-Block, Kammertachykardie, bradykarde Rhythmusstörungen); kann auch bei gesunden Patienten auftreten.

Therapie

Algorithmus s. S. 206 ff., Erläuterungen s. S. 204 f.

Vorhofflattern (tachykard)

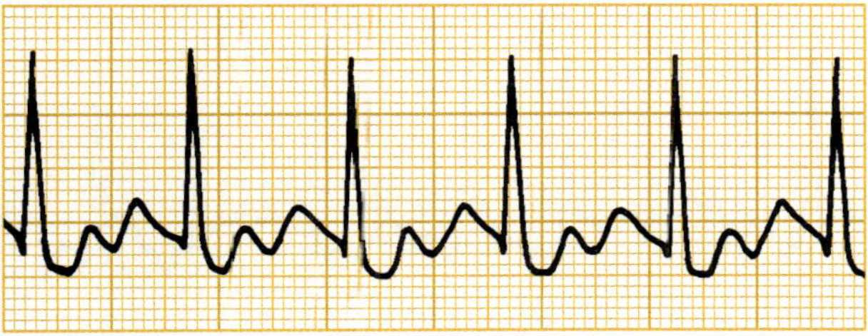

Charakteristik

Typische Flatterwellen (= **Sägezahnmuster** der Vorhofaktionen) zwischen den Kammerkomplexen (keine isoelektrische Grundlinie sichtbar). Vorhoffrequenz (200–) 300/min. Meist wird nur jede 2. oder 3. Flatterwelle im AV-Knoten übergeleitet (schützende AV-Blockierung). Daraus resultiert i. d. R. eine tachykarde Kammerfrequenz (meistens um 150/min bei 2:1-Überleitung). Unregelmäßige Überleitung möglich (aber feste Intervalle im Gegensatz zur absoluten Arrhythmie bei Vorhofflimmern, s. n. S.).
Erklärung: Kreisende Erregung auf Vorhofebene.

Ursachen

Organische Herzerkrankungen, z. B. KHK, Herzinfarkt, Herzklappenveränderungen

Symptomatik

„Herzrasen"; Zeichen der klinischen Instabilität, abhängig von der Herzauswurfleistung und Kammerfrequenz

Gefahr

Einschränkung der Pumpleistung/Minderversorgung des Herzmuskels. Wenn die schützende AV-Blockierung (s. o.) wegfällt: Übergang zu einer 1:1-Überleitung, dadurch lebensbedrohliche Situation mit Herfrequenzen von 200–300/min (massiver Abfall der Herzauswurfleistung bis zum Herz-Kreislauf-Stillstand).

Therapie

Algorithmus s. S. 206 ff., Erläuterungen s. S. 204 f. (ggf. Thromboembolieprophylaxe mit Heparin, atriale Überstimulation, Kardioversion)

Vorhofflimmern (VHF) mit absoluter Arrhythmie (AA)

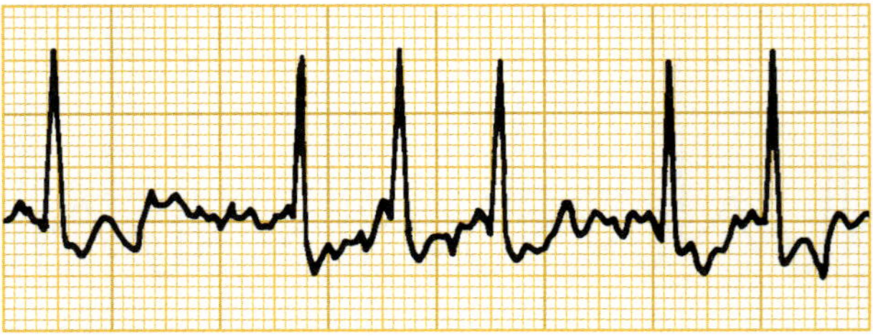

Charakteristik

Unregelmäßiges Flimmern der EKG-Grundlinie zwischen den **völlig unregelmäßigen QRS-Komplexen** (schnelle Vorhofaktionen, keine P-Wellen, manchmal sind die Flimmerwellen sehr flach oder gar nicht erkennbar!). Dank des „AV-Knoten-Filters" werden zum Glück nicht alle Vorhofimpulse in die Kammern weitergeleitet. Daraus resultiert eine unregelmäßige Überleitung mit absoluter Arrhythmie als einziges eindeutiges Zeichen für ein VHF: **Jeder R-R-Abstand ist anders!** Diagnose mit „Papierstreifentest" (Blatt Papier an die EKG-Kurve anlegen; mehrere R-R-Abstände am Seitenrand markieren, beginnend immer an der linken Ecke. Ergebnis: viele Striche nebeneinander). Meist tachykarde QRS-Komplexe (= Tachyarrhythmia absoluta = TAA bei VHF), selten Bradykardie (= Bradyarrhythmia absoluta).
Erklärung: Unkontrollierte, unregelmäßige elektrische Aktivität des Vorhofes, meist mehrere kleine Re-Entry-Kreise mit einer Flimmerfrequenz von 350–600/min (fehlende Hämodynamik des Vorhofes → HZV-Reduktion um bis zu 15–20 %).
Ursachen: Herz-Kreislauf-Erkrankungen (z. B. Herzinfarkt, Bluthochdruck, Mitral- und Aortenklappenfehler, Lungenembolie, Perikarditis), Schilddrüsenüberfunktion, Alkohol („holiday heart syndrome"), Medikamente/Vergiftungen u. v. a.

Symptomatik

Unregelmäßiger Puls, wechselnde Pulsstärke, peripheres Pulsdefizit (s. S. 168). Zeichen klinischer Instabilität, abhängig von der Herzauswurfleistung (sinkt mit zunehmender HF!). Gefahren: Embolien nach Thrombenbildung im Vorhof (dort fehlende Muskelkontraktion, Ursache für 20 % der Schlaganfälle!), Herzinsuffizienz.

Therapie

s. S. 206 ff. Bei vielen älteren Patienten ist ein Vorhofflimmern bekannt (ca. 10 % der Über-70-Jährigen). Oft gelingt es nicht, ein VHF dauerhaft zu beenden, sodass es chronisch mit gerinnungshemmenden und frequenzsenkenden Medikamenten behandelt wird (Komplikationsvermeidung: Thrombose/Embolie, Herzinsuffizienz). Neu aufgetretenes VHF kann akut behandlungsbedürftig werden.

Paroxysmale supraventrikuläre Tachykardie

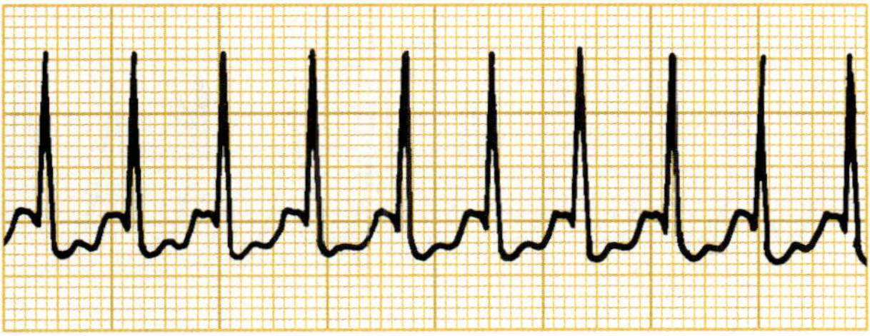

Charakteristik

Schmale, schnell aufeinander folgende QRS-Komplexe; P-Wellen kaum abgrenzbar, Frequenz 150–220/min; bei Säuglingen auch bis zu 300/min.

Erklärung: Plötzlich (anfallsweise = paroxysmal) einsetzendes „Herzrasen“ durch kreisende Erregung (Re-Entry) zwischen Vorhof und Kammer. Der Weg in die Kammer führt über eine AV-Knoten-Leitungsbahn, der Weg zurück in die Vorhöfe über

a) eine andere AV-Knoten-Leitungsbahn (AV-Knoten-Reentry-Tachykardie, AVNRT; häufiger junge Frauen betroffen) oder
b) eine zusätzliche (= akzessorische) Leitungsbahn (orthodrome atrioventrikuläre Re-Entry-Tachykardie, AVRT; häufiger junge Männer betroffen). Wenn gerade kein Re-Entry-Mechanismus und damit keine Tachykardie besteht, kann die zusätzliche Leitungsbahn bei manchen Pat. im Ruhe-EKG an einem trägen R-Anstieg mit verkürzter PQ-Zeit (< 0,12 s) in bestimmten Ableitungen erkannt werden (sog. Deltawelle), weil die zusätzliche Leitungsbahn zu einer vorzeitigen Kammererregung (= Präexzitation) führt = **Präexzitationssyndrom** vom Typ **WPW** (Wolff-Parkinson-White-Syndrom)

Auslöser: Vegetative Fehlregulationen (Aufregung, Ermüdung), Genussmittel, Drogen, vorgeschädigtes Herz (z. B. Myokarditis). DD: Vorhof-/Sinustachykardie jeweils mit 1:1-Überleitung (die beide meist nicht schlagartig einsetzen).

Symptomatik

Plötzliches „Herzrasen“, „Herzjagen“, bei AVNRT sog. „Pfropfungen“ durch simultane Vorhof- und Kammerkontraktionen an den Halsvenen sichtbar („Froschzeichen“), während oder nach einer Tachykardie „Harnflut“ möglich (Wirkung von ANP, ein Hormon aus den Herzvorhöfen). Spontanes Ende der Tachykardie nach Minuten oder Stunden möglich. Gefahren je nach HF und Dauer: Sauerstoff-Minderversorgung (Herzmuskel, andere Organe), dadurch Zeichen klinischer Instabilität mgl.

Therapie

s. S. 206 ff. (AVNRT: i. d. R. vagale Manöver, Adenosin. AVRT: Ajmalin s. S. 565).

Ventrikuläre Tachykardien (VT) – mit Karotispuls

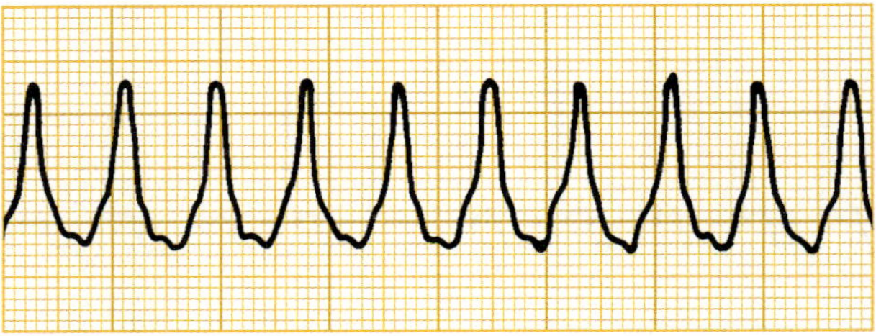

Charakteristik

Meist gleichförmige (= monomorphe), regelmäßige und breite QRS-Komplexe in schneller Folge (Frequenz 130–240/min), Karotispuls tastbar (Achtung: dieses EKG-Bild ist auch ohne Auswurf/Blutkreislauf möglich = pulslose VT; dann sofortige Reanimationsmaßnahmen erforderlich, s. S. 245 ff.). Zur schwierigen Differenzialdiagnose dieses EKG-Bildes s. S. 170 f. **Bis zum Beweis des Gegenteils ist eine Tachykardie mit breitem QRS-Komplex als VT zu behandeln!** (Behandlung der gefährlichsten Möglichkeit). Manchmal spontane Beendigung (aber nicht darauf warten!). Ein Sonderfall der VT ist eine VT mit unterschiedlich geformten QRS-Komplexen (= polymorphe VT, meist als Torsade de pointes, s. n. S.).

Erklärung

Hochfrequente Reizbildung oder kreisende Erregung in der Kammer (Reentry).

Ursachen

Koronare Herzkrankheit, sonstige organische Herzerkrankungen (Herzklappenfehler), entzündliche Herzerkrankungen (z. B. Myokarditis), primär elektrische Erkrankungen des Herzens (besonders bei jungen Pat. daran denken, s. S. 176) u. a. m.

Symptomatik

„Herzrasen", Herzauswurfleistung meist eingeschränkt mit Zeichen klinischer Instabilität (z. B. Atemnot, Angina pectoris, Lungenödem, kardiogener Schock).

Gefahren

Übergang in Kammerflimmern oder eine pulslose VT → Herz-Kreislauf-Stillstand!

Therapie

Diese bedrohliche Herzrhythmusstörung muss rasch und adäquat behandelt werden (s. S. 206 ff.). Wenn möglich, muss auch die Ursache behandelt werden (z. B. Herzinfarkt, Elektrolytstörung, Vergiftung mit Antidepressiva).

Torsade de pointes (Spitzenumkehrtachykardie)

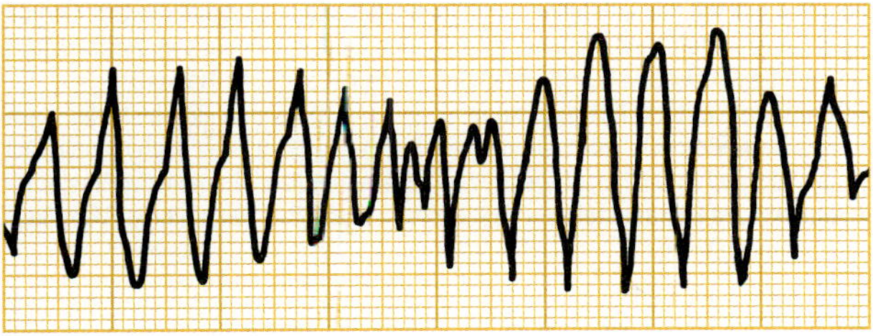

Charakteristik

Hierunter versteht man eine Sonderform der ventrikulären Tachykardie (VT, vgl. S. 188). Im EKG erkennt man breite QRS-Komplexe in schneller Folge mit spindelförmig an- und abschwellender Ausschlaghöhe (sog. Spindeltachykardie), wobei die Spitzen der QRS-Komplexe von Spindel zu Spindel abwechselnd nach oben und nach unten zeigen (Spitzenumkehr = französisch: Torsade de pointes). Frequenz 150–220/min. Die Torsade de pointes kann mit und ohne Puls einhergehen.
Erklärung: Kreisende Erregung in der Kammer (vgl. S. 161).

Ursachen

Bestimmte Störungen der Herzfunktion, die mit einer Verlängerung der QT-Zeit im EKG einhergehen (nur zu sehen, wenn gerade keine Torsade de pointes besteht):
- Medikamenteneinnahme/-überdosierung (z. B. Diuretika → Kaliummangel, bestimmte Antiarrhythmika/Antidepressiva/Antihistaminika/Antibiotika)
- angeborene, primäre elektrische Erkrankungen des Herzens mit verlängerter QT-Zeit (s. S. 176), besonders bei Synkopen im Kindesalter daran denken!

Ferner Magnesiummangel, Alkoholismus sowie die Ursachen einer VT (s. S. 188).

Symptomatik

„Herzrasen", Herzauswurfleistung meist eingeschränkt mit Zeichen klinischer Instabilität. Sehr oft Synkope oder plötzlicher Herz-Kreislauf-Stillstand.

Gefahren

Übergang in VF bzw. pulslose VT → Herz-Kreislauf-Stillstand! Manchmal auch spontane Beendigung (aber nicht darauf warten! Immer sofortige Therapie nötig.

Therapie

Wenn Kreislauf vorhanden: s. S. 206 ff.; wenn kein Kreislauf vorhanden: s. S. 246 ff. Gabe von Magnesium (s. S. 609). Antiarrhythmika mit Verlängerung der QT-Zeit (z. B. Amiodaron) sind kontraindiziert.

Extrasystolen sind Herzaktionen außerhalb des regulären Grundrhythmus (früher als erwartet). Sie entstehen durch Impulsgebung sogenannter ektoper Herde (vom Sinusknoten verschiedene, reizbildende Zentren), sodass es zu einer frühzeitigen Depolarisation kommt. Man unterscheidet nach der Herkunft:

- **Supraventrikuläre Extrasystolen** = SVES (Entstehung überhalb der Kammern/Ventrikel, d. h. überhalb der His-Bündel-Teilung): Der QRS-Komplex ist meist schmal (< 0,12 s), oft geht eine P-Welle dem QRS-Komplex voraus; s. u.
- **Ventrikuläre Extrasystolen** = VES (Entstehung in einer Herzkammer/Ventrikel): s. folgende Seiten

Supraventrikuläre Extrasystolen (SVES)

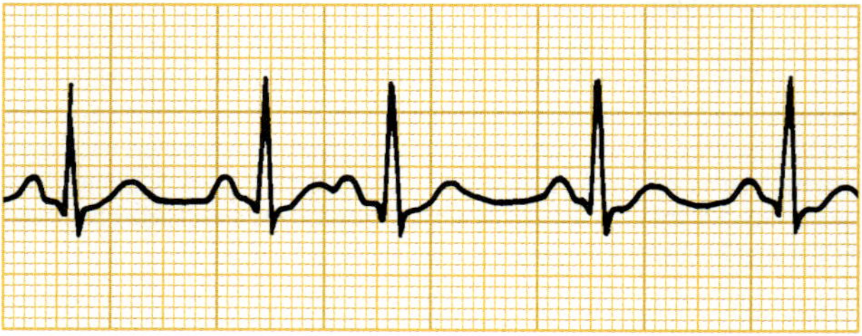

Charakteristik

Meist normaler QRS-Komplex mit vorangehender P-Welle. Nach der Extrasystole typischerweise keine kompensatorische Pause (RR-Abstände vor und nach der SVES zusammen sind kürzer als zwei normale RR-Abstände). SVES-Ursprung:

a) Sinusknoten – in diesem EKG-Bild dargestellt (normale P-Welle; s. S. 169)
b) Vorhof (deformierte P-Welle; evtl. in Ableitung II negativ und in aVR positiv – PQ-Zeit ↓ mit näherer Lage des Extrasystolenherdes zum AV-Knoten)
c) Schrittmachergewebe im AV-Knoten-Bereich (nicht der AV-Knoten selbst):
   - meist retrograde Vorhoferregung (P-Welle i. d. R. in II negativ, in aVR positiv):
     - PQ-Zeit verkürzt: kurze retrograde Vorhoferregung, „oberer AV-Knoten“
     - Fehlende P-Welle: fällt mit QRS-Komplex zusammen, „mittlerer AV-Knoten“
     - P-Welle in der ST-Strecke: verzögerte retrograde Erregung, „unterer AV-Knoten“
   - selten keine P-Welle (Ersatzschlag ohne retrograde Vorhoferregung)

Symptomatik

Manche Patienten empfinden „Herzstolpern“. I. d. R. besteht keine Gefahr. SVES kommen auch bei Gesunden vor (Übermüdung, Erregung, Alkohol, Koffein, Nikotin) und bedürfen dann keiner Behandlung. Ggf. Therapie der Grunderkrankung.

VES werden von nicht-physiologischen Reizbildungszentren in einer Herzkammer ausgelöst. VES sind i. d. R. anhand ihrer typisch verbreiterten Form und der fehlenden P-Welle von SVES leicht unterscheidbar. Nach einer VES meist kompensatorische Pause (ein Sinusknotenimpuls wird aufgrund des refraktären Kammergewebes nicht weitergeleitet; der nächste führt wieder zu einem normalen Erregungsablauf; der Abstand des QRS-Komplexes vor der VES zum QRS-Komplex nach der VES entspricht zwei normalen RR-Abständen). Bei Sinusbradykardie und seltener retrograder Vorhoferregung kann die kompensatorische Pause fehlen.

Monotope/Uniforme Extrasystolen (Lown 1/2)

- monotop (unifokal) = von demselben Ort ausgehend
- monomorph (uniform) = von derselben Gestalt

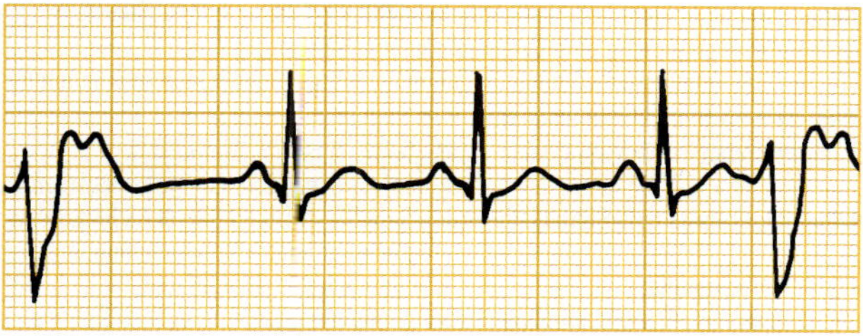

Gleich aussehende VES lassen i. d. R. auf ein gemeinsames Erregungsbildungszentrum schließen. Auftreten bei Gesunden und bei Herzerkrankungen möglich.

Polytope/Multiforme Extrasystolen (Lown 3 a)

- polytop (multifokal) = von verschiedenem Ort ausgehend
- polymorph (multiform) = von verschiedener Gestalt

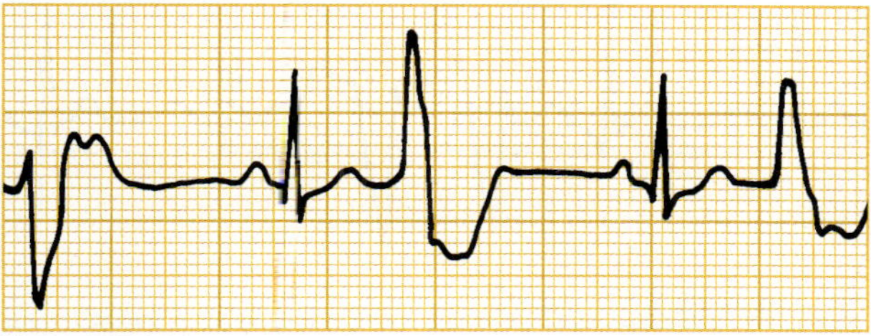

Unterschiedlich aussehende VES sprechen i. d. R. für unterschiedliche Erregungsbildungszentren der Extrasystolen. Auftreten weist oft auf Herzerkrankung hin.

Bigeminus (Lown 3 b)

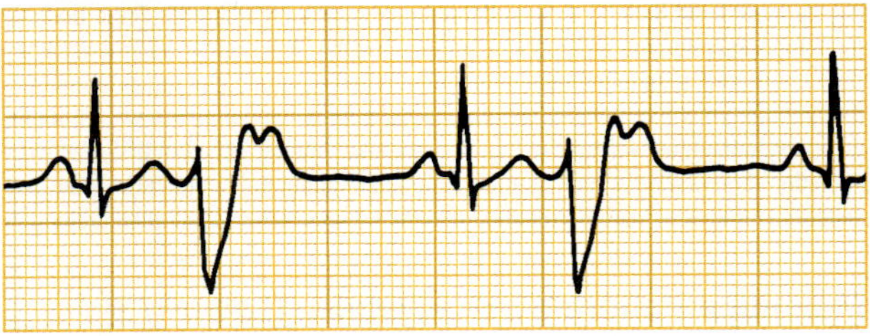

Charakteristik

Regelmäßiges Abwechseln von normalen QRS-Komplexen mit Extrasystolen: jedem Normalschlag folgt eine Extrasystole (= 1:1-Extrasystolie).
Weitere Bezeichnungen für konstant wiederkehrende Beziehungen zwischen Extrasystolen (ES) und Normalschlägen (N):

- **Trigeminus** (1:2-Extrasystolie): **N** ES ES · **N** ES ES · **N** ES ES usw. (Couplet nach jedem Normalschlag, s. u.)
- **Quadrigeminus** (1:3-Extrasystolie): **N** ES ES ES · **N** ES ES ES · **N** ES ES ES usw. (Triplet nach jedem Normalschlag, s. u.)
- **2:1-Extrasystolie:** **N N** ES · **N N** ES · **N N** ES usw. (= Trigeminus im angloamerikanischen Sprachgebrauch!)
- **3:1-Extrasystolie:** **N N N** ES · **N N N** ES · **N N N** ES usw. (= Quadrigeminus im angloamerikanischen Sprachgebrauch!)

Couplet (Lown 4 a)

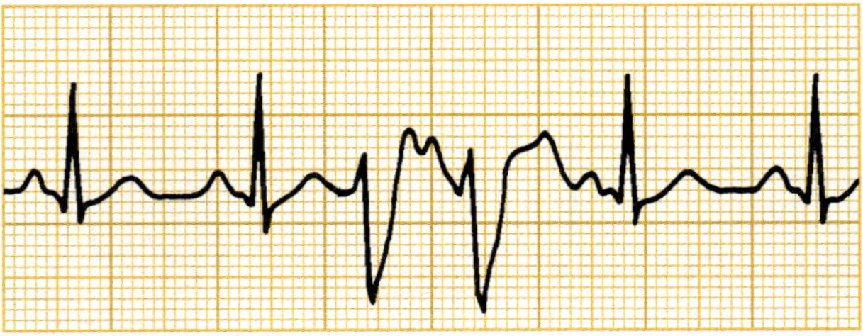

Charakteristik

Zwei Extrasystolen des gleichen Typs direkt hintereinander. Drei Extrasystolen in Serie heißen Triplet, werden aber bereits den Salven (s. n. S.) zugerechnet.

Salven (Lown 4 b)

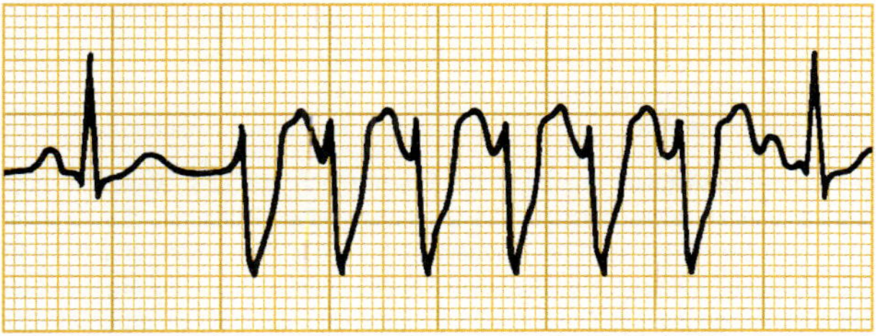

Charakteristik

Drei oder mehr ventrikuläre Extrasystolen direkt hintereinander. Oft bei schwerer Herzerkrankung. Je nach Autor beginnt eine ventrikuläre Tachykardie (VT) ab 3, 4, 6 oder 10 Extrasystolen hintereinander (= nicht-anhaltende VT), bei anderen erst ab einer Dauer von 30 s (ca. 100 QRS-Komplexe = anhaltende VT). Vgl. S. 188.

R-auf-T-Phänomen (Lown 5)

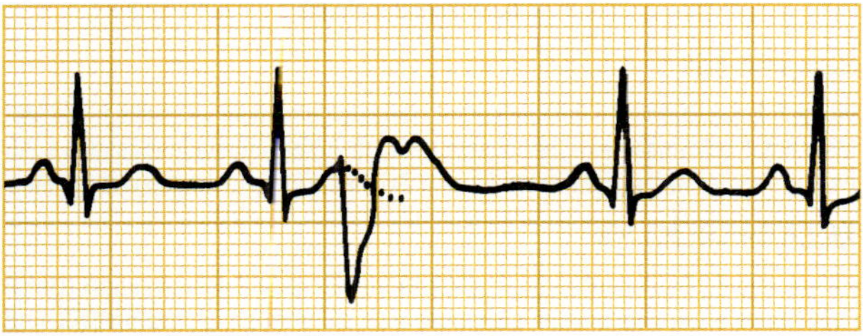

Charakteristik

Eine frühe VES fällt in die **vulnerable Phase** der Erregungsrückbildung der vorangegangenen Herzaktion (Teil der T-Welle; vulnerabel = „verletzlich"). Dabei trifft eine Erregungsfront auf teilweise wieder erregbares Gewebe (ungleichmäßig erregbares Gewebe bes. bei Ischämie). Dadurch Auslösung einer kreisenden Erregung (Re-Entry, vgl. S. 161) möglich: Kammertachykardie (VT)/Kammerflimmern (VF)! (Die Bedeutung des R-auf-T-Phänomens wird z. T. überschätzt. VT/VF entstehen auch „spontan" oder durch „späte VES"; R-auf-T-Phänomene am gesunden Herzen bleiben i. d. R. folgenlos.) Beachte, dass eine **supra**ventrikuläre Extrasystole, deren P-Welle auf eine T-Welle trifft, nicht gefährlich ist: zwei gleichzeitige elektrische Ereignisse in verschiedenen Herzregionen! Vgl. EKG-Bild auf S. 190.

Lown-Klassifikation für VES

0	keine VES	**3b**	Bigeminus
1	weniger als 30 uniforme VES pro Stunde	**4a**	Couplet
2	mehr als 30 uniforme VES pro Stunde	**4b**	Salve
3a	multiforme VES	**5**	R-auf-T-Phänomen

Die Lown-Klassifikation erleichtert die Beschreibung von VES, ermöglicht aber keinen direkten Rückschluss auf die Gefährdung eines Patienten. VES kommen ohne jede Bedeutung auch bei Herzgesunden vor (bis 50 %)! **Gehäufte (>5–10 VES/min) und höhergradige (ab Lown 3a) VES** finden sich v. a. **bei organischen Herzerkrankungen** (ggf. danach suchen!) und weisen **dann** auf ein **erhöhtes Risiko für gefährliche Rhythmusstörungen** hin (VT, Kammerflimmern; bes. bei Lown 4b/5), z. B. bei Herzinsuffizienz, Herzinfarkt, KHK, Myokarditis, Kardiomyopathie. VES können provoziert werden, z. B. durch Alkohol, Koffein, Nikotin, Kaliummangel, Sympathomimetika (Vergiftung, Katecholamintherapie, Stress), Digitalis (v. a. Bigeminus!), Ersatzschläge bei Bradykardie (Vagotonus), Hyperthyreose. **Zwar kann man VES medikamentös unterdrücken, doch wird damit i. d. R. keine Verbesserung der Prognose erreicht, sondern z. T. sogar eine Risikoerhöhung** (z. B. Kardiodepression, Proarrhythmie, bes. bei Klasse I-/III-Antiarrhythmika)! **Prognose entscheidend ist die effektive Behandlung der Grunderkrankung** (nicht der VES), ggf. Monitoring/CPR-/Defi-Bereitschaft, ggf. ICD.

Symptomatik

Vielfach keine. Bei vielen Pat. aber auch „Herzstolpern" oder „Aussetzer-Gefühl". Manchmal Schwindel, evtl. peripheres Pulsdefizit/schwankende Pulsstärke. Abhängig von der Herzauswurfleistung sind Zeichen klinischer Instabilität möglich.

Maßnahmen RS/RA

- **Basischeck, Basismaßnahmen, EKG-Monitoring! CPR-Bereitschaft (Defi)!**
- **NA-Nachforderung primär abhängig von Anamnese, Symptomatik und Vitalparametern!** Ggf. können höhergradige VES (z. B. Salven), sehr häufige VES (z. B. >10 % der QRS-Komplexe in 1 min) oder weitere Rhythmusstörungen einen NA-Einsatz rechtfertigen; EKG-Dokumentation!

Notärztliche Therapie

- Wenn weder bekannte/erkennbare Herzerkrankung noch Symptomatik/Beschwerden/Instabilitätszeichen durch VES vorliegen: keine Soforttherapie! Monitoring. Ggf. Ursachensuche, Risikobeurteilung in der Klinik oder evtl. ambulant.
- Häufige/höhergradige VES: Monitoring, CPR-/Defi-Bereitschaft, Abklärung in der Klinik. Wenn mgl. Grunderkrankung behandeln (z. B. Herzinfarkt). Bei kreislaufwirksamen/stark symptomatischen VES kann der kardiologisch versierte NA die Gabe eines Antiarrhythmikums erwägen, z. B. Metoprolol oder Amiodaron.

Sinusbradykardie

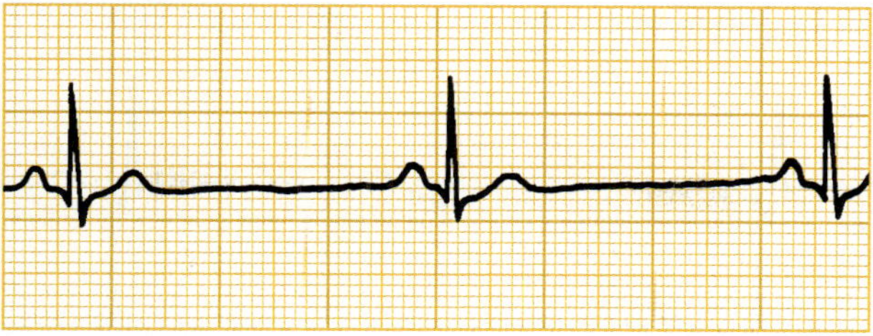

Charakteristik

Normal geformte P-Wellen und QRS-Komplexe mit einwandfreier Koppelung, Frequenz erniedrigt (nach DGK/ERC: **< 60/min,** andere Autoren < 50/min).
Erklärung: Verlangsamte, vom Sinusknoten ausgehende Erregung des Herzens.

Ursachen

- **Physiologisch:** Sportler und Vagotoniker (jeweils in Ruhe); bei gesunden jungen Erwachsenen kommen nicht selten Episoden mit HF < 40/min bzw. Sinuspausen bis 2 s vor (5 cm EKG-Kurve bei 25 mm/s Vorschub): Männer 24 %, Frauen 8 %.
- **Pathologisch** (keine angemessene Frequenzzunahme unter Belastung):
  - **Sinusknotensyndrom** (= Sick-Sinus-Syndrom, kranker Sinusknoten): z. B. durch KHK, Myokarditis, Degeneration, Gendefekt. Mgl. Folgen: Sinusbradykardie (s. o.), SA-Block (s. S. 200), Sinusarrest (anhaltendes oder wiederkehrendes Aussetzen des Sinusknotens → Asystolie/Ersatzrhythmus, oft ohne Ansprechen auf Atropin); plötzl. Abwechseln bradykarder und tachyarrhythmischer Phasen mit anschließender asystoler Pause (= „Tachykardie-Bradykardie-Syndrom").
  - **Hypersensibler Karotissinus** (= Karotis-Sinus-Syndrom): meist bei älteren Männern; Reizung überempfindlicher Druckrezeptoren in der A.-carotis-Gabel (Rasieren, enger Kragen, Kopfdrehung) → Reflex: Bradykardie (Sinusbradykardie/SA-Block/AV-Block) bis Asystolie und/oder RR-Abfall, oft mit Synkope.
  - **Weitere Ursachen:** Medikamente/Vergiftungen (z. B. β-Blocker, Antiarrhythmika, Digitalis, Organophosphate), Schilddrüsenunterfunktion, Hypothermie, erhöhter Hirndruck (z. B. bei Schädel-Hirn-Trauma, Apoplex).

Symptomatik

Meist asymptomatisch, ggf. Zeichen klinischer Instabilität abhängig von der Frequenz und der aktuellen körperlichen Belastung, Synkope/Adams-Stokes-Anfall.

Therapie

S. S. 212. Asymptomatische Formen bedürfen in der Regel keiner Therapie.

Knotenbradykardie

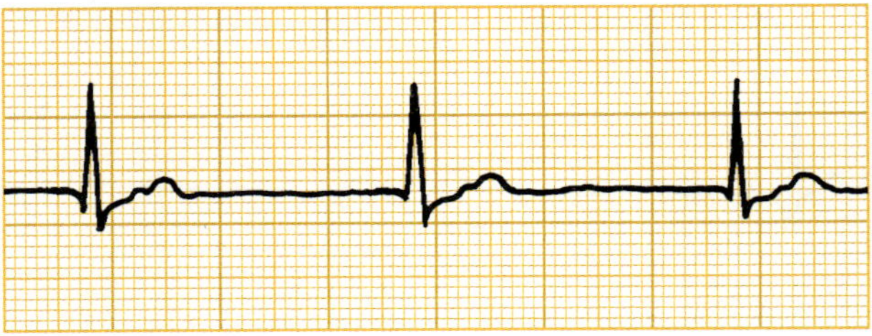

Charakteristik

- Regulär geformte, schmale QRS-Komplexe (z. T. kein Q in II und III); Frequenz 40–60/min, gelegentlich auch langsamer
- AV-Knotenersatzrhythmus wegen ausgefallener Vorhofaktivität: keine P-Wellen.
- Aber auch retrograde (rückwärtsgerichtete) Erregung der Vorhöfe vom AV-Knoten aus möglich → veränderte, atypische P-Wellen (in II negativ bzw. in aVR positiv):
  - P-Welle direkt vor dem QRS-Komplex (PQ-Zeit verkürzt): „oberer AV-Knoten"
  - Fehlende P-Welle (zeitgleich mit QRS-Komplex): „mittlerer AV-Knoten"
  - In der ST-Strecke erkennbare P-Welle: „unterer AV-Knoten" (s. EKG-Beispiel!)
- Bei retrogradem Ausgangsblock: P-Wellen unabhängig von den QRS-Komplexen

Erklärung

Meist Ersatzrhythmus vom AV-Knoten ausgehend (sekundäres Erregungsbildungszentrum) bei Ausfall des Sinusknotens/der Vorhoferregung; auch als Ersatzrhythmus bei totalem AV-Block (3°) möglich. **Synonyme:** AV-Knotenrhythmus, (AV-) junktionaler Rhythmus. (Wenn der AV-Knoten ausnahmsweise schneller schlägt als der Sinusknoten, tritt das o. g. EKG-Bild mit höherer Frequenz auf (meist 70–100/min) = akzelerierter (beschleunigter) AV-junktionaler Rhythmus.)

Ursachen

Physiologisch: bei Jugendlichen erhöhter Vagotonus. **Pathologisch:** Intoxikation/Überdosierung (z. B. Digitalis, β-Rezeptorenblocker, Kalziumantagonisten); Elektrolytstörungen; versch. Herzerkrankungen (z. B. akuter inferiorer Herzinfarkt!)

Symptomatik

Meist asymptomatisch, ggf. Zeichen klinischer Instabilität abhängig von der Kammerfrequenz. Evtl. Synkope/Adams-Stokes-Anfall.

Therapie

s. S. 212; Asymptomatische Formen bedürfen in der Regel keiner Therapie.

Kammereigenrhythmus

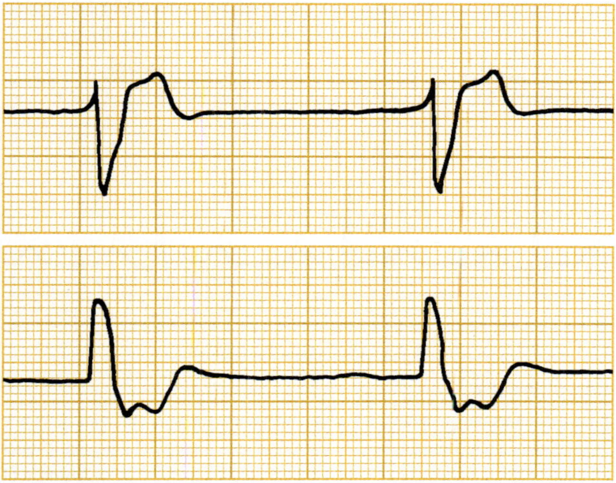

Charakteristik

Keine P-Wellen; breiter QRS-Komplex; meist regelmäßig; Frequenz 20–40/min.

Erklärung

Ersatzrhythmus der Kammermuskulatur bei Ausfall übergeordneter Erregungsbildungszentren. Nur selten retrograde (rückwärtsgerichtete) Vorhoferregung (s. unteres EKG-Beispiel: P-Welle in der ST-Strecke). **Synonym:** idioventrikulärer Rhythmus. (Wenn ein Erregungsbildungszentrum in der Kammer ausnahmsweise schneller schlägt als der Sinusknoten, tritt das o. g. EKG-Bild mit höherer Frequenz auf (bis ca. 100/min) = akzelerierter (beschleunigter) idioventrikulärer Rhythmus.)

Ursachen

Intoxikation/Überdosierung (z. B. Digitalis, Antiarrhythmika, β-Rezeptorenblocker) Verschiedene Herzerkrankungen (z. B. Myokarditis, KHK, akuter Herzinfarkt).

Symptomatik

Ggf. Zeichen klinischer Instabilität abhängig von der Kammerfrequenz.
Gefahren: Synkope/Adams-Stokes-Anfall/Asystolie.

Therapie s. S. 212

AV-Überleitungsstörungen

Bei atrioventrikulären Überleitungsstörungen ist die reguläre Erregungsüberleitung von der Vorhofebene auf die Kammerebene über den AV-Knoten gestört.

AV-Block 1°

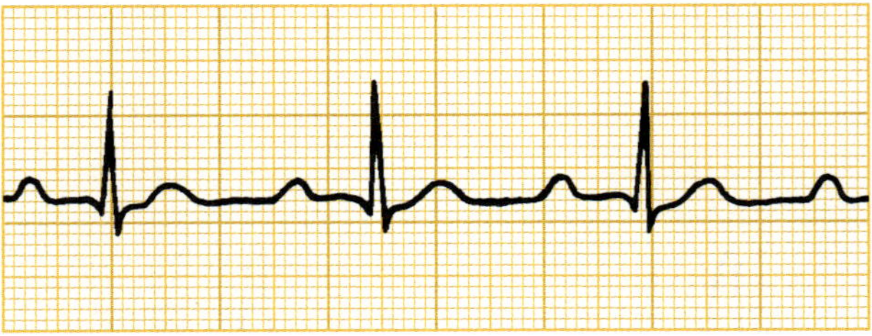

Charakteristik

Erregungsüberleitung verzögert, jedoch nicht aufgehoben (**PQ-Zeit > 0,2 s**, frequenzabhängige Normwerte s. S. 236). Bei sehr langer PQ-Zeit und höherer Frequenz Verschmelzung von P- und vorangehender T-Welle mgl. (erschwerte Erkennbarkeit). I. d. R. keine Symptomatik → keine Akutbedeutung, sofern nicht medikamentös oder durch Infarkt bedingt. Übergang in höhergradigen AV-Block mgl.

AV-Block 2° – Typ I (Wenckebach = Mobitz I)

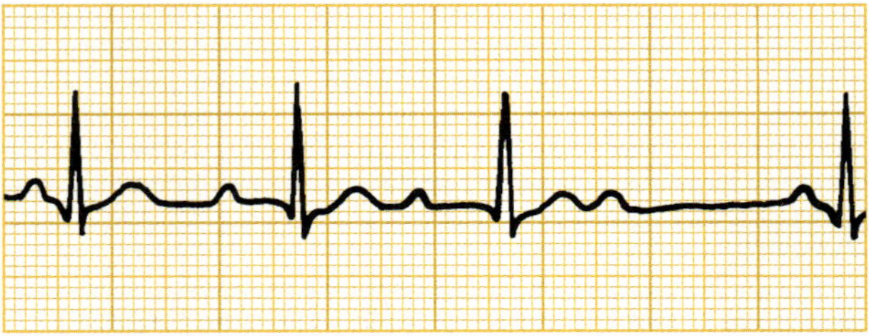

Charakteristik

Periodisch zunehmende Dauer der AV-Überleitung (PQ-Zeit) bis zum Ausfall einer AV-Überleitung nach einigen Schlägen (Wenckebach-Periodik). Die Abstände von P zu P bleiben gleich. I. d. R. keine Akutbedeutung. Ein Übergang in höhere Formen der AV-Blockierung ist z. B. bei Herzinfarkt oder Digitalisüberdosierung möglich.

AV-Block 2° – Typ II (Mobitz II)

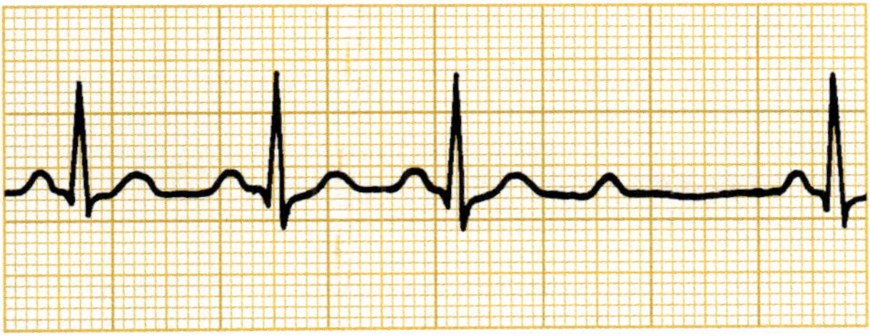

Charakteristik

Unregelmäßige komplette AV-Blockierung (plötzlicher Ausfall eines QRS-Komplexes nach einer P-Welle bei sonst stets konstanter und meist normaler PQ-Zeit). Immer organische Ursache (z. B. Herzerkrankung). **Gefahr:** Übergang in AV-Block 3° oder Asystolie! Überwachung! Klinik: bei Symptomatik i. d. R. SM-Implantation.

AV-Block 3° (komplette AV-Dissoziation)

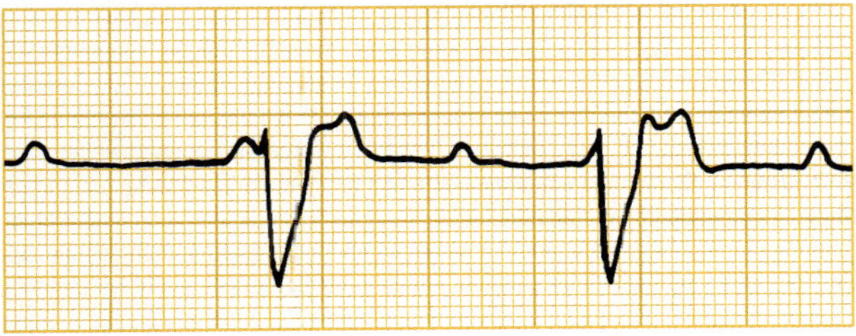

Charakteristik

Totaler AV-Block, fehlende Überleitung der Vorhoferregungen auf die Kammer.

- **„Günstiger" Fall: Ersatzrhythmus** durch „Einspringen" eines Erregungsbildungszentrums unterhalb der Blockierung (trotzdem durch Bradykardie Beschwerden/Bewusstlosigkeit möglich, hohes Risiko der Verschlechterung, z. B. Asystolie!):
  - AV-Knotenersatzrhythmus ohne retrograde Vorhoferregung (Frequenz 40–60/min, selten langsamer; schmaler QRS-Komplex möglich; vgl. S. 196)
  - Kammerersatzrhythmus (Frequenz 20–40/min) → oben dargestelltes EKG-Bsp.: Unabhängig von den QRS-Komplexen regelmäßige P-Wellen mit höherer Frequenz (zum Vergleich: Kammereigenrhythmus ohne P-Wellen s. S. 197).
- **Ungünstiger Fall: (Kammer-) Asystolie** (nur P-Wellen, vgl. S. 178)!

AV-Blockierungen aller Grade

Ursachen

- Vagotonus, z. B. Sportler: AV-Block 1°/2° Typ I (verschwindet unter Belastung)
- Organische Herzerkrankungen (z. B. Herzinfarkt (am häufigsten), Myokarditis)
- Medikamente/Gifte: z. B. Digitalis, Antiarrhythmika, β-Blocker, Hyperkaliämie
- Nach Thoraxtrauma/nach herzchirurgischem Eingriff

Symptomatik

Abhängig von HF/Herzauswurfleistung: Zeichen klinischer Instabilität mgl. Bei AV-Block 2° Typ II und 3° (bis zum Einsetzen eines Kammerersatzrhythmus) längere Asystoliephasen mgl. (= Herz-Kreislauf-Stillstand!) → Adams-Stokes-Anfall. Herzinsuffizienz durch anhaltende Bradykardie (z. B. < 40/min bei AV-Block 2°). Bei AV-Block 3° sog. Kanonenschlagphänomen, wenn Vorhof- und Kammerkontraktion zusammenfallen (PQ-Zeit < 0,14 s): gelegentlich sehr lauter erster Herzton.

Therapie

S. S. 212. Ggf. externer, transkutaner SM (s. S. 211). Ggf. CPR. Bei ACS (frischer Herzinfarkt) frühestmögliche Rekanalisierungstherapie anstreben (PCI/Lyse).

Spezialwissen zum AV-Block 2°

Ein AV-Block 2° Typ II mit 2:1-Block kann präklinisch nicht sicher von einem AV-Block 2° Typ I mit Ausfall jeder 2. Überleitung (= kürzeste Wenckebach-Periode) unterschieden werden. Atropin kann bei AV-Block 2° Typ II eine Verschlechterung bewirken, sodass z. B. nur noch jede 3. oder 4. Vorhofaktion übergeleitet wird (3:1- bzw. 4:1-Block) oder ein totaler AV-Block (3°) eintritt. Ein solcher „höhergradiger"/„fortgeschrittener" AV-Block (2:1 bis etwa 8:1, z. B. bei Vorhofflattern) ist vom Typ II mit unregelmäßigem Überleitungsausfall abzugrenzen (geht insbes. bei bei fehlendem Schenkelblock seltener in totalen AV-Block über, außer bei Infarkt!).

SA-Block (sinuatrialer Block)

Bei einem SA-Block ist die Überleitung von Sinusknotenimpulsen auf die Vorhofmuskulatur gestört (Minderdurchblutung oder Störung der Sinusknotenfunktion, z. B. bei Sinusknotensyndrom (s. S. 195), Medikamente, KHK/Herzinfarkt, Myokarditis). Die Sinusknotenaktivität ist im Oberflächen-EKG aber nicht direkt sichtbar (in den EKG-Beispielen auf der folgenden Seite durch ▾ angedeutet)! Durch das Verhalten der P-Wellen (Vorhofaktivität) und QRS-Komplexe kann teilweise auf die Sinusknotenaktivität zurückgeschlossen werden. Systematik der Einteilung der SA-Blöcke wie bei den AV-Blöcken. Folge von SA-Blöcken sind bradykarde Herzrhythmusstörungen verschiedener Schweregrade (z. B. Schwindel, Synkope), die notfallmedizinisch wie andere Bradykardien behandelt werden (s. S. 212).

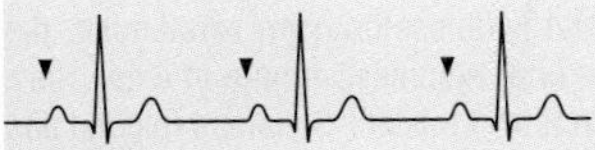

Sinusrhythmus

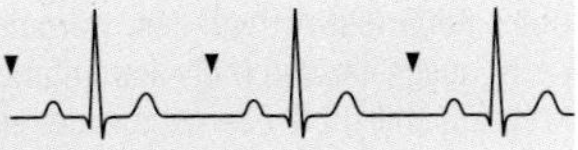

SA-Block I°

Sinusrhythmus und SA-Block ersten Grades sind im EKG nicht unterscheidbar.

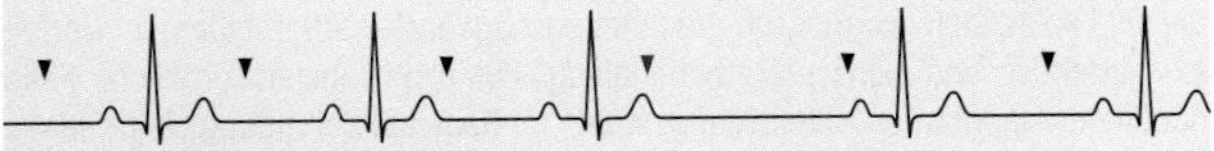

SA-Block II° Typ I (Wenckebach-Periodik)

Für einen SA-Block zweiten Grades Typ I gelten folgende Kriterien:
1. Pause, die kürzer ist als beide vorangegangenen PP-Abstände zusammen.
2. PP-Abstand nach Pause länger als der letzte PP-Abstand vor der Pause

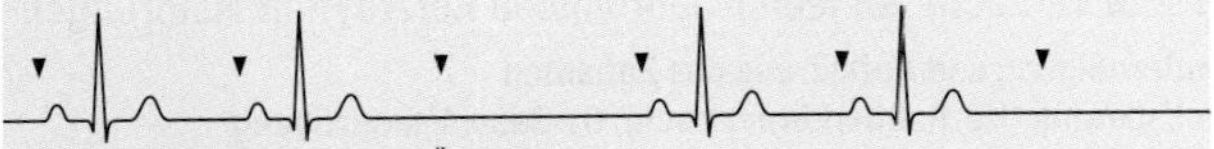

SA-Block II° Typ II (Mobitz II) – 3:2-Überleitung

Ein SA-Block zweiten Grades Typ II zeigt meist Pausen, die exakt einem Vielfachen des PP- oder RR-Abstandes im Grundrhythmus entsprechen.

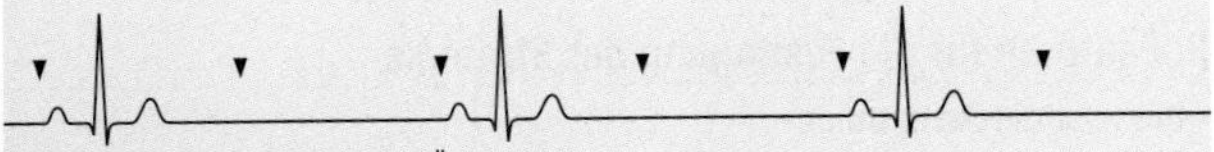

SA-Block II° Typ II (Mobitz II) – 2:1-Überleitung

Beim SA-Block zweiten Grades Typ II im festen Verhältnis 2:1, 3:1, 4:1 usw. ist eine Unterscheidung zu einer Sinusbradykardie nicht möglich, es sei denn, der Beginn des Blockes wurde beobachtet.

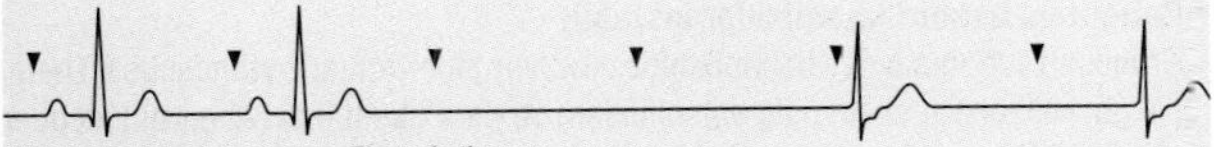

SA-Block III° mit AV-Knoten-Ersatzrhythmus

Ein vollständiger SA-Block führt zunächst zu einer Asystolie und ist somit nicht von einem Sinusknoten-Stillstand zu unterscheiden. Eine Synkope nach wenigen Sekunden ist möglich (Adams-Stokes-Anfall). Ein i. d. R. bradykarder Ersatzrhythmus aus AV-Knoten oder Kammer kann die Synkope verhindern oder beenden.

Unter Periarrest-Arrhythmien werden Herzrhythmusstörungen verstanden, die – z. B. ausgelöst durch Myokardinfarkte – über Kammerflimmern in einen Herz-Kreislauf-Stillstand übergehen oder einem Herz-Kreislauf-Stillstand folgend das Risiko eines erneuten Herz-Kreislauf-Stillstands bergen können.
Die ab S. 206 dargestellten Algorithmen versetzen auch den Nicht-Kardiologen in die Lage, diese potenziell lebensbedrohlichen Situationen einzuschätzen und eine erste lebensrettende Therapie einzuleiten.
Sie sind so einfach wie möglich gestaltet und gewährleisten trotzdem im Notfall eine effektive und sichere Erstbehandlung. Für nicht lebensbedrohliche Fälle geben die Algorithmen Hilfestellung, wobei im Regelfall Zeit genug bleibt, einen erfahrenen Kardiologen oder einen anderen geeigneten Facharzt hinzuzuziehen, um ggf. noch weiter differenzierte Therapiekonzepte anzuwenden.

Grundsätze

1. Bei Verdacht auf lebensbedrohliche Herzrhythmusstörungen

- **Beruhigung und Aufklärung des Patienten**
- **Lagerung (i. d. R. Oberkörper hoch), O_2-Gabe, Venenzugang**
- **Reanimationsbereitschaft** (Monitoring, Personal, Defibrillator)
- **wenn irgend möglich: 12-Kanal-EKG** (genauere Rhythmusdiagnostik vor Behandlung; Beurteilung des Ereignisses im Nachhinein durch einen Experten kann dem Patienten unangenehme oder risikoreiche Untersuchungen ersparen oder früher zu einer Therapie führen, z. B. AICD-Implantation)

2. Faktoren für die Festlegung der Strategie

- **Ursache der Arrhythmie**
  Die Beseitigung einer bekannten Ursache (z. B. Elektrolytstörung, Tachykardien bei Volumenmangel oder Fieber) kann unmittelbar zur Behebung der Störung führen. Gleichzeitig kann sogar die symptomatische Behandlung eines Herzens, welches nur auf eine extrakardiale Pathophysiologie reagiert, mehr schaden als nützen, da das Herz unter Umständen noch mehr beeinträchtigt wird (z. B. Tachykardie, die einen Volumenverlust oder Sauerstoffmangel kompensiert).
- **Patientenzustand (stabil oder instabil)**
  Grundsätzlich muss der behandelnde Arzt vor jeder antiarrhythmischen Therapie gewissenhaft, aber zügig entscheiden, ob der Patient lebensbedroht ist oder nicht. Hierfür werden in den Algorithmen entsprechende Kriterien **(Zeichen klinischer Instabilität)** angeführt. Allgemein sollte auch ein **erhöhter Sympathikotonus** an Instabilität denken lassen (erkennbar an Blässe, Kaltschweißigkeit des Gesichtes und der Extremitäten). **Thorakale Beschwerden** geben Hinweise, dass der Herzrhythmusstörung eine kardiale Ischämie zugrunde liegen kann oder dass die Herzrhythmusstörung zu kardialer Funktionsbeeinträchtigung führt.

Bei Herzrhythmusstörungen unterscheidet sich die Auswirkung unterschiedlicher Herzfrequenzen je nach Patient (Alter, Trainingszustand, Vorerkrankungen, Medikamenteneinnahme). Für manche Patienten bedeutet schon eine Herzfrequenz außerhalb der definierten Normgrenzen (60–100/min) eine kreislaufwirksame Beeinträchtigung mit O_2-Minderversorgung. Andere Patienten tolerieren Herzfrequenzen sogar noch außerhalb der angegebenen Instabilitätsgrenzen (z.B. Leistungssportler in Ruhe < 40/min oder Jugendliche bei starker Anstrengung > 150/min). Manche Patienten können keine Tachykardie zeigen, die für das Notfallbild kennzeichnend ist (z.B. Schock), sodass die Symptomatik untypisch erscheint oder verkannt wird (z.B. Herzschrittmacher, β-Blockertherapie).

→ Der **instabile Patient** ist sofort zu behandeln, und zwar möglichst schnell und wirksam. Das bedeutet konkret: durch Elektrotherapie (in Form von Kardioversion bei Tachykardien oder Schrittmachertherapie bei Bradykardien). Gerade bei Tachykardien ist die Elektrotherapie (Kardioversion) für den instabilen Patienten zu bevorzugen (schnellerer Wirkungseintritt, zuverlässigere Wirkung).

→ Bei **stabilen Patienten** wird die vorliegende Herzrhythmusstörung näher klassifiziert und notfallmedizinisch differenzierter behandelt (→ EKG-Kriterien)

3. EKG-Kriterien

- **QRS-Komplex breit (≥ 0,12 s) oder schmal?** (DD s.S. 170)
  Bei stabilem Pat. ist Zeit genug, weitere Differenzierungen vorzunehmen. Bei Instabilität wird eine Breitkomplextachykardie, insbes. bei ACS, im Zweifel wie eine VT behandelt, die in 80 % der Fälle vorliegt. Bei Unklarheit ggf. ventrikulär und supraventrikulär wirkende Antiarrhythmika verwenden (z.B. Amiodaron).
- **Rhythmus regelmäßig oder unregelmäßig?**
  Dies beeinflusst u.a. die Entscheidung, ob ein Therapieversuch durch den weniger Erfahrenen in Frage kommt (Abwägung: Risiko der Verschlechterung/Gefahr der Therapie) oder ob ein Spezialist die Behandlung fortführen sollte.

Zusammenfassung

Periarrest-Arrhythmie + Lebensgefahr

→ primär Strom (Kardioversion, s.S. 210; Schrittmacher, s.S. 211)

→ wenn erfolglos: Expertenhilfe und/oder Medikament

Herzrhythmusstörung ohne Lebensgefahr

→ **primär Medikament und Expertenhilfe**

→ ggf. in besonderen Fällen Strom

Alle antiarrhythmischen Therapien haben auch proarrhythmische Wirkung und sind kardiodepressiv!

→ Immer mit Komplikationen rechnen.

→ Nie mehrere Antiarrhythmika gleichzeitig verabreichen (kardiodepressive Wirkung potenziert sich).

Tachykardien mit Puls – Pathophysiologie

Durch einen mäßig schnelleren Herzschlag kann vorübergehend ein erhöhtes Herzzeitvolumen erreicht werden, z. B. wenn ein erhöhter O_2-Bedarf des Organismus besteht. Dieser physiologische Ausgleichsmechanismus (kompensatorische Sinustachykardie) ist bei einigen Erkrankungen sinnvoll. Therapeutisch sollte in diesen Fällen allenfalls die Ursache außerhalb des Herzens und nicht die Tachykardie selbst behandelt werden (z. B. Volumenmangelschock, Fieber) – vgl. S. 183.

Eine erhöhte Herzfrequenz bedeutet aber auch **stärkere Herzarbeit** und erhöhten **O_2-Bedarf des Herzmuskels.** Wenn die Leistungsgrenze des Herzens überschritten wird oder eine hochfrequente Tachykardie als Zeichen einer Herzerkrankung auftritt, ist der Pat. gefährdet. Bei Tachykardien werden nämlich vor allem die **Ruhephasen des Herzens (Diastolen) verkürzt,** in denen auch die Koronardurchblutung stattfindet: schlechtere O_2-Versorgung des Herzmuskels → Ischämie!

Neben der unmittelbaren **Schädigung des Herzens** droht so auch eine **Leistungsminderung** des Herzens (akute Herzinsuffizienz) mit Verschlechterung der Pumpfunktion und Abfall des Herzzeitvolumens, insbesondere bei bereits bestehender Herzerkrankung. Eine starke Verkürzung der Diastolen bedingt außerdem eine **schlechtere Füllung der Herzkammern** vor der Kontraktion → Auswurf↓ → RR↓

Als kritische Herzfrequenz (HF) wird als Faustregel „220 minus Alter des Patienten" angegeben (= max. zulässige HF beim Belastungs-EKG), wobei bei Vorerkrankungen oder anhaltender Tachykardie schon eine niedrigere HF gefährlich sein kann. Unabhängig davon können bestimmte tachykarde Herzrhythmusstörungen rasch in einen Herz-Kreislauf-Stillstand übergehen (z. B. Kammertachykardien).

Notfallalgorithmus: Tachykardien

Die bedrohlichen Tachykardien werden in einem einzigen Notfallalgorithmus abgehandelt. Dieser ist allerdings so umfangreich, dass er in diesem Werk auf vier Seiten verteilt wiedergegeben werden muss (s. S. 206–209).

Regelmäßige Schmalkomplex-Tachykardien

- **Bei stabilen Patienten** können **vagale Manöver** (s. n. S.) angewendet werden: bis zu 25 % der Fälle von paroxysmalen supraventrikulären Tachykardien können durch vagale Manöver beendet werden. Bei Misslingen/Kontraindikationen kommen **Medikamente** zum Einsatz, die die Erregungsüberleitung im AV-Knoten blockieren: **primär Adenosin** unter EKG-Dokumentation (s. S. 209). **Statt Adenosin** (bei Kontraindikationen oder zur Rezidivbehandlung/-prophylaxe) können länger wirksame Medikamente mit AV-blockierenden Eigenschaften eingesetzt werden (β-Blocker, Kalziumantagonisten – z. B. Verapamil). **Kein Adenosin, Diltiazem, Verapamil oder Digoxin bei präexzitationsbedingtem Vorhofflimmern oder Vorhofflattern** (z. B. WPW-Syndrom), da die AV-Knoten-Blockierung die Präexzitation beschleunigen kann! Gefahr des Kammerflimmerns!

- **Bei Instabilitätszeichen: Kardioversion** (s. S. 210); während die Kardioversion vorbereitet wird, kann ein **Therapieversuch mit Adenosin** unternommen werden; bei Misslingen ist der synchronisierte Schock unverzüglich anzuwenden.

Vagale Manöver (Stimulation des N. vagus/Parasympathikus)

- **Valsalva-Manöver:** Exspirationsanstrengung gegen die geschlossene Stimmritze (am besten in Rückenlage). Um dem Pat. die Technik zu erklären, kann man ihn auffordern, eine Spritze durch festes Einblasen in den Auslasskonus „aufzublasen", sodass der Kolben zurückweicht (gelingt natürlich nicht, aber der Pat. führt das Manöver korrekt durch); bei älteren Kindern z. B. einen Luftballon aufblasen lassen. Weitere mögl. Beschreibung: „Pressen wie beim Toilettengang".
- **Karotissinusmassage:** Der Sinus caroticus befindet sich oft unerwartet kranial (und dorsolateral) des Kehlkopfes (nahe posteriore Basis/Angulus mandibulae), weswegen der Reflex wohl häufig in der Praxis trotz Manipulation am Hals nicht ausgelöst wird. Karotissinusmassage stets nur einseitig für ca. 5 s durchführen, nicht bei Strömungsgeräusch über der A. carotis (Gefahr der Plaqueruptur mit Apoplex). Bei akuter myokardialer Ischämie oder toxischer Digitaliswirkung kann eine plötzliche Bradykardie durch Karotismassage Kammerflimmern auslösen.
- **Alternative vagale Manöver** wurden als erfolgversprechend beschrieben (z. B. eiskaltes Wasser trinken, fazialer Eispack/kaltes nasses Tuch auf das Gesicht), aber auch sie haben unterschiedliche Erfolgsraten und Risiken.

Vagale Manöver nur unter Reanimationsbereitschaft und EKG-Monitoring! Wenn möglich, Dokumentation des gesamten Manövers mit 12-Kanal-EKG.

Differenzialdiagnose: regelmäßige Schmalkomplextachykardie

Durch vagale Manöver und Adenosingabe können Vorhofarrhythmien (z. B. Vorhofflattern) vorübergehend demaskiert werden (Sichtbarwerden der Flatterwellen durch Absenkung der Kammerfrequenz → EKG-Dokumentation, möglichst mit **Mehrkanal-Ausdruck!**). Wird die Rhythmusstörung hingegen durch eine der genannten Maßnahmen schnell beendet, so handelte es sich wahrscheinlich um eine AV-Knoten-Reentry-Tachykardie oder (seltener) um eine atrioventrikuläre Reentry-Tachykardie bei Präexzitationssyndrom (z. B. WPW).

Differenzialdiagnose: Breitkomplextachykardie

Ein breiter QRS-Komplex kann auf eine bedrohliche ventrikuläre Herzrhythmusstörung hinweisen, aber auch durch andere Ursachen hervorgerufen werden (s. S. 170 f.). Im Zweifelsfalle ist eine Breitkomplextachykardie bei Instabilität als ventrikuläre Tachykardie einzuschätzen und entsprechend zu behandeln.

Für die Therapie der Herzrhythmusstörungen nach den Algorithmen auf den folgenden Seiten gilt stets: „Behandle den Patienten, nicht den Monitor!"

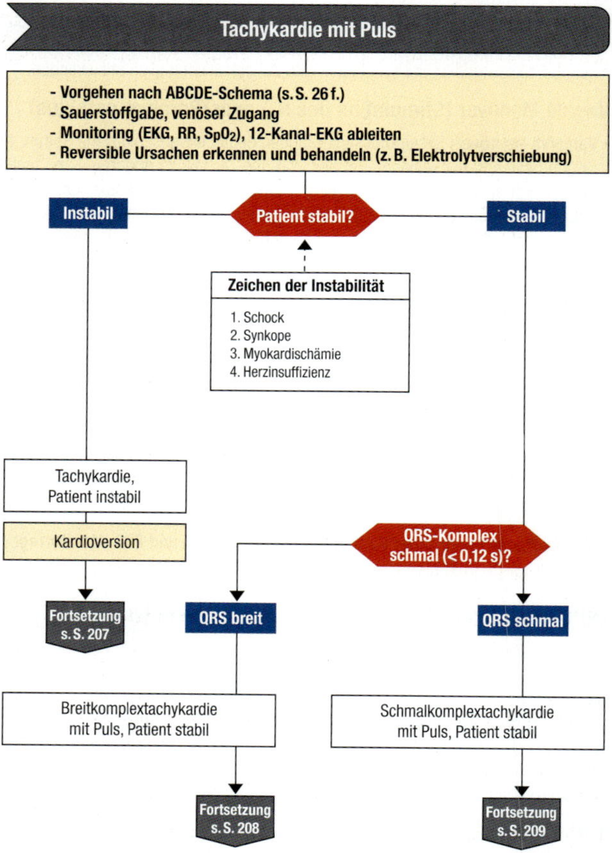

Darstellung nach ERC, 2010

Tachykardie mit Puls

- Vorgehen nach ABCDE-Schema (s. S. 26 f.)
- Sauerstoffgabe, venöser Zugang
- Monitoring (EKG, RR, S_pO_2), 12-Kanal-EKG ableiten
- Reversible Ursachen erkennen und behandeln (z. B. Elektrolytverschiebung)

Patient stabil?

Instabil

Synchronisierte Kardioversion (DC)* bis zu 3 x
Immer unter Analgosedierung oder Kurznarkose.

Amiodaron
300 mg i.v. über 10 – 20 min

Weitere synchronisierte Kardioversionen (DC)*, wenn indiziert
Immer unter Analgosedierung oder Kurznarkose.

Amiodaron
900 mg i.v. über 24 h

Stabil

Fortsetzung s. S. 206

Zeichen der Instabilität

1. Schock
2. Synkope
3. Myokardischämie
4. Herzinsuffizienz

Elektrodenposition (vgl. S. 248)

a) für VF und VT (mit/ohne Puls)
Standard: anterior-apikal/„anterior-anterior“
Alternativen:
- biaxillär
- apikal-posterior
- anterior-posterior

b) für supraventrikuläre Herzrhythmusstörungen
- empfohlen: anterior-posterior
- alternativ: anterior-apikal

Während der Vorbereitung zur Kardioversion ist bei paroxysmaler supraventrikulärer Tachykardie ein Therapieversuch mit Adenosin statthaft.

***Energiestufen für die erste Kardioversion**

	biphasisch	monophasisch
Vorhofflattern, paroxysmale supraventrikuläre Tachykardie	70 – 120 J	100 J
Vorhofflimmern, Breitkomplex-Tachykardie	120 – 150 J	200 J

Weitere Kardioversionen mit höheren Energien möglich.
Zur Technik der Kardioversion s. S. 210.

Keine Kardioversion (elektrisch oder medikamentös) ohne Antikoagulation oder TEE-Kontrolle bei Vorhofflimmern, das länger als 48 h besteht.

Darstellung nach ERC, 2015

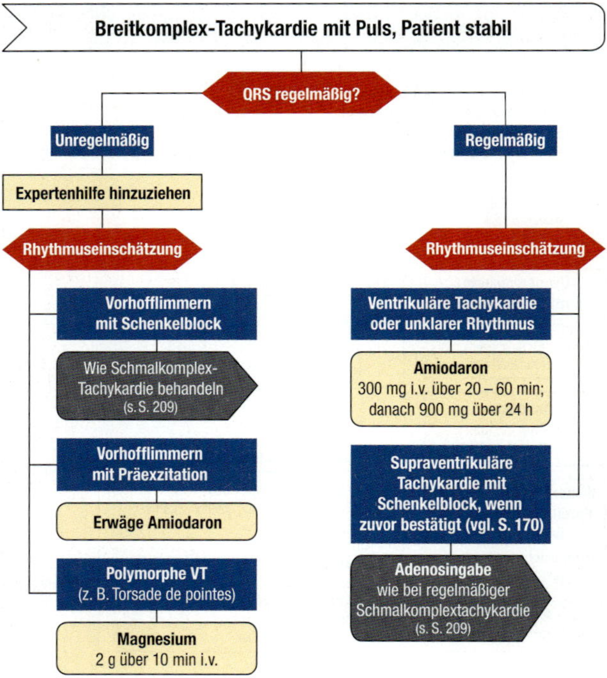

Zur Differenzialdiagnose des breiten QRS-Komplexes s. S. 170 f.

Darstellung nach ERC, 2010

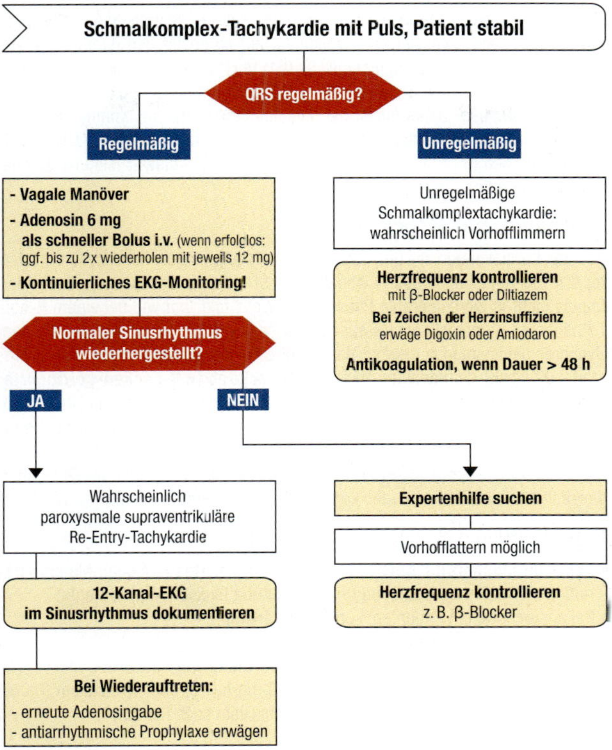

Darstellung nach ERC, 2010

Mit einem massiven Stromstoß werden – wie bei der Defibrillation – alle Herzmuskelzellen und potenziellen Reizbildungszentren erregt und damit blockiert, sodass z. B. kreisende Erregungen (s. S. 161) unterbrochen werden. Nach einer Phase der „elektrischen Stille" am Herzen übernimmt der am schnellsten depolarisierende Schrittmacher (meist der Sinusknoten) wieder das Kommando.
Im Gegensatz zur Defibrillation bei Kammerflimmern und pulsloser VT ist i. d. R. bei tachykarden Herzrhythmusstörungen mit einer Restauswurfleistung bereits eine geringere Energiedosis erfolgreich.

Synchronisierte Schockabgabe

Bei der Kardioversion ist (im Gegensatz zur Defibrillation) eine synchronisierte, d. h. herzphasengesteuerte Abgabe des Stromstoßes notwendig, damit der Impuls nicht in die vulnerable Phase der T-Welle fällt, um wie bei einem R-auf-T-Phänomen Kammerflimmern auszulösen (vgl. S. 193). Durch Aktivierung des Synchronisationsmodus erkennt das Gerät QRS-Komplexe und gibt den Stromstoß 0,02 s nach der nächsten erkannten R-Zacke ab **(= R-Zacken-getriggerte Stromabgabe)**. Der Anwender muss daher damit rechnen, dass der Stromstoß erst einen Augenblick nach Drücken der Schocktaste abgegeben wird (Hand-Paddles nach Schockabgabe noch kurze Zeit auf dem Patienten halten)!
Die meisten Geräte benötigen zwingend eine EKG-Ableitung über das Drei- oder Vier-Pol-Kabel als Basis für eine korrekte R-Zackenidentifikation.

Durchführung (vgl. Algorithmen S. 207)

- **Reanimationsbereitschaft:** ausreichend qualifiziertes Personal; Material bereitlegen (Beatmungsbeutel und -maske, Intubationsset, Medikamente)
- Bei ansprechbarem Patienten: kurze **Aufklärung**
- Großzügige **Sauerstoffgabe** (Präoxygenierung)!
- Bei Kardioversion von Vorhofflimmern: **Heparinisierung** (5000 IE i. v.)
- **Analgosedierung:** z. B. Etomidat (0,1 – 0,3 mg/kg KG) oder Midazolam (0,05–0,1 mg/kg KG), evtl. in Verbindung mit einem Opiat (z. B. Fentanyl).
- Ggf. Beatmung/Atemwegssicherung!
- Paddles aufsetzen bzw. aufkleben; **Synchronisationsmodus aktivieren** Nach Drücken der Synchronisierungstaste werden erkannte QRS-Komplexe auf dem Monitor i. d. R. markiert, was der Anwender kontrollieren sollte.
- **Warnung** an anwesende Personen aussprechen (Abstand halten!)
- **Energie** wählen und laden (Energiestufen s. S. 207); Angaben des Geräteherstellers beachten
- Kardioversion auslösen (mit Abheben der Hand-Paddles/Berühren des Pat. bis zur tatsächlichen Schockabgabe warten, die erst kurz nach Knopfdruck erfolgt!)
- Falls dabei kritische Verzögerungen entstehen oder der Zustand des Patienten sich verschlechtert: sofortiger unsynchronisierter Schock.
- Ggf. weitere Kardioversionen

Bradykardien – Pathophysiologie

Von einer Bradykardie spricht man bei einer Herzfrequenz unter 50/min oder unter 60/min (**DGK: < 60/min**). Bradykardien können bei sportlich trainierten Menschen normal sein. Beim untrainierten oder nicht daran gewöhnten Menschen können Bradykardien aber auch zu einem bedrohlichen Abfall des Herzzeitvolumens führen. Bei erhöhtem Sauerstoffbedarf/niedrigem Schlagvolumen können u. U. schon Frequenzen im Normbereich zu niedrig sein (z. B. Pat. im Schock bei β-Blocker-Einnahme oder SM). Herzfrequenzen **unter 40/min** werden bei Symptomen im Allgemeinen als therapiepflichtig angesehen.

Plötzlich aufgetretene Bradykardien (Sinusbradykardien, höhergradige AV-Blöcke), insbes. mit dem Bild eines akuten Rechtsherzversagens oder ACS müssen auch an einen Rechtsherz- oder Hinter-/Unterwandinfarkt denken lassen (Blutversorgung für Sinus- und AV-Knoten i. d. R. aus der rechten Koronararterie; totale AV-Blöcke mit oft schlechter Prognose auch bei Vorderwandinfarkt möglich). → 12-Kanal-EKG mit rechtspräkordialen Ableitungen schreiben (V_3R–V_5R: spiegelbildlich auf der rechten Brustkorbhälfte zu V_3–V_5). Bei Infarkt schnellstmöglich PCI anstreben!

Notfallalgorithmus: Bradykardien

Die überwiegend symptomatischen Therapieansätze und Prioritäten ergeben sich aus dem Algorithmus auf S. 212. Eine weitere, dort nicht erwähnte Notfallmaßnahme ist das sog. „Fist-Pacing“: Zeigt Atropin keine Wirkung und ist ein externer SM nicht sofort verfügbar, können vorübergehend rhythmische Faustschläge auf die untere Brustbeinhälfte einen Kreislauf aufrechterhalten (50–70/min).

Externer transkutaner Herzschrittmacher

Indikation im Rettungsdienst

Bradykarde Rhythmusstörungen mit Zeichen klinischen Instabilität und/oder Asystolierisiko (Kriterien s. Algorithmus auf der folgenden Seite).

Durchführung

- Anbringen der Stimulationselektroden (i. d. R. anterior-posterior)
- **Betriebsart** wählen (abhängig vom Gerätetyp – meist Demand-Modus obligat): **Kontinuierliche Stimulation** oder **Demand-Modus** (Stimulation nur bei Abfall der HF unter eine einzustellende Grenze = Anforderungsschwelle)
- **Stimulationsfrequenz** wählen (in der Regel 70/min)
- **Stromstärke** einstellen: langsam von 0 mA ausgehend steigern, bis eine Antwort des Herzmuskels (Kontraktion → Pulswelle, EKG-Bild) stattfindet.
- Achtung: Die transkutane Stimulation kann für den Patienten unangenehm und schmerzhaft sein: ggf. **Analgesie** und Sedierung: z. B. Morphin (2–5 mg i. v.)

Notfallalgorithmus Bradykardie

Bradykardie
(unzureichende Herzfrequenz für den aktuellen hämodynam. Zustand)

- **Vorgehen nach ABCDE-Schema (s. S. 26 f.)**
- **Sauerstoffgabe, venöser Zugang**
- **Monitoring (EKG, RR, S_pO_2), 12-Kanal-EKG ableiten**
- **Reversible Ursachen erkennen und behandeln (z. B. Elektrolytverschiebung)**

Patient stabil?

Zeichen der Instabilität

1. Schock
2. Synkope
3. Myokardischämie
4. Herzinsuffizienz

Instabil

Atropin 0,5 mg i.v.

Vorsicht:
- paradoxe Bradykardien bei Dosierungen < 0,5 mg möglich
- Verstärkung der Ischämie bei ACS möglich
- nicht bei Herztransplantierten (paradoxer höhergradiger AV-Block oder Sinusarrest mgl.)

Zufriedenstellender Effekt? – **JA** → Risiko einer Asystolie? / **NEIN** → Überbrückende Maßnahmen

Stabil → **Risiko einer Asystolie?**

Asystolie-Risiko

- Asystolie vor kurzem
- AV-Block II° Typ 2 (Mobitz [II])
- AV-Block III° mit breiten QRS-Komplexen
- Ventrikuläre Pause > 3 s

Risiko einer Asystolie? – **JA** → Überbrückende Maßnahmen / **NEIN** → **Überwachen**

Überbrückende Maßnahmen:

- Atropin (0,5 mg i.v. – ggf. wdh. bis max. 3 mg)
- Isoprenalin (5 µg/min initial)
- Adrenalin 2–10 µg/min[1]
- Alternative Medikamente[2]

oder

- Transkutaner (externer) Schrittmacher[3]

Expertenhilfe hinzuziehen

Transvenöser Schrittmacher

[1] Anwendungsvorschlag:
1. Mischung: 1 Amp. Adrenalin (Suprarenin® 1 mg/1 ml) + 19 ml NaCl 0,9 %: ergibt 20 ml
2. Einstellung der Förderrate an der Spritzenpumpe: 2 ml/h; ggf. steigern bis auf 12 ml/h. Die angesetzte Menge reicht für min. 1,5 Stunden.

[2] Mögliche Alternativen: Aminophyllin (Leitlinientext + CoSTR: Theophyllin!), Dopamin, Glukagon (letzteres bei Überdosierung von β-Blockern oder Kalzium-Kanalblockern). Glycopyrroniumbromid kann an Stelle von Atropin benutzt werden.

[3] Unverzüglich einsetzen, wenn Atropin nicht anspricht, wahrscheinlich nicht wirksam ist oder der Patient schwer beeinträchtigt ist (bes. bei AV-Block II° Typ Mobitz 2 oder III°).

Darstellung nach ERC, 2010

Schrittmacher mit Vorhofstimulation

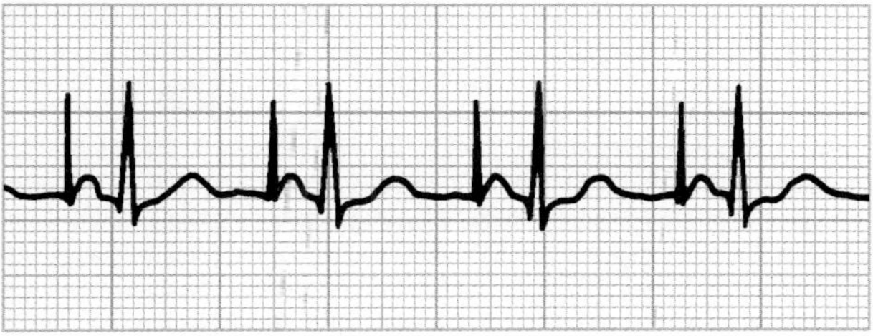

Schrittmacher mit Kammerstimulation

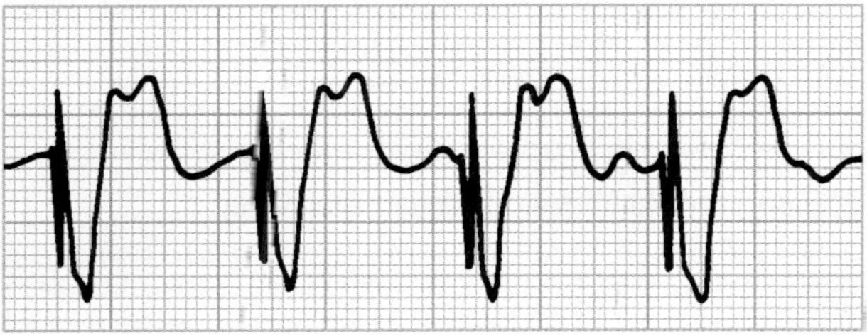

Schrittmacher mit Vorhof- und Kammerstimulation

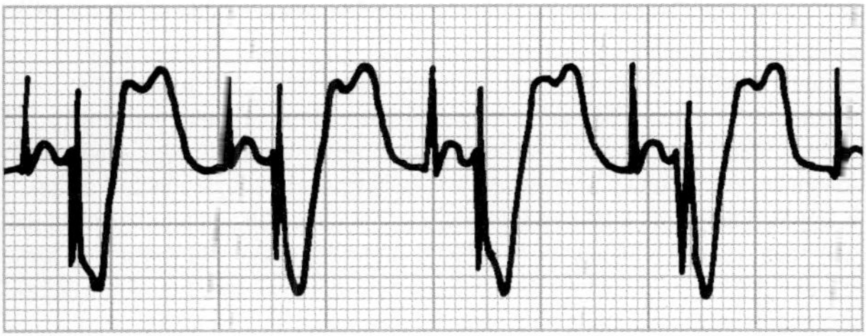

Herzschrittmacher wird im Folgenden mit SM abgekürzt.

Charakteristik im EKG

Unmittelbar vor P-Wellen bzw. QRS-Komplexen finden sich so genannte **SM-Spikes (extrem schmale, strichförmige elektrische Impulse).** Da die Reizweiterleitung im Herzen meist nicht den physiologischen Weg über das Reizleitungssystem nimmt, erscheinen besonders die QRS-Komplexe nach SM-Spikes i.d.R. deformiert und verbreitert (ähnlich wie ein Linksschenkelblock s.S. 230). Zu beachten ist, dass die SM-Spikes in manchen Ableitungen nicht zu erkennen sind (wenn der Stromimpuls senkrecht zur Ableitungsachse erfolgt). Bei manchen EKG-Geräten muss zur korrekten SM-Erkennung ein eigener Modus aktiviert werden. Außerdem können SM-Impulse bei bipolarer Stimulation und bei niedriger Reizschwelle klein und schwer erkennbar sein. → Bei breitem Kammerkomplex in **allen** EKG-Ableitungen nach SM-Impulsen suchen bzw. den Patienten befragen/untersuchen: Operationsnarbe und unter der Haut tastbarer SM von der Größe einer Streichholzschachtel auf der Brustwand direkt unter dem Schlüsselbein, meist rechts (bei ICD manchmal auch Unterbauch). Die regelgerechte Funktion des SM ruft beim Patient keine Symptome oder nur manchmal leichte Muskelzuckungen hervor. Stärkere, evtl. schmerzhafte Muskelzuckungen oder Schluckauf treten normalerweise nicht auf und sollten im Schrittmacherzentrum abgeklärt werden und können oft erfolgreich durch eine Neuprogrammierung behoben werden.

Gründe und Ziele für Schrittmacherbehandlung

Der SM unterstützt die Herzfunktion, indem er regelmäßig und in ausreichender Frequenz elektrische Impulse abgibt, die jeweils einen Herzschlag zur Folge haben. Meist erhöht sich für den Patienten dadurch nicht nur die Überlebenszeit, sondern auch die Lebensqualität.

I.d.R. erfolgt eine SM-Implantation wegen bradykarder Herzrhythmusstörungen, die beim Patienten zu belastenden Symptomen (wiederholte Synkopen, Schwindel, mangelnde Belastbarkeit) geführt haben oder ein erhöhtes Risiko für einen plötzlichen Herzstillstand haben.

Seltener werden SM zunehmend auch bei wiederkehrenden tachykarden Herzrhythmusstörungen eingesetzt. In den letzten Jahren zunehmend finden SM auch in der Therapie der schweren chronischen Herzinsuffizienz Anwendung (spezielle biventrikuläre Stimulation, zur Resynchronisation, Multisite-Pacing).

In der Notfallmedizin kommen SM vor allem bei schweren symptomatischen Bradykardien (Zeichen klinischer Instabilität und/oder Risiko der Asystolie) sowie bei der (Kammer-) Asystolie zum Einsatz und ersetzen die z.B. durch Infarkt ausgefallene Reizbildung.

Herzschrittmacher werden nach dem NBG-Code benannt/klassifiziert.

NBG-Code steht für **N**ASPE (North American Society of Pacing and Electrophysiology)/**B**PEG (British Pacing and Electrophysiology Group) – **G**eneric Pacemaker-Code. Der NBG-Code ist auf der folgenden Seite wiedergegeben.

Herzschrittmacher-Code (NBG)

1. Buchstabe	2. Buchstabe	3. Buchstabe	4. Buchstabe	5. Buchstabe
Ort der Stimulation	Ort der Impulswahrnehmung (Detektion, Sensing)	Betriebsart/Modus (Reaktion des SM auf Impulswahrnehmung)	Programmierbarkeit	Besondere Funktionen
A (atrium) = (r.) Vorhof	**A** (atrium) = (r.) Vorhof	**T** = getriggert (Impulsabgabe nach Wahrnehmung)	**P** = programmierbar (einfach/ zweifach)	**P** (pacing) = Antitachykarde Stimulation
V (ventricle) = (r.) Kammer	**V** (ventricle) = (r.) Kammer	**I** = inhibiert (keine Impulsabgabe, wenn Wahrnehmung)	**M** = multiprogrammierbar	**S** (shock) = Kardioversion/ Defibrillation
D (double/dual) = A + V = (r.) Vorhof und (r.) Kammer	**D** (double/dual) = A + V = (r.) Vorhof und (r.) Kammer	**D** (double/dual) = T + I = Vorhof getriggert und Kammer inhibiert	**C** = Communication (Telemetrie)	**D** (double/dual) = P + S
	0 (none) = diese Funktion nicht vorhanden	**0** (none) = diese Funktion nicht vorhanden (asynchrone Stimulation)	**0** (none) = diese Funktion nicht vorhanden	**0** (none) = diese Funktion nicht vorhanden
S (single chamber) = eine Kammer	**S** (single chamber) = eine Kammer	**R** (reverse) = Funktionsumkehrung; Stimulation reagiert eher auf Tachyarrhythmie als auf Bradyarrhythmie	**R** (rate response/ rate modulation) = Frequenz-adaptation (belastungsabhängige Frequenzerhöhung)	**Multisite-Pacing/ CRT** bei schwerer Herzinsuffizienz (z. B. dritte Elektrode im Sinus coronarius zur synchronen Stimulation von re. und li. Kammer)

Hinweis: Der 4. Buchstabe (Programmierbarkeit) und der 5. Buchstabe (Antitachykardiefunktion) werden nur bei Bedarf als Bestandteil des Codes hinzugefügt.

Beispiele für die Anwendung des Schrittmacher-Codes	
AAI	• Der SM stimuliert den Vorhof. • Der SM nimmt herzeigene Erregungen im Vorhof wahr. • Die SM-Stimulation wird bei Wahrnehmung von Vorhoferregung gehemmt. • Indikation (selten): isolierte Störungen des Sinusknotens, Long-QT-Syndrome.
VVI	• Der SM gibt Impulse in der Kammer ab. • Der SM nimmt herzeigene Impulse in der Kammer wahr. • Der SM-Impuls wird unterdrückt, wenn eine ausreichende herzeigene Impulsgebung in der Kammer vorhanden ist.
DDD	• Der SM gibt Impulse sowohl im Vorhof als auch in der Kammer ab. • Der SM nimmt die Impulse des Herzens sowohl im Vorhof als auch in der Kammer wahr. • Die Impulsgebung des SM in der Kammer wird durch die herzeigene Vorhoferregung angesteuert (Triggerung), bei herzeigenen Kammerimpulsen wird die Kammerstimulation des SM unterdrückt (Inhibition).

Interner Schrittmacher

Der SM ist meistens unter dem (rechten) Schlüsselbein des Patienten unter die Haut gesetzt, ein Kabel führt über die obere Hohlvene in das rechte Herz und ist dort verankert; es leitet die elektrischen Impulse direkt zum Herzmuskel – das SM-Gerät ist vorprogrammiert und arbeitet selbstständig; ein Kardiologe überprüft halbjährlich oder jährlich mit einem Programmiergerät den SM und kann neue Programmierungen vornehmen.

Externer Schrittmacher

Das SM-Gerät befindet sich außerhalb des Körpers; externe SM kommen überbrückend und notfallmedizinisch zum Einsatz: entweder wird die Stimulationssonde wie eine Magensonde über die Speiseröhre eingeführt, sodass die Spitze hinter dem Herzen liegt **(transösophageales Pacing);** oder die Sonde wird über eine größere (meist zentrale) Vene bis zum Herzen vorgeschoben **(transvenöses Pacing);** oder es werden Elektroden wie zur Defibrillation anterior-posterior auf dem Brustkorb des Patienten aufgeklebt, über die der Stromimpuls abgegeben wird (transkutanes Pacing). Das transkutane Pacing bietet sich notfallmäßig im Rettungsdienst an, weil es schnell, sicher und unsteril angewendet werden kann. Zu bedenken ist, dass das transkutane Pacing relativ große Energien benötigt, die zu starken Muskelzuckungen und bei wachem Patienten zu Schmerzen führen können, sodass eine Analgesie und ggf. Sedierung notwendig wird. Einzelheiten zum transkutanen Pacing s. S. 211.

Demand-Schrittmacher

Der SM erkennt, ob das Patientenherz ausreichend eigene elektrische Impulse abgibt und stimuliert nur, wenn das Herz aussetzt (wenn das Herz arbeitet, ist der SM unterdrückt = **inhibiert**). Der Schrittmacherimpuls kann auch vom Herzen **getriggert,** d. h. angefordert werden (z. B. immer, wenn der Vorhof des Patienten schlägt, löst der Schrittmacher zum richtigen Zeitpunkt eine Kammeraktion aus).

Sonderfall: frequenzadaptiver Schrittmacher

Wenn das Herz bei höherer Belastung nicht mit einer Zunahme der Herzfrequenz reagiert (chronotrope Inkompetenz), können verschiedene Sensoren dem SM eine höhere Belastung melden (z. B. Sensoren für Beschleunigung → Bewegung, Thoraximpedanz → Atmung und QT-Zeit → Herzbelastung)

Starrfrequenter Schrittmacher (Permanentschrittmacher): der SM stimuliert kontinuierlich ohne Pause mit voreingestellter Frequenz; dies ist bei den meisten Notfallschrittmachern der Fall. Patientenschrittmacher können durch Magnetauflage über dem SM-Aggregat auf starrfrequente Stimulation umgeschaltet werden (s. S. 218).

Merke: Vorhandene oder nicht-vorhandene SM-Impulse sagen alleine nichts über eine ordnungsgemäße Funktion von SM und Patientenherz aus. Es muss stets eine Beurteilung des klinischen Zustandes des Patienten erfolgen (stabil/instabil?) und im EKG der Zusammenhang von SM-Impulsen mit herzeigenen Aktionen festgestellt werden.

Beeinflussung des SM durch Notfälle oder RD-Personal

1. **Fehlen der „diagnostischen und kompensatorischen Tachykardie":** Bei vielen Notfällen gilt die Tachykardie als charakteristisches (Früh-) Warnzeichen in der Notfalldiagnostik (z.B. Schock, Lungenembolie). Bei SM-Patienten kann dieses Warnzeichen oft nicht ausgebildet werden! Da die Tachykardie bei Notfällen häufig notwendig ist, um ein ausreichendes Herzzeitvolumen aufrecht zu erhalten, kann der Kreislauf bei SM-Patienten deutlich früher versagen als bei anderen Patienten!
2. **Beeinflussung des SM durch SM-unabhängige Notfälle:** Notfälle mit erhöhter Atemfrequenz und/oder starken Muskelzuckungen (z.B. Hyperventilationssyndrom, Krampfanfall) können bei frequenzadaptiven SM zu unangemessenen Tachykardien führen oder bei inhibitierten SM die Stimulation unterdrücken (Oversensing s.S. 221), sodass eine extreme Bradykardie oder ein Herz-Kreislauf-Stillstand resultieren kann.
3. **Die EKG-Interpretation kann bei SM-Patienten erschwert oder unmöglich sein** (z.B. Herzinfarkt, Herz-Kreislauf-Stillstand, AED-Diagnostik), so gibt es hochspezifische Zeichen für einen Herzinfarkt im SM-EKG (z.B. Stimulus-qR-Zeichen, Cabrera-Zeichen, Zoneraich-Zeichen); deren Beurteilung bleibt jedoch dem Spezialisten vorbehalten. Gelingt es, herzeigene Aktionen mit regulärer Erregungsausbreitung ohne SM-Stimulation im EKG zu dokumentieren, so ist prinzipiell eine Herzinfarkt-EKG-Diagnostik möglich.
4. **Bei schweren (Thorax-)Traumata oder externen Stromeinwirkungen (z.B. Defibrillation) kann es zu Beschädigung des SM-Systems kommen** (z.B Sondendislokation mit folgender Bradykardie oder Herz-Kreislauf-Stillstand).
5. **Vergiftungen oder (Notfall-) Medikamente können die Reizschwelle des Herzens erhöhen, sodass es zu ineffektiver SM-Stimulation kommt** (Exit-Block, s.S. 219)
6. Trotz Herz-Kreislauf-Stillstand können durch den SM im EKG elektrische Impulse sichtbar sein! → CPR oder Todesfeststellung.

Merke: An eine SM-Fehlfunktion ist stets zu denken, wenn ein SM-Patient Symptome wie Schwindel, Synkope, Leistungsschwäche, Herzstolpern oder Herzrasen zeigt; die Indikation zur SM-Kontrolle beim betreuenden Kardiologen ist großzügig zu stellen. Aber auch an SM-unabhängige Notfälle (z.B. Herzinfarkt) denken, insbesondere wenn eine einwandfreie SM-Stimulation bzw. ausreichende Eigenfrequenz im EKG erkennbar ist und der Patient o.g. Symptome zeigt.

Allgemeine Maßnahmen

- **Bei allen Notfällen bei SM-Patienten** immer den mitgeführten **SM-Ausweis** einsehen (passt die beobachtete Stimulation zur Voreinstellung laut Ausweis?)
- **Bei Verdacht auf SM-Fehlfunktion:** möglichst immer eine Klinik anfahren, in der ein passendes Programmiergerät für den SM des Patienten verfügbar ist (Überprüfung und ggf. Neueinstellung) → SM-Typ im SM-Ausweis vermerkt; vor Transport die Kliniken z. B. über die Leitstelle abfragen lassen.
- **Defibrillation, Kardioversion und externen SM-Therapie bei SM-Patienten und ICD-Trägern** (s. S. 224): Elektrodenposition initial immer **anterior-posterior,** um eine Beschädigung des Aggregats und einen verbrennungsinduzierten Herzmuskelschaden zu vermeiden sowie eine effektive Stromleistung zu gewährleisten (nach mehreren erfolglosen Versuchen anterior-anterior erwägen).
- Eine **Kernspintomografie** (Magnetresonanztomografie) ist bei SM-Patienten i. d. R. nicht möglich (durch starkes Magnetfeld Betriebsartänderung, evtl. Induktion von elektrischem Strom mit starker lokaler Hitzebildung, evtl. Dislokation bei ferromagnetischer Wirkung); der Beeinflussungsradius kann bis zu 15 m um das Gerät herum betragen! Auch immer an Begleitpersonen mit SM denken!

Therapeutische Magnetauflage

Die Auflage eines speziellen SM-Magnets (Ring- oder Stabmagnet) auf die Haut über dem SM-Aggregat führt bei den meisten SM zur Umschaltung vom Demand-Modus (Impuls nur bei Bedarf) **auf festfrequente Impulsgebung** (V00/D00, mit einer vorprogrammierten, meist erhöhten Frequenz, z. B. 100/min). Bei Entfernen des Magneten oder nach einem bestimmten Zeitintervall schaltet der SM zurück. Die Magnetauflage über ICD schaltet die Tachykardieerkennungsfunktion ab (keine Defibrillation/Kardioversion s. S. 225). Entsprechende Magnete sollten auf notarztbesetzten Rettungsmitteln vorgehalten werden (Vorsicht: von magnetischen Datenträgern fernhalten!) Wenige ältere SM reagieren bei Magnetauflage mit einer Steigerung der Stimulationsenergie, die evtl. stufenweise wieder abfällt = Reizschwellentest). Manchmal wird die Magnetfunktion durch den Kardiologen bei der Programmierung abgeschaltet. **Bei Verdacht auf Batterieerschöpfung keine Magnetauflage,** da ein SM-Totalausfall provoziert werden kann. Der Verdacht auf eine Batterieerschöpfung wird erhärtet, wenn der SM-Patient mehrere halbjährliche oder jährliche Kontrollen ausgelassen hat. Umgekehrt ist bei regelmäßigen SM-Kontrollen eine unbemerkte Batterieerschöpfung sehr unwahrscheinlich. Weitere Komplikationen der Magnetauflage: kompetitives Pacing (SM-Syndrom s. S. 223), evtl. Umprogrammierung des SM bei Magnetauflage in Gegenwart von starken Funksignalen (Radiosender, Telemetrie u.a.). **Ansonsten gilt vereinfachend bei SM-Fehlfunktionen (NA): zunächst Magnetauflage versuchen (einfach, schnell, risikoarm), bei Erfolg belassen und fixieren (ggf. wiederholen), bei Misserfolg entfernen und andere Verfahren erwägen (z. B. Medikamente, externer SM)**

Schrittmachertotalausfall

Der SM stimuliert trotz unzureichender Herzfunktion gar nicht. Ursachen:

- schweres Trauma des SM-Systems
- externe Stromeinwirkung auf das SM-System (z. B. Defibrillation, Stromunfall)
- Batterieerschöpfung (bei regelmäßiger SM-Kontrolle unwahrscheinlich, da Batterie geprüft wird und der SM zunächst auf eine energiesparende Betriebsart wie A00, V00 oder D00 umschaltet → wichtigste Frage: Hat der Pat. einen oder mehrere Kontrolltermine verpasst?!)

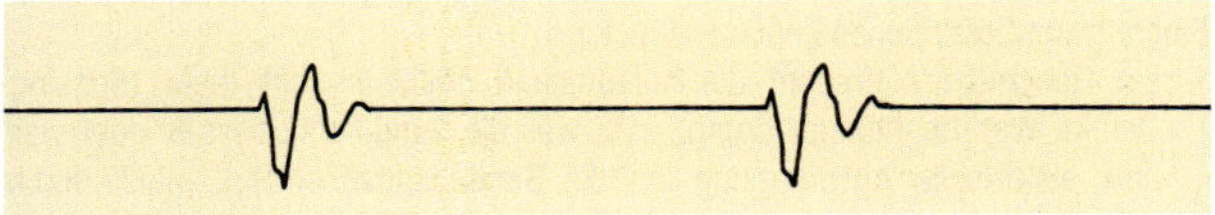

EKG: Es tritt i. d. R. die ursprüngliche Herzrhythmusstörung auf, die zur SM-Implantation geführt hat, im Extremfall eine schwere Bradykardie bis Asystolie.

Überbrückende Maßnahmen im RD (Notarzt)

Therapie des patienteneigenen Herzrhythmus (s. S. 212). I. d. R. überbrückend externer SM mit ausreichend hoher Stimulationsenergie und schnellstmögliche Wiederherstellung der Funktion des implantierten SM (Klinik).

Exit-Block

Ausgang von SM-Impulsen blockiert; ineffektive Stimulation: Die elektrisch leitende Verbindung zwischen SM und Herzmuskel ist gestört. Ursachen: Elektrodendislokation (häufigste Ursache: die Elektrodenspitze verliert ihre feste Verankerung im Herzmuskel, bes. durch abrupte Armbewegungen in den ersten Tagen/Wochen nach Implantation); Kabelbruch; falsch eingestellte SM-Schwelle; Reizschwellenerhöhung des Herzmuskels (z. B. frischer Herzinfarkt, Medikamente, kardiotoxische Chemotherapie, Vergiftungen, Vernarbung um die Sondenverankerungsstelle in den ersten Wochen nach Implantation). Vorher oft Entrance-Block (s. n. S.).

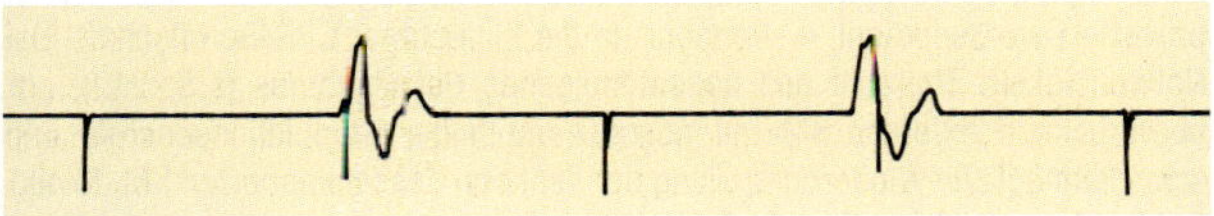

EKG: SM-Impulse (Spikes) im EKG sichtbar, die **jedoch nicht jedesmal vom Herzmuskel beantwortet werden** (Fehlen von QRS-Komplexen nach SM-Spikes). Im schlimmsten Fall neben unbeantworteten SM-Spikes unabhängiger bradykarder Kammereigenrhythmus oder Asystolie.

Überbrückende Maßnahmen im RD (Notarzt)

Eine Magnetauflage kann versucht werden (selten wirksam; evtl. bei älteren SM mit sog. Reizschwellentest). Ansonsten Therapie des patienteneigenen Herzrhythmus (s. S. 212). I. d. R. überbrückend externer SM mit ausreichend hoher Stimulationsenergie und schnellstmögliche Wiederherstellung der Funktion des implantierten SM (Klinik).

Entrance-Block (Undersensing)

Eingang von herzeigenen Impulsen blockiert:

1. Ein Demand-SM erkennt die herzeigenen Impulse nicht mehr (Sensing-Defekt, Wahrnehmungsstörung), z. B. weil die Sonde disloziert ist oder weil eine elektrische Abschirmung um die Sondenspitze erfolgt, meist durch physiologische Entzündung um die Sondenspitze innerhalb der ersten zwei Wochen nach Implantation, seltener durch Fibrosierung in den folgenden Monaten oder Störsignale.
2. Der SM hat wegen Batterieerschöpfung auf einen stromsparenden festfrequenten Modus umgeschaltet (A00, V00 oder D00).

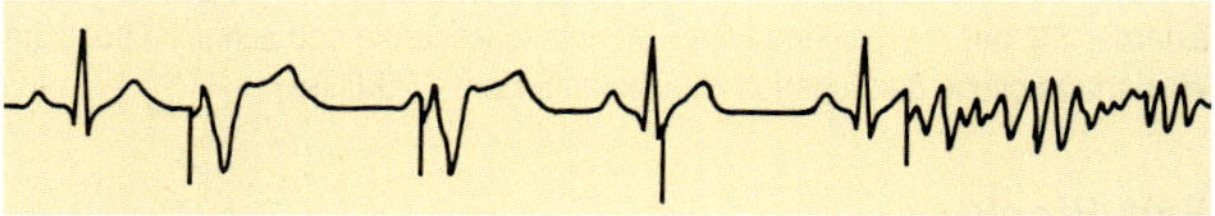

EKG: Der SM stimuliert – trotz evtl. vorhandener Herzaktionen – unabhängig mit starrer Frequenz (ein VVI-SM wird zum V00, ein AAI zum A00, ein DDD zum DVI oder DAI oder D00) → die Inhibition ist ausgefallen. Evtl. kann ein SM-Impuls in die vulnerable Phase fallen und Kammerflimmern auslösen → Therapieziel: ausschließlich SM-geführter Herzrhythmus.

Überbrückende Maßnahmen im RD (Notarzt)

Bei Verdacht auf Batterieerschöpfung: Keine Magnetauflage, da durch die energetische Beanspruchung ein Totalausfall mit Reanimationspflichtigkeit provoziert werden kann! → Transport in die Klinik unter CPR-Bereitschaft! Bei Notwendigkeit: Therapie des patienteneigenen Herzrhythmus (s. S. 212); ggf. überbrückend externer SM mit ausreichend hoher Stimulationsenergie und schnellstmögliche Wiederherstellung der Funktion des implantierten SM (Klinik).

Bei Verdacht auf Sensing-Defekt:

1. Magnetauflage → SM-Frequenz über die Eigenfrequenz des Patienten heben.
2. Medikamentöse Senkung der Herzfrequenz unter die programmierte SM-Frequenz (z. B. β-Blocker, Verapamil)

(→ SM übernimmt in beiden Fällen die alleinige Führung)

Oversensing (SM-Überempfindlichkeit)

Störsignale wie Muskelkontraktionen, Vibrationen (RTW-Fahrt) oder elektromagnetische Impulse (z. B. transkutane elektrische Nervenstimulation = TENS als Schmerztherapie) werden vom SM als (inhibitierende oder triggernde) Herzaktionen wahrgenommen. Evtl. durch Elektrodenisolationsdefekt oder niedrig programmierte Wahrnnehmungsschwelle des SM bedingt/verstärkt.

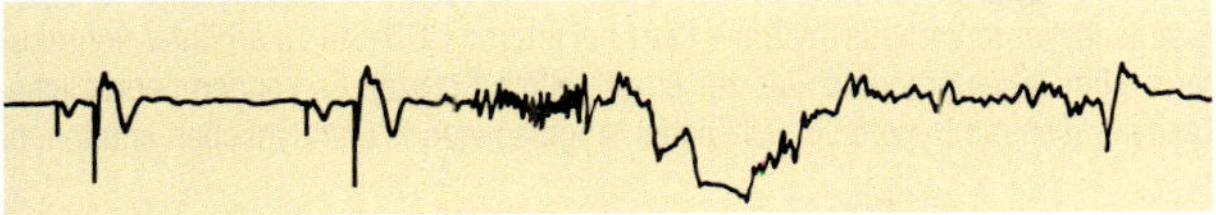

Im **EKG** sind häufig die Störsignale erkennbar.

a) Bei Inhibition → trotz Bradykardie/Asystolie keine SM-Stimulation → Synkope (häufig entfällt dadurch das Störsignal und der Patient erwacht, bis er bei erneuter Störung wieder kollabiert), evtl. Störsignale erkennbar, evtl. noch Vorhofspikes oder Pseudospikes bei TENS
b) Bei Triggerung → SM-vermittelte Tachykardie (s. u.)

Überbrückende Maßnahmen im RD (Notarzt)

1. Beseitigung der Störquelle oder Patienten aus dem Störbereich bringen. Wenn erfolglos:
2. Magnetauflage, um die Detektions-/Inhibitions-Funktion abzuschalten → starrfrequente Stimulation (meist erfolgreich). Wenn erfolglos:
3. Therapie des patienteneigenen Herzrhythmus (s. S. 212)

Schrittmacher-Tachykardie endless-loop (ELT)

Es findet nach Kammerstimulation und -erregung eine retrograde Vorhoferregung mit erneuter Detektion an der Vorhofelektrode statt (bei einem getriggerten SM älterer Bauart). Nach einem programmierten AV-Intervall erfolgt sofort wieder in eine Kammerstimulation. ELT können wie PMT zu Hypotonie, Schwindel, Angina pectoris und Synkopen führen.

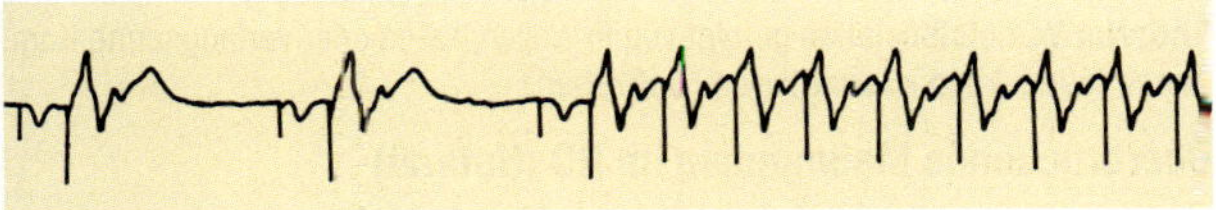

EKG: Schnelle ventrikuläre Stimulation mit konstanter Frequenz.

1. Magnetauflage, um die Detektions-/Inhibitions-Funktion abzuschalten → starrfrequente Stimulation (meist erfolgreich). Wenn erfolglos:

5. EKG-Diagnostik

2. Vagale Manöver (s. S. 205), ggf. medikamentöse Blockierung der (retrograden) AV-Überleitung (z. B. Adenosin, β-Blocker, Digitalis, Verapamil)
3. Von einer externen Kardioversion ist wegen der Gefahr einer Schrittmacher-Beschädigung dringend abzuraten (i. d. R. präklinisch nicht notwendig).

Schrittmachervermittelte Tachykardie (PMT)

Eine tachykarde Vorhofarrhythmie führt bei älteren DDD-SM zu erhöhter ventrikulärer Stimulationsfrequenz (bis zur eingestellten Grenze). Es können bedrohliche Tachykardien mit Hypotonie, Schwindel, Angina pectoris und Synkopen entstehen.

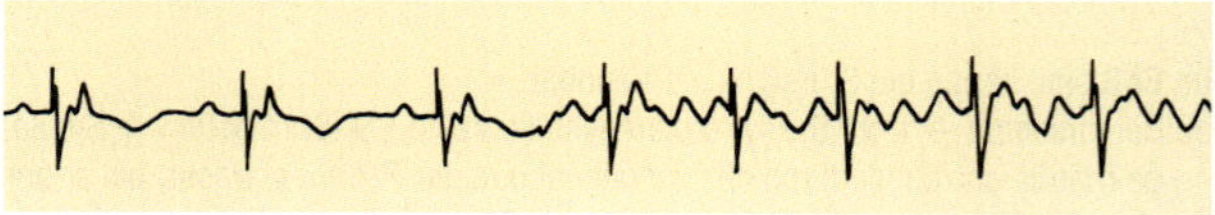

EKG: Tachykarde SM-Spikes gefolgt von QRS-Komplexen. Evtl. tachykarde Vorhofarrhythmie erkennbar.

1. Magnetauflage, um die Detektions-/Inhibitions-Funktion abzuschalten → starrfrequente Stimulation (meist erfolgreich). Wenn erfolglos:
2. Medikamentöse Senkung der Vorhoffrequenz oder Rhythmuskonversion (z. B. β-Blocker, Digitalis, Verapamil)
3. Ultima Ratio: externe Kardioversion (anterior-posterior!) unter Heparinisierung

AV-Crosstalk

Die ventrikuläre Sonde nimmt die stimulierte Vorhofaktion fälschlich als Kammerstimulation wahr und wird inhibitiert. → Kammer-Bradykardie/-Asystolie!

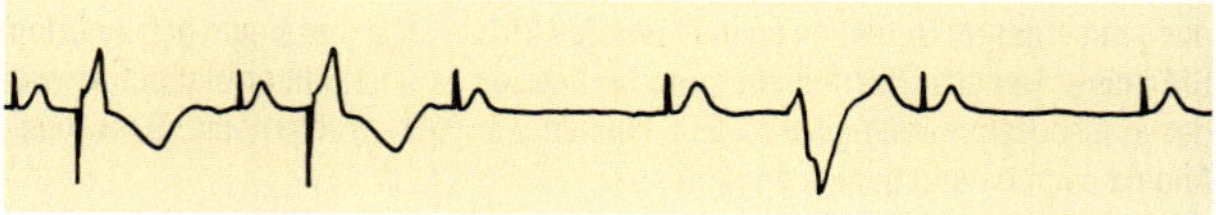

EKG: Nur Vorhofstimulation gefolgt von P-Wellen; keine oder verlangsamte Kammeraktionen (kann intermittierend auftreten).

Überbrückende Maßnahmen im RD (Notarzt)

1. Magnetauflage, um die Detektions-/Inhibitions-Funktion abzuschalten → starrfrequente Stimulation (meist erfolgreich). Wenn erfolglos:
2. Therapie des patienteneigenen Herzrhythmus (s. S. 212)

Schrittmacher-Syndrom

Fehlende Koordination zwischen erhaltenem Sinusrhythmus und VVI-SM (retrograde Erregungsleitung von Kammer auf Vorhof) → konkurrierende Rhythmen, hin und wieder oder regelmäßig gleichzeitige Vorhof- und Kammerschrittmacher-Systole → Kontraktion der Vorhöfe gegen die geschlossenen Vorhof-Kammer-Klappen → atrialer Barorezeptorreflex → Herzklopfen, Schwindel, Angst, evtl. Blutdruckabfall, Synkope

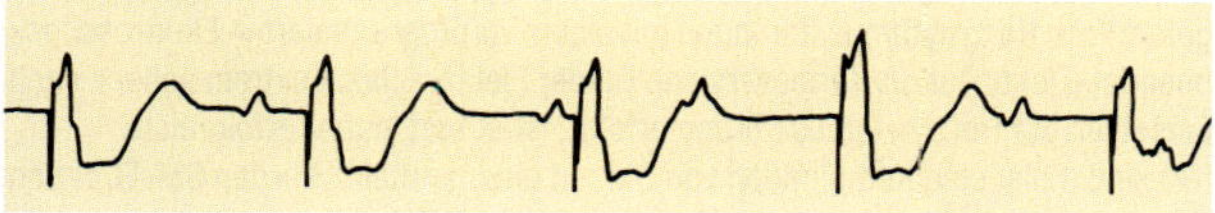

EKG: Konkurrierender SM- und Sinusrhythmus; P-Wellen laufen in den QRS-Komplex hinein oder sind evtl. retrograd im Bereich der ST-Strecke erkennbar.

Überbrückende Maßnahmen im RD (Notarzt)

1. Medikamentöse Anhebung der Eigenfrequenz des Patienten, um die ventrikuläre Stimulation zu unterdrücken (z. B. Atropin). Wenn erfolglos:
2. Magnetauflage, um die SM-Frequenz deutlich über die Eigenfrequenz des Patienten zu heben und ein ausreichendes Herzzeitvolumen zu erhalten
3. Ultima Ratio: Medikamentöse Absenkung der Eigenfrequenz unter die SM-Frequenz (Vorsicht: Kardiodepression!)

Elektromagnetische Störung von außen

(z. B. durch beabsichtigte Magnetauflage oder versehentlicher Aufenthalt in einem Magnetfeld, z. B. Diebstahlsperren in Kaufhäusern)
SM sind unter bestimmten Umständen in ihrer Funktion durch (starke) elektromagnetische Felder beeinflussbar. **I. d. R. werden SM dabei „nur" auf eine feste Frequenz umgeschaltet (Verlust der Demandfunktion),** was der Patient meist nicht spürt. Nur extrem selten kommt es zu lebensbedrohlichen Situationen, wenn mehrere ungünstige Einflüsse zusammentreffen.
EKG: Es treten EKG-Bilder wie bei einem festfrequenten SM, wie bei einem Entrance-Block oder wie bei einem Oversensing auf (s. jeweils vorhergehende S.).

Maßnahmen im RD

1. Wenn möglich und erforderlich: Störquelle beseitigen bzw. den Patienten aus dem Magnetfeld bringen (meist erfolgreich).
2. Bei Entrance-Block oder Oversensing s. auch dort beschriebene Maßnahmen

5. EKG-Diagnostik

Implantierter Defibrillator (ICD)

(A)ICD steht für (**a**utomatischer) **i**mplantierter **C**ardioverter/**D**efibrillator

Bestimmte **Patienten mit hohem Risiko für plötzlich auftretendes Kammerflimmern** und/oder gefährliche Kammertachykardien (z.B. Zustand nach erfolgreicher Reanimation bei Kreislaufstillstand durch Kammerflimmern, auch asymptomatische – meist junge – Patienten mit Brugada-Syndrom oder angeborenem Long-QT-Syndrom) werden prophylaktisch mit einem implantierten Defibrillator versorgt, der ständig die Herzfunktion des Patienten überwacht und gefährliche Herzrhythmusstörungen mit einem vorprogrammierten Elektroschock beendet (Defibrillation/Kardioversion). Da der Elektroschock extrem schnell nach Einsetzen der Herzrhythmusstörung erfolgt, ist er fast immer erfolgreich.
ICD sind meist eine Kombination von SM mit einer antitachykarden SM-Funktion durch Kardioversion bzw. Defibrillation bei Kammerflimmern und -tachykardie. Bei Kammertachykardien erfolgt häufig nicht eine einzelne Elektrostimulation, sondern es wird eine so genannte antitachykarde Überstimulation (Overdrive-Pacing) angewendet (eine Serie von Stimulationen mit hoher Frequenz, z.B. 200/min). Auch bei Patienten mit wiederholt auftretenden Tachykardien, die weder durch Medikamente noch durch antiarrhythmische Operationen oder Katheterablation (= Koagulieren rhythmusinduzierenden Herzmuskelgewebes mittels eines eingeführten Herzkatheters) behandelbar sind, werden ICD eingesetzt. Beispiel:

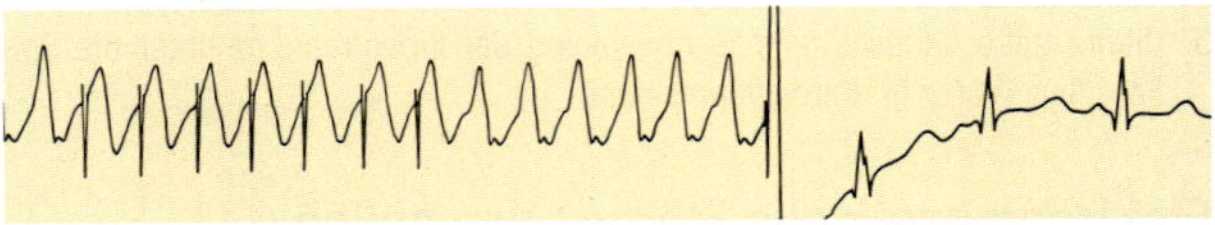

Nach erfolgloser Überstimulation mit 7 Burst-Stimuli wird die Kammertachykardie durch eine automatische intrakardiale Defibrillation mit 20–40 J beendet. Im anschließenden Sinusrhythmus ist eine QT-Verlängerung nachweisbar.

Charakteristik

Im EKG-Bild ist erkennbar, wie der ICD bei einem Kammerflimmern automatisch einen Elektroschock abgibt und sich danach ein regelmäßiger Herzrhythmus mit schmalen Kammerkomplexen einstellt (erfolgreiche Defibrillation). Selbst bei Kammerflimmern ist der Patient i.d.R. noch nicht bewusstlos, wenn der ICD defibrilliert, sodass der Patient die Elektroschocks des ICD meist als **sehr schmerzhaft** empfindet (im Gegensatz zur Überstimulation). Da das Ereignis selten vorhersehbar ist, wird es meistens nicht im RD beobachtet. Jedoch ist ggf. eine Aufzeichnung mit einem Ereignisrekorder am Pat. möglich, s.S. 226. Die ständige Überwachung des ICD bei normalem EKG-Rhythmus ist im EKG nicht erkennbar. Je nach Herzrhythmusstörung gehen dem ICD-Schock typische Symptome (oft Schwindel, Herzrasen oder Synkope) voraus; bei Fehlfunktion Herz-Kreislauf-Stillstand möglich, s.n.S.

Zustand nach korrekter ICD-Auslösung

Nach einem einzelnen Schock, der kurz nach Auftreten von Symptomen einer Arrhythmie (Schwindel, Herzklopfen, (Prä-) Synkope) diese Symptome beseitigte, kann von einer adäquaten ICD-Therapie ausgegangen werden. Wird der RD hinzugezogen, ist **nicht unbedingt ein sofortiger Klinik-Transport** nötig, wenn
- der Pat. bei Eintreffen des RD stabil und beschwerdefrei ist und der
- der Pat. keinen Transport wünscht (i. d. R. ist der Patient gut aufgeklärt).

Maßnahmen: 12-Kanal-EKG dokumentieren (einen Ausdruck für den Kardiologen dem Pat. geben), **ICD-Pass** einsehen, wenn möglich **kurze Rücksprache mit dem betreuenden kardiologischen Zentrum** (i. d. R. Notfallrufnummer im ICD-Pass). Ggf. den Pat. nach vereinbarten Absprachen für den Fall einer erfolgreichen Defibrillation fragen. I. d. R. empfiehlt sich eine zeitnahe, geplante Abfrage der aufgezeichneten Geräteinformationen durch den behandelnden Kardiologen (**Termin am folgenden Werktag** ausreichend).

Notfall: Gehäufte ICD-Schockabgaben

- Bei **gehäuften Schocks** (z. B. ≥ 2 in 1–24 h) ist eine **rhythmologisch instabile Situation** in Betracht zu ziehen (z. B. Elektrolytstörung, Ischämie), daher umgehende Einweisung in geeignete Klinik zur Überwachung und Ursachensuche:
  → bei vital stabilem Pat.: bei akzeptabler Transportzeit und Aufnahmebereitschaft ggf. das betreuende/implantierende kardiologische Zentrum anfahren
  → bei Instabilitätszeichen (z. B. Atemnot, Thoraxschmerz, RR-Abfall, höhergradige Rhythmusstörung): Transport zwingend mit NA-Begleitung in die nächstliegende geeignete Klinik mit ICD-Erfahrung (lange Tranportwege vermeiden)
  Die gespeicherten ICD-Informationen sollten baldmöglichst abgefragt werden.
- Bei **zahlreichen Schockentladungen direkt hintereinander/anhaltender antitachykarder Stimulation** besteht eine Notfallsituation; es sollte wenn möglich sofort durch ein (12-Kanal-)EKG geklärt werden, worin das Problem besteht:
  - **„Arrhythmic Storm“:** trotz erfolgreicher Schocks, kommt es kurz nach jedem Schock zum Neuauftreten der Arrhythmie, sodass der ICD erneut aktiviert wird
  - **V. a. Geräteversagen/ICD-Fehlfunktion:**
    a) **Ineffektive Schockabgaben des ICD:** Der ICD reagiert nicht oder nicht erfolgreich auf eine anhaltende bedrohliche Herzrhythmusstörung (z. B. wegen Kammertachykardie unterhalb der programmierten Wahrnehmungsschwelle, Sondendislokation oder Batterieerschöpfung)
    b) **Inadäquate Schockabgabe:** der ICD gibt unangemessen Elektroschocks ab, ohne dass eine bedrohliche Arrhythmie besteht (z. B. bei Vorhofflimmern Sinustachykardie durch Fieber oder Volumenmangel, Muskelartefakten äußeren Störimpulsen, die dem ICD Kammerflimmern/Tachykardien vortäuschen); nicht nur unnötig, schmerzhaft und psychisch traumatisierend, sondern auch gefährlich (Auslösung tödlicher ventrikulärer Arrhythmien mgl.)

Maßnahmen RS/RA

- **Basischeck, Basismaßnahmen** (EKG-, RR- und S_pO_2-Monitoring, Sauerstoffgabe, Reanimationsbereitschaft, ggf. Notarztnachforderung, Ursachensuche)
- **ggf. CPR (ggf. externe Defibrillation anterior-posterior)**

Es besteht **keine Gefahr für Helfer** durch Elektroschocks des ICD, auch wenn evtl. ein leichtes Hautkribbeln bei ICD-Schockauslösung empfunden wird.

Notärztliche Therapie

- Untersuchung (Ursachensuche), Standardtherapie
- ggf. **Analgosedierung** (Schutz vor Angst und Schmerz durch weitere Schocks)
- ggf. **Therapie der Ursache** (z. B. Herzinfarkt, Herzinsuffizienz, Volumenmangel)
- ggf. **Therapie anhaltender/wiederkehrender bedrohlicher Herzrhythmusstörungen** bei symptomatischen Pat. **durch erfahrenen NA** (insbes. bei wiederkehrender VT) (s. S. 204 ff.; antiarrhythmische Vormedikation beachten!)
- ggf. medikamentöse Frequenzsenkung unter die Wahrnehmungsschwelle des ICD (z. B. β-Blocker), sodass inadäquate Schocks ausbleiben
- ggf. **bei erfolglosen/unangemessenen ICD-Schocks: ICD deaktivieren:** Auflage eines speziellen Stab-/Ring-**Magnets** (Feldstärke um 5–10 mT) auf die Haut über dem ICD-Aggregat (Schutz vor weiteren schmerzhaften/gefährlichen Schocks, Vorbeugung vorzeitiger Batterieerschöpfung – z. T. ist eine max. mögliche Schockzahl in Serie vorprogrammiert (4–8), sodass der ICD auch wenn nötig zunächst nicht weiter schockt). Herstellen externer Kardioversions-/Defibrillationsbereitschaft möglichst **vor** Stilllegen des ICD, da die Arrhythmieschutzfunktion nach Magnetauflage aufgehoben ist! Eine evtl. parallel vorhandene SM-Funktion des ICD bleibt aber weiter aktiv. Magnetentfernung bewirkt Reaktivierung → Fixieren des Magneten auf der Haut, wenn längere Stilllegung erwünscht. (Bei wenigen älteren ICD: Magnetauflage über 30 s → dauerhafte Deaktivierung (pulssynchroner Piepton bei Auflage, Dauerpiepton bei erfolgter Deaktivierung), anschließende Magnetentfernung möglich; Reaktivierung durch erneute Magnetauflage oder mit Programmiergerät (Klinik).)
- bei den üblichen Indikationen (z. B. Kammerflimmern) **adäquate externe Defibrillation, Kardioversion oder Überstimulation** (primär anterior-posterior versuchen, Defi-Elektroden nicht über dem ICD-Aggregat anlegen; im Spezialfalle epikardialer ICD-Elektroden – von außen nicht erkennbar – muss wegen der Abschirmung ggf. die Standardposition ausprobiert werden).
- Viele ICD-Träger (auch andere Pat., z. B. zur Synkopenabklärung) erhalten einen **EKG-Ereignisrekorder** (für ein Oberflächen-EKG = **Loop Recorder, LR** oder subkutan implantiert = **Implanted Loop Recorder, ILR**). Der Pat. aktiviert die Aufzeichnung des LR/ILR mit Knopfdruck, wenn er Beschwerden hat, sodass in der Klinik eine Analyse der Arrhythmien zu diesem Zeitpunkt und auch mind. 30 min zuvor möglich ist. **Wurde der LR/ILR bei Eintreffen des RD noch nicht aktiviert (z. B. Vergessen, Bewusstlosigkeit), sollte der RD dies nachholen.**

Zur Differenzialdiagnose der Herzrhythmusstörungen (z.B. Herz-Kreislauf-Stillstand, Bradykardien, Tachykardien) und zur Überwachung reichen in der Regel die Standardableitungen I, II und III nach Einthoven (evtl. nur Monitor) aus. Selbst der Lagetyp kann grob abgeschätzt werden (s.S. 166f.).

Um im EKG Zeichen für Herzinfarkt, Lungenembolie, Myokardhypertrophien, spezielle Leitungsstörungen (z.B. Schenkelblöcke) sowie Wirkungen bestimmter Medikamente, Gifte und Elektrolytstörungen wahrnehmen zu können, benötigt man

1. **zusätzliche Ableitungen** (Ableitpunkte s.S. 165f. und 232): standardmäßig aVR–aVF und V_1–V_6; ggf. auch V_3r–V_4r; V_7–V_9; D, A, J u.a.m.
2. **gute Auflösung bei hoher Vorschubgeschwindigkeit** (mindestens 25 mm/s, besser 50 mm/s)
3. **synchrone Aufzeichnung möglichst vieler Ableitungen auf einem Ausdruck untereinander** (mindestens drei, besser sechs gleichzeitig)
4. **Störungsfreiheit** (Stromquellen, deaktivierte Filter, bekannte Amplitude usw.)
5. **Korrekte Ableitungstechnik** (s.S. 164)

Ein aussagekräftiges 12-Kanal-EKG erfordert darüber hinaus spezielle Kenntnisse und vor allem etwas Zeit sowohl bei der EKG-Ableitung als auch bei der EKG-Auswertung!

Im Rettungsdienst ist das Herstellen optimaler Ableitbedingungen häufig deutlich schwieriger als in der Klinik, sodass mehr Zeit benötigt wird (oder eine schlechtere Qualität mit diagnostischen Einbußen in Kauf genommen wird).

Das **10-Pol-EKG/12-Kanal-EKG kann daher keine Routinemaßnahme im Rettungsdienst sein,** sondern wird nur abgeleitet,

1. wenn die **Symptomatik** differenzialdiagnostisch auf einen Herzinfarkt oder eine Lungenembolie hinweist (ACS, Thoraxschmerz, unklare Dyspnoe, schwere Arrhythmien, Spontankreislauf nach erfolgreicher CPR) **und** aus dem EKG eine **Entscheidung mit potenziellem Zeitgewinn** (Nutzen) für den Patienten resultiert (z.B. Zielklinikauswahl, Lysetherapie im Rettungsdienst, beschleunigte Behandlung in der Zielklinik durch Voranmeldung), ohne andere wichtige Maßnahmen zu vernachlässigen. Mit dem 12-Kanal-EKG können etwa 50–70% der akuten Herzinfarkte erkannt und bei 20–50% der akuten Lungenembolien wichtige Hinweise gewonnen werden (relativ niedrige Sensitivität, allerdings ist bei Vorliegen bestimmter EKG-Zeichen die Diagnose zu über 90% sicher).
2. zur **Dokumentation bestimmter Herzrhythmusstörungen** vor (!) Einleitung einer Notfalltherapie oder bevor sich der Herzrhythmus spontan normalisiert. Dies ist beispielsweise sinnvoll, um dem Spezialisten in der Klinik nachträglich eine exakte Diagnose zu ermöglichen und damit dem Patienten u.U. eine weitere unangenehme oder risikoreiche Diagnostik zu ersparen.

Die auf der vorhergehenden Seite genannten Erkrankungen und Einflüsse zeigen sich im 12-Kanal-EKG vor allem als Formveränderungen; um diese Veränderungen zu bemerken, ist die Kenntnis der normalen EKG-Kurvenformen notwendig. Als Beispiel einzelne normale Herzzyklen bei normalem Lagetyp (Steiltyp):

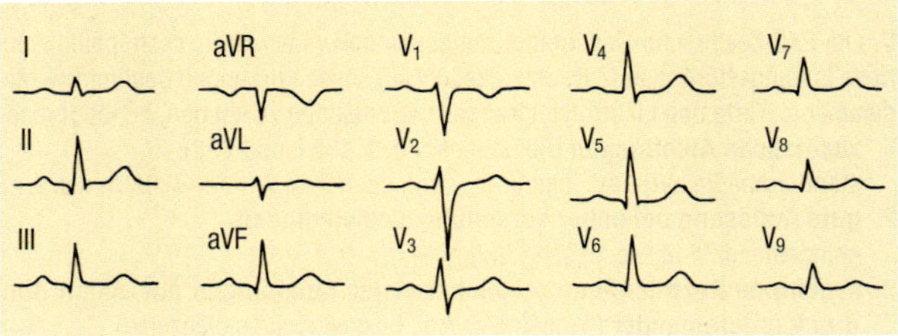

Beachte vor allem, dass in den Brustwandableitungen die R-Zacke von V_1 nach etwa V_5 gleichmäßig größer wird (= normale R-Progression) und dann bis V_9 wieder allmählich kleiner wird. Die Brustwandableitung, in der die R-Zacke größer als die S-Zacke wird, heißt auch R/S-Umschlagszone (normal V_3 oder V_4).
Mögliche Ursachen für Abweichungen von diesen Regeln:

- Rechts- oder Linksherzbelastung (Hypertrophie)
- Emphysemthorax, Trichterbrust, Skoliose
- Situs inversus cordis (anatomische Vertauschung von rechts und links)
- Infarkte (nur kleine R-Zacken in V_1 bis V_3 oder V_4 → evtl. alter Vorderwandinfarkt; hohe R-Zacken in V_1–V_3 oder V_4 → evtl. Spiegelbild eines Hinterwand-Infarkt-Q)
- Bei Abweichungen von der normalen R-Progression und vom altersentsprechenden Lagetyp (insbes. ÜRT) auch an versehentliche Verpolung denken!

Schema für einen vollständigen 12-Kanal-EKG-Befund

1. **Herzfrequenz** (normofrequent, tachykard, bradykard), s. S. 168
2. **Rhythmus**, s. S. 169
3. **Lagetyp**, s. S. 166 f.
4. **Wichtige Zeitwerte** (s. S. 163 und S. 236):
   - PQ-Zeit
   - QRS-Dauer
   - QT-Zeit
5. **Formanalyse:**
   - Ischämie-/Infarktzeichen, s. S. 232 ff.
   - Intraventrikuläre Leitungsblockierungen, s. S. 230
   - Hypertrophiezeichen, s. S. 229
   - Störungen der Erregungsrückbildung: ST-Strecke, T-Welle, s. S. 231, 234 f.
6. **Zusammenfassung – Beurteilung hinsichtlich klinischer Relevanz**

Formanalyse im 12-Kanal-EKG

Benennung der einzelnen Anteile des QRS-Komplexes

Die Formen der EKG-Zyklen können von denen der Musterableitungen (S. 228, S. 163) abweichen. Regeln zur Benennung der einzelnen QRS-Komplex-Anteile:

1. Jeder nach oben gerichtete Ausschlag heißt R
2. Treten mehrere positive Ausschläge auf, so heißt der erste R und der zweite R'.
3. Ein negativer Ausschlag **vor** dem ersten R heißt Q.
4. Jeder negative Ausschlag **nach** einem R heißt S.
5. Kleine Ausschläge (< 0,5 mV) werden mit kleinem Buchstaben bezeichnet.
6. Ein nur negativer Ausschlag wird als QS-Komplex bezeichnet.

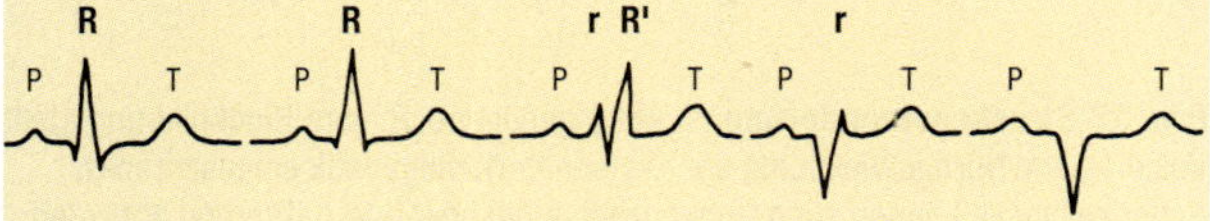

Hypertrophie-Zeichen (häufig falsch positiv bei Pat. < 30 Jahre!)

Eine Herzbelastung (echte Hypertrophie, aber auch Volumen- oder Druckbelastung) äußert sich in einer Erhöhung und/oder Verbreiterung des entsprechenden EKG-Anteils, z. T. mit charakteristischen Formveränderungen:

Vorhof, rechts	**P dextroatriale** (P pulmonale): - P-Welle in II, III und aVF > 0,25 mV; - P-Welle in V_1 (und/oder V_2) biphasisch mit initialer Überhöhung (> 0,15 mV) Geringe Sensitivität (um 10 %). Häufiger bei Sympathikotonie als bei Hypertrophie.	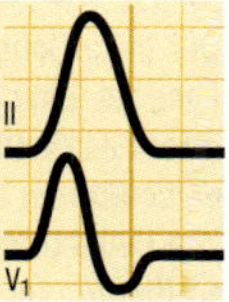
Vorhof, links	**P sinistroatriale** (P mitrale): - P-Welle in I, II und aVF breit (≥ 0,11 s) und doppelgipflig; - P-Welle in V_1 (und/oder V_2) biphasisch mit terminaler Überhöhung (< -0,15 mV)	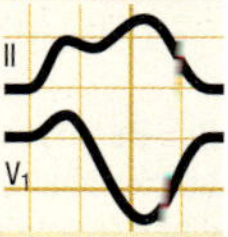
Kammer, rechts	- Große R-Zacke in V_1 (> 0,7 mV) – DD große R-Zacke s. n. S. - **Sokolow-Lyon-Index für rechte Kammer:** Wenn [Amplitude von R in V_1] + [Amplitude von S in V_5] **> 1,05 mV** → Hinweis auf Hypertrophie	
Kammer, links	- großes R in aVF (≥ 2,4 mV), großes R in aVL ≥ 1,2 mV (Sokolow-Lyon I), $R_I + S_{III}$ ≥ 2,5 mV (Gubner-Ungerleider), $R_I + S_{III} - S_I - R_{III}$ ≥ 1,7 mV (Lewis) - **Sokolow-Lyon-Index für linke Kammer:** Wenn [Amplitude der größten S-Zacke von V_1 (oder V_2)] + [Amplitude der höchsten R-Zacke von V_5 oder V_6] **> 3,5 mV** → Hinweis auf Hypertrophie (> 4,5 mV → fast sicher Hypertrophie) - **Einfacher Cornell-Index:** $R_{aVL} + S_{V3}$ ≥ 2,8 mV (Männer) / ≥ 2,0 mV (Frauen) - Sokolow und Cornell bei Pat. > 40 J.: Sensitivität 10–30%, Spezifität > 90 %	

Bei kombinierten Hypertrophien sind die entsprechenden Zeichen ebenfalls kombiniert.

Durch eine Leitungsverzögerung in einem oder beiden Tawara-Schenkeln werden die Kammern nicht synchron erregt, so dass es zu einer **Verbreiterung des QRS-Komplexes** kommt (≥ 0,12 s). Ferner können zwei R-Zacken in jedem QRS-Komplex auftreten (**M-Form**/Kaninchenohr/Aufsplitterung):

- bei Rechtsschenkel-Block (RSB) typischerweise in V_1 und V_2 (rechtspräkordial)
- bei Linksschenkel-Block (LSB) typischerweise in I, V_5 und V_6 (linkspräkordial)

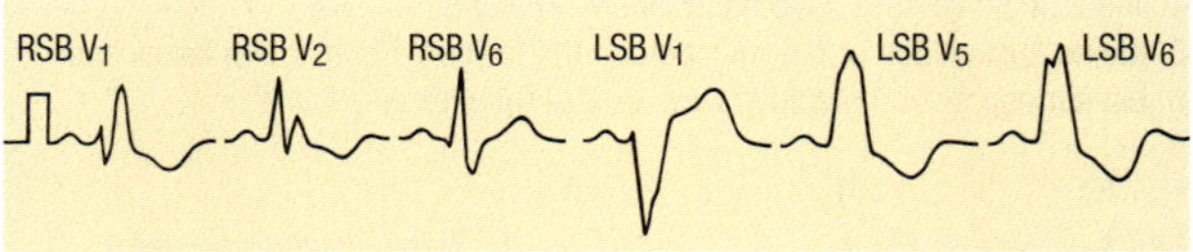

Eine **ST-Streckenveränderung** (s. Abb.) gehört i.d.R. zum Blockbild und stellt keine eigene Normabweichung dar → Herzinfarktdiagnostik eingeschränkt!
Schenkelblöcke können auch frequenzabhängig oder intermittierend auftreten.
Weitere Zeichen für Leitungsblockierungen sind Verlängerungen der Strecke vom Beginn des QRS-Komplexes bis zur Spitze der letzten R-Zacke (= Oberer Umschlagpunkt = OUP = Endgültige Negativitätsbewegung = ENB):

- OUP ≥ 0,03 s in V_1 oder V_2 (Rechtsverspätung bei Rechtsschenkelblock)
- OUP ≥ 0,06 s in V_5 oder V_6 (Linksverspätung bei Linksschenkelblock)

Die o.g. Aufsplitterung und Verspätung mit nur grenzwertiger QRS-Verbreiterung (0,10–0,11 s) bezeichnet man als **inkompletten Schenkelblock.**
Der linke Schenkel besteht meist aus einem anterioren und einen posterioren Faszikel. Eine Leitungsstörung in nur einem Faszikel führt zu einem sog. **Hemi- oder Faszikelblock** mit einer Änderung des Lagetyps (vgl. Tabelle auf S. 167):

- Überdrehter Linkstyp mit deutlichem S in III und RS/rS in V_1 bis V_6
  → **Linksanteriorer Hemiblock** (LAHB/LAFB), oft R-Kerbung und q in I, aVL (DD!)
- (Überdrehter) Rechtstyp + Q in III + Ausschluss einer Rechtsherzbelastung
  → **Linksposteriorer Hemiblock** (LPHB/LPFB) – DD: inferiorer Herzinfarkt (s.u.)

Der Rechtsschenkelblock ist für sich nicht pathologisch. Linksschenkelblöcke sind abklärungsbedürftig und können, wenn neu aufgetreten, auf einen frischen Herzinfarkt hinweisen.

Große R-Zacke in V_1 (> 0,5 mV) – Differenzialdiagnose

a) rechtsventrikuläre Hypertrophie (hoch wahrscheinlich, wenn R > 0,7 mV)
b) Rechtsschenkelblock (QRS ≥ 0,12 s und M-Form in V_1/V_2 – s. o.)
c) WPW-Syndrom (Typ A = sternalpositiver Typ; PQ-Zeit verkürzt, träger R-Anstieg = Deltawelle in V_1 bis V_3, evtl. anfallsweise Tachykardien bekannt)
d) (Strikt) posteriorer Infarkt (hohe Hinterwand betroffen; Abl. V_7 bis V_9 prüfen)
e) Dextrokardie (rechtsliegendes Herz bei Situs inversus)
f) Kinder (20 %), Jugendliche (10 %)

Bei der Bewertung von ST-Veränderungen ist noch mehr als bei allen anderen EKG-Veränderungen äußerste Sorgfalt und Zurückhaltung bei der Interpretation geboten. Typische ST-Hebungen (s. S. 234) bei typischer Symptomatik oder Laborwertkonstellation berechtigen ohne weiteres zur Diagnose „Akuter Herzinfarkt" (s. S. 310 ff.). Andere ST-Veränderungen sind selten eindeutig und sollten auch von erfahrenen EKG-Diagnostikern stets unter Vorbehalt und nur in Verbindung mit passender Symptomatik bzw. Anamnese beschrieben werden.
Während der ST-Strecke sind normalerweise alle Herzmuskelzellen gleichmäßig erregt (depolarisiert), so dass keine Spannungsdifferenz in den verschiedenen EKG-Ableitungen festgestellt werden kann → Daher liegt die ST-Strecke im EKG normalerweise auf der Nulllinie (isoelektrische Linie). Erst während der T-Welle findet die Erregungsrückbildung (Repolarisation) statt.
Pathologische Abweichungen im Bereich der ST-Strecke und T-Welle betreffen die Repolarisation und heißen daher **Erregungsrückbildungsstörungen (ERBS).**

Voraussetzungen für die Beurteilung von ST-Strecke u. T-Welle

- Als Ausgangshöhe für die Feststellung einer ST-Hebung/-Senkung dient die isoelektrische Linie, die als Verbindung der EKG-Linie zwischen den (Enden der) PQ-Strecken erhalten wird (alternativ auch Anfangs-/Endpunkte der P-Wellen).
- Das Ausmaß einer ST-Senkung wird je nach HF 0,06 s (> 160/min) bis 0,08 s (< 120/min) nach dem sog. J-Punkt gemessen, **ST-Hebungen direkt am J-Punkt** (junctional point = Übergang vom QRS-Komplex in die ST-Strecke).
- Worterklärungen zur Beschreibung des Verlaufs der ST-Strecke: **aszendierend** = ansteigend; **deszendierend** = abfallend
- Worterklärungen zur Beschreibung der Form der T-Welle: terminal-negatives T = die negative T-Welle bildet ein etwa gleichschenkliges Dreieck; präterminal-negatives T = die negative T-Welle bildet ein nicht gleichschenkliges Dreieck, bei dem der erste, absteigende Teil flacher ist als der zweite, steil aufsteigende Teil

Normale, isoelektrische ST-Strecke

EKG-Bild	Beschreibung
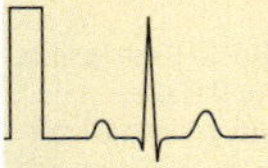 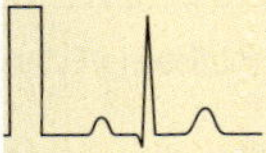	• Ein kleines S kann in allen Ableitungen, außer aVR, vorkommen. - Normalerweise wird die S Zacke von V_1 nach V_6 immer kleiner. - Ein größeres S in III, aVF, V_6 und D sollte zur Abklärung führen. • Die ST-Strecke ist normalerweise isoelektrisch. In V_1 und V_2 (manchmal auch V_3) werden häufig auch physiologische, leichte ST-Hebungen beobachtet (s. n. S.). Bei fehlendem S geht die ST-Strecke oft leicht gehoben und etwas muldenförmig aus dem absteigenden R-Schenkel ab. • Die T-Welle ist normalerweise positiv, außer - in aVR immer negativ - in III immer in die gleiche Richtung des Haupt-QRS-Ausschlages (R oder S), i. d. R. genauso aVL, aVF und J - in V_1 (und V_2 bei jungen Erwachsenen) positiv, negativ, biphasisch oder isoelektrisch.

3 EKG-Zeichen für hypoxische Prozesse am Herzmuskel

- Veränderung der **T-Welle** (Überhöhung, „Erstickungs-T") → frische Ischämie
- Veränderung der **ST-Strecke** (Hebung, DD s. S. 234) → Läsion/frischer Infarkt
- Veränderung der **Q-Zacke** (Verbreiterung und Vertiefung) → älterer Infarkt

Die Zeichen bilden sich in den EKG-Ableitungen aus, in der die positive Elektrode der betroffenen Herzregion am nächsten liegt; dadurch wird der Infarkt unter Kenntnis der Herz-Anatomie bereits im EKG lokalisierbar:

Herzwand	Bereich	Regel-Versorgung	EKG-Ableitung
Vorderwand	**anterior** (li. Kammer vorn)	**A. coronaria sinistra (LCA):**	
	- antero**septal** = supraapikal (Scheidewand)	R. interventricularis anterior (RIVA/LAD), rechter Seitenast bzw. septale Seitenäste	V_1, $\mathbf{V_2}$, $\mathbf{V_3}$, V_4, **J**
	- antero**apikal** (Herzspitze)	R. interventricularis anterior (RIVA/LAD), terminaler/distaler Verlauf	V_2, $\mathbf{V_3}$, $\mathbf{V_4}$, V_5 I, aVL, A, J
	- antero**lateral** (Übergang Seitenwand)	R. interventricularis ant. (RIVA/LAD), diagonaler Seitenast (R. lateralis)	V_3, $\mathbf{V_4}$, $\mathbf{V_5}$, V_6 **I, aVL, A**
	- **anterobasal** (hohe Seitenwand)	R. circumflexus (RCX/Cx), R. marginalis sinister	**aVL,** I, V_6
Hinterwand		**A. coronaria sinistra (LCA) oder A. coronaria dextra (RCA):**	
	- **posterolateral*** (Übergang Seitenwand)	**a) LCA:** R. circumflexus (RCX/Cx), linker Posterolateralast (R. posterior ventriculi sinistri) **b) RCA:** R. posterolateralis dexter	V_5, $\mathbf{V_6}$, $\mathbf{V_7}$, V_8 I, II, III, aVL, aVF, A, **D**
	- **echt/streng posterior*** (basal/posterobasal/posteroseptal)	**a) RCA:** distale Strecke (R. atrioventricularis) **b) LCA:** R. circumflexus (RCX/Cx), distale Strecke/Posterolateralast	V_7, $\mathbf{V_8}$, V_9, **D** III, aVF; indirekt: V_2, $\mathbf{V_3}$, V_4
	- **inferior**** („Unterwand"/**inferobasal**/postero-inferior/diaphragmal)	**RCA (seltener LCA):** R. interventricularis posterior (RIVP)	**II, III, aVF,** D, V_8; indirekt: I, aVL, V_2, V_3, V_4

* Zum Nachweis direkter Infarktzeichen sind ggf. die Brustwandableitungen $\mathbf{V_7 - V_9}$ erforderlich: Elektroden in Höhe von $V_4 - V_6$ auf der li. hinteren Axillarlinie (C_7), li. mittleren Skapularlinie (C_8) und li. paravertebral (C_9). $\mathbf{V_8}$ ggf. auch 1 – 2 ICR tiefer. Alternativ/zusätzlich: Nehb-Ableitungen (D = dorsal, A = anterior, J = inferior) durch Versetzen der drei Extremitätenelektroden R, L und F:
- Elektrode R (rot) → Nst: Ansatz der zweiten Rippe rechts am Brustbein
- Elektrode F (grün) → Nap: Herzspitzenstoß (etwa 5. ICR in der linken Medioklavikularlinie = C_4)
- Elektrode L (gelb) → Nax: horizontale Projektion von Nap auf die linke hintere Axillarlinie

→ Beim Schreiben der Einthovenableitungen ergibt sich: D ≙ I, A ≙ II, J ≙ III.

** Bei proximalem RCA-Verschluss gleichzeitige Rechtsherzbeteiligung möglich (40 %)! Diese kann in den Standardableitungen nicht endeckt werden, erfordert aber ggf. eine andere Therapie.
→ Bei jedem inferioren Infarkt sowie bei V. a. isolierten Rechtsherzinfarkt (selten) rechtspräkordiales EKG ableiten: $\mathbf{V_3r - V_6r}$ (Ableitpunkte $C_3r - C_6r$ auf der rechten Thoraxhälfte spiegelbildlich zu den Wilson-Brustwandableitpunkten $C_3 - C_6$ auf der linken Thoraxhälfte; $V_1r = V_2$, $V_2r = V_1$).

- Im 3-Pol-EKG (nur Ableitungen I, II, III) und auf EKG-Monitoren (Auflösung/Filter) sind frische Infarkte oft nicht zuverlässig erkennbar!
- Schenkelblockbilder (bes. LSB) und (gerade aktive!) Herzschrittmacher können eine EKG-Infarktdiagnostik erschweren bis unmöglich machen.

Frühstadium: Erstickungs-T

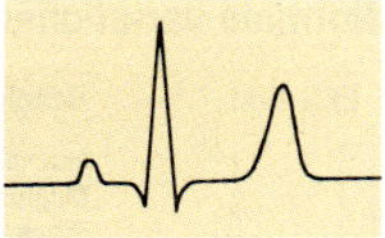

Einige Sekunden bis ca. 30 min nach Ischämiebeginn: positives, spitzes, deutlich überhöhtes T („Erstickungs-T“ = Zeichen für Sauerstoffmangel am Herzmuskel).

Stadium I (akutes Stadium): ST-Hebung

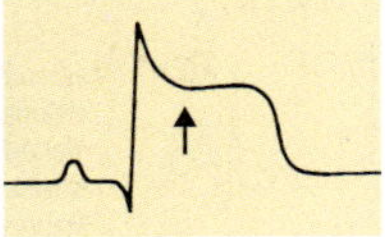

Bis einige Stunden nach Ischämiebeginn = akuter, frischer Herzinfarkt: Hebung der ST-Strecke in mind. zwei „elektrisch benachbarten“ Ableitungen (s. S. 166 f., 232; Details s. folgende S. und S. 317).

Stadium II (Zwischenstadium): ST-Hebung, großes Q, spitznegatives T

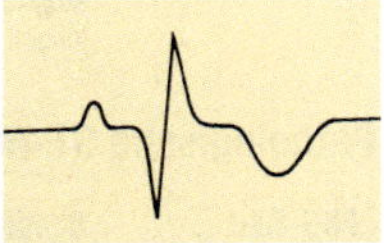

Bis 2–3 Wochen nach Herzinfarkt: Weiterhin Hebung der ST-Strecke (evtl. Rückbildung), ab etwa 24 h nach Ischämiebeginn bildet sich eine tiefe Q-Zacke („Pardee-Q“: breiter als 0,02 s und tiefer als ¼ der R-Zacke, nicht in aVR!), R-Verlust, spitznegatives T. (Achtung: bei ST-Hebung über einen Zeitraum von mehr als 6 Wochen an ein Herzwandaneurysma denken!) Ein Q in III gilt nur als Infarkt-Q, wenn es auch bei max. Inspiration die Infarkt-Q-Kriterien erfüllt (sonst: „respiratorisches Q“ als Normvariante); ein kleines Q kommt regelmäßig physiologisch vor in I, II, V_5 und V_6. Ein Q in V_1–V_3 tritt z. B. bei VT oder Septumhypertrophie auf.

Stadium III (Endstadium): isoelektrische ST-Strecke, großes Q

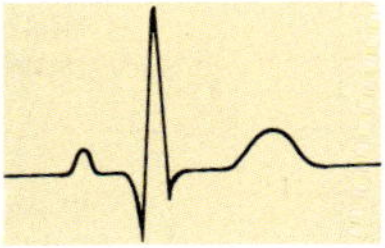

Ab 3.–5. Monat nach dem Ereignis: Isoelektrische ST-Strecke (keine Hebung mehr), R-Zacke baut sich häufig wieder auf, weiterhin pathologische Q-Zacke, gelegentlich noch negatives T (meist wieder positiv) → Zeichen für eine Infarktnarbe.

Hinweise

- Bei vielen EKG-Geräten zur Notfallableitung werden die EKG-Kurven automatisch durch spezielle, vorgeschaltete Filter optimiert, die unter anderem die ST-Strecken verändern können (bes. Monitor, 3-Pol-EKG). Eine Infarktdiagnostik ist dann nicht möglich/nicht verwertbar, es sei denn, dass über Veränderung dieser Filter ein so genannter „diagnostischer Modus“ aktiviert werden kann.
- Ein normales EKG schließt weder Herzinfarkt noch Lungenembolie aus!
- Im Rettungsdienst festgestellte ST-Streckenhebungen gelten zunächst als pathologisch und bedürfen einer Abklärung, sofern sie nicht eindeutig einer harmlosen Ursache zugeordnet werden können (erfahrener EKG-Diagnostiker, eindeutige Symptomatik und Anamnese).

DD: ST-Veränderungen I

Normale Variationen

EKG-Bild	Beschreibung
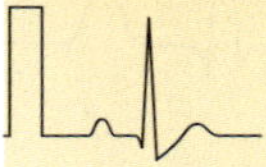	aszendierende ST-Senkung, evtl. abgeflachtes T, verkürzte QT-Zeit **Mögliche Ursachen:** Tachykardie, „vegetative Dystonie"/erhöhter Sympathikotonus
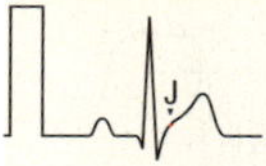	aszendierende ST-Hebung mit erhöhtem Abgang (J-Punkt über der isoelektrischen Linie – vgl. S. 231) als Zeichen einer „frühen Repolarisation" (der J-Punkt sinkt bei Männern mit zunehmendem Alter auf das Niveau der isoelektrischen Linie ab, Frauen haben geringere J-Punkt-Erhöhungen als Männer), in V_1–V_3 meist physiologisch, wenn < 0,2 mV **Mögliche Ursachen:** Vagotonie (meist physiologisch, häufig bei trainierten jungen Männern/Ausdauersportlern), Bradykardie

Pathologische ST-Hebungen

EKG-Bild	Beschreibung
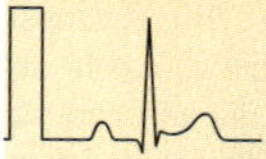	ST-Hebung, vom aufsteigenden Teil einer S-Zacke ausgehend, meist mit einem Bauch nach unten („durchhängendes Seil"); oft gleichzeitiges Auftreten über mehreren Koronarversorgungsgebieten! **Mögliche Ursachen:** Akute Perikarditis
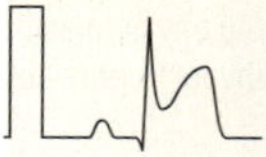 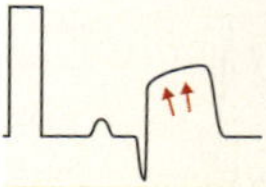	ST-Hebungen in Ableitungen, die ein bestimmtes Koronarversorgungsgebiet repräsentieren (s. S. 232) a) vom absteigenden Teil einer R-Zacke ausgehend, v. a. in Extremitätenableitungen und V_5–V_9 oder b) konvexe Wölbung nach oben aus QS-Komplex heraus, v. a. in V_1–V_4. **Mögliche Ursachen:** Akuter Herzinfarkt (Details s. S. 310 ff. – „transmurale Läsion")
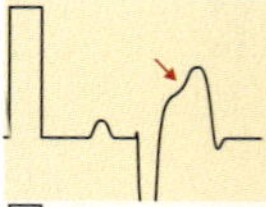	ST-Hebung, horizontal bis konkav aszendierend, v. a. in V_1–V_3, diskordant zum tiefen und/oder verbreiterten Kammerkomplex **Mögliche Ursachen:** Linksschenkelblock (QRS verbreitert); Linksherzhypertrophie (QRS-Amplitude ↑); auch bei ventrikulären Rhythmen
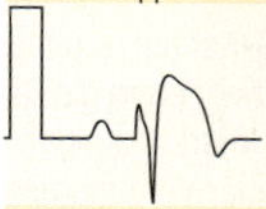	deszendierende ST-Hebung (v. a. in V_1 und V_2) **Mögliche Ursachen:** Hyperkaliämie
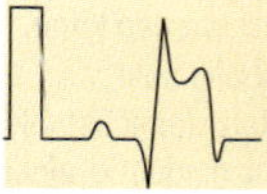	ST-Hebung mit gleichzeitiger Q-Zacke **Mögliche Ursachen:** Lungenembolie (v. a. Ableitung III betroffen), Herzwandaneurysma (eher kleines R, mehrere Ableitungen betroffen); Herzinfarkt Stadium II

Pathologische ST-Senkungen

EKG-Bild	Beschreibung
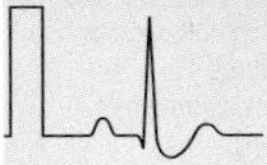	muldenförmige ST-Senkung mit T-Abflachung **Mögliche Ursachen:** Digitalis-Einnahme, evtl. KHK
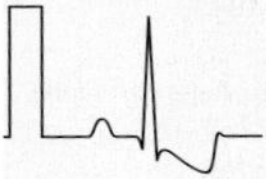	deszendierende ST-Senkung, präterminal negatives oder biphasisches T **Mögliche Ursachen:** Bei leichter Ausprägung: unspezifisch (Elektrolytstörungen, Vergiftungen, KHK), evtl. Rechtsschenkelblock (nur in III, V_1, V_2), evtl. Linksschenkelblock (nur in I, aVL, V_5, V_6) Bei deutlicher Ausprägung: Koronarinsuffizienz, sekundäre Ischämie bei Hypertrophie
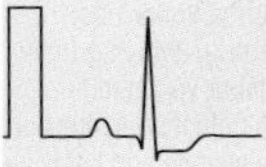	horizontal negative ST-Senkung, negatives T **Mögliche Ursachen:** Ischämie (tritt ggf. nur unter Belastung auf → Belastungs-EKG), KHK. Gebräuchliche, aber problematische Bezeichnung: *„subendokardiale Läsion"/„Innenschichtläsion"*)

Pathologische T-Veränderungen

EKG-Bild	Beschreibung
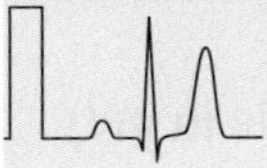	schmalbasig hohe T-Welle, QRS-Verbreiterung bei extremer Hyperkaliämie **Mögliche Ursachen:** junge Asthemiker, Hyperkaliämie, vegetative Dystonie, „Erstickungs-T" im Frühstadium des Herzinfarkts (Stadium 0 – gebräuchliche, aber problematische Bezeichnung: *„subendokardiale Ischämie"*)
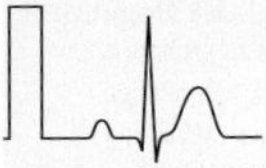	breitbasig hohe T-Welle **Mögliche Ursachen:** Vagotonie, Perimyokarditis
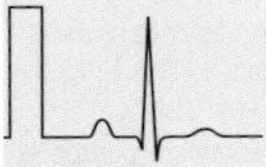	T-Wellen-Abflachung **Mögliche Ursachen:** Uncharakteristisch, evtl. Hypokaliämie, „vegetative Dystonie"/Sympathikotonie bei jüngeren Menschen
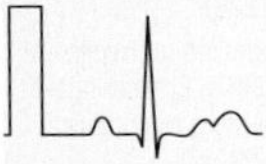	T-Wellen-Abflachung + deutliche U-Welle (scheinbare QT-Verlängerung durch TU-Verschmelzungswelle), evtl. ST-Senkung **Mögliche Ursachen:** Hypokaliämie
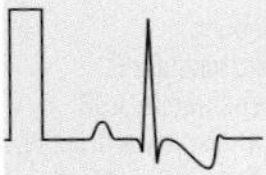	deutliche präterminal negative T-Welle, evtl. biphasisches T **Mögliche Ursachen:** Linksventrikuläre Hypertrophie bei Hypertonie oder Herzklappenfehler, evtl. Aortenstenose, evtl. Kardiomyopathie
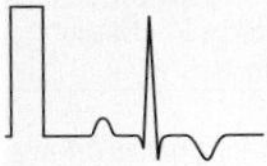	terminal negative, diskordante T-Welle (koronares T) Mögliche Ursachen: KHK/Ischämie (gebräuchliche, aber problematische Bezeichnung: *„subepikardiale Ischämie"/„Außenschichtischämie"*), Myokarditis, evtl. (frischer) Infarkt ohne ST-Hebung (NSTEMI, besonders bei gleichzeitiger ST-Senkung – *„subepikardiale Läsion"*), evtl. Lungenembolie

Wichtige EKG-Normwerte (vgl. S. 163)

Messung von Zeiten (Dauer in Sekunden)

EKG-Abschnitt	Normale Dauer in s	Mögliche Diagnosen, wenn zu schmal/zu kurz	Mögliche Diagnosen, wenn zu breit/zu lang
P-Welle	0,05 – 0,10	-	Linksvorhofhypertrophie/ -belastung, Mitralklappenfehler
PQ-Zeit (= Beginn P bis Beginn Q)	HF 60/min: 0,12–0,20 HF 80/min: 0,12–0,18 HF 100/min: 0,12–0,16	Präexzitationssyndrom; Kinder/Jugendliche; basaler Vorhofrhythmus	AV-Block (s. S. 198 ff.)
Q-Zacke	< 0,02 in V_2/V_3; sonst < 0,03	-	Abgelaufener Herzinfarkt Stadium II – III, S_IQ_{III}-Typ
QRS-Komplex	0,06–0,09	Schrittmacherspike	s. S. 170 f.
QT-Strecke (= Beginn Q bis Ende T)	HF 60/min: ∅ 0,38 (bis max. 0,44) HF 80/min: ∅ 0,34 (bis max. 0,39) HF 100/min: ∅ 0,30 (bis max. 0,35)	Hyperkalzämie, erhöhter Sympathikotonus (z. B. Fieber, Hyperthyreose), kurzes QT-Syndrom (s. S. 176)	Antiarrhythmika-Überdosierung, Hypokalzämie; scheinbar verlängert durch betonte U-Welle bei Hypokaliämie und Lithiumintoxikation, langes QT-Syndrom (s. S. 176)

Hinweis zur Messung von Zeiten:
Bei **25 mm/s** Papiervorschub entspricht 1 mm genau 0,04 s (= 40 ms).
Bei **50 mm/s** Papiervorschub entspricht 1 mm genau 0,02 s (= 20 ms).

Messung von Ausschlaghöhen (Amplitude in mV)

EKG-Abschnitt	Normale Amplitude in mV	Mögliche Diagnosen, wenn zu flach/zu niedrig	Mögliche Diagnosen, wenn zu groß/zu hoch
P-Welle	0,10 – 0,25	–	Rechtsvorhofhypertrophie/-belastung, Sinustachykardie
Q-Zacke	< ¼ der Amplitude von R in derselben Ableitung	Normal	Abgelaufener Herzinfarkt Stadium II – III (s. S. 233), S_IQ_{III}-Typ
QRS-Komplex	0,6 – 1,6 (Extremitäten) 0,8 – 2,6 (Brustwand)	Niedervoltage (s. S. 174)	Evtl. Kammerhypertrophie (s. S. 229)
T-Welle	1/8 – 2/3 der Amplitude vom größten QRS-Ausschlag (R bzw. S) in derselben Ableitung	Hypokaliämie, Lithiumintoxikation; Hyperkalzämie	Hyperkaliämie, Hypermagnesämie, Erstickungs-T bei akutem Herzinfarkt (s. S. 233)
ST-Strecke (s. S. 163, 231)	**Hebung:** < 0,20 in V_2–V_3 ♂ < 0,15 in V_2–V_3 ♀ < 0,10 in allen anderen Ableitungen **Senkung:** < 0,05 (horiz/desz)	ST-Senkung: Horizontal: Innenschichtläsion, KHK Muldenförmig: Digitalis Viele andere Ursachen! (s. S. 235)	ST-Hebung: Akuter Herzinfarkt, Lungenembolie, LSB, Perikarditis, Hypertrophie, SAB, Brugada-Syndrom, „vegetative ST-Hebung" u. a. m. (s. S. 234)

Hinweis zur Messung von Ausschlaghöhen (Amplituden):
Bei einer **Eichzackenhöhe von 1 cm** entspricht ein **Ausschlag von 0,1 cm** (= 1 mm) **genau 0,1 mV**

6. Herz-Kreislauf-Stillstand

Zur EKG-Differenzialdiagnose des Herz-Kreislauf-Stillstandes s. S. 178 ff.
Zur Reanimation bei Neugeborenen s. S. 408 f.

Aussagen zur CPR in diesem Werk stützen sich überwiegend auf die Leitlinien des ERC (2010):
Resuscitation 81 (2010) 1219-1451 (englischsprachiges Original)
Notfall und Rettungsmedizin 13 (2010) 504–744 (deutsche Übersetzung)

Die aktuellen Empfehlungen zur Wiederbelebung sind im Internet abrufbar unter:
www.erc.edu (englischsprachiges Original)
www.grc-org.de (deutsche Übersetzung)

Hinweis: Herz-Kreislauf-Stillstand wird im Folgenden mit HKS abgekürzt.

Definition des HKS

Aussetzen der Herz-Kreislauf-Funktion. Keine Auswurfleistung des Herzens (keine Hämodynamik) → Pulslosigkeit, fehlende Sauerstoffversorgung aller Organe, fehlender Abtransport von Kohlendioxid. Bis zum Eintreten des Hirntodes (Absterben der Gehirnzellen durch Sauerstoffmangel) oder sog. sicherer Todeszeichen (s. S. 91) bezeichnet man diesen Zustand als klinischen Tod. Dieser ist unter Umständen reversibel, d. h. die Organfunktionen des Patienten sind wiederherstellbar. Zu Todesfeststellung und Scheintod s. S. 91 ff.

Ursachen des HKS

Orientiert an den Vitalfunktionen unterscheidet man

- **kardiale Ursachen** (herzbedingt – häufigste Ursachen beim Erwachsenen; z. B. akuter Herzinfarkt),
- **respiratorische Ursachen** (atmungsbedingt – häufigste Ursachen bei Kindern; z. B. verlegter Atemweg) und
- **zerebrale Ursachen** (hirnbedingt, z. B. Apoplex).

Der plötzliche, unerwartete Tod innerhalb 1 h nach Auftreten von Symptomen einer akuten Herzerkrankung (z. B. Herzinfarkt) wird als „Plötzlicher Herztod" bezeichnet (meist inital VT oder Kammerflimmern). Unabhängig davon kann man sich mit der „4-H- und HITS-Regel" (nach ERC) die wichtigsten vermeidbaren und ggf. sogar während der Reanimation potenziell behebbaren Ursachen eines HKS merken (s. S. 245).

Typischer Verlauf des HKS beim Erwachsenen

Die Ursache des HKS (meist kardial, s. o.) führt zu:

1. Aussetzen der Pumpfunktion des Herzens → sofortige Pulslosigkeit
2. Nach ca. 10–20 Sekunden: Bewusstlosigkeit, Muskeltonusverlust
3. Nach ca. 30–60 Sekunden:
   - Atemstillstand oder Schnappatmung
   - generalisierte Krämpfe möglich
4. Nach ca. 60–90 Sekunden: weite, lichtstarre, evtl. entrundete Pupillen

Achtung: Pupillenerweiterung und Lichtstarre sind behutsam zu deuten, da diese Zeichen verzögert auftreten oder fehlen können und durch andere Faktoren beeinflusst werden (z. B. Medikamente wie Adrenalin, Augenerkrankungen). Auch bei effektiver Herstellung eines Minimalkreislaufs durch CPR oder Wiederkehr des Spontankreislaufs muss keine sofortige Rückbildung erfolgen (keine Relevanz für Prognoseeinschätzung im RD).

Wiederbelebbarkeit verschiedener Organe

(Widerstandsfähigkeit gegen Sauerstoffmangel = Hypoxietoleranz):

- Dauerhafte Schädigung des Gehirns bei einem HKS über mehr als 5–10 min

möglich (ggf. Verlängerung durch verminderten O_2-Verbrauch im Gewebe, z. B. bei Auskühlung – vgl. Scheintod S. 91 ff.).
- Herzmuskelgewebe erholt sich meist nach 20–25 min nicht mehr.

Prävention des HKS – ABCDE-Schema

Auch „plötzlichen" und „unerwarteten" Herz-Kreislauf-Stillständen gehen regelmäßig Frühwarnsymptome voraus. Die Leitlinien 2010 betonen, dass mit rechtzeitigem Erkennen und frühzeitiger Behandlung oft eine Reanimationssituation abgewendet werden kann. Das ABCDE-Schema, welches in Kapitel 1 ausführlicher beschrieben wird (s. S. 26 f.), ist eine Strategie zum Erkennen und zur Versorgung kritisch kranker und verletzter Patienten. Es soll durch gezieltes und strukturiertes Vorgehen helfen, Reanimationssituationen zu verhindern und wird auch zum gezielten Vorgehen nach erfolgreicher Wiederbelebung empfohlen.

Diagnose des HKS im Rettungsdienst

- Bewusstlosigkeit (keine Reaktion auf Ansprechen und Rütteln)

und

- Atemstillstand (Apnoe) bzw. Schnappatmung
- fehlende Kreislaufzeichen, z. B. Husten, Bewegungen
- Pulslosigkeit (fehlender Karotispuls) – Kontrolle nur durch Geübte parallel zur Atemkontrolle

Therapie des HKS – kardiopulmonale Reanimation (CPR)

Die adäquate Therapie des HKS ist die **kardiopulmonale Reanimation** (cardiopulmonary resuscitation = CPR, Herz-Lungen-Wiederbelebung = HLW). Primäres Ziel der CPR ist ein Minimalkreislauf zur Grundversorgung von Herz und Gehirn, damit die Zellen dieser Organe bis zur Reaktivierung der Herz-Kreislauf-Funktion nicht absterben. Die CPR umfasst je nach Ausbildung und Ausrüstung der Helfer einfache und erweiterte lebensrettende Maßnahmen:

- **BLS** (Basic Life Support, Basismaßnahmen durch Laien/RS/RA/NA), z. B. Beatmung, Thoraxkompressionen, Defibrillation mit automatisierten externen Defibrillatoren (AED) – s. folgende S., S. 244.
- **ALS** (Advanced Life Support, erweiterte Maßnahmen durch RA i. Nk./NA), z. B. Defibrillation mit manuellen Geräten, Atemwegssicherung (s. S. 69 ff.), Medikamente (s. S. 250 f.); Art und Reihenfolge der ALS-Maßnahmen sind u. a. abhängig von der aktuellen EKG-Diagnose (vgl. S. 178 ff.). Dabei werden beim HKS defibrillationswürdige Rhythmen (Kammerflimmern, pulslose vetrikuläre Tachykardie) von solchen unterschieden, bei denen keine Defibrillation indiziert ist (Asystolie, pulslose elektrische Aktivität).

Diese Erläuterungen beziehen sich auf den BLS-Algorithmus im vorderen Einband.

Auf Sicherheit achten

Vor der Annäherung an den mutmaßlichen Notfallpatienten müssen potenzielle Gefahren bedacht und erkannt werden (z. B. Elektrizität, giftige Substanzen, Straßenverkehr). Stellt der Helfer im Ernstfall eine erhebliche Gefahr fest, muss er entscheiden, ob er

a) dieser Gefahr gewachsen ist (ausschalten, minimieren, abschirmen, den Verletzten aus dem Gefahrenbereich retten) oder
b) zur Gefahrenabwehr einen Fachdienst alarmieren muss (z. B. Feuerwehr) und zunächst aus Gründen des Eigenschutzes möglicherweise keine Hilfe leisten kann.

Eine der – v. a. im Zusammenhang mit Mund-zu-Mund-Beatmung – am meisten diskutierten Gefahren der CPR ist das **Infektionsrisiko,** obwohl Fälle von Infektionsübertragung im Zusammenhang mit Wiederbelebungsmaßnahmen rar sind. Das Tragen von Schutzhandschuhen sollte selbstverständlich sein.

Ansprechbarkeit

1. Laut fragen: „Geht es Ihnen gut?"/„Sind Sie in Ordnung?"
2. Den Betroffenen vorsichtig an den Schultern rütteln.

Atemweg freimachen und Atmung prüfen (max. 10 s)

Falls noch nicht geschehen: Den Patienten jetzt in Rückenlage bringen. Kopf überstrecken und Kinn nach vorne ziehen. Vorsicht bei V. a. HWS-Verletzung! (ggf. Immobilisation und Esmarch-Handgriff)

Atemkontrolle:

- **Sehen** (Thoraxbewegungen?)
- **Hören** (Atemgeräusche am Mund des Betroffenen?)
- **Fühlen** (Luftbewegung an der Wange des Helfers?)

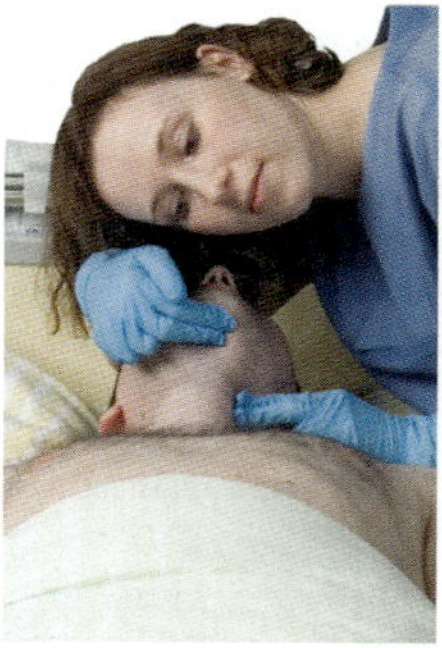

Keine routinemäßige Mund-Rachen-Inspektion oder Ausräumen (nur bei V. a. Atemwegsverlegung – s. S. 298 ff.). Fest sitzende Gebissteile belassen (bessere Maskenabdichtung).

Laien beginnen nach Feststellung der Bewusstlosigkeit und fehlender normaler Atmung (= Atemstillstand oder Schnappatmung!) mit der Reanimation. Professionelle Helfer dürfen parallel zur Atemkontrolle eine Karotispulskontrolle durchführen. Dies darf den Beginn der Reanimation aber nicht verzögern! Das maximale Zeitfenster für die Kontrolle von Atmung und Kreislauf zusammen darf 10 s nicht überschreiten! Die Pulskontrolle hat einen geringen Stellenwert, da Untersuchungen eine hohe Rate an Falschbeurteilungen – auch durch Fachpersonal – zeigten → im Zweifel CPR!

Notrufzeitpunkt

Die meisten **Erwachsenen,** die plötzlich bewusstlos werden und „keine normale Atmung" (Atemstillstand oder Schnappatmung) aufweisen, haben ein „Herzproblem" mit Kammerflimmern. Die Prognose für diese Patienten hängt wesentlich von der sofortigen Rettungsdienst-Alarmierung ab → sofortiger Notruf („call first"). Hinweis: Seit 2009 ist in Deutschland die Anwahl des Notrufs 112 vom Handy aus nur noch mit eingelegter, gültiger SIM-Karte möglich.

CPR – Thoraxkompressionen

Direkt nach der Feststellung „keine normale Atmung" (ggf. zusätzlich „kein Karotispuls") bzw. nach Rückkehr vom Notruf werden 30 Thoraxkompressionen durchgeführt (ohne vorherige Beatmung, da initial meist noch Sauerstoff in der Lunge ist).

Wirkung der Thoraxkompressionen

Herstellen eines künstlichen Minimalkreislaufs: Die Druckerhöhung im gesamten Brustkorb führt zu einem „Auspressen" des Blutes aus den Herzkammern (kardialer Kompressionsmechanismus) und den Gefäßen im Brustkorb (Lungengefäße – thorakaler Pumpmechanismus). Dabei bestimmt die Ventilebene des Herzens (Herzklappen) die Flussrichtung des Blutes. Während der Entlastungsphase (elastische Rückstellungskräfte des Brustkorbs führen zu einem Unterdruck) füllen sich die Herzkammern und die Lungengefäße wieder.

Technik der Thoraxkompressionen

Alle Notfallhelfer (auch Laien, die nicht entsprechend geschult sind) sollen bei Pat. jeden Alters mit HKS sofort bestmögliche Thoraxkompressionen durchführen!

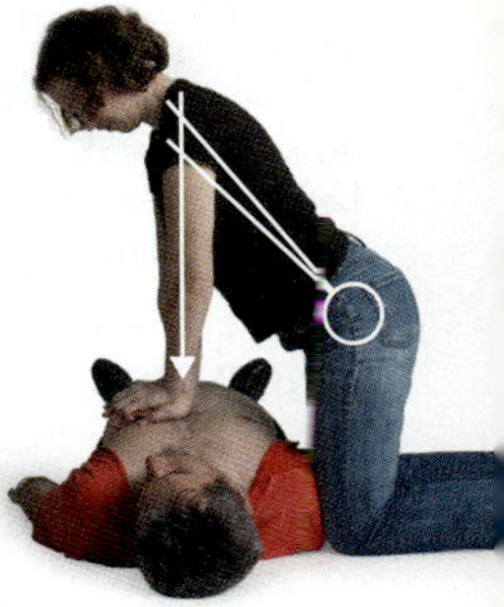

- Harte, unnachgiebige Unterlage (soweit ohne Zeitverzug möglich)
- Brustkorb rasch entkleiden, auch für weitere Maßnahmen, z. B. Defibrillation, Erkennen von Medikamentenpflastern (z. B. Nitroglycerin), OP-Narben (z. B. Herzschrittmacherimplantation)
- Druckpunkt: Thoraxmitte (= untere Sternumhälfte)
- Den Ballen der zweiten Hand auf den Rücken der ersten Hand setzen. Die Finger beider Hände verschränken. Schultern und durchgedrückte Arme des

Helfers sollten eine gerade, senkrechte Linie zum Boden bzw. zum Brustkorb des Patienten bilden.
- Kompressionstiefe: mind. 5 cm (max. 6 cm)
- Arbeitsfrequenz: mind. 100/min (max. 120/min)
- Komplette Entlastung am Ende jeder Kompression (ohne den Kontakt zu verlieren)
- Dauer Kompressionsphase = Dauer Entlastungsphase
- Minimieren von Unterbrechungen (max. 5 s Pause für 2 Beatmungen)
- Wenn 2 oder mehr Helfer anwesend: Helferwechsel etwa alle 2 min (z. B. während Rhythmuskontrolle)
- Es soll keine Karotis- oder Femoralispulskontrolle zur Effektivitätsbeurteilung durchgeführt werden.

Höchstmögliche Qualität und geringstmögliche Unterbrechungen der Thoraxkompressionen sind entscheidend für die Prognose des Patienten!

Beatmung

Trainierte Laienhelfer (z. B. Erste-Hilfe-Kurs) sollen ausdrücklich auch Beatmungen durchführen. Für den Rettungs- und Notarztdienst gilt dies uneingeschränkt! Nach jeweils 30 Thoraxkompressionen wird zweimal beatmet:
- **Mund-zu-Mund-Beatmung:** Laie oder wenn keine Hilfsmittel verfügbar sind.
- **Mund-zu-Nase-Beatmung** kann in speziellen Fällen eine Alternative sein (Veränderungen und Verletzungen im Bereich des Mundes, Beatmung im Wasser, unzureichende Abdichtung bei Mund-zu-Mund-Beatmung).
- **Die Beatmung mit Maske und Beatmungsbeutel** setzt Erfahrung und Training voraus (für den Ersthelfer nur in besonderen Situationen empfohlen, z. B. Zyanid- oder Organophosphat-Vergiftung). Für das medizinische Fachpersonal ist die Beutel-Maskenbeatmung initial Mittel der Wahl (s. S. 46).
- Atemhub über 1 Sekunde abgeben (Inspiration). Ziel: sichtbares Heben des Brustkorbs. Atemhubvolumen 500–600 ml (6–7 ml/kg).
- Nach 2 Beatmungen werden ohne Zeitverzug erneut 30 Thoraxkompressionen durchgeführt. Bei V. a. Atemwegsverlegung s. S. 43 f, 298 ff.

Verhältnis Thoraxkompressionen zu Beatmung 30 : 2

Bis der Atemweg gesichert ist, beträgt das CPR-Verhältnis 30 Thoraxkompressionen zu 2 Beatmungen (nach tierexperimentellen und mathematischen Modellen bester Kompromiss zwischen Blutfluss und Sauerstoffangebot).

Automatisierte externe Defibrillation

Beim HKS müssen defibrillationswürdige Rhythmen (Kammerflimmern, pulslose vetrikuläre Tachykardie) von solchen unterschieden werden, bei denen keine Defibrillation indiziert ist (Asystolie, pulslose elektrische Aktivität).

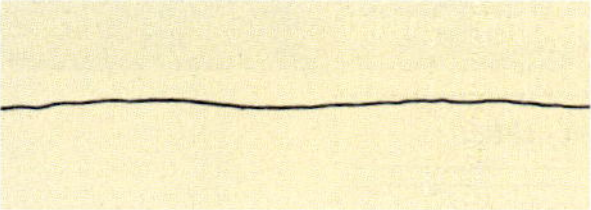

1. Asystolie

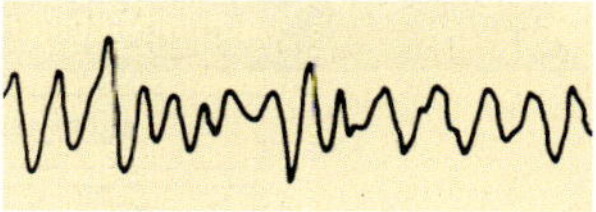

2. Kammerflimmern (VF = ventricular fibrillation)

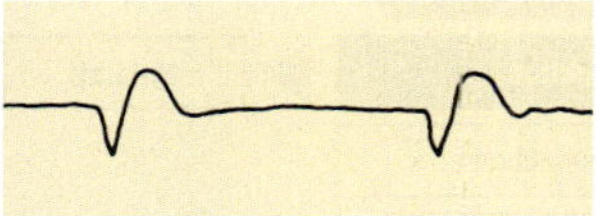

3. Pulslose elektrische Aktivität (PEA)

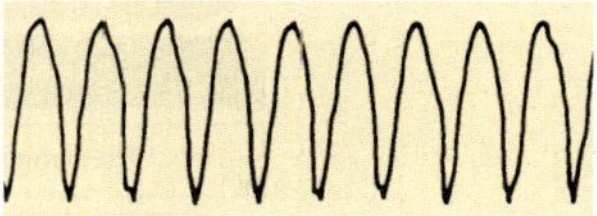

4. Pulslose ventrikuläre Tachykardie (Pulslose VT)

Bei Kammerflimmern (VF) und pulsloser Kammertachykardie (pulsloser VT) ist die Defibrillation neben Basis-CPR die entscheidende lebensrettende Maßnahme. Durch einen Stromstoß erfolgt eine zeitgleiche Erregung (Depolarisation) der unkoordiniert arbeitenden Herzmuskelzellen → gemeinsame Erregungsrückbildung (Repolarisation) aller Zellen mit der Möglichkeit, dass diese nun wieder unter Führung des Sinusknotens regelmäßig synchron erregt werden können.

Die Defibrillation mit automatisiertem externen Defibrillator (AED) zählt mittlerweile zu den Basismaßnahmen (geschulte Laien). Ein AED analysiert selbsttätig den Herzrhythmus des Pat., empfiehlt bei Bedarf die Schockabgabe und lädt auf das entsprechende voreingestellte Energieniveau (Sprachanweisungen zum Ablauf, Schockauslösung meist per Knopfdruck, selten vollautomatische Schockabgabe). Kenntnisse der EKG-Rhythmen beim HKS sind nicht erforderlich. In Krankentransport- und Rettungswagen gehört der AED zur Regelausstattung und jeder dort Tätige (Rettungshelfer, Rettungssanitäter, Rettungsassistent) muss in der Anwendung geschult sein. Der Algorithmus für die Anwendung eines AED im Rahmen der Basismaßnahmen der Wiederbelebung ist auf der folgenden Seite abgebildet. Weitere Hinweise zur effektiven und sicheren Defibrillation s. S. 247 ff.

Zeitpunkt der ersten Rhythmusanalyse/Defibrillation

Nach CPR-Beginn: so rasch wie möglich AED einschalten und anschließen (unter Weiterführung der Basis-CPR). Sobald der AED betriebsbereit und angeschlossen ist, erfolgt grundsätzlich die 1. Rhythmusanalyse. Mittlerweile wird für verlängerte Eintreffzeiten des Rettungsdienstes (> 5 min) kein festes Zeitintervall an Basis-CPR vor dem 1. Defibrillationsversuch mehr vorgegeben (2005: 2 min). Rettungsdienste, die bereits ein solches fixes CPR-Intervall eingeführt hatten, dürfen dieses beibehalten.

AED-Algorithmus (BLS) – Erwachsene

nach ERC 2010

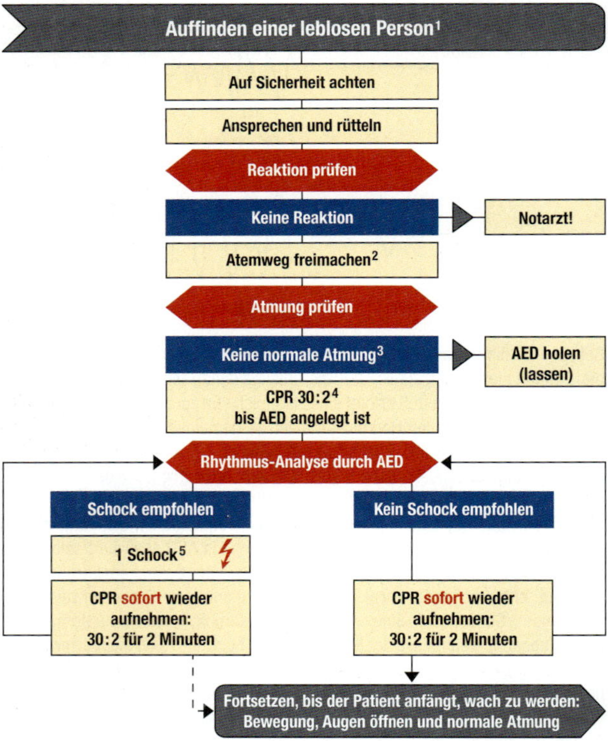

[1] Vom 1. bis 8. Lebensjahr möglichst spezielle Kinderdefibrillationselektroden und/oder speziellen Kindermodus verwenden (Erkennung pädiatrischer Herzrhythmen, angepasste Energie). Wenn Beides nicht verfügbar ist, dann Standard-AED trotzdem wie bei Erwachsenen einsetzen. Wenn keine andere Option verfügbar Standard-AED-Einsatz (möglichst mit Energieanpassung) auch bei Säuglingen möglich (ausreichender Elektrodenabstand, ggf. anterior-posterior-Position).

[2] Kopf überstrecken und Kinn vorziehen. Vorsicht bei (V. a.) HWS-Verletzung! → Immobilisation und Esmarchhandgriff!

[3] Atemstillstand oder Schnappatmung

[4] Vorbereitung des AED (z. B. Elektroden) im Rettungsdienst jeweils während der Thoraxkompressionen durch den beatmenden Helfer, ohne jegliche unnötige Pausen in der Basis-CPR!

[5] Defibrillationsenergie: voreingestellt im AED-Gerät.

ALS-Algorithmus – Erwachsene

nach ERC 2010

Auffinden einer leblosen Person

Reaktion prüfen, Atmung prüfen

⚠ CPR-Unterbrechungen minimieren!

Keine Reaktion, keine Atmung oder nur Schnappatmung → **Reanimationsteam/Notarzt anfordern**

CPR 30:2 ⚠
Defibrillator/EKG-Monitor anlegen

Rhythmus-Analyse

Schock indiziert (VF/pulslose VT)

1 Schock

1. Schock:
150–200 J biphasisch*
(oder 360 J monophas.)
Weitere Schocks:
150–360 J biphasisch*
(oder 360 J monophas.)

CPR sofort wieder aufnehmen für 2 Minuten ⚠

Wiederkehr eines Spontankreislaufs (ROSC)

Unverzüglich Postreanimationsbehandlung einleiten:
- Vorgehen nach ABCDE-Schema
- Kontrollierte Oxygenierung und Beatmung
- 12-Kanal-EKG
- Behandlung der zugrunde liegenden Störung
- Temperaturkontrolle/ therapeutische Hypothermie
- Perfusion/Reperfusion gewährleisten [ILCOR]

Schock nicht indiziert (PEA/Asystolie)

CPR sofort wieder aufnehmen für 2 Minuten ⚠

Während CPR:
- Hohe CPR-Qualität sicherstellen (Frequenz, Tiefe, Entlastung)
- Maßnahmen **vor** notwendiger CPR-Unterbrechung planen!
- Sauerstoffzufuhr
- Erwäge Atemwegssicherung und Kapnographie
- Thoraxkompressionen ohne Unterbrechung für Beatmung, sobald Atemweg gesichert
- Gefäßzugang (intravenös/intraossär)
- Adrenalingabe alle 3–5 min (bei VF/VT: erst nach 3. Schock)
- Reversible Ursachen beheben

Potenziell reversible Ursachen:
- Hypoxie
- Hypovolämie
- Hypo-/Hyperkaliämie/ metabolische Störung
- Hypothermie
- Herzbeuteltamponade
- Intoxikation
- Thromboembolie (koronar/pulmonal)
- Spannungspneumothorax

* Empfehlung des Geräteherstellers beachten! Wenn nicht bekannt: maximal mögliche Energie

Diese Erläuterungen gelten für den Algorithmus auf der vorhergehenden Seite.

Grundsätze/Prioritäten

Die verschiedenen CPR-Maßnahmen haben unterschiedlichen Einfluss auf die Überlebenschance und anschließende Lebensqualität des Patienten (Outcome, Prognose). Nach aktueller wissenschaftlicher Datenlage können die CPR-Maßnahmen folgendermaßen gewichtet werden:

Maßnahmen mit hoher (übergeordneter) Priorität:

1. **Effektive Thoraxkompressionen** mit minmalen Unterbrechungen für Beatmung und Defibrillation
2. **Effektive Defibrillation,** wenn indiziert
3. Erkennen und Behandlung **reversibler Ursachen**

Weitere Maßnahmen (Bsp.):

- **Atemwegssicherung** (Ziel: Beatmung während ununterbrochener Thoraxkompressionen)
- **Gefäßzugang und Adrenalingabe**
- Weitere Medikamente (z. B. Amiodaron)

Die Verfügbarkeit erweiterter Maßnahmen darf daher nicht dazu führen, dass die nachgewiesenermaßen entscheidenden Maßnahmen vernachlässigt werden: Basis-CPR (bestmögliche Thoraxkompressionen, minimierte Pausen) und Defibrillation (sicher, effektiv, zum richtigen Zeitpunkt). Aus diesem Grund sind die erweiterten CPR-Maßnahmen im ALS-Algorithmus in einem gesonderten Kasten „Während CPR" aufgeführt. Parallel zur Basis-CPR kann die Beseitigung potenziell reversibler Ursachen im Einzelfall hohe Priorität haben.

Potenziell reversible Ursachen

Für einige Ursachen des Herz-Kreislauf-Stillstands gibt es kausale Therapieansätze, die in bestimmten Fällen evtl. die einzige Chance auf Rettung des Patienten darstellen. Typische reversible Ursachen sind im ALS-Algorithmus aufgeführt („4 x H + HITS") und müssen während der CPR ausdrücklich bedacht werden. Eine fokussierte Echokardiographie kann während CPR zum Nachweis bzw. Ausschluss reversibler Ursachen dienen (z. B. Herzbeuteltamponade, Lungenembolie). Dies ist ohne relevante Beeinträchtigung der CPR möglich und zu fordern (Pausen < 10 s, trainierter Anwender + standardisierte Anlotungen kurz vor Rhythmusanalyse).

Rhythmusanalyse/Defibrillation – Ablauf (vgl. S. 244 f./248 f.)

Die Basismaßnahmen werden so lange ununterbrochen durchgeführt, bis der Defibrillator einsatzbereit ist (möglichst rasch). Die EKG-Analyse erfolgt während einer minimalen CPR-Pause (visuell oder durch AED-Modus).

a) **Die Rhythmusanalyse ergibt eine pulslose elektrische Aktivität (PEA) oder Asystolie: keine Defibrillation indiziert** → sofort mit CPR (30 : 2) fortfahren. Wenn bei der Rhythmuskontrolle eine Asystolie festgestellt wird, in der P-Wellen vorkommen, ist der Einsatz eines externen Herzschrittmachers zu erwägen; nicht hingegen bei reiner Asystolie.

b) **Die Rhythmusanalyse ergibt Kammerflimmern (VF) oder pulslose Kammertachykardie (pulslose VT): Defibrillation indiziert.** → sofort wieder Thoraxkompressionen durchführen, während der Defibrillator aufgeladen wird (auch bei AED, wenn für das verwendete Gerät vorgesehen). Ziel: CPR-Pause zur Defibrillation < 5 s.

   Nach kurzem Sicherheitscheck während erneuter kurzer CPR-Pause: Schockabgabe, dann sofortiges Weiterführen der Basis-CPR für 2 min (Beginn mit Thoraxkompressionen; keine Kontrolle von EKG, Puls, Atmung o. ä., da die direkte Wiederkehr eines Spontankreislaufs unwahrscheinlich ist).

Defibrillation – Energiestufen

Energie für den ersten Schock: 150–200 J biphasisch oder 360 J monophasisch
Energie für weitere Schocks: 150–360 J biphasisch oder 360 J monophasisch

Bei biphasischen Geräten Herstellerangaben beachten! Ist die optimale Defibrillationsenergie für das jeweils benutzte biphasische Gerät nicht vom Hersteller angegeben oder dem Anwender nicht bekannt (Einweisung nach MPBetreibV, MPG!), so ist die maximal mögliche Energie zu wählen.

Nach jeweils 2 Minuten CPR erneute Rhythmusanalyse:

a) VF/VT → erneuter Defibrillationsversuch (wie oben beschrieben)
b) Asystolie → sofort weiter CPR
c) Organisierter Rhythmus → Puls?
   - Kein Puls oder Unsicherheit: sofort CPR!
   - Bei Puls: unverzüglich Postreanimationsbehandlung einleiten – s. S. 252

Treten während der CPR Lebenszeichen auf (normale Atmung, Husten, Bewegungen): Rhythmusanalyse und Pulskontrolle. Ansonsten soll die CPR nicht unterbrochen werden (z. B. bei Veränderungen auf dem EKG-Monitor).

Ablauf für initial bestehende und anhaltende VF/VT

1. Rhythmus-Analyse (kurze CPR-Pause → VF/VT) sofort weiter CPR, dabei Defibrillator laden 1. Defibrillationsversuch (150–**200 J** biph. oder 360 J monoph.)
2 Minuten CPR (30:2) – währenddessen: Atemwegssicherung (nach Atemwegssicherung keine Unterbrechungen der Thoraxkompressionen zur Beatmung), Gefäßzugang (i. v./i. o.)
2. Rhythmus-Analyse (kurze CPR-Pause → weiter VF/VT) sofort weiter CPR, dabei Defibrillator laden 2. Defibrillationsversuch (150–**360 J** biph. oder 360 J monoph.)
2 Minuten CPR – währenddessen: Adrenalin (1 mg) und Amiodaron (300 mg) vorbereiten; wenn noch nicht erfolgt: Gefäßzugang/Atemwegssicherung
3. Rhythmus-Analyse (kurze CPR-Pause → weiter VF/VT) sofort weiter CPR, dabei Defibrillator laden 3. Defibrillationsversuch (150–**360 J** biph. oder 360 J monoph.)
2 Minuten CPR – direkt nach 3. Schockabgabe Adrenalin und Amiodaron i. v./i. o. verabreichen (während CPR, 20 ml NaCl-0,9 %-Bolus nach jeder Medikamentengabe)
4. Rhythmus-Analyse (kurze CPR-Pause → weiter VF/VT) sofort weiter CPR, dabei Defibrillator laden 4. Defibrillationsversuch (150–**360 J** biph. oder 360 J monoph.)
2 Minuten CPR

Weitere Gaben von Adrenalin in jedem 2. Zyklus (= alle 3–5 min), d. h. nach dem 5., 7., 9. … Defibrillationsversuch.

Defibrillation – Elektrodenpositionen

- **Standard** (anterior-apikal/„anterior-anterior") – s. Abb.
  - rechte Elektrode („Sternum"): rechts neben dem Brustbein, unterhalb des Schlüsselbeins
  - linke Elektrode („Apex"): mittlere Axillarlinie auf Höhe der EKG-Elektrode V_6 (unbedingt seitlich anbringen, möglichst nicht auf der weiblichen Brust)
- **Alternativen**
  - biaxillär (links Standard; rechts spiegelbildlich rechte Brustwand)
  - apikal-posterior (links Standard; rechts obere Rückenregion rechts oder links)

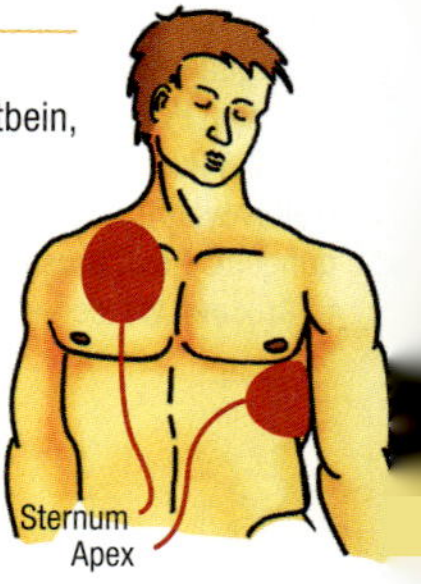

- anterior-posterior (linke Elektrode vor dem linken Herzen, rechte Elektrode unterhalb des linken Schulterblatts)

Defibrillation – Sicherheitsaspekte, praktisches Vorgehen

1. **Brustkorb vorbereiten:** abtrocknen, ggf. rasieren
   - transdermale Medikamentensysteme entfernen (z. B. Nitropflaster)
   - mindestens 10 cm Abstand zu Aggregaten von Herzschrittmachern (SM) oder implantierten Defibrillatoren (ICD) halten (meist unterhalb eines Schlüsselbeins). Dafür ggf. eine der Alternativ-Elektrodenpositionen wählen
2. **Elektroden/Leitmedium**
   - **Defi-Klebeelektroden** (empfohlen) auf vorgesehene Positionen aufkleben
   - Bei Verwendung von Hand-Paddles:
     - Leitmedium auf Elektrodenposition bringen: Gelpads verwenden! (Elektrodengel ist aus Sicherheitsgründen nicht mehr empfohlen)
     - Ausreichender Anpressdruck (ca. 8 kg)
     - Nie beide Paddles zusammenführen (z. B. mit einer Hand halten oder gegeneinander reiben)
3. **Laufende Sauerstoffquellen** (Masken, Nasensonde, Beatmungsbeutel) vor Defibrillation mind. 1 Meter vom Brustkorb des Patienten entfernen.
4. **Vor Schockauslösung deutliche Warnung aussprechen:** „Vorsicht, Defibrillation! Abstand vom Patienten halten!"
5. **Selbst Sicherheitsabstand zum Patienten halten!** Auf Sicherheitsabstand der Anwesenden achten (Rundumblick, Verantwortung: defibrillierende Person).
6. **Nach Schockauslösung müssen Hand-Paddles in die Halterung zurück!**

Sonderfall – sequenzielle Schocks („stacked shocks")

- Bei HKS am Monitor (initial beobachtete VF/pulslose VT) und betriebsbereit angeschlossenem manuellem Defibrillator oder
- bei VF/pulsloser VT während einer Herzkatheteruntersuchung oder
- bei VF/pulsloser VT unmittelbar postoperativ nach Herzchirurgie

kann – nach schneller Bestätigung des Herz-Kreislauf-Stillstandes – die Abgabe von bis zu 3 Schocks unmittelbar hintereinander erwogen werden (kurze Rhythmuskontrolle nach 1. und 2. Schock; nach 3. Schock sofort Thoraxkompressionen).

Atemwegssicherung unter CPR-Bedingungen

- Frühe Atemwegssicherung mit supraglottischer Atemwegshilfe (s. S. 76 f.): anschließend Thoraxkompressionen (mind. 100/min) ohne Unterbrechung zur Beatmung.
  - Nach Platzierung der Atemwegshilfe: Auskultation (rasche Bestätigung, dass Beatmung möglich – sonst Atemwegshilfe wieder entfernen und Beutel-Masken-Beatmung)
  - Beatmungsfrequenz etwa 10/min (Hyperventilation unbedingt vermeiden, da Verschlechterung der Durchblutung unter CPR nachgewiesen!)
  - Bei erheblicher Leckage Rückkehr zu CPR im Verhältnis 30 : 2.
  - Ein Beatmungsgerät kann nach Atemwegssicherung helfen, korrekt zu beatmen und einen Helfer ersetzen (jedoch unter Ventilationsmonitoring).
- Die endotracheale Intubation – bisher oft als Goldstandard der Atemwegssicherung bezeichnet – wird mittlerweile kritischer gesehen. Sie soll ausdrücklich nur noch dann versucht werden, wenn
  - der Anwender in der Methode geschult, fähig und sehr erfahren (!) ist und
  - die Thoraxkompressionen zur Intubation nicht länger als 10 s unterbrochen werden (Pause nur während des Passierens der Stimmbänder).
  - Zur ergänzenden Tubuslagekontrolle und zum Monitoring nach Intubation ist ausdrücklich der routinemäßige Einsatz der Kapnographie empfohlen.
- Um eine Unterbrechung der Basis-CPR zu vermeiden, kann die Intubation auch bis zur Wiederherstellung eines Spontankreislaufes aufgeschoben werden (kein Nachweis einer Outcome-Verbesserung durch frühe Intubation; Outcome-Verschlechterung durch CPR-Pausen; in jüngster Zeit Belege hoher Komplikationsraten der Intubation bei weniger geübten Helfern).

Gefäßzugangswege zur Medikamentengabe

- Venöser Zugang: Ein bereits liegender zentralvenöser Zugang (ZVK) ist einem periphervenösen Zugang zur Medikamentengabe unter Reanimation vorzuziehen (höhere Plasmaspiegelmaxima und schnelleres Erreichen der Zielorgane). Die Anlage eines ZVK unter CPR-Bedingungen ist aber nicht empfohlen (Komplikationen, erforderliche CPR-Pause)! Die periphere Venenpunktion ist schneller, einfacher und sicherer. Nach Medikamentengabe über einen periphervenösen Zugang soll jeweils mit mind. 20 ml Infusion nachgespült und die Extremität für 10–20 s hochgehalten werden (schnellere Einschwemmung).
- Intraossärer Zugang: Bei schwierigem oder unmöglichem Venenzugang (innerhalb 2 min nach CPR-Beginn) ist ein Intraossärzugang indiziert (geeignetes Instrumentarium und Technik s. S. 67 f.; keinesfalls Venenverweilkanülen verwenden). Die Medikamentendosierung entspricht der der intravenösen Gabe.
- Die tracheale/endobronchiale Medikamentengabe ist nach den Leitlinien 2010 obsolet!

Medikamente während CPR

Kein Medikament, insbes. kein Vasopressor, konnte bisher bei routinemäßiger Anwendung während CPR eine Outcome-Verbesserung zeigen. Eine Unterbrechung der Basis-CPR zur Verabreichung von Medikamenten ist nicht gerechtfertigt. Aufgrund bisheriger Daten und pathophysiologischer Überlegungen wird aktuell empfohlen:

- **Adrenalin** [Medikamentenbeschreibung s. S. 563 f.]: Hauptmechanismus ist die α-sympathomimetisch bedingte periphere Vasokonstriktion (Gefäßverengung) mit Steigerung des arteriellen Druckes unter Thoraxkompressionen. Daraus resultiert eine Verbesserung der Herz- und Hirndurchblutung. Die β-mimetischen Wirkungen wie z. B. positive Chronotropie sind eher unerwünscht. Bei Verdacht auf ROSC (z. B. endtidaler CO_2-Anstieg) Adrenalin vermeiden.
- **Amiodaron** [Medikamentenbeschreibung s. S. 567]: Amiodaron ist Antiarrhythmikum der Wahl bei therapieresistentem Kammerflimmern

1. Bei VF/pulsloser VT

- **unmittelbar nach der 3. Defibrillation:** 1 mg Adrenalin [z. B. Suprarenin®] i. v./i. o. + 300 mg Amiodaron [z. B. Cordarex®] i. v./i. o. (nach jeder Medikamentengabe mit ca. 20 ml NaCl 0,9 % oder Infusion spülen)
- Nach 1. Adrenalingabe Wiederholung (1 mg i. v./i. o.) alle 3–5 min (zu Beginn jedes 2. Zyklus), unabhängig von evtl. Rhythmusänderungen.
- (Erneute Amiodarongabe möglich bei andauerndem/wiederkehrendem Kammerflimmern: 150 mg i. v./i. o., ggf. anschließend 900 mg/24 h)

2. Bei Asystolie/pulsloser elektrischer Aktivität (PEA):

- 1 mg Adrenalin [z. B. Suprarenin®] i. v./i. o., sobald venöser Zugang vorhanden. Nach 1. Adrenalingabe Wiederholung (1 mg i. v./i. o.) alle 3–5 min (zu Beginn jedes 2. CPR-Zyklus), unabhängig von evtl. Rhythmusänderungen.

Eine routinemäßige Gabe anderer Medikamente (z. B. Atropin, Bikarbonat, Thrombolyse, Vasopressin) ist explizit nicht empfohlen

Sonderfälle:

- **Magnesium** [Medikamentenbeschreibung s. S. 609]: bei Torsade de pointes (s. S. 189) (2 g entspr. 8 mmol i. v./i. o.)
- **Lidocain:** alternativ zu Amiodaron, wenn dieses nicht verfügbar ist (1mg/kg KG i. v./i. o.)
- **Natriumhydrogencarbonat** [Medikamentenbeschreibung s. S. 617]: nur wenn HKS mit Hyperkaliämie oder Vergiftung mit trizyklischen Antidepressiva assoziiert ist (50 mmol i. v.)

Die Wiederkehr eines Spontankreislaufs (ROSC = Return of Spontaneous Circulation) markiert den ersten Schritt einer erfolgreichen CPR. Nach ROSC durchläuft der Organismus eine charakteristische und komplexe Pathophysiologie. Die unverzügliche Einleitung einer adäquaten Postreanimationsbehandlung (strukturiertes Therapieprotokoll) kann das Outcome entscheidend beeinflussen:

- Vorgehen nach ABCDE-Schema (s. S. 26f.): Überprüfen des Patienten, des bisherigen Monitorings und der bisherigen Maßnahmen (Zugänge, Atemweg)
- Kontrollierte Oxygenierung und Beatmung. Bei kurzer Stillstandszeit und raschem Erwachen Verzicht auf Intubation möglich. Sonst, insbes. bei beeinträchtigter zerebraler Funktion, Intubation unter (Analgo-) Sedierung (Letztere auch zur Reduktion von O_2-Verbrauch und Kältezittern bei Hypothermie). Normoxie und Normokapnie anstreben. Titrierte Sauerstoffgabe (Ziel-S_aO_2 94–98 %; Gefahr Hyperoxie-bedingter Schäden).
- An eine Entlastung des Magens denken (Magensonde).
- 12-Kanal-EKG und weitere Diagnostik (→ Ursachen des HKS; Komplikationen der CPR): z. B. BGA, Labor, Echokardiographie, Röntgen-Tx, ggf. CT.
- Behandlung der zugrunde liegenden Störung: z. B. Behandlung eines ACS (s. S. 313ff.); insbes. bei STEMI, aber auch bei bekannter/vermuteter KHK grundsätzlich rasch Herzkatheter/PCI anstreben (auch wenn zunächst bewusstlos).
- Temperaturkontrolle (bei > 37,5 °C: Antipyretika oder physikalische Kühlung)
- Therapeutische Hypothermie frühestmöglich nach ROSC (32–34 °C für 12–24 h): siehe nächste Seite
- Perfusion/Reperfusion (koronar, zerebral), z. B. Herzkatheter bei STEMI; Hypotonie vermeiden, Ziel: individueller Normal-RR, Urinausscheidung ca. 1 ml/kg/h
- Blutzucker: Senkung bei > 180 mg/dl (> 10 mmol/l); Hypoglykämie vermeiden!
- Kurz nach ROSC häufig kurzfristig Hyperkaliämie; danach oft Hypokaliämie (Shift durch Katecholaminwirkung): Kontrolle und ggf. Kaliumsubstitution (Ziel 4,0–4,5 mmol/l)
- Behandlung von Periarrestarrhythmien (s. S. 202ff.)
- Geeignete Zielklinik auswählen und vorinformieren

Dokumentation

- Einheitliche Dokumentation nach Utstein-Kriterien empfohlen, u. a.:
  - Zeitpunkte (Leitstelle, Gerätedokumentation etc.): Kollaps (ggf. Schätzung nach Zeugenaussagen), Notrufeingang, Fahrzeugstatus (1. RTW/NA; Ausrücken, Ankunft beim Patienten), Beginn der Reanimation, 1. Defibrillation, Wiedererlangen der Spontanzirkulation
  - Primärer EKG-Rhythmus bei Eintreffen des Rettungsdienstes
  - Beobachteter Kollaps? Laienreanimation?
  - Maßnahmen (Anzahl der Defibrillationen, Medikamente, Komplikationen)
- Wenn möglich: Teilnahme am deutschen Reanimationsregister: www.reanimationsregister.de

Therapieempfehlung

Bewusstlose erwachsene Patienten mit Spontankreislauf nach präklinischem Herz-Kreislauf-Stillstand sollen so schnell wie möglich auf 32–34 °C Körpertemperatur gekühlt werden (unabhängig vom initialen EKG-Rhythmus). Diese moderate Hypothermie soll für (12 bis) 24 h aufrecht erhalten werden. Die Kühlung sollte so früh wie möglich begonnen werden, ggf. schon im RD.

Studienlage

Der Wert dieses Vorgehens wurde in zwei unabhängigen randomisierten Multicenter-Studien – trotz relativ kleiner Fallzahlen (273 und 77 Pat.) und nicht möglicher Verblindung – signifikant und klinisch relevant belegt (unabhängige Lebensführung, Arbeitsfähigkeit, Mortalität). Verglichen mit anderen therapeutischen Maßnahmen, zeigte die Kühlung sehr niedrige „numbers needed to treat“: nur 6 bis 7 Patienten müssen im Durchschnitt behandelt werden, damit ein zusätzlicher Patient gerettet wird, im Vergleich zur Behandlung ohne Hypothermie. Das vermehrte Auftreten von Komplikationen wie Blutungen, Sepsis und Pneumonien unter Hypothermie schien den positiven Effekt auf das Überleben der Patienten nicht zu beeinflussen.
Inwieweit das Auftreten möglicher Komplikationen zu einem Abbruch der Kühlung führen muss, ist im Einzelfall durch die behandelnden Ärzte abzuwägen. Prinzipielle Kontraindikationen gegen eine milde Hypothermie sind bei Vorliegen der in der Empfehlung genannten Indikation nicht bekannt.

Praktische Durchführung/Kühlungsmöglichkeiten

- Kühlpackungen (an Hals, Leiste, Achselhöhlen), ggf. Gefriergut verwenden (Vorsicht: Schutz vor Erfrierungen zwischen Haut und Eis!)
- Infusion von 4 °C kalter kristalloider Infusionslösung (z. B. Jonosteril®, Sterofundin®). Eine Studie belegt die regelhafte Kühlung der Körpertemperatur um 1,5 °C bei der Verabreichung von 30 ml/kg KG i. v.
- Nasales Kühlsystem
- Klinik: intravasale Kühlkatheter, extrakorporale Verfahren (Herz-Lungen-Maschine), Kühlmatten, spezielle Betten mit Temperaturmanagementsystemen.

Eine Temperaturkontrolle ist verpflichtend! Ein Thermometer (Messbereich mind. 28–42 °C) sollte auf jedem RTW vorgehalten werden (DIN EN 1789)!
Es empfiehlt sich ein standardisiert festgelegtes Protokoll **„Therapeutische Hypothermie Erwachsene“** (z. B. Vorgabe des ärztlichen Leiters) innerhalb eines RD-Bereiches. Idealerweise sollten bei der Festlegung die weiterbehandelnden Intensivstationen eingebunden sein, damit eine leitlinienkonforme Fortführung der Therapie gewährleistet ist. Viele notfallmedizinische Zentren greifen in ihrem Kühlprotokoll auf eine Kombination der genannten Verfahren zurück, z. B. physikalische Kühlung (Entkleiden, Cool-Packs Achseln-Leisten-Hals) + 1000 ml 4 °C kalte Vollelektrolytlösung über 30 min i. v.

Besonderheiten und Technik der CPR bei Kindern

Altersstufen in den Leitlinien

- **Neugeborenes:** nur direkt nach Geburt (s. S. 408 f.)
- **Säugling:** bis vollendetes 1. Lebensjahr
- **Kind:** 1 Jahr bis Pubertät
- **Ab Pubertät (Blickdiagnose – Körperbau):** Vorgehen nach Erwachsenenalgorithmus

Ort der Pulskontrolle

- **Säuglinge:** A. brachialis oder A.femoralis
- **Kinder:** A. carotis oder A. femoralis

Indikation für CPR

Keine normale Atmung und nach 5 Beatmungen keine Lebenszeichen (Bewegung, Husten, normale Atmung); professionelle Helfer auch ergänzend Pulskontrolle (bei Säuglingen Indikation zur CPR, wenn HF<60/min und sonst keine Lebenszeichen).

Druckpunkt

Untere Sternumhälfte (Hand/Finger eine Querfingerbreite kranial des Schwertfortsatzes, wo die unteren Rippen in der Mitte zusammenlaufen, aufsetzen).

Drucktechnik

- **Säugling – 1 Helfer** (Laienreanimation generell): 2 Finger aufsetzen
- **Säugling – 2 Helfer:** Brustkorb umgreifen (mit beiden Daumen komprimieren)
- **Kinder:** 1 Handballen aufsetzen, ggf. auch beide Handballen falls erforderlich

Drucktiefe

Der Brustkorb soll jeweils zu einem Drittel eingedrückt werden: Säuglinge: ca. 4 cm; Kinder: ca. 5 cm

Arbeitsfrequenz der Thoraxkompressionen

Mind. 100/min – max. 120/min

Dosierung Adrenalin

10 µg/kg i. v. oder i. o. alle 3–5 min (max. Einzeldosis: 1 mg)

- bei Asystolie/PEA: 1. Gabe sobald wie möglich
- bei anhaltender VF/pulsloser VT: 1. Gabe nach der 3. Defibrillation

Dosierung Amiodaron

Bei anhaltender VF/pulsloser VT 5 mg/kgKG i. v./i. o. nach 3. Defibrillation

Reanimation bei Kindern – BLS-Algorithmus

nach ERC 2010

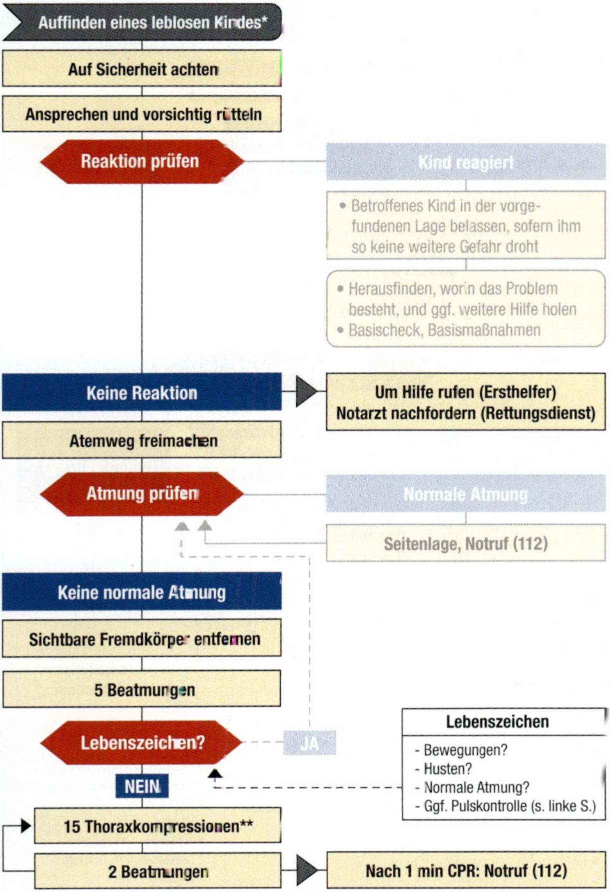

* Bei beobachtetem, plötzlichem Kollaps: sofortiger Notruf (112).

** - **Laienhelfer:** CPR 30:2 (generell Ein-Helfer-Methode – wenn möglich, reanimierenden Helfer regelmäßig austauschen)

- **Professioneller Helfer, der auf sich allein gestellt ist:** CPR 30:2 möglich, insbesondere wenn sich Schwierigkeiten beim Wechsel zwischen Kompressionen und Beatmung ergeben, die zu einer verminderten Anzahl von Kompressionen führen würden.

nach ERC 2010

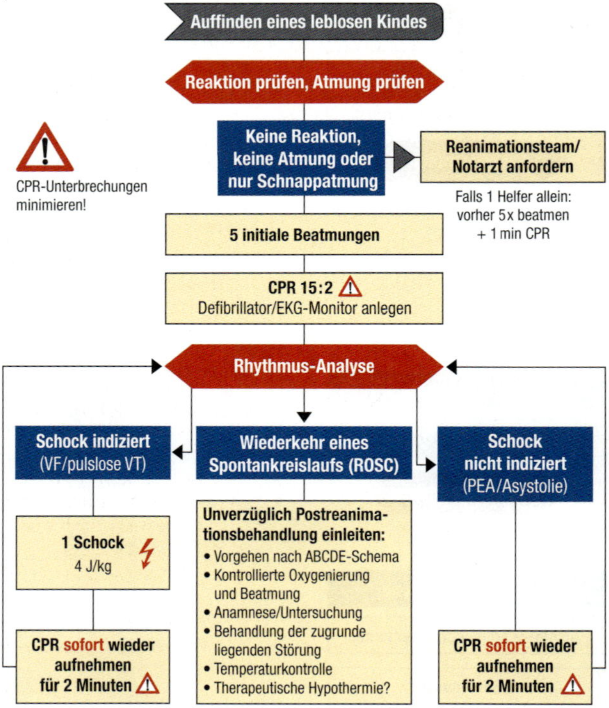

Während CPR:

- Hohe CPR-Qualität sicherstellen (Frequenz, Tiefe, Entlastung)
- Maßnahmen **vor** notwendiger CPR-Unterbrechung planen!
- Sauerstoffzufuhr
- Gefäßzugang (intravenös/intraossär)
- Adrenalingabe alle 3–5 min (bei VF/VT: erst nach 3. Schock)
- Erwäge Atemwegssicherung und Kapnographie
- Thoraxkompressionen ohne Unterbrechung für Beatmung, sobald Atemweg gesichert
- Reversible Ursachen beheben

Potenziell reversible Ursachen:

- Hypoxie
- Hypovolämie
- Hypo-/Hyperkaliämie/ metabolische Störung
- Hypothermie
- Herzbeuteltamponade
- Intoxikation
- Thromboembolie (koronar/pulmonal)
- Spannungspneumothorax

Zahlreiche Überlebende eines Herz-Kreislauf-Stillstandes verdanken der Reanimationsmedizin wertvolle Lebenszeit und rechtfertigen den hohen personellen und materiellen Einsatz. Die Kehrseite ist: viele Reanimationsversuche verlaufen – primär oder sekundär – erfolglos oder enden mit schwersten bleibenden Schäden. Die Entscheidung eine CPR zu beginnen oder zu unterlassen bzw. eine laufende CPR fortzusetzen oder abzubrechen, erfordert die rasche und kluge Abwägung **juristischer Rahmenbedingungen** (Hilfeleistungspflicht vs. Körperverletzungstatbestände bei entgegenstehendem Patientenwillen) und **allgemein anerkannter ethischer Grundprinzipien** (Patientenautonomie, Behandlungsgerechtigkeit, Nutzen, Nicht-Schaden – Würde des Pat. und Aufrichtigkeit der Helfer) **auf Basis medizinischer Informationen** (Prognose) sowie **unter Berücksichtigung des soziokulturellen und religiösen Umfelds.**

Patientenverfügung/Patientenwille

Jede medizinische Behandlung muss den Willen des Patienten berücksichtigen. Dieser ist in einer Reanimationssituation aber oft schwierig zu ermitteln. Gibt es keine anderen Informationen, so ist im Rahmen der mutmaßlichen Einwilligung zunächst grundsätzlich der Wunsch nach Lebensrettung zu unterstellen. Manche Pat. haben jedoch ihren Willen und ihre Wünsche klar formuliert und hinterlegt (Patiententestament/-verfügung). Aus ethischer Sicht ist es unerheblich, wie der Wille zum Ausdruck gebracht wird, sei es schriftlich oder mündlich (z. B. Wiedergabe durch Angehörige; jedoch Gefahr der Beeinflussung durch eigene Ansichten, Interessen und Fehlinterpretationen). Grundsätzlich muss jedoch hinterfragt werden, ob die Verfügung noch aktuell und unmissverständlich auf die konkrete Situation bezogen ist. Die Einstellung des Patienten kann sich mit Wechsel der Lebensumstände oder Kenntnisse ändern; z. B. wird von Pat. mit zunehmender Erkrankungsschwere eine niedrigerere Lebensqualität als akzeptabel eingestuft!

Entsprechende Willensäußerungen sind in einer akuten Notfallsituation oft nicht direkt auffindbar oder beziehen sich auf andere Situationen. Aus diesen Gründen und weil es sich beim HKS um ein **zeitkritisches Ereignis** handelt, ist **im Zweifelsfall sofort mit der CPR zu beginnen,** um dann während laufender Reanimation alle wichtigen Informationen für eine verantwortungsvolle Entscheidung zu sammeln (Fortführen oder Einstellen der Therapie). Helfer unterschätzen oft den Überlebenswunsch des Patienten!

Kein Reanimationsversuch/vorzeitiger Reanimationsabbruch

- **Reanimation unmöglich:** sichere Todeszeichen/nicht überlebbare Verletzung
- **Reanimation sinnlos:** keine Aussicht auf eine Lebensverlängerung mit akzeptabler Lebensqualität; Grunderkrankung/Multiorganversagen im Endstadium ohne behandelbare Ursache.
- **Reanimation wirksam abgelehnt:** gültige Patientenverfügung liegt vor (s. o.)

DNAR-Anweisung („do not attempt resuscitation")

Wenn Umstände bekannt sind, die einen **CPR-Versuch aussichtslos** machen würden (keine Lebensverlängerung mit akzeptabler Lebensqualität möglich), sollte der behandelnde Arzt rechtzeitig die genauen Umstände prüfen und möglichst im Einvernehmen mit Pat. und Angehörigen eine schriftlich dokumentierte Anweisung treffen, bei HKS keine CPR durchzuführen (sog. DNAR-Anweisung). Eine DNAR-Anweisung sollte allen an der Behandlung Beteiligten bekannt sein. Eine DNAR-Anweisung für sich allein schränkt nicht die übrige (ggf. palliative) Therapie ein und kann zurückgenommen werden, falls sich der Zustand des Pat. wieder so verbessern sollte, dass eine eventuelle CPR aussichtsreich wäre.

Regelgerechter Abbruch von Reanimationsmaßnahmen

- Nach 20 min ununterbrochener Asystolie trotz vollständiger Reanimationsmaßnahmen und Fehlen behandelbarer Ursachen (Ausnahme z. B. Hypothermie)
- Bei persistierendem Kammerflimmern soll die Reanimation fortgeführt werden.
- Zwischenzeitliches Feststellen der Aussichtslosigkeit (s. vorhergehende Seite)
- Berücksichtigung von Faktoren, die die Entscheidung beeinflussen können: Krankengeschichte, Prognose, Hypoxiezeit usw. Alter ist nur ein schwacher Vorhersagefaktor. Im höheren Alter liegen zwar häufiger Begleiterkrankungen vor; ohne deren Berücksichtigung ist das Alter jedoch ohne Aussagewert.
- Die Entscheidung obliegt dem ärztlichen Team-Leiter, möglichst nach Rücksprache mit dem Team.

Entscheidungen durch nicht-ärztliches Fachpersonal

Vorzeitiger Abbruch/Verzicht auf Reanimation in folgenden Situationen möglich:
- Vorliegen einer gültigen und anwendbaren Patientenverfügung, keine Reanimation zu beginnen (Kriterien s. vorhergehende Seite)
- Kopfabtrennung, Durchtrennung des Oberkörpers, Leichenstarre, sehr lange andauernde Verschüttung, Verkohlung, Totenflecken

Andere Faktoren (z. B. 20 min Asystolie) sind von den jeweiligen nationalen Vorgaben (ethisch, moralisch und rechtlich) abhängig.

Anwesenheit von Angehörigen bei der Reanimation

- Mittlerweile akzeptierte Praxis in Europa und von der Mehrzahl der Angehörigen gewünscht (besonders bei Kindern). 90 % würden es – nachträglich befragt – wieder wünschen. Die Angehörigen profitieren von ihrer Anwesenheit.
- Möglichst Briefing der Angehörigen; Betreuung durch ein geeignetes Teammitglied.
- Kompetentes und ruhiges Arbeiten vermitteln; Maßnahmen erklären
- Bei Tod des Patienten Angehörige zum Entfernen von Tubus und Kanülen (wenn sie nicht für rechtsmedizinische Untersuchung im Leichnam bleiben sollen) kurz nach draußen bitten (Maßnahmen erklären!).

7. Störungen des Bewusstseins

Natürlich führen die meisten Notfälle unbehandelt über kurz oder lang zu Störungen des Bewusstseins. In diesem Kapitel werden solche Notfälle beschrieben, die sich dem Rettungsdienst häufig (nur) mit dem Leitsymptom „unklare Bewusstlosigkeit“ präsentieren (z.B. Meldestichwort: „nicht mehr ansprechbare Person“).

Auch bei der Versorgung bewusstloser Patienten stets auf unangebrachte Bemerkungen verzichten! Selbst (scheinbar) bewusstlose Patienten können unter Umständen das Umgebungsgeschehen z.B. akustisch wahrnehmen (und später davon berichten), sodass sie durch Äußerungen der Anwesenden durchaus psychisch beeinflusst werden können (Gefühl des Verlassenseins, dauerhafte Erinnerung). Beispielsweise ist beim **Locked-in-Syndrom** das Bewusstsein erhalten: der Patient hört und versteht alles, was gesprochen wird, kann sich aber nur durch vertikale Augenbewegungen bemerkbar machen.

Wichtige Hinweise zur Differenzialdiagnostik

- Bei fehlenden oder nicht adäquaten Reaktionen immer auch an Störungen der Sinneswahrnehmungen denken (z.B. Blindheit, Taubstummheit, Behinderung).
- Patienten während oder nach Synkopen, Hypoglykämien, Krampfanfällen, Apoplexie und Vergiftungen (Alkohol) können zum Verwechseln ähnliche Symptome zeigen. Bei voran gegangenem Alkoholkonsum sollten Symptome daher nicht vorschnell alleine auf den Alkohol zurückgeführt werden.
- Plötzliche Bewusstseinsstörungen durch o.g. Ursachen können zu „unerklärlichen“ Unfällen führen, die die ursprüngliche Ursache verschleiern (z.B. Verkehrsunfall, Verbrennungen, Ertrinken, Schädel-Hirn-Trauma durch Sturz).

Bewusstsein umfasst die Fähigkeiten eines Menschen,
- sich zur Zeit, zum Ort, im Raum, zur Situation und zur Person zu orientieren,
- auf Fragen gezielt zu antworten und
- auf Reize (z. B. Schmerz) angemessen zu reagieren.

Ungestörtes Bewusstsein ermöglicht die Sinneswahrnehmungen sowie Denk- und Merkfähigkeit. Außerdem sind bei ungestörtem Bewusstsein lebenswichtige **Schutzreflexe** vorhanden (z. B. Husten- und Schluckreflex; **Gefahr der Aspiration** bei Erlöschen dieser Reflexe). Bewusstlose Patienten in Rückenlage sind durch ein Erschlaffen der Zungenmuskulatur (Zurücksinken des Zungengrundes mit Verlegung der Atemwege) gefährdet. **Häufige Ursachen für Bewusstseinsstörungen** sind z. B. Sauerstoffminderversorgung jeder Art (z. B. Atemwegsverlegung), Schlaganfall, direkte Gehirnschädigung durch Schädel-Hirn-Trauma, Unter-/Überzuckerung, Krampfanfälle, Vergiftungen, Infektion (z. B. Meningitis), Unterkühlung. **Eine ungeklärte Bewusstseinsstörung muss angesichts der vielen schwer wiegenden Ursachen immer als ein Zeichen für einen vital bedrohlichen Zustand des Patienten angesehen werden (Notarztindikation).** Eine plötzliche, nur kurzzeitige Bewusstlosigkeit („Ohnmacht") wird als **Synkope** bezeichnet. Die Ursachen reichen von harmlos bis lebensgefährlich (s. S. 262).

Einteilung: Bewusstseinsstörungen nach Wachheit (Vigilanz)
- Somnolenz: Schläfrigkeit, Reaktion auf Ansprache verzögert, leicht erweckbar
- Sopor: Reaktion nur auf starke Stimuli (Schmerz) gezielt, schwer erweckbar
- Koma: tiefe Bewusstlosigkeit, Patient durch äußere Reize nicht erweckbar

Differenziertere Beurteilung: Glasgow-Coma-Scale (GCS, s. S. 660). Bei einer GCS ≤ 8 ist i. d. R. die endotracheale Intubation zur Atemwegssicherung erforderlich (NA), wenn die Störung nicht schnell reversibel ist (z. B. Hypoglykämie). Bewusstseinsveränderungen bei psychiatrischen Erkrankungen s. S. 514 ff.

Maßnahmen bei unklaren Bewusstseinsstörungen

In vielen Fällen gestörten Bewusstseins ist im RD keine exakte Diagnose und somit keine spezifische Therapie möglich → **zügiger Transport in geeignete Klinik** (→ **adäquate, zielführende Diagnostik:** z. B. Labor, Ultraschall, Röntgen, **CCT**).

Prioriäten bei Bewusstlosigkeit: Basismaßnahmen vor Ursachenfindung
- Eigenschutz, ggf. HWS-Immobilisierung, ggf. Blutstillung
- Atemwege freimachen/freihalten: ggf. Fremdkörperentfernung/Absaugen, Stabile Seitenlage, Atemwegssicherung (Notarzt: ggf. Intubation)
- Sauerstoffgabe, ggf. (assistierte) Beatmung, ggf. CPR, Notarztnachforderung
- Wärmeerhalt, kontinuierliche Überwachung der Vitalfunktionen

Vorgeschichte, Hinweise von Umstehenden oder Angehörigen

- **Wie lange** ist der Patient schon bewusstlos (min./max.)? **Augenzeugen?**
- Wurde der Patient **plötzlich oder allmählich** bewusstlos?
- Hat der Patient zu Beginn/während der Bewusstlosigkeit **gekrampft?**
- Hatte der Patient **Beschwerden vor der Bewusstlosigkeit?** (z. B. Atemnot, Herzschmerzen, Kopfschmerzen, Bauchschmerzen, Psychose)
- Was ist in den **letzten 30–60 Minuten vor dem Ereignis** geschehen? Was hat der Patient zuletzt getan (z. B. Arbeit, Nahrungsaufnahme, Toilettengang)?
- Gab es ein **traumatisches Ereignis** im Vorfeld (SHT, stumpfes Bauchtrauma)?
- Welche **Maßnahmen** wurden durch **Ersthelfer** getroffen? Lageveränderung?
- Sind **Erkrankungen** des Patienten bekannt? (z. B. Diabetes, Herzschwäche)
- Welche **Medikamente** nimmt der Patient ein? **(Drogen-) Abhängigkeit?**
- Besteht eine **Selbsttötungsneigung** (evtl. schriftlich niedergelegt)?
- Ist eine (evtl. unbeabsichtigte) **Vergiftung** möglich? (z. B. Chemikalien) Suche (z. B. nach Tablettenschachteln) in der **Toilette**, im **Ausguss**, im **Abfall!**
- Ist eine **Schwangerschaft** möglich? **Gewichtsabnahme/-zunahme?**
- Bestehen Besonderheiten bei der **Ernährung?** (z. B. Diät, Fleischkonserven)

Schwerpunkte der körperlichen Untersuchung

- Atemtyp und AF: z. B. Kussmaul (→ Azidose bei **Überzuckerung**), Atemstillstand/inverse Atmung (→ **Fremdkörper/Vergiftung**), Cheyne-Stokes/Biot (→ zentrale Atemstörung, Schlaganfall)
- Puls/Blutdruck: z. B. Schock (→ **Volumenmangel, Anaphylaxie**)
- Blutzuckertest: **Unterzuckerung/Überzuckerung** (Hypo-/Hyperglykämie)
- EKG-Ableitung: z. B. Herzrhythmusstörungen (→ **Adams-Stokes-Anfall**)
- Körpertemperatur: **Unterkühlung/Überhitzung** (Hypo-/Hyperthermie)
- Pupillenkontrolle: a) beidseits eng/weit (→ z. B. **Vergiftung** mit Opiat), b) Pupillendifferenz (→ z. B. **intrakranielle Blutung**)
- Auf folgende Details/Symptome gezielt achten: **Verletzungen** (evtl. durch Kleidung/Kopfhaare versteckt), **Nadeleinstiche** (→ Drogen?), **Hautfarbe** (z. B. Zyanose, Blässe), **Geruch** nach Azeton/Urin/Lehm (→ Stoffwechselkoma/Vergiftung?), **stehende Hautfalten,** eingefallene Augen (→ Dehydratation?), **Nackensteifigkeit** (→ SAB? Meningitis? Sonnenstich? – im Koma nicht nachweisbar), **Krämpfe** (→ Epilepsie? Hirnblutung?), **Hautrötung,** Quaddelbildung, Gesichtsödem (→ Anaphylaxie?), Anzeichen/Möglichkeiten für **kriminelles Delikt?** (z. B. Strangmarke, Abwehrverletzung, Bindehautblutungen, fehlende Plausibilitäten)

Bei bewusstlosen Notfallpatienten nie vergessen:
Blutzucker, EKG, Entkleiden und auf Verletzungen untersuchen, Pupillen

Spezielle Notfall-Differenzialdiagnostik (Notarzt)

- Evtl. „diagnostische Antidotgabe" (z. B. Flumazenil, Naloxon), spez. Neurologie

Unter Synkope versteht man eine plötzliche, spontan reversible „Ohnmacht“ mit **kurz dauernder Bewusstseinsstörung und Muskeltonusverlust,** mit oder ohne Hinstürzen. Ursache ist eine **kurzzeitige Minderdurchblutung des Gehirns durch Blutverteilungsstörung.** Die folgenden drei häufigen Formen sind meist an sich harmlos, aber situationsabhängig gefährlich (z. B. Selbst- oder Fremdgefährdung durch Sturz, Verkehrsunfall, Fehlbedienung von Maschinen):

Vasovagale Synkope

Starke Emotionen (Blutsehen, Ekel, Schreck, Angst, Schmerz), Hitze oder Kälte sowie eine akute Vagusreizung (Pleurapunktion, Kolik) können durch Auslösung einer Reflexkette innerhalb von Sekunden zu einem akuten Blutdruck- und Herzfrequenzabfall führen. Erhöhtes Risiko bei langem Stehen, besonders in Menschenmassen, warmer Umgebung und nach Alkoholgenuss. Betroffen: **i. d. R. junge Patienten und Frauen. Möglicher Mechanismus:** erhöhter Sympathikotonus in Kombination mit Versacken des Blutes im venösen System („Pooling“) führt zur kräftigen Kontraktion eines relativ leeren Ventrikels evtl. mit Tachykardie → ventrikuläre Mechanorezeptoren aktivieren Reflexe (z. B. über N. vagus) → **Gefäßweitstellung** (Vasodilatation) und Bradykardie → Hypotonie und Synkope. Diagnose in der Klinik durch Kipptischuntersuchung möglich.

Orthostatische Dysregulation

Unvermögen des Organismus, sofort und anhaltend durch Anpassen des peripheren Gefäßwiderstandes (Blutgefäßtonus) auf eine Lageänderung des Körpers (z. B. plötzliches Aufstehen) so zu reagieren, dass ein stärkerer Abfall des Blutdrucks vermieden wird. Betroffen: vor allem **Jugendliche** in der Pubertät **und ältere Menschen** (insbesondere bei chronischer Einnahme von Antihypertonika und Antidepressiva). Diagnose in der Klinik durch Schellong-Test möglich.

Pressorische Synkope (situative Synkope)

Erhöhter Druck im Brust- und Bauchraum über 10–15 s führt zu einem deutlich verminderten venösen Blutrückstrom in den Brustkorb mit vermindertem Herzauswurf, ferner Reizung von Druckrezeptoren mit reflektorischem RR- und Herzfrequenzabfall. Die pressorische Synkope tritt in **typischen Situationen** auf, z. B. Stuhlpressen (v. a. bei Verstopfung), Harnpressen (v. a. Männer mit Prostatavergrößerung = sog. **Miktionssynkope**), Valsalva-Pressversuch (s. S. 205), Schneuzen/Niesen, Heben von Lasten, Lachen. **Hustensynkopen** häufiger bei Männern mit COPD (s. S. 294 f.), da das intrathorakale Blutvolumen bei COPD vermindert ist. Diagnose in der Klinik durch Provokationsteste unter Monitoring möglich.

Postprandiale Synkope

Durch Umverteilung von Blut in den Verdauungstrakt nach Mahlzeiten kann es besonders bei älteren Menschen zum plötzlichen Bewusstseinsverlust kommen.

In den folgenden Fällen muss eine Synkope oder eine andere kurzzeitige Bewusstlosigkeit als Warnzeichen für bedrohliche Erkrankungen angesehen werden:

Kardiale Synkope = (Morgagni-) Adams-Stokes-Anfall

Eine plötzliche (evtl. vorübergehende/spontan endende) **Herzrhythmusstörung** mit Asystolie, Bradykardien (z. B. unter 30/min) oder Tachykardien (z. B. über 180/min) kann zu einem starken Abfall des Herzzeitvolumens mit anschließender Bewusstlosigkeit führen. Häufige ursächliche Herzrhythmusstörungen sind gefährliche Sinusbradykardien, höhergradige AV-Blöcke und ventrikuläre Tachykardien (inkl. Torsade de pointes), s. Kapitel EKG. Synkopen im Sitzen oder Liegen sind verdächtig auf kardiale Synkopen, auch wenn diese ebenfalls im Stehen auftreten können. Kardiale Synkopen haben ein **hohes Mortalitätsrisiko,** wenn keine Diagnostik und prophylaktische Therapie (z. B. Herzschrittmacher) eingeleitet wird (bis 40 % in zwei Jahren). Sie werden häufig nicht erkannt, weil die Herzrhythmusstörung oft spontan aufhört (Diagnosemöglichkeiten: z. B. Langzeit-EKG/Loop Recorder s. S. 226), elektrophysiologische Methoden). Mögliche Ursachen für die genannten Herzrhythmusstörungen: akuter Herzinfarkt, Sick-Sinus-Syndrom (s. S. 195), Karotis-Sinus-Syndrom (s. S. 195), Präexzitationssyndrome (s. S. 187), primäre elektrische Herzerkrankungen (s. S. 176). Auch Herzschrittmacherfehlfunktionen können zu einer Synkope führen (s. S. 217 ff.)

Synkope durch Begrenzung des Herzzeitvolumens

Häufig mehrfach innerhalb kurzer Zeit! Z. B.: Lungenembolie (s. S. 339 ff.); bedrohlicher, aber nur langsam zunehmender **Volumenverlust** (z. B. gedeckt rupturiertes Aortenaneurysma, Magen-Darm-Blutung), besonders bei fehlender Kompensationsmöglichkeit durch Tachykardie (z. B. **β-Blockertherapie, Herzschrittmacher**); Einengung der Ausflussbahn des linken Herzens (z. B. Aortenklappenstenose), Herzinfarkt mit Pumpversagen.

Metabolische Synkope

Z. B. **Hypoglykämie** (s. S. 274 f.), Hypokapnie bei **Hyperventilationssyndrom** (Engstellung der Hirnarterien → kurze Bewusstlosigkeit – s. S. 288 f.).

Vena-cava-Kompressionssyndrom

s. S. 395

Hitzekollaps/Hitzeohnmacht

s. S. 487

Kurze Bewusstlosigkeit durch neurologische Ereignisse

Z. B. **Epilepsie** (s. S. 276 ff.), **TIA**/Apoplex/Karotisstenose (s. S. 280 ff.), intrakranielle Blutung (s. S. 356 f.), Schädel-Hirn-Trauma (s. S. 352 ff.), Narkolepsie.

Symptomatik

- evtl. kurz vor der Ohnmacht („Präsynkope“): Blasswerden, Leeregefühl im Kopf, ungerichteter Schwindel, verschwommenes Sehen/Schwarzwerden vor Augen
- **(kurzzeitige) Bewusstlosigkeit/Ohnmacht,** evtl. kurze Zuckungen von Gesicht oder Extremitäten, **Tonusverlust der Muskulatur,** Zusammensinken
- flache Atmung, Puls schwer tastbar (schnell oder langsam), Blutdruckabfall
- (im Gegensatz zum Grand-mal-Krampfanfall:) häufig **rasche Erholung** ohne Müdigkeit (kein Nachschlaf), i. d. R. kein Einnässen, kein Zungenbiss
- erneute Kollapsneigung bei zu schnellem Aufstehen nach Synkope

Maßnahmen RS/RA

- **Basischeck, Basismaßnahmen** (je nach Bewusstseinszustand: Seitenlage oder Schocklage, Atemwege freihalten, kein Essen/Trinken, auch nach Erwachen!)
- **Abklärung der Ursache** der Synkope (z. B. Blutzuckertest, EKG, Anamnese s. nächste Seite), ggf. spezifische Maßnahmen je nach Ursache
- **Im Zweifelsfall** immer: **kompletter Basischeck** und **Notarztnachforderung.**
- Zur Behandlung der klassischen Formen der Synkope (vasovagal, orthostatisch, pressorisch) genügt meist eine Basistherapie mit Schocklage, Beruhigung und Aufklärung sowie die Überwachung der Vitalfunktionen. Trotzdem sollte – selbst bei zügiger Besserung – jeder Patient sicherheitshalber einem Arzt vorgestellt werden, um akut behandlungsbedürftige, gefährliche Ursachen auszuschließen.

Maßnahmen RA in Notkompetenz

in schweren Fällen: venöser Zugang, Anlegen von Vollelektrolytlösung

Notärztliche Therapie

- **Untersuchung, Standardtherapie, ggf. Behandlung der Ursache**
- in schweren Fällen:
  - venöser Zugang, Infundieren von Vollelektrolytlösung
  - **Medikamente:** Sympathomimetika, z. B. Theodrenalin und Cafedrin [Akrinor®] (Erwachsene: 0,2–2 ml i. v.; 1 Ampulle mit NaCl 0,9 % auf 10 ml verdünnen und in 1-ml-Schritten langsam bis zum ausreichenden Wirkungseintritt dosieren)

Achtung

Mögliche **Verletzungen durch Sturz** bedenken (SHT, WS)! Auch an **gefährliche Ursachen** denken, die manchmal ohne gravierende Symptome ablaufen und z. T. erst in der Klinik diagnostiziert werden können: (stummer) Herzinfarkt, primäre elektrische Herzerkrankungen (s. S. 176), innere Blutung, Lungenembolie.

Erste Abklärung von Synkopen

Fragestellung	Wenn ja, Verdacht auf
1. Ist eine Herzerkrankung bekannt? Hat der Pat. vor der Synkope Herzstolpern oder Herzrasen bemerkt? Herzrhythmusstörungen im EKG?	**Kardiale Synkope** → Notarzt nachfordern, s. Herzrhythmusstörungen (S. 177 ff.).
2. Hat der Patient eines der folgenden Symptome gespürt? Lähmungserscheinungen oder Gefühlsausfälle in den Gliedern, Sehstörungen, Verwirrtheit, Sprachschwierigkeiten, plötzliche starke Kopfschmerzen.	**Schlaganfall** (TIA, Apoplexie/ICB – s. S. 276 ff.) → Klinikeinweisung, ggf. NA nachfordern.
3. Ist bei dem Patienten eine diabetische Erkrankung bekannt? Hat der Patient Heißhunger? Hat der Patient schon länger keine Nahrung mehr zu sich genommen?	**Hypoglykämie** (s. S. 274 f.) → Blutzuckerbestimmung! Ggf. Verabreichung von Glukose.
4. Fühlt der Patient ein Kribbeln in den Händen? Hat der Patient eine Pfötchenstellung bei bestehender Hyperventilation? Aufregung?	**Hyperventilationstetanie bzw. -syndrom** (Sicherung der Verdachtsdiagnose mit Chvostek-Zeichen) → s. S. 288 f.
5. Hat der Patient in letzter Zeit ein Schädeltrauma erlitten (z. B. sich den Kopf gestoßen)?	**Epi- oder subdurales Hämatom** → s. S. 356 f.
6. Ist die Patientin schwanger oder besteht die Möglichkeit? (Schwäche und Ohnmacht sind häufige Schwangerschaftsphänomene)	In Rückenlage mögliches **Vena-cava-Kompressionssyndrom** (Schwangerschaft im letzten Drittel – s. S. 395) → durch Arzt (Gynäkologen) abklären; im Zweifel: Linksseitenlagerung
7. Hat die Patientin zurzeit ihre Regelblutung oder steht sie kurz davor? Hat die (meist junge) Patientin Unterbauchschmerzen?	**Praemenstruelles Syndrom** → durch Arzt (Gynäkologen) abklären (Beachte: gynäkologische Blutung, s. S. 417)
8. Ist die Regel ausgeblieben oder war die letzte Regelblutung „anders als sonst" (Frauen im gebärfähigen Alter)?	**Schwangerschaft** (S. 394)/**Extrauteringravidität** (EU, S. 420) → Abklärung durch (Haus-) Arzt/Gynäkologen (Beachte: Schock bei EU/Tubarruptur → NA! Klinik: Not-OP).
9. Besteht Atemnot?	**Lungenembolie** → S. 339 ff. **Pneumothorax** → S. 370 f.. **Hustensynkope bei COPD** → S. 294 f.
10. Ist der Patient hastig aufgestanden, bevor er „umkippte"?	**Orthostatische Fehlregulation** → Abklärung durch (Haus-) Arzt
11. Hat der Patient lange in warmer oder enger Umgebung gestanden? (Menschenmenge)	**Vasovagale Synkope** oder **Hitzekollaps** → S. 487
12. Nimmt der Patient Medikamente gegen Bluthochdruck?	**Überdosierung oder verstärkte Wirkung** → durch Arzt abklären.
13. Z. n. Blutabnahme? Alkoholgenuss? Hatte der Patient ein seelisches Schockerlebnis (z. B. Aufregung, Schreck, Angst)? Hat der Patient (starke) Schmerzen?	**Vasovagale Synkope** → Beruhigung, Ausschluss anderer Möglichkeiten, Vorstellung beim Arzt; ggf. unbedingt **Ursache der Schmerzen** abklären (z. B. innere Blutung, Herzinfarkt, Aortenaneurysma, Kolik).
14. Gibt es Hinweise auf akuten Blutverlust? (z. B. (zurückliegendes) Bluterbrechen, Teerstuhl, starkes Nasenbluten, Akutes Abdomen, (starke) Menstruation, Schocksymptomatik usw.)	**Volumenmangel** → S. 326 ff./ Exsikkose → S. 436 f., 502
15. Leidet der Patient unter heftigem, evtl. länger anhaltendem Erbrechen oder Durchfällen?	**Exsikkose/Elektrolytstörungen** → S. 436 f., 502 f.

Physiologie

Das Kohlenhydrat Glukose (Traubenzucker, Dextrose) spielt im Energiestoffwechsel des Körpers als zentraler **Energieträger** eine wesentliche Rolle. Aufnahme im Darm → Transport im Blut → Verarbeitung in Zellen (Energiebereitstellung, z. B. für Muskelarbeit → innere Atmung; Speicherung in Leber und Muskel als Glykogen). Neben der Glukoseaufnahme mit der Nahrung (z. B. Honig, Getränke, Früchte) kann sie aus anderen Stoffen (z. B. Rohr-/Rüben-, Malz- und Milchzucker, Aminosäuren aus Muskeleiweiß, Laktat, Glyzerol aus Fettabbau) hergestellt (Glukoneogenese) sowie bei Bedarf aus Glykogenspeichern (Leber, Muskeln) freigesetzt werden.

Die Glukose-Konzentration im Blut (Blutzuckerspiegel, BZ-Wert) wird bei etwa **100 mg/dl (= 0,1 % = 5,6 mmol/l) konstant** gehalten (detailliertere Normwerte s. S. 267, 271). Sie steigt bei Nahrungsaufnahme (Glukosezufuhr) und sinkt bei körperlicher Anstrengung (Glukoseverbrauch). Da sich starke Schwankungen der Glukosekonzentration (Hypo- bzw. Hyperglykämie) schädlich auf den Körper auswirken, wird der **Blutzuckerspiegel hormonell geregelt:**

Insulin

(Bildung in den β-Zellen der Bauchspeicheldrüse)
- Förderung der Bildung von Glykogen (Speicher) aus Glukose
- Förderung der Aufnahme von Glukose in die Zellen (zusammen mit Kalium)
- Förderung der Glykolyse (Zuckerabbau)
- Förderung der Bildung von Fetten
- Hemmung der Zuckerneubildung (Glukoneogenese)

→ **Blutzuckerspiegel sinkt!**

Glukagon

(Bildung in den α-Zellen der Bauchspeicheldrüse)
- Förderung der Zuckerneubildung (Glukoneogenese)
- Förderung des Abbaus von Fett (→ Bausteine für die Zuckerneubildung)
- Hemmung der Glykolyse (Zuckerabbau)
- Förderung des Glykogenabbaus (Aktivierung von Glukose aus den Speichern)

→ **Blutzuckerspiegel steigt!**

Während **Insulin das einzige blutzuckersenkende Hormon** darstellt, können neben Glukagon noch viele andere (Stress-) Hormone den Blutzuckerspiegel erhöhen, vor allem Kortisol und andere Glukokortikoide, Adrenalin und andere Katecholamine, STH (Wachstumshormon) und Schilddrüsenhormone (T_3, T_4).

Unter Diabetes mellitus versteht man eine Vielzahl von verschiedenen Erkrankungen, denen eines gemeinsam ist: Unbehandelt steigt der Blutzuckerspiegel an. Wird die sog. Nierenschwelle überschritten (> 160–180 mg/dl bzw. 8,9–10,0 mmol/l), so wird Glukose über die Nieren im Urin ausgeschieden, daher der Begriff „Diabetes mellitus" (bedeutet übersetzt etwa „honigsüßer Durchfluss", was auf die historische Diagnosestellung über den geschmacklichen Nachweis von ausgeschiedenem Zucker im Urin zurückgeht).

Die Diagnose Diabetes mellitus wird gestellt, wenn folgende Grenzwerte für den Blutzuckerspiegel überschritten werden (DDG, IDF, ADA, WHO):	
≥ 126 mg/dl bzw. ≥ 7 mmol/l	nach 8 Stunden nüchtern (ohne weitere Erkrankungen und Störfaktoren)
≥ 200 mg/dl bzw. ≥ 11,1 mmol/l	spontan irgendwann („Gelegenheitsblutzucker") oder 2 Stunden nach oraler Aufnahme von 75 g Glukose („oraler Glukosetoleranztest" = oGTT nach WHO; ohne Störeinflüsse, z. B. akute Erkrankungen)

Diese Werte beziehen sich auf die enzymatische Standardmethode bei venösem Blutplasma. Eine Wiederholungsmessung zur Diagnosesicherung wird empfohlen.

Von einem gestörten Glukosestoffwechsel wird bereits gesprochen, wenn der Nüchternblutzucker mindestens 100 mg/dl (5,6 mmol/l; gestörter Nüchtern-BZ) oder der BZ nach Nahrungsaufnahme oder 2 h nach oGTT mind. 140 mg/dl (7,8 mmol/l; pathologische Glukosetoleranz) beträgt. Aus einem gestörten Glukosestoffwechsel kann sich ein Diabetes mellitus entwickeln → regelmäßige Kontrollen.

Chronische Folgen zu hoher Blutzuckerkonzentrationen

- Schädigung von kleinen Gefäßen **(Mikroangiopathie),** vor allem:
  - Schädigung der **Nieren** bis zum Nierenversagen (diabetische Nephropathie)
  - Schädigung der **Netzhaut** des Auges (diabetische Retinopathie nach 10 Jahren bei ungefähr 50 % der Patienten – häufigste Erblindungsursache)
  - Periphere **Durchblutungsstörungen** (z. B. diabetischer Fuß, Neigung zu schlecht heilenden Geschwüren bis hin zur Nekrose und Amputation)
- Förderung einer Schädigung größerer Gefäße (**Makroangiopathie,** z. B. an Herz- und Hirnarterien → Schlaganfall- und Herzinfarktrisiko deutlich erhöht).
- Schädigung peripherer **Nerven (diabetische Neuropathie;** strumpf- und handschuhförmige Gefühlsstörungen, Brennen, Schmerzen bis zu Lähmungen).

Diese Folgen treten mit einer zeitlichen Verzögerung von Jahren bis Jahrzehnten in Erscheinung und bestimmen entscheidend Prognose und Lebensqualität des Pat. mit Diabetes mellitus. Die genannten Komplikationen können durch eine adäquate Diabetes-Therapie und Lebensführung mit konstant niedrigen Blutzuckerwerten verhindert bzw. entscheidend vermindert werden. **Ideale Therapie-Zielwerte** für nichtschwangere Erwachsene (Europa/IDF 2007 = (e) Amerika/ADA 2008 = (a)):

- Blutzucker nüchtern: **< 100**(e)–126(a) mg/dl (< 5,6–7,0 mmol/l)
- Blutzucker nach Mahlzeit: **nach 2 h < 140**(e) mg/dl; Spitzenwert < 180(a) mg/dl
- HbA_{1C}-Wert (Maß für die Langzeitblutzuckereinstellung): **< 6,5**(e)–7(a) %

Einteilung des Diabetes mellitus (nach ADA/WHO)

I. β-Zellzerstörung mit absolutem Insulinmangel (Typ 1)

(unter 5 % aller Diabetiker, geschätzt 250 000 in Deutschland)

- **Rasch fortschreitende** Zerstörung insulinproduzierender β-Zellen in der Bauchspeicheldrüse (z. B. durch Autoimmunmechanismus von Beginn an, z. T. mit genetischer Komponente) → **Insulin fehlt** und muss regelmäßig von außen zugeführt werden **(Injektion).** Typ-1-Diabetiker sind meist norm-/untergewichtig.
- Beginn meist im Alter unter 30 Jahren (mit einem Gipfel zwischen dem 14. und 20. Lebensjahr) mit innerhalb kurzer Zeit einsetzenden klassischen Diabetessymptomen (Durst, vermehrtes Trinken und Wasserlassen).

II. Insulinresistenz und zumeist relativer Insulinmangel (Typ 2)

(über 95 % aller Diabetiker; Typ 2a = ohne Adipositas; Typ 2b = mit Adipositas)

- **Insulin wird initial meist normal oder sogar vermehrt produziert. Die gebildete Insulinmenge** (Sekretion der β-Zellen) ist aber relativ **nicht ausreichend** bzw. die Insulinwirkung ist durch Mangel an Insulinrezeptoren herabgesetzt. Die Entwicklung des Typ-2-Diabetes wird durch Überernährung und Bewegungsmangel entscheidend mitverursacht, die zu ständig steigenden Erkrankungsraten in den westlichen Ländern führen (geschätzt > 7 Mio. in Deutschland). Auch genetische Mitbedingung. Mechanismus: erhöhtes Glukoseangebot → geringere Insulinrezeptordichte → mehr Insulin zur gleichen Wirkung nötig **(langsam zunehmende Insulinresistenz)** → Erschöpfung der β-Zellen.
- **Beginn** meist bei älteren Erwachsenen (> 40 Jahre), aber mittlerweile stark zunehmend ernährungsbedingt auch bei jüngeren Erwachsenen und Jugendlichen → die frühere Bezeichnung „Altersdiabetes“ ist daher kaum mehr zutreffend. Nur 30–50% der Patienten fallen anfangs durch typische hyperglykämische Symptome auf (schleichender Beginn). Meistens stehen erst nach einiger Zeit uncharakteristische Symptome im Vordergrund, z. B. Müdigkeit, Konzentrationsschwäche und vermehrtes Urinlassen in der Nacht.
- Typ-2-Diabetes-Patienten sind meist übergewichtig (Risikofaktor!).

III. Andere Ursachen des Diabetes mellitus (selten)

A. Genetische Defekte der β-Zellfunktion (umfasst u. a. die früheren MODY 1–3: „maturity-onset diabetes of the young“; Auftreten meist vor 25. Lebensjahr)
B. Genetische Defekte der Insulinwirkung
C. Erkrankungen der exokrinen Bauchspeicheldrüse (z. B. Pankreatitis)
D. Störungen des Hormonhaushaltes (z. B. hormonproduzierende Tumoren)
E. Medikamentös ausgelöster Diabetes mellitus (z. B. Glukokortikoide)
F. Infektionen (z. B. Röteln, Zytomegalie)
G. Seltene Formen des immun vermittelten Diabetes mellitus
H. Andere genetische Syndrome

IV. Gestationsdiabetes mellitus (Schwangerschaftsdiabetes)

Problem des Typ-2-Diabetes (Teufelskreis)

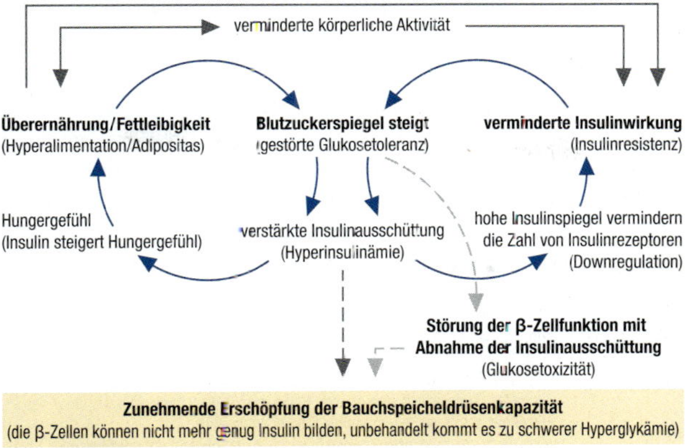

Langzeittherapie des Diabetes mellitus

1. **Grundsätzlich:** spezielle Diät, körperliche Aktivität, Patientenschulung und Therapieüberwachung (z. B. HbA_{1C}-Kontrollen)
2. a) **Insulinpflichtiger Diabetes mellitus** (IRC/IRS; früher „insulin-dependent Diabetes mellitus" = IDDM): Optimal für einen gleichmäßig niedrigen BZ und eine flexible Lebensführung ist eine sog. „intensivierte Insulintherapie", bei der zu einer Basalrate (langwirksames Insulin oder kontinuierliche Insulinpumpe) bedarfsabhängig kurzwirksames Insulin zu den Mahlzeiten gespritzt wird. Erfordert gute Schulung und Mitwirkung des Patienten.

   b) **Nicht insulinpflichtiger Diabetes mellitus** (NIR = non-insulin-requiring; früher „non-IDDM" = NIDDM) → Behandlung mit oralen Antidiabetika:
   - Metformin (z. B. Glucophage®) → Glukoseabgabe aus Speichern ↓
   - Sulfonylharnstoffe (z. B. Glibenclamid [Euglucon®], Glimepirid [Amaryl®]) steigern die Insulinsekretion aus der Bauchspeicheldrüse und können zu schweren und anhaltenden Hypoglykämien führen
   - Hemmung der Glukoseresorption im Darm (z. B. Acarbose [z. B. Glucobay®]); Steigerung der Insulinempfindlichkeit der Zielzellen (z. B. Pioglitazon [Actos®]), Inkretin-Mimetika, DPP-4-Hemmer (Gliptine)

   Typ-1-Diabetes-Patienten sind von Anfang an insulinpflichtig; alle anderen Diabetesformen können insulinpflichtig werden. Bei **Typ-2-Diabetes** ist eine erfolgreiche Therapie initial prinzipiell durch Diät, Gewichtsreduktion und Umstellung der Lebensführung möglich. Erst bei Versagen dieser Maßnahmen oder fehlender Bereitschaft des Patienten: Medikamente und/oder Insulin s. c.

Blutzuckermessung im Rettungsdienst („BZ-Stix")

Die Blutzuckermessung ist ein Standardverfahren in der Notfalldiagnostik und gehört zur Routine bei allen Notfallpatienten mit Bewusstseinsstörungen aller Art, Verhaltensauffälligkeiten und neurologischen Ausfällen, bekanntem Diabetes mellitus, neuer Schlaganfallsymptomatik, Verdacht auf Alkoholkonsum.

Blutzuckermessverfahren im Rettungsdienst

Teststreifen mit Farbumschlag (z. B. Glucostix®; Haemo-Glukotest 20–800®; basierend auf einer chemischen Reaktion der Glukose (Farbumschlag des Indikators) wurden im professionellen RD mittlerweile durch elektronische Messgeräte abgelöst (trotzdem nur begrenzte Genauigkeit!).

Elektrosensorisches Messverfahren (z. B. Accu-Check® Sensor)	
Prinzip	Eine chemische Reaktion der Glukose führt zur Bildung einer Substanz, die über eine Strommessung nachgewiesen wird (biamperometrischer Biosensor).
Messablauf*	• Der frische Messstreifen wird in das Gerät gesteckt. • Das Gerät zeigt Messbereitschaft an. • Die Aufnahmeöffnung des Messstreifens wird an einen frischen Bluttropfen gehalten, sodass sich eine geringe Blutmenge (< 5 µl) in die Messkammer des Streifens saugt (sollte nur wenige Sekunden dauern). • Das Gerät zeigt die ausreichende Füllung an und beginnt mit der Messung. • Nach 15–60 Sekunden zeigt das Gerät das Ergebnis an.

*Angaben können je nach Hersteller abweichen.

Tipps für die Blutzuckermessung

- Natürlich Handschuhe tragen! Spitzabwurf bereithalten.
- Zulässige Umgebungstemperatur beachten (z. B. 18–35 °C)
- Entnahmeort auswählen (Patienten fragen!):
  a) **kapilläres Blut,** z. B. Ohrläppchenkante oder Fingerbeere (immer seitlich, da weniger Schmerzrezeptoren; z. B. Ringfinger der nicht dominanten Hand)
    - Entnahmestelle wärmen (leicht reiben oder beklopfen)
    - Entnahmestelle desinfizieren und völlig abtrocknen lassen (sonst Verfälschungen möglich)
    - Mit steriler, möglichst dünner, spezieller Lanzette/Nadel (Tiefenbegrenzung) einstechen, wenn mgl. spezielle Stechhilfe („Clix") benutzen (mit speziellen Systemen auch am Unterarm/an der Bauchhaut mgl.)
    - Lanzette/Nadel sicher entsorgen (Spitzabwurf)
    - Das direkt nach dem Einstich zuerst austretende Blut mit Tupfer entfernen
    - Erst, wenn Bluttropfen groß genug ist, in Messstreifen einsaugen lassen
    - Sterilen Tupfer auf die Wunde legen, um Blutkontamination der Umgebung zu vermeiden

  b) **venöses Blut** aus Venenverweilkanüle (möglichst frisch, ohne dass vorher Infusionen oder Medikamente eingelaufen sind, sonst vorher 5–10 ml Blut abnehmen und verwerfen)
- Nach der Messung auch Messstreifen und blutige Tupfer sicher entsorgen

Blutzuckermesswerte

Bei der genauen Interpretation von Blutzuckermesswerten immer beachten:
- **Blutart** (RD: Vollblut, venös/kapillär; Klinik auch: venöses Plasma oder Serum)
- **Teststreifen/BZ-Messgerät** (plasma-/vollblutkalibriert/-referenziert?)
- Außerdem: Zeit nach letzter Nahrungsaufnahme, körperliche Aktivität vor der Messung (Glukoseausschöpfung), Hämatokrit (bei Vollblutmessung).

Vergleich der BZ-Werte (relativ)		**Entnahmeort!**
Plasma, nativ Plasma, enteiweißt	= Vollblut + ca. 10–15 % = Vollblut + ca. 15–20 %	Bei raschem BZ-Abfall und/oder Zentralisation (Hautdurchblutung ↓) werden bes. kapilär an Daumen/ Unterarm oft falsch-hohe BZ-Werte gemessen.
kapillär nüchtern (bei niedrigen BZ-Werten)	= venös + ca. 5 %	
kapillär nach Nahrungsaufnahme (bei hohen BZ-Werten)	= venös + bis zu 20 % [≈ Plasma, venös]	

BZ-Messstreifen und elektrosensorische BZ-Messgeräte im RD sind nur zur groben Akutdiagnostik geeignet und nicht für eine präzise Diabetes-Diagnostik! BZ-Messgeräte dürfen über die o. g. Messunterschiede hinaus Messabweichungen aufweisen (DIN EN ISO 15197: bis 20 % in 95 % der Messungen; nach Richtlinie der BÄK ± 11 %; je nach Gerät vorgeschriebene, dokumentationspflichtige Kontrollmessungen; Durchführung/Bewertung gemäß Herstellerangaben nach § 4a MPBetreibV in Verbindung mit der Richtlinie der BÄK).

Normbereiche

Werte für venöses Plasma bzw. ≈ für kapilläres Vollblut (nicht nüchtern)
- Nüchtern: 70–100 mg/dl (3,9–5,6 mmol/l; zum Merken: 4–6 mmol/l);
- Nicht-nüchtern bis 140 mg/dl (< 7,8 mmol/l)
- **„Notfallmedizinischer Normbereich": 60–200 mg/dl (3,3–11,1 mmol/l);**
  Werte in diesem Bereich sind zwar nicht immer physiologisch, aber sie
  - erklären keine notfallmedizinischen Symptome (z. B. Bewusstlosigkeit),
  - zeigen keine Vitalbedrohung des Patienten an und
  - beinhalten – für sich genommen – keinen akuten Handlungsbedarf.

  BZ-Werte **unter 50 mg/dl** (2,8 mmol/l) und **über 250 mg/dl** (13,9 mmol/l) **sind prinzipiell akut behandlungs- und abklärungsbedürftig,** da sie bei normaler hormoneller Gegenregulation nicht auftreten oder auf eine sehr schlechte BZ-Einstellung bei Diabetikern hinweisen.

Notfallmedizinische Gefahrenbereiche für den Blutzucker

	Hypoglykämie				Hyperglykämie		
mg/dl	< 40	< 50	< 60	60 – 200	> 200	> 250	> 600
mmol/l	< 2,2	< 2,8	< 3,3	3,3 – 11,1	> 11,1	> 13,9	> 33,3

Diese Übersicht gilt für plasmareferenzierte BZ-Messgeräte bei Verwendung von Venenblut bzw. näherungsweise für vollblutreferenzierte BZ-Messgeräte bei Verwendung von Kapillarblut.
Für die Glukosekonzentration gelten folgende Umrechnungsvorschriften: 1 mg/dl = 1/18 mmol/l = 0,0555 mmol/l („mg : 18 → mmol"); 1 mmol/l = 18 mg/dl („mmol x 18 → mg")

Überzuckerung/diabetisches Koma (Coma diabeticum): Langsam einsetzende Bewusstseinstrübung durch starken BZ-Anstieg bei

a) **bekannter Zuckerkrankheit (am häufigsten):** z.B. durch Infektionen ausgelöst, durch Insulinunterdosierung (Patient selbst oder Pflegepersonal), schwere Erkrankungen, hyperglykämische Medikamente

b) **noch nicht diagnostizierter Zuckerkrankheit** (Erstmanifestation)

Der relative oder absolute Insulinmangel bewirkt eine Gegenregulation durch Stresshormone (Glukagon, Cortisol, Adrenalin, Wachstumshormon). Die extreme Hyperglykämie führt zu Veränderungen im Kohlenhydrat-, Eiweiß- und Fettstoffwechsel mit verschiedenen Folgen in **zwei Formen** (etwa 30 % der Patienten weisen beide Komponenten in unterschiedlichen Verhältnissen auf):

Diabetische Ketoazidose (meist Typ-1-Diabetes)

Ein **absoluter Insulinmangel** führt zu Glukosemangel in den Zellen, trotz erhöhten Blutzuckers, da Glukose nur mit Hilfe von Insulin in die Zellen transportiert wird. Die Zellen müssen daher Energie aus Fettabbau gewinnen, Abbauprodukte sind Ketonkörper (erhöht nachweisbar in Blut/Urin) und Säure (Azidose, arterieller pH < 7,3). Ca. 10 Fälle/100.000 Einwohner/Jahr; ca. 25 % Erstmanifestation (80 % Kinder!) und 75% bei bekanntem Diabetes.

Symptomatik:

- **Entwicklung über Stunden bis Tage,** oft bei fieberhaften Erkrankungen.
- häufig Abgeschlagenheit, Übelkeit, Erbrechen, z.T. schwere **Bauchschmerzen**/gespannte Bauchdecke (Pseudoperitonitis).
- **Tiefe Atmung** (Kussmaul-Atmung wegen metabolischer Azidose).
- **Azetongeruch** (wie Nagellackentferner) in der Ausatemluft.
- **BZ-Test:** Werte hoch, meist **über 250 mg/dl** (> 14 mmol/l), selten über 350 mg/dl (> 20 mmol/l).

Hyperosmolares hyperglykämisches Syndrom (meist Typ-2-Diabetes)

Ein **relativer Insulinmangel** führt zu stetig ansteigender Glukosekonzentration im Blut → Hyperosmolarität des Blutes → gesteigerte Urinproduktion (osmotische Diurese) → Dehydratation. Die Insulinrestsekretion reicht aber aus, Blutzucker in die Zellen zu transportieren und die Lipolyse/Ketogenese zu hemmen. Langsamere, aber letztlich schwerere Hyperglykämie und Dehydratation als bei Ketoazidose. Verstärkung durch vermindertes Durstgefühl älterer Menschen, Diuretika-Therapie und Niereninsuffizienz. Mit ca. 15 % etwa dreimal höhere Letalität und zehnmal seltener als diabetische Ketoazidose.

Symptomatik:

- **Entwicklung über Tage bis Wochen.**
- Häufig **neurologische Ausfälle** (Aphasien, Lähmungen, Sehstörungen mit Gesichtsfeldausfällen), evtl. Krampfanfälle.
- **BZ-Test:** Werte sehr hoch, meist **über 600–1000 mg/dl** (> 33 mmol/l).

Allgemeine Symptomatik

- **Somnolenz bis Koma** (auch Fälle ohne Bewusstseinstrübung kommen vor)
- **Durst, vermehrtes Trinken und Wasserlassen**
- **Zeichen der Exsikkose:** Gewichtsverlust, herabgesetzter Hautturgor (stehende Hautfalten), trockene Haut und Schleimhäute (Zunge), eingesunkene Augen
- Tachykardie, Blutdruck normal/erniedrigt; schlaffer Muskeltonus, Kraftlosigkeit
- häufig Infektion vorausgehend, Körpertemperatur meist aber normal/erniedrigt

Maßnahmen RS/RA

- Basischeck, Basismaßnahmen (Blutzuckertest! Seitenlage bei Bewusstlosigkeit)

Maßnahmen RA in Notkompetenz

- venöser Zugang; Infundieren von VEL

Notärztliche Therapie

- **Untersuchung, Standardtherapie**
- **Ausgleich des Flüssigkeitsdefizites** ist die wichtigste Maßnahme bei hyperglykämischen Notfällen; durch ausreichende Flüssigkeitszufuhr lässt sich der Blutzucker um bis zu 25 % senken (Verdünnung und Ausscheidung über die Niere, sofern keine Niereninsuffizienz besteht): **zügiges Infundieren von VEL** (ca. 10–20 ml/kg KG in der ersten Stunde; Vorsicht bei Herz- und Niereninsuffizienz)
- bei Schocksymptomatik: kolloidaler Volumenersatz + VEL

Hinweise

- Bei diabetischer Ketoazidose besteht grundsätzlich ein **erhebliches intrazelluläres Kaliumdefizit** (aber nicht unbedingt initial eine Hypokaliämie), das bereits durch Gabe kleiner Insulinmengen zu einer gefährlichen Hypokaliämie führen kann → schwere kardiale Nebenwirkungen (letale Arrhythmien) möglich → **keine präklinische (= unkontrollierte) Insulingabe** (in der Klinik vorher Elektrolytbestimmung und ggf. -substitution). Bei zu schneller BZ-Senkung sind reversible und bleibende Sehstörungen bis zur Erblindung möglich (v. a. bei bestehender proliferativer Retinopathie). Außerdem erhöhtes Hirnödemrisiko.
- Wegen der Gefahren (Überkorrektur, Elektrolytstörungen und Hirnödem) **keine unkontrollierte Azidosekorrektur** (z. B. mit $NaHCO_3$) in der Initialtherapie.
- Bei Typ-2-Diabetes-Patienten mit Biguanid-Therapie (Metformin, z. B. Glucophage®) ist bei ketoazidotischer Symptomatik mit normalem oder nur leicht erhöhtem Blutzucker (< 300 mg/dl; < 17 mmol/l) immer an die **seltene, aber in 50–80 % letale Metformin-assoziierte Laktatazidose (MALA)** zu denken. Meist nur geringe Exsikkose und kein Azetongeruch, dafür ausgeprägte Hypotonie und Kussmaulatmung. Eine MALA muss umgehend intensivmedizinisch versorgt werden (Diagnosesicherung; frühzeitige Intubation/Beatmung; Elimination des Metformins; ggf. Azidosekorrektur und Schocktherapie).

Unterzuckerung/„hypoglykämischer Schock“: Absinken des Blutzuckers unter **50 mg/dl (< 2,8 mmol/l).** Erste Symptome oft schon unter 70 mg/dl (< 3,9 mmol/l); schwerere Symptome (Bewusstseinsstörungen) bereits unter 60 mg/dl (< 3,3 mmol/l) mgl. (bei Gesunden bis zur Nahrungsaufnahme i. d. R. ausreichend hormonell kompensiert). Da aber im RD Messtoleranzen um 20 % vorkommen (s. S. 271) und eine Hypoglykämie bei Diabetikern rasch zunehmen kann, **sollte ab Messwerten unter 60 mg/dl (< 3,3 mmol/l) mit entspr. Symptomatik gehandelt werden** (Glukosezufuhr bei Ansprechbarkeit möglichst oral).

Ursachen

- **(Relative) Überdosierung von Insulin** (Verwechslung, Versehen, Suizidabsicht); zu geringe/zu späte Nahrungsaufnahme bzw. Erbrechen; Insulinüberhang nachts (unbemerkte Hypoglykämie im Schlaf)
- **Erniedrigung des Insulinbedarfes** (z. B. bei starker körperlicher Belastung; nach Erholung von einer Infektion, nach Gewichtsreduktion, nach Entbindung)
- **Überdosierung von Sulfonylharnstoffen** (s. S. 269)
- **Alkoholintoxikation** (bei Diabetikern ab 20 g; sonst insbesondere bei fehlender Nahrungsaufnahme > 48 Stunden oder bei Lebererkrankungen)
- **Hypothyreose und Nebennierenrindeninsuffizienz (M. Addison)**
- **bei Nicht-Diabetikern:** u. a. durch insulinproduzierenden Tumor (Insulinom)

Symptomatik

- Entwicklung plötzlich (Minuten bis Stunden).
- **Symptome der adrenergen Gegenregulation** (können z. B. bei β-Blockereinnahme fehlen – **asymptomatische/atypische Hypoglykämien möglich!**):
  - **Unruhe, Zittern, Schwitzen;** evtl. akuter Erregungszustand/Aggressivität
  - **Heißhunger, Herzklopfen,** Bauch-, Kopfschmerzen, Schwächegefühl
  - normal tiefe, schnelle Atmung; **Tachykardie,** Blutdruck normal bis erhöht
- **Symptome des Glukosemangels auf das Nervensystem:**
  - **Somnolenz/Bewusstlosigkeit, Verwirrtheit**
  - unkontrolliertes Verhalten, Sprach- und Sehstörungen; evtl. Krämpfe
- **Blutzuckertest:** Werte niedrig, unter 60 mg/dl (< 3,3 mmol/l).

Maßnahmen RS/RA

- **Basischeck, Basismaßnahmen** (BZ-Test! Seitenlage bei Bewusstlosigkeit!)
- Patient **bei Bewusstsein → orale Zuckerzufuhr,** am besten Traubenzucker: bei hypoglykämischen Symptomen bei BZ 60–70 mg/dl (3,3–3,9 mmol/l) → 8 g p. o.; < 60 mg/dl (< 3,3 mmol/l) → **16–20 g p. o.;** z. B. als Dextroenergen®-Täfelchen (1 Täfelchen = 4 g) ggf. alternativ zuckerhaltige Lösungen (Cola/Limonade; keine „Light-Getränke“, die sich häufig bei Diabetikern finden → wirkungslos! Bei Acarbose- oder Miglitoltherapie ist nur Glukose wirksam, nicht z. B. Rohrzucker = Saccharose; nur echte Fruchtsäfte und glukosehaltige Getränke wirken!)

Notfall: Hypoglykämie II

Maßnahmen RA in Notkompetenz

- venöser Zugang; Anlegen von VEL
- ggf. Glukose 40 % gemäß Notkompetenzalgorithmus (s. S. 145)

Notärztliche Therapie

- **Untersuchung, Standardtherapie,** ggf. Blutzuckertagebuch des Pat. einsehen
- **Medikamente** (sofern keine orale Traubenzuckergabe möglich):
  - **Glukose 40 % i. v.** (je nach Bedarf 20–40 ml, ggf. wiederholen), beachte die gefäßschädigende Wirkung (langsam und unter laufender Infusion injizieren!)
  - Bei Bewusstlosigkeit und schwierigen Venenverhältnissen: Glukagon s. c./i. m. erwägen (ggf. z. B. im Kühlschrank des Pat. nachsehen!) – vgl. S. 591
- Bei **Insulinpumpe:** s. c.-Nadel ziehen, Display-Info notieren, Batterie belassen!

Hinweise

- Wegen der Gefahr von **Hirnschädigungen durch anhaltende Hypoglykämie** ist die frühzeitige Glukosezufuhr die entscheidende Notfalltherapie. Bei verzögertem Erwachen nach Glukosezufuhr muss die (alleinige) Diagnose Hypoglykämie in Frage gestellt werden! Bei ausbleibender Glukosewirkung, längerer hypoglykämischer Bewusstlosigkeit (Gefahren: Hirnschaden/Hirnödem) oder neurolog. Auffälligkeiten (DD z. B. ICE!) sollte die **Zielklinik** eine Schädel-CT vorhalten.
- Auch bei guter Erholung des Patienten vor Ort i. d. R. **klinische Abklärung (v. a. bei Nichtdiabetikern)!** Von einer Klinikeinweisung kann bei einem kurzen Einzelereignis abgesehen werden, wenn die Ursache klar identifiziert ist, die der aufgeklärte und verständige Patient im Anschluss vermeiden kann, und ein zuverlässiger Beobachter mit Messmöglichkeit noch für einige Zeit vor Ort bleibt.
- **Faustregel: 10 g Glukose** (= 25 ml Glukose 40 %) steigern den Serumblutzucker um **100 mg/dl** (genaue Rechnung s. S. 592). **Aber danach rascher BZ-Abfall** (Speicherauffüllung/Verstoffwechselung) → Prophylaxe einer erneuten Hypoglykämie: orale Gabe langwirksamer Kohlenhydrate (1–2 BE, z. B. in Form von Brot) oder langsame Glukoseinfusion (5–10%), um den BZ bis zur Klinik über 100 mg/dl (> 5,5 mmol/l) zu halten (nicht über 140–180 mg/dl bzw. 8–10 mmol/l).
- Patienten mit Unterzuckerung sind gelegentlich verwirrt und aggressiv. Sie können enorme Kräfte mobilisieren → **Eigenschutz!**
- Häufig wird der **Rettungsdienst bei Hypoglykämien wegen Verhaltensauffälligkeiten hinzugezogen** (z. B. Aggression, Verwirrtheit, lallende Sprache), die in dieser Form z. B. auch bei Alkoholintoxikation, Schlaganfall und psychiatrischen Notfällen vorkommen. Nie leichtfertig Diagnose stellen → immer Blutzuckertest! Trotz evtl. Alkoholkonsum → nie alles auf den Alkohol schieben!
- Beachte, dass unterwiesene **Laienhelfer oder der Patient selbst als Notfallmaßnahme eine Glukagon-Injektion** vorgenommen haben können, deren Wirkung mit etwa 10 min Verzögerung einsetzt und bei der weiteren Versorgung berücksichtigt werden sollte (vgl. S. 591). Weniger wirksam bei Typ-2-Diabetes

Ein zerebraler Krampfanfall beruht auf einer anfallsartigen Funktionsstörung des Gehirns durch plötzliche **exzessive synchrone elektrische Entladung vieler Nervenzellen** des Zentralnervensystems.
Mindestens jeder 20. Mensch erleidet im Laufe seines Lebens einen Krampfanfall. Von diesen werden etwa 10 % dauerhaft behandlungsbedürftig.
Die Formen und Ursachen von Krampfanfällen und deren therapeutische Ansätze haben ein breites Spektrum: **angeboren** = genetisch, z. B. Ionenkanaldefekt; **erworben,** z. B. frühkindlicher hypoxischer Hirnschaden bei Geburt; **genuin** = idiopathisch = (bisher) keine fassbare Ursache; **symptomatisch,** d. h. Folge von Erkrankungen, deren Beseitigung auch die Krampfanfälle zum Verschwinden bringt; **Gelegenheitsanfälle** unter besonderer Belastung, z. B. Fieber).
Eine chronische Neigung zu zerebralen Krampfanfällen wird als **Epilepsie** (griechisch: „Fallsucht") bezeichnet (Definition: mind. 2 Anfälle im Abstand von mind. 24 h ohne spezifischen Auslöser/nicht provoziert). Teilweise ist eine operative Heilung oder Spontanheilung möglich; andere Pat. müssen eine konsequente medikamentöse Dauertherapie unter Anpassung der Lebensumstände durchführen, um im Alltag möglichst anfallsfrei zu bleiben und geringstmöglich gefährdet und eingeschränkt zu sein (z. B. Pkw-Fahrerlaubnis nur bei Anfallsfreiheit über 1–2 Jahre). **Bereits die Diagnose eines einmaligen Anfalls (auch Gelegenheitsanfall!) bedeutet ggf. 3–6 Monate Wartezeit bis zur aktiven Teilnahme am Straßenverkehr.** Spezielle und verschärfte Einschränkungen betreffen z. B. Berufskraftfahrer, Schichtarbeiter, Dacharbeiter, Maschinenführer.

Generalisierter Krampfanfall

Ein generalisierter Krampfanfall betrifft den ganzen Körper. Beispiele:

a) **Grand-mal-Anfall** (Großer tonisch-klonischer Anfall): häufigste Anfallsform, zu der der Rettungsdienst hinzugezogen wird. Details s. folgende Seiten.
b) **Petit-mal-Anfall** (Kleiner Anfall): leichtere Anfallsform mit spezifischer Symptomatik. I. d. R. keine Akuttherapie nötig. Beispiele:
   - Absencen (Pyknolepsie - nonkonvulsiver Anfall): wenige Sekunden dauernde „geistige Abwesenheit" oder Bewusstseinstrübung, z. T. mit Rückwärtsneigen des Kopfes („Hans-guck-in-die-Luft")
   - Propulsiv-petit-mal-Anfälle (Blitz-Nick-Salaam): wenige Sekunden dauernde Vorwärtsbewegung des Kopfes mit Abspreizen der Arme (meist 1.–3. LJ).
   - Impulsiv-petit-mal-Anfälle: klonische Zuckungen an Armen und Schultern für wenige Sekunden ohne Bewusstlosigkeit (meist 14.–17. Lebensjahr).
   - Myoklonisch-astatische Anfälle: klonische Muskelzuckungen mit plötzlichem Hinstürzen (meist 4. und 5. Lebensjahr).
   - Tonische Anfälle: Anstieg der Muskelspannung (Tonuszunahme)
   - Atonische Anfälle: Verlust der Muskelspannung (Tonusverlust)
   - Klonische Anfälle: Bewusstseinsverlust, generalisierte spastische Zuckungen

Fokaler Krampfanfall = partieller Krampfanfall

Lokal auf eine Körperregion begrenzt, z. B. eine Körperhälfte oder Extremität, (somato-motorisch, somato-sensorisch, vegetativ, psycho-motorisch oder kombiniert). Beispiel:

- **Jackson-Anfälle:** sich von einem Körperteil ausbreitende Sensibilitäts- und Bewegungsstörungen im Sinne eines Krampfgeschehens, meist von distal (Extremitäten) nach proximal (Rumpf); in der Regel ist nur eine Körperhälfte betroffen; meist direkter Hinweis auf eine entsprechende Hirnschädigung; evtl. Todd-Parese (Lähmung bis zu einigen Stunden nach Anfall im betroffenen Gebiet).

Ein fokaler Krampfanfall mit Bewusstseinsverlust wird als **komplex-fokaler Anfall** bezeichnet. Beispiel:

- **Psychomotorische Anfälle** (= Temporallappenepilepsie), Beginn mit Aura (s. n. S.), dann für wenige Minuten Bewusstseinsstörung mit stereotyper Wiederholung bestimmter Bewegungsabläufe, z. B. Nesteln, Grunzen, Umherlaufen, Verrücken von Gegenständen; häufig Tachykardie und starker Speichelfluss, Gesichtsrötung; später Reorientierung mit Gedächtnisverlust während des Anfalls).

Fokale Anfälle können in **sekundär generalisierte Anfälle** übergehen. **Im RD i. d. R. keine Therapie fokaler Krampfanfälle,** solange das Bewusstsein erhalten bleibt (Abklärung und Therapie in der Klinik). Ausnahmsweise bei Jackson-Status oder psychomotorischem Status: Clonazepam i. v.

Status epilepticus

Einzelner Krampfanfall über **mehr als 5 min** (früher 30 min) bei generalisiert-tonisch-klonischen Anfällen bzw. über mehr als (5–) 20–30 min bei fokalen Anfällen und Absencen sowie „andauernder Krampfzustand" mit **Serie von Anfällen,** (mind. 2) die sich in kurzen Abständen wiederholen, **sodass der Patient dazwischen das Bewusstsein nicht wiedererlangt** (über mehr als (15–) 30 min). Ein **generalisierter tonisch-klonischer Status epilepticus ist lebensbedrohlich** (Letalität um 10 %, bei Eklampsie noch höher, s. S. 396 f.); Gefahren: Atemstillstand, Hirnödem, Lungenödem, Hyperthermie, sekundäre Aspirationspneumonie.

Differenzialdiagnosen

- **Synkope** (Beginn mit Schwarzwerden vor den Augen, eher blasse Haut, RR erniedrigt, kurze Dauer (meist < 60 s; schnell „wieder voll da"), meist keine Muskelzuckungen, nur sehr selten Urinabgang/Zungenbiss), Abklärung s. S. 265.
- **Tetanische Krämpfe** meist bei Hyperventilationssyndrom, s. S. 288 f..
- **Psychogener Anfall** (tritt in emotional sehr belastenden Situationen auf, oft Dämmerzustand, starke Verbiegung des Körpers mit Zuckungen, Wälzbewegungen oder „Totstellreflex", Haut rosig, meist kein Sturz, kein Urinabgang oder Zungenbiss, keine Amnesie) → Im Zweifel Abklärung in der Klinik.

Symptomatik

- evtl. Ankündigung durch sog. Prodromalsymptome **(Aura)**: Der Pat. empfindet z.B. ein „komisches Gefühl", Magenbeschwerden, Übelkeit, Angst, Wachträume, abnorme Geruchs-/Geschmacks-/Seh-/Hörwahrnehmungen
- evtl. Beginn mit fokalem Krampfgeschehen
- **Tonische Phase (ca. 10–30 Sekunden):**
  Plötzliche Bewusstlosigkeit, evtl. Initialschrei, Hinstürzen, meist weit „aufgerissene" und „verdrehte" Augen (Blick nach oben oder vom Herd weg); evtl. Pupillen weit und lichtstarr. Starrwerden der Muskulatur (tonischer Krampf)
- **Übergang in klonische Phase (ca. 1–5 Minuten):**
  - rhythmisches Zucken oder Vibrieren der Muskulatur (Kloni)
  - generalisierter Krampf, Schaum vor dem Mund (ggf. blutig bei Zungenbiss)
  - evtl. Atemstillstand, Zyanose; Tachykardie, Hypertonie; Schwitzen
- **Nach dem Anfall:** Erschlaffen der Muskulatur; Einsetzen der Atmung (röchelnd, schnaubend, vertieft); postiktaler Dämmerzustand (Benommenheit, Verwirrtheit), Gedächtnisverlust für die Anfallszeit und kurz danach (Amnesie), evtl. Sprachstörung, meist **Nachschlafphase** von einigen Minuten (auf jeden Fall kurz wecken zwecks Bewusstseinsprüfung, ansonsten ausschlafen lassen!), Muskelkater, evtl. Todd-Parese (Lähmung der am Krampf beteiligten Muskeln bis zu einigen Stunden nach Anfall im betroffenen Gebiet, bei Todd-Parese der Augen: Blick zum Herd hin), Fluchttendenz/Angstzustände (nach Temporallappenanfällen).
- Da bei Eintreffen des RD der Anfall meist vorüber ist, müssen zur Abklärung von **Differenzialdiagnosen** (z.B. Synkopen) Augenzeugen nach den o.g. Symptomen befragt werden (Symptome, deren Dauer und Ablauf sowie ggf. ihr Fehlen für die neurologische Abklärung in der Klinik sorgfältig dokumentieren). **Keine leichtfertige Diagnose im RD** (z.B. straßenverkehrsrechtliche Konsequenzen für den Pat. s.S. 276). **Charakteristische, aber nicht immer auftretende Hinweise auf einen Grand-mal-Anfall: Zungenbissverletzung, oft Einnässen,** selten Einkoten, Forellenphänomen (punktförmige Einblutungen in die Augenlider).
- An **Verletzungen** durch Sturz und extreme Muskelkräfte denken (häufig übersehen), z.B. hintere Schulterluxation, Wirbelkörperkompressionsfrakturen.

Maßnahmen RS/RA

- **Basischeck** (BZ-Test! Bei Hypoglykämie s.S. 274f.), **Basismaßnahmen** (Atemwege freihalten; O_2-Gabe insbes. bei Zyanose (s.S. 632); ggf. Seitenlage)
- **Schutz vor Verletzungen:** Platz schaffen, nicht festhalten, Kleidung lockern, Polsterung (v.a. des Kopfes), so früh wie möglich Zahnprothesen entfernen; keine Gegenstände in den Mundraum einlegen!

Maßnahmen RA in Notkompetenz

- venöser Zugang; Anlegen von Vollelektrolytlösung
- ggf. rektale Diazepamgabe gemäß Notkompetenzalgorithmus (s.S. 143)

Notärztliche Therapie

- **Untersuchung** (Anamnese, Anfallsbeobachtung!), **Standardtherapie**
- **Medikamente:**
  - Benzodiazepine, z. B.

Lorazepam:	0,05 mg/kgKG:	2 mg/min i. v., ggf. wdh., max. 10 mg
oder Clonazepam:	0,025 mg/kgKG:	0,5 mg/min i. v., ggf. wdh., max. 6 mg
oder Diazepam:	0,25 mg/kgKG:	5 mg/min i. v., ggf. wdh., max. 30 mg; bei fehlendem venösen Zugang 10–30 mg rektal

Bei initialer Gabe von Clonazepam oder Diazepam ggf. schon innerhalb von 10 min Aufsättigung mit Phenytoin (über getrennten Zugang).

  - Bei **Status epilepticus** ohne Ansprechen auf Benzodiazepine: **Phenytoin** über separaten Zugang (15–20 mg/kgKG langsam i. v.: 50 mg/min über 5 min; ggf. Rest über 20–30 min, max. 30 mg/kgKG) unter EKG- und RR-Monitoring
  - **Ultima ratio: Barbiturat-Narkose-Einleitung,** z. B. Thiopental (4–7 mg/kgKG i. v.), ggf. Kombination mit Opiat zur Analgesie, danach i. d. R. Intubation und Beatmung. Alternativen zu Thiopental: Propofol, Midazolam, Valproat. Nach Narkoseeinleitung mit Thiopental, Propofol oder Midazolam möglichst EEG-gesteuerte Aufrechterhaltung (Klinik).
  - Bei **Eklampsie** Magnesium (s. S. 397)
  - Bei **Alkoholentzugsdelir** Clomethiazol (i. d. R. erst in der Klinik)
- Bei schwierigem Venenzugang: an evtl. vorhandenen Port denken (s. S. 65).
- Keine routinemäßige Medikation **nach** Ablauf eines Krampfanfalls.
- **Klinikeinweisung** auf jeden Fall bei erstmaligem Anfall, Anfall mit Verletzungen, Schwangerschaft, Status/Anfallsserie, fehlender Überwachung, Hinweis auf behandlungsbedürftige Ursache (s. u.). Die Zielklinik sollte über eine CCT verfügen. Optimal: Neurologie. Bei V. a. Apoplex (Blutung/Ischämie) s. folgende Seiten.
- Überprüfen, welche **Ursache** dem Krampfanfall zu Grunde liegt, z. B.:
  a) **Epilepsie** (angeboren oder erworben); sehr häufig bei Unterbrechung oder Dosisreduktion einer antiepileptischen Therapie
  b) **Gelegenheitsanfall (einmaliger Krampfanfall als Reaktion auf einen definierten Reiz),** z. B. Stoffwechsel- und Elektrolytstörungen (insbes. Unter-/Überzuckerung, Urämie, Hypokalzämie, Hypomagnesämie), Sauerstoffmangel (Hypoxie), Schwangerschaftserkrankungen (Eklampsie), Entzugsdelir (insbes. Alkoholentzug, Opiatentzug), Stromunfall, Vergiftungen, Drogen und Medikamente (z. B. Antibiotika), Fieber (meist Alter 6 Monate – 5 Jahre), Flüssigkeitsmangel (z. B. v. a. bei Kindern). Häufige **Auslöser** (z.T. in Kombination mit o. g. Ursachen): Übermüdung, Flackerlicht, Alkoholabusus, Stress.
  c) **(Akute) zerebrale Schädigung** (Krampfanfall als Herdzeichen!), z. B. Enzephalitis, Meningitis, SHT, **Hirntumor, Apoplexie** (Krampfanfälle häufiger bei Blutung als bei Ischämie), Sinusthrombose

Ein Apoplektischer Insult („Schlaganfall“, „Apoplex“) bezeichnet den **Funktionsausfall einer umschriebenen Hirnregion,** der sich typischerweise in **einem akuten fokal-neurologischen Defizit** äußert, d. h., dass z. B. Muskelfunktionen und Wahrnehmungen im zugehörigen Körpergebiet ausgefallen sind. Ein Schlaganfall kann in jedem (!) Alter auftreten, > 50 % der Fälle ereignen sich aber bei Patienten über 70 Jahre. Schlaganfall ist die dritthäufigste Todesursache in Deutschland (nach Herzerkrankungen und Krebs).

Ursachen

1. **Ca. 80 % zerebrale Ischämie:** embolisch oder thrombotisch bedingte Minderdurchblutung, selten auch bei akutem Schock oder Hypoxämie. Ischämische Ereignisse treten oft nachts auf (Patient wacht damit auf).
   1–3 Tage nach einem Initialereignis können sich ausgedehnte Infarkte im Bereich der A. cerebri media durch eine starke Raumforderung bemerkbar machen (sog. maligner Mediainfarkt mit schwerster Symptomatik; Letalität unbehandelt 80 %, bei rechtzeitiger neurochirurgischer Entlastung 20 %)
2. **Ca. 15 % intrakranielle Blutung** (vgl. S. 356; zur Pathophysiologie s. S. 352):
   a) **Intrazerebrale Blutung** (10 %) – Ursachen: Hypertone Massenblutung, Aneurysmaruptur, Gerinnungsstörungen (z. B. bei Marcumar®-Behandlung)
   b) **Subarachnoidalblutung** (SAB, < 5 %) – Ursache: meist Aneurysmaruptur an den Hirnbasisarterien. Letalität: Erstruptur > 20 %, Zweitruptur 70 % (jeweils bis zu 50 % davon vor Transportbeginn). Mindestens die Hälfte der Rupturen tritt bei Blutdruckspitzen (z. B. körperliche Belastung, Geschlechtsverkehr) oder Hirndruckspitzen (z. B. Pressen beim Toilettengang, unter der Geburt, Heben schwerer Gegenstände) auf. Symptomatik s. S. 282
3. **Zerebrale venöse Abflussstörung** (Hirnvenen- oder Sinusthrombose)
   - Schleichende, oft langsame Entwicklung der Apoplexsymptomatik über Tage bis Wochen bei schon frühzeitig bestehenden Kopfschmerzen
   - Häufig Krampfanfälle (65 %) und Hirndruckzeichen (vgl. S. 354 f.)
   - Vorkommen während Schwangerschaft und nach Entbindung, nach neurochirurgischen Eingriffen, bei allgemeiner Thromboseneigung und Hirntumoren
4. **Seltenere Ursachen:**
   - Dissektion (Gefäßwandabscherung vgl. Aneurysma auf S. 336, meist atherosklerotisch bedingt) oder Verengung/Verschluss (Stenose) der Arteria carotis. Symptomatik und RD-Maßnahmen wie bei ischämischem Schlaganfall. Z. T. Horner-Syndrom durch Sympathikusschädigung: einseitig enge Pupille, hängendes Augenlid und scheinbar zurückgesunkener Augapfel.
   - Dissektion der Arteria vertebralis (meist traumatisch), z. B. bei Schädel-Hirn-Trauma oder nach heftigem Einrenkmanöver an der HWS)

Eine Differenzierung des apoplektischen Insults nach seinen Ursachen ist im RD i. d. R. nicht möglich. Da eine Blutung präklinisch nicht ausgeschlossen werden kann, kommt eine Lysetherapie im RD bei Schlaganfall derzeit nicht in Frage.

Einteilung der zerebralen Durchblutungsstörungen	
I	asymptomatische Gefäßverengung (Stenose)
IIa	**TIA = Transitorische ischämische Attacke:** maximal 24 h anhaltende (fokale) neurolog. Funktionsstörungen (meist < 10 min), z. B. flüchtige Blindheit (Amaurosis fugax). Auch bei V. a. TIA unbedingt Klinikeinweisung (Kriterien für Stroke-Unit prüfen, s. S. 284), da sich bei > 5 % der TIA-Pat. ein kompletter Schlaganfall ankündigt (50 % permanente Ischämie innerhalb von 3 Tagen).
IIb	**PRIND = Prolongiertes reversibles ischämisches neurologisches Defizit:** neurologische Ausfälle durch ischämische zerebrovaskuläre Störungen, die sich nach 1 Tag bis 3 Wochen folgenlos zurückbilden
III	**PS = Progressive Stroke:** über Stunden bis Tage zunehmendes oder wechselndes neurologisches Defizit (Besserung möglich)
IV	**CS = Complete Stroke = Apoplexie:** Dauerhafte neurologische Ausfälle

Diese Einteilung ist zwar (noch) sehr gebräuchlich, aber aufgrund mangelnder klinisch-pathologischer Korrelation nicht mehr empfohlen.

Stroke-Units

Stroke-Units (= engl. „Schlaganfall-Einheiten") sind spezialisierte Versorgungseinrichtungen, die auf die standardisierte klinische Erstversorgung und Frührehabilitation von Schlaganfallpatienten ausgelegt sind, wobei eine besonders zügige Diagnostik (< 30–60 min nach Aufnahme) und kompetente Versorgung rund um die Uhr gewährleistet werden muss, z. B.: sofortige Verfügbarkeit einer Schädel-CT/Magnetresonanztomografie/Angiografie, schnelle interdisziplinäre fachärztliche Diagnostik und Therapie (Neurologie, Neuroradiologie, Anästhesie/Intensivmedizin, Neurochirurgie und innere Disziplinen), spezielle therapeutische Optionen (z. B. Thrombolyse, interventionelle Radiologie, Neurochirurgie, Gefäßchirurgie), speziell ausgebildetes Pflege- und Rehabilitationspersonal.

Nach einem akuten ischämischen Schlaganfall verstirbt jeder 10. Patient innerhalb von 30 Tagen. Etwa die Hälfte der Überlebenden weist nach einem halben Jahr eine körperliche und/oder geistige Behinderung auf. Die Behandlung bestimmter Patienten mit frischen Schlaganfällen in Stroke-Units führt nachweislich zur Senkung der Sterblichkeit und zu einer Verminderung der Behinderungen. Obwohl es nach Schlaganfällen innerhalb kürzester Zeit (ca. 3–4 min) zu einem irreversiblen Gewebsuntergang (Nekrose) in nicht mehr durchbluteten Bereichen (Infarktzone) kommt, ist es möglich, innerhalb weniger Stunden das durch Minderdurchblutung bedrohte Randgebiet um die Infarktzone herum (Penumbra) zu retten → eine Erholung und damit eine Rückbildung der Symptome ist bei rechtzeitiger Wiederherstellung der Durchblutung möglich (z. B. Thrombolysetherapie). Eine andere Funktion der Stroke-Units ist es, Patienten mit therapierbaren Raumforderungen (operable Hirnblutungen, entlastungswürdige Hirnödeme) schnellstmöglich zu erkennen, um sie der neurochirurgischen oder interventionell-radiologischen Versorgung zuzuführen. Zu den Aufnahmekriterien von Stroke-Units s. S. 284.

Symptomatik

- **Karotisstromgebiet → Halbseitenstörung** („Hemisymptomatik"): oft plötzl. sensible/motorische Ausfälle (Lähmung, Taubheit, Kribbeln) in einer Körperhälfte:
  - **arm- und gesichtsbetont** (Versorgungsgebiet der A. cerebri media), evtl. nur **„hängender Mundwinkel"** mit ungehindertem Speichelfluss. Evtl. **„Herdblick".** Wenn dominante Gehirnhälfte betroffen: auch Sprachstörung (Aphasie, z. B. Wortfindungsstörung), Störung zielgerichteter Handlungen (Apraxie), Unfähigkeit zu schreiben (Agrafie) oder zu lesen (Alexie).
  - **beinbetont** (Versorgungsgebiet der A. cerebri anterior: Mantelkante); häufig Inkontinenz („frontales Blasenzentrum"), psych. Störungen, Orientierungsverlust
  - komplette Halbseitenlähmung; evtl. auch nur Gefühl „schwerer Gliedmaßen"
- **Vertebralisstromgebiet (Kleinhirn/Stammhirn):**
  - Übelkeit, (Dreh-) **Schwindel,** Störungen von Gleichgewicht und Bewegungsabläufen (Ataxie), Ohrgeräusch (Tinnitus), Bewusstseinsstörungen
  - Schluckstörung, **Sprechstörung** (Dysarthrie)
  - **Sehstörung:** Doppelbilder, Gesichtsfeldausfälle bis zur Halbseitenblindheit (homonyme Hemianopsie, Versorgungsgebiet der A. cerebri posterior)
  - Gekreuzte Lähmung (Ausfall HN ipsilateral/periphere Nerven kontralateral)
- **Subarachnoidalblutung:** plötzlich stärkste Kopfschmerzen „wie noch nie" (**Vernichtungskopfschmerz,** bes. im Hinterkopf), oft tagsüber bei anstrengender Tätigkeit (ca. 50 %), Schweißausbruch, Übelkeit, Erbrechen im Schwall, früher Bewusstseinsverlust, initialer Krampfanfall (10 % – häufiger bei Blutungen als bei Ischämie), **Nackensteifigkeit** (Meningismus – kein Fieber, keine Hautblutung!), oft Kreislaufversagen/EKG-Veränderungen (Verwechslung mit ACS mgl.)

Differenzialdiagnosen (frische neurologische Ausfälle)

Unterzuckerung (s. S. 274 f.); Z. n. Krampfanfall anderer Ursache (s. S. 276 ff.); Bluthochdruckkrise (s. S. 324 f.); Aortendissektion (Thoraxschmerz, systol. RR-Differenz an den Armen > 20 mmHg, Synkope/Schock, s. S. 262 ff.); Zentralarterienverschluss (einziges Symptom: einseitige Erblindung s. S. 512), Migräne (meist einseitiger Kopfschmerz, Übelkeit, Licht-/Lärmempfindlichkeit); SHT (s. S. 352 ff.)

Befragen/Notfallanamnese

- Immer abklären: **Neu aufgetretene oder alte Symptome?**
- **Ereigniszeitpunkt** möglichst genau herausfinden, da ggf. entscheidendes Kriterium für Stroke-Unit-Aufnahme und Behandlung (z. B. Lyse)! Augenzeugen? Im Zweifel gilt der letzte asymptomatische Kontakt als Symptombeginn!
- **Risikofaktoren?** Beispiele: Zuckerkrankheit, Bluthochdruck, Vorhofflimmern, Herzklappenerkrankungen, **Medikamente** (z. B. Marcumar®)
- **Telefonnummern der Angehörigen und des Hausarztes.** Erreichbarkeit der Angehörigen für die Klinik sicherstellen (dorthin bestellen/ggf. mitnehmen).

Maßnahmen RS/RA

- **Basischeck** (RR- und EKG-Monitoring! Blutzuckertest!)
- **Basismaßnahmen** (Atemwege freimachen/freihalten, großzügige O_2-Gabe! Ziel: $S_pO_2 > 95\,\%$; **Oberkörperhochlagerung** 20–30° mit HWS in Neutralposition)
- Bei Lähmungen und Sensibilitätsstörungen Lagerung auf gesunder Körperseite!

Maßnahmen RA in Notkompetenz

- venöser Zugang (nicht an betroffener Körperseite); Anlegen von VEL

Notärztliche Therapie

- **Untersuchung, Standardtherapie** (ggf. Atemwegssicherung!)
- **Indikation für die Aufnahme in eine Stroke-Unit überprüfen** (s. S. 284) – ggf. direkte Anfrage bei der Stroke-Unit. Das aufnehmende Krankenhaus sollte mind. über die Möglichkeit einer sofortigen **CCT**-Diagnostik verfügen! Optimal: MRT, Neurologie mit Intensivstation, interventionelle Neuroradiologie, Neurochirurgie.
- **Zeitverluste vermeiden:** teilweise rapide Prognoseverschlechterung, Lysezeitfenster i. d. R max. 3–4,5 h! → Ggf. RTH-Transport. Telefonische Voranmeldung!
- **Medikamente:**

Zurückhaltung in der medikamentösen Therapie eines erhöhten Blutdrucks!

  - **Nur anhaltend exzessiv hohe Werte** (z. B. > 220 mm Hg syst./> 120 mm Hg diast. über mehr als 15 min) **sollten ggf. vorsichtig korrigiert werden (< 15 % – nicht < 180/90 mm Hg),** z. B. mit **Urapidil** (10–50 mg i. v.; langsam bis zum ausreichenden Wirkungseintritt titrieren, der jeweils wenige Minuten nach Injektion erfolgt). Bei gestörter Selbstregulation der Hirndurchblutung kann eine RR-Senkung den Schaden verschlimmern. Daher sind insbes. (zentral-) gefäßerweiternde Maßnahmen zu unterlassen (Steal-Effekt: Medikamente wirken zuerst in gut durchbluteten Bereichen → dort Gefäßerweiterung → weitere Durchblutungsminderung im geschädigten Bereich). Primär kein Glyceroltrinitrat (außer bei sehr hohem RR_{diast} z. B. > 140 mm Hg); möglichst keine Kalziumantagonisten (Nifedipin/Nitrendipin) – vgl. S. 325
  - Eine **arterielle Hypotonie** (< 120 mm Hg syst.) sollte korrigiert werden (z. B. mit Infusion (Volumenersatz), Etilefrin oder Theodrenalin/Cafedrin [Akrinor®])
  - Bei **Flüssigkeitsdefizit:** VEL nach Bedarf i. v., bei **Krampfanfällen** s. S. 278 f.
  - **Blutzuckerspiegel-Zielbereich:** 70–140 mg/dl (3,9–7,8 mmol/l). Kurzfristige Korrektur (Klinik), wenn BZ < 60 mg/dl (3,3 mmol/l)/> 300 mg/dl (17 mmol/l)
  - Bei **Fieber** (Gefahr: Hirnödem, Einblutung): z. B. 1000 mg Paracetamol i. v.
- **Bei V. a. auf akuten Hirndruck/Einklemmung** schnelle neurochirurgische Versorgung anstreben: (erst enge, dann) einseitig (Infarktseite) oder beidseitig weite, lichtstarre Pupillen („Aufblenden") bei rascher Bewusstseinstrübung, Cheyne-Stokes-Atmung/Atemstillstand, Streckkrämpfe, Bradyarrhythmie + stark erhöhter RR, Abduzenzparese + gleichseitige Hemiparese (vgl. S. 354 f.).

Aufnahmekriterien für Stroke-Units

Regional verschieden existieren Kriterien für Aufnahme, Screening und die Patientenselektion für spezielle Therapieverfahren (z. B. Thrombolyse). Den RD-Mitarbeitern oder der Rettungsleitstelle sollten die aktuellen Kriterien für die Aufnahme in die nächstgelegene Stroke-Unit des Rettungsdienstbereiches vorliegen!

Thrombolyse

Eine Thrombolyse bei frischem ischämischem Schlaganfall senkt bei adäquater Patientenauswahl die Rate an Langzeittodesfällen und den Behinderungsgrad der Überlebenden, jedoch erhöht sie das Risiko, in den ersten Tagen eine intrakraniellen Blutung zu entwickeln (ca. 4–8 %) und daran zu versterben, sodass strenge Einschlusskriterien und eine intensive Überwachung nach Thrombolyse notwendig sind, um den Nutzen gegenüber dem Risiko aufzuwiegen. Schwerer betroffene Schlaganfallpatienten profitieren gegenüber leichter betroffenen deutlicher und noch bei längerem Zeitfenster von einer Lysetherapie, besonders bei MRT-basierter Patientenselektion.

Kriterien für mögliche Thrombolyse:

- **Symptombeginn < 3–4,5 h!** (selten < 6 h), Blutungsausschluss (CCT/MRT)
- Symptombeginn zeitlich klar definierbar (Problem: aus dem Schlaf heraus → Zeitpunkt des Einschlafens als Maß)
- **Ausgeprägte Symptomatik,** z. B. Hemiparese, Aphasie (Unfähigkeit zu sprechen), < 25 Punkte im NIHSS-Score (National Institute of Heath Stroke Scale), den auch der geübte Notarzt anwenden kann
- Einwilligung des Patienten zur Lysetherapie (ggf. mutmaßlicher Wille)
- Keine Lyse-Kontraindikationen (ähnlich wie bei Myokardinfarkt, vgl. S. 319)

Allgemeine Aufnahmekriterien für die Stroke-Unit

- Patienten mit jeglichem Schlaganfall-Erstereignis, auch V. a. TIA mit hohem Schlaganfallrisiko (z. B. Gefäßverengung oder Vorhofflimmern bekannt), Patienten < 45 Jahre mit Herd-Symptomatik
- **Symptomatik < 24 h** (auch > 24 h bei wechselnder/zunehmender Symptomatik)
- **Alter 18–70 Jahre** (z. T. 16–80 Jahre)
- **Erhaltenes Bewusstsein** bei Eintreffen des RD (Ausnahme V. a. Hirnstammischämie (A. basilaris-Verschluss); Aufnahme trotz früher Bewusstseinsstörung erfolgversprechend, Mortalität bei adäquater Therapie ca. 40 %, sonst 90 %)

I. d. R. keine Aufnahme (Ausschlusskriterien)

- stabile Symptomatik > 24 h
- eingeschränkte Lebenserwartung/Pflegebedürftigkeit schon vor (!) dem Ereignis
- Multimorbidität, welche eine aggressive Therapie nicht rechtfertigt
- Koma mit Beatmungspflichtigkeit (→ optimal: neurologische Intensivstation)
- Krampfanfälle bei Symptombeginn

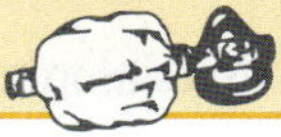

8. Störungen der Atmung

Folgende Notfälle und Erkrankungen der Atemwege werden aufgrund der Ursachen bzw. des Krankheitsverlaufs in anderen Kapiteln dargestellt:

Definition

Als Atmung bezeichnet man den Gasaustausch im menschlichen Organismus. Durch die Atmung werden alle Zellen im menschlichen Körper mit dem lebenswichtigen Sauerstoff (O_2) versorgt.

Äußere Atmung (Lungenatmung, Respiration)

Gasaustausch zwischen Organismus und Atmosphäre; die Lungenbläschen (Alveolen) werden durch den Wechsel von Einatmung (Inspiration) und Ausatmung (Exspiration) belüftet (Ventilation). Dort gelangt der Sauerstoff (durch Diffusion) ins Blut. Umgekehrt diffundiert das im Blut gelöste CO_2 in die Lungenbläschen. Der Sauerstoff wird über den Blutkreislauf – gebunden an den roten Blutfarbstoff (Hämoglobin) in den roten Blutkörperchen (Erythrozyten) – verteilt (Konvektion). Die **Steuerung der Atmung** findet maßgeblich über das Atemzentrum im Hirnstamm (verlängertes Rückenmark = Medulla oblongata) statt. Wesentliche Einflussfaktoren auf den Atemantrieb, der sich letztlich in der Höhe des Atemminutenvolumens (AMV vgl. S. 49, 652) bemerkbar macht, sind:

- arterieller **CO_2-Gehalt** des Blutes: p_aCO_2 ↑ (> 40 mmHg) → AMV ↑↑↑
- arterieller **pH-Wert** des Blutes: pH_a ↓ (< 7,35 bei p_aCO_2 konst.) → AMV ↑↑
- arterieller **O_2-Gehalt** des Blutes: p_aO_2 (< 60 mmHg! bei $paCO_2$ konst.) → AMV ↑
- **pH-Wert und CO_2-Gehalt des Liquor cerebrospinalis** (Gehirnflüssigkeit)

Messstellen sind arterielle Chemorezeptoren, z. B. im Glomus caroticum, sowie in Paraganglien des Aortenbogens und der rechten A. subclavia. Weitere Einflussfaktoren: Dehnungsrezeptoren in der Lunge, Körpertemperaturrezeptoren u. a. m.

Innere Atmung (Zellatmung)

Der Sauerstoff reagiert in verschiedenen chemischen Prozessen, v. a. mit Kohlenhydraten (Zucker) und Fetten zum Zwecke der Energiebereitstellung. Als Abfallprodukt entsteht Kohlendioxid (CO_2), welches mit dem Blut zur Lunge transportiert und dort abgeatmet wird.

Pathophysiologie

Eine Beeinträchtigung der Atmung führt zu einer Sauerstoffminderversorgung (Hypoxie) der Zellen. Bei den meisten Sauerstoffmangelzuständen tritt eine Blaufärbung von Haut und Schleimhäuten **(Zyanose)** als Leitsymptom auf, **wenn mehr als 3–5 g ungesättigtes Hämoglobin (Hb) pro dl Blut vorliegt,** das entspricht einer O_2-Sättigung von ca. 66 % bei einem Hb-Wert von 15 g/dl; eine Zyanose kann bei bestimmten Vergiftungen (z. B. Kohlenmonoxid, Blausäure/Zyanid) und Anämien (Blutarmut) mit einem Hb-Gehalt unter 5–8 g/dl fehlen. Besonders empfindlich reagieren Gehirn (bei kompletter Hypoxie Bewusstlosigkeit nach 10–20 Sekunden) und Herz (Herzrhythmusstörungen bis hin zum Herz-Kreislauf-Stillstand) auf Sauerstoffmangel. Auch Steigerungen der Atmung kommen als Störung vor (z. B. Hyperventilationssyndrom).

Ursachen für Störungen der Atmung

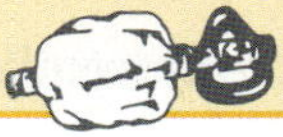

Verengung bzw. Verlegung der Atemwege

(obstruktive Atemstörungen → Strömungswiderstand (Resistance) ↑)

- zurückgefallene, erschlaffte Zunge (v. a. bei Bewusstlosigkeit)
- feste Fremdkörper (Bolus), unzerkaute Fleischstücke, Spielzeug
- flüssige Stoffe (Aspiration), z. B. Sekret, Erbrochenes, Blut
- Tumoren und Schwellungen der Atemwege (bei verschiedenen Infektionskrankheiten, Insektenstich, Verbrühung, Verätzung usw.)
- Bronchospasmus (z. B. Asthma bronchiale)
- funktionelle Bronchusstenose durch zähen Schleim (z. B. bei zystischer Fibrose)
- Lähmung des N. laryngeus recurrens (→ Stimmritzenverengung)

Behinderung der Atemmechanik

(restriktive Atemstörungen → Elastizität von Lunge und Thorax (Compliance) ↓)

- Brustkorbverletzung (Instabilität des Brustkorbes bei Rippenfraktur)
- Störungen im Bereich des Pleuraspaltes (Pneumothorax, Hämatothorax, Infiltrat bei Entzündungen)
- Belastung des Brustkorbes (z. B. Einklemmung, Schocklage)
- Verlust der Retraktionskraft (z. B. ARDS, Fibrose)

Behinderung des Gasaustausches in der Lunge

- Diffusionsstörung (z. B. Lungenödem, Pneumonie)
- Durchblutungsstörung (z. B. Lungenembolie)

Störungen der Atemsteuerung (Atemzentrum im Gehirn)

- Sauerstoffmangel (z. B. infolge eines Herz-Kreislauf-Stillstandes)
- Schädel-Hirn-Trauma/Halswirbelsäulen-Trauma
- Vergiftung, Infektion
- Störung im Säure-Basen-Haushalt (pH-Verschiebung: Azidose/Alkalose)

Störungen des Sauerstofftransportes/der inneren Atmung

- Gifte (z. B. Blausäure, Kohlenmonoxid)
- Anämie (zu wenig Sauerstoffträger!)

Veränderung der Atemluft (Gaszusammensetzung)

- herabgesetzter Sauerstoffanteil in der Atemluft (z. B. Kohlendioxiderstickung)
- verminderter O_2-Partialdruck (Höhenkrankheit)

Lähmung der Atemmuskulatur

- Muskelrelaxantien, Gifte (z. B. Alkylphosphate)
- Schädigung des Nervus phrenicus (→ Zwerchfelllähmung)

Auch an mögliche Beatmungsfehler denken → Kontinuierliches Monitoring!

Unter (alveolärer) **Hyperventilation** versteht man eine verstärkte Abatmung von Kohlendioxid, die auf einem **verstärkten Atemantrieb** beruht. Der verstärkte Atemantrieb wird hervorgerufen durch Einflüsse des Verhaltens oder des Stoffwechsels oder auch durch eine Fehlregulation im Atemkontrollsystem (Chemorezeptoren, vagale Rezeptoren, Druckrezeptoren, Nervenbahnen, beteiligte Hirnregionen).

Mögliche Ursachen einer Hyperventilation

- Häufigste Ursache ist das **psychogene Hyperventilationssyndrom** (s. u.)
- Seltenere körperliche (somatogene) Ursachen: metabolische Azidose, Hypoxie, Schädel-Hirn-Trauma, Enzephalitis, Salizylatintoxikation, hohes Fieber u. a. m.
- Auch eine Verwechslung des psychogenen Hyperventilationssyndroms mit der schnellen Atmung (Tachypnoe) bei Lungenembolie ist möglich! Bei Lungenembolie kann auch eine echte Hyperventilation auftreten (Unterscheidung: bei schwerer Lungenembolie ist die Sauerstoffsättigung erniedrigt).

Psychogenes Hyperventilationssyndrom: Pathomechanismen

Durch eine emotionale Stresssituation (Angst, Aufregung, Exstase, Schmerz) wird eine schnellere und tiefere Atmung (Hyperpnoe = erhöhtes AMV) hervorgerufen, ohne dass eine solche zur Deckung des O_2-Bedarfes oder zur Abatmung von CO_2 erforderlich wäre (keine adäquate körperliche Belastung mit CO_2-Produktion).
Durch diese psychogen ausgelöste Hyperventilation wird vermehrt Kohlendioxid abgeatmet **(Hypokapnie);** H^+-Ionen werden eliminiert; der pH-Wert steigt; es entsteht eine **respiratorische Alkalose** (s. S. 503):
$H^+ + HCO_3^-$ (Standardbikarbonat) $\rightarrow H_2CO_3 \rightarrow H_2O + CO_2 \uparrow$ (wird abgeatmet)
Das im Blut befindliche Kalzium (Ca^{2+}) ist teilweise an Albumin gebunden. Wirksam ist es jedoch nur in der „freien", ungebundenen Form. Je alkalischer das Blut ist, desto höher ist der an Albumin gebundene Anteil des Kalziums.
Es kommt somit durch die respiratorische Alkalose zu einem **relativen Kalziummangel** (bei regelgerechtem Serum-Kalziumspiegel), was zu (peripheren) Krämpfen **(normokalzämische Tetanie)** führt, außerdem **Parästhesien** (Gefühlsstörungen), **Pfötchenstellung** der Hände (sog. Karpopedalspasmen) und Karpfenmund zur Folge hat. Die Wahrnehmung dieser Symptome und Atemnot durch den Patienten selbst führt zu Angst und damit zur Verstärkung der Hyperventilation.
Ein weiterer Effekt des niedrigen CO_2-Gehaltes im Blut kann eine **Synkope** sein: Die Hirndurchblutung wird unter anderem über den CO_2-Gehalt des Blutes geregelt. Bei niedrigen Werten kann es zu einer Engstellung der Hirngefäße mit kurzer Bewusstlosigkeit und evtl. Krampfaktivität kommen.
Als **Gegenmittel** kann neben **Aufklärung und Beruhigung** die sog. **Rückatmung** eingesetzt werden, dabei wird dem Pat. durch Aus- und Einatmen in einen Beutel eine mit CO_2 angereicherte Atemluft angeboten, deren O_2-Gehalt aber noch ausreichend ist. Beseitigung der Störung $\rightarrow$ CO_2-Konzentration im Blut $\uparrow$ $\rightarrow$ pH-Wert $\downarrow$ $\rightarrow$ Anteil des wirksamen Ca^{2+} $\uparrow$. Daher ist z. B. eine Kalziumgabe nicht indiziert.

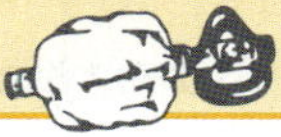

Tetanie (Spannungs-/Krampfzustand der Muskulatur) und/oder Synkope durch Hyperventilation, meist bei psych. Belastung (z. B. Aufregung, seelische Konflikte). Oft Jugendliche und junge Erwachsene (Frauen mehr als Männer) betroffen.

Symptomatik

- Unruhe, **schnelle Atmung,** vom Patienten real empfundene **Atemnot**
- **Kribbeln/Taubheitsgefühl** in Händen, Füßen (peripher aufsteigend) und Lippen
- sog. **Pfötchenstellung** der Hände, evtl. Karpfenmund
- Schwindel, Sehstörungen, evtl. Synkope oder andere Bewusstseinsstörungen
- Blässe, Schwitzen, Tachykardie, evtl. Herzklopfen, Blutdruck normal bis erhöht
- Reflexüberaktivität; **Chvostek-Zeichen** positiv: mimische Antwort auf Reizung des Nervus facialis (Hauptstamm hinter der Ohrspeicheldrüse) durch Beklopfen desselben zwischen Kieferwinkel und Ohr (neuromuskuläre Erregbarkeit ↑).

Maßnahmen RS/RA

- **Basischeck, Basismaßnahmen**
- beruhigender Zuspruch, evtl. Vorgeschichte (Streit o. Ä.) abklären, Aufklärung des Patienten über die Art und Harmlosigkeit der Störung (körperliche Ursachen für eine Hyperventilation ausschließen!)
- **Atemkommandos** (langsam und ruhig atmen lassen)
- Wenn nötig: **Rückatmung** mit Plastiktüte oder speziellem Beutel (z. B. Beatmungsmaske mit Adapter auf den Sauerstoffreservoirbeutel gesteckt); unbedingt vorher die Maßnahme erklären, da der Patient ohnehin schon glaubt zu ersticken. Nach jeweils 1 min einen Atemzug mit Umgebungsluft nehmen lassen, damit der O_2-Gehalt im Rückatemsystem nicht unter kritische Werte sinkt. Evtl. Sauerstoff zugeben, um Hypoxie zu vermeiden.

Notärztliche Therapie

- **Untersuchung, Standardtherapie**
- **Medikamente** (nur in schweren Fällen, sonst Fixierung auf Spritze möglich): Benzodiazepine, z. B. Diazepam (5–10 mg i. v.)

Hinweise

- Keine Kalziumgabe! (Spontaner Elektrolytausgleich bei normaler Atmung.)
- **Keine** Versuche einer Konfliktlösung („Krisengespräch") wegen Gefahr der erneuten Hyperventilation.
- **Ausschluss körperlicher Hyperventilationsursachen** (s. vorhergehende S.); ggf. entspr. Behandlung
- Es besteht – bei sonst gesundem Patienten – keine wesentliche Gefährdung durch die vorübergehenden pathophysiologischen Veränderungen selbst, allerdings muss der Patient vor Verletzungen, z. B. Panikreaktionen im Straßenverkehr oder Sturz durch Synkope, geschützt werden.

Ursachen und Einteilung des Asthma bronchiale

- Das **allergische (extrinsische, exogene) Asthma bronchiale** findet sich bei Pat. mit entspr. genetischer Disposition (Atopie). Die Reaktion (Soforttyp) kann auf unterschiedliche Allergene erfolgen (z. B. Hausstaub, Tierhaare, Blütenpollen).
- Das **nicht-allergische (intrinsische, endogene) Asthma bronchiale** kann durch Infektionen, chronische Atemwegserkrankungen, chemisch-physikalische Reize (Staub, kalte Luft), Anstrengung und Aufregung/Stress (psychogenes Asthma; vor allem bei Kindern und Jugendlichen) und durch Analgetika (z. B. ASS; pseudoallergische Reaktion) ausgelöst werden. Auch β-Rezeptorenblocker können asthmatische Beschwerden verursachen.

Die drei Hauptmechanismen des Asthma bronchiale

- **Bronchospasmus** (Verkrampfung der Bronchialmuskulatur)
- **Entzündliches Bronchialschleimhautödem** (dadurch Schwellung)
- **Hypersekretion** (verstärkte Absonderung) eines zähen Schleims **(Dyskrinie)**

Sie bedingen einen erhöhten Strömungswiderstand mit Behinderung der Ausatmung (Symptome s. rechte Seite) bis hin zum Bronchialkollaps; dadurch kommt es zu einem erhöhten Lungenvolumen (sog. Volumen pulmonum auctum, Air-trapping). Chronisch kann eine derart verstärkte Blähung der Lunge auch zum irreversiblen Emphysem (Druckatrophie, Schwund der Alveolarsepten) führen. Der daraus resultierende Druckanstieg im kleinen Kreislauf führt wiederum zu einer Rechtsherzhypertrophie (chronisches Cor pulmonale). Auch während eines Asthmaanfalles sind Rechtsherzbelastungszeichen nachweisbar. Ein schwerer Asthmaanfall über Stunden oder Tage wird als **Status asthmaticus** bezeichnet.

Differenzialdiagnose

Asthmaartige Zustände mit ähnlichen Symptomen:
- Dekompensation bei chronisch-obstruktiver Lungenerkrankung; s. S. 294 f.
- Asthma cardiale (nächtlicher Husten, anfallsweise Atemnot; **Achtung:** andere Therapie!); s. S. 322
- Atemwegsobstruktion, z. B. nach Reizgasinhalation (s. S. 472 f.)

Notfalltherapie

- **Behandlungsziele:** Behebung der Hypoxie, der Bronchokonstriktion (β_2-Sympathomimetika, Theophyllin) und der Entzündung (Kortison i.v.).
- **Ursachen eines Herz-Kreislauf-Stillstandes im Status asthmaticus:** Hypoxie/Erschöpfung/Atemstillstand, Spannungspneumothorax (beidseits möglich!), akutes Rechtsherzversagen (kardiogener Schock durch Kompression der Einflussbahnen (V. cava sup.) und der Ausflussbahnen (Aa. pulmonales) infolge des steigenden intrathorakalen Druckes), Arrhythmien durch β_2-Sympathomimetika und Theophyllin (verstärkt durch Hypoxie), PEA durch Theophyllinintoxikation.

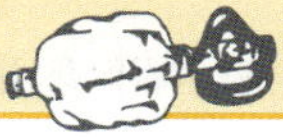

Anfallsweise Atemnot durch **reversible Bronchialobstruktion** (kein Fremdkörper) bei chronisch-entzündl. Atemwegserkrankung mit bronchialer Hyperreagibilität.

Symptomatik

- **Zunehmende Atemnot, Zyanose,** Sprechen durch Kurzatmigkeit erschwert
- **Unruhe, Angst,** Schwitzen
- **aufrechter Oberkörper,** Einsatz der Atemhilfsmuskulatur
- **Ausatemphase verlängert,** Verschleimung, Husten, hypersonorer Klopfschall
- bei Ausatmung: **Pfeifen** hörbar, Giemen und Brummen auskultierbar
- prallgefüllte Halsvenen, Tachykardie, Blutdruck erhöht, später Kreislaufversagen (kardiogener Schock durch intrathorakale Druckerhöhung)

Grad	S_pO_2	Atmung	PEF	EKG	RR	Weitere Symptome
schwer	≥ 92 %	AF über 25/min	33–50 % PBW od. < 100 l/min	HF über 110/min	normal od. erhöht	Unmöglichkeit, in ganzen Sätzen zu sprechen
lebensbedrohlich	< 92 %	Zyanose	< 33 % PBW od. < 70 l/min	Bradkardie, Arrhythmie	erniedrigt	Erschöpfung, schlaffer Muskeltonus, „silent chest“, Verwirrung, Bewusstseinstrübung

PEF = peak exspiratory flow; PBW = persönlicher Bestwert während Beschwerdefreiheit
„silent chest“: kein Atemgeräusch, Zeichen für eine maximal geblähte Lunge („Air-trapping“, s. l. S.)

Maßnahmen RS/RA

- **Basischeck, Basismaßnahmen** (Lagerung, die bei aufrechtem Oberkörper den Einsatz der Atemhilfsmuskulatur ermöglichen soll; Patientenwunsch beachten)
- **intensive psychische Betreuung** (Ängste nehmen, Fenster öffnen, beengende Kleidung öffnen)
- **Sauerstoffgabe** zunächst 2–4 l/min über Nasensonde; ggf. steigern, **dabei auf mögliche Atemdepression/Atemstillstand achten (Atemkommandos)!** (Bei akut und chronisch verminderter CO_2-Abatmung (z. B. Hyperkapnie > 60 mmHg, bei chronischen Atemwegserkrankungen) kann die Atmung (statt p_aCO_2-Steuerung) über den Sauerstoffgehalt (p_aO_2) des Blutes geregelt sein (pO_2-Steuerung). $pO_2 \uparrow \rightarrow$ Verminderung des Atemantriebs), **Ziel: $S_pO_2 \geq 92\,\%$.**
- Kooperativen Patienten kann (sofern sie es nicht selbst schon wissen) zur Unterstützung die sog. **Lippenbremse** (Ausatmung gegen die gespitzten Lippen) beigebracht werden, die durch den vorgeschalteten Atemwiderstand einen exspiratorischen Kollaps der Bronchien vermindert.

Maßnahmen RA in Notkompetenz

- **Applikation von Fenoterol oder Salbutamol gemäß Notkompetenzalgorithmus** (möglichst O_2-Maske mit Düsenvernebler, sonst Dosieraerosol mit Inhalationshilfe/Spacer/Vorschaltkammer benutzen (s. S. 293)! Bei schwerem Anfall sind inhalative β_2-Sympathomimetika vom Pat. oft schon erfolglos überdosiert)
- **venöser Zugang:** langsame Infusion von Vollelektrolytlösung

Notärztliche Therapie

- **Untersuchung, Standardtherapie, Beruhigung; vor medikamentöser Therapie** unbedingt Eigenmedikation, HF und kardiale Vorerkrankungen beachten!
- **Medikamente:**
  - **kurzwirksame β_2-Sympathomimetika**
    - inhalativ (nicht bei Hypoventilation), z. B. Salbutamol (1,25–5 mg vernebelt)
    - intravenös, z. B. Reproterol (0,09 mg über mind. 1 min i. v.) oder Salbutamol (0,25 mg langsam i. v.) – „frequenzneutral spritzen"
  - **Kortikoide,** z. B. Prednisolon (50–250 mg i.v.)
  - **unterstützende Gabe von VEL** (500–1000 ml langsam i. v. – Sekretverflüssigung und Ausgleich von Verlusten durch Tachypnoe und Schwitzen bei längeren Anfällen; Vorsicht vor zu starker Volumengabe → Rechtsherzstauung!)
  - **additive Broncholytika,** z. B. Theophyllin (bei Vormedikation: 2–3 mg/kg KG als Kurzinfusion i.v.; ohne Vormedikation 5 mg/kg KG als Kurzinfusion i. v.) oder vernebelte Anticholinergika (z. B. 0,5 mg Ipratropium vernebelt)
  - **bei Therapieresistenz** evtl. Magnesiumsulfat (2 g $MgSO_4 \cdot 7\,H_2O$ bzw. 8 mmol Mg^{2+} langsam i. v.) und/oder vorsichtig Adrenalin (3 µg/kg KG s. c.)
  - **kontraindiziert:** atemdepressive Sedativa ohne Beatmung (Benzodiazepine), histaminfreisetzende Narkotika (Opiate, Barbiturate, Succinylcholin), β-Blocker; ferner sollten im Asthmaanfall keine Antitussiva, Parasympathomimetika, kein ASS und kein Digitalis gegeben werden.
- **Narkose, Intubation und Beatmung (Ultima Ratio):** bei muskulärer Erschöpfung des Patienten (auf paradoxe Muskelzuckungen der Bauchwand achten!) und bei Bewusstseinstrübung durch anhaltende Hypoxie (S_pO_2 < 75–80 %) trotz Therapie; Narkose mit **Ketamin** (0,5–2 mg/kg KG i. v.); evtl. auch Etomidate zur Narkoseeinleitung (auf gefährlichen Blutdruckabfall gefasst sein!).
- **Beatmung:** hoher F_iO_2 (1,0), ausreichend lange In- und Exspirationszeit (I : E 1 : 2 bis 1 : 3); ggf. AF und AZV niedriger als physiologisch (bis 6–8/min; bis 3–5 ml/kg KG), ggf. bei starkem **Auto-PEEP** (intrinsischer PEEP, kann zu HKS führen!) in Abständen von mehreren Minuten für etwa 30 s (unter strenger Beachtung der O_2-Sättigung) diskonnektieren, um eine Entleerung der Lunge zu ermöglichen, obere Druckbegrenzung nur soweit nötig erhöht (z. B. 40 mbar); PEEP (≥ 5 mbar); wenn vorhanden, druckkontrollierte Beatmung (z. B. BIPAP)
- **Bei Abfall der Sauerstoffsättigung nach Intubation und Beatmung an Spannungspneumothorax denken.** Prinzipiell baldiges Thorax-Röntgen in der Notaufnahme zur Früherkennung sinnvoll. Möglichst **kein** Subklavia-Katheter wegen erhöhter Pneumothoraxgefahr (aufgrund Lungenblähung)!
- Eine weitere Therapiemöglichkeit ist die Spontanatmung über **CPAP**-Maske oder CPAP-Helm mit kontinuierlichem positiven Atemwegsdruck und Druckunterstützung (ASB – Details s. S. 51 f.). **Versuche der Maskenbeatmung sollten unterbleiben** (nur überbrückend bei Scheitern eines Intubationsversuches).

Inhalation von β_2-Mimetika im Notfall

Die optimale notfallmedizinische Verabreichung inhalativer kurzwirksamer β_2-Mimetika bei Asthma bronchiale, bzw. der akuten Exazerbation (athmaanfallsartige Verschlechterung) einer COPD (chronisch obstruktiven Lungenerkrankung) besteht in der Vernebelung, da der in den Bronchien deponierte Anteil des Wirkstoffes im Inhalationsmedium sehr hoch ist.

In Studien hat sich die Verabreichung von Dosieraerosolen („Sprays") nur mit einer sogenannten Vorschaltkammer (Spacer)/Inhalierhilfen als vergleichbar zur Verneblung herausgestellt. Dabei soll das Spray nach maximaler Ausatmung unter kräftigem Einatmen tief inhaliert werden, was im Notfall oft nicht möglich ist.

Andere Verfahren (Dosieraerosol ohne Spacer bzw. Pulverinhalator/Turbohaler) haben den entscheidenden Nachteil, dass nur relativ wenig Wirkstoff sofort in den Bronchien wirksam wird (10–20 % bei Dosieraerosol; 30–60 % bei Pulverinhalator). Insbesondere bei Bronchospasmus/Atemnot ist ein ausreichend tiefes Einatmen des Patienten nicht möglich, sodass größere Wirkstoffmengen wieder ausgeatmet oder als Pulverpartikel an der Mund-Rachenschleimhaut abgelagert und geschluckt werden (verzögerte Wirkung, die u. U. erst eintritt, nachdem bereits weitere symphathomimetische Broncholytika z. B. i. v. verabreicht wurden → erhebliche kardiotoxische Wirkungen möglich, z. B. Tachyarrhythmien).

Bei der Vernebelung werden kleine Partikel erzeugt, die auch bei vermindertem Atemzugvolumen lange in der Schwebe bleiben und so durch kontinuierliche Verwirbelung tiefer in die Atemwege gelangen können.

Praktischer Umgang mit dem Düsenvernebler

Prinzip: O_2-Maske, an der eine Verneblerkammer aufgeschraubt ist. Diese Kammer wird vor der Anwendung mit der Inhalationslösung befüllt (max. Befüllungsmenge 6 ml). Anschließend wird die Kammer wieder zugeschraubt. Der angeschlossene Sauerstoff durchströmt die Verneblerkammer und sorgt für die feinste Zerstäubung der Lösung. Der O_2-Fluss muss mindestens 4 l/min betragen. In den meisten Leitlinien wird eine Flussrate von 6 l/min empfohlen. Zur ordnungsgemäßen Funktion (Vernebelung) muss die Maske in senkrechter Position gehalten werden. Die empfohlene Inhalationsdauer beträgt (beispielsweise für Salbutamol) 10 min.

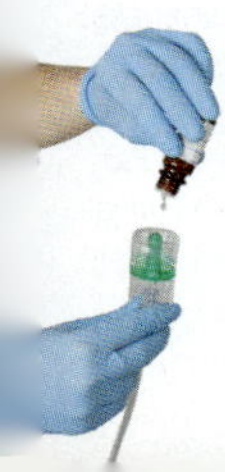

Anwendung des Verneblers

1. 3 ml NaCl 0,9 % Kammer fülllen und entsprechende Tropfenzahl der Wirkstofflösung hinzugeben (z. B. Erwachsene 5–20 Tropfen Salbutamol-Basislösung, vgl. S. 631)
2. Sauerstofffluss einstellen (s. o.): i. d. R. 6 l/min
3. Maske aufsetzen, senkrecht halten; Inhalation für ca. 10 min

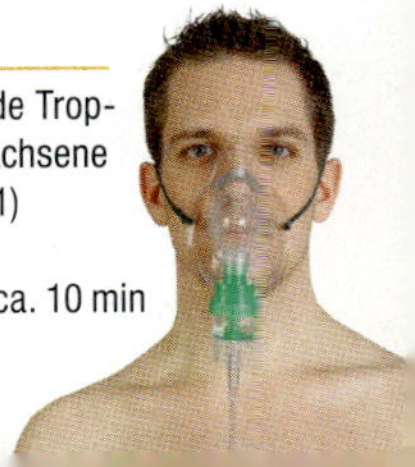

Synonyme

COPD (chronic-obstructive pulmonary disease) = COLD (chronic-obstructive lung disease) = COLE (Chronisch-obstruktive Lungen-Erkrankung).

Definition

Bei der COPD handelt es sich um eine chronische Lungenerkrankung, die mit **einer fortschreitenden Atemwegsobstruktion** einhergeht, die medikamentös nicht vollständig zu beheben ist. Mehr als 5 Mio. Erkrankte in Deutschland. Die COPD ist das Ergebnis einer chronischen Bronchitis und/oder eines Lungenemphysems:

- **Chronische Bronchitis:** Erkrankung, bei der in einem Zeitraum von 2 aufeinander folgenden Jahren während 3 Monaten jährlich Husten und Auswurf bestehen (WHO); am häufigsten durch Zigarettenrauchen bedingt. Jeder zweite Raucher über 40 Jahren leidet an einer chronischen Bronchitis.
- **Lungenemphysem:** irreversible Erweiterung und Zerstörung der kleinen Lufträume in den Endaufzweigungen des Bronchialsystems.

Asthma bronchiale (s. S. 290 ff.) gehört definitionsgemäß **nicht** zu den COPD!

Notfallsituationen bei COPD

Obwohl es sich bei der COPD um eine chronische Erkrankung handelt, treten im langjährigen Verlauf häufig akute Notfallsituationen (sog. akute Exazerbationen) auf, die sich meist über mehrere Tage progredient entwickeln. Diese entstehen oft auf dem Boden einer bakteriellen oder viralen **Atemwegsinfektion** oder kündigen das terminale Krankheitsstadium an. Im Vordergrund stehen die **Ateminsuffizienz** und die akute **Rechtsherzinsuffizienz** (Symptome s. rechte S.).

Sauerstofftherapie im Notfall

Eine **unkritische und unkontrollierte O_2-Zufuhr** im Rettungsdienst kann mit einer gewissen Verzögerung zur **Abnahme des Atemantriebes und damit zur Verstärkung der respiratorischen Insuffizienz** führen (Hyperkapnisches Koma, Apnoe) – oft mit fatalem Ausgang (nach Klinikaufnahme) trotz Intensivtherapie! Die Neigung zum hyperkapnischen Koma hängt von der Höhe des p_aCO_2 vor Einleiten der O_2-Therapie ab (die im RD nicht bestimmt werden kann). Dennoch hat die Behandlung einer Hypoxämie Priorität. Auf eine Hemmung des Atemantriebs ist bei O_2-Gabe zu achten und ggf. mit Atemkommandos entgegenzuwirken; bei Bewusstseinstrübung Reduktion der O_2-Zufuhr erwägen (NA)! Mit engmaschigen Blutgasanalysen ist der Erfolg der Therapie zu kontrollieren (Klinik); es sollten arterielle O_2-Partialdrücke bei 60–65 mmHg erreicht werden. Im RD kann ersatzweise eine O_2-Sättigung von 85–**90 %** angestrebt werden (hierzu genügt meist ein F_iO_2 von 0,24 bis 0,28, also eine Gabe von 2–4 l/min O_2 über Nasensonde, selten bis F_iO_2 von 0,4). Viele schwerkranke COPD-Patienten haben ein eigenes O_2-Behandlungsgerät, sei es stationär (zu Hause) und/oder mobil (z. B. Rucksack für unterwegs); die Voreinstellung sollte als Ausgangsbasis für die O_2-Gabe im RD dienen.

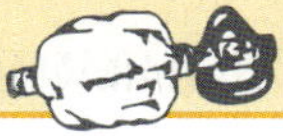

Symptomatik

- **Ateminsuffizienz** (äußerlich erkennbar an schwerer, zunehmender **Atemnot,** Einsatz der Atemhilfsmuskulatur bei aufrechtem Oberkörper und **Zyanose,** Sprechen durch Kurzatmigkeit erschwert); evtl. Bewusstseinsstörungen
- akute **Rechtsherzinsuffizienz** (massiv gestaute Halsvenen, Beinödeme) bei chronischem Cor pulmonale (druckschmerzhaft gestaute Leber, Appetitlosigkeit, Übelkeit und Erbrechen als Zeichen der Stauungsgastritis).
- **Unruhe, Angst,** Schwitzen, Tachykardie, Blutdruck normal bis erniedrigt
- **Ausatemphase verlängert,** Verschleimung, Husten, hypersonorer Klopfschall
- bei Ausatmung: **Pfeifen** hörbar, Giemen und Brummen auskultierbar
- evtl. Zeichen einer Infektion/Pneumonie, z. B. Fieber, Exsikkose
- **Zeichen eines lebensbedrohlichen Zustands:** s. Asthma-Anfall (S. 291)
- Die **Pulsoxymetrie** liefert bei COPD-Patienten i. d. R. deutlich erniedrigte Werte. Diese absoluten Momentanwerte sind aber nicht unbedingt notfallrelevant (oft chronisch niedrig). Bedeutsam ist das Ausmaß der Verschlechterung, sofern ein Vorbefund bekannt ist (im RD leider selten). Die Feststellung einer respiratorischen Partial-/Globalinsuffizienz erfordert eine **Blutgasanalyse** (Klinik).

Maßnahmen RS/RA

- **Basischeck, Basismaßnahmen,** beruhigender Zuspruch, Monitoring
- **extrem vorsichtige O_2-Gabe** (nur soviel, wie nötig – s. linke Seite!)

Notärztliche Therapie

- **Untersuchung, Standardtherapie**
- **Medikamente:**
  - Die medikamentöse Therapie entspricht der des schweren Asthmaanfalls (s. S. 291 f.), bis auf die Gabe von VEL, die bei der akut exazerbierten COPD keinen wesentlichen Effekt auf die Sekretmobilisierung hat.
  - Bei gleichzeitig dekompensiertem Cor pulmonale sind ggf. Nitrate, Diuretika und herzkraftsteigernde Medikamente einzusetzen (vgl. S. 321, 341).
- **Beatmung:** Patienten mit Bewusstseinstrübung durch Ateminsuffizienz, Atemfrequenzen über 35/min oder paradoxer Atmung benötigen meistens sofortige Atemunterstützung durch assistierte Beatmung, um Zeit zu gewinnen, damit eine medikamentöse Behandlung wirken kann. Wenn möglich NIV (CPAP-Atmung + ASB; s. S. 50 ff.), sonst möglichst Zielklinik mit sofortiger NIV-Möglichkeit anfahren (Voranmeldung). Maschinelle Beatmung unter Narkose möglichst vermeiden (nur unter Berücksichtigung der Wünsche und Erwartungen des Patienten, soweit es die Umstände erlauben). Die Regeln der invasiven Notfallbeatmung entsprechen denen bei schwerem Asthmaanfall (s. S. 291 f.).
- Ggf. Klinikeinweisung zur Behandlung von Infektionen (z. B. Antibiotika) und/ oder speziellen Beatmungstherapie (Atemtraining).

Ursachen

- **direkte lokale Schleimhautreizung,** z. B. durch Insektenstich, Flammeninhalation, Trinken oder Einatmen reizender Substanzen
- **akute Entzündung** (z. B. Epiglottitis bei Kindern – s. S. 430 ff.)
- **anaphylaktische Reaktion** (s. S. 332 f.)
- **bösartiger Tumor**
- akutes Epiglottis- und/oder Larynxödem (selten, aber lebensbedrohlich)
  - als **Angioneurotisches Ödem** (Angioödem Quincke): histaminvermittelt bei meist unbekannter Ursache, aber auch als Nebenwirkung einer Einnahme von ACE-Hemmern (die Namen der meisten Wirkstoffe dieser Medikamente enden auf -pril oder -prilat); auch Allergie als Ursache möglich
  - als Folge eines **C_1-Esterase-Inhibitormangels** (meist erblich)

Symptomatik

- in kurzer Zeit **kontinuierlich zunehmende Atemnot,** Angst
- ziehendes oder pfeifendes Atemgeräusch bei der Einatmung **(inspiratorischer Stridor);** evtl. kloßige Sprache (Epiglottisödem), Speichelfluss, Schluckbeschwerden
- evtl. Zyanose, inverse Atmung oder Atemstillstand
- evtl. Bewusstseinsstörungen
- evtl. Urtikaria (Hautquaddeln und Schwellung der Augenlider, Lippen und Zunge) → V. a. Angioneurotisches Ödem oder Anaphylaxie.
- Tachykardie, Blutdruckanstieg (initial) oder -abfall (terminal)
- Situation/Vorgeschichte: evtl. Unfall (z. B. Vergiftung, Verbrennung), evtl. Fieber (Infektion, Epiglottitis), Allergenkontakt (s. S. 332), evtl. Tumorleiden bekannt, Einnahme von Medikamenten, bekannter C_1-Esterase-Inhibitor-Mangel (→ **keine** Urtikaria!)
- Differenzialdiagnostisch bei dieser Symptomatik unbedingt auch an eine Aspiration/ein Bolusgeschehen denken (s. S. 300 ff.)!

Maßnahmen RS/RA

- **Basischeck, Basismaßnahmen** (Beruhigung!)
- **großzügige Sauerstoffgabe,** ggf. Beatmung (s. n. S. und s. S. 46)
- Bei akuter entzündlicher, traumatischer oder allergischer Schwellung im Bereich der oberen Atemwege (Zunge, Epiglottis usw.), z. B. bei Insektenstich, kann eine **Kühlung** von innen (Eis lutschen) und außen (Kühlkrawatte um den Hals) die Zunahme der Schwellung vermindern.
- Keine mechanischen Manipulationen im Mund-Rachen-Raum
- Bei stabilem Patienten: zügiger Transport in die Klinik

Maßnahmen RA in Notkompetenz

- venöser Zugang, Offenhalten mit VEL oder Mandrin
- bei Anaphylaxie ab Stadium III (vgl. S. 333): Vorgehen gemäß Notkompetenz-algorithmus (s. S. 142)
- Maskenbeatmung unmöglich → Vorgehen gemäß Algorithmen S. 298 f. und 78 f.

Notärztliche Therapie

- **Untersuchung, Standardtherapie**
- **Medikamente** (Zugelassene Indikationen der entspr. Präparate beachten!):
  - evtl. Kortikoide, z. B. Prednisolon (250–1000 mg i.v.)
  - ggf. Broncholytika, z. B.
    - Salbutamol (entweder O_2-Maske mit Düsenvernebler oder Dosieraerosol mit Inhalationshilfe/Spacer/Vorschaltkammer benutzen, s. S. 293),
    - Reproterol (0,09 mg über mind. 1 min i. v. – „frequenzneutral spritzen“) oder
    - Theophyllin (ohne Vormedikation 5 mg/kg KG als Kurzinfusion i.v.)
  - ggf. Adrenalin zur Abschwellung (0,5–2 mg ad 5 ml NaCl 0,9 % über Vernebler; off-label-use; ggf. auch unverdünnt; in gleicher Dosis bei Säuglingen/Kindern anwendbar; EKG-Monitoring!), ggf. wdh.
- **Bei V. a. Angioneurotisches Ödem oder Anaphylaxie:** Behandlung mit Antihistaminika (H_1- und H_2-Blocker i. v.) und Kortison i. v., ggf. auch Adrenalin (Dosierung s. Anaphylaxie S. 333).
- **Bei C_1-Esterase-Inhibitor-Mangel** ist eine Behandlung in der Klinik mit 1000–2000 IE C_1-Esterase-Inhibitor-Konzentrat i. v. und notfalls Fresh Frozen Plasma i. v. möglich).
- Bei zunehmender Schwellung großzügige Indikation zur Intubation (insbes. bei Inhalationstrauma), sofern der Intubateur geübt ist und alternative Methoden der Atemwegssicherung unmittelbar zur Verfügung stehen (verstärkte Schwellung nach fehlgeschlagenem Intubationsversuch!). Bestmögliche Präoxygenierung anstreben!

Beatmung bei akuter Atemwegsschwellung

Bei einer **starken Schwellung** im Bereich der oberen Atemwege und auch bei einem Bolusgeschehen (bes. in der Speiseröhre) kann es zu einer starken Behinderung der spontanen Einatmung bis hin zum Atemstillstand kommen, da beim Inspirationssog der enge Luftspalt um die Schwellung zusammengezogen wird. Dieser Mechanismus tritt **nicht** bei der Beatmung mit Überdruck auf, **sodass eine (assistierte) Maskenbeatmung (überbrückend) gelingen kann.** Durch den Druckanstieg während der Maskenbeatmung, wie auch bei der Ausatmung (auch unter Thoraxkompressionen), wird nämlich (zunächst) noch Luft an der geschwollenen Stelle vorbeigedrückt.

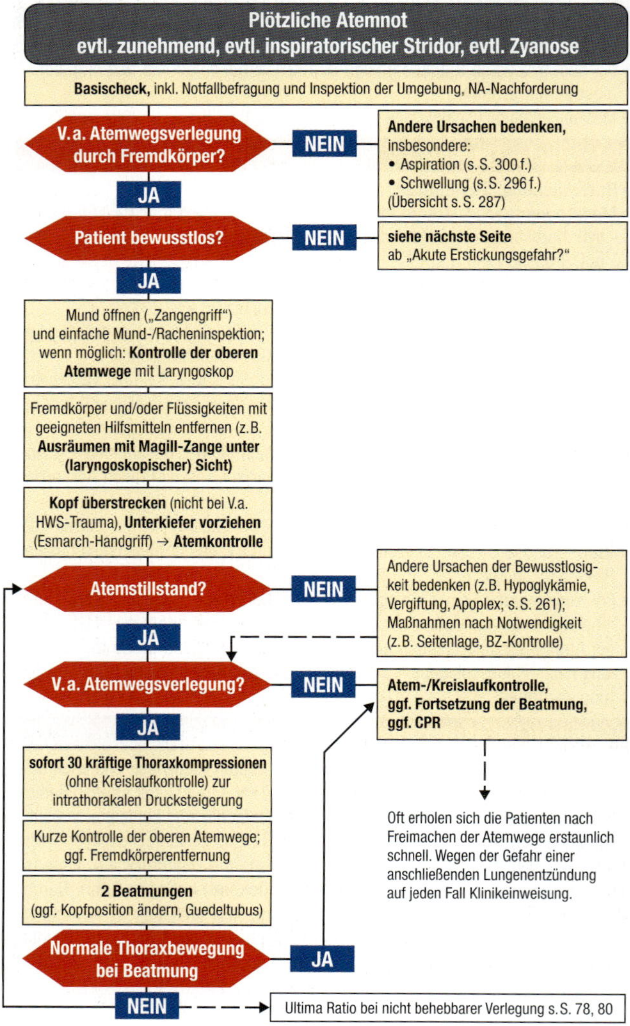
Plötzliche Atemnot
evtl. zunehmend, evtl. inspiratorischer Stridor, evtl. Zyanose
Basischeck, inkl. Notfallbefragung und Inspektion der Umgebung, NA-Nachforderung
V.a. Atemwegsverlegung durch Fremdkörper?
NEIN
Andere Ursachen bedenken, insbesondere:
• Aspiration (s. S. 300 f.)
• Schwellung (s. S. 296 f.)
(Übersicht s. S. 287)
JA
Patient bewusstlos?
NEIN
siehe nächste Seite ab „Akute Erstickungsgefahr?"
JA
Mund öffnen („Zangengriff") und einfache Mund-/Racheninspektion; wenn möglich: Kontrolle der oberen Atemwege mit Laryngoskop
Fremdkörper und/oder Flüssigkeiten mit geeigneten Hilfsmitteln entfernen (z.B. Ausräumen mit Magill-Zange unter (laryngoskopischer) Sicht)
Kopf überstrecken (nicht bei V.a. HWS-Trauma), Unterkiefer vorziehen (Esmarch-Handgriff) → Atemkontrolle
Atemstillstand?
NEIN
Andere Ursachen der Bewusstlosigkeit bedenken (z.B. Hypoglykämie, Vergiftung, Apoplex; s. S. 261); Maßnahmen nach Notwendigkeit (z.B. Seitenlage, BZ-Kontrolle)
JA
V.a. Atemwegsverlegung?
NEIN
Atem-/Kreislaufkontrolle, ggf. Fortsetzung der Beatmung, ggf. CPR
JA
sofort 30 kräftige Thoraxkompressionen (ohne Kreislaufkontrolle) zur intrathorakalen Drucksteigerung
Kurze Kontrolle der oberen Atemwege; ggf. Fremdkörperentfernung
2 Beatmungen (ggf. Kopfposition ändern, Guedeltubus)
Normale Thoraxbewegung bei Beatmung
JA
NEIN
Ultima Ratio bei nicht behebbarer Verlegung s. S. 78, 80
Oft erholen sich die Patienten nach Freimachen der Atemwege erstaunlich schnell. Wegen der Gefahr einer anschließenden Lungenentzündung auf jeden Fall Klinikeinweisung.

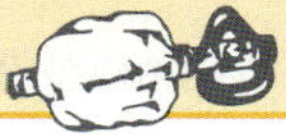

V. a. Atemwegsverlegung durch Fremdkörper; Patient ist bei Bewusstsein

Basischeck, inkl. Notfallbefragung und Inspektion der Umgebung, NA-Nachforderung

Akute Erstickungsgefahr?

JA

Der Betroffene kann nicht sprechen. Zyanose, ineffektiver oder schwacher Husten, zunehmende Atemerschwernis oder totale Blockade mit Atemstillstand, der Patient umfasst den eigenen Hals, Erschöpfung mit Bewusstseinstrübung

Freimachen der Atemwege: offensichtliche Fremdkörper/lose Gebissteile aus dem Mund entfernen

5 kräftige Rückenschläge[1]

Kurze Erfolgskontrolle[3]

Misserfolg der 5 Rückenschläge

5 Oberbauchkompressionen[2] **(Heimlich-Manöver)**

Kurze Erfolgskontrolle[3]

Misserfolg der 5 Oberbauchkompressionen (→ zurück zu 5 kräftige Rückenschläge)

NEIN

Der Pat. antwortet gezielt auf Fragen, kann sprechen, atmen u. kräftig husten. Evtl. Stridor, aber O_2-Versorgung ausreichend: keine Zyanose, $SpO_2 > 90–95\,\%$

Zum kräftigen Husten auffordern – nichts weiter unternehmen.

Rascher und schonender Transport in eine geeignete Klinik: je nach Situation und Art des Fremdkörpers **HNO-Abteilung** (starre, sperrige, hochsitzende Fremdkörper) **oder internistische Notaufnahme** (Notwendigkeit der Bronchoskopie/Ösophagoskopie) unter Anästhesiebereitschaft.

Keine Versuche der Fremdkörperentfernung im Rettungsdienst, die eine ungünstigere Lageveränderung provozieren können oder die Situation durch Schwellung (Zeitverlust, Manipulation) komplizieren.

Überwachung. Bereitschaft zum erweiterten Atemwegsmanagement (s. S. 78), falls sich der Zustand deutlich verschlechtert; Intubation mgl. vermeiden.

[1] Pat. im Stehen weit vornüber beugen (damit Fremdkörper zum Mund und nicht tiefer rutscht!), den Brustkorb mit einer Hand stützen, mit der anderen, flachen Hand zwischen Schulterblätter schlagen.

[2] Den Patient weit vornüber beugen, seinen Bauch von hinten mit beiden Armen umfassen (die Faust der einen Hand befindet sich zwischen Nabel und dem unteren Ende des Brustbeins; die andere Hand umfasst die Faust); kräftiger Stoß in den Oberbauch Richtung Wirbelsäule und Zwerchfell. Kein Heimlich-Manöver bei Säuglingen (→ Thoraxkompressionen), Schwangeren und stark Adipösen. **Beachte:** Verletzung innerer Organe und Aspiration von Mageninhalt möglich. Auch nach erfolgreicher Durchführung des Heimlich-Manövers muss sicherheitshalber eine ärztliche Untersuchung (körperlich und mit Ultraschall) und ggf. eine Überwachung erfolgen, um eine Verletzung innerer Organe (z. B. Milz-/Leberruptur) rechtzeitig erkennen zu können!

[3] **Verlegung beseitigt? Ggf. Mundraumkontrolle.**
Bei eintretender Bewusstlosigkeit dem Notfallschema auf der vorhergehenden Seite folgen (ab „Patient bewusstlos?“) Ultima Ratio bei nicht behebbarer Verlegung s. S. 78, 80 und 302

Aspiration

Eindringen von Flüssigkeiten oder festen Stoffen in die Atemwege (z. B. Blut, Mageninhalt, Fremdkörper), sei es durch spontane Anatmung oder bei Beatmung.

Ursachen

- **Bei erloschenen Schutzreflexen** (häufig bei Bewusstlosigkeit durch Apoplex, Krampfanfall, SHT, Alkoholvergiftung) **können Flüssigkeiten aus dem Rachen in die Luftwege gelangen (Hineinfließen oder durch Einatmung**/Beatmung). Das Risiko für Zurückfließen von Mageninhalt (Regurgitation) ist erhöht bei:
  - Unsachgemäß ausgeführter **Maskenbeatmung oder Atemspende** mit zu hohem Beatmungsdruck (über 15 cm Wassersäule).
  - Maskenbeatmung und Thoraxkompressionen
- Blutungen aus Gefäßen im Atemtrakt, deren Wand z. B. von Tumoren oder bei Verletzungen eröffnet wurde (auch bei Bewusstsein möglich).

Folgen

- **Mendelson-Syndrom:** Bereits nach Aspiration weniger ml Magensaft kann sich innerhalb von Stunden ein toxisches Lungenödem entwickeln (s. S. 322). Bis zu 14 Tagen verzögert droht eine sehr schwere Lungenentzündung (bakteriell und/oder toxisch) mit der Gefahr des Lungenversagens (ARDS, vgl. S. 327).
- Bereits **kleine Mengen zäher Massen** (z. B. 50 ml geronnenes Blut) können die oberen Atemwege so verstopfen, dass eine lebensbedrohliche Hypoxie droht.

Prophylaxe

- Um das Eindringen von regurgitiertem Mageninhalt in die Atemwege zu verhindern, kommt der **Seitenlage** auch im RD größte Bedeutung zu!
- Einen guten **Aspirationsschutz** bietet die endotracheale Intubation (NA): Die Blockermanschette (Cuff) schützt die Luftröhre gegen das Eindringen von Fremdmaterial; trotzdem kann auch neben dem geblockten Cuff Flüssigkeit herunterlaufen. Deshalb ist bei jedem intubierten Pat. im RD eine Magensonde zur Entlastung des Magens angezeigt (Mageninhalt, Luftansammlung durch Maskenbeatmung/Atemspende).

Bolusgeschehen

Verlegung der oberen Luftwege durch größere Fremdkörper; vorwiegend bei älteren Menschen (mangelnde Kaufähigkeit bei zu großen Nahrungsstücken, bes. Fleisch) und Kleinkindern (Spielzeug). Ein Bolusgeschehen ist auch in der Speiseröhre möglich, wenn ein großes Nahrungsstück nicht weitertransportiert wird und fest steckt: die hintere Luftröhrenwand ist nicht mit Knorpel verstärkt und kann deshalb komprimiert werden. Durch Steckenbleiben eines Bolus im Rachen kann auch ein reflektorischer Herz-Kreislauf-Stillstand ausgelöst werden (= Bolustod).

Definitionen

- **Aspiration:** Anatmen von Flüssigkeiten oder festen Stoffen.
- **Bolusgeschehen:** Verlegung der oberen Luftwege durch größere Fremdkörper.

Formen des Bolusgeschehens:

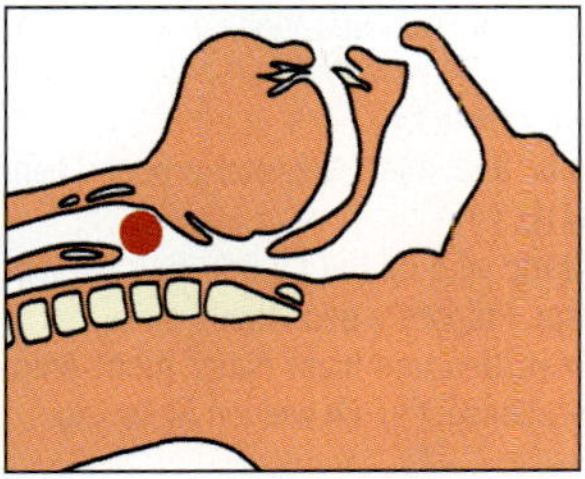

Fremdkörper verschließt den Luftröhreneingang

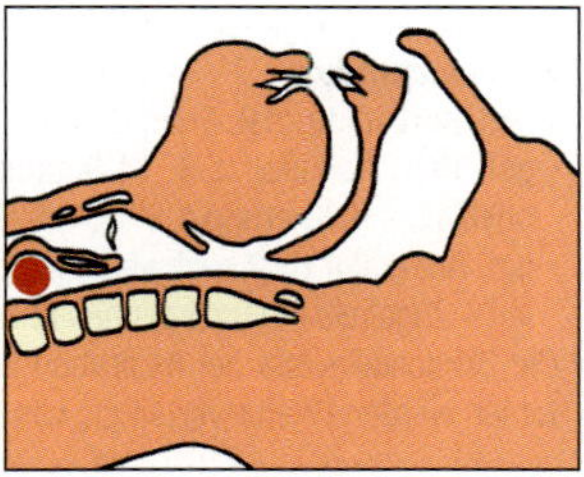

Fremdkörper in der Speiseröhre

Symptomatik

- **Plötzliche Atemnot, Zyanose**, (Blut-) Husten, Würgen, Angst
- grob rasselndes, ziehendes oder pfeifendes Atemgeräusch bei der Einatmung **(inspiratorischer Stridor)**, evtl. Rasseln über der Lunge auskultierbar
- evtl. inverse Atmung oder Atemstillstand, evtl. Bewusstseinsstörungen
- Tachykardie, Blutdruckanstieg (initial) oder -abfall (terminal)
- **Situation für Aspiration/Bolusgeschehen:** Häufig während Mahlzeiten (Essen während körperlicher Aktivität; Füttern stark Pflegebedürftiger) und bei spielenden Kindern (vgl. S. 428), seltener bei psychiatrischen Erkrankungen, Tötungsdelikten und bizarren Selbsttötungsversuchen, Manipulationen im Mundraum (z. B. verschluckte/aspirierte Zahnteile oder Behandlungsgeräte beim Zahnarzt)
- wichtige Differenzialdiagnose: akute obere Atemwegsschwellung (s. S. 296 f.)!

Maßnahmen RS/RA

- **Basischeck, Basismaßnahmen; insbes. Freimachen/Freihalten der Atemwege** (Absaugen des Rachenraumes, ggf. auch der Trachea und Hauptbronchien. Vorsicht bei Würgereflexen: Provokation von Erbrechen mgl. (→ Aspiration!)
- bei Bewusstsein: Oberkörperhoch-Lagerung/sonst: stabile Seitenlage
- **großzügige Sauerstoffgabe,** ggf. Beatmung
- **bei Bolusgeschehen** s. S. 298 f.

Maßnahmen RA in Notkompetenz (vgl. folgende Seiten)

- Maskenbeatmung unmöglich → Vorgehen gemäß Algorithmen S. 298 f. und 78 f.

Notärztliche Therapie

- **Untersuchung, Standardtherapie, ggf. Atemwegsmanagement** s. S. 78 f.
- **großzügige Indikation zur Intubation** bei auskultatorisch gesicherter schwerer Aspiration, um zügig und effektiv endotracheal absaugen zu können (Beatmung mit 100 % O_2 und PEEP)
- Magensonde (Magenentlastung; Verhindern weiterer Aspiration)
- **Medikamente:**
  - evtl. Kortikoide, z. B. Prednisolon (250–1000 mg i.v.)
  - ggf. Broncholytika, z. B. Salbutamol über Vernebler, Reproterol oder Theophyllin i. v. (Dosierung s. S. 631, 629, 641)
  - ggf. Adrenalin zur Abschwellung (0,5–2 mg ad 5 ml NaCl 0,9 % über Vernebler – Zugelassene Indikationen der entspr. Präparate beachten!)
- Die Bronchiallavage bei Aspiration ist umstritten und kann daher **nicht** empfohlen werden (Weiterverteilung von Aspirationsgut in die kleinen Atemwege).

Ultima Ratio (Notarzt) bei unterer Atemwegsverlegung (Trachea):

- Bei nicht entfernbarem tief sitzendem Trachealfremdkörper kann mit Intubation versucht werden, den Fremdkörper in den (rechten) Hauptbronchus vorzuschieben, um so wenigstens die Beatmung der (linken) Lunge zu gewährleisten.

Sonderfall: Verlegung eines Tracheostomas

Ursachen: eingetrocknetes Sekret, zäher Schleim bzw. Borkenbildung vor allem in der Trachea und vor dem Tracheostoma. Bedrohliche Verlegung möglich.

- Häufig kennen die Patienten die Situation, sind aber bei der Beseitigung auf Hilfe angewiesen → trotz problematischer akustischer Verständigung: wenn möglich, Patientenwunsch berücksichtigen. Meist genügt einfaches Absaugen (sterile Handschuhe, steriler Katheter), das durch reflektorisches Abhusten des Patienten unterstützt wird: ohne Sog bis zur Bifurkation vorschieben; unter Sog und Drehbewegungen zurückziehen. Absaugmanöver nicht zu lange durchführen (Hypoxie!); ggf. zwischendurch Sauerstoff anbieten. Manchmal ist auch das außen angebrachte Filterstück verstopft (ersetzen/reinigen).
- In schweren Fällen: **Spülen** mit kleinen Portionen steriler NaCl-Lösung 0,9 % und anschließendes **Absaugen der Spüllösung**
- **Nur als Ultima Ratio (NA): Ziehen der Kanüle (immer über flexible Einführhilfe, zur Not Absaugkatheter) und anschließende Intubation über das Tracheostoma mit Ersatzkanüle, vorzugsweise blockbar, oder Endotrachealtubus (ggf. Lokalanästhesie).**

9. Herz-Kreislauf-Störungen

Akute Herzrhythmusstörungen und deren Notfalltherapie werden im Kapitel EKG-Diagnostik dargestellt (ab S. 177)!
Synkope s. Kapitel Bewusstseinsstörungen (ab S. 262).

Ein- und Ausflussbahnen

Arterien

(Abk.: A.=Arteria (Einzahl)/Aa.=Arteriae (Mehrzahl)) sind Blutgefäße, die Blut **vom Herzen weg** transportieren. Folgende Arterien gehen direkt aus dem Herzen ab:

1. **aus der rechten Herzkammer:** Truncus pulmonalis der **Aa. pulmonales** (Hauptstamm der beiden Lungenarterien)
2. **aus der linken Herzkammer: Aorta** (große Körperschlagader, „Hauptschlagader", die sich in die übrigen Körperarterien verästelt)

Arterien enthalten normalerweise sauerstoffreiches Blut (**außer Aa. pulmonales** sowie alle Arterien vor der Geburt; letztere enthalten nur arterio-venöses Mischblut mit erniedrigter S_pO_2).

Venen

(Abk.: V.=Vena (Einzahl)/Vv.=Venae (Mehrzahl)) sind Blutgefäße, die Blut **zum Herzen hin transportieren.** Folgende Venen münden direkt in das Herz hinein:

1. **in den rechten Vorhof: V. cava superior und V. cava inferior** (obere und untere Hohlvene) sowie der Sinus coronarius (Sammelvene für Blut aus den Herzkranzgefäßen)
2. **in den linken Vorhof: Vv. pulmonales** (Lungenvenen, meist vier)

Venen enthalten normalerweise sauerstoffarmes Blut (außer Vv. pulmonales sowie vor der Geburt: V. umbilicalis = Nabelvene und die daran angeschlossenen Venen, z. B. Ductus venosus Arantii).

Herzklappen

Die Flussrichtung des Blutes wird durch die Herzklappen bestimmt:

- **Segelklappen** liegen jeweils zwischen Vorhof (Atrium=A) und Kammer (Ventrikel=V):
  a) rechtes (R) Herz: Trikuspidalklappe (1) (3 Segel)
  b) linkes (L) Herz: Mitralklappe (2) (2 Segel)
- **Taschenklappen** liegen an der Ausflussbahn aus der Herzkammer:
  c) rechtes (R) Herz: Pulmonalklappe (3) (zur A. pulmonalis führend)
  d) linkes (L) Herz: Aortenklappe (4) (zur Aorta führend)

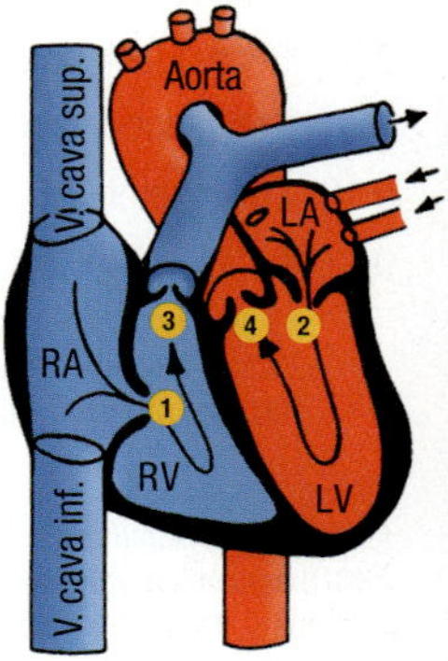

Übersicht Gefäßsystem s. S. 66
Zur Reizleitung am Herzen s. S. 161

Herz

Das Herz ist ein **Hohlmuskel** mit der Funktion einer **kombinierten Druck- und Saugpumpe.** Durch **Kontraktionen des Herzmuskelgewebes** (Myokard) wird das Blut aus den Herzkammern herausbefördert **(Systole).** Die Phase der anschließenden Muskelentspannung/Herzfüllung wird als **Diastole** bezeichnet. Die **Herzwand besteht aus drei Schichten,** von innen nach außen sind dies Endokard (Herzinnenhaut), Myokard (Herzmuskel) und Epikard (Herzaußenhaut). Nach außen ist das Herz in einen bindegewebigen Beutel **(Perikard)** gestülpt. Zwischen Epi- und Perikard befindet sich ein mit wenig Flüssigkeit gefüllter Spaltraum (Perikardhöhle), der die Verschieblichkeit bei Kontraktion ermöglicht.

Herz-Kreislauf-Funktion

In den Lungen **(kleiner Kreislauf)** wird das Blut mit Sauerstoff angereichert, Kohlendioxid wird abgegeben. Von der Lunge fließt das Blut über die Vv. pulmonales (Lungenvenen) zum linken Herzen, wo es zur Versorgung des Körpers in den arteriellen Teil des großen Kreislaufs (**Hochdrucksystem** – Versorgungsfunktion) des Körperkreislaufs gepumpt wird. Der hohe Druck wird im wesentlichen durch den Gefäßwiderstand von Arterien (19 % des Gesamtgefäßwiderstandes), **kleinen Arterien und Arteriolen** (47 %) und **Kapillaren** (27 %) bedingt. In den Kapillaren findet der Gasaustausch mit den einzelnen Geweben (Organen) statt. Über den venösen Teil des großen Kreislaufs (**Niederdrucksystem** – Rückführungs- und Speicherfunktion) wird das Blut zum Herzen zurücktransportiert (Muskelpumpe, Venenklappen). **Die Venen des Niederdrucksystems enthalten 64 % des Gesamtblutvolumens** und bilden somit ein großes Blutreservoir. Das venöse Blut des großen Kreislaufs fließt durch die V. cava inferior (untere Körperhälfte) und die V. cava superior (obere Körperhälfte) in den rechten Vorhof des Herzens und sammelt sich dort; anschließend wird es aus der rechten Herzkammer über die Arteriae pulmonales (sauerstoffarmes Blut!) in den Lungenkreislauf (kleiner Kreislauf) gepumpt.

Spezielle Herz-Kreislauf-Größen

Herzfrequenz:	beim Erwachsenen in Ruhe etwa 60 – 80/min
Schlagvolumen:	beim Erwachsenen in Ruhe etwa 70 – 80 ml
Herzzeitvolumen:	= Schlagvolumen x Herzfrequenz: beim Erwachsenen in Ruhe etwa 4 – 7 l/min
Zirkulierende Blutmenge:	70 – 80 ml/kg KG

Zur Steuerung der Herz-Kreislauf-Funktion s. S. 162 und S. 543 f.
Zu Blutdruck und Blutdruckmessung s. S. 55
Altersabhängige Normwerte s. S. 652

Oft Vernichtungsschmerz zu Beginn der Symptomatik

- Akutes Koronarsyndrom (ACS)
  - **Herzinfarkt** (s. folgende Seiten) bei KHK oder Koronarspasmus (z. B. Kokain). Vernichtungsschmerz, Todesangst, Kaltschweißigkeit, Enge-/Druckgefühl in der Herzgegend, Ausstrahlung in linke Schulter, Arme, Hals, Rücken oder Bauch, evtl. ST-Hebung im EKG, Anstieg von CK, CK-MB und Troponin T oder I.
  - **Angina pectoris** (S. 309) bei KHK oder Koronarspasmus (z. B. Kokain). Wie Herzinfarkt. Mögliche Auslöser: psychische oder physische Belastung, Kälte, ausgiebige Mahlzeiten („Blood-pooling"; verdauungsbedingt vermehrte Durchblutung der Bauchorgane, das Blut „fehlt" im Kreislauf).
  - Hypoxie des Herzens aus anderen Gründen (z. B. dekompensierte Herzinsuffizienz, hypertensive Entgleisung, Anämie, CO- oder CN-Vergiftung).
- **Lungenembolie** (S. 339). Angst bzw. Todesangst, Schmerzen (vor allem inspiratorisch atemabhängig), trockener Husten, Atemnot, infarktähnliche EKG-Bilder möglich, Anamnese beachten (vor allem: Bettlägerigkeit, Thrombosen, vorausgegangene chirurgische Eingriffe).
- **Spontanpneumothorax** (S. 370). Altersunabhängig (oft bei jungen Patienten), rasch auftretende Atemnot, oft plötzlich einschießender stechender Schmerz im Rücken als Beginn, hypersonorer Klopfschall über einer Lungenseite kombiniert mit abgeschwächtem Atemgeräusch, Anamnese (oft Emphysemblasen oder gleiches Ereignis bekannt).
- **Perforiertes Magen-Ulcus** (vgl. auch S. 388). Abdominelle Abwehrspannung/ bretthartes Abdomen (entsprechend der Symptomatik des akuten Abdomens), Anamnese (oft bekanntes Magengeschwür, oftmals Einnahme von ASS oder nichtsteroidalen Antiphlogistika (Entzündungshemmer)).
- **Symptomatisches Aortenaneurysma** im Thoraxbereich (Ruptur oder Zustand vor Ruptur!) – S. 336 Starke Schmerzen mit Ausstrahlung in Rücken (zwischen die Schulterblätter), Hals oder Bauch je nach Ausprägung Kompression von Arterienabgängen aus der Aorta, oft betroffen: Herz (= gleichzeitiges ACS!), Gehirn, Nieren, Darm und/oder Extremitäten, evtl. Volumenmangelschock, evtl. bekanntes Aortenaneurysma.
- **Ösophagusruptur** (Boerhaave-Syndrom; selten, bei eingetretener Ruptur: Letalität 20–40 %!); i. d. R. nach dem Essen. Klassische Trias: reichliches Essen und Alkohol, explosionsartiges Erbrechen, starke Schmerzen auch im Abdomen.
- **Herzmuskelruptur** (3–10 Tage nach Herzinfarkt erneutes thorakales Schmerzereignis + plötzliche hämodynamische Verschlechterung):
  - Septumruptur (VSD) → Links-Rechts-Shunt
  - Ventrikelwandruptur → Herzbeuteltamponade
  - Papillarmuskelabriss → akute Mitralinsuffizienz (MI)

  Rauhes Herzgeräusch bsi VSD und MI.
  Diagnostik: Echokardiografie.
  Schnellstmögliche herzchirurgische Versorgung notwendig

Atemabhängiger Thoraxschmerz

- **Pleuritis, Pleuraerguss:** Atemabhängige Schmerzen, Luftnot, atemabhängiges Reibegeräusch (Pleuritis sicca), ggf. grippale Symptome, evtl. basal gedämpfter Klopfschall über der betroffenen Seite.
- **Rippenprellung/-fraktur** (S. 368): Symptome: Atemabhängige Schmerzen, lokalisierter Druckschmerz, evtl. Unfallanamnese.
- **Neuralgie** (Nervenschmerzen – meist Ausstrahlung entlang eines Nervensegmentes); oft bei Wirbelsäulenerkrankungen (z. B. Wirbelgelenkblockade, Bandscheibenvorfall) und Entzündungen (z. B. Herpes Zoster, Periostitis)
- **ACS mit atypischer/gering ausgeprägter Symptomatik möglich**
- Tietze-Syndrom (schmerzhafte Schwellung 2. oder 3. Sternokostalgelenk)

Brennen/Stechen hinter dem Brustbein

- **Perikarditis:** Patient vor Schmerz oft nach vorn übergebeugt, evtl. Schmerzzunahme bei Inspiration, flache und schnelle Atmung, ggf. Perikardreibegeräusch auskultierbar (durchgehendes Schleifgeräusch bei Auskultation der Herztöne).
- **Sodbrennen:** Bei Refluxösophagitis bzw. Zwerchfellhernie; überwiegend nächtliche, im Liegen verstärkte Schmerzen, verursacht durch zurücklaufende Magensäure, Besserung beim Aufsetzen.
- Mediastinitis, Zwerchfellruptur, Abszess unter dem Zwerchfell

Weitere Differenzialdiagnosen

- **Funktionelle Herzbeschwerden** (psychogene Herzbeschwerden): Häufig mit Hyperventilation einhergehend, „Herzrasen", oft scharf umschriebene kurz andauernde, schneidende Schmerzen in Ruhe, meist über der Herzspitze. Hinweis: Auch bei Verdacht immer erst Ausschluss organischer Ursachen (muss unbedingt erfolgen!), bis dahin wie Herzinfarkt behandeln!
- **Akute Pankreatitis:** Gürtelförmiger Oberbauchschmerz, ausstrahlend in den Rücken, Übelkeit, Erbrechen, evtl. Gallenwegserkrankungen oder Alkoholabusus in der Vorgeschichte.
- **Cholelithiasis/Gallenkolik/Nierenkolik:**
  Anfallsweise krampfartige Kolikschmerzen, evtl. Steinleiden bekannt.

Hinweise

- Bei ausgeprägter Herzinfarkt-Symptomatik im Rettungsdienst keine Zeit auf Diagnosefindung verschwenden; wie Herzinfarkt behandeln, bis ein dringender gegenteiliger Verdacht erhoben werden kann.
- Bei akutem Thoraxschmerz, der sich präklinisch nicht genau einordnen lässt, ist es von Vorteil, wenn die aufnehmende Klinik über eine (HR-)CT-Diagnostik verfügt. Mit einer CT-Untersuchung können außer dem Herzinfarkt praktisch alle akut lebensbedrohlichen Ursachen zuverlässig erkannt werden (z. B. ausgeprägte Lungenembolie, Aortenaneurysma, Ösophagusruptur).

Koronare Herzkrankheit (KHK)

= stenosierende Koronarsklerose

Verengung oder teilweiser Verschluss von Herzkranzgefäßen mit Mangeldurchblutung des Herzmuskels (Myokard) → Missverhältnis zwischen dem Sauerstoffbedarf des Myokards und dem Sauerstoffangebot. Ursache ist eine chronisch fortschreitende **Arterienerkrankung** (Arteriosklerose, „Arterienverkalkung“ – skleros = hart). Die wichtigste Form der Arteriosklerose ist die Atherosklerose (charakteristische Einlagerungen in die Gefäßwand = Atherom).

Pathophysiologie der Arteriosklerose

Schädigungsfaktoren (z. B. hoher Blutdruck, hohe Blutfette, Rauchen) → Schaden der Gefäßinnenhaut mit erhöhter Durchlässigkeit (**Endothelfunktionsstörung,** wichtiges „Organ“, z. B. für Blutstillung und Regulation der Gefäßweite) → Schwellung der inneren Schicht der Gefäßwand **(Intimaödem)** → Einlagerungen von Fett-Eiweißen und weiteren pathologischen Stoffwechselprodukten in der Gefäßwand mit zentralen Nekrosen **(Atherombildung);** Bildung von faserigen und zellulären Auflagerungen **(arteriosklerotische Plaques)** → Verhärtung/Kalkeinlagerung **(Atherosklerose)** → **Stenose** (= Verengung)

→ verminderte Zufuhr von Sauerstoff zum Herzmuskel → **symptomatische O_2-Unterversorgung des Herzmuskelgewebes,** v. a. bei Belastung (ohne Gewebsuntergang): **Angina pectoris** (s. n. S.)

→ Wenn Plaques brüchig werden und zum Lumen hin aufreißen → **Thrombenauflagerung** → **Gefäßverschluss** → **O_2-Unterversorgung des Herzmuskelgewebes mit nachfolgendem Gewebsuntergang: Herzinfarkt** (s. S. 310)

Die Arteriosklerose kann in derselben Weise alle Arterien in unterschiedlichem Ausmaß betreffen und dort Gefäßverengungen und -verschlüsse hervorrufen. In größeren Gefäßen (z. B. Aorta, A. carotis) kann die Arteriosklerose zu Aussackungen der Gefäßwand (Aneurysma, Zerreißungsrisiko → Blutung) oder selten Abscherungen der Gefäßwand (Dissektion) führen (Details s. S. 336).

Die KHK beginnt bereits in der Jugend und schreitet abhängig von Lebensgewohnheiten und von der genetischen Veranlagung unterschiedlich schnell voran. In 50 % der Fälle (Männer und Frauen) ist der **plötzliche Herztod** (Herz-Kreislauf-Stillstand (VF) innerhalb einer Stunde nach Auftreten von Herzinfarktsymptomen) das erste offensichtliche Zeichen einer schon lange bestehenden KHK!

Wichtige Risikofaktoren für eine KHK

1. Ordnung: Fettstoffwechselstörungen (z. B. Hypercholesterinämie), Rauchen, Bluthochdruck, Diabetes mellitus

2. Ordnung: Übergewicht, Bewegungsmangel, Stress

→ 2 Risikofaktoren 1. Ordnung → 4-faches Herzinfarkt-Risiko

→ 3 Risikofaktoren 1. Ordnung → 10-faches Herzinfarkt-Risiko

Das **Leitsymptom der KHK** ist das gelegentliche Auftreten eines Gefühls von **„Enge im Brustkorb“** (= Angina pectoris = Pektangina = pektanginöse Beschwerden, z.T. mit Thoraxschmerzen, Luftnot und weiteren Symptomen), das auf eine momentane O_2-Unterversorgung des Herzmuskels hinweist.

Schweregrade der AP bei KHK
Einteilung der Canadian Cardiovascular Society = CCS

CCS I	AP nur bei bzw. nach schwerer körperlicher Belastung
CCS II	AP bei körperl. Alltagsbelastung (schnelles Gehen, Treppensteigen)
CCS III	AP bei leichter körperlicher Belastung
CCS IV	AP in Ruhe oder bei geringfügiger Belastung

Formen und Ursachen der Angina pectoris

Stabile Angina pectoris

Ein meist durch KHK chronisch verengtes Gefäß kann ab einer bestimmten Beanspruchung des Herzens den aktuellen O_2-Bedarf nicht mehr decken, **sodass belastungsabhängige AP-Beschwerden** auftreten → nach Beendigung der Belastung und/oder Gefäßerweiterung (z.B. mit Glyceroltrinitrat, s.S. 593) verschwindet die AP („Belastungsangina“). Der Pat. kennt diese Anfälle mit gleichartigem Schmerzcharakter und kann sie i.d.R. selbst erfolgreich mit „Nitro“-Spray oder -Kapseln behandeln. Die AP-Anfälle dauern Sekunden bis ca. 10 Minuten. **Auslöser:** Anstrengung (seelisch/körperlich), schwere Mahlzeiten, Kälte, Medikamente. Fortschreiten der KHK senkt die Belastungsschwelle und damit auch die Lebensqualität.

Instabile Angina pectoris

Oft bereits Plaqueruptur mit (noch) unvollständiger Einengung! Instabile AP ist durch die Symptomatik definiert:
- jeder erstmalige Angina-pectoris-Anfall (Erstangina)
- jeder Angina-pectoris-Anfall, der in Ruhe auftritt (Ruhe-Angina)
- AP-Anfälle, die in Dauer, Schwere od. Häufigkeit zunehmen (Crescendo-Angina) (insbes. Dauer länger als 15–20 min od. ungewohnt niedrige Auslösesschwelle)
- Zunehmender Bedarf an antianginösen Medikamenten

Instabile AP → Risiko für baldigen Infarkt 5–15 %! → immer in die Klinik!

Prinzmetal-Angina

AP mit **reversibler ST-Hebung im EKG ohne Enzymanstieg** (Diagnose erst in der Klinik) durch vorübergehenden **Vasospasmus** (Gefäßverkrampfung der Herzkranzarterien), dabei muss keine KHK vorliegen. Ein Koronarspasmus kann z. B. durch Medikamente/Rauschmittel (z.B. Kokain) ausgelöst werden und bei längerer Dauer (bes. bei vorbestehendem Herzschaden) auch zum Herzinfarkt führen.

Akuter Herzinfarkt = Akuter Myokardinfarkt

= ischämische Myokardnekrose (Herzzelltod durch verminderte Durchblutung): **Ursache: I. d. R. plötzlicher Verschluss einer Herzkranzarterie** (meist akute Koronarthrombose auf dem Boden einer KHK, s. S. 308; seltener durch Arterienspasmus (z. B. bei Kokainkonsum), Embolie oder Dissektion) **und/oder** ein **vermindertes O_2-Angebot** (Anämie, Arrhythmie, Blutdruckabfälle) **und/oder** ein **erhöhter O_2-Bedarf des Herzmuskels** (Arbeit, Stress, Tachykardie, hoher Blutdruck). Auslöser können z. B. plötzliche Kraftanstrengungen sein. **Folge** ist eine akute, andauernde Minderdurchblutung (Ischämie) → O_2-Unterversorgung (Hypoxie) → **irreversibler Untergang von Herzmuskelgewebe** (Nekrose) → Gewebsumbau/Narbenbildung innerhalb von 5–6 Wochen.
Der Untergang von Myokard kann durch frühzeitige Wiederherstellung der Durchblutung (Rekanalisierung des verschlossenen Gefäßes) in den ersten 6–12 Stunden begrenzt werden: Lyse oder PCI, s. S. 312.

Komplikationen und Todesursachen bei AMI

- **Akut (häufig im Rettungsdienst)**
  1. **Herzrhythmusstörungen in der Frühphase** (bei über 90 %), z. B. **Kammerflimmern (häufigste Todesursache,** bis zu 50 % im akuten Verlauf), ventrikuläre Tachykardie/Extrasystolie, Vorhofflimmern, Bradykardien.
  2. **Linksherzinsuffizienz:**
     - Lungenstauung und **Lungenödem** (ungefähr 30 % der AMI-Patienten).
     - Pumpversagen → **kardiogener Schock (zweithäufigste Todesursache;** ungefähr 7 % der AMI-Patienten, davon 90 % in der Klinik).
- **Mehr als 2–3 Tage nach AMI (meist in der Klinik)**
  3. **Ausgedehnte Nekrosen** mit Gefahr von Einrissen des Herzens, z. B. Herzwandruptur (→ Herzbeuteltamponade), Ventrikelseptumruptur (→ Links-Rechts-Shunt) oder Papillarmuskel-Ruptur (→ Durchschlagen der Segelklappen → Klappeninsuffizienz, akute Herzinsuffizienz); die Zerreißungsgefahr ist am höchsten, wenn untergegangener Herzmuskel „abgeräumt" wird und Narben noch nicht ausreichend stabil sind **(etwa 3–10 Tage nach AMI)**
  4. **Spätkomplikationen:** Dressler-Syndrom (Postmyokardsyndrom, DD Reinfarkt!), Perikarditis, Herzinsuffizienz, Arrhythmien, AP, Herzwandaneurysma, arterielle Embolien (Thrombenbildung an vernarbtem/ruhenden Herzbereich).

Letalität bei AMI

- **AMI-Häufigkeit in Deutschland:** 280 000/Jahr
- Die aktuellen Therapieverfahren haben die Letalität von Herzinfarkten in den letzten 20 Jahren deutlich gesenkt. **Trotzdem stirbt auch heute noch mindestens jeder 3. bis 4. Herzinfarktpatient, etwa die Hälfte davon innerhalb von 60 min nach Symptombeginn (= plötzlicher Herztod);** mehr als die Hälfte der AMI-Verstorbenen ist vor Erreichen der Klinik verstorben (meist Kammerflim-

mern ohne rechtzeitige Defibrillation). Die Patienten, die innerhalb des ersten Tages nach akutem Herzinfarkt versterben, verteilen sich zeitlich folgendermaßen:
- ungefähr 50 %: Tod in den ersten 15 Minuten
- ungefähr 30 %: Tod nach 15 bis 60 Minuten

→ **Bei V. a. AMI: Überwachung, Reanimations-/Defibrillationsbereitschaft.**

Diagnose bei AMI

Es gibt drei im RD feststellbare Zeichen eines AMI. Ein AMI gilt als gesichert, wenn mindestens zwei dieser drei Zeichen eindeutig vorliegen (nach WHO). Ein Zeichen allein genügt nicht, da jeweils viele weitere Ursachen möglich sind; umgekehrt können diese Zeichen trotz vorliegenden Infarktes gelegentlich fehlen:

	Typische ACS-Symptomatik (s. S. 313)	**Typische EKG-Veränderungen**[1] (s. S. 232 ff. und S. 317)	**Positiver Troponinwert**[2] cTnI > 0,6-1,5 µg/l; cTnT > 0,1 µg/l
Zeichen vorhanden, aber kein AMI → falsch positiv	s. Differenzialdiagnose „Thoraxschmerz" auf S. 306, z. B. Lungenembolie, Pneumothorax, Skeletterkrankungen	s. Differenzialdiagnose „ST-Veränderungen" auf S. 234, z. B. Perimyokarditis, Herzwandaneurysma, (vegetative) ST-Hebung ohne Krankheitswert!	Bis 3 Wo. alter Herzinfarkt (DD Reinfarkt!). **Andere Ursachen für akute Herzmuskelnekrose,** z. B. Myokarditis, Aortendissektion, Lungenembolie, Trauma, Chemotherapie. Herz- oder Niereninsuffizienz.
Fehlend, aber tatsächlich AMI → falsch negativ	• „stummer" (symptomloser) AMI (besonders bei Diabetikern) • atypische ACS-Symptomatik bei Frauen, Jüngeren (< 40 J.) und Älteren (> 75 J.)	• Frühes Stadium (□ Wiederholungs-EKG) • erschwerte bis unmögliche AMI-Diagnostik bei aktivem SM oder (bekanntem) Linksschenkelblock	Frühes Stadium (Troponin-Anstieg frühestens 2–4 Stunden nach Beginn des AMI im Blut nachzuweisen[3]); Antikörper gegen Troponine

[1] = Typische EKG-Veränderungen treten in den ersten Stunden nur bei etwa 70 % der AMI auf (abhängig von Lokalisation und Ausdehnung der Infarkte sowie der Ableitungstechnik).

[2] = Vermehrter Nachweis von bestimmten Zellinhaltsstoffen im Blut, die bei Zellschädigung freigesetzt werden (v. a. CK/CK-MB = Herzenzyme und die kardialen Troponine cTnI und cTnT).

[3] = Die mittlerweile verfügbaren Bedside/POCT-Schnelltests (z. T. mehrere Parameter) sind zwar recht spezifisch, liefern aber bei frühen Infarktstadien naturgemäß häufig negative Befunde (als Routinemaßnahme im RD nicht kosteneffektiv). Ist bei (regelmäßig) langer Transportzeit und V. a. AMI entweder die Symptomatik oder das EKG nicht typisch und kommt eine präklinische Lysetherapie infrage oder würde sich bei PCI-Indikation die Zeit bis zum Eingriff deutlich verkürzen (schon bei Klinikaufnahme liegt ein Ergebnis vor), kann evtl. ein positiver Schnelltest im RD die frühere Therapie ermöglichen und indizieren (Voraussetzung: valides Schnelltestsystem).

In der Klinik wird die Infarktdiagnose durch Verlaufskontrollen von Symptomatik, EKG, Troponin-Werten und ggf. weiterer Diagnostik (z. B. Echokardiografie, Koronarangiografie, evtl. Magnetresonanztomografie) gesichert oder ausgeschlossen

Prinzipiell muss innerhalb kürzestmöglicher Zeit eine Wiedereröffnung des verschlossenen Koronargefäßes erfolgen, um möglichst viel Herzmuskel vor dem Untergang zu bewahren. Hierfür existieren prinzipiell drei Verfahren:

Akut-PCI (akute perkutane Koronarintervention)

Akut-PCI = **Akut-PTCA** (perkutane transluminale Koronarangioplastie): Linksherzkatheter über eine Femoralarterie → Erweiterung verengter Herzkranzgefäße (Dilatation mit Ballonkatheter). Häufig wird bei der Akut-PCI ein sog. Stent („Gefäßstütze") zur Verhinderung eines Wiederverschlusses eingelegt. Verfahren der Wahl, aber wegen hoher personeller Kompetenz und technischer Ausstattung nur an spezialisierten Zentren verfügbar; ca. 20 % der Kliniken in Deutschland

Thrombolyse/Fibrinolyse (kurz „Lyse")

Medikamentöser Eingriff in das menschliche Blut-Gerinnungssystem zur Auflösung von frischen Blutgerinnseln; ggf. im RD indiziert. Mögliche Wirkstoffe:
- Alteplase (s. S. 566)
- Reteplase (s. S. 630)
- Tenectplase (s. S. 637)

Lyse-Voraussetzungen

- **Indikation AMI (STEMI – s. S. 313) mit folgenden Kriterien**
  - **Sichere Diagnose:** typische Symptomatik (ACS s. n. S.) + typische EKG-Veränderungen (ST-Hebung s. S. 231 ff.) → erfahrener/versierter Notarzt
  - **Beginn der Beschwerden < 4–6 h** (nicht länger zurück, sonst kein Vorteil gegenüber der Therapie in der Klinik)
  - **Deutlicher Zeitvorteil gegenüber der Akut-PCI** (s. S. 318)
- **Ausschluss von Kontraindikationen** (s. S. 319); der potenzielle Nutzen (z. B. Rettung von Herzgewebe) muss hinsichtlich Ausprägung/Wahrscheinlichkeit das Risiko der Lyse (z. B. schwere Hirnblutungen in ca. 1%) überwiegen.
- **Möglichkeiten zur Behandlung von Komplikationen vorhanden**

Bei Verdacht auf AMI im RD: Zeitverluste bis zur Durchführung von Lyse oder PCI minimieren („Zeit = Myokard"/„time is muscle").

Notfall-Bypass

Bleiben Lyse und Akut-PCI erfolglos, kommt als letzte Möglichkeit eine Notfall-Bypass-Operation in Betracht: Umgehung von verschlossenen Koronargefäßen durch Einsetzen von Ersatzgefäßen (z. B. ACVB = aortocoronarer Venenbypass)

Da sich die drei verschiedenen akuten Erscheinungsformen der KHK (akuter Herzinfarkt = AMI als STEMI oder NSTEMI, instabile Angina pectoris) anhand der Symptomatik nicht unterscheiden lassen, sondern nur mit (wiederholten) EKG- und/oder Laborkontrollen (mind. 0/6/12 h), wurde das „Akute Koronarsyndrom" (ACS, acute coronary syndrome) als Überbegriff für das gemeinsame Beschwerdebild eingeführt (quasi als initiale Arbeitsdiagnose):

Akute pektanginöse Beschwerden oder akuter Thoraxschmerz
+ in Ruhe oder bei geringer Belastung aufgetreten
und länger als 20 min anhaltend
oder + zunehmende, schwere AP (CCS III/IV) bei bisher stabiler AP
oder + in den letzten 6 Wochen neu aufgetretene, schwere AP (CCS III/IV)
Vorsicht: Bei Diabetikern, Frauen, Herztransplantierten sowie jüngeren (< 40 J.) und älteren Patienten (> 75 J.) sind die Beschwerden bei ACS häufig untypisch (z. B. Übelkeit, Erbrechen, Oberbauch- oder Rückenschmerzen, zunehmende Luftnot, stechende Schmerzen). Auch bei hämodynamischer Verschlechterung beatmeter Patienten sollte an die Möglichkeit eines AMI gedacht werden.

STEMI = Herzinfarkt mit ST-Hebungen im EKG (70 % aller AMI)

(ST-elevation myocardial infarction) – Diagnose möglichst schon im RD!
Diagnose STEMI = typische ACS-Symptomatik + positiver EKG-Befund (ST-Hebungen – s. S. 232 ff. und S. 317).
Für die Diagnose STEMI spielt der Nachweis von Troponin/Herzenzymen initial keine Rolle; ein erhöhtes Troponin sollte aber später die Diagnose untermauern. Meist kommt es später nach STEMI zur Ausbildung einer Q-Zacke im EKG: QwMI (= Q-wave myocardial infarction, früher nicht immer zutreffend als „transmuraler Infarkt" bezeichnet). Seltener entsteht kein Infarkt-Q: NQMI (non-Q-wave myocardial infarction, früher nicht immer zutreffend: „nicht-transmuraler Infarkt").

Non-STEMI-ACS = ACS-Symptomatik ohne ST-Hebungen im EKG

a) NSTEMI = Herzinfarkt ohne ST-Hebung im EKG (30 % aller AMI)
Diagnose: typische ACS-Symptomatik + erhöhter Troponin-Wert (s. S. 311, Anstieg erst > 2–4 Stunden nach ACS-Beginn, Nachweis i. d. R. erst in der Klinik).

b) UAP = instabile Angina pectoris (unstable angina pectoris)
Diagnose UAP: typische ACS-Symptomatik + Anamnese kardiovaskulärer Risikofaktoren + normale Troponin-Werte, auch im Verlauf. Im RD nicht vom NSTEMI unterscheidbar.

c) Hoch-Risiko-non-STEMI-ACS
Diagnose: NSTEMI oder UAP mit zusätzlichen Risikofaktoren (z. B. dynamische EKG-Veränderungen, Instabilitätszeichen, Diabetes mellitus)

Notfall: Akutes Koronarsyndrom (ACS) I

nach ERC 2010

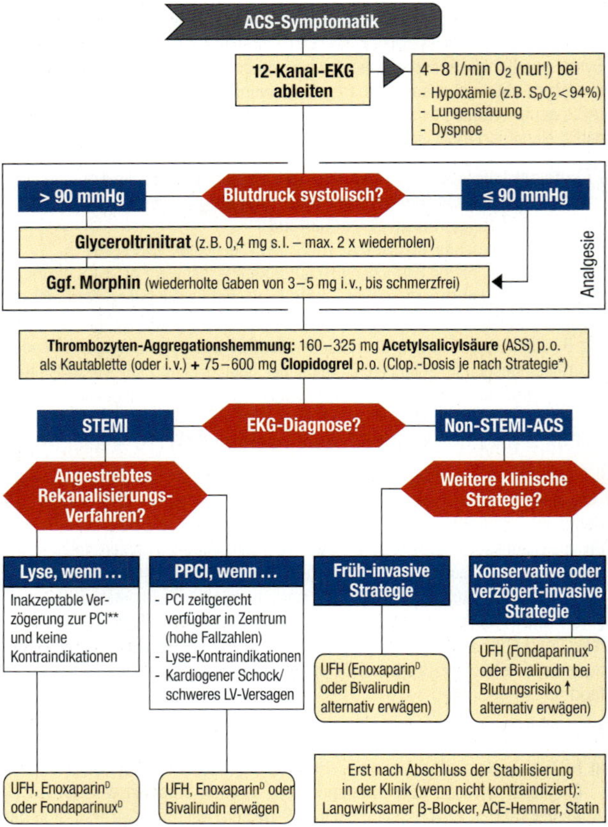

UFH = unfraktioniertes Heparin; (P)PCI = (primäre) perkutane Koronarintervention; LV = linker Ventrikel

* Geplante PCI (600 mg), Fibrinolyse (≤ 75 J.: 300 mg; > 75 J.: 75 mg), konservative Strategie (300 mg). Prasugrel (60 mg) alternativ mgl. bei STEMI + geplanter PPCI, wenn nicht Z. n. Apoplexie/TIA.

**Im Original-ERC-Algorithmus keine festen Zeitgrenzen mehr angegeben. Fibrinolyse erwägen, wenn Zeitersparnis (Intervall „diagnosis-to-balloon" minus „diagnosis-to-needle") voraussichtlich > 45–180 min (abhängig von Alter, Infarktlokalisation und Symptomdauer: > 3 h → eher PPCI).

D Ggf. Dosisanpassung! (Enoxaparin: Niereninsuffizienz, Pat. ≥ 75 J., Körpergewicht < 60 kg. Fondaparinux: Niereninsuffizienz) – bei Fondaparinux + PCI zusätzlich UFH indiziert.

Symptomatik bei ACS (AMI, UAP) – ähnlich auch bei AP mgl.!

- retrosternaler Vernichtungsschmerz, ausstrahlend in Schulter, Arm, Hals, Kiefer, Rücken oder Bauch (vor allem linksseitig), Enge- oder Druckgefühl im Brustkorb (z. B. „wie im Schraubstock", „Stein auf der Brust", „Eisenring")
- Atemnot, Unruhe, Todesangst, Übelkeit, Erbrechen
- kühle Extremitäten, Kaltschweißigkeit, fahle, blasse Haut, evtl. Zyanose
- Auftreten oft bei Belastung, Kälte, Stress, Mahlzeiten, früh morgens (2–3 Uhr).
- Puls bradykard, tachykard und/oder arrhythmisch, evtl. Blutdruckabfall
- bei Schocksymptomatik an kardiogenen Schock denken
- evtl. Rasselgeräusche (Linksherzinsuffizienz, Lungenödem)
- evtl. gestaute Halsvenen (Rechtsherzinsuffizienz, evtl. kardiogener Schock)

Bei AP Besserung der Beschwerden spontan oder nach Nitratgabe (< 5–10 min), bei AMI i. d. R. nicht. Nitrate sind aber nicht als diagnostisches Mittel einzusetzen! Erstmaßnahmen bei AP wie bei AMI/ACS! Besserung der Symptome oder ein negativer 12-Kanal-EKG-Befund schließen einen AMI nicht aus: Grundsätzlich Transport in die Klinik mit Notarztbegleitung!

Maßnahmen RS/RA

- **Basischeck, Basismaßnahmen:** O_2-Gabe während der Initialversorgung – nach Stabilisierung, insbes. bei unkompliziertem ACS: O_2-Gabe nur, wenn indiziert (Hypoxämie, Lungenstauung, Atemnot): Ziel-S_pO_2 94–98 %, bei Risiko eines hyperkapnischen Atemversagens 88–92 % (Details s. S. 632 ff.), Oberkörper-Hochlagerung 30°
- Sobald der Verdacht auf ACS im Raum steht, gilt der Grundsatz absoluter **körperlicher Schonung** (für den Patienten!). Zum professionellen Management gehört die Vermeidung jeglicher körperlicher Anstrengung des Pat. (Pat. tragen, ggf. Tragehilfe anfordern vgl. S. 22 f, 24).
- Bei ACS-Symptomatik stets mit plötzlichem Auftreten von Kammerflimmern rechnen (EKG-Monitoring, CPR-Bereitschaft, Defibrillator in der Nähe)!
- **Anamnese** (genauer Beginn, Entwicklung der Symptomatik, Medikamente, Übergabe an NA, bes. falls der Pat. vor Eintreffen des NA bewusstlos wird)
- **12-Kanal-EKG ableiten** (zu Technik und Interpretation s. S. 164 ff. und S. 317).

Maßnahmen RA in Notkompetenz

- **Venöser Zugang** (Blutabnahme, insbes. zur Troponinbestimmung in der Klinik – nur, wenn ohne wesentl. Zeitverlust bei Anlage des Zugangs möglich und Verwendung in der aufnehmenden Klinik – Verantwortung für Identität und Präanalytik), Offenhalten des Zugangs mit VEL oder Mandrin
- **Gabe von Glyceroltrinitrat-Spray** (Algorithmus s. S. 146)
- **Bei Herz-Kreislauf-Stillstand:** CPR + Defibrillation (Algorithmen s. S. 140, 244)

Notärztliche Therapie

- **Untersuchung** (Differenzialdiagnose Thoraxschmerz s. S. 306 f.), **Interpretation des 12-Kanal-EKG (bei STEMI mit Symptomdauer < 12 h: schnellstmögliche Reperfusionstherapie planen,** d. h. Transport in Klinik mit sofortiger PCI-Möglichkeit oder ausnahmsweise Lysetherapie vor Ort), **Standardtherapie**
- **Vorgehen nach Algorithmus** s. S. 314
- **Medikamente** (Basistherapie bei ACS = „MONA", Dosierungen s. Algorithmus):
  - **Morphin** (oder Fentanyl, wenn der Anwender damit vetraut ist; geringere Histaminfreisetzung, schnellerer max. Wirkungseintritt: 5–8 min vs. 30 min)
  - **Oxygen** (Sauerstoff): Details s. vorhergehende S. und S. 632 ff.
  - **Nitroglycerin** (Glyceroltrinitrat; Nitroglyzerin, „Nitro"), zur Analgesie und Herzentlastung. Kontraindikationen beachten (insbes.: RRsyst ≤ 90 mm Hg, höhergradiger AV-Block/Bradykardie, Hinweise auf rechtsventrikulären/inferioren Infarkt, Einnahme von PDE-5-Hemmern in den letzten 24 h), Details s. S. 146 und 593 f.
  - **Acetylsalicylsäure** (ASS, ASA; z. B. Aspirin direkt®, Aspirin® i. v.): Standard zur Thrombozytenaggregationshemmung bei ACS, sofern keine echte Allergie bekannt ist. Schnellstmögliche Gabe in Form hierfür zugelassener Kautabletten empfohlen (kostengünstig, effektiv). Andere Anwendungsformen (z. T. keine zugelassene Indikation laut Fachinformation!) können Alternativen sein, insbes. die i. v.-Gabe bei Übelkeit/Erbrechen (½ Amp. Aspirin® i.v. = 2,5 ml Lsg. = 0,5 g Substanz = 0,25 g ASS). Details s. S. 561
  - **Clopidogrel** (z. B. Iscover®, Plavix®): Standard zur Thrombozytenaggregationshemmung bei ACS, zusätzlich zu ASS. Die neueren ADP-Hemmer Prasugrel und Ticagrelor erfassen auch Clopidogrel-Nonresponder (zuverlässigere und stärkere Wirkung; Prasugrel: erhöhtes Blutungsrisiko, insbes. bei Z. n. Apoplex/TIA; Bewertung von Ticagrelor bei ACS noch nicht möglich).
  - **Indirekte Thrombinhemmer** (zur Differenzialindikation s. Algorithmus; Substanzauswahl möglichst mit regionaler Kardiologie abstimmen!), im RD i. d. R. **unfraktioniertes Heparin** (UFH, 70 IE/kg KG i. v., max. 5000 I.E. i. v.; dann 12 IE/kg KG/h i. v., max. 1000 IE/h i. v.) oder **Enoxaparin** (ein niedermolekulares Heparin = LMWH, Dosierung: Pat. < 75 J. 30 mg i. v. + 1 mg/kg KG s. c.; Pat. > 75 J. nur 0,75 mg/kg s. c.).
  - ggf. Benzodiazepine, z. B. Diazepam (5–10 mg i. v.)
  - ggf. Antiemetika, z. B. Metoclopramid (10 mg i. v.)
  - ggf. β-Betablocker (nicht routinemäßig), z. B. bei Tachyarrhythmie oder Hypertonie (jeweils trotz ausreichender Schmerztherapie), z. B. Metoprolol (5 mg sehr langsam bis zur ausreichenden Wirkung i.v.)
- Behandlung von Komplikationen: Bradykardie s. S. 211 f.; Tachykardie s. S. 204 ff.; Lungenödem: s. S. 322 f.; kardiogener Schock s. S. 330 f.

Bereits präklinisch müssen STEMI-Patienten rasch identifiziert werden, um schnellstmöglich die geeignete Reperfusionsstrategie zu initiieren (Zielklinikauswahl und Voranmeldung für PCI oder ggf. Lysetherapie vor Ort).

Hierzu ist ein korrekt abgeleitetes 12-Kanal-EKG erforderlich, ggf. ergänzt um die Ableitungen V_3r und V_4r (zumindest bei Hinweisen auf Rechtsherzbelastung/Hinterwandinfarkt, s. S. 232) sowie V_7–V_9 (bei V.a. strikt posterioren Infarkt – ACS-Symptomatik ohne ST-Veränderungen in den 12 Standardableitungen).
Die **Diagnose STEMI** wird gestellt bei **typischer ACS-Symptomatik** (s. S. 313) zusammen mit dem positiven EKG-Befund: **neu aufgetretene ST-Hebungen in mind. 2 elektrisch benachbarten Ableitungen** (vgl. S. 165 ff. und 232). Für die Mindesthöhe der ST-Hebungen werden folgende Kriterien angegeben:

ERC (2005, 2010), DGK (2004), AHA (2005)	**ESC/ACCF/AHA/WHF (2007),** ESC (2008), DGK (2010)	**AHA (2010)**
≥ 0,20 mV in Brustwandableitungen	♂: ≥ 0,20 mV in V_2/V_3 ♀: ≥ 0,15 mV in V_2/V_3	♂ **(< 40J):** ≥ 0,25 mV in V_2/V_3 ♂ **(≥ 40J):** ≥ 0,20 mV in V_2/V_3 ♀: ≥ 0,15 mV in V_2/V_3
≥ 0,10 mV in Extremitätenableitungen	≥ 0,10 mV in allen anderen Ableitungen	≥ 0,10 mV in allen anderen Ableitungen

Je nach Fachgesellschaft unterschiedl. Berücksichtigung der Normwerte von Alter und Geschlecht.

Den o. g. EKG-Kriterien für ST-Hebungen wird auch ein **(vermutlich) neu aufgetretener Linksschenkelblock** bei ACS gleichgestellt (s. S. 230).

ST-Hebungen – häufige Differenzialdiagnosen

Diskordante ST-Hebungen (Hebung entgegen der Hauptrichtung des jeweiligen QRS-Komplexes) gehören zu den Erscheinungsbildern des **Linksschenkelblocks** (s. S. 230), der **linksventrikulären Hypertrophie** (s. S. 229) und **ventrikulärer Rhythmen** (s. S. 188 f., 197). Werden bei diesen EKG-Diagnosen in Verbindung mit ACS aber signifikante konkordante ST-Hebungen in 2 elektrisch benachbarten Ableitungen festgestellt, so kann i. d. R. ein STEMI diagnostiziert werden! **Konkordante ST-Hebungen** können auch durch **Perikarditis** (s. S. 234 – oft multipel über mehreren Koronarversorgungsgebieten) und **benigne Frührepolarisation** (s. S. 234) verursacht sein, die aber im Gegensatz zu STEMI-Hebungen oft keine reziproken Veränderungen in gegenüberliegenden Ableitungen verursachen. Seltenere Ursachen für infarkverdächtige ST-Hebungen sind bspw. Lungenembolie, Subarachnoidalblutung, Hyperkaliämie.

EKG bei Non-STEMI-ACS

Weitere EKG-Zeichen für eine akute myokardiale Ischämie sind neue horizontale oder deszendierende ST-Senkungen ≥ 0,05 mV und/oder T-Inversionen ≥ 0,1 mV mit prominenter R-Zacke (Diskonkordanz) oder R:S-Verhältnis > 1.

Die anzustrebende Reperfusionsstrategie bei akutem STEMI (Symptomdauer < 12 h) ist die primäre PCI (Erklärung s. S. 312), unter der Voraussetzung, dass sie frühzeitig in einem Zentrum (hohe Fallzahl, erfahrener Untersucher) durchgeführt werden kann. **Max. „erlaubte" Zeitdifferenz zwischen medizinischem Erstkontakt und Beginn der PCI: 120 min** (DGK, 2010).

Daher ist die frühzeitige Identifikation des STEMI (EKG) im Rettungsdienst essenziell, um die adäquate Zielklinik festzulegen und die Zeit bis zur Wiederdurchblutung („diagnosis-to-balloon-time") möglichst zu verkürzen (Voranmeldung in der Zielklinik). Ggf. ist hierzu direkt eine weiter entfernte Klinik anzufahren bzw. anzufliegen!

Wenn bei akutem STEMI eine PCI ausnahmsweise nicht rechtzeitig möglich ist, muss der NA – nach Ausschluss der Kontraindikationen – die sofortige Lysetherapie bereits im Rettungsdienst erwägen (vgl. S. 312, 319). „Wenn lysiert wird, dann im RTW!" **Max. „erlaubte" Zeitdifferenz zwischen medizinischem Erstkontakt und Beginn der Lyse: 30 min** (DGK, 2010).

Die maximal akzeptable Verzögerung zwischen mögl. Beginn der Fibrinolyse und mögl. Aufblasen des PCI-Ballons liegt zwischen 45 und 180 min (i. d. R. 60–90 min), abhängig von

- **Infarkt-Lokalisation** (Lyse weniger effektiv bei inferioren als bei anterioren Infarkten; der Lyse-Nutzen steigt mit der Infarktgröße, auf die das EKG Hinweise liefern kann),
- **Alter des Patienten** (Lyse > 75 Jahre: erhöhtes Risiko einer intrakraniellen Blutung) und
- **Symptomdauer** (deutliche Effekte der Lyse nur in den ersten 2–3 h nach Symptombeginn).

Bei STEMI mit kardiogenem Schock liegt die Mortalität über 50 %, Verfahren der Wahl ist die PCI (oder Koronarbypasschirurgie), auch bei gewisser Verzögerung gegenüber der Lyse. Ähnliches gilt für Pat. mit STEMI bei ROSC nach CPR sowie STEMI-Pat., die bereits einen Koronarbypass haben.

Auch nach Durchführung einer Lysetherapie im RD sollte der Transport in eine Klinik mit PCI-Möglichkeit erfolgen, da bei ausbleibendem Lyseerfolg (EKG-Kontrollen/Symptomverlauf) kurzfristig eine „Rescue-PCI" notwendig werden kann und i. d. R. innerhalb von 3–24 h nach Fibrinolyse eine angiografische Kontrolle in PCI-Bereitschaft durchgeführt wird.

In vielen Rettungsdienstbereichen existieren bereits festgeschriebene Vorgehensweisen und Dokumentationsbögen für Patienten mit ACS, die auf die regionalen Verhältnisse abgestimmt sind (z.B. verfügbare Zielkliniken mit PCI-Möglichkeit). Solche standardisierten „Brustschmerzprotokolle" können dazu beitragen, dass alle relevanten Informationen vollständig erhoben und bewertet werden, und dass durch strukturiertes Vorgehen die Zeit bis zur Reperfusion bei STEMI verkürzt wird (z.B. Auswahl und Voranmeldung der Klinik zur PCI oder seltener die direkte Durchführung der Lyse im RTW).

Wiederholte (dadurch zeitraubende) Erhebungen derselben Patientendaten (z.B. Anamnese durch Notarzt und aufnehmenden Klinikarzt) können ebenfalls vermieden werden (Übergabe des Protokolls in der Zielklinik). Frühzeitig sollten erfasst werden:

- Art und Beginn der Beschwerden
- Medikamente und Vorerkrankungen in der Anamnese, Allergien
- Ein- und Ausschlusskriterien für PCI und Lyse unter Berücksichtigung evidenzorientierter Zeitfenster
- Für den Fall einer Thrombolyse: Abfrage von Lysekontraindikationen

Checkliste Lyse-Kontraindikationen nach ESC/ERC (2010)

Absolute Lyse-Kontraindikationen	Relative Lyse-Kontraindikationen
• **Jemals Hirnblutung** oder Schlaganfall unbekannter Ursache • Innerhalb der letzten 6 Monate: **ischämischer Schlaganfall** • **ZNS-Erkrankung** oder **-Neoplasie** • Innerhalb der letzten 4 Wochen: **Magen-Darmblutung** • Innerhalb der letzten 3 Wochen: **größere Verletzung** (insbes. Kopfverletzung) oder **Operation** (z.B. auch Liquorpunktion, arterielle Punktion, Organbiopsie) • **Blutungsneigung** (hämorrhagische Diathese) • Dissezierendes **Aortenaneurysma**	• TIA innerhalb der letzten 6 Monate • Therapie mit oralen Antikoagulanzien (z.B. Marcumar® – INR > 2 / > 1,3 bei Tenecteplase) • Schwangerschaft (inkl. 1 Woche nach Geburt) • Nicht komprimierbare Gefäßpunktionen (z.B. ZVK in Vena subclavia) • Schwere Hypertonie trotz Therapie (RR_{diast} > 110 mmHg und/oder RR_{syst} > 180 mmHg) • Fortgeschrittene Lebererkrankung • Floride Endokarditis • Aktives Magen- oder Zwölffingerdarmgeschwür • Traumatische CPR

Diese Liste ist nicht unbedingt als abschließend zu betrachten (z.B. spezifische Kontraindikationen je nach Herstellerangaben des verwendeten Fibrinolytikums). Individuelle Risiko-Nutzen-Abwägung.

Akute Leistungsminderung des Herzens mit drohendem Vorwärtsversagen (ungenügende Auswurfleistung: Blutdruckabfall, Schockzeichen) und/oder drohendem Rückwärtsversagen (venöse Stauung, Ödeme, Lungenödem).

Nach der jeweils betroffenen Kammer unterscheidet man **Linksherz-, Rechtsherz- und Globalherzinsuffizienz** (links und rechts). Entsprechend dem zeitlichen Verlauf wird die chronische Herzinsuffizienz von der akuten Herzinsuffizienz abgetrennt. Die **akute Linksherzinsuffizienz** kann z. B. durch Myokardinfarkt und Bluthochdruckkrise bedingt werden. Die **akute Rechtsherzinsuffizienz** findet sich z. B. bei einer Lungenembolie. **Weitere Ursachen einer Herzinsuffizienz** können sein: Herzklappenfehler, Kardiomyopathien, pulmonale Hypertonie (z. B. bei Asthma), Herzrhythmusstörungen, Überwässerung (z. B. Infusionstherapie) usw. Die chronische kompensierte Herzinsuffizienz ist im Rettungsdienst nur sekundär von Belang. Notfallmedizinisch relevant sind die akut dekompensierte Form der chronischen Herzinsuffizienz sowie die akute Herzinsuffizienz.

Stadieneinteilung der Herzinsuffizienz gemäß der New-York-Heart-Association (NYHA):

I Beschwerdefreiheit, normale körperliche Belastungsfähigkeit
II Beschwerden bei stärkerer körperlicher Belastung
III Beschwerden schon bei leichter körperlicher Belastung (Alltagsbelastung)
IV Beschwerden in Ruhe

Die **Therapie** besteht zum einen in kausalen Maßnahmen, d. h. Beseitigung der Ursache (z. B. Therapie einer arteriellen Hypertonie, KHK usw.) und zum anderen in medikamentösen Maßnahmen zur Herzentlastung und Verbesserung des Wirkungsgrades der Herzarbeit. In kardiochirurgischen Zentren besteht die Möglichkeit, bei Versagen der konservativen Therapie des kardiogenen Schocks überbrückend eine intraaortale Ballonpumpe einzusetzen (vgl. S. 330). Weitere Therapie der akuten Herzinsuffizienz s. n. S. Langzeittherapie der chronischen Herzinsuffizienz: Allgemeine Maßnahmen wie körperliche und seelische Entlastung, Gewichtsnormalisierung, Stuhlregulierung, Thromboseprophylaxe, medikamentöse Therapie: Diuretika, Digitalis, ACE-Hemmer, Glyceroltrinitrat, Kalziumantagonisten, (überbrückend) Phosphodiesterasehemmer (z. B. Enoximon [Perfan®]).

Zeichen der Rechtsherzinsuffizienz	Zeichen der Linksherzinsuffizienz
• gestaute Halsvenen, Ödeme (Beine, Flankenödem = Anasarka) • Bauchwasser (Aszites), basal gedämpfter Lungenklopfschall (Pleuraergüsse beidseits) • chronisch: evtl. Oberbauchsymptomatik (Stauungsgastritis)	• Lungenstauung/Lungenödem (Auskultation: feine Rasselgeräusche), s. S. 322 f. • Husten, bes. im Liegen: „Asthma cardiale“ • chronisch: Nykturie (vermehrtes Wasserlassen nachts)

Symptomatik

- **Atemnot (auch in Ruhe),** schnelle Atmung, evtl. **Zyanose**
- Unruhe, Angst, Schwächegefühl
- Blässe, kühle, evtl. feuchte Extremitäten
- evtl. Bewusstseinsstörung, niedrige Sauerstoffsättigung
- Puls evtl. **tachykard,** bradykard, arrhythmisch (oft Vorhofflimmern/TAA)
- Blutdruckabfall/kardiogener Schock (s. S. 330 f.)
- spezielle Zeichen der Links- bzw. Rechtsherzinsuffizienz s. linke Seite

Maßnahmen RS/RA

- **Basischeck, Basismaßnahmen** (Oberkörper-Hochlagerung, **O_2-Gabe**)
- evt. unblutiger Aderlass bei Lungenödem (s. S. 323)

Maßnahmen RA in Notkompetenz

venöser Zugang, Offenhalten mit VEL oder Mandrin (keine Volumengabe!)

Notärztliche Therapie

- **Untersuchung, Standardtherapie**
- **Medikamente:**
  - Vasodilatatoren, z. B. Glyceroltrinitrat [Nitrolingual®-Spray] (1–2 Hübe) oder [Perlinganit®] (0,03–0,18 µg/kgKG/h über exaktes Dosiersystem unter RR-Monitoring → der systolische RR sollte 90 mmHg nicht unterschreiten)
  - (Schleifen-)Diuretika, z. B. Furosemid (20–40 mg i. v., ggf. wdh.)
  - **bei Low-Output-Syndrom:** Katecholamine, z. B.
    - bei überwiegender pulmonaler Stauung: Dobutamin (0,12–0,6 mg/kg KG/h i. v. – auf Tachykardie achten; Beginn mit 2 µg/kgKG/min → Dosissteigerung ggf. jeweils nach 5–10 min – Achtung: eingenommene β-Blocker können die β_2-vermittelte Vasodilatation antagonisieren)
    - bei niedrigem systolischen RR (< 80–90 mmHg)
      a) zusätzlich zu Dobutamin: Noradrenalin (0,9–6 µg/kg KG/h) oder
      b) bes. bei Bradykardien ohne Atropinwirkung: nur Adrenalin (ohne Dobutamin – sonst Konkurrenz um den β_1-Rezeptor → Dobutamin mindert durch seine schwächere Aktivität die Adrenalinwirkung (β-Blocker mit ISA))

  Verabreichung der Katecholamine nur über Spritzenpumpe (s. S. 648 f.).
- Bei therapieresistent niedrigem Sauerstoffpartialdruck (< 60 mmHg in der Blutgasanalyse; ersatzweise S_pO_2 < 80 %) sollte der Versuch einer **Masken-CPAP-Beatmung** unternommen werden. Ist diese nicht rechtzeitig möglich, ineffektiv oder wird sie nicht toleriert → ggf. endotracheale Intubation und Beatmung mit PEEP.

Formen und Ursachen

Kardiales Lungenödem (am häufigsten)

Ursachen: Linksherzinsuffizienz mit Druckanstieg im Lungenkreislauf vor allem bei hypertensiver Krise, Herzinfarkt, Herzklappenerkrankung (z. B. Mitralstenose) usw. → Rückwärtsversagen). Durch die Lungenstauung kommt es zu einem erhöhten Druck in den Lungenkapillaren mit Übertritt von Flüssigkeit aus der Lungenstrombahn in den Zwischenzellraum und den Alveolarraum.

Toxisches und allergisches Lungenödem (vgl. S. 472):

Ursachen: Durch die Einwirkung toxischer Stoffe (z. B. bei Reizgas- und Rauchgasvergiftungen, auch bei Urämie/Niereninsuffizienz), sowie im Zuge einer anaphylaktischen Reaktion kann es zu einer Permeabilitätssteigerung (höhere Durchlässigkeit) der Lungenkapillarmembranen mit Übertritt von Flüssigkeit in den Zwischenzellraum und den Alveolarraum kommen.

Weitere Ursachen

Herabgesetzter onkotischer Druck des Blutes bei akuter Überwässerung (z. B. bei Dialysepatienten oder Proteinverlusten bei Nierenerkrankungen), Aufenthalt in größerer Höhe (Höhenlungenödem) durch geringeren (Gegen-) Druck in den Alveolen gegen das Gefäßsystem.

Stadien

1. Ödem des Lungengewebes (Flüssigkeitsübertritt in den Zwischenzellraum; interstitielles Lungenödem). Meistens unsymptomatisch, gelegentlich findet sich ein leichtes Giemen bei der Exspiration, es kann jedoch radiologisch nachgewiesen werden. Bei fraglich gefährdeten Patienten sollte deswegen schon in der Frühphase ein Röntgenbild des Thorax angefertigt werden, so z. B. bei Rauchgasvergiftungen, akuten Herzerkrankungen usw. Gegebenenfalls kann dann auch eine entsprechende Therapie frühzeitig eingeleitet werden.
2. Übertritt von seröser Flüssigkeit in die Alveolen (alveoläres Lungenödem)
3. Schaumbildung
4. Asphyxie (Erstickung)

Differenzialdiagnose

Kardiales Lungenödem	Asthma bronchiale
• kardiale Vorgeschichte	• pulmonale Vorgeschichte
• feuchte Haut	• trockene Haut
• oft Hypertonie	• normaler Blutdruck
• feuchte Rasselgeräusche	• trockene Rasselgeräusche (Giemen)

Austritt von Flüssigkeit aus den Lungenkapillaren in den Zwischenzell- und Alveolarraum. Diffusionsstrecke für O_2 und CO_2 verlängert → Hypoxie.

Symptomatik

- **Angst, Unruhe, schwerste Atemnot** (auch in Ruhe), evtl. Zyanose
- **aufrechter Oberkörper,** evtl. Einsatz der Atemhilfsmuskulatur
- evtl. fleischwasserfarbener Schaum vor dem Mund (schwerste Form)
- **Brodeln und feuchte Rasselgeräusche bei Ein- und Ausatmung**
- evtl. spastische Atemgeräusche
- feuchte und kühle Haut (Kaltschweißigkeit), Blässe
- Puls tachykard, evtl. arrhythmisch
- Blutdruck unterschiedlich, z. B. hoch bei gleichzeitiger hypertensiver Krise, z. B. niedrig bei Herzinsuffizienz mit kardiogenem Schock

Maßnahmen RS/RA

- **Basischeck, Basismaßnahmen** (Lagerung: sitzend mit **Oberkörper hoch, Beine herabhängen lassen** → Senken der Vorlast; **Sauerstoff!**)
- evtl. **unblutiger Aderlass (verstärkte Vorlastsenkung):** 3 von 4 Extremitäten werden jeweils mit RR-Manschette gestaut (Puls muss tastbar bleiben) → alle 10 min an die jeweils freie Extremität wechseln; ggf. Beschränkung auf 2 von 3 Extremitäten (z. B. bei venösem Zugang, amputierter Extremität oder Lymphabflussstörung)

Maßnahmen RA in Notkompetenz

- venöser Zugang, Offenhalten mit VEL oder Mandrin (keine Volumengabe!)
- **bei thorakalem Schmerz/Druck:** Gabe von Glyceroltrinitrat s. l. gemäß S. 146

Notärztliche Therapie

- **Untersuchung, Standardtherapie**
- **Medikamente:**
  - (Schleifen-)Diuretika, z. B. Furosemid (40–80 mg i. v.)
  - Vasodilatatoren, z. B. Glyceroltrinitrat [Nitrolingual®-Spray] (1–2 Hübe zu je 0,4 mg) oder [perlinganit®] (0,03–0,18 mg/kgKG/h i. v. über exaktes Dosiersystem) **Beachte:** Nicht, wenn individueller Normalblutdruck deutlich unterschritten!
  - ggf. Analgetika, z. B. Morphin (2–5 mg i. v.)
  - falls erforderlich: Benzodiazepine, z. B. Diazepam (5–10 mg i. v.)
  - Therapie der Ursache (bei akuter Herzinsuffizienz s. S. 321; bei AMI s. S. 314 ff.; bei hypertensiver Krise s. S. 325)
- bei anhaltend niedriger S_pO_2 (< 90 %) trotz Therapie → wenn vorhanden: CPAP-Beatmung (bei steigender S_pO_2: F_iO_2 senken, da sonst bei Hyperkapnie verminderter Atemantrieb möglich)

→ ggf. Intubation und PEEP-Beatmung (5–10 cm H_2O)

Definition der Hypertonie gemäß WHO

Dauernde Blutdruckerhöhung auf systolisch ≥ 140 mmHg und/oder diastolisch ≥ 90 mmHg (mind. 3 Messungen an 2 versch. Tagen). Erkrankung mit hohem Risiko arteriosklerotischer Gefäßveränderungen (→ Apoplex, KHK, Niereninsuffizienz); daher trotz anfangs geringer Beschwerden unbedingt chronische Behandlung.

Einteilung

1. **Primäre Hypertonie = essenzielle Hypertonie:**
   Ungefähr 90 % der Bluthochdruckpatienten; multifaktoriell bedingte Störung der Blutdruckregulation unbekannter Ursache.
2. **Sekundäre Hypertonien:**
   - **Renale Hypertonie** (bei Nierenerkrankungen, z. B. Nierenarterienstenosen)
   - **Endokrine Hypertonie** (z. B. Phäochromozytom, Cushing-Syndrom usw.)
   - **Medikamentös** (z. B. Ovulationshemmer)/ernährungsbedingt (z. B. Lakritze)
   - **Kardiovaskulär** (z. B. Aortenisthmusstenose)
   - **Schwangerschaftshypertonie (SIH)/Präeklampsie** (vgl. S. 396 f.)
3. **Temporäre (vorübergehende) Blutdruckerhöhung:**
   Z. B. bei starkem Schmerz/starker Aufregung (Therapie: Analgesie/Sedierung!)

Hypertensiver Notfall („hypertensive emergency“)

Akut und stark (über den individuellen Normaldruck) erhöhter Blutdruck **und** Zeichen für eine akute Funktionsstörung von Vitalorganen, z. B.:

- **ZNS:** Hochdruckenzephalopathie (Hirndruckanstieg mit Folgen wie Kopfschmerzen, Übelkeit, Erbrechen, Sehstörungen/Augenflimmern, Schwindel, Bewusstseinsstörungen, neurologische Ausfälle, Sprachstörungen, Krämpfe) → Komplikationen: Apoplex (akute Minderdurchblutung/Ischämien) oder Blutungen, z. B. rupturierendes Aneurysma im Gehirn)
- **Herz-Kreislauf:** Ischämie am Herzen, Angina pectoris → Komplikationen: Herzinsuffizienz (s. S. 320 f.); Lungenödem (s. S. 322 f.), Herzinfarkt (s. S. 310 ff.); Aortendissektion (s. S. 336 ff.)

Notfallversorgung: Sofortige Maßnahmen zur Blutdrucksenkung erforderlich (s. rechte Seite), um die o. g. Akutkomplikationen zu vermeiden.

Hypertensive Krise („hypertensive urgency“)

Stark erhöhter Blutdruck ohne Zeichen für akute ZNS- oder Herz-Kreislauf-Störung. „Krise“ ist insofern irreführend, dass oft nicht feststellbar ist, ob es sich dabei

a) wirklich um einen plötzlichen Blutdruckanstieg handelt oder
b) ob eine chronische, bislang nicht erkannte Bluthochdruckerkrankung vorliegt, die fortschreitend zu stark erhöhten RR-Werten geführt hat.

Notfallversorgung: Der Patient wird im RD – auch bei hohen Blutdruckwerten (bis etwa 200/110 je nach Patient) – nur überwacht und ggf. zur **unmittelbaren** Blutdruckeinstellung mit oralen Medikamenten in eine Klinik eingewiesen.

Symptomatik

- **rasche und symptomatische Blutdruckerhöhung weit über den individuellen Normalblutdruck; weitere Symptome siehe linke Seite**
- **Bewusstseinsstörungen** bis Bewusstlosigkeit
- **Herzklopfen, Unruhe, Schwindelanfälle, Ohrensausen;** evtl. Nasenbluten
- **Kopfschmerzen, Kopf gerötet** (Blutdruckkrisen mit Gesichtsblässe sind verdächtig auf ein Phäochromozytom), **Schwitzen**
- Evtl. Symptome von Ursachen oder Folgen der Blutdruckerhöhung:
  - Angina pectoris, ACS/Herzinfarkt (s. S. 313 ff.), Aortendissektion (s. S. 337 f..)
  - evtl. Apoplektischer Insult (s. S. 282 f.)
  - evtl. Rasselgeräusche (Lungenödem – s. S. 323)

Maßnahmen RS/RA

- **Basischeck, Basismaßnahmen** (Oberkörper-Hochlagerung)

Maßnahmen RA in Notkompetenz

- venöser Zugang, Offenhalten mit VEL oder Mandrin (keine Volumengabe)
- **bei thorakalem Schmerz/Druckgefühl:** Gabe von Glycerol trinitrat oral [Nitrolingual®-Spray] gemäß Notkompetenzalgorithmus

Notärztliche Therapie

- **Untersuchung, Standardtherapie**
- **Antihypertonika** (Ziel: notfallmedizinisch möglichst nur eine Substanz), z. B.
  - **Glyceroltrinitrat-Spray** (1–2 Hübe zu 0,4 mg s. l., ggf. wdh., ggf. Fortführung über Spritzenpumpe s. S. 648 f.), Mittel der Wahl bei Lungenödem und AP/ACS
  - **α_1-Blocker: Urapidil** (10–50 mg i. v.; langsam bis zum ausreichenden Wirkungseintritt titrieren, Wirkung tritt mit wenigen Minuten Verzögerung ein)
  - **Schnell resorbierbare Kalziumantagonisten:** z. B. Nitrendipin (5 mg p. o.), nicht bei instabiler AP/Herzinfarkt < 4 Wochen!
  - **Spezielle Antihypertensiva** bei speziellen Ursachen/Folgen (wenn mgl. auch die Ursache behandeln!): ggf. Clonidin (bei Entzugsdelir), bei Kokainintoxikation s. S. 465, ggf. Magnesium/Dihydralazin (Schwangerschaft → SIH/Eklampsie, s. S. 397), Phäochromozytom (initial Urapidil, anschließend β-Blocker); bei schmerzbedingter Hypertonie → Analgetika! Bei V. a. Schlaganfall s. S. 282.

  Blutdruckzielwert: Initiale Senkung um ca. 15 bis max. 25 % des Ausgangswerts (in den ersten 60 min), sonst erhöhte Gefahr einer bedrohlichen Minderdurchblutung von Gehirn und Nieren. Bei Linksherzinsuffizienz (s. S. 320) und Aortendissektion (s. S. 337 f.) ggf. stärkere Blutdrucksenkung erforderlich!
- **Sicherung der Nierenfunktion:** ggf. Furosemid (20–40 mg i. v.) und VEL i. v.
- Ein kompensatorischer oder reflektorischer Blutdruckanstieg z. B. nach Apoplex ggf. im Sinne eines Cushing-Reflexes ist von einer ursächlichen hypertensiven Krise abzugrenzen und ggf. spezifisch zu behandeln! (s. S. 325, 354 f.)

Schock: Definition, Formen, Ursachen

Multifaktorielle Störung des Blutkreislaufes mit lebensbedrohlicher Minderdurchblutung (Hypoperfusion) der Organe und/oder O_2-Minderversorgung (Hypoxie) der Gewebe. → Miss**verhältnis zwischen O_2-Bedarf und O_2-Angebot.**

- **Volumenmangelschock** (s. S. 328f.)
  Kreislaufinsuffizienz durch Verminderung der zirkulierenden Blutmenge (Volumen). **Ursachen:** Volumenverluste (Blut-, Plasma- und andere Körperflüssigkeitsverluste durch z. B. Blutung, Exsikkose, Durchfälle, Erbrechen usw.). Man spricht von einem absoluten Volumenmangel (Hypovolämie).
  (Eine kurzzeitige Blutverteilungsstörung, bei der eine größere Blutmenge nicht am Kreislauf teilnimmt (z. B. durch periphere Weitstellung der Gefäße bei vasovagaler Synkope mit „Versacken" des Blutes vor allem in den Beinen; s. S. 262ff.) nennt man relativen Volumenmangel, **nicht** Volumenmangelschock.)
- **Kardiogener Schock** (s. S. 330f.)
  Kreislaufinsuffizienz durch Pumpversagen des Herzens (z. B. bei Herzinfarkt, Herzinsuffizienz, Herzrhythmusstörungen usw.).
- **Anaphylaktischer Schock** (s. S. 332f.)
  Kreislaufinsuffizienz durch allergische Reaktion vom Sofort-Typ: Bindung eines Fremdantigens an zellmembranständige IgE-Antikörper von Mastzellen, die dadurch stimuliert werden → Freisetzung von Histamin und anderen Mediatoren. → histaminvermittelte Weitstellung und Durchlässigkeitssteigerung der peripheren Gefäße (über NO) und Engstellung der Bronchien (Bronchospasmus).
- **Nicht-allergische Anaphylaxie** (pseudoallergischer/anaphylaktoider Schock)
  Kreislaufinsuffizienz durch direkte pharmakologisch-toxische Wirkung auf Mastzellen (ohne Immunreaktion) → aus geschädigten/zerstörten Mastzellen treten Histamin und Mediatoren aus (Folgen s. o.). Bsp.-Auslöser: ASS, Metamizol
- **Septischer Schock** (s. S. 334)
  Kreislaufinsuffizienz, verursacht durch frei werdende Bakterientoxine (Eröffnung physiologischer arteriovenöser Fisteln und Vasodilatation), führt zu Hyperzirkulation des Blutes mit Minderversorgung der Organe (hyperdyname Phase); später Übergang in hypodyname Phase mit Symptomen des Volumenmangelschocks.
- **Neurogener Schock**
  ZNS-Störung → periphere Gefäßerweiterung → Schocksymptomatik. Ursachen: z. B. SHT, starke Schmerzen, Sonenstich. Therapie: Schocklage, titrierte Gabe von α-Sympathomimetika oder Akrinor®, ggf. Infusion von VEL und/oder kolloidalem Volumenersatz.
- **Spinaler Schock**
  Akute Querschnittslähmung/Rückenmarkstrauma → Sympathikusblockade → Weitstellung der Gefäße → Schocksymptomatik. Therapie: Schocklage, titrierte Gabe von α-Sympathomimetika oder Akrinor®, ggf. Infusion von VEL und/oder kolloidalem Volumenersatz. Bei hohem WS-Trauma Herzstillstand durch Rachenmanipulation möglich (verstärkte Vaguswirkung; ggf. Atropingabe)

Schock: Pathophysiologie

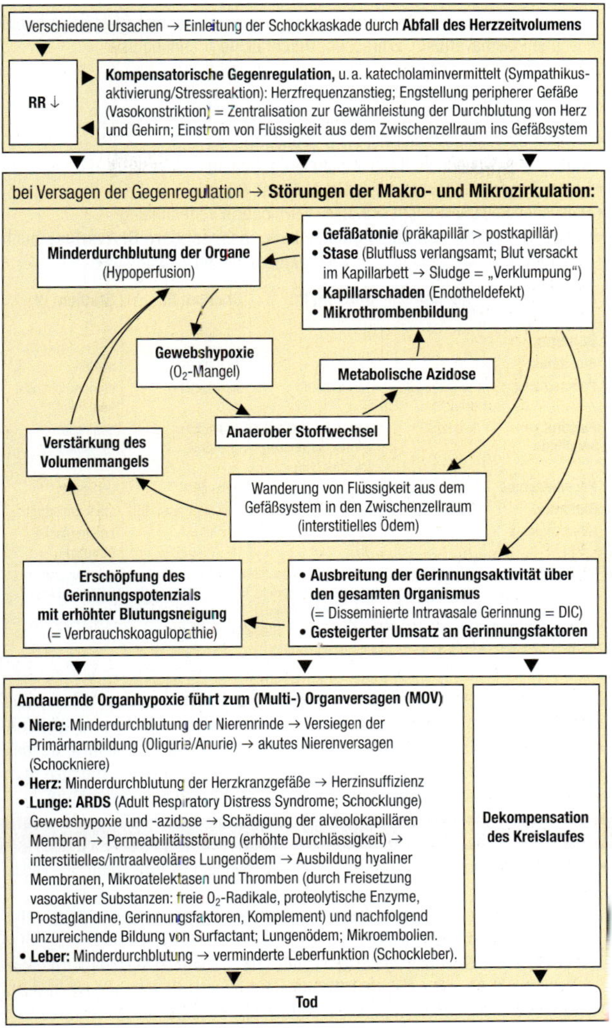

Kreislaufinsuffizienz infolge Verminderung der zirkulierenden Blutmenge durch Blut- und Plasmaverluste, Erbrechen, Durchfall, Verbrennung usw.
Zu Polytrauma s. S. 378 ff.!

Symptomatik

- Unruhe, Bewusstseinsstörung bis Bewusstlosigkeit
- **Blässe** (bis Zyanose im fortgeschrittenen Stadium)
- **kalter Schweiß** (feuchte, kühle Haut), Durst, Oligurie
- Halsvenen kollabiert (nicht sichtbar), verminderte Venenfüllung
- **Hinweise auf starken Flüssigkeits- bzw. insbesondere Blutverlust** (auch an innere Blutung denken! Z. B. bei Fraktur, akutem Abdomen usw.)

Einteilung nach ATLS-Schema	Stadium I	Stadium II	Stadium III	Stadium IV
Blutverlust	< 15 %	15–30 %	30–40 %	> 40 %
Pulsfrequenz	normal/leicht erhöht*	stark erhöht*	stark erhöht*	stark erhöht oder kein Puls*/**
Pulsdruck-amplitude	konstant	nimmt ab (kompensatorischer Anstieg des diast. RR)	systolischer RR-Abfall	deutlicher RR-Abfall
Nagelbettprobe	normal (< 2 s)	verlängert***	verlängert***	verlängert***
Blutdruck	normal	normal	erniedrigt (syst. RR)	stark erniedrigt
Atemfrequenz	normal	normal	erhöht	erhöht (flache Atmung)

Bei Blutverlust über 50 % des Blutvolumens: Bewusstseinsverlust, fehlender Puls und Blutdruck.

* Die Tachykardie als erstes Warnsymptom des Schocks kann bei Patienten unter β-Blocker-Therapie sowie bei Herzschrittmacherträgern fehlen!

** Terminal Bradykardie als Zeichen des drohenden Todes möglich!

*** Zentralisation → Pulsoximetrie nicht aussagekräftig!

Der Volumenmangelschock muss – wie andere Schockformen auch – erkannt und behandelt werden, **bevor** die kompensatorische Gegenregulation versagt (RR-Abfall bedeutet bereits massiven Volumenmangel!) und die irreversible Schockkaskade (s. S. 327) einsetzt, da sonst eine Verschlimmerung trotz Therapie noch in den nächsten Tagen droht (Multiorganversagen, bleibende Schäden, Tod).

Maßnahmen RS/RA

- **Basischeck, Basismaßnahmen** (ggf. Blutung stillen, Wärmeerhalt, O_2-Gabe)
  - **Lagerung:**
  1. bei klarem Bewusstsein oder bei intubiertem Patient: auf dem Rücken; Beine hochlagern (Schocklage)
  2. bei V. a. (H)WS-Trauma: Patienten auf der Trage komplett kippen (Ganzkörperschräglage bis max. 15°, da ZVD ↑, Hirndurchblutung ↓, Atmung erschwert)
  3. bei Bewusstlosigkeit (wenn nicht intubiert): stabile Seitenlage

Maßnahmen RA in Notkompetenz

- wenn mgl. mehrere **großlumige Zugänge, zügige Infusion von VEL** (0,5–1,5 l)

Notärztliche Therapie

- **Untersuchung, Standardtherapie, großlumige venöse Zugänge**
- **Volumenersatz** (ggf. Druckinfusion; Vorsicht bei Herzerkrankung/Ödemen!)
  - VEL (initial bis 20 ml/kgKG i.v., wenn nicht schon durch RS/RA gegeben);
  - kolloidaler Volumenersatz (z. B. Hydroxyethylstärke, initial bis 15 ml/kg KG i. v.)
- ggf. **Intubation und Beatmung** (100 % Sauerstoff !)
- ggf. Kreuzblutabnahme (bei gebotener Eile z. B. mit NEF o. Polizei zur Blutbank)
- ggf. Analgetika, z. B. Ketamin (0,25–0,5 mg/kg KG i. v.) und Benzodiazepine, z. B. Diazepam (5–10 mg i. v.) Beachte: Blutdruckabfall, Atemdepression
- ggf. Narkoseeinleitung: z. B. Ketamin (1–2 mg/kg KG i. v.; halbe Initialdosis im allgemeinen nach 10–15 min; Kombination mit Benzodiazepin sinnvoll!)

Konzept der permissiven Hypotension (schwerer Blutverlust)

Die initiale Volumentherapie kann durch Ersatz der Blutverluste zur Kreislaufstabilisierung führen (Aufrechterhaltung des HZV; Verhinderung der Schockkaskade s. S. 327). Bei unstillbarer innerer Blutung ist eine massenhafte Flüssigkeitsinfusion nicht erfolgversprechend, da der Gehalt an O_2-Trägern im Blut durch „Verdünnung" ständig sinkt (Hypoxie). Eine massive Volumengabe erhöht den Blutdruck und kann dadurch die Blutung sogar verstärken! Daher wird für die möglichst kurze Versorgung im RD bei penetrierender Verletzung (insbes. Thorax) und unstillbaren Blutungen ein **niedriger systolischer Blutdruck (80–100 mmHg) akzeptiert** (sofern kein SHT/WS-Trauma, junger Patient ohne Begleiterkrankungen). Vorgehen:

Blutdruckabfall < 70–90 mmHg systolisch → initiale Druckinfusion:
a) 1000 ml VEL + 500 ml kolloidales Volumenersatzmittel oder
b) hypertoner Volumenersatz (z. B. Hyperhaes®): 250 ml (bis 4 ml/kg KG) als Bolus i. v. (vgl. S. 647), im Anschluss 500 ml VEL und 500 ml kolloidales Volumenersatzmittel

a) Wenn Stabilisierung (RR_{syst} > 90 mmHg) → weitere Therpie nach Befund. Rascher, aber schonender Transport
b) Wenn keine deutliche Verbesserung der Kreislaufsituation (RR_{syst} < 90 mmHg) → schnellstmöglicher Transport in die nächste geeignete Klinik (Sondersignal, Voranmeldung, V. a. unstillbare innere Blutung). Weitere Maßnahmen während des Transportes.

- **Katecholamine** (S. 648 f.) zur Stabilisierung bei Volumenmangelschock sind problematisch. Einerseits erhöhen sie RR und HZV (Vasokonstriktion/Zentralisation, Erhöhung des Schlagvolumens) ohne den Hb zu senken. Andererseits erhöhen sie O_2-Bedarf und Beanspruchung des Herzens; sie können einen schweren Volumenmangel nur begrenzt kompensieren. → Einsatz nur ausnahmsweise z. B. wenn bei SHT ein Mindest-RR zur Hirnperfusion sichergestellt werden muss.
- Nur in der Klinik bestehen Möglichkeiten operativer Blutstillung, einer Bluttransfusion, differenzierter Volumentherapie anhand von Laborwerten usw.

Vermindertes Herz-Zeit-Volumen (systolische Blutdruckwerte unter (80–) 90 mm Hg) durch **verminderte Auswurfleistung des Herzens** (Pumpversagen) bei gleichzeitig erhöhtem Druck vor dem Herzen. → Unterversorgung aller Gewebe, da weniger Sauerstoff pro Zeiteinheit angeliefert wird.

Differenzialdiagnose zu anderen Schockformen

Wichtigster differenzialdiagnostischer Hinweis ist der im Vergleich zu anderen Schockformen erhöhte zentralvenöse Druck, erkennbar z. B. an den gestauten Halsvenen des Patienten.

Ursachen

- **Herzmuskelschwäche** (Herzinsuffizienz); dekompensiert
- **Ausfall funktionsfähigen Herzmuskelgewebes** (Herzinfarkt): Die Letalität von Patienten mit kardiogenem Schock bei akutem Herzinfarkt liegt bei 50–80 %! Sind mehr als 40 % des linken Ventrikels betroffen, kommt es meistens zu einem kardiogenen Schock. Die Letalität liegt dann bei 90 %.
- **Herzrhythmusstörungen**
- Einnahme **herzkraftsenkender Medikamente** (β-Rezeptorenblocker).
- **Seltene Ursachen:**
  - **Volumenbelastung** (Preload ↑): z. B. Klappeninsuffizienzen, Shuntvitien.
  - **Druckbelastung** (Afterload ↑): z. B. Klappenstenosen, Lungenembolie.
  - **Füllungsbehinderung** des Herzens: Herzbeuteltamponade (s. S. 335).

Hinweise zur Therapie

Wesentlicher Punkt ist die Stauung vor dem Herzen bei verminderter Herzauswurfleistung. **Daher sind Schocklage und Volumengabe kontraindiziert.** Hierdurch würde das Herz noch zusätzlich belastet. Auch bei gleichzeitig bestehendem Volumenmangel sollte zuerst höchstens eine vorsichtige Volumengabe erfolgen (Testinfusion mit bis zu 200 ml). Eine Blutdrucksteigerung mit Medikamenten, welche die peripheren Gefäße verengen, darf nur unter Vorsicht erfolgen, da hierdurch gleichzeitig die Nachlast erhöht wird und somit für das ohnehin insuffiziente Herz mehr Arbeit anfällt. In kardiochirurgischen Zentren kann ggf. überbrückend (bis zur Erholung des Herzens/Transplantation) eine **intraaortale Ballonpumpe (IABP) zur Ballongegenpulsation** eingesetzt werden: EKG-gesteuertes Aufblasen während der Diastole und Kollabieren während der Systole → erhöhter diastolischer Aortendruck → bessere Durchblutung der Herzkranzarterien. Die IABP reduziert bei akutem Herzinfarkt mit kardiogenem Schock die Sterblichkeit, aber nur, wenn sie in Verbindung mit akut rekanalisierenden Verfahren zur Anwendung gelangt (Akut-PCI oder notfallmäßig angelegter aortokoronarer Bypass). Trotzdem bleibt die Sterblichkeit noch relativ hoch (um 50 %). Neueres Verfahren zur Linksherzunterstützung (LVAD): **„Impeller“** = implantierte Axialpumpe, die kontinuierlich, d. h. ohne Pulsation (!), Blut vom linken Ventrikel in die Aorta pumpt.

Symptomatik

- **Atemnot, Blässe bis Zyanose, Kaltschweißigkeit,** evtl. Lungenödem
- **Bewusstseinsstörung** bis Bewusstlosigkeit; Angst
- **gestaute Halsvenen,** evtl. Ödeme, vor allem in den Beinen
- Puls evtl. tachykard, bradykard, arrhythmisch, kaum tastbar (zentralisiert → S_pO_2 häufig nicht messbar/verwertbar). Blutdruck erniedrigt bis nicht mehr messbar
- Nagelbettprobe/Nagelbettfüllung verlangsamt

Maßnahmen RS/RA

- **Basischeck, Basismaßnahmen, pulsoximetrische Überwachung des Patienten bei Zentralisation nicht aussagekräftig**
- **Oberkörper-Hochlagerung (trotz Schocksymptomatik!)**

Maßnahmen RA in Notkompetenz

venöser Zugang, Offenhalten mit VEL oder Mandrin (keine Volumengabe)

Notärztliche Therapie

- **Untersuchung, Standardtherapie**
- **ggf. kausale Therapie** (Ursache behandeln, z. B. Herzinfarkt → PCI)
- **Medikamente:**
  - Katecholamine, z. B. Adrenalin (1–12 µg/kgKG/h i. v.) und/oder z. B. Dobutamin (2–10 µg/kg KG/min i. v.) Hinweis: Verabreichung nur über Spritzenpumpe.
  - (Schleifen-) Diuretika, z. B. Furosemid (20–40 mg i. v.)
  - **bei Herzrhythmusstörungen:** siehe Kapitel EKG-Diagnostik (S. 177)
  - **bei starken Schmerzen:** Analgetika, z. B. Morphin (2–5 mg i. v.)

Hinweise

- Bei kardiogenem Schock **keine Schocklage** (Verschlechterung).
- Bei systolischen Blutdruckwerten unter 90 mmHg sollten Dobutamin nicht allein eingesetzt werden, sondern z. B. mit Adrenalin kombiniert. (Gefahr des Blutdruckabfalls durch periphere Vasodilatation bei hauptsächlich β-mimetischen Katecholaminen)
- **Sonderfall: akuter rechtsventrikulärer Infarkt** → klassische Symptomtrias: Hypotension, fehlende Lungenstauung und erhöhter Halsvenendruck. Diagnosesicherung mit rechtspräkordialen EKG-Ableitungen (V_{3R}/V_{4R}). Erhöhte Wahrscheinlichkeit bei EKG-Zeichen eines inferioren Infarktes kombiniert mit ST-Hebungen in V_1 und evtl. V_2. In diesem Fall sollten Vasodilatatoren vermieden werden (z. B. Nitrate, Diuretika, ACE-Hemmer). Stattdessen ist – wie auch bei **akutem Rechtsherzversagen** durch ausgedehnte Lungenembolie – zur Aufrechterhaltung eines ausreichenden rechtsventrikulären Druckes (Preload) eine sofortige Flüssigkeitszufuhr (Volumengabe) unter engmaschigem Kreislauf-Monitoring erforderlich. Ggf. Testinfusion mit 200 ml Kolloid.

Häufigkeit: 10–30/100 000 Einwohner/Jahr; ca. 1–6 Tote/1 Mio Einwohner/Jahr
Pathophysiologie: Typ-1-Reaktion (Sofort-Reaktion) des Immunsystems. Bei Antigen-Kontakt mit Immunglobulin E (Antikörper auf Mastzellen und basophilen Granulozyten) kommt es zur sofortigen Freisetzung verschiedener Mediatorstoffe aus Speichergranula: **Histamin** → Wirkung an H1- und H2-Rezeptoren → Weitstellung (Vasodilatation) und erhöhter Wanddurchlässigkeit (Plasmaaustritt) der peripheren Gefäße (→ Schock) und Engstellung der Bronchien (Bronchospasmus); Arachidonsäuremetabolite (verzögert gebildet): Leukotriene, Prostaglandine; ferner entzündungsfördernde Proteasen und Zytokine.
Blutdruckabfall oder Tachykardie kombiniert mit Urtikaria (Hautquaddelbildung), Quincke-Ödem (allergisches Gesichtsödem) oder Bronchospastik sind immer hochgradig verdächtig auf eine allergische Reaktion, auch wenn aktuell kein direkter Zusammenhang zu einem Allergen erkennbar ist.
Auch ein **schneller Atem-/Herz-Kreislauf-Stillstand** ist ohne Vorankündigung (z. B. Hautsymptome) möglich. Spätreaktionen noch nach Stunden möglich (z. B. bei Provokationstests bei arbeitsmedizinischer/allergologischer Untersuchung).

Auslöser einer Anaphylaxie/anaphylaktischer Symptome

- **Nahrungsmittel** (ca. 35 %): z. B. Nüsse, Fisch, Früchte, Zusatzstoffe
- **Medikamente** (ca. 25 %, meist p. o./i. v.): z. B. Antibiotika (v. a. β-Laktam-Antibiotika: Penicillin), Röntgenkontrastmittel, (Lokal-) Anästhetika, Impfstoffe, kolloidaler Volumenersatz (Dextrane, Gelatine, HES), Blut-/Eiweißpräparate
- **Fremdeiweiße, sonstige Substanzen** (ca. 15 %): überwiegend Insektengifte, seltener Schlangengifte, Latex, Seminalplasma u. a. m.
- **Physikalische Faktoren**: z. B. Kälte, Anstrengung, UV-Strahlung
- In bis zu 20 % der Fälle bleibt die Ursache trotz aller Bemühungen unklar.

Anaphylaktische Symptome auch bei folgenden Erkrankungen (präklinisch identische Behandlung): C_1-Esterase-Inhibitor-Mangel, angioneurotisches Ödem (s. S. 296 f.), nicht-allergische Anaphylaxie (z. B. nach ASS-Einnahme s. S. 326, 561).

Stellenwert von Adrenalin bei Anaphylaxie (nach ERC)

Adrenalin ist allgemein als das wichtigste Medikament bei schwerer Anaphylaxie akzeptiert; manche Risikopat. erhalten es als Bedarfsmedikation zur Selbstinjektion. Wirkung: 1. α-Agonist (Verminderung peripherer Vasodilatation und Ödeme), 2. β-Agonist (Erweiterung der Bronchien, Herzkraftsteigerung, Unterdrückung der Mediatorfreisetzung). Adrenalin ist um so effektiver, je früher es gegeben wird. Dennoch birgt bes. die i. v.-Gabe Risiken (daher nur bei ausgeprägtem Schock), während die i. m.-Injektion als sicher gilt und bereits bei ersten Schockzeichen angewendet werden sollte (z. B. Kapillarfüllungszeit ↑, Stridor, Tachykardie). Die Adrenalinwirkung kann durch β-Blocker-Medikation vermindert sein; dann ist Volumengabe (> 1–2 Liter VEL) besonders entscheidend (ferner Glukagon erwägen).

Notfall: Anaphylaktischer Schock

Symptomatik (Beginn: 70 % < 20 min/90 % < 40 min nach Allergenkontakt)

Stadium I
- Kopfschmerzen, Schwindel, Unruhe
- **Generalisierte Hautreaktionen:**
  - Flush (Hautrötung), Nesselsucht/Quaddeln (Urtikaria)
  - Juckreiz (Pruritus)/Brennen: Handflächen, Fußsohlen, anal/genital
  - Ödeme (z. B. Quincke-Ödem = Gesichts-Hals-Ödem)

Stadium II
- **Tachykardie, evtl. RR-Abfall,** Übelkeit, Erbrechen, Durchfall
- Verlängerte Ausatemphase, beginnender Bronchospasmus

Stadium III
- Manifester Schock, Bewusstseinsstörungen
- **Bronchospasmus, starke Atemnot, Zyanose, Larynxödem**

Stadium IV
- **Bradykardie, Atemstillstand/Herz-Kreislauf-Stillstand**

Maßnahmen RS/RA

- **Basischeck, Basismaßnahmen (Sauerstoff, Monitoring, Schocklage bei niedrigem RR/Oberkörper hoch bei Atemnot, ggf. Beatmung/CPR)**
- **wenn möglich: Ursache beseitigen** (z. B. Infusion stoppen; ein bereits liegender venöser Zugang ist wegen eventueller weiterer medikamentöser Therapie unbedingt zu belassen!); Peak-flow-Messung zur Verlaufskontrolle
- Kühlung von Schwellungen (z. B. Insektenstich), Insektenstachel entfernen

Maßnahmen RA in Notkompetenz

- **ab Stadium III:** Vorgehen gemäß Notkompetenzalgorithmus S. 142

Notärztliche Therapie

- **Untersuchung, Standardtherapie; frühzeitige Intubation (wenn geübt)** bei schneller respiratorischer Verschlechterung und oropharyngealen Schwellungen (i. d. R. ohne Relaxierung, da hohes „Can't intubate/can't ventilate"-Risiko)
- **ab Stadium I:** Antihistaminika, z. B. Dimetinden (0,1 mg/kg KG i. v.) **und** Cimeticin (2–5 mg/kg KG i. v.) Immer H1- und H2-Blockade! Kortikosteroide, z. B. Prednisolon (250–1000 mg i. v.; Dämpfung einer Spätreaktion durch Leukotriene und Vorstellung der Adrenalinsensibilisierung); ggf. Inhalation von Adrenalin (s. S. 564) oder β-Mimetika (z. B. Salbutamol, s. S. 293).
- **ab Stadium II:** **Adrenalin: 0,5 mg i. m.** (0,5 ml 1:1000; Kinder: 0,01 mg/kg KG), ggf. Wiederholung, wenn nach 5 min keine Besserung. Vollelektrolytlsg. nach Bedarf i. v. (ggf. Druckinfusion!), evtl. HES
- **ab Stadium III:** Adrenalin, fraktioniert zu je 0,05–0,1 mg i. v. (1 ml Originallsg. 1:1000 + 9 ml NaCl 0,9 % → 1 ml 1:10 000 enth. 0,1 mg)
- **Stadium IV:** ggf. Reanimation (CPR/ALS) → Adrenalin 1 mg alle 3 min i. v. → u. U. initial 4–8 Liter VEL i. v. oder i. o. nötig
- **Immer Klinikeinweisung, da erneute Verschlechterung nach 4–8 h mgl.**
- **Zur Diagnosesicherung: Blutentnahme (Mastzell-Tryptase)**

Kreislaufinsuffizienz, verursacht durch frei werdende **Bakterientoxine** (Eröffnung physiologischer arteriovenöser Fisteln und Vasodilatation), führt zu Hyperzirkulation des Blutes mit Minderversorgung der Organe (hyperdyname Phase); später Übergang in hypodyname Phase mit Symptomen des Volumenmangelschocks.

Symptomatik

- **Hyperventilation, Tachykardie, Blutdruck erniedrigt**
- **warme, gerötete Haut**
- evtl. Zyanose der Hände und Finger
- **Fieber,** Schüttelfrost, Unruhe
- evtl. Petechien (punkt-/fleckförmige Hautblutungen)
- im fortgeschrittenen Stadium auch blasse kalte Haut mit Zyanose und Hypotonie möglich (hypodyname Form)
- Bei Kopfschmerzen mit Fieber, zunehmender Bewusstseinstrübung und evtl. Nackensteifigkeit an **Meningitis/Meningokokkensepsis** denken! Hygieneregeln (vgl. Kap. 17) und Isolation bis 24 h nach Beginn adäquater Antibiose (RKI)!

Maßnahmen RS/RA

- **Basischeck, Basismaßnahmen**

Maßnahmen RA in Notkompetenz

- venöser Zugang; Infundieren von Vollelektrolytlösung, ggf. als Druckinfusion

Notärztliche Therapie

- **Untersuchung, Standardtherapie**
- **Volumentherapie** (primär VEL, bei V. a. erniedrigten kolloidosmotischen Druck < 15 mmHg auch Kolloide)
- **Medikamente:**
  - in der hypodynamen Phase und nur nach ausreichender Volumentherapie: Katecholamine, vorzugsweise Noradrenalin (0,9–6 µg/kgKG/h i. v.)
  - **Bei der akuten Meningokokkensepsis** (ggf. auch Pneumokokken, H. influenzae) erhält die Antibiose den Stellenwert einer Notfalltherapie. Bei vitaler Indikation (Schockzeichen, Petechien, Dyspnoe) und Transportzeit > 30 min, wenn vorhanden: 2 g Ceftriaxon oder 3 g Cefotaxim (über 10 min i. v.; ggf. Vorgabe von 10 mg Dexamethason); in diesem Fall kann auf vorherige Lumbalpunktion verzichtet werden; die wichtigsten Meningitiserreger werden erfasst. Indikation zur Postexpositionsprophylaxe für Kontaktpersonen prüfen!

Hinweise

- Verabreichung der Katecholamine nur über eine Spritzenpumpe.
- In der Klinik chirurgische Sanierung der Sepsisherde und Antibiotika-Therapie.
- Der septische Schock ist in der präklinischen Notfallmedizin sehr selten.

Flüssigkeitsansammlung bzw. Einblutung zwischen den Perikardblättern (Raum zwischen Epikard und Perikard = Herzbeutel = Perikardhöhle) → Behinderung der diastolischen Herzfüllung → Schlagvolumen↓ (Auswurfleistung↓). Das Ausmaß der Pumpinsuffizienz ist abhängig von Menge und Geschwindigkeit der Flüssigkeitsansammlung (bei langsamer Entwicklung können bis zu 500 ml verkraftet werden, bei plötzlichem Auftreten können 100–200 ml tödlich sein). **Ursachen:**

- **penetrierende Thoraxverletzung** mit Herztrauma, bes. dünne Stichkanäle
- **Myokardruptur** (z. B. bei Herzwandaneurysma nach Herzinfarkt)
- Perikardergüsse (z. B. bei Perikarditis)
- nach operativen Eingriffen am Herzen (z. B. Aortenklappenersatz)

Symptomatik

- **Thoraxschmerz, Druckgefühl, Atemnot, seufzende Atmung**
- **Blutdruckabfall** (Achtung: arterieller RR u. U. bis Dekompensation unauffällig!)
- Pulsus paradoxus (RR-Abfall in Inspiration > 10 mmHg), Kussmaul-Zeichen (inspiratorischer Druckanstieg in den Jugularvenen)
- Synkope, Bewusstseinsstörungen bis Bewusstlosigkeit, Unruhe
- **Herztöne leise und dumpf; Niedervoltage im EKG;** insbes. bei Erguss → „Swinging-Heart-Syndrome“ (wechselnde QRS-Amplituden = „elektr. Alternans“)
- **Zeichen der Rechtsherzinsuffizienz** (Ödeme, gestaute Halsvenen usw.), die bei gleichzeitigem Volumenmangel (z. B. bei Thoraxtrauma) fehlen können

Maßnahmen RS/RA

- **Basischeck, Basismaßnahmen**

Maßnahmen RA in Notkompetenz

- venöser Zugang, Offenhalten mit VEL oder Mandrin

Notärztliche Therapie

- **Untersuchung, Standardtherapie, je nach Symptomatik Behandlung wie kardiogener Schock/Herzinsuffizienz,** u. U. präklinische Sonografie
- **Perikardpunktion** bei weitgehend gesicherter Diagnose (präklinisch schwierig zu diagnostizieren!) bzw. als Ultima Ratio in verzweifelten Fällen (Pneumothoraxausschluss vorausgesetzt). **Technik:** Lagerung des Patienten: Oberkörper ca. 30° hochgelagert. Punktionsstelle: xyphoido-sternaler Winkel (linksseitig!). Stichrichtung: kranial-dorsal-lateral im 45°-Winkel zur Frontalebene auf das Zentrum des linken Schulterblatts zu (Abb. s. S. 368). Unter Aspiration Perikardpunktionsnadel vorschieben, bis Flüssigkeit aspiriert wird. EKG-Veränderungen beachten! **Komplikationen:** Verletzung von Leber, Magen, Lunge (z. B. Pneumothorax), der A. thoracica interna oder einer Koronararterie. Herzrhythmusstörungen (evtl. Kammerflimmern), Ventrikelpunktion, Perikarditis. **Achtung:** Punktion nur unter EKG-Monitoring sowie Defibrillationsbereitschaft durchführen!

Ein Aneurysma bezeichnet allgemein die Aussackung eines arteriellen Gefäßes in drei verschiedenen Varianten:

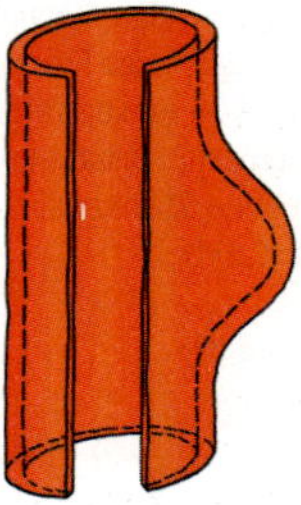

Aneurysma verum: Aussackung der Gefäßwand (Erweiterung aller Schichten: Intima, Media und Adventitia).

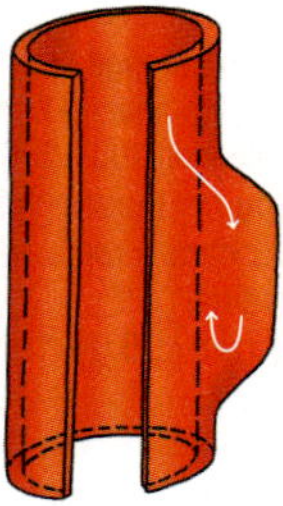

Aneurysma dissecans: Riss der inneren Gefäßschicht; Blut wühlt sich zwischen die Gefäßwandschichten und dehnt die äußere Wand auf.

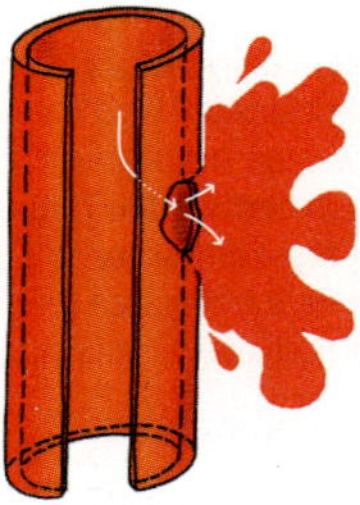

Aneurysma spurium/falsum: Falsches Aneurysma: durch ein Gefäßleck tritt Blut aus; das Hämatom wird von einer bindegewebigen Kapsel umgeben.

Thorakales Aortenaneurysma (15 % bei An. verum)

Meist in Form des Aneurysma dissecans (akute Dissektion): Symptomatik mit akutem Thoraxschmerz ähnlich wie ACS. Einteilung nach Stanford:

- Typ A: Aorta ascendens betroffen (80 %); Ausdehnung z. T. über den Aortenbogen und die Aorta descendens. Gefahren: Herzbeuteltamponade; Abgänge der Hals-, Arm- und Koronararterien können komprimiert werden → Schlaganfall, Herzinfarkt, Symptomatik eines Armarterienverschlusses
- Typ B: Aorta erst distal der Hals- und Armarterienabgänge betroffen (20 %).

Abdominelles Aortenaneurysma (85 % bei An. verum)

Meist in Form des Aneurysma verum: 95 % infrarenal (unterhalb des Abganges der Nierenarterie), wesentlich häufiger als thorakales Aortenaneurysma.

Folgen eines Aortenaneurysmas

- Ein Aneurysma verum der Bauchaorta entwickelt sich meist aufgrund einer AVK/systemischen Arteriosklerose über Monate bis Jahre ohne akute Beschwerden und wird häufig zufällig (50 %) bei einer Ultraschall- oder CT-Untersuchung entdeckt. Ab einer bestimmten Größe (5–6 cm) besteht die Gefahr einer Zerreißung (Ruptur, 16 %) mit akuter Blutung, sodass die Aorta häufig in einer prophylaktischen, aber risikoreichen OP streckenweise durch eine Gefäßprothese ersetzt wird. Bei Zerreißung z. T. Symptomatik wie bei akuter Dissektion.
- Bei einem Aneurysma dissecans besteht einerseits die Möglichkeit einer Defektheilung mit Bildung einer doppelläufigen Aorta, andererseits ebenfalls die Gefahr eines Durchbruchs nach außen (Perforation) mit akuter Blutung.

Symptomatik

1. **Thorakales Aortenaneurysma** (akut dissezierend):
   - akuter, reißender **Thorax-/Rückenschmerz** (Vernichtungsschmerz, 70–80%)
   - zuerst oft keine **Schocksymptomatik,** sondern **Blutdruck erhöht** (60–80%)
   - häufig Verwechslung mit Myokardinfarkt bzw. AP, z. T. auch ACS durch Kompression der Herzkranzgefäße bzw. Verlegung des Abgangs aus der Aorta
   - evtl. **neurolog. Ausfälle** (10–30%); Apoplex (Kopfarterien verlegt)
   - evtl. Blutdruckdifferenz zwischen rechtem und linkem Arm (> 20 mmHg)
   - evtl. Pulsdefizit (10–40%), Pulsdifferenz (rechte/linke A. carotis/A. radialis)
   - evtl. diastolisches Herzgeräusch (akute Aortenklappeninsuffizienz, > 50%)
   - evtl. Symptome der Kompression umgebender Organe: in- oder exspiratorischer Stridor (Bronchien), Heiserkeit (N. laryngeus reccurens), Schluckbeschwerden (Speiseröhre), Horner-Syndrom (oberes Halsganglion), Halsvenenstauung (V. cava superior)
2. **Abdominelles Aortenaneurysma** (Ruptur):
   - **plötzlicher Bauchschmerz,** Ausstrahlung (Rücken, Flanken oder Leisten)
   - häufig Verwechslung mit Harnleiterkoliken
   - evtl. **Synkope** und Schweißausbruch beim Aufsetzen/Hinstellen
   - evtl. pulsierender „Tumor" im Abdomen tastbar
   - evtl. **Blutdruckabfall und Schocksymptomatik**
   - evtl. abgeschwächte Leistenpulse, „eingeschlafene Beine"

Risiken: Hypertonie, Marfan- oder Ehlers-Danlos-Syndrom, Aufprallverletzung

Maßnahmen RS/RA

- **Basischeck, Basismaßnahmen (Beruhigung, Sauerstoffgabe)**
- **Absolutes Bewegungsverbot; Transport im Liegen**

Maßnahmen RA in Notkompetenz

- venöser Zugang; Anlegen von Vollelektrolytlösung
- Achtung: **Volumentherapie nur bei Blutdruckabfall/Schocksymptomatik!**

Notärztliche Therapie

- **Untersuchung, Standardtherapie**
- ggf. Analgesie, z. B. vorsichtig Morphin (2–5 mg i. v.), auch wichtig für RR ↓
- **vor befürchteter Ruptur:**
  - **Sichern mehrerer großlumiger venöser Zugänge!**
  - **sofern keine Kontraindikationen bestehen, müssen gefährliche Scherkräfte in der Aorta vermindert werden:** Blutdrucksenkung bis **auf 110–120 mmHg systolisch, z. B. Urapidil** (s. S. 643) **und/oder** zur Frequenzsenkung (bis auf ca. 60/min) **β-Blocker i. v.** (vorzugsweise kurzwirksam, um im Falle einer Ruptur rasch die Wirkung beenden zu können), z. B. Esmolol (s. S. 583)

- **ggf. zur zusätzlichen Blutdrucksenkung Nitroprussid-Natrium oder** Glyceroltrinitrat (0,03–0,18 mg/kgKG/h über exaktes Dosiersystem unter RR-Monitoring; normotensive Werte aufrechterhalten)
- **Volumentherapie vor Schocksymptomatik kontraindiziert!**
- **schonender Transport!**

- **nach Ruptur/bei Schock:**
  - **Abnahme von Kreuzblut** und Vorabtransport zur Blutbank (→ Bluttransfusion)
  - **aggressive Volumentherapie** mit Vollelektrolytlösung und kolloidalem Volumenersatzmittel (Small-Volume-Resuscitation) mit „permissiver Hypotension" (s. S. 329); $RR_{syst} > 80-100$ mm Hg ausreichend
  - **Versuch des Abdrückens der Aorta ist kontraindiziert!**
  - **Indikationsstellung zum (schonenden) Transport mit Sondersignal**

Hinweise

- Generell ist bei allen Formen aufgrund der Rupturgefahr höchste Eile geboten. Eine Volumentherapie sollte vorbereitet werden, darf aber nur bei einsetzender Schocksymptomatik durchgeführt werden, da vorher durch Blutdruckerhöhung die Rupturgefahr vergrößert wird. Auch haben Manipulationen am Bauch zu unterbleiben, weil auch hierdurch eine (freie) Ruptur ausgelöst werden kann.
- Klinik mit Möglichkeit zur Sofortdiagnostik und zur gefäßchirurgischen OP (bei thorakalem Aneurysma auch Herz-Lungen-Maschine) anfahren:
  - Bauchaorta: Ultraschall, ggf. CT/MRT → Not-OP bei Ruptur, sonst Plan-OP
  - Thoraxaneurysma: TEE/CT/MRT, Angiografie (hämodynamisch instabil: TEE) → Not-OP i. d. R. bei Typ A und bei Komplikationen; bei Typ B evtl. Plan-OP
- Sofern es der Patientenzustand erlaubt, sollte bei Ruptur eine Narkoseeinleitung erst in der Klinik auf dem OP-Tisch mit bereitem Chirurgen erfolgen (RR-Spitzen bei Einleitung; Hypotonie durch Verlust des Sympathikotonus; Wegfall der Eigentamponade durch Bauchdeckenspannung nach Narkotika-/Relaxanzgabe).

Perforation/Ruptur eines Aortenaneurysmas – zwei Varianten

- **Freie Ruptur (Perforation):** Blutverlust in eine freie Körperhöhle (Bauchhöhle → Hämaskos/Hämoperitoneum; Brusthöhle → Hämatothorax; ggf. auch Perikardtamponade): massiver Schock, sekundenschnelles Verbluten möglich.
- **Gedeckte Perforation (Ruptur):** Blutung in Gewebeschichten/Spalten zwischen Organe, die den Blutverlust (zunächst) begrenzen, z. B. bei Bauchaortenaneurysmaruptur Blutung in den Retroperitonealraum mit Eigentamponade. Achtung: Jederzeit Übergang in freie Ruptur möglich!

Bei Ruptur der Bauchaorta in 2/3 der Fälle zuerst gedeckte Ruptur (→ Rettung möglich), in 1/3 der Fälle freie Perforation mit Einblutung in die freie Bauchhöhle (häufig keine Rettung möglich). Eine freie Ruptur kann durch Erschütterungen provoziert werden (→ Schontransport!). Patienten, die nach Ruptur noch einer Notfall-OP zugeführt werden können, haben trotzdem noch eine Letalität von 50 %.

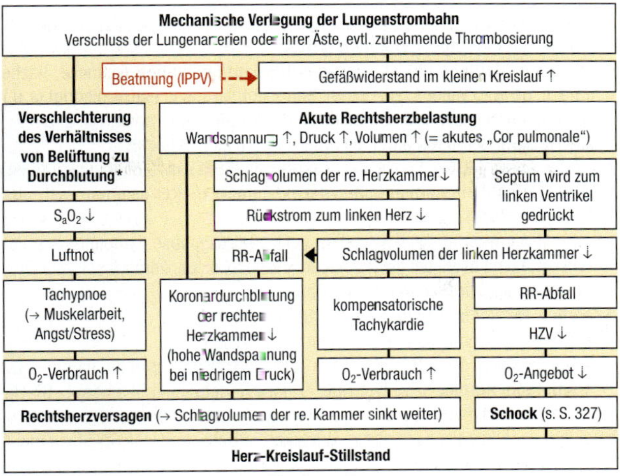

* - Zunahme des belüfteten, aber nicht durchbluteten Lungenanteils (funktioneller Totraum ↑)
- Rechts-Links-Shunt in den verstärkt durchbluteten offenen Lungengebieten

Ursachen

- **Verschleppung von Thromben aus Bein-/Beckenvenen** (90 % der Fälle).
- **Fettembolien** (selten!, meist 2–3 Tage (!) nach Frakturen von Becken- oder langen Röhrenknochen oder im Verlauf eines protrahierten Schocks (Bildung von Fettaggregaten aus den Blutfetten). Verdacht bei: Z. n. entspr. Verletzung oder Operation und Tachykardie, Fieber und akuter Atemnot, petechialen Hautblutungen oder zentralnervösen Symptomen (Somnolenz, Verwirrtheit, Koma).
- **Fruchtwasserembolie** (s. S. 416).
- **Luftembolie** nach Eindringen von ungefähr 50–100 ml Luft in den venösen Kreislauf bei Eröffnung herznaher Venen (Beachte: niedriger ZVD) oder in krimineller/suizidaler Absicht bzw. als Komplikation bei einer Abtreibung.

Wichtigste Differenzialdiagnosen

- Herzinfarkt, Schock jeder Art, Pneumonie, Pneumothorax, Asthmaanfall, Bronchialkarzinom, rupturierendes Aortenaneurysma (vgl.a. S. 336 ff.).
- Wegen der unspezifischen Symptomatik wird nur jede 3.–5. tödliche Lungenembolie zu Lebzeiten erkannt! Das „Darandenken“ ist das A und O der Notfalldiagnostik. **Bei ausgeprägter Zyanose trotz einwandfreier Beatmung (100 % O_2) muss immer der Verdacht auf eine Lungenembolie entstehen!**

Symptomatik

- **Evtl. initialer Kollaps, Synkopen (15 %)**
- **Plötzliche Atemnot (80 %), Hyperventilation/Tachypnoe** (schnelle, flache Atmung, **80 %**), Zyanose (20–25 %), Sauerstoffsättigung evtl. erniedrigt (s. u.)
- **Meist anamnestische Hinweise** (nach **Risikofaktoren** fragen; vgl. S. 342)
- **Puls tachykard (50 %),** Blutdruckabfall (bis hin zum Schock)
- Unruhe, **Angst (60 %),** Schwindel, **Hustenreiz (50 %),** evtl. Bluthusten (25 %)
- **inspiratorisch atemabhängige Thoraxschmerzen** (retrosternal, evtl. ausstrahlend – **70 %**)
- Bewusstseinsstörung bis Bewusstlosigkeit, zentralnervöse Symptome wie Verwirrtheit, Koma usw. (bei gleichzeitiger Fettembolie oder zerebraler Hypoxie)
- feuchte, kühle Extremitäten; Schweißausbruch
- **Zeichen der Rechtsherzbelastung (80 %),** z. B.:
  - gestaute Halsvenen (akute Rechtsherzinsuffizienz)
  - EKG: in mind. 10–30 % der Fälle aussagekräftige Veränderungen, z. B.: **Sinustachykardie,** S_IQ_{III}-Typ, RSB, Q und ST-Hebung in III und aVF, ST-Hebung und terminalnegatives T in V_1, V_2, V_{3R}, Vorhofflimmern
- Bei massiver Embolie auch abrupt Bradykardie/Herz-Kreislauf-Stillstand mgl.!

Einteilung der Lungenembolie (nach Grosser)

Schweregrad	Ausmaß des Verschlusses der Lungenstrombahn	Symptomatik	RR	S_pO_2
I: kleine LE	wenige periphere Äste	gering, stabil	normal	normal
II: submassive LE	ungefähr 25 % der Lungenstrombahn	anhaltend aber schwach; evtl. Hypokapnie	evtl. leicht erniedrigt	normal
III: massive LE Letalität > 25 %	ein kompletter Pulmonalarterienast	anhaltend und schwer; Hypokapnie	erniedrigt	erniedrigt
IV: fulminante LE Letalität > 50 %	Hauptstamm oder mehrere Lappenarterien	anhaltend und schwerst; Schock	stark erniedrigt	stark erniedrigt

Hauptziele der Notfalltherapie

- **Oxygenierung** (Ausnutzung des Euler-Liljestrand-Reflexes)
- **Analgesie und Anxiolyse** (auch, um den O_2-Verbrauch zu senken)
- **Verhinderung appositionellen Thrombuswachstums** (Heparin)
- **Kreislaufstabilisierung, Auswahl einer geeigneten Zielklinik** (s. n. S.)

Maßnahmen RS/RA

- **Basischeck, Basismaßnahmen,** insbesondere maximale O_2-Gabe (100 %)!

Maßnahmen RA in Notkompetenz

- venöser Zugang, Offenhalten mit VEL oder Mandrin

Notärztliche Therapie

- **Untersuchung, Standardtherapie** (keine i.m.-Injektionen: Verfälschung der Herzinfarktdiagnostik; Kontraindikation für evtl. bevorstehende Lyse)
- **Schweregrad I/II:**
  - ggf. Analgetika, z.B. Morphin (2–5 mg i.v., ggf. wdh.) – Atemdepression!
  - bei V.a. Lungenembolie und fehlenden Kontraindikationen: Heparin (10000 I.E. initial i.v.; dann 7,5–24 I.E./kg KG/h i.v. über ein exaktes Dosiersystem)
  - ggf. Benzodiazepine, z.B. Diazepam (5–10 mg i.v.) – Atemdepression!
- **Schweregrad III/IV (Blutdruckabfall!):**
  - ggf. Intubation u. Beatmung (100% O_2!) – Achtung: Möglichst lange darauf verzichten (aber 100% O_2 per Maske!); nach Intubation häufig Verschlechterung (stärkere Rechtsherzbelastung durch positiven Beatmungsdruck)! CPR-Bereitschaft und Noradrenalin-Spritzenpumpe bereithalten!
  - **bei akutem Rechtsherzversagen** (vgl. S. 330): **Blutdruck stabil halten (RCA-Perfusion!)** – vorzugsweise Noradrenalin als α-mimetisches Katecholamin einsetzen (0,9–6 µg/kgKG/h i.v.), ggf. ergänzend Dobutamin (Dopamin ist weniger geeignet); alternativ Adrenalin. Spritzenpumpenrezepte s. S. 649. Ggf. **Volumengabe** (im Gegensatz zur „echten" Rechtsherzinsuffizienz).
  - **Bei schwerer Lungenembolie keine Zeit verlieren → „Load and go."** Bei dringendem V.a. Lungenembolie Grad IV (mit rechtsventr. Dekompensation/CPR-Bedingungen) ist auch ohne apparative Diagnostik die präklinische Lysetherapie als Ultima Ratio (vgl. S. 312) zu erwägen – alternativ Transport unter CPR mit Voranmeldung (nicht empfohlen).

Zielklinik

- Zur Akutdiagnostik muss das Krankenhaus ohne Verzögerung eine **Spiral-CT** (oder eine Pulmonalisangiografie) durchführen können. Die Möglichkeit zur initialen Echokardiografie bei schwerer Lungenembolie wird allgemein als gegeben angesehen. Die Akut-CT-Diagnostik kann auch die wichtigsten vitalbedrohlichen Differenzialdiagnosen außer AMI aufdecken (z.B. Aortendissektion, Spannungspneumothorax, Perikardtamponade). Die letztgenannten Notfälle entgehen sonst ebenfalls der ersten Diagnostik – z.T. mit letalem Ausgang.
- I.d.R. werden normotensive Patienten mit Lungenembolie ohne Einschränkung der rechtsventrikulären Funktion konservativ behandelt (+ Risikoausschaltung). Patienten mit RR-Abfall und rechtsventrikulärer Einschränkung (s.o.) erfordern eine Akutintervention (Thrombolyse, Rechtsherzkatheter oder operative Thrombusentfernung) → diese Patienten bei Lysekontraindikationen (s. S. 319) primär in Klinik mit Akut-Katheterlabor/Gefäßchirurgie bringen.
- Lungenembolien, bei denen CPR-Notwendigkeit eintritt, können bei sachgerechten Maßnahmen in ≥ 35% der Fälle überlebt werden.
- Lungenembolien mit Zeichen rechtsventrikulärer Dysfunktion haben mit bis zu 25% eine mehr als doppelt so hohe Letalität wie ohne.

Akuter venöser Verschluss

Verschluss einer Vene (komplett oder inkomplett) durch einen Thrombus; meist sind die Extremitätenvenen (vor allem die Beinvenen) betroffen. Von der tiefen Venenthrombose (= Phlebothrombose) ist die relativ harmlose entzündliche Verlegung einer oberflächlichen Vene (= Thrombophlebitis superficialis) abzugrenzen (Achtung: DD Lymphangitis („Blutvergiftung"), Erysipel)

Ursachen (Virchowtrias)

1. **Verletzung oder Veränderungen an der Venenwand** (Gefäßinnenschicht).
   - Frakturbehandlung, Trauma (stumpf und scharf; auch Bagatellverletzungen)
   - ungewohnte körperliche Belastung
   - Bestrahlung, entzündliche Prozesse (Venulitis), Phlebographie
2. **Erhöhte Blutgerinnbarkeit** (Hyperkoagulabilität)
   erworbene (*e) oder angeborene (*a) thrombophile Störungen, z. B.
   - Hyperhomozysteinämie (*a) oder (*e), z. B. bei Niereninsuffizienz, Schilddrüsenunterfunktion, Nikotinabusus und Vitaminmangel
   - Antiphospholipid-Antikörper-Syndrom (*e; auch arterielle Thrombosen!)
   - APC-Resistenz (*a: 6 – 8 % der Bevölkerung, 20 – 40 % aller Thrombosepat.)
   - Mangel an Protein C, S, AT III (*a); Prothrombin-Mutation (*a)
   - Schwangerschaft, Wochenbett
   - Einnahme von Kontrazeptiva/Ovulationshemmern („Pille"), Hormontherapie in/nach den Wechseljahren
   - Knochenmarkserkrankungen (z. B. Polycythaemia vera, Blastenkrise bei Leukämie → auch verstärkt arterielle Thrombosen!)
3. **Verminderte Strömungsgeschwindigkeit des Blutes** (Stase)
   - Bettlägerigkeit, (Teil-)Immobilisation, z. B. Schienung von Extremitäten
   - Dehydratation/Hämatokrit-Anstieg; Herzinsuffizienz; lange Flug-/Autoreisen
   - lokale Kompression von Venen, vor allem Beckenvenen, z. B. durch Tumoren

Lokalisation

- Meist Bein- oder Beckenvenenthrombosen, z. T. auch V. cava. Auch Hirnvenen
- Tiefe Venenthrombosen im Armbereich sind selten. Sie kommen vor z. B. nach Anlage von Venenkathetern/Port-Systemen, Herzschrittmachern, Injektionen, Kompression (z. B. Tumor), Traumata sowie bei ungewöhnlichen Belastungen des Schultergürtels (V. subclavia/V. axillaris → Paget-von-Schroetter-Syndrom)

Gefahr

Es besteht vor allem bei der tiefen Bein- bzw. Beckenvenenthrombose die Gefahr der Thrombenverschleppung → z. B. Lungenembolie!

Therapie in der Klinik

NUr initial Bettruhe, Antikoagulation (Heparin/Kumarin), ggf. Lysetherapie, ggf. operative Thrombektomie, ggf. Filterimplantation in die V. cava inferior.

Symptomatik

- **Schmerzen,** Druckgefühl, Druckschmerz
- **Schmerzlinderung bei Hochlagerung**
- zunehmendes Schweregefühl der Extremität
- **Rötung oder Zyanose, warme Haut,** evtl. Fieber
- **Schwellung, Ödem** (Differenz der Extremitätenumfänge)
- **pralle Füllung oberflächlicher Venen,** z. T. derber Venenstrang tastbar
- Fußsohlendruckschmerz (Payr-Zeichen), evtl. Wadenschmerz bei Dorsalextension des Fußes (Homann-Zeichen), Wadenumfangdifferenz > 3 cm, Risikofaktoren (s. linke S.)
- **Sonderform: Phlegmasia coerulea dolens;** komplette Thrombosierung der gesamten Venen einer Extremität: rasches Anschwellen, zyanotische Verfärbung, stärkste Schmerzen, arterielle Pulse nicht mehr tastbar (Rückstau mit Behinderung des kapillären und arteriellen Blutflusses), evtl. Schock. **Ausbildung von Nekrosen innerhalb von Stunden! Hohe Mortalität. Schnelle gefäßchirurgische Versorgung notwendig (Thrombektomie),** u. U. alternativ oder zusätzlich Lysetherapie (Klinik).

Maßnahmen RS/RA

- **Basischeck, Basismaßnahmen**
- **Lagerung: liegend; betroffene Extremität hochgelagert** (über Herzniveau)
- Im Rettungsdienst zunächst Ruhigstellung/Patient nicht aufstehen lassen!

Maßnahmen RA in Notkompetenz

- venöser Zugang, Anlegen von Vollelektrolytlösung

Notärztliche Therapie

- **Untersuchung, Standardtherapie**
- **Medikamente:**
  - Antikoagulanzien, z. B. **Heparin** (5000–10 000 I. E. i. v.)
  - ggf. Analgetika, z. B. ein Opiat wie Piritramid (0,1–0,2 mg/kg KG i. v.)

Hinweise

- Während der Verschluss einer oberflächlichen Vene meist folgenlos bleibt, droht bei Thrombosen tiefer venöser Gefäße eine Thrombusverschleppung. Der losgelöste Thrombus wandert als Embolus in die Lungenstrombahn (→ akute Lungenembolie). **Daher ist vor der Wirkung einer medikamentösen Gerinnungshemmung jede aktive Bewegung des Patienten kontraindiziert. Der Patient darf auf keinen Fall aufstehen oder zu Fuß zum KTW/RTW gehen!**
- Immer nach Symptomen einer Lungenembolie fahnden (s. S. 340), die sich in bis zu 50 % der Fälle bei Pat. mit tiefer Bein-/Beckenvenenthrombose entwickelt.
- **Kein venöser Zugang an der betroffenen Extremität.**

Ursachen

1. **Arterielle Embolien (80%):** Verschleppung von Thromben (meist aus dem linken Herzen, z. B. bei Vorhofflimmern, Mitralklappenfehler, Herzwandaneurysma, Endokarditis; seltener von thrombotischen Auflagen an den Aorten-/Arterienwänden oder paradoxe Embolie aus dem venösen System über ein offenes Foramen ovale bei abnormen Druckverhältnissen, z. B. Lungenembolie).
2. **Akute arterielle Thrombose:** arteriosklerotische Thrombenbildung, Endarteriitis obliterans, Gefäßprothesen usw.
3. **Aneurysma (s. S. 336): Dissektion** mit Verlegung des Gefäßlumens/Ruptur mit distaler Durchblutungsverminderung
4. **Arterienspasmus,** z. B. bei intraarterieller Injektion oder Arterienverletzung (versehentliche Punktion; s. S. 65)

Folge

Ein akuter Gefäßverschluss bei gering ausgebildeten Kollateralkreisläufen führt zu ischämischen Beschwerden am betroffenen Gewebe: Hypoxie, Azidose, Absterben des Gewebes (Nekrose).

Klinisches Bild

1. **Extremitäten:** s. rechte S.
2. **Verschluss der Aorta oberhalb der Aufteilung in die Iliakalarterien (Leriche-Syndrom):** plötzliche Schmerzen und Schwäche in beiden Beinen und beidseits fehlenden Leisten- und peripheren Fußpulsen, neurologische Ausfälle durch spinale Ischämie möglich. **Schnelles gefäßchirurgisches Eingreifen notwendig!** Sonst drohen neben Verlust der Beine lebensbedrohliche metabolische Komplikationen (Rhabdomyolyse, akutes Nierenversagen, Hyperkaliämie).
3. **Mesenterialinfarkt:** Angina abdominalis, Sofortschmerz, vor allem nach Nahrungsaufnahme, mit anschließendem schmerzfreien Intervall und danach beginnender Peritonitis-Symptomatik (s. Akutes Abdomen S. 386 ff.)
4. **Weitere Lokalisation: Hirnarterien:** TIA, Apoplex (S. 280 ff.); **Herzkranzarterien:** AMI (S. 310 ff.); **Nierenarterien:** Akutes Nierenversagen.

Therapie in der Klinik

Antikoagulation mit Heparin, operative Embolektomie (mechanische Entfernung des Thrombus) mittels Katheter oder direkter Thrombendarteriektomie, Fibrinolysetherapie (nur bei sehr peripheren Verschlüssen). Auch Ausschalten der Emboliequelle!

Zielklinik: Optimal Gefäßchirurgie, ggf. auch Allgemeinchirurgie (chirurgische Thrombektomie oder arterieller Bypass); ggf. andere Fachabteilung zur intraarteriellen Thrombolyse (bei atherosklerotischem Verschluss, Bypassverschluss, schlechter Allgemeinzustand mit hohem OP-Risiko, kleinen Gefäßen).

Verschluss einer Arm-/Bein-Arterie/-Arteriole durch einen Embolus (z. B. aus dem Herzen bei Vorhofflimmern, Mitralstenose) oder durch Thrombenbildung.

Symptomatik

„6 x P“ nach Pratt (jeweils an der betroffenen Extremität):	
pain	Schmerzen (plötzlich, evtl. peitschenschlagartig, bei Belastung verstärkt)
paleness	Blässe, kühle Haut
paraesthesia	Gefühls- und Bewegungsstörungen
paralysis	Lähmungserscheinungen
pulselessness	Fehlen des peripheren Pulses
prostration	evtl. Schocksymptomatik

evtl. Schmerzlinderung bei Tieflagerung und Ruhe der Extremität

Maßnahmen RS/RA

- **Basischeck, Basismaßnahmen**
- Lagerung: liegend in Abhängigkeit von der Kreislaufsituation; die **betroffene Extremität herunterhängen lassen** (Förderung der Durchblutung)
- Ruhigstellung (jede Bewegung verursacht Schmerzen und schadet durch Sauerstoffverbrauch; **keine Wärmeanwendung** (Steigerung des O_2-Bedarfes)
- **Extremität umpolstern** (sonst Mangeldurchblutung/Druckschäden)
- **Patient muss für wahrscheinlich anstehende OP nüchtern bleiben**

Maßnahmen RA in Notkompetenz

- venöser Zugang, Anlegen von Vollelektrolytlösung

Notärztliche Therapie

- **Untersuchung, Standardtherapie, ggf. Schocktherapie**
- **Medikamente:**
  - Analgetika, z. B. ein Opiat wie Piritramid (0,1 – 0,2 mg/kg KG i. v.)
  - Antikoagulanzien, z. B. Heparin (initial 5000 I. E. i. v.)
  - ggf. Benzodiazepine, z. B. Diazepam (5 – 10 mg i. v.)

Hinweis

- **Kein venöser Zugang an der betroffenen Extremität!**
- **Die Zeitgrenze für ein Einschreiten bei kompletten Ischämiesymptomen an den Extremitäten beträgt ungefähr 6 Stunden. Danach muss spätestens mit irreversiblen Schäden am betroffenen Gewebe gerechnet werden.** Die unmittelbare Einweisung in eine Klinik, die eine entspr. gefäßchirurgische Versorgung sicherstellen kann, sollte auch bei etwas längeren Transportzeiten angestrebt werden, da bei Weiterverlegung aus einer Klinik der Grundversorgung die Zeitgrenzen häufig überschritten werden. Geeignete Zielklinik s. linke S.

Spontane Schmerzen in **einer** Extremität gehören zu den häufigsten Symptomen in der Medizin. Die Ursachen reichen von harmlos bis lebensbedrohlich. Die Schmerzintensität ist variabel und lässt keine Rückschlüsse auf die Ursache zu. **Häufige Ursachen** (zusammen über 50 % der akuten Extremitätenschmerzen):

- Erkrankung des arteriellen Gefäßsystems (oft Verschluss) – jeder 5. Patient
- Erkrankung des venösen Gefäßsystems (oft Verschluss) – jeder 10. Patient
- Gelenkerkrankungen (z. B. bakterieller Erguss) – jeder 4. – 5. Patient
- Erkrankungen von Muskulatur und Bindegewebe – jeder 10. Patient, z. B. Überlastungssyndrome wie Muskelkater oder Sehnenscheidenentzündung.

Die übrigen Patienten weisen z. B. seltenere Erkrankungen der Knochen, des Nervensystems und der Lymphgefäße auf. **Akute Behandlungsbedürftigkeit** besteht insbes. bei V. a. arteriellen Verschluss, septische Arthritis, nekrotisierende Fasziitis, Kompartmentsyndrom (Ursachen: z. B. Trauma, gerinnungshemmende Medikamente) und Pyomyositis/Myonekrose. Bei zunehmenden Schmerzen unter einem **Gipsverband** (bes. 24 – 48 h nach Anlegen) muss der Pat. umgehend möglichst dem behandelnden Arzt (sonst einem anderen Unfallchirurgen) vorgestellt werden, da ein Kompartmentsyndrom ausgeschlossen werden muss. Erkrankungen des Bewegungsapparates lassen sich manchmal nur bei sehr genauer Untersuchung von Gefäßerkrankungen abgrenzen (Lokalisation, Druckschmerzhaftigkeit, Entzündungszeichen, Bewegungseinschränkung) → Akutbehandlung je nach Fall in Rheumatologie, Unfallchirurgie, Orthopädie, Neurologie oder innere Medizin.

Eine aktiv und passiv eingeschränkte Beweglichkeit mit jeweils starker Schmerzhaftigkeit weist auf eine Ursache im Gelenk hin. Ist (nur) die passive Bewegung frei und ohne Schmerzen möglich, aber die Anspannung gegen einen Widerstand stark schmerzhaft, muss an eine Muskelerkrankung/-verletzung/-minderdurchblutung gedacht werden. Bei normaler Beweglichkeit mit Verlust der Muskelkraft ist eine neurologische Erkrankung in Betracht zu ziehen.

Symptom an betroffener Extremität	Akuter peripher-arterieller Verschluss (s. S. 344)	Akuter peripher-venöser Verschluss (s. S. 342)
Hautfarbe	blass	gerötet bis zyanotisch
Hauttemperatur	kalt	warm
peripherer Puls	nicht tastbar	tastbar
Venenfüllung	schlecht	gut
Ödeme	keine	meist vorhanden
Schmerzen in der Extremität	plötzlich einsetzend, oft peitschenschlagartiger Beginn	Druckschmerz

Während der akute **arterielle** Verschluss meist **allgemeinchirurgisch bzw. gefäßchirurgisch** behandelt wird (Thrombektomie), gehört ein akuter venöser Verschluss meist in eine **internistische** Fachabteilung. **Lagerung:** venöser Verschluss hoch; arterieller Verschluss tief.

10. Chirurgische und traumatologische Notfälle

Verweise:

Blutstillung s. S. 31 f.
HWS-Immobilisation s. S. 33 f.
Immobilisierung/Schienung s. S. 40 ff.

Prinzipien und Prioritäten der Erstversorgung

- **Bereits bei der ersten Annäherung:** Einschätzung, ob eine äußere Gefährdung, ein bedrohlicher Unfallmechanismus, eine vitale Störung oder ein gefährliches Verletzungsmuster vorliegt.
- Gezielte und systematische Erstuntersuchung (Basischeck, ABCDE-Schema s. S. 26f. und Bodycheck s. S. 158) und **regelmäßige Reevaluationen.**
- **Traumatologische Grundsätze:** „Treat first what kills first" (zuerst behandeln, was den Pat. als erstes umbringen könnte) und „Life before limb" (Lebenserhalt vor Extremitätenerhalt).
- **Einfache Maßnahmen** (HWS-Immobilisierung, Blutstillung, Sauerstoffgabe) können prognoseentscheidend sein und sind ggf. vor genauer Diagnostik indiziert. Sicherung der Atem- und Kreislauffunktion sowie die Hypothermieprophylaxe haben Priorität.
- Die **präklinische Versorgungszeit muss begrenzt werden,** insbes. wenn Blutstillung oder zeitkritische Eingriffe nur in der Klinik möglich sind.

Unfallmechanismus

Bei traumatologischen Notfällen ist frühestmöglich die Art der Entstehung festzustellen und zu dokumentieren (möglichst objektive Anhaltspunkte, keine Mutmaßungen) → Hinweise auf bisher noch nicht entdeckte Verletzungen; oft Einfluss auf die präklinische Versorgungsstrategie, die Zielklinikauswahl und das operative Vorgehen. Ferner Bedeutung für spätere Begutachtung versicherungsrechtlicher oder juristischer Fragen (wie, wann und an welchem Ort ist eine Verletzung tatsächlich entstanden). Mögliche internistische Auslöser des Unfalls bedenken (z. B. kardiale Synkope, apoplektischer Insult, evtl. will der Pat. die Ursache nicht angeben, z. B. bei Krampfanfall oder Hypoglykämie, wegen befürchteter beruflicher Konsequenzen).

Wunden und Blutungen

Auch bei scheinbar harmlosen Wunden ist eine endgültige Versorgung im RD oftmals nicht möglich (z. B. Sicherstellung der Tetanus-Immunisierung, chirurg. Exploration, medikamentöse Postexpositionsprophylaxe oder Antibiose, D-Arzt-Verfahren) → Pat. grundsätzlich in einer chirurg. Ambulanz vorstellen.

Die Form einer Wunde lässt auf ihren Entstehungsmechanismus schließen (Plausibilitätsprüfung). Das wundverursachende Werkzeug zeichnet sich häufig in Größe und Beschaffenheit direkt ab (z. B. Durchmesser eines Projektils, Strangmarke, Autoreifen nach Überrolltrauma). Art, Alter und Entstehungsmechanismus einer Wunde haben ferner Relevanz für die Versorgung in der Klinik (z. B. Desinfektionsbehandlung, Ausschneidung, Naht).

Man unterscheidet:

- **Schürfwunde:** oberflächlicher Hautabrieb (Epidermis)
- **Stich- und Schnittwunde:** glatte Wundränder; bei Schnitt- und Stichwunden wird oft die Frage nach Selbst- oder Fremdbeibringung aufgeworfen (Suizidalität, kriminelles Delikt, Vortäuschung einer Straftat, Unfall, Versicherungsbetrug).
- **Risswunde:** zerfetzte Wundränder.
- **Bisswunde:** Stich- oder Quetschwunde, durch Tiere oder Menschen verursacht, hohes Infektionsrisiko!
- **Platzwunde:** stumpfe Gewalteinwirkung auf Haut, die direkt einen Knochen bedeckt, führt zu einer Riss-Quetschwunde, die häufig klafft und oft stärker blutet.
- **Brandwunde** (s. S. 480ff.), **Ätzwunde** (s. S. 456f.)

Vorgehen bei der Wundversorgung im Rettungsdienst

- **Sofort: effektive Blutstillung** (s.S. 31f.)
- **Verletzung wichtiger, tiefergelegener Gewebe/Organe bedenken!**
- **I.d.R. keine Wundreinigung oder -desinfektion vor Ort** (insuffizient, Zeitverlust, Prioritäten – grobe oberflächliche Verschmutzungen ggf. mit steriler VEL/NaCl-0,9%-Lösung abspülen). **Ausnahmen: Verätzungen** (sofortige und forcierte Spülung z.B. mit Leitungswasser, s.S. 457 und 509), **Verbrennungen** (s.S. 482ff. – Grenzen/Kontraindikationen beachten!), **Bisswunden** (Mensch oder Tier; sofortige Wundspülung mit reichlich VEL, NaCl 0,9% oder Leitungswasser; bei Tollwutverdacht nach STIKO 2010 ggf. auch Seifenlösung zur Spülung verwenden, wenn vorhanden, und Desinfektion mit Alkohol oder Jodpräparat), Wunde mit **potenzieller HIV-Kontamination (z.B. Nadelstichverletzung,** s.S. 535).
- **Frühestmöglich keimfreie Abdeckung** (drohende zusätzliche Kontamination bei der weiteren Versorgung, z.B. Keime der Mund-/Hautflora des medizin. Personals). Den ersten sterilen Verband bis zur definitiven chirurgischen Versorgung belassen.
- **Ggf. ausreichende Analgesie und Schocktherapie.**
- **Bei frakturierten Extremitäten:** Verhindern weiterer Gewebsschäden und Blutungen durch achsengerechte Lagerung, Polsterung und Ruhigstellung.
- **Eingedrungene Fremdkörper und pfählende Gegenstände belassen!** Ggf. sicher fixieren und abpolstern (große Gegenstände ggf. durch Feuerwehr fachkundig absägen/kürzen lassen) → evtl. Tamponade einer Blutungsquelle (durchtrenntes Gefäß), keine Verschleierung des Wundkanals für den Operateur, bei Entfernungsversuch zusätzliche Verletzungen oder ungünstiges/unerkanntes Abbrechen möglich.

Frakturzeichen

Sichere Frakturzeichen:
- **Abnorme Beweglichkeit**
- **Fehlstellung** (Dislokation)
- **Knochenreibegeräusche** (Krepitation; Prüfung obsolet!)
- **Sichtbare freie Knochenenden** (bei offener Fraktur)

Unsichere Frakturzeichen:
- **Schmerz**
- **Schwellung/Hämatom** (Bluterguss)
- **Funktionsstörungen**

Beachte: Erst das Röntgen bietet sicheren Frakturausschluss.

Einteilung der Frakturen

Nach der Bruchform

- **Inkomplett:** Unvollständige Durchtrennung, z. B.:
  - **Fissuren:** Bildung von Rissen oder Spalten
  - **Grünholzfraktur:** vor allem bei Kindern und Jugendlichen bleibt die Knochenhaut (Periost) oft wegen der Biegsamkeit (Periost/Kortikalis) unversehrt; dadurch tritt oft keine deutliche Dislokation auf (s. u.)
- **Komplett:** der Knochen ist vollständig in mindestens zwei Teile getrennt
  - **Disloziert:** Knochenfragmente verschoben
  - **Nicht disloziert:** Knochenfragmente in regelgerechter Stellung

Nach der Gesamtverletzung

- **Geschlossen:**
  Die Haut ist unversehrt. Der Knochen hat keine Verbindung nach außen.
- **Offen (hohes Infektionsrisiko; ersten Verband bis in den OP belassen):**
  - **Grad I:** (Durchspießung): Ein spitzes Knochenstück tritt durch die Haut (punktförmige Verletzung). Verletzung von innen nach außen.
  - **Grad II:** Ausgedehnte Gewebskontusion und Weichteilverletzung (Wunde 1–5 cm). Meist Verletzung von außen.
  - **Grad III:** Ausgedehnte Weichteilzerstörung (Wunde > 5 cm) + Verletzung tieferer Strukturen (Muskeln, Nerven oder Gefäße), Knochen ragt aus der Wunde.
  - **Grad IV:** Haut-/Weichteilverlust. Subtotale oder totale Amputation.

Blutverluste bei geschlossenen Frakturen (Erwachsener)

Oberarm:	bis zu 1000 ml	**Becken:**	bis zu 5000 ml
Unterarm:	bis zu 500 ml	**Oberschenkel:**	bis zu 2000 ml
		Unterschenkel:	bis zu 1000 ml

Luxationszeichen

Sichere Zeichen:
- **federnde Fixation**
- **leere Gelenkpfanne tastbar**
- **Gelenkkopf außerhalb der Gelenkpfanne tastbar**

Unsichere Zeichen:
(wie unsichere Zeichen einer Fraktur):
- **Schmerz**
- **Schwellung/Hämatom** (Bluterguss)
- **Funktionsstörungen**

Beachte: Erst das Röntgen bietet sicheren Frakturausschluss!

Häufige Luxationen

Schultergelenk (45 %), Ellenbogen (20 %), Hand (10 %), Sprunggelenk (6 %), Hüfte (4 %)

Ursachen

- **Trauma** (Kapsel- und Bandruptur; evtl. Knochen-, Knorpel-, Gefäß- und Nervenschäden)
- **Gelenkdysplasie** (angeboren)
- **Angeborene oder erworbene** (posttraumatische) **Gelenkinstabilität** (führt schon bei minimaler Benutzung zur Luxation, sog. habituelle Luxation)
- Bestimmte **chronische Gelenkleiden** (z. B. Gelenkentzündung, gelenknahe Muskellähmung) begünstigen das Auftreten (sog. pathologische Luxation).
- Auch künstliche Gelenke können luxieren (bes. Cox-TEP = Totalendoprothese des Hüftgelenks, v. a. bei Hinsetzen auf niedrigen Sitz, z. B. Einsteigen ins Auto). → Möglichst implantierende Klinik zur Reposition anfahren.

Wichtige Hinweise

- Zur Ruhigstellung von Frakturen und Luxationen s. S. 40
- **Kein differenzialdiagnostisches Austesten der verschiedenen Verletzungen** (z. B. mittels vorderer/hinterer Schublade und Steinmannzeichen am Kniegelenk) im Rettungsdienst. Schmerzhafte Tests dem aufnehmenden Unfallchirurgen überlassen. Ein mehrmaliges Durchführen dieser Maßnahmen bringt dem Patienten keinen Vorteil sondern nur unnötige Schmerzen.
- Eine **Kälteanwendung** ist bei verschiedenen Sportverletzungen (z. B. Bänderriss – s. S. 376 f.) indiziert, um Schwellungen zu vermindern und eine Schmerzlinderung (Kälteanalgesie) zu erreichen. **Achtung:** Ein Ausschluss von Verletzungen tieferer Strukturen (Bänder, Knochen usw.) ist durch das RD-Personal vor Ort in der Regel nicht möglich. **Deswegen darf eine Kälteanwendung nicht dazu führen, dass der Sporttreibende seine Betätigung fortsetzt** (Gefahr weiterer Schäden). Aufklären. → Weitere diagnostische Abklärung in der Klinik.

Äußere Gewalteinwirkung → **Initiale Schädigung** von Hirngewebe, Hirnhäuten und Gefäßen durch direktes oder indirektes Beschleunigungs-/Abbremstrauma des Schädels

▼

„Volumenzuwachs" innerhalb des Schädels
- Entwicklung einer **Hirnschwellung** (Hirnödem: mikrovaskuläre Schädigung, Zusammenbruch der Blut-Hirn-Schranke mit Zunahme der Gefäßpermeabilität. Zusätzliche Ausbildung eines zytotoxisch-intrazellulären Ödems bei Ausfällen der Ionenpumpen der Zellmembranen)
- Evtl. zusätzlich: Hirnblutung
- Bei Hypoventilation zusätzlich: Anstieg von pCO_2 und Laktat → autoregulative Hirngefäßerweiterung mit erheblichem Anstieg des zerebralen Blutvolumens (CBV)

▶ ◀

Ausgleich/Kompensation durch Liquorabfluss
Der Inhalt (Volumen) des erwachsenen Schädels ist normalerweise durch den Schädelknochen festgelegt/begrenzt: Monro-Kellie-Gleichung:
$V_{intrakraniell} = V_{Hirn} + V_{Blut} + V_{Liquor} + V_{Raumforderung}$ = konstant (V = Volumen)

▼

Die Volumenzunahme (Ödem/Blutung/Gefäßerweiterung) führt zu einer Verdrängung von Hirnwasser (Liquor cerebrospinalis) aus den Hirnkammern (in den Rückenmarksliquorraum)

▼

Sobald die Kompensationsmechanismen (z. B. Verdrängung von Liquor) überschritten werden, steigt der Hirndruck (= intrakranieller Druck = ICP) exponentiell an!

▼

Eine ICP-Erhöhung erniedrigt den zerebralen Durchblutungsdruck (CPP) und führt zu zerebraler Minderdurchblutung (CBF ↓) mit O_2-Minderversorgung (Ischämie).

Der CPP ist außerdem direkt vom (mittleren) arteriellen Blutdruck (MAP) abhängig, wie die folgende, elementare Beziehung zeigt:

CPP = MAP – ICP [MAP ≈ $RR_{diast} + 1/3 \times (RR_{syst} - RR_{diast})$]

Rechenbeispiele (Einheit jeweils mmHg):

a) Normal: MAP = 90, ICP = 5 → CPP = 85
b) SHT: MAP = 90, ICP = 30 → CPP = 60
c) SHT + RR ↓: MAP = 40, ICP = 30 → CPP = 10

Fällt der CPP unter 60 mmHg ab, kommt es zur zerebralen Ischämie!
Der Extremfall CPP = 0 bedeutet Durchblutungsstillstand = Hirntod.

- *Die direkte Abhängigkeit des CPP von MAP und ICP gilt bei gestörter bzw. ausgefallener Autoregulation der zerebralen Durchblutung, wie sie z. B. bei SHT auftritt. – Der zerebrale Blutfluss (CBF) folgt dann passiv den Druckveränderungen.*
- *Zu einer dramatischen Verschlechterung des CPP kommt es, wenn bei SHT*
  - *der RR abfällt (z. B. Schock, Narkoseeinleitung)*
  - *der ICP steigt (z. B. Husten/Pressen durch unzureichende Narkosetiefe)*

▼

Gefahr: Verschiebung von Hirnteilen mit Einklemmung:

a) **Zwischenhirnsyndrom** (vollständige Erholung möglich): Somnolenz/Sopor, ungezielte motor. Reaktionen oder Beugekrämpfe, enge Pupillen, Lichtreaktion vorhanden, Pat. fixiert mit den Augen oder „frozen eyes", Korneal-/Trachealreflex intakt, evtl. Cheyne-Stokes-Atmung

b) **Mittelhirnsyndrom bei oberer Einklemmung** (Defektheilung mgl.): Kompression des mediobasalen Anteils des Temporallappens in den Tentoriumsschlitz, dadurch Druck auf N. oculomotorius, A. cerebri post. und Hirnschenkel. Koma, Erweiterung und Lichtstarre der Pupille auf betroffener Seite (Anisokorie), ggf. beidseits Mydriasis, Streckkrämpfe, Kreislauf- und Atemstörungen (Maschinenatmung, Druckpuls), evtl. divergierende Bulbi.

c) **Bulbärhirnsyndrom bei unterer Einklemmung:** Einklemmung der Kleinhirntonsillen in das Foramen magnum, Kompression des verlängerten Rückenmarks (Medulla oblongata); kompletter Ausfall der Pupillomotorik (weit, reaktionslos), Areflexie, schlaffer Muskeltonus, Ausfall der Regulationszentren (z. B. Atmung, Herz-Kreislauf: Schnappatmung bis Atemstillstand, RR- und HF-Abfall bis Herz-Kreislauf-Stillstand).

SHT-Einteilung	Kriterien	
nach Schweregrad	Initialer GCS-Punktwert (s. S. 660)	Posttraumatische Bewusstseinsstörung
leicht	13–15	< 15 min (Amnesie < 24 h)
mittelschwer	9–12	15 min–24 h
schwer	3–8	> 24 h (oder Hirnstammzeichen)
nach Verletzung		
offen	Verletzung der Dura mater (harte Hirnhaut); Verbindung des Liquorraumes nach außen (Austritt von Liquor oder Hirnmasse)	
- direkt offen	Kopfplatzwunde + Kalottenfraktur + Durariss → hohe Infektionsgefahr (Meningitis, Enzephalitis) → zeitnahe neurochirurg. Versorgung, unabhängig vom Schweregrad!	
- indirekt offen	Verbindung nach außen über die Nasennebenhöhlen (Schädelbasisfraktur mit Duraeröffnung, Liquorausfluss aus Ohr oder Nase)	
geschlossen	Keine Eröffnung der Dura mater	

Frühere Einteilungen (Commotio, Contusio, Compressio cerebri sowie Komastadien I–IV) gelten heute als überholt. Der Begriff Commotio cerebri (Gehirnerschütterung) ist noch recht häufig in der Praxis anzutreffen (kurze Bewusstlosigkeit, retrograde Amnesie, vegetative Symptomatik).

Maßnahmen bei SHT

Hypovolämie/Hypotonie adäquat behandeln!
Der wichtigste Grundsatz bei der Behandlung von Patienten mit SHT lautet: Blutdruckabfälle vermeiden! RR systolisch nicht unter 90 mm Hg! Ggf. Schocktherapie/Volumengabe, ggf. Noradrenalin (nach RR).

Bei steigendem ICP kann ein ausreichender CPP nur über die MAP-Regulierung gewährleistet werden. Husten und Pressen, z. B. bei der Intubation steigern den ICP kritisch! → Ausreichende Sedierung, Analgesie und ggf. Relaxierung.

Hypoxämie/Hypoxie adäquat behandeln! S_pO_2 > 90 %!
Reichliche O_2-Gabe, frühzeitige Intubation und Beatmung.

Die 15–35°-Oberkörper-Hochlagerung begünstigt den venösen Rückstrom aus dem Schädel und kann zur ICP-Senkung beitragen. Jedoch Gefahr des RR-Abfalls! Halsvenenkompression durch (falsch angelegten) Stützkragen vermeiden!
Die früher routinemäßig propagierte Hyperventilation bewirkt eine unkontrollierte Senkung der Hirnperfusion (Hypokapnie Arterienkonstriktion) Nach Intubation kapnometrisch kontrollierte Normoventilation (pCO_2 = 35 mmHg)!
Der Kortikoid-Einsatz zur Hirnödemprophylaxe bei SHT gilt seit der CRASH-Studie (2004) als kontraindiziert!
Eine blinde Diurese-/Osmotherapie (z. B. hyperosmolare NaCl-Lsg. oder Mannitol) im RD sollte wegen potenzieller Gefahren unterlassen werden: RR-Abfall (folgende Ischämie), Hirnblutung. Allenfalls als kurzfristig wirksame Notfallmaßnahme bei drohender Einklemmung (vgl. S. 355).

Symptomatik

- **Unfallmechanismus** DD/V. a. SHT, wenn
  - Sturz mit Sturzhöhe > Körperlänge
  - Pat. bewusstlos aufgefunden
  - Pat. von Kfz angefahren
  - Tauchunfall, Hochspannungsunfall
  - Schutzhelm beschädigt
- ggf. Stufenbildung im knöchernen Schädel, Prellmarken, Hämatome
- **Bewusstseinsstörungen** bis Bewusstlosigkeit, (evtl. erneutes) Eintrüben nach symptomlosem Intervall → an Blutung denken!)
- Kopfschmerz, Schwindel, Erinnerungslücke, Übelkeit, Erbrechen, Unruhe
- Atemstörungen (zentral) bis Atemstillstand; evtl. Streck- oder Beugekrämpfe
- evtl. **Pupillendifferenz** (Anisokorie), **Pupillenerweiterung** (Mydriasis: „Aufblenden" – die **Entwicklung** einer weiten lichtstarren Pupille ist als Warnsignal für eine akute Einklemmung bzw. ICP-Erhöhung zu werten)
- **vorgewölbte Fontanelle** bei Säuglingen: Zeichen für erhöhten **Hirndruck**.
- bei offener Schädel-Hirn-Verletzung evtl. Hirnsubstanz sichtbar/Liquorausfluss
- Sprachstörungen/Sehstörungen, evtl. Lähmungen und/oder Gefühlsstörungen
- Puls tachykard, evtl. arrhythmisch; Blutdruck normal, erniedrigt oder erhöht
- evtl. neurogenes Lungenödem
- **Cushing-Reflex:** bradykarder Puls mit Blutdruckanstieg („Druckpuls") als Hinweis auf (langsame) Entwicklung eines Hirnödems
- Bei **Kalottenfraktur:** Fraktur im Bereich des Schädeldaches; erhöhte Gefahr intrakranieller Blutungen (auch postakut).

Sonderfall: Schädelbasisfraktur (geht meist mit Zerreißung der Dura mater einher = offenes SHT): Blutung oder Liquorausfluss aus Nase (Rhinoliquorrhö), Ohren (Otoliquorrhö) und/oder Mund (Liquor kann von sonstigen Körperflüssigkeiten wegen seines Glukosegehaltes (2/3 der Blutzuckerkonzentration) mit Blutzuckertest unterschieden werden); Monokel- bzw. Brillenhämatom

Maßnahmen RS/RA

- **Basischeck, Basismaßnahmen (Sauerstoffgabe!)**
- **frühestmögliche HWS-Immobilisation** (inline/HWS-Stützkragen; jedes SHT ist verdächtig auf Verletzungen der Hals-Wirbelsäule!)
- **Oberkörperhochlagerung** (15–35°) in Neutralposition/bei Bewusstlosigkeit: stabile Seitenlage (freie Atemwege!)
- kein Zurückdrücken ausgetretener Hirnsubstanz, sondern steriles Abdecken und **ggf. (Ring-) Polster**
- bei der Überwachung vor allem: regelmäßige Atemkontrolle + Pupillenkontrolle

Maßnahmen RA in Notkompetenz

- venöser Zugang; Anlegen von Vollelektrolytlösung zum Offenhalten

Notärztliche Therapie

- **Untersuchung** (ggf. orientierende Prüfung der Hirnnerven I–VIII, soweit durchführbar), **Standardtherapie**
- **Blutdruck stabil halten! Keinesfalls unter 90 mm Hg systolisch tolerieren!** Ziel: bei normotensiven Patienten > 120–140 mmHg systolisch → ggf. Schocktherapie, ggf. Katecholamine (Noradrenalin) nach RR, s. S. 619, 649
- **Medikamente:**
  - ggf. Analgetika, z. B. ein Opiat wie Piritramid (0,1–0,2 mg/kgKG i. v.)
  - ggf. Benzodiazepine, z. B. Midazolam (0,05–0,1 mg/kgKG i. v.)
  - bei Krampfanfall ggf. Diazepam (10–20 mg i. v.), s. a. S. 278 f.
  - **Großzügige Indikation zur Narkose (insbes. bei GCS ≤ 8 oder S_pO_2 < 90 % trotz O_2), Intubation und Beatmung** (kapnometrisch kontrollierte Normoventilation; pCO_2 bei 35 mmHg; vgl. S. 57 f.). Auf ausreichende Narkosetiefe achten! Zur Einleitung einer Notfallnarkose s. S. 82 ff.
- **Bei akuten Einklemmungszeichen** (z. B. zunehmende Mydriasis, Streckkrämpfe) können folgende Maßnahmen erwogen werden: kurzfristige Hyperventilation, ggf. Osmotherapeutika, z. B. Mannitol (bis zu 0,5 g/kgKG über 15–30 min i. v.) oder hypertone NaCl-Lösung (z. B. HyperHAES®)

Hinweise

- Möglichkeit intrakranieller Blutungen bedenken! (s. n. S.)! Bei SHT ca. 50 % subdural, 25 % epidural, 10 % SAB, 10 % intrazerebral (parenchymal).
- Bei Auftreten des **Cushing-Reflexes** (s. l. S.; RR_{syst} > 300 mm Hg möglich) darf der RR nicht gesenkt werden, da es sonst zu einem Perfusionsstillstand im Gehirn kommt (→ Hirntod). Der hohe RR ist zur Überwindung des intrakraniellen Druckes notwendig („Bedarfshypertonus"). Schnelle neurochirurgische Versorgung geboten! Voranmeldung!
- Bei V. a. SHT (mittel/schwer) sowie bei V. a. leichtes SHT mit Risikofaktor (z. B. Gerinnungsstörung, persistierende Amnesie) immer Transport in eine Klinik mit neurochirurg. Abteilung (24 h-CCT-/MRT-Möglichkeit), ggf. RTH-Transport. Bei nicht beherrschbarer Hypotonie (innere Blutung) ggf. nächstgelegenes Akutkrankenhaus zur Erstversorgung anfahren (OP, Transfusion).
- Wichtig: **kontinuierliche Überwachung des Bewusstseinszustandes und der Pupillen,** um Veränderungen (z. B. Eintrüben des Patienten) sofort zu erkennen. Entscheidend ist besonders hier nicht das einmalige Feststellen des Patientenzustandes, sondern die **zeitliche Entwicklung von Störungen.** Dokumentation des Bewusstseinszustandes nach der Glasgow-Coma-Scale (s. S. 660). Bei der Deutung erweiterter Pupillen im Sinne eines Hirndruckanstiegs ist Vorsicht geboten (an andere Ursachen denken, z. B. Bulbustrauma oder kürzliche Augen-OP); auch hier ist die Verlaufskontrolle entscheidend.
- An Kombination mit weiteren Verletzungen denken, v. a. HWS!

Hirnhautanatomie/Blutungslokalisation

- Ⓐ Haut
- Ⓑ Unterhautbindegewebe
- Ⓒ Schädelknochen (Kalotte)
- Ⓓ Dura mater (harte Hirnhaut)
- Ⓔ Arachnoidea (Spinnengewebshaut)
- Ⓕ Pia mater (weiche Hirnhaut)
- Ⓖ Gehirn (Cerebrum, Enzephalon)

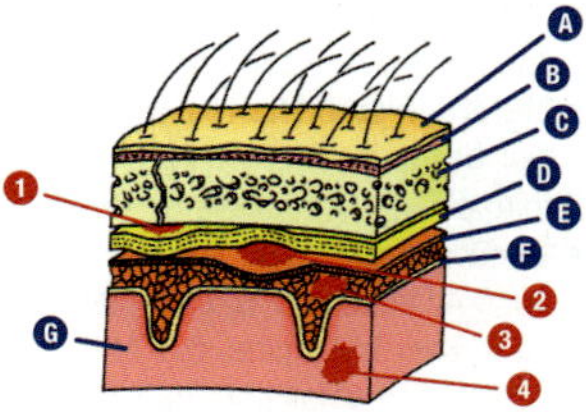

- **Epidurale Blutung** ❶: in der Mehrzahl arterielle Blutungen; meist durch massives SHT ausgelöst (90 %), vor allem, wenn Schädelfrakturen die A. meningea media kreuzen; Letalität < 50 % (abhängig von der Lokalisation).
- **Subdurale Blutung** ❷: langsam fortschreitende arterielle oder venöse Blutungen im Bereich der Hirnrinde (Brückenvenen, Pacchioni-Granulationen, Piagefäße); unspezifische neurologische Symptome mehrere Tage nach Bagatelltrauma möglich, daher oft verkannt; hohe Letalität (> 50 %).
- **Subarachnoidale Blutung (SAB)** ❸: s. S. 280, 282; Letalität 20 % (Erstereignis) bis 70 % (Zweitereignis), häufig auf dem Boden von Gefäßmissbildungen
- **Intrazerebrale Blutung** ❹: Auftreten bei Hirnkontusionen; Letalität > 50 %.

Hinweise

- Es besteht die große Gefahr, intrakranielle Blutungen bei alkoholisierten und Schädel-Hirn-traumatisierten Patienten zu übersehen, da jeweils die Symptomatik verdeckt ist. Hirnblutungen können teilweise auch erst mit einer Verzögerung von Stunden oder Tagen zu einer lebensbedrohlichen Situation führen (besonders wenn subdural oder bei alkoholbedingter Hirnatrophie). **Jegliche Bewusstseinsstörung darf erst dann als alkoholbedingt gelten, wenn alle anderen möglichen Ursachen sicher ausgeschlossen sind (auch an Hypoglykämie denken).**
- Die intrakranielle Blutung gefährdet das Leben des Patienten durch ihre **raumfordernde Wirkung** (zu Hirndruckanstieg s. SHT S. 352 ff.).
- Erhöhte Gefahr für Hirnblutungen bei Einnahme/Verabreichung gerinnungshemmender Medikamente (z. B. Marcumar, Lysetherapie).
- Epidurale Blutungen sind im **Kindesalter** häufig, da die Dura mater noch nicht am Schädelknochen angewachsen ist (z. B. Sturz vom Wickeltisch, Kindesmisshandlung/Schütteltrauma).
- **Säuglinge u. Kleinkinder** können durch eine intrakranielle Blutung verbluten!
- Bei Neugeborenen und Säuglingen kann eine **vorgewölbte Fontanelle** auf erhöhten **Hirndruck** hinweisen.

Symptomatik

- **zunehmende Bewusstseinsstörung** bis Bewusstlosigkeit (evtl. initialer Bewusstseinsverlust mit anschließendem Aufklaren und Wiedereintrüben nach symptomfreiem Intervall von Minuten bis Stunden; typisch bei Epiduralblutung → Vorsicht bei Mitfahrverweigerung!)
- **evtl. initialer Krampfanfall, zunehmende Kopfschmerzen, Übelkeit/Erbrechen,** zunehmende neurologische/motorische Ausfälle (auch Gesichtsmuskel- und Lidhebeschwäche durch den Ausfall entsprechender Nervenfunktion; evtl. Halbseitensymptomatik – s. S. 282)
- **Atemstörungen bis Atemstillstand**
- **Pupillenveränderungen** (weit, Seitenunterschied, keine Lichtreaktion)
- Kopfschmerzen, Schwindel, Übelkeit, Unruhe, Wesensveränderung
- evtl. (Streck-)Krämpfe, evtl. Einnässen
- Puls tachykard, evtl. arrhythmisch; Blutdruck normal, erniedrigt oder erhöht
- bei schlagartigem Vernichtungskopfschmerz (v. a. Nacken/Hinterkopf) mit Meningismus auch an Subarachnoidalblutung denken (s. S. 280, 282).
- **Cushing-Reflex:** bradykarder Puls mit starkem RR-Anstieg („Druckpuls" als Hinweis auf (langsame) Entwicklung eines Hirnödems/erhöhten Hirndrucks)

Maßnahmen RS/RA

- **Basischeck, Basismaßnahmen**
- **Oberkörperhochlagerung (30 °),** bei Bewusstseinsstörung Seitenlage
- Bei der Überwachung besonders: Atem-, Bewusstseins- und Pupillenkontrolle

Maßnahmen RA in Notkompetenz

- venöser Zugang; Anlegen von VEL zum Offenhalten

Notärztliche Therapie

- **Untersuchung, Standardtherapie, Blutdruckabfälle vermeiden** (vgl. S. 352)
- bei Beatmung und Intubation: kontrollierte Normoventilation anstreben (pCO_2 = 35 mm Hg, vgl. S. 352 ff, S. 57 f.)
- **Medikamente:**
  - ggf. Analgetika, z. B. ein Opiat wie Piritramid (0,1 – 0,2 mg/kgKG i. v.)
  - ggf. Benzodiazepine, z. B. Midazolam (0,05 – 0,1 mg/kgKG i. v.) oder Diazepam (10 – 20 mg i. v.) [Krampfdurchbrechung]
  - ggf. Narkotika, z. B Etomidat (0,1 – 0,2 mg/kgKG i. v.)

Hinweis

- Bei Auftreten des Cushing-Reflexes (RR > 300 mm Hg möglich) darf der RR nicht gesenkt werden, da es sonst zu einem Perfusionsstillstand im Gehirn kommt (→ Hirntod). Der hohe Blutdruck ist zur Überwindung des intrakraniellen Druckes notwendig. Schnelle neurochirurgische Versorgung notwendig.

Mittelgesichtsfrakturen (Oberkieferfrakturen)

Stufenbildung, eingedrücktes Mittelgesicht, evtl. Liquorausfluss aus der Nase/ aus dem Ohr (Liquor enthält Glukose; 2/3 des Blutzuckergehaltes; Nachweis mit Blutzuckertest). Einteilung nach LeFort:

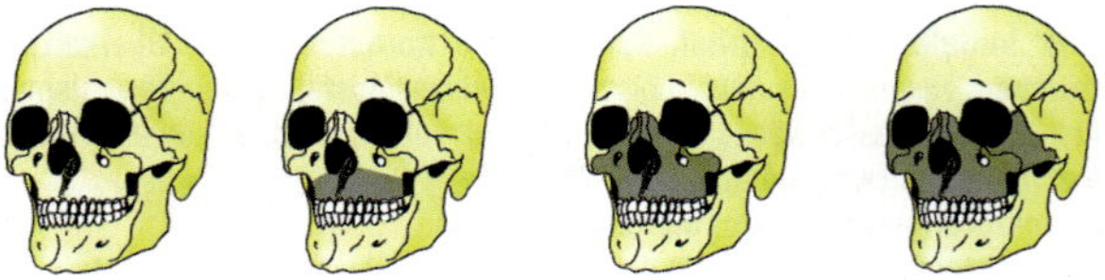

normal – **LeFort I** basale Absprengung des Oberkiefers – **LeFort II** Absprengung von Oberkiefer und knöcherner Nase – **LeFort III** Absprengung des gesamten Mittelgesichts

Frakturen weiterer knöcherner Strukturen

- **Nasenbeinfraktur:** Formveränderungen der Nase und Nasenwurzel, Nasenbluten, behinderte Nasenatmung, Störungen des Riechvermögens.
- **Unterkieferfrakturen:** Stufenbildung des Knochens, Frakturzeichen.
- **Kiefergelenkfrakturen** (vgl. S. 362): Störungen der Beweglichkeit, Kiefersperre, evtl. Blutung aus dem Gehörgang.
- **Jochbeinfrakturen:** evtl. Stufenbildung am unteren Orbitarand.
- Orbitaboden-Fraktur (Blow-out-Fraktur; s. S. 510): Stufenbildung der Orbitaränder, Doppelbilder.

Nasenbluten (Epistaxis)

Blutung im Bereich der Nasenschleimhäute, bevorzugt durch Zerreißen kleiner Arterien, vor allem am sogenannten Locus Kiesselbach (vorderes Septumende). Gehäuft in Wintermonaten, bei trockener Luft und bestimmten Gruppen (Kinder, Jugendliche, Schwangere, Ältere) sowie im Rahmen der Menstruation.

Ursachen

a) **lokal:** Verletzung (Schädelbasisfraktur; Manipulationen im Bereich der Nasenschleimhäute, z. B. „Nasenbohren“ oder ärztlicher Eingriff), Fremdkörper, Nasensteine, Entzündung, Polypen/Tumoren, Aneurysma der A. carotis interna
b) **systemisch:** Bluthochdruck, Infektionskrankheiten (z. B. Influenza, Masern, Typhus), Blutungsneigung (z. B. angeboren, Einnahme von Kumarinen oder ASS)

Achtung: Bei Gesichtsschädelverletzungen keine(n) Magensonde/Absaugkatheter/ Wendltubus o. ä. durch die Nase einführen und keine Versuche einer nasotrachealen Intubation (→ Abgleiten auf falschen Weg in das Schädelinnere möglich!!).

Symptomatik

a) **Gesichtsschädeltrauma** (auch an SHT denken! S. 354 f.)
- sichtbare Verletzungen, Schmerzen, Nasenbluten (s. u.)
- Prellmarken, Hämatome, Schwellungen, Knochensplitter
- abnorme Beweglichkeit von Gesichtsknochen, Stufenbildung, eingedrücktes Gesicht, Reibegeräusche (Krepitation; nicht testen!)
- lockere oder ausgebrochene Zähne, Kiefersperre, evtl. Gefühlsstörungen
- evtl. Doppelbilder (Orbitabeteiligung)
- Bewusstseinsstörungen bis Bewusstlosigkeit

b) **Nasenbluten**
- Blut sickert, rinnt oder spritzt aus der Nase (nicht obligat)
- Bluterbrechen (verschlucktes Blut!), Atemstörung, evtl. Atemnebengeräusch
- bei länger dauerndem Nasenbluten auch Schocksymptomatik möglich

Maßnahmen RS/RA

- **Basischeck, Basismaßnahmen** (Lagerung je nach Situation, z. B. sitzend, nach vorne gebeugt/auf dem Bauch (s. S. 39)/Seitenlage; Blut soll nach vorne ablaufen – Blut nicht schlucken lassen, da Brechreiz erregend und Aspirationsrisiko)
- **bei Nasenbluten:**
  - Nasenflügel für mehrere Minuten zusammendrücken (lassen) (wirksam bei Blutung am sog. Locus Kiesselbach),
  - nasse, kalte Wickel/Eisbeutel im Nacken und auf der Stirn anlegen
  - Blutdruckkontrolle (Hypertonie auslösend oder fördernd? Schock?)

Maßnahmen RA in Notkompetenz

- venöser Zugang; ggf. Infundieren von Vollelektrolytlösung

Notärztliche Therapie

- **Untersuchung, Standardtherapie,** ggf. Volumenersatz
- bei Gesichtsschädeltrauma:
  großzügige Indikation zur Intubation und Beatmung (Aspirationsprophylaxe)
- **Medikamente:**
  - Analgetika, z. B. ein Opiat wie Piritramid (0,1 – 0,2 mg/kg KG i. v.)
  - ggf. Benzodiazepine z. B. Midazolam (0,05 – 0,1 mg/kg KG i. v.)
  - ggf. Narkotika (s. S. 82 ff.)
  - ggf. Behandlung einer Hypertonie (s. S. 325)
- bei isoliertem, anhaltend starken Nasenbluten: Nasen-Tamponade erwägen (vorher abschwellende Nasentropfen lokal, z. B. Xylometazolin [Otriven®] oder Oxymetazolin [Nasivin®]); im Notfall Ballontamponade mit Blasenkatheter oder speziellen Hilfsmitteln (Bellocq-Tamponade). Ggf. Adrenalin lokal (s. S. 564)
- bei Kieferfraktur oder V. a. Schäden von Gesichtsnerven (N. facialis): Klinikeinweisung in mund-kiefer-gesichtschirurgische Fachabteilung.

Das Milchgebiss besteht aus 20, das bleibende Gebiss aus 32 Zähnen.
Jeder Zahn gliedert sich in
- eine sichtbare **Zahnkrone**
- einen den Übergang zwischen Zahnkrone und Zahnwurzel begrenzenden, gerade noch sichtbaren **Zahnhals** und
- eine im Alveolarknochen durch das **Desmodont** (Wurzelhaut) federnd aufgehängte **Zahnwurzel.**

Im Innern jedes Zahns befindet sich die Zahnpulpa (Zahnmark mit Bindegewebe, Gefäßen und Nerven), die vom Dentin (Zahnbein) umschlossen wird. Im Bereich der Zahnkrone wiederum wird das Dentin vom Zahnschmelz, im Bereich der Zahnwurzel vom Wurzelzement ummantelt.
Wurzelzement, Desmodont, Alveolarknochen und Gingiva (Zahnfleisch) werden zusammen Parodontium (Zahnhalteapparat, Zahnbett) genannt.

Exakte Dokumentation von Zahntraumata

Die **Gebissformel** ist eine schematische Darstellung der artspezifischen Anatomie des Gebisses, wobei die vier verschiedenen Zahnarten abgekürzt werden:
- **I = Schneidezähne (Incisivi)**
- **P = Backenzähne (Praemolares)**
- **C = Eckzähne (Canini)**
- **M = Mahlzähne (Molares)**

Für Milchzähne werden Kleinbuchstaben verwendet.

Das **Zahnschema** ist eine vom Betrachter aus gesehene, schematische Darstellung eines individuellen, aktuellen Gebisszustandes, wobei die Zahlen einzeln gesprochen werden. Das heute meist verwendete Gebissschema ist das FDI-System der Fédération dentaire internationale von 1970 nach DIN 13920:

		1. Quadrant (Oberkiefer, rechts)								2. Quadrant (Oberkiefer, links)							
Gebissformel		M_3	M_2	M_1	P_2	P_1	C	I_2	I_1	I_1	I_2	C	P_1	P_2	M_1	M_2	M_3
Zahnschema	bleibendes Gebiss	18	17	16	15	14	13	12	11	21	22	23	24	25	26	27	28
Zahnschema	Milchgebiss				55	54	53	52	51	61	62	63	64	65			
Zahnschema	Milchgebiss				85	84	83	82	81	71	72	73	74	75			
Zahnschema	bleibendes Gebiss	48	47	46	45	44	43	42	41	31	32	33	34	35	36	37	38
Gebissformel		M_3	M_2	M_1	P_2	P_1	C	I_2	I_1	I_1	I_2	C	P_1	P_2	M_1	M_2	M_3
		4. Quadrant (Unterkiefer, rechts)								3. Quadrant (Unterkiefer, links)							

Allgemein Hinweise zu Zahn-Mund-Kiefernotfällen

- Bei Bewusstlosigkeit, Amnesie, vegetativen Symptomen (z. B. Kopfschmerzen, Erbrechen) oder extraoralen Weichteilverletzungen immer Klinikeinweisung!
- Aus versicherungsrechtlichen Gründen: Anamnese konsequent und ausführlich erheben (Unfallzeitpunkt, -ort, -hergang, -zeugen; Erinnerungsvermögen des Patienten an Unfall usw.) sowie gut dokumentieren.

Ursachen

- **Gewalteinwirkungen** (z. B. ausgeschlagener Zahn)
- **Frühblutung:** ca. 3 Stunden nach chirurgischem Eingriff aufgrund reaktiver Hyperämie bei nachlassender Vasokonstriktor-Wirkung des Lokalanästhetikums sowie kaffee- und alkoholbedingter Vasodilatation
- **Spätblutung:** ca. 3 Tage nach chirurgischem Eingriff durch Wundheilungsstörung aufgrund erhöhter t-PA-Konzentration, vermindertem Speichelfluss, verminderter IgA-Konzentration im Speichel sowie lokaler Wundinfektion

Maßnahmen bei Blutung

- **Kompression** durch 20-minütiges Aufbeißenlassen auf sterilen Gazetupfer (falls Blutung anhält: direkte digitale Kompression)
- Bei starkem Blutverlust: Schocktherapie s. S. 328 f.
- Ggf. Analgesie.
- Bei Trauma Klinikeinweisung (möglichst zahnärztlich-chirurgische bzw. mund-kiefer-gesichtschirurgische Fachabteilung), bei anderen Blutungsursachen ggf. Überweisung an Zahnarzt.

Maßnahmen bei Zahnverletzungen

1. **Schädigung der Zahnhartsubstanz,** z. B. Schmelzfraktur, Schmelz-Dentin-Fraktur: Überweisung an Zahnarzt. Bei Eröffnung der Zahnpulpa oder Wurzelfraktur → sofortige Zahnarztbehandlung!
2. **Schädigung des Parodontiums**
   a) **Zahnluxation (Lockerung)** → sofortige Überweisung an Zahnarzt oder Klinikeinweisung in zahnärztlich-chirurgische Fachabteilung
   b) **Zahnavulsion = Ausgeschlagener Zahn** (= Exartikulation, totale Luxation, Eluxation, vollständige Luxation nach peripher)
      - Altersverteilung: Häufigkeitsgipfel zwischen 2 und 5 sowie 8 und 12 Jahren (Jungen : Mädchen = 2 : 1)
      - Häufigste Lokalisation (bleibendes Gebiss): ca. 80 % OK I_1

- **Zahnfragmente und avulsierte Zähne aus dem Mund entfernen (Aspirationsgefahr!) und sicherstellen**
- **Versorgung ausgeschlagener Zähne** s. S. 374
- Milchzähne sollten aufgrund möglicher Schädigung des Zahnkeims nicht reimplantiert werden. **Bei bleibenden Zähnen Reimplantation anstreben!**
- Grundsätzlich müssen unter juristischen Aspekten aber alle avulsierten Zähne und möglichst auch Zahnfragmente asserviert werden!
- Bei Zahnavulsionen sollte das Zeitintervall bis zur Reimplantation (z. B. durch direkte Einweisung in zahnärztlich-chirurgische Fachabteilung) minimiert werden, sofern nicht andere Verletzungen Priorität haben.

Oberkieferfraktur

s. Gesichtsschädeltrauma (S. 358 f.)

Unterkieferfraktur (Unterkiefer = UK)

Ursachen

- **traumatisch,** z. B. Sturz auf das Kinn, Schlag auf den UK
- iatrogen = durch (zahn-)ärztliche Therapie bedingt

Symptomatik

- tastbare Dislokation und **abnorme Beweglichkeit** der UK-Fragmente
- **Okklusionsstörungen** (Kieferschluss nicht möglich, evtl. offener Biss)
- (reflektorische) **Kieferklemme** (behinderte Mundöffnung)
- evtl. Sensibilitätsstörungen im Bereich des N. mentalis (Kinnbereich)
- evtl. Blutungen aus äußerem Gehörgang (→ Ausschluss Gehörgangverletzung und Schädelbasisfraktur!)
- **speziell: Gelenkfortsatzfraktur** (Kondylusfraktur, 30 % der UK-Frakturen):
  - Prellmarken/Platzwunde am Kinn
  - **Stauchungsschmerz** (Druck auf das Kinn → Schmerzen im Kiefergelenk)
  - schmerzhafte **Schwellung** der Gelenkregion
  - **Abweichen des UK** zur Frakturseite bei Mundöffnung (bei einseitiger Fraktur)

Maßnahmen

- **provisorische Fixation** (Frakturruhigstellung, Schmerzminderung) mittels Kopf-Kinn-Kappe (zwei sich im Schläfenbereich überkreuzende elastische Binden in vertikaler und horizontaler Richtung in normaler Okklusion anlegen, aufgrund Stauungsgefahr im Gesicht nicht zu straff fixieren)
- **ggf. Analgesie** (NA), z. B. ein Opiat wie Piritramid (0,1 – 0,2 mg/kgKG i. v.)
- **Klinikeinweisung in mund-kiefer-gesichtschirurgische Fachabteilung,** sofern nicht andere Verletzungen Priorität haben (z. B. Polytrauma, SHT).
- **Bei Absprengung des UK** mit folgendem Zurückfallen des Kinns besteht **Erstickungsgefahr! Dann Esmarch-Handgriff!** (Kinn nach vorne ziehen, dazu Zeigefinger unter die Zunge schieben und mit dem Daumen unter Kinn fassen)

Synonym: Kondylusluxation.
Meist doppelseitige Verlagerung des Gelenkköpfchens (Capitulum mandibulae) aus der Gelenkgrube (Fossa mandibularis) mit (meniskotemporale Luxation) oder ohne Diskus (meniskokondyläre Luxation) vor Gelenkhöcker (Tuberculum articulare); selten dahinter, zur Mitte oder zur Seite; immer ohne Kapselriss.

Ursachen

- **extreme Mundöffnung** (V a. durch Gähnen, Erbrechen, heftiges Schreien)
- **Trauma**
- durch Einnahme von Medikamenten gegen M. Parkinson und Metoclopramid bedingte Störungen des extrapyramidalen Systems

Symptomatik

- **extreme Schmerzen der Kiefergelenke und der Kaumuskulatur**
- **Kiefersperre** (behinderter Mundschluss)
- protrudierte (gesichtswärts verschobene) UK-Position in federnder Fixation bei doppelseitiger Kiefergelenkluxation (V. a. bei extremer Mundöffnung)
- **Abweichen des UK zu gesunder Seite bei Mundöffnung** bei einseitiger Kiefergelenkluxation (V. a. bei Trauma)
- oft deutliche Delle vor dem Tragus (Ohrknorpel)

Maßnahmen

- Sofortige **bimanuelle Reposition durch den versierten NA** (auch Versuch vor Ort statthaft, nicht bei sicheren Frakturzeichen!): Hippokrates-Handgriff zunächst auf einer, dann auf der anderen Seite. Vorgehen: beide mit Mullbinden umwickelte Daumen auf seitliche Zahnreihen des UK legen, während übrige Finger den UK von außen umfassen, anschließend kräftigen intermittierenden Druck nach unten und geringen Schub nach hinten ausüben. Wenig Druck nach hinten ausüben, da ansonsten eine Gelenkfortsatzfraktur (s. linke Seite) provoziert werden könnte! Vorsicht wegen reflektorischer Anspannung der Kaumuskulatur beim Einrenken, da Kräfte in der Größenordnung eines Zentners auftreten können! Ggf. Analgesie oder Narkose (Klinik).
- ggf. Analgesie (NA), z. B. ein Opioid wie Piritramid (0,1 – 0,2 mg/kg KG i. v.)
- **Ruhigstellung mittels Kinnschleuder** (Funda maxillae).
- **Auch nach Erfolg Überweisung möglichst in zahnärztlich-chirurgische oder mund-kiefer-gesichtschirurgische Fachabteilung zum Ausschluss einer UK-Fraktur** (radiolog. Frakturausschluss, ggf. auch in unfallchirurgischer Klinik mgl.) und ggf. zur definitiven Versorgung.

Hinweis

Auch Kiefergelenkluxation nach oben als zentrale Kiefergelenkluxation mit Schädelbasis- und meist Gelenkfortsatzfraktur (s. linke S.) möglich!

Anatomie der Wirbelsäule

Die Wirbelsäule besteht aus 32–34 Wirbeln, die sich aus einem Wirbelkörper, einem Wirbelbogen und mehreren dornartigen Fortsätzen zusammensetzen. Die einzelnen Wirbel sind voneinander durch die **Bandscheiben** (Disci intervertebrales) getrennt. Bandscheiben bestehen aus einem **zentralen gallertigen Kern (Nucleus pulposus)** und einer **Hülle aus faserigem Bindegewebe (Anulus fibrosus).** Aufgaben der Bandscheiben: Stoßdämpfung des Gehirns, Gelenkfunktion zwischen den einzelnen Wirbelkörpern, Beweglichkeit der Wirbelsäule). In dem durch die Wirbelbögen gebildeten Raum liegt, gut geschützt, das Rückenmark als Schaltstelle zwischen dem ZNS und dem PNS. Aus dem Rückenmark treten aus den Zwischenwirbellöchern jeweils paarig 31 Spinalnerven aus, über die alle Informationen (sensible und motorische) über das Rückenmark zum Gehirn bzw. umgekehrt geleitet werden.

Bandscheibenvorfall

Der gallertige Kern der Bandscheibe tritt entweder aus der Bindegewebshülle aus **(Nucleus pulposus prolaps/NPP/„Pulposushernie")** oder er beult sie dergestalt aus (Protrusion), dass der Kern den Spinalkanal einengt bzw. auf eine der Spinalnervenwurzeln drückt und dadurch zu Schmerzen oder neurologischen Ausfällen führen kann. Typische Lokalisationen: LWS (L5/S1, L5/L4), HWS (C6/C7).

Hexenschuss (Lumbago/„Ischias")

Intensiver Schmerz im Lendenbereich mit Ausstrahlung in Gesäß, Oberschenkel, Knie usw. sowie schmerzbedingte Bewegungseinschränkung → Schonhaltung (Reizung der Nervenwurzel → Anspannung und Verkrampfung der Rückenmuskulatur – so genannter „Hartspann" (Myogelose) → weitere Reizung der Nervenwurzel → verstärkte Verkrampfung = Teufelskreis). Husten-, Press- und Niesschmerz.

Bei Lumbago mit typischer Symptomatik (z. B. als Ausdruck eines NPP) ist nach gründlicher Anamnese und Untersuchung auch eine ambulante Behandlung möglich (versierter NA): keine Bettruhe, sondern mäßige Belastung empfehlen, evtl. Wärmeanwendung, frühzeitig wirksame Analgetika (primär NSAID), Benzodiazepine mit muskelrelaxierender Komponente, ggf. Myotonolytika. Diagnose- und Therapiekontrolle sicherstellen (Hausarzt, Nachkontrolle < 12–48 h). Bedenke auch mögliche **Differenzialdiagnosen bei Rückenschmerzen,** z. B. Herzinfarkt (Hinterwand, Frauen), Aortenaneurysma, Nierenkolik, Pankreatitis, Spritzenabszess. Großzügige Klinikeinweisung bei Z. n. Sturz (Osteoporose!), Tumoranamnese, Infektzeichen, rheumatolog. Erkrankungen. Bei **pseudoradikulärer Schmerzsymptomatik** (neurolog. Befund unauffällig) kommen ursächlich z. B. arthritische Veränderungen oder auch Zwischenwirbelluxationen in Frage.

Symptomatik

- **Unfallmechanismus** (z. B. Verheben)/Vorerkrankung (z. B. Tumor)
- **Einschießende Schmerzen** (LWS: in der Lendengegend, HWS: im Nacken)
- **Schonhaltung,** Bewegungsunfähigkeit, verspannte Rückenmuskulatur
- Sensibilitätsstörungen, motorische Ausfälle, Reflexabschwächungen/-verluste im Versorgungsgebiet der jeweils betroffenen Spinalnervenwurzel (radikuläre Schmerzsymptomatik):

Nervenwurzel	**Ausfälle** (**S** = sensibel – vgl. Dermatome s. n.S.; **M** = motorisch)	**Reflexe** (Fehlen/Abschwächung)
C 6	S: Außenseite der Ober- und Unterarme, den Daumen zugewandte Seiten der Unterarme bis zum Zeige-, Mittel- und Ringfinger	Bizepssehnenreflex (BSR)
C 7		Trizepssehnenreflex (TSR)
C 8	S: Kleinfingerseite der Unterarme bis zum Klein- und Ringfinger	Trömner-Reflex
L 4	M: Heben/Strecken des Beines S: Außenseite der Oberschenkel, Innenseite der Unterschenkel	Patellarsehnenreflex (PSR)
L 5	M: Hackengang, Stehen auf betroffenem Bein S: Fußrücken, Außenseite der Unterschenkel	Tibialis-posterior-Reflex (TPR)
S 1	M: Stehen auf den Zehenspitzen S: Fußkante, Rückseiten der Unterschenkel	Achillessehnenreflex (ASR) S1-S5: Kremaster-/Analreflex

- **Lasègue-Zeichen** positiv (s. S. 152)/Femoralis-Dehnungsschmerz
- **Alarmzeichen mit Indikation zur sofortigen operativen Entlastung** (Orthopädie/Neurochirurgie, evtl. Unfallchirurgie): beginnende Lähmung, plötzliches Verschwinden des Schmerzes (Hinweis auf beginnendes Absterben der Nervenwurzel), Blasen- oder Mastdarmstörungen (→ ggf. rektale Untersuchung NA): Cauda equina-Syndrom; Paraparese der Beine, Reithosenanästhesie

Maßnahmen RS/RA

- **Basischeck, Basismaßnahmen, HWS-Stützkragen bei zervikalem NPP**
- Umlagerung mit Schaufeltrage und Vakuummatratze
- bei der Lagerung Patientenwunsch beachten (z. B. bei lumbalem NPP Stufenlagerung: 90°-Beugung in Knie und Hüfte)
- schonender Transport, ggf. Notarztnachforderung zur Analgesie

Notärztliche Therapie

- **Untersuchung, Standardtherapie**
- **Medikamente:**
  Analgetika, z. B. ein Opiat wie Piritramid (0,1 – 0,2 mg/kgKG i. v.)
- Bei typischem Hexenschuss (Lumbago) s. vorhergehende Seite

Ursachen für Wirbelsäulenverletzungen

1. Direktes Trauma (z. B. Stich, Schuss)
2. Indirektes Trauma durch Einwirkung von Zug- und Scherkräften, z. B. bei Verkehrsunfällen: Wirbelsäulenkompressions-/-stauchungsfrakturen (z. B. Sturz aus großer Höhe auf die gestreckten Beine → meist Höhe Th 12 und L 1; Kopfsprung in flaches Wasser); HWS-Schleuder-Trauma.
3. Pathologische Frakturen (bei Tumor, Metastasen, Kortisontherapie).

HWS-Schleuder-Trauma

(posttraumatisches HWS-Syndrom)

Durch ein sogenanntes Peitschenschlagphänomen bei Auffahrunfall kommt es zu einer Dehnung des Band- und Kapselapparates der Halswirbelsäule sowie Reizung von Nervenwurzeln und vegetativen Nervengeflechten. Die Beschwerden treten bei leichteren Schweregraden oft erst über eine Stunde nach dem Ereignis ausgeprägt auf (fehlt das symptomfreie Intervall, so ist von einem schwereren Trauma auszugehen). Einteilung:

Grad I: Nacken- und Bewegungsschmerz. – Nicht testen!

Grad II: Zusätzlich in den Hinterkopf ausstrahlende Schmerzen.

Grad III: Unfähigkeit, den Kopf in einer Position zu halten. Sensibilitätsstörungen (Arme, Hände), evtl. Schluckstörung bei retropharyngealer Einblutung.

Segmentale Nervenversorgung der Haut

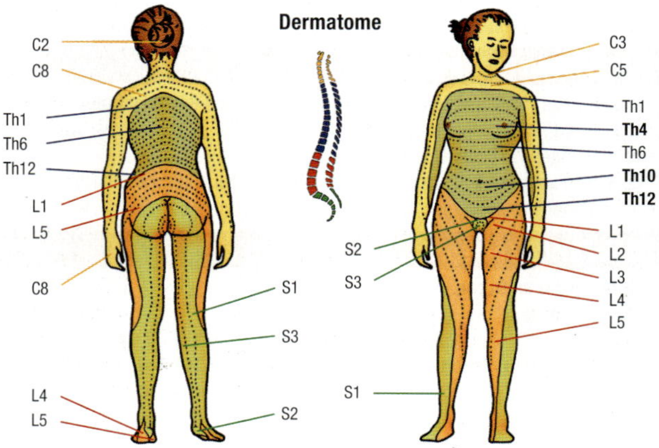

Symptomatik

- **Unfallmechanismus, WS-Schmerzen oder Gefühlsausfälle**
- Nackenschmerz/Nackensteifigkeit (HWS!)
- ggf. Querschnittssymptomatik: meist beidseitige motorische und sensorische Ausfälle bis zur Höhe des verletzten Rückenmarksegments
- **unwillkürlicher Harn- und Stuhlabgang (Warnzeichen!)**
- Blutdruckabfall, Puls tachykard, evtl. bradykard (spinaler Schock)
- Atemstörungen bei hohem Querschnitt (HWS – N. phrenicus: C3 – C5)

Maßnahmen RS/RA

- **Basischeck, Basismaßnahmen** (DMS-Kontrolle ohne WS-Manipulation)
- keine unnötige Umlagerung; frühestmögliche Ruhigstellung der HWS mit passendem HWS-Stützkragen oder In-Line-Immobilisation (s. S. 33)
- Schonende Umlagerung mit Schaufeltrage oder mindestens 5 Helfern auf vorbereitete **Vakuummatratze;** sofern vorhanden und nur falls geübt, kann bei der Rettung aus Kraftfahrzeugen oder entsprechenden Situationen ein Rettungskorsett benutzt werden (z. B. K.E.D.®); bei Polytrauma Zeitverluste minimieren!
- **kein Kopfüberstrecken, zur stabilen Seitenlage bei HWS-Trauma s. S.** 35 ff.

Maßnahmen RA in Notkompetenz

- venöser Zugang; Anlegen von Vollelektrolytlösung

Notärztliche Therapie

- **Untersuchung** (orientierender neurologischer Status), **Standardtherapie;** ggf. Intubation und Beatmung, ggf. Volumenersatz
- **Medikamente:**
  - Analgetika, z. B. ein Opiat wie Piritramid (0,1–0,2 mg/kgKG i. v.)
  - ggf. Benzodiazepine, z. B. Midazolam (0,05–0,1 mg/kgKG i. v.)

Die routinemäßige präklinische Krikoidtherapie (Methylprednisolon, hochdosiert) bei HWS-Trauma wird derzeit nicht mehr empfohlen. Als individuelle Entscheidung durch Experten in der Klinik möglich.

Hinweise

- Jegliche Funktionsprüfung der Wirbelsäule, speziell der Halswirbelsäule, hat bis zum Ausschluss einer Fraktur (Röntgen, in der Klinik) zu unterbleiben (Gefahr der Querschnittslähmung). Keine ungesicherte Drehung auf den Rücken!
- **Jeder Bewusstlose (Unfallverletzte) muss so behandelt/transportiert werden, als ob ein WS-Trauma vorläge (HWS-Stützkragen; Schaufeltrage, Vakuummatratze). Besonders schonender Transport (ggf. RTH), bei neurolog. Ausfällen am besten direkt in ein WS-Zentrum.**
- Jedes SHT ist bis zum Beweis des Gegenteils verdächtig auf ein HWS-Trauma.

Stumpfe (geschlossene) oder offene Verletzung des Brustkorbes (Thorax) und darin gelegener Organe, z. B.:

- **Rippen(serien)frakturen**
- **Lungenkontusion, Lungenriss** (Einblutung in das luftführende System möglich; Gefahr der inneren Aspiration, Symptome ähnlich wie Lungenödem)
- **Pneumothorax, Spannungspneumothorax, Hämatothorax** (s. 368 ff.)
- **Herzkontusion** (Symptome: Herzschmerzen, Symptome eines Herzinfarktes)
- **Herzbeuteltamponade** (s. S. 335)
- **Ruptur großer Gefäße,** z. B. der Aorta
- **Tracheal- oder Bronchusabriss,** erhebliche Lungenverletzungen

Versorgungsstrategien bei Thoraxtrauma

- **Bei intrathorakaler Blutung** kann eine Stabilisierung des Patienten u. U. nur operativ herbeigeführt werden. Der Patient wird vor Ort mit venösen Zugängen versorgt und bei vorliegender Indikation intubiert. Spätestens bei fehlender Stabilisierung (RRsyst < 80 mmHg) nach Druckinfusion von 1000 ml VEL und 500 ml kolloidalem Volumenersatzmittel (bzw. nach Small-Volume-Resuscitation) ist ein schnellstmöglicher Transport in eine geeignete Klinik mit Voranmeldung indiziert.
- Bei Brustkorbverletzungen **locker und steril abdecken** (nicht luftdicht, sonst Gefahr eines Spannungspneumothorax).
- **Fremdkörper in der Wunde belassen** (Blutstillung durch Eigentamponade).

Lokalisation der Punktionsstellen (vgl. S. 85 f.)

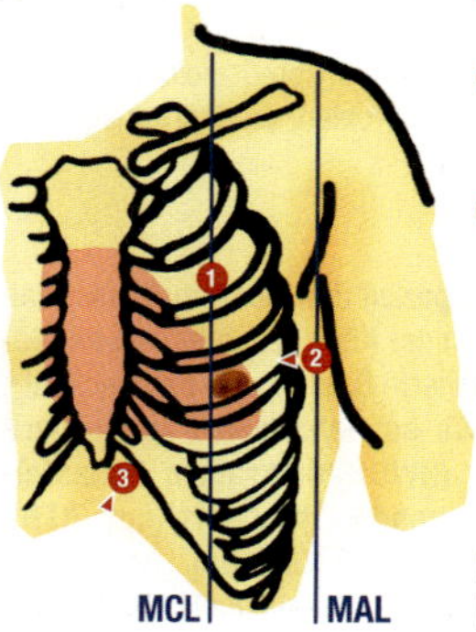

1. zur Entlastung eines Spannungspneumothoraxes: 2. ICR-MCL, nach Monaldi
2. zur Entlastung eines Hämatothoraxes: 4. (evtl. 5.) ICR-MAL, nach Bülau, nie unter Mamillenhöhe; Schwangere 3. ICR
3. zur Herzbeutelpunktion (xyphoido-sternocostaler Winkel)
   - im RD als Ultima Ratio bei Herzbeuteltamponade
   - Stichrichtung: 45° zur Frontalebene auf das Zentrum des linken Schulterblattes zu
   - Durchführung s. S. 335

MCL = Medioclavicularlinie,
MAL = Mittlere Axillarlinie

Symptomatik

- **Unfallmechanismus,** Prellmarken, äußerlich sichtbare Verletzungen
- **Druckschmerz beim Abtasten des Thorax**
- Atemnot, atemabhängiger Schmerz, schnelle, flache Atmung **(Schonatmung)**
- **zunehmende Atemnot/zunehmend erschwerte Beatmung → V. a. Spannungspneumothorax**
- Blasenbildung im Wundbereich: Hinweis auf offenes penetrierendes Trauma
- asymmetrische Atembewegungen
- evtl. **paradoxe Atmung** (instabiler Thorax): bei Rippenserienfraktur
- aufgehobenes Atemgeräusch (oft nur einseitig):
  - bei Pneumothorax (hypersonorer Klopfschall)
  - bei Hämatothorax (gedämpfter Klopfschall)
- prallgefüllte Halsvenen (fehlt u. U. bei gleichzeitiger Schocksymptomatik): bei Spannungspneumothorax und bei Herzbeuteltamponade
- Hautknistern (Hautemphysem = subkutane Luftansammlung): bei Tracheal-/Bronchusabriss oder Platzen einer Emphysemblase
- (Blut-) Husten; Blässe bis Zyanose
- Puls evtl. tachykard, kaum tastbar; Blutdruckabfall, Volumenmangelschock

Maßnahmen RS/RA

- **Basischeck, Basismaßnahmen; Wundversorgung** s. vorhergehende Seite
- **Lagerung auf verletzter Seite** (Schienung des Thorax), Oberkörper hoch – nicht erzwingen! Nur, wenn der Pat. es toleriert. Bei Bewusstlosigkeit: Seitenlage.

Maßnahmen RA in Notkompetenz

- venöser Zugang; Anlegen von Vollelektrolytlösung

Notärztliche Therapie

- **Untersuchung, Standardtherapie**
- großzügige Indikation zu **Intubation und Beatmung** (100 % O_2) (Narkoseeinleitung, s. S. 82 ff.) Solange ein Spannungspneumothorax nicht ausgeschlossen ist, ist ein PEEP kontraindiziert!
- **bei V. a. Spannungspneumothorax:** Sofortige Entlastung (s. linke S.)
- ggf. Schocktherapie (s. S. 328 f.), bei schwerer akuter Hypovolämie (z. B. ATLS Stadium III) ggf. Small-Volume-Resuscitation (möglichst initial): s. S. 647
- **bei V. a. Herzbeuteltamponade** (s. S. 335 – präklinisch schwer zu diagnostizieren!): ggf. Ultima Ratio Herzbeutelpunktion/bei (penetrierendem) Thoraxtrauma unter CPR-Bedingungen u. U. Notthorakotomie durch den darin versierten Notarzt (s. S. 335 und s. linke S.)
- **Medikamente:**
  - Analgetika, z. B. ein Opiat wie Piritramid (0,1 – 0,2 mg/kgKG i. v.) oder Ketamin (0,25 – 0,5 mg/kgKG i. v.)

- **Pneumothorax:** Kollabieren eines Lungenflügels durch Eigenelastizität bei Eintreten von Luft in den Pleuraspalt von innen oder außen; bedingt durch Verletzung der Lunge und/oder Brustwand (z. B. Thoraxtrauma, Alveolarruptur). Ein Pneumothorax kann auch ohne äußere Gewalteinwirkung auftreten (= Spontanpneumothorax, z. B. bei Ruptur einer Emphysemblase durch Husten).
- **Spannungspneumothorax:** Pneumothorax, bei dem die eintretende Luft den Pleuraspalt nicht mehr verlassen kann (Ventilmechanismus). Bei Inspiration strömt Luft nach → Kompression der Restlunge und Verschiebung des Mediastinums → Abknicken/Abdrücken der Hohlvenen mit Füllungsbehinderung des Herzens → **Akute Lebensgefahr!**
- **Hämatothorax:** Eindringen von Blut in den Pleuraspalt. (Auch im Rahmen von Entzündungen können sich größere Mengen seröser Flüssigkeit (über 2 l) im Pleuraspalt bilden und sammeln (Serothorax) und ähnliche Symptome wie ein Hämatothorax hervorrufen. Die Entwicklung ist in aller Regel jedoch deutlich langsamer. → Anamnese!)

Wichtige Hinweise zur Versorgung im Rettungsdienst

- Bei offenem Pneumothorax kein luftdichter Verband, da insbesondere beim beatmeten Patient dann ein Spannungspneumothorax entstehen kann.
- Fremdkörper in der Wunde belassen (Fixieren → Blutstillung).
- Bei intrathorakaler Blutung kann eine Stabilisierung des Patienten u. U. nur operativ herbeigeführt werden. Der Patient wird vor Ort mit venösen Zugängen versorgt und bei vorliegender Indikation intubiert. Spätestens bei fehlender Stabilisierung (RR_{syst} < 80 mmHg) nach Druckinfusion von 1000 ml VEL und 500 ml kolloidalem Volumenersatzmittel (bzw. nach Small-Volume-Resuscitation) ist ein schnellstmöglicher Transport in eine geeignete Klinik mit Voranmeldung indiziert.

Differenzialdiagnose

	Pneumothorax	Spannungspneumothorax
Atemnot/Schmerzen	gleichbleibend	zunehmend
Besserung einer Zyanose bei Sauerstoffgabe (100 %)/Beatmung	ja	wenig oder gar nicht; i. d. R. sogar Zunahme des Spannungspneumothoraxes bei Beatmung
Blutdruckabfall	keiner bis leicht	stark
Einflussstauung (gestaute Halsvenen)	gering bis gar nicht	vorhanden
Maßnahmen	Lagerung, evtl. Punktion	Lagerung, sofort Punktion/ggf. Wundspreizung

Beim Hämatothorax treten im Gegensatz zum (Spannungs-) Pneumothorax ein aufgehobenes Atemgeräusch sowie ein gedämpfter (nicht hypersonorer) Klopfschall auf.

Symptomatik

- **atemabhängige, einseitige Brustschmerzen; bei zunehmender Atemnot/ zunehmend erschwerter Beatmung → V. a. Spannungspneumothorax**
- veränderte Atembewegungen (Seitendifferenz)
- **(meist einseitig) fehlendes Atemgeräusch** und Klopfschalldifferenz:
  - bei Pneumothorax → hypersonorer Klopfschall
  - bei Hämatothorax → gedämpfter Klopfschall
- **prallgefüllte Halsvenen** (fehlt u. U. bei gleichzeitiger Schocksymptomatik): bei Spannungspneumothorax und bei Herzbeuteltamponade (DD: kardiogener Schock und Lungenembolie!)
- **Blutdruckabfall** und Kaltschweißigkeit bei Spannungspneumothorax
- Blässe bis **Zyanose,** Tachykardie, evtl. **Hautknistern** (Hautemphysem)
- häufig Prellmarken/Druckschmerz (bei stumpfem Trauma)
- Husten, evtl. Abhusten von blutig-schaumigem Sekret

Maßnahmen RS/RA

- **Basischeck, Basismaßnahmen**
- **Oberkörperhochlagerung, dabei auf die verletzte Seite drehen** (Schienung des Thorax); bei Bewusstlosigkeit Seitenlage
- Thoraxwunden locker und steril abdecken

Maßnahmen RA in Notkompetenz

- venöser Zugang; Anlegen von Vollelektrolytlösung

Notärztliche Therapie

- **Untersuchung, Standardtherapie, u. U. Ultraschalldiagnostik** (bei Flüssigkeit im Pleuraraum ist eine Mengenabschätzung möglich, nicht unbedingt aber die Art der Flüssigkeit; das Vorliegen eines Pneumothorax ist gut zu diagnostizieren, aber nicht das Ausmaß).
- bei offenem Thorax: offenlassen – Intubation und Beatmung (100 % O_2); Narkoseeinleitung s. S. 82ff.; solange ein Spannungspneumothorax nicht ausgeschlossen ist, ist ein PEEP kontraindiziert!
- **bei Verdacht auf Spannungspneumothorax:** Sofortige Entlastung durch laterale oder anteriore Thorakostomie oder Nadeldekompression (s. S. 85f.)
- **bei Verdacht auf akuten Hämatothorax:** Thorax-Drainage erwägen (im 4./5. ICR nach Bülau, nie unter Mamillenhöhe, MAL; Sog ca. 20 cm H_2O)
- ggf. Schocktherapie s. S. 328f. Erwägen einer Thorax-Drainage (im 4./5. ICR nach Bülau, mittlere Axillarlinie; Sog ca. 20 cm H_2O)
- **Medikamente:**
  - Analgetika, z. B. ein Opiat wie Piritramid (0,1–0,2 mg/kgKG i. v.) oder Ketamin (0,2–0,5 mg/kgKG i. v.)

Verletzung von Organen oder Weichteilen des Bauchraumes durch äußere Gewalteinwirkung. Vgl. a. Akutes Abdomen und Anatomie des Bauches s. S. 386 ff.

Ursachen

- Stumpfes (geschlossenes) Bauchtrauma: z. B. Schlag, Stoß, Auto-/Fahrradunfall, dabei häufig: Milz- und Leberverletzungen.
- Perforierendes (offenes) Bauchtrauma: z. B. Schuss-, Stich- und Pfählungsverletzungen.

Folgen

- Einriss/Perforation eines Bauchorgans (z. B. Leber, Milz, Zwerchfell usw.), seltener Ruptur von Zysten (z. B. Niereneinblutung) → Blutung, Peritonitis.
- Gefäßverletzung oder Verletzung des Mesenteriums → intraabdominelle Blutung.
- Prellung eines Organs (Kontusion).

Milztrauma

- **Ursachen:** meist stumpfe Verletzung (z. B. Thoraxtrauma links mit Rippenfraktur), seltener perforierend (z. B. Messerstich) oder Spontanruptur (Vorerkrankung mit Milzvergrößerung – Bagatelltrauma reicht dann für eine Ruptur!).
- **Wichtige Besonderheit**
  - **Einzeitige Ruptur:** Parenchym- und Kapselruptur gleichzeitig bei schwerem Trauma → sofortige Blutung in die Bauchhöhle → Volumenmangelschock
  - **Zweizeitige Ruptur:**
    1. Bei Unfall zunächst nur Parenchymruptur mit subkapsulärem Hämatom.
    2. Dann symptomfreies Intervall!
    3. Nach Stunden bis Wochen Kapselruptur → Lebensbedrohliche Blutung!
- **Symptome:** Schmerzen im linken Oberbauch, Ausstrahlung in die linke Schulter (= Kehr-Zeichen), Volumenmangelschock (s. S. 326 ff.).

Lebertrauma

- **Ursachen:** meist stumpfe Verletzung (z. B. Lenkradaufprall, Sicherheitsgurtkompression), seltener perforierend (z. B. Messerstich).
- **Symptomatik**
  - Druckschmerz im rechten Oberbauch
  - Lebensbedrohliche Blutung/Volumenmangelschock (s. S. 326 ff.)
  - Subkapsuläres Hämatom mit späterem Kapselriss möglich (zweizeitige Ruptur wie bei Milz, s. o.).
- **Häufigkeit:** Bei etwa 20 % der Patienten mit stumpfem Bauchtrauma ist die Leber beteiligt.

Symptomatik

- **Unfallmechanismus, Prellmarken** (bei Pkw-Unfall mit Gurtmarke über dem Unterbauch in ca. 60 % intraabdominelle Verletzung), Schmerzen, Übelkeit
- **Bild des Akuten Abdomens mit Abwehrspannung, Schocksymptomatik**
- ggf. offene Verletzung (evtl. mit Austreten von Darmschlingen)
- Abdominalwunde mit Blasenbildung bei Husten: Zeichen für Bauchfelleröffnung

Maßnahmen RS/RA

- **Basischeck, Basismaßnahmen, ggf. Schocklage,** Schonhaltung des Patienten ermöglichen (z. B. Beine anziehen/Knierolle), bei Bewusstlosigkeit Seitenlage!
- **Wundabdeckung und ggf. zusätzlich Ringpolster**
- **pfählende und sonstige Fremdkörper in der Wunde belassen** (abpolstern; ggf. abschneiden/absägen lassen → Feuerwehr)
- **ausgetretene Darmschlingen belassen** (kein Reponieren!); abpolstern mit feuchten Kompressen (sterile NaCl 0,9 %)

Maßnahmen RA in Notkompetenz

- venöse Zugänge; Anlegen von VEL, ggf. Druckinfusion

Notärztliche Therapie

- **Untersuchung, Standardtherapie**
- **Schocktherapie** (s. S. 328 f.), **ggf. Kreuzblutabnahme**
- **ggf. Magensonde** (zur Entlastung des Magens)
- **Medikamente:**
  - Analgetika, z. B. ein Opiat wie Piritramid (0,1–0,2 mg/kgKG i. v.) oder Ketamin (0,25–0,5 mg/kgKG i. v.)
  - Benzodiazepine, z. B. Midazolam (0,05–0,1 mg/kgKG i. v.)
  - ggf. Narkotika, z. B. Ketamin (0,5–2 mg/kgKG i. v.)

Hinweis

- Bei Milz- oder Leberverletzung immer auch an Verletzung weiterer Organe denken. Ein Zweitbefund ist häufig vorhanden.
- Eine ausgedehnte abdominelle Blutung kann häufig relativ zuverlässig und einfach mit Ultraschall festgestellt werden. Mittlerweile gibt es kleine, transportable Ultraschallgeräte für den Einsatz im Rettungsdienst. In Studien wird derzeit der Nutzeffekt von Ultraschalluntersuchungen im Rettungsdienst untersucht.
- Bei intraabdominellen Blutungen kann eine Stabilisierung des Patienten u. U. nur operativ herbeigeführt werden. Der Patient wird vor Ort mit venösen Zugängen versorgt und bei vorliegender Indikation intubiert. Spätestens bei fehlender Stabilisierung (RR_{syst} < 80 mmHg) nach Druckinfusion von 1000 ml VEL und 500 ml kolloidalem Volumenersatzmittel (bzw. Small-Volume-Resuscitation) ist ein schnellstmöglicher Transport in eine geeignete Klinik indiziert (Voranmeldung).

Amputation bezeichnet eine komplette bzw. inkomplette (= subtotale Amputation) Abtrennung eines Körperteils, sodass deren Durchblutung ganz oder teilweise aufgehoben ist. Abgetrennter Körperteil = Amputat. Das Amputat wird auch als Replantat bezeichnet, wenn es mit dem Ziel, wieder an den Körper anzuwachsen, behandelt wird.

Versorgung des Replantats

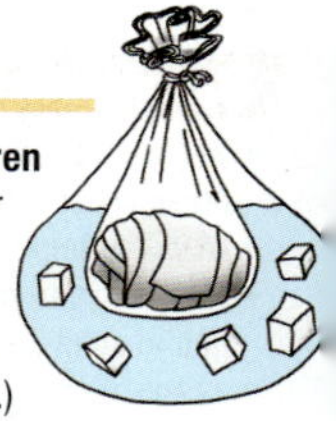

- Replantat, insbes. Wundfläche, **so wenig wie möglich berühren** (möglichst sterile Handschuhe tragen); vorsichtig nur von sehr grober Verschmutzung reinigen (sonst keine Behandlung)
- **Einwickeln des Replantats in steriles Verbandmaterial,** das mit NaCl-0,9 %-Lösung oder VEL befeuchtet wurde (z. B. reichlich Kompressen – auch als Schutz vor Eiskontakt – s. u.)
- Lagerung und Transport in **doppelwandigem Replantatbeutel** mit „indirekter Kühlung" bei **ca. 4 °C** zur Erhöhung von Ischämietoleranz und Replantationswahrscheinlichkeit (s. Abbildung).
- Das eingewickelte Replantat befindet sich im inneren Beutel.
- In den äußeren Beutel wird eine **geeignete Kühlflüssigkeit** gefüllt, z. B.
  a) Eiswasser (< 1/3 Eiswürfel, > 2/3 Leitungswasser)
  b) spezielles Pulver („künstliches Eis" – nicht: „Trockeneis"!), das zusammen mit Wasser oder Infusionslösung eine Kühlmischung ergibt (entspr. Kühlmöglichkeit für RTW/NEF vorgesehen: DIN EN 1789 bzw. DIN 75079)
- **Es muss unbedingt darauf geachtet werden, dass das Replantat keinen Kälteschaden durch zu starke Kühlung/Gefrieren erleidet** (kein direkter Kontakt zu Eis/Kühlpacks, Beutelinhalt immer wieder bewegen)!

Sonderfall: ausgeschlagener Zahn (Avulsion)

- **Zahnfragmente und avulsierte Zähne spätestens nach 30–60 min, ohne Alveolenwand und Desmodont zu berühren sowie ohne Desinfektion, in geeignete Aufbewahrungsflüssigkeit einbringen** (z. B. Zahnrettungsbox [Medice Dentosafe®], 10–20-ml-Spritze mit kalter H-Milch oder physiologischer NaCl 0,9 % [Zellen überleben bis zu 24 bzw. 6 bzw. 2–3 Stunden]).
- Sofortige Überweisung an Zahnarzt oder Klinikeinweisung in zahnärztlich-chirurgische Fachabteilung, sofern nicht andere Verletzungen Priorität haben.
- Zahnfragmente/Zähne weder in Wasser aufbewahren (Desmodontalzellen platzen durch veränderten osmotischen Druck) noch im Mund belassen (Aspirationsgefahr! Warmer Speichel führt zu Stoffwechselerhöhung in Desmodont und schnellerem Zelltod! Zahnpulpa stirbt auch bei regelrechter Aufbewahrung ab)!
- Milchzähne werden aufgrund möglicher Schädigung des Zahnkeims oft nicht replantiert. **Bei bleibenden Zähnen Replantation anstreben!**

Symptomatik

- **Wunde mit fehlendem Körperteil,** Schmerzen
- evtl. vorliegendes Amputat
- evtl. (spritzende arterielle) Blutung
- ggf. Schocksymptomatik (Tachykardie, Blutdruckabfall, Kaltschweißigkeit)

Maßnahmen RS/RA

- **Basischeck, Basismaßnahmen**
- ggf. Blutstillung (s. S. 31 f), nur grobe Verschmutzungen entfernen, steriler (Druck-) Verband, ggf. Schienung
- **Zügige Versorgung des Amputats mit Replantatbeutel** (s. linke S.);
- bei subtotaler Amputation: lediglich steriler Verband (ohne Kühlung); keine Abtrennung, außer als Ultima Ratio bei Einklemmung mit Gefahr im Verzug → Notarzt!)
- Bei unkomplizierter Einfach-Amputation sollte die Erstversorgung bis zum Transportbeginn weniger als 15 min dauern.
- Bei Schock/schweren Verletzungen gilt **„Life before limb!"** → Falls das Amputat nicht (schnell genug) auffindbar ist oder andere lebensrettende Aufgaben im Vordergrund stehen, z. B. Polizei/Feuerwehr mit der Suche beauftragen
- Bei fehlenden Hautstücken im Augenlidbereich (z. B. nach Hundebissverletzung) muss selbst bei kleinsten Stücken jede Anstrengung zur Wiederauffindung unternommen werden.

Maßnahmen RA in Notkompetenz

- venöser Zugang; Anlegen, ggf. Infundieren von VEL; ggf. Druckinfusion.

Notärztliche Therapie

- **Untersuchung, Standardtherapie**
- Weiterführen der o. g. Maßnahmen
- **ggf. Schocktherapie** (s. S. 328 f.)
- **Medikamente:**
  - Analgetika, z. B. ein Opiat wie Piritramid (0,1 – 0,2 mg/kgKG i. v.) oder Ketamin (0,2 – 0,5 mg/kgKG i. v.) [keine Lokalanästhesie!]
  - ggf. Benzodiazepine, z. B. Midazolam (0,05 – 0,1 mg/kgKG i. v.)
  - ggf. Narkotika, z. B. Ketamin (0,5 – 2 mg/kgKG i. v.)

Hinweise:

- **Geeignetes Transportziel** auswählen (z. B. bei Fingeramputation Klinik mit Möglichkeit der **mikrochirurgischen Versorgung**). Voranmeldung!
- **Replantationsentscheidung wird in der Klinik getroffen. Das Amputat ist ausnahmslos sicherzustellen** (ggf. suchen lassen) **und adäquat zu asservieren (medizinische Gründe und juristische Verpflichtung).**

1. **Blutung und Wunde** s. S. 348
2. **Fraktur (Knochenbruch)** s. S. 350
3. **Luxation (Verrenkung)** s. S. 351

Erstmaßnahmen bei Sportverletzungen nach dem PECH-Schema

- **P**ause, Ruhigstellung
- **E**is im Wasserbeutel, Kühlung (s. S. 54, 349)
- **C**ompressionsverband
- **H**ochlagerung der betroffenen Extremität

nach: Schmidt/Engelhardt/Ziesché/Gesenhues (Hrsg.); „Praxisleitfaden Allgemeinmedizin"; Gustav Fischer Verlag 1996

Spezielle Verletzungsbilder

- **Muskelkrampf:** Muskel zieht sich zusammen, verhärtet sich; dumpfer, ziehender Schmerz bei Belastung.
  Maßnahmen: Sofern Muskelschäden ausgeschlossen sind (Zerrung, Faserriss), vorsichtige passive Dehnung des betroffenen Muskels bzw. Anspannung der entsprechenden Gegenspieler, Lockerungsmassage.
- **Muskelzerrung:** Spannungsgefühl, zunehmender krampfartiger Schmerz, insbesondere bei Druck, Dehnung, Anspannung und Widerstand.
- **Muskelfaserriss:** Nadel- oder messerstichartiger Schmerz bei Belastung (Anspannung), evtl. Hämatom.
- **Muskelriss:** wie Muskelfaserriss, zusätzlich Bildung eines Muskelwulstes und einer Muskellücke bei Anspannung, teilweiser bis völliger Funktionsverlust.
- **Bänderriss/Bänderdehnung/„Verstauchung":** „Umknicken" mit dem Fuß; instabiler Bandapparat, starkes Anschwellen, Hämatom, Bewegungs- und Belastungsschmerz, evtl. Bewegungseinschränkung, evtl. abnorme Gelenkbeweglichkeit, evtl. hat der Pat. die Zerreißung akustisch wahrgenommen
- **Achillessehnenruptur:** evtl. peitschenknallartiges Geräusch, Zehenstand nicht möglich, Delle in der Sehne (bei starker Belastung oder Tritt in die Ferse).
- **Meniskusschaden:** Schmerz, Bewegungseinschränkung/Blockade (Kniegelenk)

Wichtige Hinweise

- **Blutverlust bei geschl. Frakturen nicht unterschätzen** (s. S. 350)!
- **Offene Frakturen** = OP-Indikation; daher Pat. nüchtern lassen (Narkose). Wegen hohem Infektionsrisiko des Knochens (Keime aus Mund-Rachenraum und von der Haut des med. Personals und des Pat.!): Initialverband (Ersthelfer/RD-Personal) im Idealfall bis zur endgültigen OP-Versorgung geschlossen halten.
- Regelmäßige Kontrolle und Dokumentation von peripheren Pulsen (Durchblutung), peripherer Motorik und peripherer Sensibilität **(„DMS")**, auf jeden Fall initial, vor und nach Immobilisationsmaßnahmen oder Manipulation an der betroffenen Extremität.

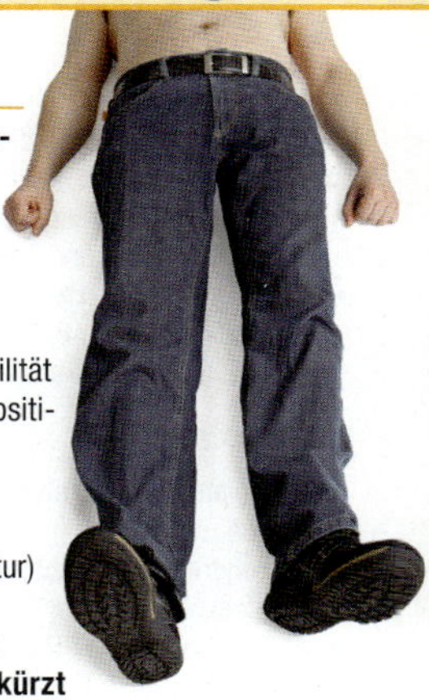

Symptomatik

- **Schmerzen, Bewegungs- und Gefühlsstörungen, Unfallmechanismus**
- **Schwellung, Prellmarken**
- Wunde, Blutung, Knochensplitter sichtbar/tastbar
- abnorme Lage und/oder Beweglichkeit
- evtl. Knochenreibegeräusch (nicht testen!)
- evtl. Störungen der Durchblutung oder Sensibilität unterhalb der Frakturstelle (Prüfen, da ggf. Repositionsindikation vor Ort durch NA!)
- evtl. fehlende Belastbarkeit der Extremität
- evtl. Schocksymptomatik
- **Schenkelhalsfraktur** (hüftgelenksnahe Femurfraktur)
  - meist ältere Menschen betroffen
  - Druckschmerz in der Hüfte; Stauchungsschmerz
  - **Bein oft nach außen gedreht (rotiert) und verkürzt**
  - vorausgehend meist Sturz, häufig in Verbindung mit Synkope s. S. 262 ff. (pathologische Fraktur auch ohne Sturz möglich)

Maßnahmen RS/RA

- **Basischeck, Basismaßnahmen,** s. a. S. 40 ff.
- Erstversorgung (leichter Sportverletzungen) nach dem **PECH-Schema** s. l. S.
- verletzte Extremität schonend entkleiden (z. B. Kleidung aufschneiden), soweit mgl.: **Schmuck entfernen** (→ Schwellung!), sicher verwahren (Dokumentation)
- **Ruhigstellung inkl. angrenzender Gelenke, Schienen** bei Oberschenkel- und Schenkelhalsfraktur: Umlagerung mit Schaufeltrage auf Vakuummatratze!
- Fraktur: beim Umlagern/Schienen die Extremität achsengerecht unter leichtem Zug halten (Verhindern von Knochenreiben = Schmerzen/Schäden)

Maßnahmen RA in Notkompetenz

- ggf. venöser Zugang, Anlegen von Vollelektrolytlösung

Notärztliche Therapie

- **Untersuchung, Standardtherapie, ggf. Schocktherapie** (s. S. 328 f.)
- Fraktur mit grober Fehlstellung oder Einklemmung/Spannung von Weichteilen geradeziehen und so fixieren.
- bei Sensibilitäts- und/oder motorischen Störungen (Nervenversorgungsgebiet) oder fehlenden peripheren Pulsen: Reposition vor Ort (Analgesie!)
- **Medikamente** (ggf. auch prophylaktisch bei Umlagerung/Reposition): Analgetika, z. B. Piritramid (0,1–0,2 mg/kgKG i. v.) oder Ketamin (0,25–0,5 mg/kgKG i. v.); ggf. Narkotika, (z. B. bei Einklemmung oder Reposition, Narkoseeinleitung zur Befreiung), z. B. Ketamin (0,5–2 mg/kgKG i. v.)

Unter Polytrauma versteht man gleichzeitig entstandene Verletzungen mehrerer Körperregionen (Organsysteme), von denen wenigstens eine oder ihre Gesamtheit lebensbedrohlich ist. [nach Tscherne et al.] (ISS-Score > 16 Punkte)

- **Ursachen:** Verkehrsunfälle (ca. 80 %), Arbeitsunfälle (ca. 10 %), häusliche Unfälle (4 %), Suizid- und Tötungsversuche (4 %), Spiel und Sport (3 %).
- **Häufigkeit verletzter Körperregionen bei Polytraumatisierten:** 60 % Schädel-Hirn, 45 % Extremitäten, 25–60 % Thorax, 10–25 % Abdomen und Becken, 5 % Wirbelsäule

Notfallstrategie

Die Problematik der Polytraumaversorgung für den Rettungsdienst liegt vor allem darin, dass

- das Polytrauma ein seltener Einsatzgrund geworden ist (< 2–5 % der Notarzt-Einsätze),
- das Polytrauma das Rettungsteam durch die Vielfalt der Aufgaben und den Zeitdruck herausfordert,
- ein Polytrauma oft mit mehreren Verletzten einhergeht.

Die Mortalität bei polytraumatisierten Patienten ist mit 20–50 % hoch, kann aber durch suffiziente Versorgung (standardisierte Versorgungsstrategie) gesenkt werden. Dazu gehören unbedingt:

1. Zügige und effektive Bekämpfung der **„5 tödlichen Hypotheken“** [nach Dinkel]:

- **HYPOXIE** (Sauerstoff, Intubation, Beatmung, ggf. Pleuraentlastung)
- **HYPOVOLÄMIE** (Schocklage, Infusion, vgl. S. 328 f.)
- **HYPOPERFUSION** (Lagerung, Blutdruck, Medikamente)
- **HYPOTHERMIE** (Wärmeerhaltung; Decke, Fahrzeug, warme Infusion)
- **HYPOTHERAPIE** [NA] (Analgesie, Narkose, chirurgische Intervention)

2. Ein standardisiertes, algorithmisches Vorgehen am Unfallort, um
   - frühzeitig die Arbeitsdiagnose Polytrauma zu stellen und den Patienten als Polytrauma zu behandeln,
   - korrekt die Prioritäten zu beachten und nichts zu vergessen,
   - Zeit zu gewinnen und
   - den Patient in eine geeignete Klinik zu bringen.
3. Eine saubere Klinikübergabe und ein ebenfalls standardisiertes Schockraummanagement der Zielklinik.

Die vermeidbaren Fehler sind:

1. Unterbewertung.
2. Zu wenig getan.
3. Zu langsam gehandelt/zu spät abtransportiert.

Der Unfallmechanismus gibt wertvolle Hinweise auf wahrscheinliche/mögliche Verletzungen des Patienten, z. B.:

- **Pkw-Frontalaufprall:** Alarmzeichen für schwere Verletzungen (Thoraxtrauma mit Herzkontusion und Pneumothorax, HWS-Trauma, Leber- und Milzruptur, Beckenfraktur) sind z. B. Knieanstoß am Armaturenbrett, „Bullaugenwindschutzscheibe" (Eindrücken der Windschutzscheibe durch Anstoß mit dem Kopf), sichtbare Veränderungen des Radstandes (z. B. Rad zur Seite geknickt/Achsenverschiebung (> 30 cm) am Unfallfahrzeug), Fahrzeug-Deformierung um mehr als 50 cm.
- **Pkw-Seitenaufprall:** Typische schwere Verletzungen: HWS-Verrenkung, Thoraxtrauma, Akzelerationstrauma der Aorta, seitenabhängig Leber- oder Milzruptur, Frakturen des Beckens.
- **Pkw-Heckaufprall:**
  - An HWS-Trauma (z. B. Schleudertrauma) denken!
  - Frontalaufprallkomponente mit einbeziehen! Insasse wird nach vorne geworfen → Lenkradkontusion!
- **Pkw-Unfälle allgemein:**
  - Die Gewalteinwirkung auf den Patienten entspricht in ihrer Richtung in der Regel der Einwirkung auf das Fahrzeug.
  - Wird ein Insasse aus dem Fahrzeug geschleudert, steigert sich das Risiko schwerer Verletzungen (SHT, WS, Thorax, Abdomen usw.) um 300 %. Auch bei den im Auto verbliebenen Insassen ist mit schweren Verletzungen zu rechnen!
  - Auch wenn ein Insasse getötet oder eingeklemmt wird, ist bei weiteren Insassen das Risiko schwerer Verletzungen erhöht.
  - Knieverletzungen bei einem Autounfall können Hinweise auf Oberschenkel- und Beckenfrakturen sowie Hüftgelenksverrenkungen sein.
- **Fußgänger wird von Kraftfahrzeug (frontal) erfasst.**
  Generell mit schweren Verletzungen (vor allem SHT/WS) rechnen. Zur besseren Einschätzung bei Pkw:
  - bis 50 km/h: Aufschlagen des Kopfes auf die Kühlerhaube.
  - bis 70 km/h: Aufschlagen des Kopfes auf die Windschutzscheibe.
  - mehr als 70 km/h: Der Fußgänger wird über das Dach geworfen.

  Lebensbedrohliche Verletzungen sind bereits möglich, wenn Radfahrer oder Fußgänger mit mehr als 30 km/h durch ein Fahrzeug erfasst werden (der Verdacht muss bei Bremsspuren > 10–20 m bei trockener Fahrbahn entstehen). Ebenso ist bei Überrolltraumen von schweren Verletzungen auszugehen.
- **Sturz aus der Höhe (z. B. Leiter)**
  Stets an HWS-/WS- und SHT denken; bei Sturz auf die gestreckten Beine typischerweise Fraktur der Fersenbeine, Stauchungsfraktur der WS (BWK 12/LWK 1), sowie Schienbeinplateau-Frakturen. Spätestens ab einer Sturzhöhe von 6 m ist von einer Polytraumatisierung auszugehen.

A. Allgemeine Maßnahmen/Primärversorgung

1. Überblick verschaffen

- Eigenschutz! (s. S. 14 ff.)

Arbeitsdiagnose Polytrauma, wenn der **Unfallmechanismus** darauf schließen lässt (z. B. s. S. 379; die dort aufgeführten Kriterien sind als Anhaltspunkte zu verstehen; ggf. können Polytraumen bei geringeren Schäden auftreten oder bei größeren fehlen). **Im Zweifel wie Polytrauma behandeln, bis das Gegenteil feststeht!**

- Bei Massenanfall von Verletzten s. S. 94 ff.
- Absichern der Unfallstelle (s. S. 14)
- Kurze Sichtung aller potenziellen Patienten: Ansprechbar? Puls tastbar? Atmung sichtbar? Eingeklemmt?

2. Sofortmaßnahmen

- Bei sichtbarer arterieller Blutung: Schnelle Blutstillung (Kompression).
- Bei Bewusstlosigkeit mit Atmung: Seitenlage (vgl. S. 35 ff.).
- Ggf. kurze Anweisungen an Ersthelfer.
- Rückmeldung/Nachalarmierung (s. S. 19):
  - Unfallereignis, Gefahren an der Einsatzstelle
  - X Verletzte, davon Y Schwerverletzte, Z eingeklemmte Patienten
  - Nachforderung: Notarzt, Feuerwehr (Gefahr/eingeklemmte Person), Polizei.
- Ggf. Einweisen und Koordinieren nachrückender Kräfte.
  - Bei Gefahr im Verzug: Ggf. (Crash-) Rettung des Patienten aus dem Gefahrenbereich (Dabei an Wirbelsäulen-Trauma denken – wenn möglich HWS-Immobilisation und Schaufeltrage/Vakuummatratze! – s. u. und s. S. 41 f.)
  - Sonst: Zuerst Stabilisierung, dann erst schonende Rettung!!
- Möglichst frühzeitig:
  1. **Immobilisation der Hals-Wirbelsäule:**
     a) In-Line-Immobilisation (1 Helfer immobilisiert die HWS durch achsengerechtes Halten des Kopfes) oder
     b) HWS-Stützkragen.
  2. **Sauerstoffinsufflation 10 l/min**
  3. **Wärmeerhalt** (Studien weisen auf eine relevante Prognoseverbesserung hin)

3. Basischeck am Patienten, ABCDE-Schema s. S. 26 f.

- Vitalparameter: GCS, kapilläre Füllungszeit, Puls, RR, EKG, AF, S_pO_2
- Verletzungsmuster: Bodycheck („head to toe" in ca. 60–90 s, vgl. S. 158)

Arbeitsdiagnose Polytrauma, wenn die Vitalparameter und das Verletzungsmuster den Verdacht begründen. Im Zweifel wie Polytrauma behandeln, bis das Gegenteil feststeht!

- **Schock, Alkoholanamnese und Alkoholgeruch gelten bis zum Beweis des Gegenteils nicht als Erklärung für Bewusstseinsstörungen!**

B. Initiale Schocktherapie

1. Atmung

- **Freimachen/Freihalten der Atemwege, O_2-Gabe (100 %!)**
- **ggf. (assistierte) Beatmung** (100 % O_2!) – Ziel: Normokapnie
- **ggf. endotracheale Intubation** (NA: ggf. Narkoseeinleitung); Indikationen:
  a) NA: GCS ≤ 8, Hypoxie (z. B. $S_aO_2 < 90\,\%$), AF < 6 oder > 29/min, Schnappatmung, schwerer Schock, paradoxe Atmung, offener Thorax, Aspiration
  b) RA i. Nk.: bei Unmöglichkeit der Masken-Beutel-Beatmung (vgl. S. 78)
- **V. a. Spannungspneumothorax** → frühzeitig Pleuraentlastung (NA).

2. Herz-Kreislauf

- **Stillung von massiven Blutungen nach außen**
- **Wärmeerhalt, ggf. Schocklage** (vgl. unten)
- **Venöse Zugänge** (NA/RA i. Nk.); **ggf. Kreuzblutabnahme (nicht zu spät, da sonst durch Infusion verdünnt/unbrauchbar).** Zur Not auch aus Blutlache, sofern Identität eindeutig. **Infundieren von VEL; ggf. Druckinfusion**
- NA: Ggf. Volumentherapie (kolloidale Lösungen + VEL). Konzepte: s. S. 329
  Anlegen weiterer großlumiger peripherer venöser Zugänge (mind. 2)

Wenn nach schneller Infusion von 1000 ml VEL und 500 ml Kolloid oder nach Small-Volume-Resuscitation (s. S. 329, 647) keine Stabilisierung der Kreislaufsituation eintritt ($RR_{syst} < 80$ mmHg) → schnellst möglicher Transport in geeignete Klinik (Sondersignal + Voranmeldung!).

3. Lagerung/Immobilisation

Entsprechend den Verletzungen und Herz-Kreislauf-Verhältnissen.
Vakuummatratze! – Prioritäten:

1. **Atem- und oder Herz-Kreislauf-Stillstand**	→ Rückenlage
2. **Bewusstlosigkeit, nicht intubiert**	→ Seitenlage (Vgl. S. 35 ff.)
a) bei Thorax-/Extremitätentrauma:	auf verletzte Seite
b) bei Fremdkörper/sonst:	auf unverletzte Seite
3. a) **Erschwerte Atmung bei Thoraxtrauma**	→ Oberkörper hoch (z. B. 45°) [ggf. Patientenwunsch]
b) **Abdominaltrauma**	→ Schonhaltung, Knierolle [ggf. Patientenwunsch]
c) **Schädel-Hirntrauma**	→ Oberkörper hoch (30°)
d) **Wirbelsäulentrauma**	→ Flachlagerung auf Vakuummatratze
4. **Extremitätentrauma**	→ Extremität mit Schienen stabilisieren u. fixieren
5. **Schocklage**	a) kombinierbar mit 1. und 2. b) als Ganzkörperschräglage immer kombinierbar, außer 3. a)/c)

Weiter oben stehende Lagerung hat Priorität vor weiter unten stehenden. Manche Lagerungen lassen sich problemlos kombinieren. Im Zweifel (3. vs. 5.) ist eine Flachlagerung anzustreben.

C. Weitere Notfallmaßnahmen

(unter Fortführung der Schockbehandlung)

1. **Analgesie** (s. S. 82).
2. **Narkoseeinleitung, Intubation und Beatmung** (s. S. 82 ff., 70 ff., 47 ff.)
   - Großzügige Indikationsstellung – sofern noch nicht initial geschehen.
3. **Monitoring**
   - Lückenlose Überwachung der Vitalfunktionen.
4. **Genaues Verletzungsmuster bestimmen** (s. S. 158)
   - Vollständiges Entkleiden, damit keine Verletzungen übersehen werden.
   - Wärmeerhaltung beachten – wenn möglich im geheizten Fahrzeug.
   - Ausgangsbefunde dokumentieren!
5. **Wunden steril abdecken.**
6. **Ggf. Magensonde legen**
   (intubierter Patient; nicht bei Gesichtsschädeltrauma/SHT)
7. **Vorbereiten des Transports,**
   - Auswahl der Zielklinik: allgemeine Kompetenz als Traumazentrum (z. B. modernes Schockraummanagement, Versorgung des Gesamtverletzungsmusters) hat Priorität vor dem nächstgelegendenen Krankenhaus der Grund-/Regelversorgung und vor Spezialkompetenzen (z. B. Replantationschirurgie). Ggf. Transport mit RTH (langer Transportweg, WS-Trauma).
   - **Anmeldung in der Klinik über Rettungsleitstelle:** Verletzungsmuster, Patientenzustand, Alter, Geschlecht, benötigtes Personal, bisherige Maßnahmen.
8. **Dokumentation:** Unfallhergang, Untersuchungsdaten, die später evtl. nicht mehr erhoben werden können (z. B. Unfallmechanismus, Beweglichkeit der Extremitäten (aktiv/passiv), Schmerzen, Sensibilitätsstörungen).

D. Versorgung einzelner Verletzungen

(Überprüfen, ob bereits abgearbeitet!)

1. Thoraxtrauma (s. S. 368 f.)

1. Lagerung
2. Intubation und Beatmung bei instabilem Thorax (NA)
3. Pleuraentlastung bei Spannungspneumothorax (NA);
   Ggf. Thoraxdrainage (z. B. bei anstehendem Hubschrauber-Transport).
4. Ggf. Punktion/Entlastung einer Herzbeuteltamponade durch den Notarzt
5. Bei intrathorakaler Blutung kann eine Stabilisierung des Patienten u. U. nur operativ herbeigeführt werden. Der Patient wird vor Ort mit venösen Zugängen versorgt und bei vorliegender Indikation intubiert. Spätestens bei fehlender Stabilisierung (RR_{syst} < 80 mmHg) nach Druckinfusion von 1000 ml VEL und 500 ml kolloidalem Volumenersatzmittel (bzw. Small-Volume-Resuscitation) → schnellstmöglicher Transport in geeignete Klinik mit Voranmeldung

2. Abdominaltrauma (s. S. 372 f.)

1. Lagerung.
2. Volumenersatz!
3. Steril-feuchtes Abdecken bei offenem Trauma/kein Reponieren ausgetretener Bauchorgane!
4. Bei intraabdomineller Blutung kann eine Stabilisierung des Patienten u. U. nur operativ herbeigeführt werden. Der Patient wird vor Ort mit venösen Zugängen versorgt und bei vorliegender Indikation intubiert. Spätestens bei fehlender Stabilisierung (RR_{syst} < 80 mmHg) nach Druckinfusion von 1000 ml VEL und 500 ml kolloidalem Volumenersatzmittel (bzw. Small-Volume-Resuscitation) → schnellstmöglicher Transport in geeignete Klinik mit Voranmeldung

3. Schädel-Hirn-Trauma (s. S. 352 ff.)

1. Auf ausreichenden Blutdruck und Oxygenierung achten!
2. 30° Oberkörperhochlagerung (Seitenlage bei Bewusstlosigkeit)
3. Kontrollierte Normoventilation anstreben (pCO_2 = 35–38 mmHg), vgl. S. 57 f.

4. Wirbelsäulentrauma (s. S. 366 f.)

1. Lagerung
2. Ruhigstellung (HWS-Stützkragen, Vakuummatratze)

5. Extremitätentrauma (s. S. 376 f.)

1. Lagern, Reponieren (NA) und Ruhigstellen
2. Blutstillung, Verband
3. ggf. Amputatversorgung

E. Transport unter Fortführung von...

Schockbehandlung, Narkose, Beatmung, Monitoring, Dokumentation

Der Algorithmus im hinteren Einband fasst den Ablauf der präklinischen Polytraumaversorgung und die wichtigsten Fragestellungen zusammen. Es gelten folgende Prinzipien:

- **Zeit im Auge behalten!** Bei Patienten ohne erschwerte technische Rettung sollten die Stabilisierungsmaßnahmen **bis zum Beginn des Transportes nicht mehr als 10 min** in Anspruch nehmen! Dies setzt – wie bei der CPR – einen entsprechenden Trainingsgrad der Ablauforganisation (Algorithmus) voraus.
- **Schmerzen und Hilflosigkeit des Patienten → Stress, Angst → psychische Betreuung nicht vergessen** (vgl. S. 29 f.).
- Der Algorithmus wird grundsätzlich erst verlassen, wenn der ursprüngliche Verdacht „Polytrauma“ aufgrund von Tatsachen widerlegt worden ist.

Synonym: Gastrointestinale Blutung (im Folgenden mit GIB abgekürzt).

Einteilung

- **Obere GIB:** Alle Blutungen von der Speiseröhre bis zum Ende des Zwölffingerdarmes (Treitz-Band). 90 % aller GIB: davon 35–50 % Magen- und Dünndarmgeschwüre, 30 % entzündliche Veränderungen der Schleimhäute, 10 % Varizen (Krampfadern) im Ösophagus und Magenfundus, 5 % Karzinome, 5 % Mallory-Weiss-Syndrom (Längseinrisse der Ösophagus-Schleimhaut, häufiger bei Alkoholikern, meist nach Erbrechen oder Hustenattacken), Gefäßanomalien, medikamentöse Schleimhautschädigung.
- **Untere GIB:** Alle Blutungen im Bereich des Dünndarmes (außerhalb des Zwölffingerdarmes) und des Dickdarmes, des Sigmoid- und des Enddarmes, des Rektums. 10 % aller GIB (davon 80 % Hämorridalblutungenen); ferner z. B. Divertikel, Colitis ulcerosa, Morbus Crohn, Tumoren.

Kollateralen/Anastomosen des Pfortaderkreislaufs

Das venöse Blut aus den unpaarigen Bauchorganen gelangt über die Pfortader zur Leber. Bei herabgesetzter Durchblutung der Leber, z. B. durch Leberzirrhose (Alkoholkonsum, Hepatitis), kommt es zu einer Stauung im Pfortaderkreislauf. Eine Umgehung des Pfortaderkreislaufs zu den Hohlvenen erfolgt über:

- **Ösophagusvarizen** (Umgehung über Venen des Magens und der Speiseröhre),
- **Hämorriden** (Plexus hämorrhoidalis/Umgehung über Venen des Enddarmes und Rektalvenen),
- **Caput medusae** (Umgehung über Venen unter der Bauchhaut, um den Nabel).

Diese Gefäße (portocavale Anastomosen) werden bei immer stärkerer Durchblutung aufgeweitet (Krampfaderbildung = **Varizen**), sie können einreißen/bluten.

Wichtige Symptome bei GIB/DD

- **Bluterbrechen** (Hämatemesis): frisches rotes Blut, welches der Patient ausspuckt oder erbricht, stammt entweder aus
  - einer frischen und starken oberen GIB (z. B. Ösophagusvarizenblutung)
  - dem Mund- oder Nasen- (Rachen-) Raum (z. B. Gefäßruptur) oder
  - dem Atmungstrakt (Lunge, z. B. Tumorblutung/Bronchusabriss).
- **Kaffeesatzerbrechen:** Blut, welches im Magen angedaut wurde, ist braun bis schwarz. Ursachen: z. B. obere GIB, Nasenbluten.
- **Teerstuhl** (Meläna): 50–100 ml Blut an einem Tag aus oberen/mittleren Darmabschnitten, welches den Verdauungskanal passiert und ausgeschieden wird, färbt den Stuhl dunkel bis schwarz. Kleine Blutmengen können „unsichtbar" ebenfalls zu einer gefährlichen Anämie führen (über Wochen). Andere Ursachen: Nahrungsmittel (z. B. Spinat), Medikamente (z. B. Eisenpräparate, Kohle)
- **Frisches rotes Blut im Stuhl/aufgelagert** (Hämatochezie) → Quelle im letzten Darmabschnitt (z. B. Divertikel, Hämorriden) oder massive obere GIB (10 %).

Notfall: Akute Magen-Darm-Blutung

Häufigkeit: ca. 50/100 000 Einwohner/Jahr, Letalität 5–10 %

Symptomatik

- Übelkeit, Schwächegefühl, Schwindel, evtl. Atemnot
- ggf. **Schocksymptomatik**
- **Anamnese** (erfragen!)
  - Seit wann Beschwerden? „Reizmagen"? Geschwür bekannt? Bisher schon einmal GIB? Stress? Häufige Einnahme von Kortison oder Schmerzmitteln wie Voltaren® oder Aspirin®? Gerinnungshemmer? Starker Kaffee- und/oder Zigarettenkonsum?
  - Bekannte Lebererkrankung (Ikterus? Aszites?) zusammen mit starkem, schwallartigen Bluterbrechen: V. a. **Ösophagusvarizenblutung** (Beginn oft akut, oft kombiniert mit massiven Teerstühlen). Letalität bei Erstblutung 30 %!
- **Bluterbrechen** (hellrot oder kaffeesatzartig)
- evtl. Bluthusten (Hustenreiz durch zurücklaufendes hochgewürgtes Blut)
- evtl. **Teerstuhl**/frisches Blut im Stuhl

Achtung: Zuweilen sind diese eindeutigen Hinweise am Notfallort nicht zu übersehen; gelegentlich werden sie aber auch aus verständlicher Scham heraus nicht genannt bzw. beseitigt. Immer (selbstverständlich rücksichtsvoll) nachfragen!

Maßnahmen RS/RA

- **Basischeck, Basismaßnahmen, ggf. Schocklage**

Maßnahmen RA in Notkompetenz

- venöser Zugang; Anlegen von VEL, ggf. Druckinfusion

Notärztliche Therapie

- **Untersuchung, Standardtherapie, Schocktherapie** (s. S. 328 f.)
- **ggf. Magensonde (nicht bei V. a. Ösophagusvarizen!)**
- **ggf. Sengstaken-Blakemore-/Linton-Nachlas-Sonde** (bei Ösophagusvarizenblutung)
- **Medikamente:**
  - ggf. Benzodiazepine, z. B. Midazolam (0,05–0,1 mg/kg KG i. v.)
  - bei V. a. Ösophagusvarizenblutung ggf. Terlipressin (1–2 mg i. v.)
  - ggf. Blutdrucksenkung (bei Hypertonie infolge Terlipressin z. B. Clonidin)

Hinweise

- Der tatsächliche Blutverlust ist nur schwer abschätzbar. Daher **rechtzeitig Schocktherapie und ggf. Kreuzblutabnahme.** Klinik mit endoskopischer und operativer Bereitschaft anfahren, Voranmeldung!
- **Etwa 5 % der akuten gastrointestinalen Blutungen verlaufen tödlich!**
- Blut nicht schlucken lassen!

Anatomie des Abdomens (Abdomen = Bauch)

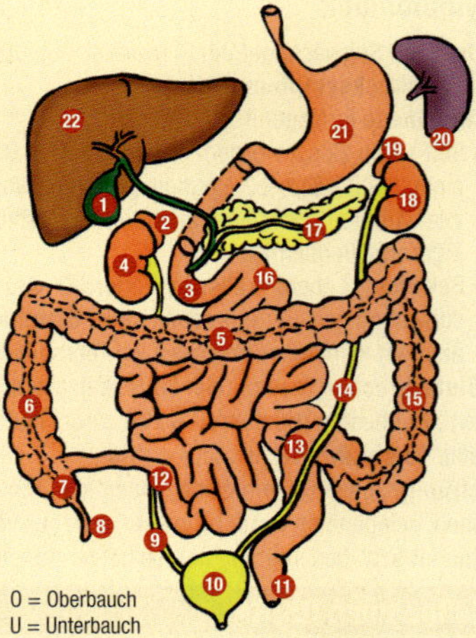

1. Gallenblase (Vesica fellea; OR)
2. rechte Nebenniere (Glandula suprarenalis d.; OR)
3. Zwölffingerdarm (Duodenum; OR)
4. rechte Niere (Ren d.; OR)
5. Colon transversum (Quercolon; O)
6. Colon ascendens (aufsteigendes Colon; UR)
7. Blinddarm (Caecum; UR)
8. Wurmfortsatz (Appendix vermiformis; UR)
9. rechter Harnleiter (Ureter d. ; UR)
10. Harnblase (Vesica urinaria; U)
11. Mastdarm (Rectum) und Analkanal
12. Ileum (Krummdarm)
13. Colon sigmoideum (kurz: Sigma)
14. linker Harnleiter (Ureter s.; UL)
15. Colon descendens (absteigendes Colon; UL)
16. Leerdarm (Jejunum)
17. Bauchspeicheldrüse (Pankreas; O)
18. linke Niere (Ren s.; OL)
19. linke Nebenniere (Glandula suprarenalis s.; OL)
20. Milz (Splen; OL)
21. Magen (Gaster; O)
22. Leber (Hepar; OR)

O = Oberbauch
U = Unterbauch
L = Links
R = Rechts

s. = sinister/-tra/-trum = links
d. = dexter/-tra/-trum = rechts

Unter dem Begriff des Akuten Abdomens fasst man plötzlich auftretende heftige Beschwerden zusammen, die durch potenziell lebensbedrohliche Verletzungen oder Erkrankungen von Bauchorganen hervorgerufen werden (können). Häufigkeit: 500–750 Fälle pro 100000 Einwohner pro Jahr.

Akutes Abdomen – Symptome (nicht obligatorisch)

- Bauchschmerzen
- Druckschmerzhaftigkeit
- Übelkeit und Erbrechen
- Schocksymptomatik (s. S. 328)
- bretthartе Bauchdecke (Abwehrspannung)
- flache, schnelle Atmung
- Angst, verfallener Gesichtsausdruck
- ggf. auch Fieber

Peritonitis (Bauchfellentzündung)

Keimbesiedlung (Infektion), Entzündungen, Perforationen, Blutungen, Traumata, Tumoren usw. führen zu einer Reizung und Entzündung des Bauchfelles (Peritoneum) mit reflektorischer Anspannung der Bauchmuskeln – je nach Ausmaß lokal oder generalisiert. → Ödematöse Entzündung mit Fibrinausschwitzungen → Flüssigkeitsverlust/Hypovolämie → Schock (s. S. 326 ff.)

I. d. R. ist das Akute Abdomen notfallmedizinisch einheitlich zu behandeln. Die diagnostischen Möglichkeiten sind im RD begrenzt. Trotzdem sollte das Rettungsteam versuchen, die Verdachtsdiagnosen einzugrenzen → Wahl eines geeigneten Analgetikums, das Ausmaß einer möglichen Volumentherapie und vor allem auch die korrekte Wahl der Zielklinik. Dadurch kann die Leidensdauer des Pat. verkürzt und die Prognose im Einzelfall deutlich verbessert werden.

Notfalldiagnostik bei Akutem Abdomen

1. **Schmerz** (Ort, Art, Dauer, Ausstrahlung, Wirkung äußerer Einflüsse),
   - **„somatischer Bauchschmerz":** gut lokalisierbar („Patient zeigt mit dem Finger"), aber nicht immer über dem betroffenen Organ; lang anhaltend; i. d. R. dumpf stechend/schneidend; brettharter Bauch. Tritt auf bei Organentzündungen, Abszess, Perforation, Peritonitis, Obstruktion (Darm/Gefäße), Blutung, Verätzung. Extraabdominell auch retroperitoneale Blutung, Aortenaneurysma, Wirbelfraktur, Hodentorsion, Harnverhaltung. → Oft Notfall-OP! (Chirurgie)
   - **„viszeraler Bauchschmerz":** diffus („Patient zeigt mit flacher Hand"); schmerzfreie oder –verminderte Intervalle; früh vegetative Begleitsymptomatik (s. u.). Tritt auf bei Hepatitis, Ulcus ventriculi/duodeni, Cholezystitis/Gallenkolik, Pankreatitis, Milzinfarkt, Enteritis, Colitis, Pneumokokkenperitonitis, Intoxikationen. Extraabdominell auch Herz-, Lungen-, Gefäß-, Blut-, Nieren-, Stoffwechsel-, Nerven- und endokrine Erkrankungen. → Meist akute konservative/internistische (Intensiv-) Therapie!
2. **Begleitsymptomatik** (z. B. Fieber, Ikterus, Schock; vegetativ: z. B. Schweißausbrüche, Erbrechen, Übelkeit, Kreislaufkollaps)
3. **Anamnese** (z. B. Steinleiden, Unfall, Z. n. Appendektomie als Ausschluss)

Zu speziellen Untersuchungstechniken s. S. 157 – Die Bezeichnungen UL, OL usw. (s. linke Seite) zeigen im folgenden die Hauptschmerzlokalisationen an.

A. Intraabdominelle Ursachen

1. **Entzündung – meist kontinuierlich zunehmender Entzündungsschmerz**
   Sämtliche Entzündungen im Bereich des Abdomens können zu lokaler oder generalisierter Peritonitis führen. Komplikationen können jeweils Abszess- und Fistelbildung, Perforation, Blutung und Darmverschluss sein.
   - Wurmfortsatz → **Appendizitis** (UR): McBurney-Druckprobe, Loslassschmerz
   - Bauchspeicheldrüse → **Pankreatitis** (O): akuter gürtelförmiger Schmerz
   - Gallenblase → **Cholezystitis** (OR): evtl. Gallenkolik, Übelkeit, Erbrechen
   - Divertikel (Ausstülpungen) des Darms (v. a. Sigma) → **Divertikulitis** (U)
   - Dünndarm und Dickdarm, z. B.: → **Colitis ulcerosa:** Durchfälle, ggf. blutig/→ Enteritis regionalis = **Morbus Crohn:** Durchfälle, ggf. blutig, u. U. Ileus
   - Verschiedene lokalisierte Abszesse, z. B.: → **Psoasabszess** (UR/UL): Schmerzen beim aktiven Beugen der Hüfte der betreffenden Seite

2. **Kolik – krampfartige Leibschmerzen kommen und vergehen**
Ursache: spastische Kontraktion eines abdominellen Hohlorgans (glatte Muskulatur); schmerzfreie Intervalle. Häufig vegetative Begleitsymptomatik (s. o.). Beispiel: Gallenkolik (OR; meist nach fetthaltigen Mahlzeiten oder Alkoholgenuss, evtl. Gallensteine bekannt (Cholezystolithiasis). [Nierenkolik s. n. S.]
3. **Darmverschluss (Ileus):**

Typ	Ursachen	Symptome
Paralytischer Ileus (Darmlähmung) - metabolisch - toxisch - reflektorisch	Entzündungen, Medikamente (z. B. Opioide), Gifte, Stoffwechselstörungen, reflektorisch bei anderen schweren Baucherkrankungen mit diffuser Peritonitis	Keine Darmgeräusche auskultierbar (statt dessen „Plätschern/Schwappen" des Darminhalts), aufgetriebener Leib, kein Stuhlgang (Obstipation), evtl. Stuhlerbrechen (Miserere)
Mechanischer Ileus mit Gefäßbeteiligung (Strangulation)	• Inkarzeration (Einklemmung, z. B. innere Hernie) • Invagination (Einstülpung s. S. 433; UR) • Volvulus (Stiel-/Achsendrehung, z. B. von Magen/Duodenum; meist Säuglinge/Kleinkinder)	Kolikartige Schmerzen; verstärkte, metallisch klingende, stark plätschernde Darmgeräusche („Pressstrahlgeräusch"); kein Stuhlgang (Obstipation); evtl. Stuhlerbrechen (Miserere) Bei Invagination zusätzlich: Schmerzhafter, walzenförmiger Tumor tastbar, bei rektalem Austasten Blut am Finger
Mechanischer Ileus ohne Gefäßbeteiligung (Obturation/Obstruktion; intern/extern)	Tumor, Fremdkörper, Briden (Vernarbungen), Adhäsionen (Verklebungen), entzündliche Stenosen (Verengungen), Gallensteine	
Spastischer Ileus (selten)	Bleivergiftung, Porphyrie, Tabes dorsalis, Wurmerkrankungen	

4. **Tumorerkrankungen** (z. B. Rektum-/Magen-Karzinom): Entzündungsreaktionen, Infiltrationen des Peritoneums oder Perforationen von Hohlorganen.
5. **Hohlorgan-Perforationen,** z. B. von Geschwüren in Magen und Darm (Ulkusperforation): zunehmende Schmerzen bis zum plötzlichen, stechenden Rupturschmerz (Patient kann häufig die exakte Uhrzeit angeben!), dann evtl. schmerzfreies Intervall bis zur Entwicklung der Peritonitis.
6. **Verschluss von Abdominalgefäßen,** z. B. Mesenterialinfarkt (UM): akute Schmerzen mit Schmerzbesserung für Stunden, danach Entwicklung von Peritonitiszeichen mit Schmerzen **(mit Einsetzen der Peritonitiszeichen sinkt die Überlebensrate rapide ab!)** Achtung: Fehldeutung des freien Intervalles! Anamnestisch evtl. bekannte Angina abdominalis (Bauchschmerzen bei Anstrengung oder nach dem Essen) oder Vorhofflimmern (Auslöser: Embolie).
7. **Verletzung bzw. Ruptur von Organen und Gefäßen des Abdomens, z. T. lebensbedrohliche Blutverluste** (s. a. S. 372, 336 ff.): Leber (OR)/Milz (OL): an zweizeitige Ruptur denken! Aortenaneurysma (UM). **Anamnese!**
8. **Hernien,** z. B. Leistenbruch, Zwerchfellbruch, Nabelbruch: Einklemmung einer Darmschlinge in offener Bruchpforte mit Unterbindung der Blutversorgung des Darmes (Ischämie; arterielle Versorgung gestört) und Einblutung (Stauung).

B. Extraabdominelle Ursachen

1. **Angina pectoris/Herzinfarkt** (OM/OL): Linksseitige Schmerzen, evtl. Ausstrahlung in Rücken, Arm, Hals oder Abdomen. Spezifische Behandlung unbedingt erforderlich! S. S. 313 f.
2. **Brust-/Rippenfellentzündung** (Pleuritis; OR/OM/OL): Atemabhängige Schmerzen.
3. **Urologische Erkrankungen** (vgl. S. 506 f.):
   a) **Akutes Skrotum** (UR/UL): Hodentorsion, Hodenentzündung, Nebenhodenentzündung. Schmerzen im Hoden, Ausstrahlung in die Leiste.
   b) **Akuter Harnverhalt** (U): Prallgefüllte Blase mit Unfähigkeit zum Wasserlassen, meist durch Prostataadenom bei Männern.
   c) **Nierenkolik** durch Steinleiden der Harnwege: Nieren-, Nierenbecken-, Harnleiter-, Blasensteine. (OR/OL/UR/UL). Ausstrahlung in die Leisten, Kolikschmerz, evtl. Nierenklopfschmerz.
   d) **Nieren- bzw. Nierenbeckenentzündung** (Pyelonephritis) (OR/OL): Evtl. Ausstrahlung in die Flanken, Nierenklopfschmerz.
   e) **Nierentrauma** (Blutung, Hämatom)
4. **Gynäkologische Erkrankungen** (s. Kap. 11):
   a) **Extrauteringravidität** (UR/UL; vgl. S. 420): Fehlende Regelblutung oder Genitalblutungen bei vorher ausgebliebener Regel (6. Woche), zunehmende Schmerzen, Rupturgefahr (Tubarruptur → Blutverlust!).
   b) **Tubentorsion bzw. stielgedrehte Ovarialzyste** (UR/UL): Verdrehung der Eileiter/Eierstöcke mit Unterbindung der Blutzufuhr (→ Ischämie); oft nach Drehbewegungen (Tanzen). Vor allem bei bestehenden Zysten.
   c) **Entzündung/Tumorerkrankungen** von Gebärmutter (Uterus), Eierstöcken (Ovarien), Eileitern (Tuben), Scheide (Vagina), z. B. Adnexitis (UR/UL).
   d) **In der (fortgeschrittenen) Schwangerschaft:** z. B. Uteruskontraktionen/Wehen (Fehlgeburt/Frühgeburt, vorzeitige Plazentaablösung, Uterusruptur)
5. **Malaria tropica:** initiale Symptome sind Bauchschmerzen, Durchfälle, Fieber, Schüttelfrost, Verwirrtheit und Sklerenikterus. Anamnese: Tropenaufenthalt. Mikroskopischer Nachweis in jeder Klinik möglich.
6. **Degenerative Veränderungen der Wirbelsäule, Wirbelsäulentrauma, akuter Bandscheibenvorfall**
7. **Herpes Zoster:** Bei Befall entsprechender Nerven Ausschlag und Schmerzsymptomatik im betreffenden Hautsegment (hier im Bereich des Abdomens, aber keine Peritonitis).
8. **Diabetische Ketoazidose** (Hyperglykämie): Pseudoperitonitis diabetica mit Oberbauchkrämpfen, Erbrechen und Azetongeruch (BZ-Test!). Auch andere Stoffwechselerkrankungen, z. B. Urämie, Porphyrie (Bauchschmerzen, Psychose, Tachykardie, dunkle Flecken in der Unterhose).
9. **Bestimmte Vergiftungen**
10. **Engwinkelglaukom-Anfall,** vgl. S. 511

Symptomatik (vgl. S. 386 f.)

- **Bauchschmerzen, gekrümmte (Schon-) Haltung**
- **brettharte Bauchdecke (Abwehrspannung), Druckschmerzhaftigkeit**
- evtl. Schocksymptomatik, evtl. Übelkeit und Erbrechen
- evtl. Trauma in den letzten Tagen (→ zweizeitige Milz-/Leberruptur?!)

Maßnahmen RS/RA

- **Basischeck, Basismaßnahmen; hier speziell: Sauerstoff, ggf. Schocklage** (Vorsicht: Nicht bei kardiogenem Schock), den Patienten **Schonhaltung** einnehmen lassen (z. B. Knierolle, Beine anziehen)
- **Ess-, Trink- und Rauchverbot** (→ evtl. OP!)
- insbesondere bei starken Schmerzen, Schockzeichen (innere Blutung?!) und Verdacht auf Herzinfarkt: Notarzt nachfordern

Maßnahmen RA in Notkompetenz

- venöser Zugang, Offenhalten
- bei Volumenmangelschock: Infusion von VEL, ggf. als Druckinfusion (Vorsicht: Herzinfarkt ausgeschlossen? → nicht bei kardiogenem Schock!)

Notärztliche Therapie

- **Untersuchung, Standardtherapie, ggf. Schocktherapie** (s. S. 328 f.)
- ggf. Magensonde (nasal); evtl. Blasenkatheter (nicht bei Beckenfraktur)
- **Medikamente:**
  - bei Kolikschmerzen ggf. Spasmolytika, z. B. Butylscopolamin (20 mg langsam i. v. kaum wirksam bei Nierenkolik), u. U. auch Glyceroltrinitrat s. l.
  - ggf. Analgetika, z. B. insbes. bei Nierenkolik Metamizol (10–20 mg/kgKG i. v.)
  - evtl. Benzodiazepine, z. B. Midazolam (0,05–0,1 mg/kgKG i. v.)
  - Vorsicht bei der Gabe von Opiaten; sie führen unter Umständen zum Spasmus der glatten Muskulatur und können bei alleiniger Gabe dadurch die Symptomatik des Akuten Abdomens verstärken.

  Analgesie sollte heutzutage keinem Patienten mit akutem Abdomen mehr vorenthalten werden, aber der Notarzt sollte vorher gezielt die relevanten Untersuchungen durchführen (s. S. 157), die Ergebnisse (Schmerzsymptomatik) dokumentieren und an den klinischen Kollegen weitergeben, um somit die Möglichkeiten der klinischen Diagnostik (z. B. Ultraschall, Labor) zu unterstützen. Im Zweifel möglichst kurzwirksame Substanzen verabreichen.
- Wenn keine Vitalstabilisierung möglich → zügiger Transport (Sondersignal). Bei Verdachtsdiagnose ggf. direkt Fachklinik anfahren, z. B. Gynäkologie (ggf. Not-OP). Voranmeldung!
- Zielklinik/Zielabteilung mit Bedacht auswählen, um Verlegungen, gefährliche Zeitverluste und unnötiges Leiden des Patienten zu vermeiden.

11. Gynäkologische Notfälle

Untersuchung und Behandlung von Patientinnen

Im RD steht zur Behandlung von Notfallpatientinnen leider oft keine Notärztin oder Rettungsassistentin zur Verfügung. Auch wenn ein Arzt Angehörige und Dritte während ärztl. Tätigkeiten ausschließen kann (z. B. um Missverständnisse mit ungerechtfertigten Vorwürfen zu vermeiden), kann die Anwesenheit einer Vertrauensperson auch zur jurist. Absicherung und zur psych. Entlastung der Patientin beitragen. **Daher wird i. d. R. mit Einverständnis von Arzt und Patientin zur Anwesenheit einer weiteren Frau/Bezugsperson geraten.** Bes. bei Jugendlichen muss aber im Einzelfall beurteilt werden, ob die Anwesenheit der Mutter oder Bezugsperson sinnvoll ist oder eher zur Verheimlichung relevanter Informationen (z. B. mgl. Schwangerschaft) oder zur Eskalation der Situation führt (ggf. genaue Befragung erst im RTW alleine mit der Pat.). Maßnahmen müssen auf das Notwendige beschränkt, vorher angekündigt und erklärt werden (keine innere Scheidenuntersuchung oder Vaginaltamponade im RD). **Eine äußere Inspektion von Vulva und Scheideneingang ist nur in folgenden Fällen notwendig:**

- **Beginnende Geburt** (Geburtsfortschritt/Transportindikation/Notarztindikation kindl. Köpfchen sichtbar? Komplikationen, z. B. Arm-, Nabelschnurvorfall?)
- **Trauma im Vulvabereich** (Ausschluss penetrierender Verletzung von Beckengefäßen mit innerer Blutung; Ein-/Austrittswunde?)

Unfälle oder akute Erkrankungen in der Schwangerschaft

- **Vorrangig geburtshilfliche Abklärung!** (Wenn keine vitale Bedrohung der Mutter besteht, Transport in eine gynäkologisch-geburtshilfliche Abteilung, um eine etwaige Schädigung des Kindes auszuschließen.)
- Ein gezielter Blick in den **Mutterpass** ist immer sinnvoll. (Aus diesem gehen u. a. hervor: Erst- oder Mehrgebärende, voraussichtlicher Geburtstermin, Schwangerschaftsverlauf, betreuender Arzt und Klinik. Achtung: Der Mutterpass bietet Raum für mehrere Schwangerschaftsbeschreibungen; deswegen prüfen, ob die gefundenen Angaben zur aktuellen Schwangerschaft gehören!) **Wichtige Abkürzungen im Mutterpass** s. S. 402
- Transport spät. im letzten Schwangerschaftsdrittel in Linksseitenlage (s. S. 395)

Herz-Kreislauf-Stillstand bei Schwangeren

Die fünf häufigsten Todesursachen (Mutter) während der Schwangerschaft sind: Thromboembolie (Lungenembolie), Volumenmangelschock (Verbluten, z. B. durch EU oder Placenta praevia), Infektion/Sepsis, Präeklampsie/Eklampsie (SIH), Suizid. Auch Herz-Kreislauf-Stillstände durch Herzrhythmusstörungen bei medikamentöser Wehenhemmung (Tokolyse) sind beschrieben worden (Fenoterol, Magnesium).

Bei CPR: Ab Schwangerschaft > 20 Wochen Uterus zur linken Seite verlagern (z. B. 15° Linksseitenlage), Notfallhysterektomie (ab ≥ 20. SSW) bzw. -sektio (ab ≥ 24. SSW) erwägen, bes. wenn ≤ 5 min möglich (Durchführung nur in der Klinik).

Ansicht von der Seite

(Sagittalschnitt)

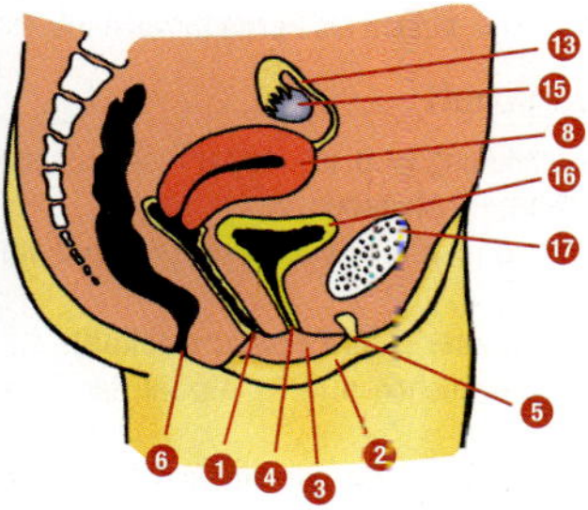

Ansicht von vorne

(Frontalschnitt)

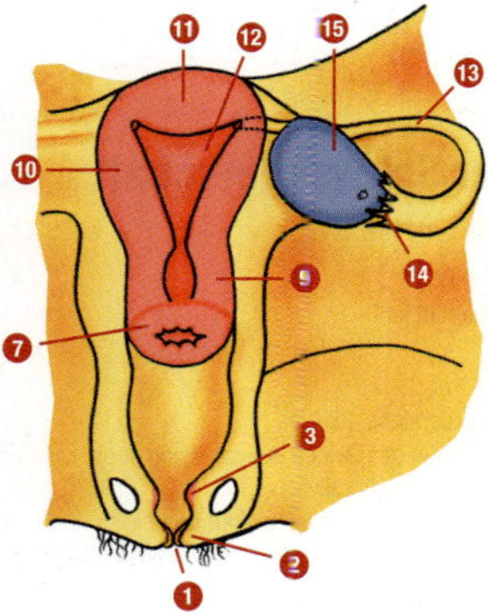

Legende

1. Scheideneingang (Introitus vaginae)
2. Große, äußere, behaarte Schamlippe (Labium majus pudendi)
3. Kleine, innere Schamlippe (Labium minus pudendi)
4. Mündung der Harnröhre (Ostium urethrae externum)
5. Kitzler (Clitoris)
6. After
7. Muttermund (Portio (vaginalis uteri))
8. Gebärmutter (Uterus)
9. Gebärmutterhals (Cervix uteri)
10. Gebärmutterkörper (Corpus uteri)
11. Gebärmuttergrund (Fundus uteri)
12. Gebärmutterhöhle (Cavum uteri)
13. Eileiter (Tuba uterina)
14. Eierstockfransen (Fimbrien) und Öffnung des Eileiters zur Bauchhöhle
15. Eierstock (Ovar)
16. Harnblase (Vesica urinaria)
17. Schambein (Os pubis)

Eine Schwangerschaft beginnt mit der Einnistung einer befruchteten Eizelle (Zygote) in die Gebärmutterschleimhaut. Das ungeborene Kind wird in den ersten beiden Schwangerschaftswochen (SSW) als Blastozyste/Embryoblast, bis zur 8–10. SSW nach Befruchtung als **Embryo** und danach als **Fetus** bezeichnet.

Dauer einer normalen Schwangerschaft

a) Gerechnet vom 1. Tag der letzten Regelblutung (= **p.m.** = post menstruationem): im Mittel 281 Tage (ca. **40 Wochen** = 9 Monate)
b) Gerechnet vom Zeitpunkt der Befruchtung (= **p.c.** = post conceptionem): im Mittel 267 Tage (ca. 38 Wochen)

Angabe der aktuellen Schwangerschaftsdauer (z.B. Einsatzprotokoll):

- Anzahl abgeschlossener Schwangerschaftswochen p.m. + Anzahl der Tage der angefangenen Woche
- Bsp.: „36 + 3 SSW“ = Schwangerschaft am 3. Tag der begonnenen 37. Woche p.m. (eine Geburt zu diesem Zeitpunkt wäre eine Frühgeburt, vgl. S. 418)

Errechneter mittlerer Geburtstermins (ET/EGT) nach der Naegele-Regel:
EGT = 1. Tag der letzten Regelblutung + 7 Tage - 3 Monate + 1 Jahr ± X
(X = individuell abweichende Tage von 28-Tage-Zyklus)

Am EGT kommen ca. 4 % aller Kinder zur Welt. Innerhalb von ± 10 Tagen um den EGT werden zwei Drittel aller Kinder geboren.

Vitalparameter am Ende der Schwangerschaft

Atmung	Kreislauf
• AMV 50 % ↑	• Blutvolumen 20–40 % ↑
• AZV 40 % ↑	• Herzschlagvolumen 30 % ↑
• AF 15 % ↑	• HF + 15/min
• O_2-Verbrauch 20 % ↑	• HZV 50 % ↑
• Residualvolumen 20 % ↓	• peripherer Gefäßwiderstand 15 % ↓
• Exspiratorisches Reservevolumen 20 % ↓	• erhöhter Venendruck in den Beinen (Kompression der V. cava inf. → Varizen auch Vulva/Analbereich
	• Blutdruckabfall in der Frühschwangerschaft (systolisch 4 mmHg ↓/ diastolisch 5–15 mmHg ↓); im Verlauf der Schwangerschaft wieder Annahme der Ausgangswerte.

Endotracheale Intubation und Beatmung bei Hochschwangeren

Es besteht eine erhöhte Aspirationsgefahr! (Mageneingang durch erhöhten intraabdominellen Druck schlechter verschlossen.) Schwierigere Intubation durch Weichteilödem. → Intubation erfordert immer gute Vorbereitung, einen erfahrenen Intubateur und ein geradliniges Vorgehen mit erhöhter Wachsamkeit. Ggf. Beatmungsdrücke erhöht → Gefahren, z.B. Pneumothorax.

Synkope einer Schwangeren **im letzten Schwangerschaftsdrittel** (selten im mittleren) durch relativen Volumenmangelschock.

Ursache

Die schwangere Gebärmutter drückt die untere Hohlvene (Vena cava inferior) **ab → Verminderung des venösen Blutrückstromes zum Herzen.**

Symptomatik

- **Schwindel,** Schwächegefühl, Übelkeit
- **Bewusstseinsstörungen** bis Bewusstlosigkeit (Synkope)
- Blässe, Zyanose, kalter Schweiß, kühle Extremitäten
- keine Halsvenenstauung
- Puls tachykard und kaum tastbar, Blutdruckabfall
- Nagelbettprobe verzögert

Maßnahmen RS/RA:

- **Basischeck, Basismaßnahmen (Sauerstoffgabe!)**
- **Lagerung auf der linken Seite**
- schonender Transport

Maßnahmen RA in Notkompetenz

in schweren Fällen: venöser Zugang; Offenhalten mit VEL

Notärztliche Therapie

- **Untersuchung, Standardtherapie**

in der Regel ist Volumenersatz wegen des relativen Volumenmangels nicht indiziert; tritt jedoch keine Besserung des Zustandes der Patientin ein (Verdacht auf Blutung): ggf. Volumensubstitution (s. S. 328 f.).

Hinweise

- Bei jeder Spätschwangeren mit Schocksymptomatik besteht der Verdacht auf ein Vena-cava-Kompressionssyndrom. Dennoch dürfen andere Ursachen (z. B. innere Blutung) nicht vorzeitig ausgeschlossen werden; **bei jeder Frau** (in der Frühschwangerschaft) **mit obiger Symptomatik muss an eine Extrauteringravidität gedacht werden.**
- Auch bei Besserung des Zustandes der Patientin nach Vena-cava-Kompressionssyndrom durch Linksseitenlagerung sollte eine **geburtshilfliche Abklärung** (Schädigung des Feten durch Sauerstoffmangel) unbedingt erfolgen.
- **Schwangere im letzten Schwangerschaftsdrittel sollten bei Liegendtransport immer in Linksseitenlage transportiert werden** → Lagerung durch Kissen unter rechtem Gesäß/Becken stabilisieren.

Gestose (Abkürzung für Gestationstoxikose): Krankheit, die durch Schwangerschaft verursacht oder begünstigt ist. Oft im Mutterpass vermerkt.
Als **Spät-Gestose** wird eine im Verlauf der Schwangerschaft (ca. ab 20. SSW) auftretende **hypertensive Schwangerschaftserkrankung (schwangerschaftsinduzierte Hypertonie = SIH)** bezeichnet (erhöhter Blutdruck > 140/90 mm Hg). Die SIH wurde früher nach den Symptomen als **EPH-Gestose** bezeichnet (**E**dema = Ödeme; **P**roteinurie = Eiweißausscheidung im Urin (Schäumen, evtl. Flockenbildung); **H**ypertonie = Bluthochdruck). Da periphere Ödeme häufig während der Schwangerschaft auftreten und für sich keinen Einfluss auf den Krankheitsverlauf einer SIH haben, wird der Begriff EPH-Gestose nicht mehr benutzt.
SIH ist eine Multiorganerkrankung, die nur während oder kurz nach der Schwangerschaft auftritt. Wahrscheinlich führt eine Minderdurchblutung (des Trophoblasten) über Toxine in verschiedenen Organen zu einer Funktionsstörung der Gefäßinnenhaut (Endothel; wichtiges Organ, z. B. für Blutdruckregulation).

Akute Bedrohung:

- Ab Blutdruck > 180/110 mm Hg erhöhte Gefahr gefäßbedingter Komplikationen
- Bei SIH können **tonisch-klonische Krampfanfälle** auftreten (= **Eklampsie;** Vitalbedrohung für Mutter und Kind! **Tod des Kindes** in 10–30 % der Fälle, Tod der Mutter in 5 %, bei mehr als 5 Anfällen > 40 %!).
- Bei SIH mit Proteinurie ist das Risiko für einen eklamptischen Anfall stark erhöht (= **Präeklampsie**) → **Prophylaxe: Reizabschirmung!**
- Als besonders schwere Form der SIH entwickelt sich bei etwa jeder 300. Schwangerschaft im letzten SSD – z. T. innerhalb von Stunden – ein sog. **HELLP-Syndrom** (hemolysis, elevated liver enzymes, low platelets): Hämolyse, Anstieg der Transaminasen, Thrombozytopenie.
  - **Symptomatik:** Gastrointestinale Beschwerden (Schmerzen im rechten Oberbauch, Leberschwellung, Übelkeit, Erbrechen).
  - **Oft letale Komplikationen:** Hirnblutung, subkapsuläre Leberblutung, Leberruptur, schwere Gerinnungsstörungen.
- Bei Eklampsie und HELLP-Syndrom ist die umgehende Entbindung die einzige wirksame Maßnahme zur Rettung von Mutter und Kind.
- **Notärztliche Transportbegleitung zum Kreißsaal/zur Intensivstation.**

Besonders SIH-gefährdete Patientinnen	junge Erstgebärende unter 18 Jahre oder Alter > 35 Jahre Hypertonie oder Diabetes mellitus bekannt Mehrlingsschwangerschaft SIH in vorangegangener Schwangerschaft
Häufigkeiten	SIH: ungefähr 10 % aller Schwangeren Präeklampsie: ca. 5 % Eklampsie: bis 0,1 % aller Schwangeren
Akutkomplikationen der SIH	Intrauteriner Fruchttod, vorzeitige Plazentalösung; Schwangere: Eklampsie (s. o.), akutes Nierenversagen, Lungenödem, Schock, Blutungen

Symptomatik

- evtl. Zeichen/Anamnese der SIH: Blutdruck ↑, Proteinurie (schaumig/flockig)
- **Präeklampsie:** Folgende Symptome können als Vorboten eines eklamptischen Anfalls gewertet werden: Kopfschmerzen (50 %), Schwindelgefühl, Ohrensausen, Sehstörungen (Augenflimmern, Gesichtsfeldausfälle → Fingerperimetrie), Bewusstseinstrübung, Unruhe, Tachykardie, Reflexüberempfindlichkeit (Patientin ist licht- und lärmempfindlich), evtl. Übelkeit/Erbrechen (Hirnödem!), evtl. Bauchschmerzen (V. a. im rechten Oberbauch; DD: HELLP-Syndrom!)
- **Eklampsie: generalisierter klonisch-tonischer Krampfanfall** (ca. 1–2 min, Auslösung durch Licht/Lärm möglich); Symptomatik s. S. 273 f.
  - **Blutdruck über 170/110 mmHg** → stationäre Aufnahme!

Maßnahmen RS/RA

- **Basischeck (BZ), Basismaßnahmen (RR-Monitoring), Linksseitenlagerung**
- **Schutz vor Verletzungen,** Versorgen eventueller Verletzungen
- ruhige Atmosphäre schaffen (Abschirmen von Reizen: Lärm, helles Licht, Schmerzen); schonender Transport ohne Sondersignal

Maßnahmen RA in Notkompetenz

- sicherer venöser Zugang; Offenhalten mit VEL

Notärztliche Therapie

- **Untersuchung, Standardtherapie,** Klinik-Voranmeldung (Sektio-Bereitschaft)
- **Medikamente:**
  - **Magnesiumsulfat** (im Anfall 1–**2 g** über 2 min langsam i.v.; ggf. wdh.; anschließend 1–2 g/h als 10 %-ige Lösung i.v.); die AF sollte weiterhin über 14–16/min liegen, der PSR sollte noch auslösbar bleiben (→ Mg-Konzentration i. d. R. noch < 5 mmol/l – auf Atemdepression achten! Kein Mg bei Anurie!)
  - wenn Magnesiumtherapie nicht ausreichend wirksam: Antikonvulsiva/Benzodiazepine, z. B. Diazepam (10 mg i. v.; ggf. wdh.) oder Phenytoin (s. S. 623)
  - Antihypertonika **nur bei exzessiv hohen Blutdruckwerten** (> 200/100 mm Hg); z. B. Dihydralazin (6,25–12,5 mg langsam (über 2 Minuten) i. v.; Wiederholungsgabe nach 20–30 min möglich; ständige Puls- und RR-Kontrolle!) Der Blutdruck darf nur äußerst langsam gesenkt werden und **keinesfalls unter den individuellen Normalblutdruck bzw. unter 150/100 absinken** (Gefahr plazentarer Minderdurchblutung mit Schädigung des Feten → vorher/begleitend VEL-/Volumengabe wegen vermindertem Plasmavolumen durch Proteinurie). Andere Antihypertonika nur unter strengster Beachtung der Zulassung und Kontraindikationen! Infrage kommt z. B. Urapidil. Kalziumantagonisten wegen potentiell gefährlicher Interaktion mit Magnesium eher vermeiden.
- Auch an **andere Ursachen für Krampfanfälle** denken (z. B. Epilepsie – Reduktion/Absetzen einer Antikonvulsiva-Therapie während der Schwangerschaft).

Unregelmäßige, i.d.R. nicht stark schmerzhafte Uteruskontraktionen in den letzten 3–4 Wochen vor Geburt (sog. Vorwehen) bzw. in den letzten Tagen vor Geburt (sog. Senkwehen) zeigen noch nicht die beginnende Geburt an.

Ablauf der Geburt/Physiologie

Eröffnungsphase

Erweiterung des Muttermundes mit Abgang des Zervixschleimpropfes, meist mit etwas Blut (sog. Zeichnen). Regelmäßige Eröffnungswehen (über 30 min mind. alle 10 min). Dauer der Eröffnungsphase: i.d.R. 5–24 h bei Erstgebärenden, 2–6 h bei Mehrgebärenden.
Blasensprung oft erst gegen Ende der Eröffnungsperiode. Ein Blasensprung ohne Wehentätigkeit wird als vorzeitiger Blasensprung bezeichnet (folgt die Geburt nicht in kürzerer Zeit droht z.B. eine aufsteigende Infektion). Selten bleibt die Fruchtblase noch während der Geburt intakt, so dass sie manuell geöffnet werden muss (s.S. 404).

Austreibungsphase

Vollständig eröffneter Muttermund (auf etwa 10 cm Durchmesser). Verstärkung der Wehen, Abstand 4–5 min. Dauer der Austreibungsphase: Erstgebärende i.d.R. 0,5–3 h, Mehrgebärende oft nur wenige Minuten (selten > 20–30 min).
Der letzte Teil der Austreibungsphase ist die Pressphase mit starkem Pressdrang und Einsetzen von Presswehen im Abstand von 1–3 min unter zusätzlichem Einsatz der Bauchpresse (Dauer jeweils bis zu 1 min). Die Pressphase sollte nicht länger als 15–30 min dauern!
Die Austreibungsphase endet mit der Geburt des Kindes.

Nachgeburtsphase

Geburt des Kindes bis zur Ausstoßung der Plazenta; Dauer etwa 10 min (20–30 min sollten nicht überschritten werden). Auftreten von Nachwehen und Blutung (300 ml normal; > 500 ml i.d.R. pathologisch). Nach Ausstoßung der Plazenta sollte die Blutung aufhören!

Allgemeiner Hinweis

Eine **normale Geburt ist keine Komplikation,** sondern ein natürlicher Vorgang, der durch äußere Eingriffe nervöser, unkompetenter Personen gefährdet werden kann. Deshalb: Bei plötzlicher, unerwarteter Geburt: Ruhe bewahren, keine unnötigen Maßnahmen ergreifen. Die Mutter ist meistens vorbereitet und weiß recht gut, was zu tun ist. Für saubere Unterlage sorgen.

- **Patientin darf nicht umherlaufen, bis eine Hebamme/ein Gynäkologe das Festsitzen des Köpfchens zweifelsfrei festgestellt hat** (sonst Gefahr von Geburtskomplikationen wie z. B. Nabelschnurvorfall)
- **Linksseitenlagerung** (Prophylaxe eines V.-cava-Kompressionssyndroms)
- **Einsehen des Mutterpasses, kurze Befragung/Untersuchung** s. S. 401

Geburt vor Ort oder Transport?

- Der Sondersignaltransport einer Kreißenden sollte die Ausnahme sein!
- I. d. R. kein Transport, wenn der **kindliche Kopf in der Scheide sichtbar** ist oder der **Wehenabstand kürzer als 3 min → Geburt vor Ort:** s. S. 403
- Bei Verdacht auf Früh- oder Mangelgeburt sowie Geburtsunmöglichkeit (z. B. QL): Nottokolyse (Notarzt, s. folgende Seite) und Transport in die Klinik („Der Uterus ist der beste Transportinkubator.“)

Gründe für eine primäre Kaiserschnittentbindung (Sektio)

- **Allgemein:** Geburtshindernis bis -unmöglichkeit, hohes Komplikationsrisiko
- **Konkrete Bsp.:** Beckenverengung/-anomalie, Querlage (häufig rechtzeitige Einweisung durch behandelnden Arzt), Beckenendlage (mit weiterer Komplikation, Fußlage, Armvorfall, Hyperextension des Kopfes, hohes Geburtsgewicht (> 3500 g), grünes Fruchtwasser, kindliche Herztonunregelmäßigkeiten, Placenta praevia (früh), Nabelschnurvorfall (früh), mehr als zwei Feten

Wenn Kliniktransport → Transport in Perinatalzentrum?

Zwingende Gründe für eine primäre Einweisung in ein Perinatalzentrum: (unabhängig von evtl. vorgesehener Wunschklinik der Eltern)

- **Allgemein:** Komplikationen bei Mutter und Kind werden beherrschbar; eine Verlegung nach der Geburt wird vermieden (→ Trennung + Transportrisiko); sofort verfügbar: neonatologische Intensivtherapie, Diagnostik und Chirurgie
- **Konkrete Bsp.** (ca. 1–3 % aller Schwangerschaften): Alkohol-/Drogenabhängigkeit der Mutter, insulinabhängiger Diabetes mellitus, höhergradige Mehrlingsschwangerschaft, Wehen vor der 33–35. SSW, intrauterine Infektion, Blutungen nach der 28. SSW, schwere mütterliche Erkrankungen (z. B. SIH/HELLP-Syndrom s. S. 396 f.), chronische Erkrankungen der Mutter mit Bedrohung des Kindes (z. B. HIV, Hyperthyreose), M. haemolyticus neonatorum, fetale Komplikationen (z. B. Arrhythmien, Mangelentwicklung < 5. Perzentile, schwere Fehlbildungen).

Wenn Geburt sofort → Weitere Hilfe notwendig?

Notarzt, ggf. zweites Team, ggf. Transport-Inkubator/Baby-NAW. Aus juristischen Gründen sei immer der Versuch einer **Hebammennachforderung** angeraten!

Mit bestimmten Medikamenten ist es möglich, Wehentätigkeit vorübergehend zu unterdrücken, um eine Geburt hinauszuzögern. Damit kann z. B. ein Zeitgewinn bis zu einer Entbindung unter optimalen Bedingungen in der Klinik erzielt werden (ggf. Kaiserschnitt = Sectio caesarea); gelegentlich wird auch in der Klinik eine Tokolyse fortgeführt, um dem Kind eine Weiterentwicklung im Mutterleib zu ermöglichen (z. B. Lungenreifung). Die Tokolyse wird manchmal auch als „intrauterine Reanimation" bezeichnet, um das Ziel der Rettung des Fetus zu betonen. Generell sollte eine Wehenhemmung – von wenigen Indikationen abgesehen – nur in der Klinik durchgeführt werden (wenn mgl. durch erfahrenen Gynäkologen).

Indikationen für eine Notfall-Tokolyse im Rettungsdienst

- **Drohende Frühgeburt** → „Der Uterus ist der beste Transportinkubator."
- **Unmöglichkeit oder erhebliches Risiko einer Geburt auf natürlichem Weg** (z. B. Querlage, drohende Uterusruptur, ggf. Nabelschnurvorfall, ggf. Placenta praevia) → Überbrückung der Zeit bis zum Notfallkaiserschnitt. Die sichere Diagnose dieser Fälle ist im Rettungsdienst allerdings nicht immer einfach. In bestimmten Phasen dieser Notfälle ist eine Tokolyse z. T. kontraindiziert.

Die Notfalltokolyse ist kein Routinemittel, z. B. um eine komplikationslose Spontangeburt in der Austreibungsphase noch in die Klinik zu bringen!

Kontraindikation

- **Austreibungsphase** (sog. Durchschneiden des Kopfes)

Medikamente

- **Fenoterol i. v.** (Partusisten® intrapartal) – Medikamentensteckbrief s. S. 586
- Alternativ oder zur Not ergänzend zu Fenoterol: hochdosiertes **Magnesiumsulfat** (2–4 g über 20 min i. v.; dann 2–4 g/h i. v. – vgl. S. 609).

Warnhinweis

Von einigen Autoren wird zur Tokolyse die inhalative Anwendung des Fenoterolpräparates Berotec® (Dosier-Aerosol) propagiert. Diese Aussage ist jedoch nicht einwandfrei, da dieses Präparat laut Herstellerangaben hierfür nicht zugelassen ist. Laut Fachinformation des Herstellers ist in therapeutischer Dosis des Sprays eine tokolytische Wirkung sogar unwahrscheinlich! Um notfallmedizinisch zeitnah uteruswirksame Blutspiegel zu erreichen, müssten Vielfache davon inhaliert bzw. oral/enteral resorbiert werden. Mit zeitlicher Verzögerung käme es dann aber zu deutlich überhöhten Blutkonzentrationen mit möglichen schweren Nebenwirkungen (z. B. Atemnot, starke Tachykardie mit Herzklopfen und AP-Beschwerden, Herzrhythmusstörungen, Blutdruckabfall). Eine Dosisanpassung nach Wirkung wäre bei Spraygabe nicht möglich. Das Risiko wäre auch wegen individuell nicht vorhersehbarer Resorptionsrate, WE und HWZ nicht kalkulierbar.

Notfallanamnese und Kurzuntersuchung

→ Übergabe in der Klinik

Allgemein	• Name und Alter der Schwangeren
Schwangerschaft und bisheriger Geburtsverlauf	• **Wievielt-Gebärende (Fachbegriffe s. u.*), Einling/Mehrlinge?** • **Schwangerschaftsdauer** (s. S. 394), **Geburtstermin** • **Blasensprung: Wann und wie?** (Farbe und Geruch des Fruchtwassers) • **Wehenverlauf: Beginn, aktuelle Frequenz?** Dauer der letzten Wehe; aktuell Pressdrang?
Risikofaktoren/ frühere Geburten	• Diabetes mellitus, SIH-Zeichen (s. S. 396 f.) • Probleme bei früheren Geburten, Aborte • Schnittentbindungen (erhöhtes Risiko für Narbenruptur) **Informationen möglichst durch Fragen nach Symptomen bzw. durch Nachschlagen im Mutterpass (s. u.) ermitteln, um keine (zusätzliche) Angst durch Nennen furchterzeugender Diagnosen zu provozieren!**
Mutterpass	• **ET/EGT** (errechneter „voraussichtlicher" Geburtstermin) – s. S. 394 • Verhältnis Beckengröße – Kindsgröße • Letzte **Kindslage** (aktuell?), Lage der Plazenta (Placenta praevia?) • **Risikofaktoren/Erkrankungen, vorangegangene Geburten** • betreuender Arzt/betreuende Klinik, Blutwerte **Achtung: In einem Mutterpass ist Raum für mehrere Schwangerschaftsbeschreibungen (Angaben zur aktuellen Schwangerschaft?!)**
Wünsche der Schwangeren	• **Geburtsort (Zielklinik),** Geburtsstellung, Geburtshilfe • Anwesenheit des Vaters und/oder anderer Angehöriger **Die Berücksichtigung dieser und anderer Wünsche sollte – sofern keine wesentlichen Abweichungen von einer normalen Spontangeburt zu befürchten sind – selbstverständlich sein!**
Körperliche Untersuchung	• Basischeck (s. S. 25), letzte Nahrungsaufnahme? • Körpertemperatur (Infektzeichen) • Zeichen für unmittelbar bevorstehende Geburt: - Wehenabstand < 3 min, Blasensprung - Kindskopf in der Scheide sichtbar (ein Blick, nicht vaginal untersuchen) - Vorwölbung des Anus/des Dammes oder Stuhlabgang bei Wehe • für den versierten NA: - Beurteilung der kindlichen Herztöne - Muttermundweite, Stellung des Kindes (z. B. Leopold-Handgriffe) • Zeichen für Komplikationen: - Nabelschnur vor dem kindlichen Kopf sichtbar - Vorgefallener Arm/vorgefallenes Bein - anhaltende Blutung, Schockzeichen (s. S. 328) - kindliches Gesicht in der Scheide sichtbar - Schmerzempfindliches Abdomen, Todesangst der Mutter

Fragen auf Wesentliches beschränken. Möglichst nur in den Wehenpausen befragen. Kein Verhörstil!

* - **Gravida** (lat. die Schwangere): Angabe der Zahl aller bisher **eingetretenen Schwangerschaften** (inkl. Fehlgeburten und Schwangerschaftsabbrüche).
- **Para** (lat. die Gebärende): Angabe der Zahl aller bisher **ausgetragenen Schwangerschaften** (inkl. Lebend- und Totgeburten, nicht jedoch Fehlgeburten/Abbrüche, vgl. S. 418).
- Mehrlingsschwangerschaften/-geburten zählen jeweils nur einfach. Bsp.: A) erste Schwangerschaft + noch nicht entbunden = IG/0P (Erstgravida/Nullipara); B) eine Schwangerschaft mit Fehlgeburt + eine Schwangerschaft mit Geburt von Zwillingen + erneut schwanger: IIIG/IP (Drittgravida). Manchmal wird die (unmittelbar) bevorstehende Geburt schon mitgezählt.

Abkürzungen in der Geburtshilfe	
EGT/ET	Errechneter Geburtstermin (s. S. 394)
EUG	Extra-Uterin-Gravidität (s. S. 420)
CTG	Cardio-Toko-Grafie („Herz-Wehen-Schreiber")
MM	Muttermund
PROM/VBS	premature rupture of membranes = vorzeitiger Blasensprung
SSL	Scheitel-Steiß-Länge (mm) → Rückschluss auf SSW!
SSW	Schwangerschaftswoche
ZT	Zyklustag

Positionsmöglichkeiten des Kindes in der Gebärmutter

1. **Lage** (Längsachse des Kindes bezogen auf Längsachse des Uterus)
   Längslage – Schräglage – Querlage
2. **Stellung** (Kindsrücken bezogen auf Uteruswand)
   I Rücken links seitlich Ia Rücken links vorne; Ib Rücken links hinten
   II Rücken rechts seitlich IIa Rücken rechts vorne; IIb Rücken rechts hinten
3. **Einstellung** (Beziehung des vorangehenden Kindsteils zum Geburtskanal)
   a) Schädellagen (SL, 94–96 %):

VHHL	vordere Hinterhauptslage (kleine Fontanelle – regelrecht)
HHL	hintere Hinterhauptslage (kleine Fontanelle – regelwidrig)
VHL	Vorderhauptslage (große Fontanelle; ungünstig; häufig Episiotomie nötig)
Stirnlage	(sehr ungünstig; primäre Sektio!! Nur selten ist bei kleinem Kind eine spontane Entbindung möglich)
Gesichtslage	(Gesicht in der Scheide sichtbar; primäre Sektio (mento-post.))
Einstellungs-anomalien	Hoher Gradstand, tiefer Querstand, dorso-posteriore Einstellung, hintere Scheitelbeineinstellung (selten).

   b) Beckenendlage (BEL, 3–5 %)
   Erhöhtes Mortalitäts- und Morbiditätsrisiko, Notfälle, schlechte Dehnung, Geburtstraumen. Beachte: Bei Kopfdurchtritt Nabelschnurkompression; Entwicklung möglichst < 1 min! Wehen fördern, großzügige Indikation zum Dammschnitt (Episiotomie), erhöhte CPR-Bereitschaft (Kind), Analgesie, Zurückhalten des Steißes bis Kind in einer Wehe entwickelt werden kann (ohne Ziehen/Drücken), Entwicklung nach Bracht, ggf. Kristeller-Handgriff, ggf. Armlösung, ggf. Veit-Smellie-Handgriff.
   c) Querlage (QL, 0,5–1 %)
   Nach Blasensprung: verschleppte QL möglich (z. B. Armvorfall) – dann Wendung kontraindiziert; im RD Wehenhemmung; Sektio-Voranmeldung!
4. **Haltung** (Beziehung der Kindsteile zueinander)
   a) regelgerecht: Kopf gebeugt, Kinn auf der Brust
   b) regelwidrig: z. B. Streckung/Deflektion

Kindslagen

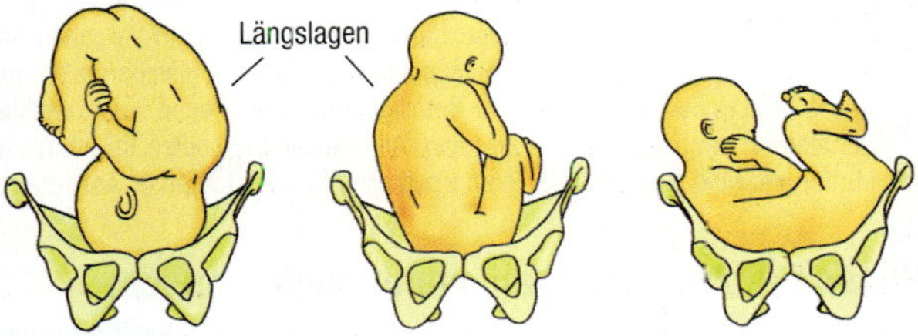

Schädellage (hier: VHHL)
(ca. 94–96 %, davon ca. 2 % regelwidrig)

Beckenendlage
(hier: Steißlage)
(ca. 3–5 %)

Querlage
(ca. 0,5–1 %)

Geburtshandgriffe

Dammschutz

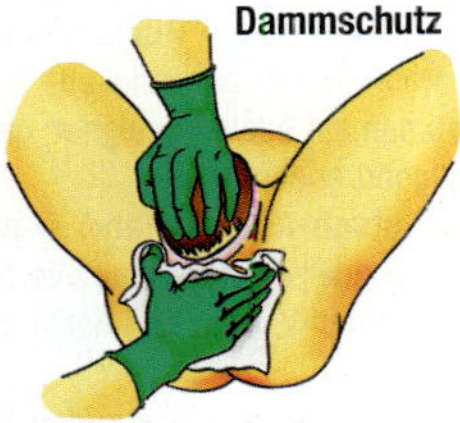

Dammschnitt
(Episiotomie)

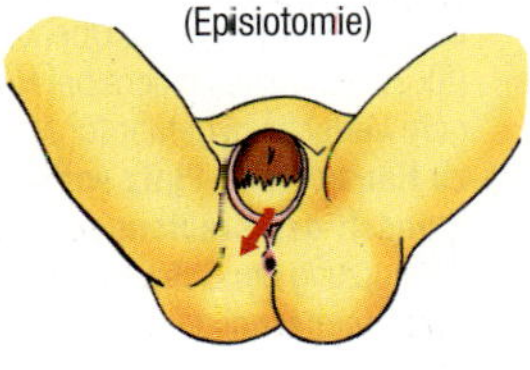

Der Dammschnitt wird meist medio-lateral und in Lokalanästhesie mit steriler chirurg. Schere unter Schutz des Kopfes durchgeführt (keine Routinemaßnahme; NA). Indikationen: Blasswerden des Dammes, verzögerter Kopfdurchtritt, drohender Einriss, Geburtsanomalien, evtl. Frühgeburt, V. a. kindliche Asphyxie

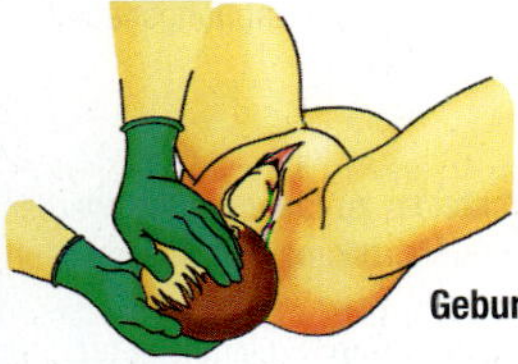

Geburt der Schulter

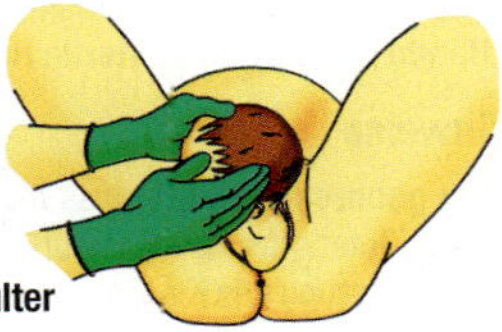

1. Die vordere Schulter unter Senkung des Kopfes entwickeln, bis die Oberarmmitte sichtbar ist.
2. Kopf ohne Zug anheben und hintere Schulter entwickeln (auf den Damm achten!).

Die folgenden Ausführungen gelten für den Fall, dass sich der RD wegen fortgeschrittener Geburt ohne relevante Komplikationen zu einer Geburt am Einsatzort bzw. im Rettungsmittel entscheidet. Diese Erläuterungen zum Vorgehen bei Spontangeburt gelten – sofern nichts Besonderes angemerkt – gleichermaßen für RS, RA, NA und Hebamme, wobei jeder Beteiligte genau überlegen muss, welche Maßnahmen er kompetent ausführen kann. Alle Beteiligten sollten im Interesse von Mutter und Kind auf kollegiale Teamarbeit achten (= kompetentes Auftreten).

Phase I (Vorbereitungen, wenn noch möglich)

- **Ruhe bewahren: Basischeck, Basismaßnahmen, RS/RA: NA-Nachforderung**
- **RS/RA/NA: Der Versuch, eine Hebamme nachzufordern, sollte allein aus juristischen Gründen immer unternommen werden.**
- **Beruhigung aller Anwesenden, für Patientin angenehme Atmosphäre schaffen** (Wünsche und ggf. Vorbereitungen für Hausgeburt beachten).
- **Blase leeren lassen** (volle Blase bewirkt reflektorische Wehenschwäche), evtl. Darm entleeren lassen (sonst Stuhlabgang während der Geburt)
- **Sinnvolle Lagerung auf steriler (oder möglichst sauberer) Unterlage:**
  a) **im (stehenden!) RTW/NAW oder bei Komplikationen → Rückenlage:** Beine in Fahrtrichtung, Oberkörper leicht erhöht, Beine angewinkelt; (für Helfer insbesondere bei Notfallmaßnahmen am besten geeignet; geringere Verletzungsgefahr für Mutter und Neugeborenes).
  b) **zu Hause/wenn Platz vorhanden (keine Rutsch-/Sturzgefahr) → nach Wunsch der Kreißenden:** Vierfüßlerstellung oder Hockstellung (Vorteile: Ausnutzung der Schwerkraft, geringerer Druck auf V. cava und Aorta, bessere Atemtechnik)
- **Geburtsraum (Wohnung/RTW) heizen!** (Helfer dürfen schwitzen; das Neugeborene darf nicht auskühlen!)
- **Notgeburtenbesteck** bereitlegen, sterile Handschuhe, sterile Kompressen, saubere Tücher, sterile Schere, sterile Nabelklemmen, dünne Einmalsauger mit entsprechendem Sauggerät (Orosauger sollten aufgrund der Infektionsgefahr nicht mehr verwendet werden), Wärmeschutzfolie, Baby-Beatmungsbeutel
- **Hände desinfizieren, sterile Handschuhe anziehen**

Hinweise

- **Bei geborenem Kopf** muss die Geburt unmittelbar zu Ende geführt werden; sonst Gefahr der Nabelschnurkompression im Geburtskanal mit Sauerstoffunterversorgung des Kindes.
- **Bei sichtbarem Kopf ohne bisherigen Blasensprung:** Fruchtblase eröffnen (am besten mit den Fingern einreißen; Instrumente könnten das Kind verletzen – trotzdem auf Schutz des Kindes vor Verletzungen und zu schnellem Durchtritt achten). Fruchtblasenhaut vom Gesicht des Kindes vollständig abstreifen.

Phase II (Hilfe bei der Geburt)

Bei Hinterhauptslage (HHL):

- **Warten,** bis der Muttermund vollständig eröffnet ist und der Kopf in der Wehenpause nicht mehr zurückweicht (bis dahin – auch wenn der Pressdrang schon da ist – nicht pressen! → Wehe verhecheln lassen).
- **Pressen lassen,** wenn der Kopf auf dem Beckenboden steht (Anus klafft) und die Pfeilnaht gerade steht; zur Unterstützung Kopf anheben und Kinn auf die Brust, Beine auseinander. In der Wehenpause die Entspannung unterstützen: durchatmen lassen, Kopf zurücklegen usw.
- **Dammschutz** (Ziel: „Kopfbremse"; den Kopf langsam durchschneiden lassen – sanfter Gegendruck mit einer Handfläche, s. Abb. auf S. 403)
- **Erst obere (vordere) und dann untere (hintere) Schulter entwickeln** (s. Abb. auf S. 403). **Nie am Kopf ziehen!** Bei geborenem Kopf: Geburt unmittelbar zu Ende führen! (Gefahr: Nabelschnurkompression → O_2-Mangel)
- Wenn Kopf geboren, aber Geburt nicht voranschreitet („Kopf wirkt wie auf Vulva aufgepfropft"): **V. a. Schulterdystokie** (kindl. Schulter „klemmt" an der Symphyse der Mutter) → mehrfaches maximales Strecken und Beugen der Beine im Hüftgelenk (McRoberts-Manöver), ggf. Bolustokolyse, dosierter unmittelbar suprasymphysärer Druck (kein Kristeller-Handgriff).

Bei Beckenendlage (BEL):

- Wegen eines höheren Risikos im RD nicht beherrschbarer Komplikationen bei BEL: **Kliniktransport anstreben** (rechtzeitige Voranmeldung, auch prophylaktisch!). Venöser Zugang ist Pflicht. Je nach Situation Bereitschaft für rasche Interventionen, z. B. Dammschnitt (s. S. 403), Wehenförderung bei Wehenschwäche, Wehenhemmung (s. S. 400, Analgesie, Blasenkatheter, Intubationsnarkose (Klinik, ggf. auch in der Austreibungsphase).
- **Bis zur Geburt des Steißes: Geduld.** Steiß zurückhalten, bis das Kind in einer Wehe entwickelt werden kann (ohne Ziehen/Drücken). Häufig Mekoniumausscheidung (kein Grund für späteres routinemäßiges Absaugen). **Nach Geburt des Steißes muss die Geburt des Kopfes schnell folgen** (< 60 s; sonst Hypoxie)!
- **Erst, wenn Schulterblätter sichtbar:** den Steiß gürtelförmig fassen und um die Symphyse der Mutter in Richtung Unterbauch führen (Bracht-Handgriff). Nie ziehen! Ein zweiter versierter (!) Helfer erleichtert ggf. durch gezielten Druck auf den Bauch der Mutter den Durchtritt des Kopfes (Kristeller-Handgriff). Ggf. Armlösung, ggf. Veit-Smellie-Handgriff (wenn bekannt).
- **Bei Arm-/Bein-Vorfall:** Max. O_2-Gabe an die Mutter, Becken-Hochlagerung, evtl. Beine anziehen lassen, nicht ziehen/nicht reponieren, Kliniktransport!

Achtung: Verlängerte Pressphase

Dauert die Pressphase (auch bei Erstgebärenden) länger als 15–30 min, ist nach Ausschluss einer Wehenschwäche (ggf. Gabe eines Wehenmittels) der dringliche Transport in die Klinik zu erwägen, da eine fetale Hypoxie droht und evtl. aufgrund eines Missverhältnisses zwischen Kindsgröße und Geburtskanal oder Fehllage eine Schnittentbindung oder bes. geburtshilfliche Technik notwendig ist (ggf. an Tokolyse denken!). Großzügige O_2-Gabe an die Mutter! Bei unüberwindlichem Geburtshindernis (z. B. verschleppte QL) erhöhte Gefahr der Uterusruptur (s. S. 415). Wenn möglich: kindliche Herztöne überwachen (Bradykardie = Hypoxie!).

Besonderheit Zwillingsgeburt

- Liegen **beide Kinder in SL** (in etwa 45 % der Fälle) ist die Geburt i. d. R. unproblematisch. Auch wenn **eines der beiden in BEL** liegt (35 %), aber nicht zu groß ist, ist eine vaginale Entbindung möglich.
- **Beide Kinder in BEL** (ca. 10 %) werfen massive Probleme auf. **Kombinationen** von SL mit QL, BEL mit QL sowie QL mit QL haben fast keine Chance, normal geboren zu werden. Insbesondere bei Verdacht auf Vorfälle (kindlicher Extremitäten) sollte zügig die Kaiserschnittentbindung angestrebt werden!
- Nach Geburt des ersten Zwillings sollte die des zweiten innerhalb von < 15 min von statten gehen! (Sonst z. B. Gefahr der vorzeitigen Plazentalösung.)

Erstversorgung des Neugeborenen

- Neugeborenes direkt **in warme, saubere Handtücher** aufnehmen; nicht mit bloßen Händen (Rutschgefahr, Kind könnte leicht fallen gelassen werden). Dabei taktile **Stimulation** (z. B. Abtrocknen, Fußsohle reiben), keine rohen Methoden.
- Das Vorgehen bei der Neugeborenenversorgung zeigt der Algorithmus auf S. 408. Nur sehr wenige reifgeborene Neugeborene benötigen – über die Routineversorgung hinaus – Unterstützung, um sich an das Leben außerhalb der Gebärmutter anzupassen. Wichtigste Ziele: Wärmeerhalt sowie Entfaltung und Belüftung der Lungen.

Sicher aufnehmen und Wärmeerhalt!

- **Abtrocknen** (sog. Käseschmiere belassen) **oder evtl. sofortiges Einhüllen in Kunststofffolie.** Neugeborene verlieren schnell Wärme (pathophysiologisch ungünstig), auch bei Temperaturen, die Erwachsene als warm empfinden!
- **Während der Erstversorgung (30 s):** Beurteilung von Atmung und Herzfrequenz (Auskultation, modernes Pulsoxymeter; Pulstasten an der Nabelschnurbasis nur aussagekräftig, wenn > 100/min). Atemweg durch Schnüffelposition frei machen.
- Sofern in gutem Zustand (auch guter Muskeltonus): Kind der Mutter auf den Bauch/an die Brust legen (Hautkontakt, warm einpacken; Gesicht freilassen; Bauchlage und Kopf zur Seite).

Abnabeln

a) sofort: bei Rhesusinkompatibilität (nicht ausstreichen!) oder wenn Mutter und Kind zwingend (z. B. CPR) sehr schnell getrennt werden müssen

b) früh (1–2 min nach Geburt): bei gesundem Kind (reif, lebensfrisch)

c) spät (sobald die Nabelschnur nicht mehr pulsiert, spätestens nach ca. 5 min bzw. nach gründlichem Ausstreichen der Nabelschnur in Richtung Kind): bei anämischem Kind (z. B. bei anämischer Mutter), Frühgeborenen, Zwillingen.

Eine späte Abnabelung schadet i. d. R. nicht → keine Hektik! Eine Hochlagerung des Kindes über die Plazentahöhe (z. B. auf dem Bauch der Mutter) kann aber bei fehlender Abnabelung in Einzelfällen (Ausbleiben des physiologischen Gefäßverschlusses) zu Blutverlusten des Kindes in Richtung Plazenta führen!

Durchführung der Abnabelung

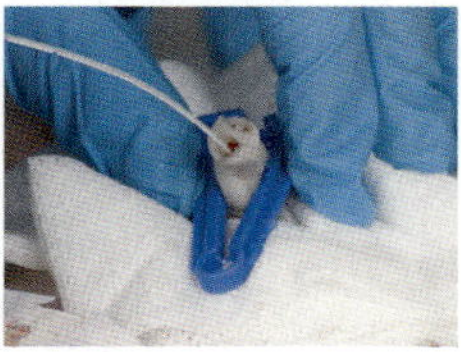

2 sterile Klemmen (oder Nabelbinden) etwa 10–20 cm vom Nabel des Kindes entfernt ansetzen (damit noch ein kürzbarer Stumpf für Nabelvenenkatheter als Venenzugang für Notfälle bleibt – s. Abb.), aber auch nicht zu nah am Scheideneingang (→ Retraktion in den Geburtskanal → fehlende Leitstruktur für manuelle Plazentalösung). Zwischen den beiden Klemmen mit steriler Schere oder Skalpell durchschneiden (kann z. B. der Vater übernehmen). Die Enden steril abdecken (Klemmen belassen).

Evtl. je eine Blutabnahme (heparinisierte Spritze) aus Nabelvene und -arterie für die Klinik zur BGA (Spritzen kennzeichnen, direkt nach Abnahme entlüften und luftdicht verschließen).

Absaugen: nicht routinemäßig, da schädlich!

Nur bei einem schlaffen Baby mit Atemstillstand, das durch ausgeschiedenes Mekonium (s. u.) geboren wurde (wahrscheinliche Aspiration durch erste Atemversuche pränatal), ist es – ausnahmsweise – sinnvoll, verlegendes Material möglichst unter Sicht zu entfernen (großlumiger Absaugkatheter, Sog max. -100 mmHg, Pharynx mit Zungenspatel darstellen, später evtl. Nase; Intubation und tracheales Absaugen erwägen, wenn dies sicher beherrscht wird – sonst keine zeitraubenden Intubationsversuche, insbes. bei Bradykardie – Maskenbeatmung!). Gefahren des Absaugens: Schleimhautläsionen, reflektorische Bradykardie, Apnoe. Orosauger (Absaugen mit dem Mund in eine Sekretfalle) sollten aus hygienischen Gründen nicht mehr verwendet werden.

Mekonium ist der erste, teilweise sehr zähflüssige Stuhl des Kindes, der v. a. bei Hypoxie/Stress schon vor oder während der Geburt ausgeschieden werden kann.

Erstversorgung/Reanimation des Neugeborenen

nach ERC 2010

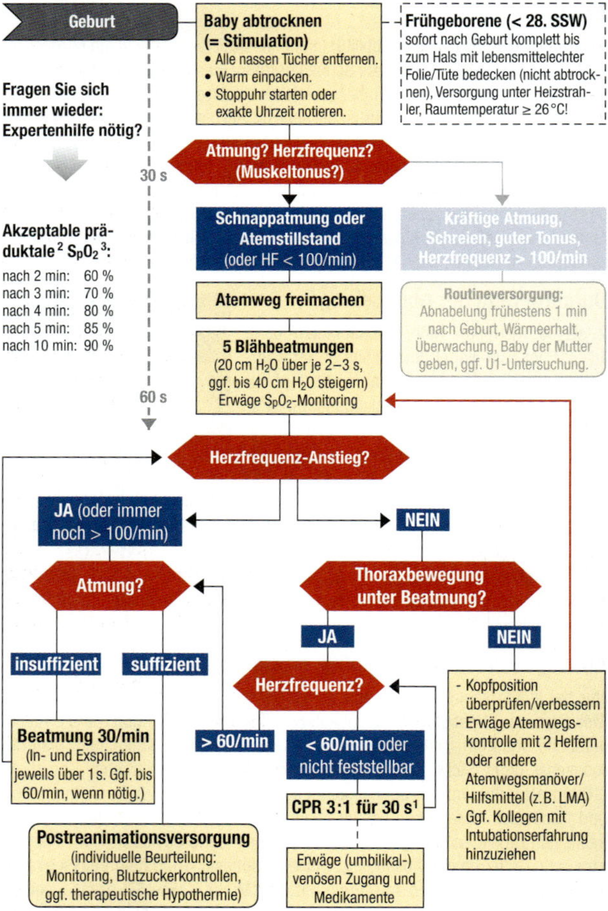

[1] Ziel: 60 „Ereignisse" in 30 s, d. h. 45 Kompressionen + 15 Beatmungen

[2] Messung: rechte Hand

[3] Nach ERC 2010, basierend auf: Dawson JA, Kamlin COF, Vento M, Wong C, Cole TJ, Donath SM, Davis PG, Morley CJ: Defining the Reference Range for Oxygen Saturation for Infants after Birth. Pediatrics 2010; 125: 1340–1347

Priorität Nr. 1 = Atmung!

Wenn innerhalb von 30 s keine suffiziente Atmung einsetzt:

- **Atemweg frei machen:** Kopf in Schnüffelposition/Neutralposition (s. Abb. auf S. 423, z. B. 2 cm dickes Handtuch unter die Schultern legen), ggf. Guedeltubus.
- **Blähbeatmungen** (Maske und Beatmungsbeutel) zur Entfaltung der Alveolen und zur Resorption des Fruchtwassers (geschieht normalerweise durch das erste Schreien): **Beatmungsdruck über jeweils 2–3 Sekunden aufrecht erhalten** (der Brustkorb soll sich wie bei normaler Atmung heben und senken; ein Druck von 20 cm H_2O kann effektiv sein, es können aber auch Drücke von 30–40 cm H_2O nötig werden). **Bei Erreichen ausreichender O_2-Partialdrücke normalisieren sich Herzfrequenz und Atmung rasch (< 30 s). Initial nur Raumluft als Atemgas verwenden.** Nur wenn trotz effektiver Beatmung keine akzeptable Oxygenierung erreicht wird (kein HF-Anstieg, S_pO_2-Grenzwerte s. Algorithmus): höhere O_2-Konzentration erwägen (Gefahr von Schäden).

Eine Intubation bedeutet eine Unterbrechung der lebenswichtigen Beatmung und ist daher nur ausnahmsweise indiziert (z. B. V. a. Verlegung der Trachea mit Mekonium, Zwerchfellhernie, Geburtsgewicht < 1000 g; jeweils abhängig von der Erfahrung des Durchführenden).

Thoraxkompressionen (TK) und Beatmungen im Verhältnis 3:1,

... wenn die Herzfrequenz trotz effektiver Beatmung unter 60/min bleibt. **Ziel: 45 TK und 15 Beatmungen in 30 s (aber: Qualität ist wichtiger als Quantität).** Bei Erwachsenen dienen TK vorrangig der überbrückenden Durchblutung vitaler Organe. Bei Neugeborenen soll oxygeniertes Blut aus der Lunge zunächst nur bis in die Koronararterien gelangen (kurzer Weg), worauf sich der Kreislauf rasch stabilisieren kann (daher kurzes Intervall bis zur nächsten Kontrolle: 30 s). TK können ein Defizit in der Beatmung nicht ausgleichen!

Medikamente (über Nabelvenenkatheter): nur selten indiziert

Bei Bradykardie oder fehlendem Puls trotz effektiver Beatmungen und TK: z. B. Adrenalin (0,01–0,03 mg/kg i. v.), Natriumhydrogencarbonat (1–2 mmol/kg KG langsam i. v.), Flüssigkeitssubstitution (10 ml/kg KG i. v.)

Beendigung von Reanimationsbemühungen

Möglichst im Dialog mit Eltern. Wenn trotz adäquat durchgeführter CPR über 10 min keine Herzaktion feststellbar: Abbruch erwägen. Bei unklarer Prognose sollte der Wunsch der Eltern nach Reanimationsbemühungen unterstützt werden. Ab einer Schwangerschaftsdauer von 25 Wochen (ohne relevante Zusatzerkrankungen) werden Reanimationen oft mit akzeptabler Morbidität überlebt. Keine Reanimationsversuche, wenn die Umstände fast sicher zu einem frühen Tod des Kindes bzw. hoher Morbidität unter den wenigen Überlebenden führen würden (z. B. gesichert < vollendete 22. SSW, Geburtsgewicht < 400 g, Anenzephalie).

Psychologische Aspekte

- **Zuspruch, Anwesenheit. Frühestmöglichen Kontakt zum Kind ermöglichen.**
- Über Untersuchungsergebnisse und Maßnahmen informieren.
- **Den Eltern gratulieren und Zeit für die Begrüßung ihres Kindes lassen!**

Nachgeburt

- **Nachgeburt abwarten** (bei Dauer > 20 min: Hebamme/Arzt in der Klinik zwecks schnellstmöglicher manueller Lösung informieren; Gefahr der Uterusatonie/Plazentaretention), steril einpacken und mit in die Klinik nehmen. Wenn möglich: schon vor Ort durch Hebamme oder Arzt prüfen lassen (Augenschein).
- Wenn Nachgeburt > 30 min dauert oder Blutverlust schon vor Nachgeburt > 300 ml oder insgesamt > 500 ml: reichlich Sauerstoff, ggf. Volumenersatz und Kliniktransport!
- ggf. manuelle Plazentalösung (möglichst Hebamme)

Evtl. erstes Stillen

- **Anlegen des Kindes an die Brust ist möglich** (je nach Verfassung von Mutter und Kind ca. 10–30 min nach der Geburt)
- Saugen an der Brust stimuliert evtl. die physiologische Oxytocin-Ausschüttung der Mutter (→ Uteruskontraktion → Blutstillung).

Schockprophylaxe/-therapie

- Fritsch-Lagerung (s. S. 39)
- kontinuierliche Kreislaufüberwachung
- ggf. Schocktherapie (s. S. 328 f.)
- ggf. Bekämpfung atonischer Nachblutungen (s. S. 411)
- Versorgung von Geburtstraumen/Episiotomiewunde (steriles Abdecken)

Allgemeine Hinweise

- **Geburtszeitpunkt und -ort dokumentieren!**
- Insbesondere bei eintretenden Komplikationen vor, während oder nach einer Geburt im RD ist zu **berücksichtigen, dass zwei Patienten intensiver Betreuung bedürfen** (u. U. Nachforderung eines zweiten RTW- oder NAW-Teams – Trennung von Mutter und Kind aber nur unter strenger Indikationsstellung!). Ggf. – sofern vorhanden – **Einsatz des Baby-Notarztwagens.**

Nachgeburtliche Blutungen (Blutverlust > 500 ml → pathologisch).

Ursachen

- **Dammriss/Zervixriss** (Geburtstrauma).
- **Fehlende Plazentalösung (> 30 min nach Ausstoßung des Kindes):** keine komplette Lösung des Zusammenhalts zwischen Plazenta und Uterus oder Retention der gelösten Plazenta durch zervikalen Spasmus (Blutungen in unterschiedlicher Intensität).
- **Uterusatonie:** atonische („schlaffe") Uterusmuskulatur; nach Ausstoßung der Plazenta wird die Blutung nicht durch Kontraktion des Uterus gestillt – starke Blutung nach außen und innen („Hochsteigen des Uterus").

Symptomatik

- **vaginale Blutung nach Geburt**
- **evtl. Schocksymptomatik**

Maßnahmen RS/RA

- **Basischeck, Basismaßnahmen** (Schocklage)

Maßnahmen RA in Notkompetenz

- venöser Zugang; Infundieren von VEL

Notärztliche Therapie/Hebamme

- **Untersuchung, Standardtherapie, Schocktherapie** (s. S. 328 f.)
- Bei Zervix- und Vaginaleinrissen (Geburtstraumen) **keine unkontrollierte Tamponade!**
- **Bei fehlender Plazentalösung Credé-Handgriff:** Uterusfundus wird durch die Bauchwand gefasst und massiert („Wehe anreiben" → stimuliert physiologische Kontraktion); ggf. mit gleichmäßiger Kraft in Richtung Scheidenausgang ausdrücken und in dieser Position halten (→ kann schmerzhaft sein → ggf. Kurznarkose).
- **Bei schwerer Uterusatonie Zweifel-Handgriff:** bimanuelle Uteruskompression → Abdrücken der A. uterina; auch während des Transportes beibehalten; siehe nebenstehende Abbildung.
- **Bei Misslingen des Credé-Handgriffs oder starkem vaginalen Blutabgang manuelle Plazentalösung.** Ultima Ratio: Kompression der Aorta abdominalis.
- **Medikamente:** Bei Uterusatonie (ggf.) Wehenmittel, z.B. Oxytocin (Infusion mit 10 I.E. auf 500 ml Vollelektrolytlösung). **Keine Tokolytika!**

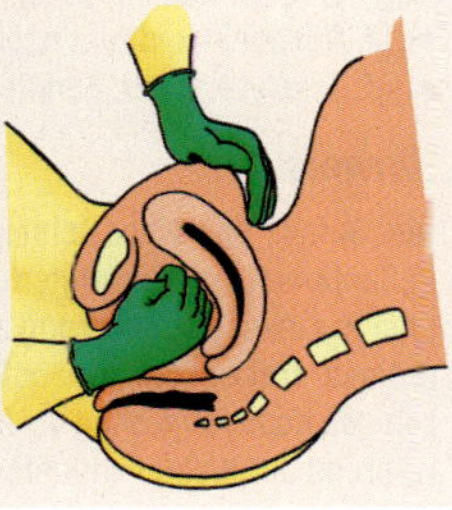

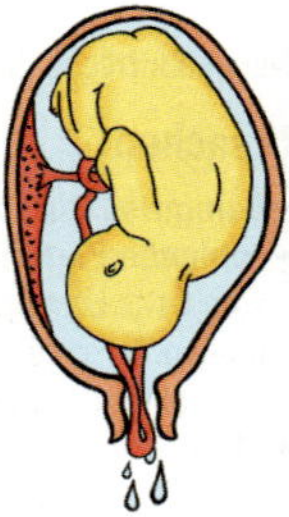

Nach Blasensprung (Abgang von Fruchtwasser) Vorfall der Nabelschnur, welche zwischen tiefer tretendem Kopf und Beckenring eingeklemmt und abgedrückt werden kann. Dadurch **akute Unterversorgung des Kindes.** Schlimmstenfalls Umschlingung des kindlichen Halses mit der Nabelschnur. → **Das Kind wird beim Tiefertreten stranguliert.** Der Nabelschnurvorfall ist sehr selten (ungefähr 3 % aller Geburtskomplikationen, 0,1 % der Geburten). Begünstigende Faktoren: Mehrlingsschwangerschaft, Querlage, Beckenendlage, Mehrgebärende, viel Fruchtwasser.

Symptomatik

- beginnende Geburt, Zustand nach Blasensprung
- evtl. tritt die Nabelschnur vor dem Kopf des Kindes aus dem Muttermund
- evtl. um den Hals des Kindes liegende Nabelschnur (Umschlingung)
- Alarmzeichen: fehlende Pulsation der Nabelschnur

Maßnahmen RS/RA

- **Basischeck, Basismaßnahmen (Sauerstoffgabe!)**
- Flachlagerung mit **Beckenhochlagerung**
- weit vorgefallene Nabelschnur locker, feucht (NaCl 0,9 %) und sauber bedecken
- **zügiger Transport** (evtl. schon dem nachgeforderten Notarzt entgegenfahren) und **Voranmeldung in der Klinik** (Vorbereiten der Schnittentbindung)

Maßnahmen RA in Notkompetenz

- venöser Zugang; Offenhalten mit VEL

Notärztliche Therapie/Hebamme

- **Untersuchung,** auch vaginal – Nabelschnur (-puls) tastbar?, **Standardtherapie**
- **vorsichtiges vaginales Zurückdrücken des Kindskopfes, um die Nabelschnur möglichst wenig zu komprimieren** (auch während des Transportes; ggf. Versuch der manuellen Lösung der Nabelschnur – kein Repositionsversuch!)
- ggf. Abnabelung direkt nach Durchtritt des Kopfes und zügige Entbindung
- ggf. Tokolytika, z. B. Fenoterol (0,8 – 4 µg/min i. v. über eine Spritzenpumpe)

Hinweis

Die Gefahr des Nabelschnurvorfalles besteht besonders bei herumlaufenden Patientinnen nach erfolgtem Blasensprung; daher **Schwangere stets liegend** (und in Linksseitenlagerung zur Prophylaxe eines Vena-cava-Kompressionssyndromes) **transportieren,** sofern noch nicht eine Hebamme/ein Arzt das Festsitzen des Köpfchens ohne Vorfall zweifelsfrei festgestellt hat (danach kann Laufen während der Wehen entlastend/sinnvoll sein).

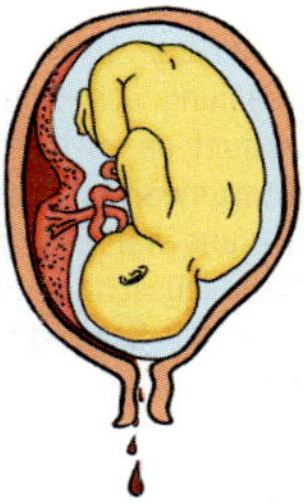

Vorzeitige (unvollständige oder vollständige) Ablösung der Plazenta **nach der 28. Schwangerschaftswoche** → **arterielle Blutung** (→ Synonym: retroplazentares/retrochoriales Hämatom). → Unterbrechung des Stoffwechsels zwischen mütterlichem und kindlichem Kreislauf → **Gefahr der Schädigung des Kindes durch Unterversorgung. Durch stärkere Blutung mit anschließendem Schock wird auch die Mutter akut bedroht,** wobei bei höheren Schweregraden auch eine verminderte Blutgerinnung eine gravierende Rolle spielt. Ursachen: extreme Blutdruckschwankungen, Fruchtwasserpunktion, Geburt des ersten Zwillings, mechanische Gewalteinwirkung (Stoß, Sturz, Trauma), SIH (s. S. 396 f.). Häufigkeit: 0,5 – 1 % aller Schwangerschaften. Mortalität der Feten: 20 – 35 % (bei Schock der Mutter fast 100 %), 50 % davon versterben noch im Uterus.

Symptomatik

- **Plötzlich** auftretende Bauchschmerzen, schmerzhafte Dauerkontraktion des **brettharten und druckempfindlichen Uterus** („Holzuterus"); **Schockzeichen**
- Nicht immer tritt eine meist leichte, **dunkle (Schmier-)Blutung** aus der Scheide auf (80 %, selbst dann nur geringe Menge im Vergleich zur Blutung im Uterus).

Maßnahmen RS/RA

- **Basischeck, Basismaßnahmen (bes. Sauerstoffgabe, Schocklage** (auf der linken Seite) – Beachte: Atembehinderung durch Druck des Kindes!)
- **Voranmeldung in der aufnehmenden Klinik** (→ i. d. R. Notsektio)
- **zügiger Transport** mit Sondersignal (ggf. den nachgeforderten NA auf halber Strecke treffen)

Maßnahmen RA in Notkompetenz

- venöser Zugang; Infundieren von Vollelektrolytlösung

Notärztliche Therapie

- **Untersuchung, Standardtherapie;** Auskultieren der kindlichen Herztöne
- **Vaginale Untersuchung ist kontraindiziert!** (DD: Placenta praevia.)
- Volumensubstitution (**Schocktherapie** s. S. 328 f.), ggf. Kreuzblutabnahme
- Achtung: **Tokolyse (Wehenhemmung) ist kontraindiziert!**

Hinweis

- **Bei Schocksymptomatik besteht akute Lebensgefahr für Mutter und Kind.** Das erste Ziel aller therapeutischen Maßnahmen ist die **Entbindung auf schnellstem und sicherstem Weg** → **Sondersignaltransport in die Klinik** (→ i. d. R. Kaiserschnitt bei lebensfähigem Kind) unter Schocktherapie mit NA.

Notfall: Placenta praevia

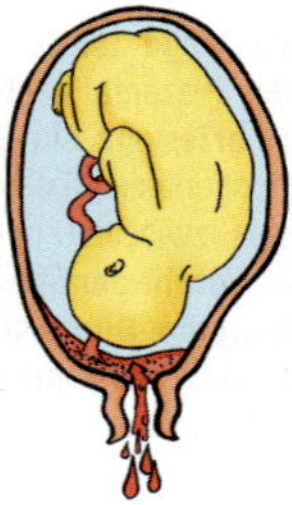

Tiefer Sitz der Plazenta vor dem inneren Muttermund; bei Dehnung des unteren Uterinsegmentes im letzten SSD kommt es zu einem **Abscheren der Plazenta von der Uteruswand** und **starken Blutungen** (25 % der Blutungen vor und während der Geburt). Prädisponierende Faktoren: Mehrlingsschwangerschaften, Mehrgebärende, höheres Alter der Schwangeren (über 39 Jahre ist das Risiko um das Dreifache erhöht), frühere gynäkologische Operationen. Häufigkeit: 0,3–0,5 % aller Schwangerschaften.

Symptomatik

- aus völligem Wohlbefinden heraus: **schmerzlose (!), hellrote, starke Blutung im letzten Schwangerschaftsdrittel** (anhaltend oder wiederkehrend, vor Blasensprung; in 20 % keine Blutung nach außen!); **Schockzeichen**
- weiches Abdomen, weicher Uterus

Maßnahmen RS/RA

- **Basischeck, Basismaßnahmen, Schocklage** (auf der linken Seite/Ganzkörperschräglage – Beachte: Atembehinderung durch Druck des Kindes).
- **schonender und zügiger Transport** (evtl. den nachgeforderten NA auf halber Strecke treffen) mit Sondersignal, **Voranmeldung in der Klinik**

Maßnahmen RA in Notkompetenz

- venöser Zugang; Infundieren von VEL

Notärztliche Therapie

- **Untersuchung, Standardtherapie, Schocktherapie** (s. S. 328 f.)
- Vor der 36. Schwangerschaftswoche Tokolyse mit Fenoterol (0,8–4 µg/min i. v. über eine Spritzenpumpe) zur Hinauszögerung der Geburt möglich. **Schnellstmögliche Schnittentbindung bei lebensbedrohlicher Blutung** (unabhängig von der Schwangerschaftsdauer) **sowie bei fortgeschrittener Schwangerschaft** auch schon bei leichter Blutung (da sonst Blutung/Unterversorgung des Kindes verlängert).

Hinweise

- **Meist im Mutterpass vermerkt!**
- Es muss in Betracht gezogen werden, dass im Uterus größere Blutmengen vorhanden sein können, die äußerlich sichtbare Blutung also nur einen Bruchteil des tatsächlichen Blutverlustes darstellt. Die Blutung nährt sich meist nur aus dem mütterlichen Kreislauf; **Verblutungsgefahr!**
- **Unter keinen Umständen vaginale oder rektale Tastuntersuchung!** (Auslösung massiver Blutungen möglich!)

Missverhältnis zwischen Belastbarkeit der Gebärmutterwand und Belastung → Zerreißung (Ruptur) der Gebärmutter (Uterus). Häufigkeit: 0,05 % aller Schwangerschaften. **Ursachen:** Größe des Feten, äußere Einwirkungen (Verkehrsunfall), Oxytocin-Überdosierungen, Geburtshindernisse, Vorschädigungen durch Operationen – Gebärmutternarben, 90 % der Uterusrupturen treten nach Schnittentbindung bei der vorangegangenen Geburt auf. **Narbenrupturen** verlaufen **meist still** mit geringer Schmerzsymptomatik und eher geringem Blutverlust. **Überdehnungsrupturen und traumatische Rupturen verlaufen i. d. R. dramatisch.**

Symptomatik

1. **Drohende Ruptur:**
   - Einsetzen **verstärkter Wehentätigkeit (Wehensturm),** ungewöhnlich schmerzhafte Wehen, Geburtsstillstand
   - Druckschmerzhaftigkeit des unteren Uterusbereichs,
   - Aufsteigen der Bandl-Furche (= Bandl-Kontraktionsring: oft durch die Bauchdecke erkennbarer Wulst an der Grenze zum unteren Uterussegment aufgrund der stärkeren Kontraktion des oberen Uterussegments)
   - **Unruhe und Todesangst** der Kreißenden durch zunehmende Wehenfrequenz, unerträglichen Wehenschmerz und beginnenden Schock (Verschleierung der Symptome durch Anästhesie!).
2. **Eingetretene Ruptur:**
   - Akuter abdominaler, auch in die Schulter ausstrahlender Schmerz, evtl. aber sogar spontanes, kurzzeitiges Erleichterungsgefühl,
   - **schwerer Schock,** zunehmende Atemnot,
   - evtl. **kindliche Körperteile durch die Bauchdecke** tastbar, abdominelle Abwehrspannung, Aufhören kindlicher Bewegungen und Herztöne
   - evtl. vaginale Blutung (25 % der Fälle)

Maßnahmen RS/RA

- **Basischeck, Basismaßnahmen; Voranmeldung in der Klinik** (Not-Sektio!)
- **zügiger Transport** mit Sondersignal (ggf. Treffen des nachgeforderten NA auf halber Strecke)

Maßnahmen RA in Notkomptenz

- venöser Zugang; Infundieren von VEL

Notärztliche Therapie

- **Untersuchung, Standardtherapie, Schocktherapie** (s. S. 328 f.)
- Auskultieren der kindlichen Herztöne
- Indikationsstellung für den Transport mit Sondersignal
- **Medikamente bei drohender Ruptur:** Tokolytika, z. B. Fenoterol (0,8–4 µg/min über eine Spritzenpumpe)

Verengung und Verlegung von Lungenarterien und -kapillaren, ausgelöst durch thromboplastisch aktives und allergenes Fruchtwasser (d. h. das Fruchtwasser selbst verlegt nicht die Gefäße, sondern führt über noch nicht vollständig aufgeklärte Wege zur Thrombenbildung und Gefäßverengung). Hierzu muss eine größere Menge Fruchtwassers in den mütterlichen venösen Kreislauf eindringen (z. B. bei Scheideneinriss, Uterusruptur, vorzeitiger Plazentalösung, Schnittentbindung). Unmittelbare Folgen sind **Rechtsherzbelastung und Hypoxie (Phase I).** Nachfolgend – sofern die Phase I überlebt wird – häufig schwere Gerinnungsstörungen (Verbrauchskoagulopathie) und anaphylaktische Prozesse. Zum Mechanismus einer akuten Minderung der Lungendurchblutung vgl. S. 339. Die Fruchtwasserembolie ist sehr selten (1/20000–1:80000 Geburten, aber in 60–80% der Fälle tödlich, bei Überlebenden oft bleibende Schäden; 25% der betroffenen Frauen versterben innerhalb der ersten Stunde nach Ereignis).

Symptomatik

- Meist Situation während oder nach einer Geburt
- Phase I (Vasospastik):
  - **akute Atemnot, Zyanose, Schockzeichen** (plötzlicher Blutdruckabfall)
  - Angst, Unruhe, Übelkeit, Erbrechen, Bewusstlosigkeit
  - Halsvenenstauung, evtl. Krampfanfall, Herz-Kreislauf-Stillstand
- Phase II (Hämorrhagie): uterine Blutung durch Atonie, andere Blutungen
- evtl. Urtikaria, Quincke-Ödem

Maßnahmen RS/RA

- **Basischeck, Basismaßnahmen (Sauerstoff!), ggf. CPR**

Maßnahmen RA in Notkomptenz

- venöser Zugang; Anlegen von Vollelektrolytlösung

Notärztliche Therapie

- **Untersuchung, Standardtherapie**
- symptomatische Therapie
- endotracheale Intubation, Beatmung mit **100% Sauerstoff**
- **Medikamente:**
  - Analgetika, z. B. Morphin (2–5 mg i. v.)
  - ggf. Benzodiazepine, z. B. Diazepam (5–10 mg i. v.)

Differenzialdiagnose

Jede akut einsetzende Atemnot oder plötzliches Kreislaufversagen bei oder nach der Geburt ist verdächtig auf eine Fruchtwasserembolie! Aber auch an andere akute Notfälle mit erhöhtem Risiko unter der Geburt denken: „echte" Lungenembolie, SAB, Spontanpneumothorax, akutes Herzversagen aus anderer Ursache.

Blutungen während der Schwangerschaft

1. **Unterbauchschmerzen bei fehlender Regelblutung bzw. Früh-Schwangerschaft** (2–3. Monat); oft Blutung; kein Abgang von Gewebsteilen; evtl. mit Symptomatik des Akuten Abdomens
   → V. a. Extrauteringravidität (s. S. 420).
   → Auch an möglichen Abort denken (s. S. 418 f.)!
   Beachte, dass die Schwangerschaft der Patientin in diesem Zeitfenster noch nicht bewusst sein muss. In einigen Fällen von Extrauteringravidität kann sogar eine annähernd normale Regelblutung auftreten! Daher neben der Frage nach gegenwärtiger Blutung auch – behutsam und nach Erklärung – nach letzter Regel und Möglichkeit einer Schwangerschaft fragen (Verhütungsmethoden, Geschlechtsverkehr). Immer auf Bauchschmerz, Fieber und Schockzeichen untersuchen.
2. **Bestehende (Früh-) Schwangerschaft** (bis ca. 5.–6. Monat)
   - **mit Gewebsteilabgang**
     → V. a. Fehlgeburt/Abort (s. S. 418 f.).
   - **ohne Gewebsteilabgang**
     → Auch an Extrauteringravidität (s. S. 420) denken!
3. **Gegen Ende der Schwangerschaft/letztes Drittel** (ab 6.–7. Monat):
   - Schmerzen; Schocksymptomatik; Dauerkontraktion des Uterus (vom Geübten durch Bauchabtasten als harte Masse feststellbar), **keine Wehen:**
     → V. a. vorzeitige Plazentalösung (s. S. 413) – Achtung: **Verblutungsgefahr!**
   - **kein Fruchtwasserabgang; keine Schmerzen:**
     → V. a. Placenta praevia (s. S. 414) – Achtung: **Verblutungsgefahr!**
4. **Während der Geburt:**
   - bei Wehentätigkeit
     → Physiologisch, solange keine starke Blutung (bis zu 500 ml sind normal).
   - evtl. Aufhören der Wehen; symptomarm bis Vernichtungsschmerz
     → V. a. Uterusruptur (s. S. 415).
5. **Anhaltende Blutung nach der Geburt** (s. S. 411):
   → Uterusatonie (Achtung: **Verblutungsgefahr!**), Plazentaaustoßung, Dammriss, Verletzung des Geburtskanales, Gerinnungsstörung.

Blutungen außerhalb der Schwangerschaft

1. **Normale Monatsblutung** (1. Periode etwa im 13. Lebensjahr ± 3 Jahre)
2. **Blutungsunregelmäßigkeiten** (V. a. bei jungen Frauen und Mädchen)
3. **Tumoren**
4. **Verletzungen** (z. B. Unfall, kriminelles Delikt, Fremdkörper im Vaginalbereich)
   Kohabitationsverletzungen (Verletzungen während des Beischlafes): Defloration (= „Entjungferung“ = Einriss des Hymens; auch spontan möglich). Trotz behutsamen Beischlafes Blutung in jedem Alter möglich!

Frühgeburt

Beendigung einer Schwangerschaft vor Vollendung der 37. SSW (p. m.; WHO) bzw. Tragzeit < 259 Tage (p. m.). Feststellung auch durch Nachweis von Unreifezeichen möglich. 5–10 % aller Geburten sind Frühgeburten (davon ca. 30 % spontan, erhöhtes Risiko bei Teenagern oder niedrigem sozioökonomischen Status; weitere 30 % bei Mehrlingsschwangerschaften). Per Definition fällt unter Frühgeburt:

- die frühgeborene **Lebendgeburt** (auch mit weniger als 500 g Geburtsgewicht). Lebendgeburt heißt, dass nach Scheidung vom Mutterleib entweder Herzschlag, Nabelschnurpulsation oder natürliche Lungenatmung vorgelegen hat (PStGAV), auch wenn das Kind später verstirbt. Lebensfähigkeit ist kein Kriterium.
- die **Totgeburt** (totgeborenes Kind, **mind. 500 g** (früher 1000 g) Geburtsgewicht), ca. jede 280. Geburt, ca. 2400 Kinder in Deutschland pro Jahr.

Frühgeburten (inkl. Totgeburten) müssen beim Standesamt gemeldet werden (im Todesfall auf Wunsch der Eltern namentliche Beurkundung), daher ist eine unverzügliche **Leichenschau** erforderlich. Die Bestattung erfolgt im Todesfall wie bei Erwachsenen (je nach Bundesland teilweise erst ab 1000 g Geburtsgewicht vorgeschrieben). Der Mutter steht Mutterschutz in voller Länge zu (normale Geburt oder Totgeburt mind. 8 Wochen; Frühgeburt mind. 12 Wochen).

Fehlgeburt (Abort)

Totgeborenes Kind unter 500 g (früher 1000 g) Geburtsgewicht. Fehlgeburten haben den Status von „Erkrankungen", die nicht an das Standesamt gemeldet werden dürfen. → Keine Behandlung der Leibesfrucht als Todesfall; Krankschreibung der Mutter für 8–14 Tage. Bestattungsrecht je nach Bundesland unterschiedlich geregelt (meist auf Antrag der Eltern möglich; sonst i. d. R. „schickliche und hygienisch einwandfreie Beseitigung"). Die juristischen Bestimmungen werden von Eltern oft als unwürdig gegenüber ihrem sehr früh verstorbenen Kind als Individuum empfunden. Im Verhalten sollten RD-Mitarbeiter dies berücksichtigen, z. B. nach einem Namen des Kindes fragen und diesen verwenden, den Eltern Zeit und Raum zum Abschied geben (vgl. ähnliche Situation bei SID S. 440 f.). Informationen und psychosoziale Hilfsangebote bietet z. B. die **Bundesvereinigung Verwaiste Eltern in Deutschland e. V.,** Tel. 0341 9468884, www.veid.de.

Die allgemeine Definition einer Fehlgeburt „Beendigung einer Schwangerschaft, bevor die Frucht selbst extrauterin lebensfähig ist" ist sehr problematisch, da sich die Grenze der Überlebensfähigkeit in Bezug auf Schwangerschaftsdauer und Geburtsgewicht durch Entwicklungen der neonatologischen Intensivmedizin in den letzten Jahren deutlich nach unten bewegt hat. Sie kann nicht für alle Kinder absolut festgelegt werden. I. d. R. wird heute eine **Überlebensfähigkeit** erst ab der vollendeten (22. bis) 24. SSW (Geburtsgewicht um 500 g) angenommen (Bildung der Alveolen in den Lungen). Mittlerweile werden in spezialisierten Einrichtungen häufig unreife Frühgeborene unter 1000 g erfolgreich versorgt („Rekord": 244 g, SSL 25 cm, Sept. 2004, Loyola University, Chicago, USA).

Symptomatik

- mäßige bis starke Blutung aus der Scheide, evtl. Wehentätigkeit
- Unruhe, ggf. Schmerzen, ggf. Schockzeichen
- evtl. ausgestoßene Frucht bzw. Fruchtteile (z. B. in der Toilette)

Maßnahmen RS/RA

- **Basischeck, Basismaßnahmen, psychische Betreuung (vgl. linke Seite)**
- **Fritsch-Lagerung, in jedem Fall Kliniktransport zur Nachsorge!**

Maßnahmen RA in Notkompetenz

- ggf. venöser Zugang; Infundieren von Vollelektrolytlösung

Notärztliche Therapie

- **Untersuchung, Standardtherapie, ggf. Schocktherapie** (s. S. 328 f.)
- **Medikamente:**
  - ggf. Sedierung/Analgesie (Lebensfähigkeit des Kindes bedenken)
  - Bei **drohender Frühgeburt** (vorzeitiger Blasensprung/vorzeitige Wehen) und Schwangerschaftsdauer 20.–35. SSW: **ggf. Nottokolyse** s. S. 400.
  - ggf. **bei lebensbedrohlicher Blutung** und/oder sichtbarem Abortgewebe erwägen: Kontraktionsmittel, z. B. Oxytocin (z. B. Infusion mit 10–50 I. E. auf 500 ml Vollelektrolytlösung) → Verlust des Kindes, falls noch nicht geboren

Hinweise

- Abort mit Fieber über 38,5 °C oder Schüttelfrost bei der Patientin weist auf **septischen Schock** hin (vgl. S. 334).
- **Manipulationen am Uterus vermeiden** (Gefahr des Eindringens von thromboplastischem Material in den venösen Blutkreislauf der Mutter, vgl. S. 416).
- **Komplikationen bei der Abtreibung durch Laien:** mechanische Verletzung mit Blutung, septischer Schock (s. S. 334), Luftembolie (s. S. 339 ff.), Vergiftung.
- **Es ist stets zu prüfen, ob das Kind noch lebensfähig sein könnte (ab ca. 23.–24. SSW bei KG > 400–500 g) → ggf. Wiederbelebung einleiten** (s. S 408 f.)! Umgekehrt sollte nicht lebensfähigen Kindern (wie auch bei Erwachsenen) – trotz evtl. initialer Lebenszeichen – die Möglichkeit eines würdigen Sterbens eingeräumt werden (Einbeziehung und ehrliche Information der Familie). Diese Entscheidung setzt eine hohe neonatale Kompetenz des Notarztes voraus und wird durch den notfallmedizinischen Zeitdruck sowie schwere Objektivierbarkeit erschwert (Schwangerschaftsdauer, Geburtsgewicht) → Im Zweifel sei – auch aus juristischen Gründen – ein Wiederbelebungsversuch angeraten.
- Ein Abort bis zur 16. SSW wird als **Frühabort** bezeichnet (mit ca. 50 % ist häufigste Ursache eine chromosomale Anomalie des Kindes), ab der 17. Woche als Spätabort. **Spontanaborte** (ohne erkennbare äußere Ursache) sind **sehr häufig:** mindestens 15 % der Schwangerschaften enden vor der 10. SSW!

Schwangerschaft (Einnistung einer befruchteten Eizelle) **außerhalb der Gebärmutter** (etwa 1/150 Schwangerschaften):
a) Eileiterschwangerschaft (= Tubargravidität, über 90 % der Fälle) oder
b) selten auch in der freien Bauchhöhle (= echte Bauchhöhlenschwangerschaft).

Ein Akutes Abdomen (Schmerz u. Schock, in kurzer Zeit aus völligem Wohlbefinden heraus) bei einer jungen Frau ist immer verdächtig auf EU mit Tubarruptur!

Der Verdacht erhärtet sich durch die Anamnese (mögliche Schwangerschaft, Anomalien der Regelblutung). Der betroffenen Frau muss die Schwangerschaft zu diesem Zeitpunkt weder bewusst noch erkennbar sein! Auch nach Anwendung der „Pille danach“ möglich. Differenzialdiagnosen s. S. 385 ff.

Symptomatik

- **Symptomarmes Stadium:**
  weitgehende Beschwerdefreiheit; evtl. allgemeine Schwangerschaftssymptome (Übelkeit, Spannung in der Brust); Ausbleiben der Regel > 5–9 Wochen (27 %), Schmierblutungen (50 %), regelstarke Blutung (20 %)
- **Symptomreiches Stadium (Notfall!):**
  - zunehmender (einseitiger) Unterbauchschmerz, ziehender Charakter
  - Ausstrahlung in Oberbauch oder Rücken
  - plötzlicher vernichtender Rupturschmerz auf der gleichen Seite
  - nach eingetretener Ruptur schmerzfreies Intervall möglich
  - Druckempfindlichkeit des Unterbauches, Zwerchfell- und Schulterschmerz
  - Akutes Abdomen, Schock
- **Tubarabort** (Fruchtabgang in die Bauchhöhle → Resorption/Mumifizierung):
  - kaum symptomatisch; evtl. wehen- oder krampfartige Bauchschmerzen
- **Tubarruptur** (bei stärkerer Größenzunahme der Frucht):
  - stechender Zerreißungsschmerz im Unterbauch, akutes Abdomen, Angst
  - Kollaps, Schockzeichen (in kurzer Zeit 1–2 Liter Blutverlust mgl.)

Maßnahmen RS/RA

- **Basischeck, Basismaßnahmen**
- Voranmelden in der Klinik (Vorbereiten einer **Notoperation**)
- zügiger Transport mit NA und Sondersignal (bei Verdacht auf Tubarruptur)

Maßnahmen RA in Notkompetenz

- venöser Zugang; Infundieren von VEL

Notärztliche Therapie

- **Untersuchung, Standardtherapie**
- bei Verdacht auf Tubenruptur: ggf. Schocktherapie (s. S. 328 f.)
- Indikationsstellung für Sondersignaltransport

12. Kindernotfälle

Zur Neugeborenenversorgung s. a. S. 408 f.
Reanimation bei Kindern s. S. 254 ff.
Vitalparameter/Normwerte s. S. 652 f.
Notfallmedikamentendosierungen für Kinder s. S. 650

Altersstufen des Menschen

Schwangerschaftsdauer/Gestationsalter:	
Mangelgeburt	Geburtsgewicht < 2500 g
Frühgeborenes	Entbindung vor Vollendung der 37. Schwangerschaftswoche p. m.*
Spätgeborenes	Entbindung nach 42 oder mehr Schwangerschaftswochen p. m.* (Übertragenes Neugeborenes)
Neugeborenes	0–28 Tage nach der Geburt
Säugling	28 Tage–12 Monate
Kleinkind	1–3 Jahre
Vorschulkind	3–6 Jahre
Schulkind	6–15 Jahre
Jugendlicher	15–18 Jahre
Erwachsener	> 18 Jahre
Senex	> 65 Jahre

* ab 1. Tag der letzten normalen Regelblutung (post menstruationem = p. m.)

Physiologie bei Säuglingen/Kleinkindern

Blutzuckerspiegel – als Hypoglykämie gelten folgende Blutzucker-Werte:	
Früh-/Neugeborene < 2500 g	< 25 mg/dl
Neugeborene > 2500 g nach Geburt	< 30 mg/dl
Neugeborene, 1. Lebenstag	< 35 mg/dl
Neugeborene, 2. Lebenstag	< 40 mg/dl
Neugeborene, ab 3. Lebenstag	< 45 mg/dl
Säugling	< 50 mg/dl

Hinweis: Entnahme des Bluttropfens bei Neugeborenen/Säuglingen ist an der Ferse (Außenseite) möglich. Es sollten unbedingt Automatiklanzetten verwendet werden. Auf ein hygienisches Vorgehen sollte besonders geachtet werden, da Weichteil- und Knochenmarkinfektionen möglich sind. Für den Geübten kommt auf jeden Fall auch die Punktion einer peripheren Vene in Betracht (nachgewiesenermaßen weniger schmerzhaft). Das Schmerzerleben kann z. B. durch Hautkontakt zur Mutter und **vorheriges** (2–4 min zuvor, nicht später als „Belohnung"), tropfenweises **Anbieten von Zuckerlösung** (z. B. sterile Glukoselösung 40 %, insgesamt ca. 0,5–2 ml) möglichst unter Saugen (zur Not z. B. Wattestäbchen) nachweisbar gelindert werden (kein Honig für Säuglinge!).

Atmung – anatomische Besonderheiten

- Die **Zunge** ist vergleichsweise groß (bei Intubation beachten) und fällt leichter zurück als beim Erwachsenen.
- Der **Rippenstand** ist gegenüber dem Erwachsenen eher horizontal; daher sind Säuglinge obligate Bauchatmer (kaum Kompensationsmöglichkeit bei Behinderung der Zwerchfellatmung!)

- Der **Kehlkopf** liegt bei C3/C4 (etwa 2 Wirbelkörper höher als beim Erwachsenen) und ist nach ventral verkippt → kein Überstrecken des Kopfes, sondern: Unterkiefer anheben, Esmarch-Handgriff! – Schnüffelstellung).

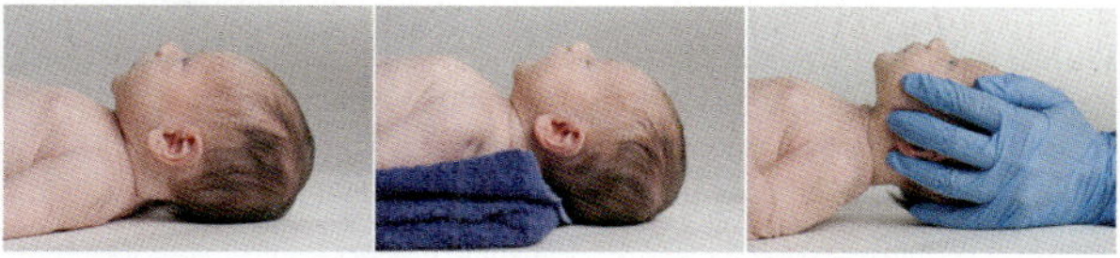

- Der **subglottische Raum** ist die engste Stelle (beim Erwachsenen: Stimmritze) → Tubengröße beachten und Tuben bei Kindern bis 8 Jahre (bis ca. 5,5 mm I. D.) präklinisch i. d. R. nicht blocken (Tuben ohne Cuff; Abdichtung subglottisch).
- Die **Trachea** ist vergleichsweise kurz (einseitige Fehlintubation häufig; Verrutschen der Tubuslage trotz Fixation bei Säuglingen bei Kopfbewegungen möglich! – Regelmäßige Lagekontrolle/Auskultation).

Atmung – physiologische Besonderheiten

- Säuglinge sind **„obligate Nasenatmer“** (Gefährdung z. B. durch Zuschwellen).
- **Erhöhtes Aspirationsrisiko** durch
  - höher liegenden Kehlkopf (s. o.)
  - mangelnde Kaufähigkeit, unzureichende Entwicklung des Schluckaktes
  - Atemwegsinfekte (Kleinkinder: bis 12 x/Jahr), Nasenatmung erschwert, Mundatmung verstärkt, Fremdkörper/Nahrung im Mund werden leichter angeatmet.
  - Motivation und Gelegenheit zur oralen Erkundung der Umgebung (Kleinteile)
  - gute motorische Fähigkeiten bei mangelndem Verständnis für Gefährdungen
- **Säuglinge lassen Atemnot nicht so deutlich erkennen wie Erwachsene** Dyspnoezeichen: Nasenflügeln, Stöhnen, Einziehungen des Thorax beim Atmen.
- Die **Schleimhaut** (Nase, Epiglottis, Trachea) neigt viel stärker zur Ödembildung → Obstruktion durch Zuschwellen, Hindernisse bei Intubation.
- **Lunge:** Compliance niedriger und Resistance höher als beim Erwachsenen.
- **Physiologischer Totraum Früh-/Neugeborener:** ca. 40 % des AZV (Erwachsener nur ca. 30 % des AZV und besser kompensierbar).
- **Sauerstoffbedarf** (und daher das AMV) relativ zum KG etwa 3-mal höher als beim Erwachsenen, dies wird durch eine höhere Atemfrequenz bewirkt; das AZV liegt mit 7–9 ml/kg KG im gleichen Bereich wie beim Erwachsenen.

Maßnahmen bei Kindernotfällen

Absaugen

Sog vorher kontrollieren (< 0,2 bar, sonst Gefahr der Schleimhautverletzung/bei endotrachealem Absaugen Atelektasenbildung! → immer kurz nachbeuteln).

Herzfrequenzüberwachung durch Abhören der Herztöne

Ggf. Stethoskopmembran mit spez. Pflaster neben linker Brustwarze aufkleben.

Blutdruckmessung

RR-Messung nach RivaRocci erst ab ca. 3. Lebensjahr unter Notfallbedingungen sinnvoll (mäßig zuverlässig, technisch schwierig, belastend für das Kind, keine zusätzliche Information/Konsequenz, zeitraubend). Ein RR-Abfall als Schockzeichen tritt bei Kindern erst kurz vor dem Kreislaufversagen auf. Frühe Warnzeichen: Tachykardie (später Bradykardie), Atem-/Bewusstseinsstörungen. Einfach, schnell und aussagekräftig ist die **Nagelbettprobe** (Rekapillarisierungszeit) bei Raumtemperatur: leichtes Drücken auf den Fingernagel → Weißfärbung, die bei Nachlassen des Druckes verschwindet. Dauer bis zum Rosigwerden > 1 s → erhöhte Achtsamkeit, beginnende Zentralisation; **> 2 s → V. a. Zentralisation/Schock!**

Wärmeerhalt

Besondere Bedeutung bei Säuglingen, da **hohe Unterkühlungsgefahr.** Schon bei Neugeborenen sind die physiologischen Mechanismen (Wärmebildung, Gefäßmotorik, Schweißsekretion) funktionsfähig, aber die Wärmebildung durch unwillkürliches Muskelzittern ist noch nicht ausreichend steigerbar. Dafür ist eine zitterfreie Wärmebildung möglich (braunes Fettgewebe → Frieren bleibt unerkannt). Ein geringes Körpervolumen (Wärmespeicher) bei relativ großer Oberfläche (unbedeckter Kopf!) und dünner Isolierung (Fettschicht) erleichtert eine schnellere Auskühlung. Ein Neugeborenes muss bereits unter 30–32°C Außentemperatur (Umgebungsluft ohne Kleidung) Energie für die Aufrechterhaltung der Körpertemperatur aufwenden (thermische Neutralzone: 32–34°C – zum Vergleich: Erwachsene 27–29°C). Unter 23°C versagt die Regulation und es kommt zur Unterkühlung (körperlich aktive Erwachsene: < 0–5°C). Daher auch bei Reanimation die passive Wärmeerhalt nicht vernachlässigen, ggf. rechtzeitig an Inkubator denken. Bei Inkubatortransporten kontinuierliche Temperaturkontrolle: 35–37 °C (Innenraumthermometer).

Trauma, Blutverlust, Schock

Bei Kindern muss auch ein kleiner Blutverlust ernstgenommen werden. (Kleines absolutes Blutvolumen, z. B. 300 ml beim Neugeborenen; die typischen Schockzeichen treten wegen ausgeprägter Fähigkeit zur Zentralisation später als bei Erwachsenen auf; RR-Abfall erst bei irreversibler Dekompensation). Wichtige Symptome sind verlängerte kapilläre Füllungszeit (> 2 s) und schlecht tastbare periphere Pulse. Frühzeitige Sauerstoff- und Volumentherapie (10–20 ml/kg KG initial, dann bis zu 20 ml/kg KG während des Transportes je nach Volumenbedarf), um die Aktivierung der Schockkaskade zu verhindern (s. S. 327). Ernstzunehmende Blutverluste bei Säuglingen durch Kopfschwartenhämatome und intrazerebrale Blutungen sind möglich. Innere Blutungen werden häufig unterschätzt.

Medikamente

- **Zur präklinischen Volumentherapie ist grundsätzlich VEL** (und bei fehlender Besserung auch kolloidales Volumenersatzmittel) einzusetzen (pädiatrische Infusionslösungen oder verdünnte Glukoselösungen eignen sich nicht).
- Bei Säuglingen und Kleinkindern wegen der notwendigen Genauigkeit und kleinen Volumina **Infusion geregelt über Spritzenpumpe geben** (Bolusgaben manuell mit großer Spritze, ggf. Dreiwegehahnsystem zum Nachfüllen der Spritze anschließen), Tropfinfusionen sind unzuverlässig und bergen ggf. das Risiko einer Überinfusion; Volumengaben exakt protokollieren.
- **Wenn geeignet:** Zur Medikation den **rektalen Zugangsweg** in Betracht ziehen, vor allem bei Diazepam, Chloralhydrat, Kortikoiden, evtl. auch Ketamin. Für ausgewählte Medikamente/Indikationen auch intranasale Anwendung mgl., wenn der Anwender das Verfahren kennt, idealerweise unter Verwendung eines geeigneten Zerstäubers (MAD = „mucosal atomization device"; Dosierung ggf. mit Tuberkulinspritze ohne Nadel, nur benötigte Menge vor Applikation aufziehen). Die intranasale Gabe kommt z. B. in Betracht für Midazolam (0,2–0,4 mg/kg KG, kann sehr schmerzhaft sein, dauerhafte Schädigung des Riechvermögens mgl.), Morphin (0,1 mg/kg KG), Fentanyl (0,5–2 µg/kg KG).
- **Venöser/intraossärer Zugang bei Säuglingen und Kleinkindern:** Wenn ein dringend benötigter venöser Zugang nicht geschaffen werden kann, bestehen alternativ die Möglichkeiten der Medikamenten- und Volumengabe bei Säuglingen und Kleinkindern ins Knochenmark (i. o.-Zugang, s. S. 67 f.)
- Modifizierte Regeln zur **Verbrennungstherapie bei Kindern** s. S. 480 ff.
- Zur **Beurteilung einer Bewusstseinsstörung** beim kindlichen Patienten ist die Glasgow-Coma-Scale modifiziert anzuwenden (s. S. 660)
- Altersentsprechendes Gerät (z. B. Babybeutel, Blutdruckmessgerät, Tuben) verwenden (s. Tabelle S. 653). Die wichtigsten Utensilien für Kindernotfälle sind Beatmungsbeutel, Sauerstoff und Absaugeinheit!

Umgang mit Eltern und Kindern

- Vorteile der Einbeziehung der Eltern:
  a) Die Eltern fühlen sich gebraucht und sind beschäftigt. Oft ist es – auch und gerade im Notfall – sinnvoll, das Kind zu untersuchen und zu behandeln, während es auf dem Arm bzw. Schoß der Mutter oder des Vaters ist.
  b) Das Kind verhält sich in der Regel ruhiger, wenn die Eltern anwesend sind. Zur Beruhigung von Kindern empfiehlt es sich auch, auf Rettungsmitteln ein Stofftier („Teddy") mitzuführen (aber: Hygiene beachten).
  c) Angst und Stress bei den Eltern übertragen sich auf das Kind; deren Beruhigung und Respekt vor der elterlichen Verantwortlichkeit sind ebenso wichtig wie die einfühlsame Betreuung des Kindes. (Aufklärung über Erkrankung/Verletzung sowie ergriffene Maßnahmen.)

- **Umgang mit dem Kind:** kindgerechte Sprache, ab entspr. Alter auch dem Kind alles erläutern und es Verantwortung übernehmen lassen („therapeutisches Bündnis"). Je nach Situation Spiele zulassen/anregen (z. B. mit medizin. Untersuchungsgerät). Kinder bedürfen einer Vertrauensperson: wenn Eltern nicht anwesend sind, z. B. auch Begleitung durch Freund, Lehrer o. ä. (Beachte jedoch die Schweigepflicht!). Auf **schmerzhafte Maßnahmen** (z. B. Venenpunktion) vorher ehrlich hinweisen; diese ggf. begründen. Evtl. „Glukose-Analgesie" (s. S. 422). Bei sehr schmerzhaften/unangenehmen Eingriffen: Eltern ggf. aus dem Raum bitten (bes. wenn das Kind deren Angst spürt; psychol. Hintergrund: sie „retten" später das Kind und werden vom Kind nicht für die Schmerzen verantwortlich gemacht). Aber keine zwingende Vorschrift, sondern Einzelfallentscheidung!

Vergiftungen bei Kindern

- Kinder nehmen „alles" in den Mund (z. B. Haushaltschemikalien, Pflanzenteile). → Mit allem rechnen und genau nachforschen!
- Das prinzipielle Vergiftungsmanagement entspricht dem bei Erwachsenen (Dosierungen, z. B. von Kohle und Antidoten anpassen!)
- Nur sehr wenige der zahlreichen akzidentellen Substanzaufnahmen durch Kleinkinder sind lebensbedrohlich. Demgegenüber stehen recht hohe Gefährdungspotenziale durch fehlerhafte Erste Hilfe (z. B. Kochsalzgabe durch Laien; unbedingt nachfragen, was vor Eintreffen des RD unternommen wurde!). Daher ist auch vor invasiven Maßnahmen durch den RD eine sorgfältige Indikationsstellung und die Absprache mit einer Vergiftungszentrale unbedingt anzuraten! Vgl. S. 449.
- Bei Kindern ist das Auslösen von Erbrechen mit Salzwasser (Gefahr der Hypernatriämie) oder Apomorphin kontraindiziert (auch bei Erwachsenen höchst umstritten)! Wenn nötig, Ipecacuanha-Sirup benutzen (s. S. 448, 600).
- Zur Magenspülung gewärmte physiologische Kochsalzlösung verwenden! (Etwa 4–10 ml/kg KG pro Spülphase.)
- Für Kinder haben Antihistaminika eine hohe Toxizität!

Nikotinvergiftung

(z. B. gegessene Zigaretten, loser Tabak oder in Reinform in Schädlingsbekämpfungsmittel, auch über Hautkontakt): In kleinen Dosen inhalativ Anregung des vegetativen Nervensystems. Bei höheren Dosen oder oraler Aufnahme Blockade vegetativer Ganglien. **Vergiftungsbild:**

- **Leichte Vergiftung:** Übelkeit, Erbrechen, Schwindel, Tachykardie, Hypertonie, Kopfschmerzen, Speichelfluss, Zittern.
- **Mittelschwere Vergiftung:** Kreislauf-Kollaps, Tachykardie, Blutdruckabfall, kalter Schweiß, Zuckungen, Bauchschmerzen, Durchfall.
- **Schwere Vergiftung:** Bewusstseinsverlust, Krämpfe, Atemlähmung, Herzstillstand. Der Übergang zw. den einzelnen Vergiftungsstadien ist fließend.

- **Behandlungsindikation:** ab 1/3 Zigarette (Säugl.), ab 1/2 Zigarette (Kleinkind), ab 3/4 Zigarette (Schulkind); z. B. Kohlegabe, ggf. Gifteliminiation. Bei Krämpfen Benzodiazepine. Antidot Biperiden s. S. 569
- **Letale Dosis** (oral): Erwachsene: 40–50 mg (4 Zigaretten; 1/2 Zigarre). Für Kinder kann bereits der Genuss (oral) einer („starken") Zigarette tödlich sein.

Rechtliche Aspekte

- Zu rechtlichen Aspekten (Einwilligung/Behandlungsverweigerung durch Kinder/Jugendliche) s. a. S. 118 ff., 130 ff.
- Mitfahr-/Behandlungsverweigerung beim Kind: Auch bei Kindern und Jugendlichen müssen therapeutische Maßnahmen durch ausdrückliche, stillschweigende oder mutmaßliche Einwilligung abgesichert sein. Bis zum 14. Lebensjahr wird eine Einwilligungsfähigkeit in der Regel nicht angenommen (Einwilligung der Eltern bzw. Sorgeberechtigten). Bei gegebener Einsichts- und Urteilsfähigkeit (Beurteilung im Einzelfall) können verständige Jugendliche in eine notwendige Therapie selbst einwilligen; bei schwerwiegenden Eingriffen ist die Einwilligung der Eltern/Sorgeberechtigten erforderlich. Medizinisch gebotene, nicht aufschiebbare Maßnahmen sind sofort und ggf. auch ohne Einwilligung von Patient/Sorgeberechtigtem zu ergreifen. Ansonsten ist ggf. die Einwilligung des Amtsgerichtes einzuholen (§ 1666 I BGB).

DD Atemstörungen/Atemnot bei Kindern

- allergische Reaktion/Anaphylaxie (s. S. 332 f.), Asthma bronchiale (s. S. 290 ff.)
- verschluckter/aspirierter Fremdkörper (s. S. 298 ff., 429 f.)
- (Pseudo-) Krupp-Syndrom oder Epiglottitis (s. S. 430 ff.), Laryngitis
- entzündliche Erkrankungen der Bronchien (Bronchitis)
- ggf. auch an Thoraxtrauma (s. S. 368 ff.) oder Intoxikation denken
- Insbesondere bei wiederkehrender Atemnot und Zyanose, an das Vorliegen eines Herzfehlers (z. B. Rechts-Links-Shunt) denken (s. S. 444).

Zeichen für Atemwegsverlegung/Hypoxie bei Säuglingen/Kleinkindern

- Blässe, evtl. Zyanose; Tachykardie oder Bradykardie (terminal)
- evtl. einseitige oder fehlende Atembewegung; kein Atemgeräusch im betroffenen Lungenabschnitt auskultierbar; evtl. stridoröse Atmung, evtl. inverse Atmung, Brustkorbeinziehungen, Nasenflügeln, Giemen, Würgen, Keuchen, Stridor, plötzlicher Husten, Heiserkeit, Trinkunlust
- Unruhe, evtl. Bewusstseinsstörungen, Schwäche, evtl. Fieber (Entwicklung einer Lungenentzündung, z. B. nach Aspiration)
- insbesondere bei Fremdkörper in der Speiseröhre: Schluckbeschwerden/-schmerzen, Verweigerung fester Nahrung, intensiver Speichelfluss

Zur Pathophysiologie vgl. auch S. 300 – Symptomatik s. vorhergehende Seite
Aspiration: Anatmen verschiedener Materialien/Gegenstände/Flüssigkeiten, die dann durch Verbleiben in den Atemwegen (Luftröhre, Bronchialsystem) die Atmung behindern und evtl. die Lunge schädigen. Einen größeren **Fremdkörper (FK)** bezeichnet man als **Bolus,** der die Atemwege durch Steckenbleiben verschließen oder in der Speiseröhre von hinten die Luftröhre abdrücken kann, s. S. 301.

Ursachen

- **Bei der Geburt (**intrapartal): Aspiration von Mekonium (= „Kindspech"; erste Darmentleerung des Neugeborenen). Vor allem bei übertragenen Babys.
- **Nach der Geburt** (postnatal): Aspiration von Nahrungsmitteln (z. B. Milch; häufig bei Erbrechen in Rückenlage), Puder (bes. gefährlich: tiefes Eindringen, Verschluss kleiner Atemwege durch Quellung, Surfactant-Inaktivierung → ARDS).
- **Säuglinge und Kleinkinder:** Aspiration fester Nahrungsbestandteile (z. B. Erdnüsse) und anderer kleiner fester Gegenstände (z. B. Spielzeug).

Pathophysiologie

Bei festen aspirierten Gegenständen kann es zu einem Ventilmechanismus kommen: Inspirationsluft kann einströmen – Exspirationsluft jedoch nicht entweichen. Folge: Überblähung der betroffenen Lungenabschnitte, evtl. mit Verlagerung des Herzens und Zwerchfelltiefstand. Bei Aspiration von Flüssigkeiten können neben Bronchospasmen durch Reizung der Bronchien Schädigungen der Lungenbläschen (Alveolen) und schwere Lungenentzündungen (Pneumonien) die Folge sein, sodass manchmal erst nach Tagen oder Wochen eine Symptomatik auftritt!

Notfallversorgung

- Jeder **Verdacht** auf eine FK-Aspiration ist **umgehend** einer **endoskopischen Untersuchung** (vorher ggf. Röntgen) zuzuführen, auch wenn Beschwerden/ Symptome oder radiologische Hinweise fehlen. **Im Zweifel in die Klinik!** Auch bei Fremdkörpern, die auf normalem Weg geschluckt wurden, ohne dass akute Beschwerden bestehen, ist in einigen Fällen die sofortige endoskopische Entfernung in der Klinik notwendig (z. B. spitze oder lange FK, Knopfbatterien). Oft ist die Art des FK nicht bekannt, weil das Ereignis nicht beobachtet wurde. Wenn ein dem mutmaßlichen FK ähnliches oder sogar identisches Objekt vorhanden ist, sollte dieses in die Klinik mitgenommen werden, um ggf. die endoskopische FK-Entfernung vorher erproben und auswählen zu können.
- Vorsicht bei **Racheninspektion: reflektorischer Herzstillstand möglich!**
- Wenn nach anamnestisch mitgeteilter FK-Aspiration keine schwere Atemnot/Hypoxiezeichen vorliegen: keine Maßnahmen zur FK-Entfernung im Rettungsdienst, da der FK durch Lageveränderung eine bedrohlichere Situation verursachen kann (z. B. Hängenbleiben im subglottischen Raum) und die in Frage kommenden Maßnahmen gefährlich sind (z. B. Organzerreißung bei Heimlich-Manöver)!

Notfall: Aspiration/Bolusgeschehen

nach ERC 2010

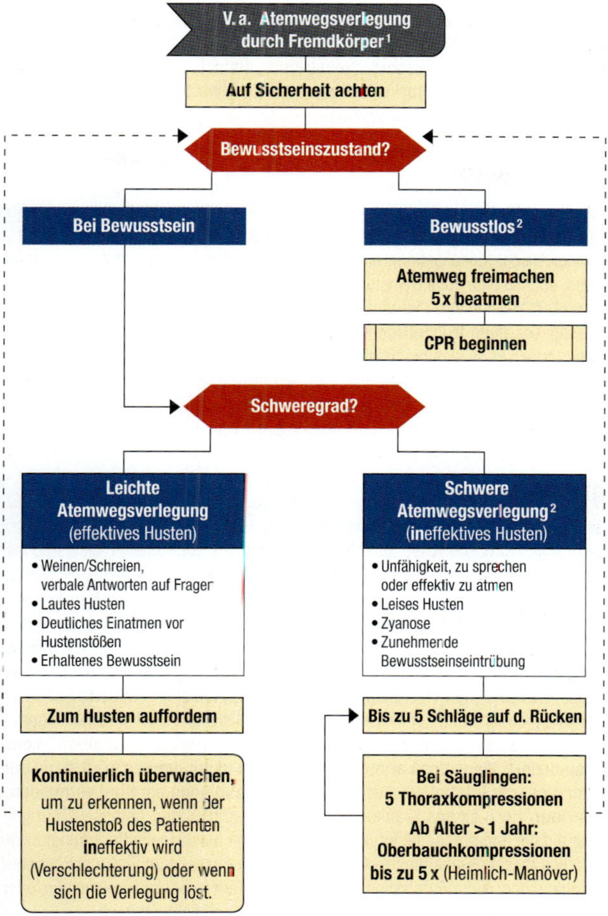

[1] Algorithmus primär für Erste Hilfe konzipiert. Zu Details vgl. Algorithmus für Erwachsene (s. S. 298 f.)

[2] Großzügige Sauerstoffgabe! Rechtzeitig an Notarztnachforderung denken! Wenn bei insuffizienter Atmung und noch nicht entferntem Fremdkörper die (assistierte) Beutel-Masken-Beatmung funktioniert: Zurückhaltung mit Intubationsversuch (potentiell fataler Ausgang durch Verkeilen des Fremdkörpers möglich).

Der Luftwiderstand einer Röhre ist umgekehrt proportional zur vierten Potenz des Durchmessers (Hagen-Poiseuille). Das bedeutet, dass schon eine **geringe Abnahme des Durchmessers** (Stenosierung, Bronchokonstriktion, Verlegung), z. B. der Luftröhre, eine **starke Erhöhung des Atemwiderstandes zur Folge** hat. Die Atemarbeit wird somit erschwert.

Pseudokrupp/Infektkrupp

(akute obstruktive subglottische Laryngitis/stenosierende Laryngotracheitis)

- **Ätiologie/Pathogenese:** Virusinfektion; Schwellung und Borkenbildung im Bereich unterhalb des Kehldeckels (unterer Kehlkopfausgang und obere Trachea – subglottische Lokalisation); hohe Luftverschmutzung wirkt sich begünstigend aus, ebenso eine hohe Belastung der Innenraumluft, z. B. durch Tabakrauch.
- **Verlauf:** Meist leichter Verlauf, der durch medikamentöse Therapie (s. nächste Seite), vor allem **frühzeitige Kortisongabe,** im allgemeinen gut beherrschbar ist. Jedoch kann sich bei nicht ausreichender oder ausbleibender Therapie ein schweres Krankheitsbild bis hin zum Tod entwickeln. **Bei Zyanose besteht Lebensgefahr.** Todesangst (bei Eltern und Kind) und körperliche Unruhe steigern den Sauerstoffbedarf. **Laryngoskopie** (wegen nicht auszuschließender Möglichkeit der Epiglottitis) **kontraindiziert.**

Akute Epiglottitis

(akute obstruktive supraglottische Laryngitis)

- **Ätiologie/Pathogenese:** Bakterielle Entzündung; betroffen meist Rachenraum und Kehlkopfeingang (supraglottisch); Erreger meist Haemophilus influenzae, Typ B (Hib). Seit Einführung der standardmäßigen **Impfung gegen Hib** ist die akute Epiglottitis sehr selten geworden). Der Altersgipfel lag um das 3. Lebensjahr herum. Im Rahmen einer Entzündungsreaktion kann der Kehldeckel (Epiglottis) auf ein Vielfaches seiner normalen Größe anschwellen und zu einer lebensbedrohlichen Verlegung der Atemwege führen. Jegliche Manipulation im Rachenbereich kann den Prozess des Anschwellens drastisch beschleunigen.
- **Laryngoskopie** oder andere Formen der Racheninspektion sind absolut **kontraindiziert! Wenn das Laryngoskop in die Hand genommen wird, dann nur zur sicheren Intubation.** Auch andere **Manipulationen am Kind vermeiden.**
- **Verlauf:** Hoch akutes Krankheitsbild, das zur stationären (Intensiv-)Therapie häufig die endotracheale Intubation (meist ohne maschinelle Beatmung) erforderlich macht (Freihalten des Atemwegs bis zur Ausheilung); bei ausreichender Behandlung meist Extubation nach wenigen Tagen. Bei unzureichender oder zu spät einsetzender Therapie ist die Letalität (Sterblichkeit) hoch.

Hinweise

- Beachte: **Bei Epiglottitis häufig Lungenödem nach Intubation!**
- **Vorsicht bei Racheninspektion: Reflektorischer Herzstillstand möglich!**

Symptomatik/Differenzialdiagnose

	Pseudokrupp	Epiglottitis
Ursache	Viren (meist Parainfluenzaviren, Typ 3)	Bakterien (meist Haemophilus influenzae B)
Alter	6 Monate – 3 Jahre	1 – 6 Jahre (selten jünger als 3 Jahre; bis 15 Jahre)
Beginn, Verlauf	allmählich	rasch fortschreitend (Stunden)
Allgemeinzustand	befriedigend	schwer krank
Körperhaltung	jede Position, oft liegend, bei schwerer Symptomatik sitzend	sitzend, nach vorne gebeugt
Mund	geschlossen, Nasenflügeln (normaler Speichelfluss)	offen, Speichelfluss verstärkt
Stimme	heiser bis aphonisch	kloßig, nicht heiser
Atemgeräusch	inspiratorischer Stridor mit Einziehen	inspiratorischer Stridor mit Einziehen
Husten	trocken, bellend	keiner
Schluckbeschwerden	keine (zumindest werden Getränke noch akzeptiert)	stark (außerdem starke Halsschmerzen und Nahrungsverweigerung)
Atemnot	mäßig, bei schwerer Symptomatik stark	zunehmend/deutlich/stark
Fieber	unterschiedlich (meist mäßig)	hoch (39° – 40°), schneller Anstieg
Zyanose	eventuell	eventuell
Lokalbefund	entzündliche Schwellung der Schleimhaut unterhalb des Kehlkopfes	Schwellung des Kehldeckels (wie eine Kirsche aufgetrieben), evtl. des ganzen Halses
Tageszeit	Bevorzugt abends/nachts	ganztags

Differenzialdiagnostisch können gleiche oder ähnliche Symptome auch durch eine **Kehlkopfdiphterie** (echter Krupp; sehr selten, insbes. wenn geimpft) hervorgerufen werden. Der Beginn ist jedoch etwas langsamer und im Rachenraum finden sich typische grau-weiße Membran-/Schleimhautbeläge. Diphterie ist auch wegen einer toxinbedingten Herz- und Nierenschädigung gefährlich und akut behandlungsbedürftig (Antitoxin und Antibiotikum; es besteht schon bei Verdacht Meldepflicht). Schmerzhafte Schluckbeschwerden mit Fieber, Lymphknotenschwellung und Eiterstippchen auf den Mandeln weisen auf eine **Tonsillitis** (Angina lacunaris) **durch Streptokokken** hin, die wegen möglicher Folgekrankheiten antibiotisch behandelt wird. Teilweise extreme Hustenanfälle treten auch bei **Keuchhusten** (Pertussis) auf. Ggf. auch an eine **Fremdkörperaspiration** denken, die auch schon Stunden, Tage oder Wochen zurückliegen kann!
Alarmzeichen für eine Lebensbedrohung sind Blässe um den Mund herum, Zyanose, Tachypnoe, Tachykardie (präfinal: Bradykardie!). **Maßnahmen** s. n. S.

Maßnahmen RS/RA

- **Basischeck, Basismaßnahmen, bequeme Sitzposition** (bei Epiglottitis zwingend, etwas nach vorne gebeugt; der Kehldeckel kann von einer flachen Form in eine prall-elastische Kugel „verwandelt“ sein; in Rückenlage Verschluss ähnlich wie ein Kugelventil bes. bei Einatmung: tödlicher Erstickungsanfall möglich!)
- Beruhigung von Kind und Eltern, lückenlose und sichere Überwachung
- ggf. O_2-Gabe, Atemwege freimachen/freihalten (Vorsicht!), ggf. Beatmung
- **V. a. Pseudokrupp:**
  - Anfeuchten der Atemluft (z. B. im Badezimmer warme Dusche laufen lassen)
  - ausreichende Flüssigkeitszufuhr (Vorsicht bei wahrscheinlicher Intubation)
- **V. a. Epiglottitis:**
  - immer Klinikeinweisung (NA!), möglichst wenig Manipulationen am Kind!

Maßnahmen NA

- **Vorsichtige Untersuchung** (z. B. Auskultation). Vorsicht: Aufregung, Schmerzen und Schreien können das Kind akut gefährden (Sauerstoffbedarf, Zuschwellen, Vagusreiz). Insbes. ist bis zum Ausschluss einer Epiglottitis jegliche Manipulation im Rachen-/Kehlkopfbereich generell zu vermeiden!
- Nach **Impfungen** fragen (Impfbuch einsehen!): Bei standardmäßiger Impfung (H. influenzae B) ist eine Epiglottitis extrem unwahrscheinlich, ebenso wie eine Diphterie oder ein Keuchhusten nach entsprechender Impfung.
- **Endotracheale Intubation bei** Ermüdung des Kindes/Zyanose/Bewusstseinsstörung, stark reduzierter Lungenbelüftung oder ausgeprägtem Stridor.
  Vor Intubation ggf. Gabe von Sedativa, z. B. Diazepam rektal (Kind < 15 kg KG: 5 mg Rectiole/Kind > 15 kg KG: 10 mg Rectiole) und oder Atropin (0,01 mg/kg KG i. v.; ggf. auch s. c. möglich). Die Anlage eines **venösen Zugangs** vor einer notwendigen Intubation ist **abzuwägen:** Zeitverlust, Erhöhung des Sauerstoffbedarfs und Verstärkung des Zuschwellens (Aufregung, Schreien) bedenken.
- **Pseudokrupp:**
  - Intubation selten erforderlich (<1 % der Fälle)!
  - Kortikoide (z. B. Prednisolon rektal, s. S. 604 ff.)
  - Antipyretika (z. B. Paracetamol, s. S. 621)
  - Ggf. inhalative Anwendung vernebelten Adrenalins (s. S. 564).
- **Epiglottitis:**
  - Bei Ateminsuffizienz kann eine (assistierte) Masken-Beutel-Beatmung im RD erfolgreich und überbrückend völlig ausreichend sein (sitzende Position). In der **Klinik** i. d. R. Intubation unter optimierten Bedingungen und Tracheotomiebereitschaft. Sollte die endotracheale Intubation dennoch notfallmedizinisch erforderlich werden, dann ist diese in **einem Versuch** durch den Erfahrenen durchzuführen (sofortiges Zuschwellen der Atemwege durch Manipulationen). **Intubation im Sitzen (Kind)!** Danach ist ein zweiter Intubationsversuch oft nicht mehr möglich! Als Ultima Ratio bleibt dann die Trachealkanülierung.

Notfall: Invagination

Einstülpung des Dünndarms (meist im Bereich des Übergangs vom Dünndarm in den Dickdarm = Ileozökalbereich). Durch die Darmperistaltik wird diese Einstülpung dann weiter vorangeschoben.

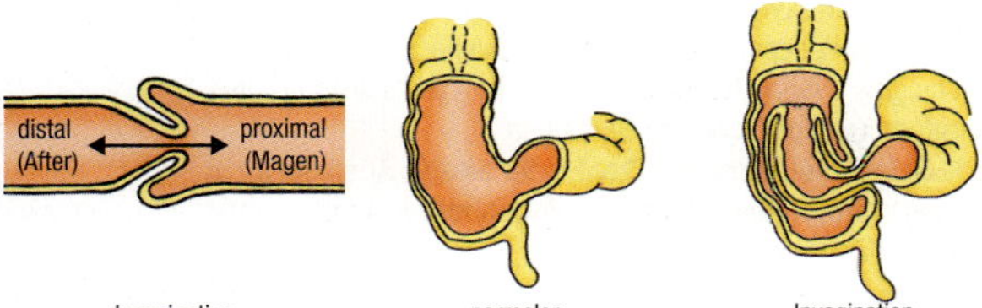

Invagination allgemein — normaler Ileozökalbereich — Invagination im Ileozökalbereich

Ursachen

z. B. Entzündungen, Organ-Adhäsionen, Polypen.

Gefahr

Da das Mesenterium mit den versorgenden Blutgefäßen mit eingestülpt wird, kommt es im betroffenen Darmabschnitt zu **Minderdurchblutung** (Ischämie; arterielle Gefäße abgedrückt) und **Schleimhautblutungen** bzw. Blutaustritt in das Darmlumen (venöse Stauung).

Verlauf: Bei Ausbleiben entsprechender Behandlung kommt es zum Bild des akuten Abdomens mit **Ileus** und **Peritonitis** bis hin zum **Tod.**

In der Klinik: Devagination wird oft mittels rektalem Einlauf unter sonograph Kontrolle erreicht. Ggf. muss operativ eingegriffen werden.

Symptomatik

- **Alter meist zwischen 3. und 36. Monat** (80 % 6.–12. Monat), **meist Buben**
- **Beginn aus voller Gesundheit heraus oder bei Durchfallerkrankungen:** plötzliches Auftreten der Symptomatik des Akuten Abdomens mit schwersten krampfartigen Bauchschmerzen, die anfallsweise auftreten
- Aufschreien, Zusammenkrümmen, Angst, Kaltschweißigkeit, Erbrechen (gallig)
- zwischen den Schmerzattacken evtl. beschwerdefreies Intervall
- kleine Mengen **schleimig-blutiger Stuhl** („Himbeergelee“), ggf. auch am rektal untersuchenden Kleinfinger (NA), evtl. walzenförmige Masse im Bauch tastbar

Maßnahmen RS/RA, notärztliche Therapie

- Vorgehen wie bei Akutem Abdomen (s. S. 390)

Hinweise

- Bei Verdacht auf Invagination Einweisung in eine Kinderklinik.
- Keine orale Nahrungs- und Flüssigkeitsaufnahme (wegen evtl. Operation).

Zerebraler Krampfanfall

- **40 % idiopathisch (unklare Ursache/chronische Disposition, genetisch)**
  - Angeborene Epilepsie (Details s. Epilepsie bei Erwachsenen ab S. 276 ff.)
- **30 % bei nachgewiesenen ZNS-Erkrankungen,** z. B.:
  - Erworbene Epilepsie (Details s. Epilepsie bei Erwachsenen ab S. 276 ff.)
  - Meningitis (Fieber, Nackensteifigkeit, Bewusstseinsstörung)
  - Hirntumoren, intrakranielle Blutungen
- **30 % Gelegenheitskrampf (konkreter akuter Auslöser),** z. B.:
  - **Fieberkrampf (die meisten Gelegenheitskrämpfe):** meist im Alter zwischen 6 Monaten und 5 Jahren
  - **Seltene Ursachen,** z. B. Schädel-Hirn-Traumata verschiedener Grade, bestimmte Infektionen, Exsikkose (Flüssigkeitsmangel, erkennbar z. B. an stehenden Hautfalten, oft begleitend bei Infektionen), Hitze-Krampf (Hitzschlag, z. B. Kind im heißen Auto gelassen; Sonnenstich nach Sonneneinstrahlung auf ungeschützten Kopf – hochroter Kopf, s. S. 486), Vergiftung (daran denken! Ursache behandeln).

Primär nicht zerebraler Krampfanfall

- **Affekt-Krampf:** Angst, Wut, Schmerz, Tadel, Schreck, Sturz können bei Säuglingen und Kleinkindern oft als Trotzreaktion (meist Alter 6–18 Monate) Schreikrämpfe auslösen. Davon sind ungefähr 4 % aller Kinder unter 5 Jahren betroffen. Der Mechanismus verläuft entsprechend einem Hyperventilationssyndrom (Hypokapnie → Engstellung der Hirngefäße → Synkope, Atemstillstand bis hin zu Zyanose und Krampfanfall). Ein Affektkrampf dauert in der Regel nicht länger als 1 Minute, ist aber notfallmäßig von einer anderen Anfallsform nicht abgrenzbar (höchstens Verdacht). Abklärung in der Klinik wie bei jedem anderen Krampfanfall.
- **Synkope** (s. 262 ff.): Vor allem bei älteren Kindern.
- **Hypoxämischer Anfall** durch kardial bedingten Sauerstoffmangel (s. S. 444).

Sonstige Differenzialdiagnosen

Einem kindlichen Krampfanfall können ebenfalls weitere Ursachen und Differenzialdiagnosen wie beim Erwachsenen zu Grunde liegen (s. S. 276 ff.), z. B. Stoffwechselstörungen (z. B. Unterzuckerung? Blutzuckertest!), Stromunfall.

Symptomatik

- **Zunächst tonische, später klonische Krämpfe** (Sekunden bis zu 1 Stunde)
- **Bewusstseinsstörungen** bis Bewusstlosigkeit (evtl. bereits Nachschlaf)
- evtl. Atemstillstand, Blässe, evtl. Zyanose, evtl. Pressatmung
- evtl. Seitensymptomatik oder nur eine Extremität betroffen (fokaler Anfall)
- Amnesie (Gedächtnislücke), Urin-/Stuhlabgang
- weite lichtstarre Pupillen
- Puls tachykard, evtl. abnorme Herzgeräusche (→ Hypoxämischer Anfall)
- evtl. Hautturgor herabgesetzt/stehende Hautfalten (→ Exsikkose)
- evtl. Fieber, Schwitzen (→ Infektion)
- evtl. Hypoglykämie
- evtl. Erbrechen, andere unklare, plötzlich aufgetretene Symptome (→ Vergiftung, Infektion, Exsikkose, Hitzschlag)
- evtl. Geschehnisse, die vor dem Anfall vorgefallen sind (→ Unfall)

Maßnahmen RS/RA

- **Basischeck, Basismaßnahmen**
- Schutz vor Verletzung: Platz schaffen, Kleidung lockern (kein Beißschutz)
- **Blutzuckertest** (bei Säuglingen Entnahme des Bluttropfens aus der Ferse)
- **bei Fieberkrampf:** kalte Umschläge, Wadenwickel

Maßnahmen RA in Notkompetenz

- Diazepam als Rectiole gemäß Notkompetenzalgorithmus

Notärztliche Therapie

- **Untersuchung, Standardtherapie** (auf jeden Fall venöser Zugang!)
- Bei Krampfanfall immer **Klinikeinweisung** zur Ursachensuche (z. B. Ausschluss einer Meningitis, ggf. EEG bei Krampfanfällen > 15 min, Krampfanfällen die auf einen Körperteil beschränkt sind und bei wiederholten Krampfanfällen)
- **Medikamente:**
  - **Benzodiazepine,** z. B. Diazepam rektal (< 15 kg KG: 5 mg rektal; > 15 kg KG: 10 mg rektal)/z. B. Diazepam i. v. (0,25–0,5 mg/kg KG i. v.); u. U. Lorazepam bukkal (off-label-use! Säuglinge 0,5 mg, Kleinkinder >15 kg 1 mg)
  - **bei Status epilepticus** als Ultima Ratio: Barbiturate, z. B. Thiopental-Natrium (3–5 mg/kg KG i. v.) Beachte: Intubation, Beatmung!
  - **bei Hypoglykämie:** Glukosegabe nach Bedarf (10–20 %ige Lösung lgs. i. v.)
  - **bei Fieber** über 38,5° zusätzlich zur Diazepamtherapie: Antipyretika, z. B. Paracetamol-Supp. (Säuglinge: 125 mg rektal/Kleinkinder: 250 mg rektal; ältere Kinder bis 15 mg/kg KG) – Vormedikation durch Eltern bedenken!
  - **bei Exsikkose:** Volumensubstitution (VEL; 10–20 ml/kg KG i. v.)

Dehydratation

Wasser- und Elektrolytverlust mit folgender Teilnahmslosigkeit (Apathie) und Bewusstseinsstörungen. Vgl. S. 261

Ursachen

- Vor allem Darminfektionen und -erkrankungen, Erbrechen.
- Grundsätzlich kann jede Infektionserkrankung (viral/bakteriell) durch mangelnde Flüssigkeitsaufnahme, starke Flüssigkeitsausscheidung und Störungen im Wasser-Elektrolyt-Haushalt (s. S. 502) zu einer Dehydratation führen, z. B. Lungenentzündung (Pneumonie), Hirnhautentzündung (Meningitis).
- Blutverluste, Verbrennung.
- Diabetes mellitus/insipidus (selten), Adrenogenitales Syndrom (selten).
- unzureichende Flüssigkeitsaufnahme (Nahrung).

Merke: Der tägliche Wasserbedarf eines Säuglings beträgt 100–140 ml/kg KG im Gegensatz zum Erwachsenen, der mit < 50–70 ml/kg KG/d auskommt. Jeweils 0,5 °C Temperaturerhöhung steigert den Flüssigkeitsbedarf um ca. 10 %.

Schweregrade der Dehydratation nach klinischen Zeichen:

(bei isotoner und hypertoner Dehydratation)

Schweregrad	I	II	III
Körpergewichtsverlust	1–5 %	5–10 %	> 10 %
Schleimhäute	trocken	trocken bis spröde	trocken, spröde, rissig
Hautspannung (Turgor)	normal	vermindert	stehende Hautfalten
Nagelbettprobe	< 1,5 s	1,5–3 s	> 3 s
Puls	normal	schnell, flach	schnell, flach, evtl. nicht tastbar
Blutdruck	normal	normal	erniedrigt
Flüssigkeitskorrektur (ml VEL/kg KG/24 h)	25–50	50–75	75–120

Achtung: Meningokokken-Sepsis (so genanntes Waterhouse-Friedrichsen-Syndrom; selten): Akute Entstehung eines Endotoxinschocks mit massiven Gerinnungsstörungen im Rahmen einer Meningokokken-Meningitis. Symptomatik: Rasche Entwicklung von Haut- und Schleimhautblutungen (stecknadelkopfgroße Petechien am ganzen Körper infolge einer Verbrauchskoagulopathie), klinische Zeichen eines septischen Schocks (s. S. 334), Fieber bis 40 °C oder darüber, oftmals vorausgehender Infekt der oberen Luftwege. Neben der üblichen Notfalltherapie bei Infektion/Fieber(krampf) usw. ist eine sofortige Einweisung unter Notarztbegleitung in eine Kinderklinik notwendig. Hohe Sterblichkeit (Letalität).

Symptomatik

- **allgemeine Schwäche, Lethargie, Trinkunlust/Durst, Unruhe, Erregung, evtl. Krämpfe**
- **Risiko-Alter: vor allem 1. und 2. Lebensjahr**
- **Bewusstseinstrübung bis Bewusstlosigkeit**
- **schnelle, flache Atmung**
- schneller, flacher Puls, evtl. Blutdruckabfall, Blässe, evtl. Zyanose
- tiefliegende/eingesunkene/weit offene/umränderte (halonierte) Augen
- eingesunkene Fontanelle (Säugling)
- herabgesetzter Hautturgor, stehende Hautfalten, trockene Schleimhäute
- Zentralisation; kalte Extremitäten (grau-blass)/bei Sepsis bzw. septischem Schock evtl. auch warme/heiße Haut (gerötet)
- Vorerkrankungen (evtl. Infektion bekannt), Fieber
- oft Erbrechen, Durchfall, Oligurie
- punktförmige (petechiale) Blutungen (bei Meningokokkensepsis), evtl. Nackensteifigkeit (Meningismus)

Maßnahmen RS/RA

- **Basischeck, Basismaßnahmen**
- **Wärmeerhaltung/bei Fieber:** z. B. kalte Wadenwickel (nicht wirksam bei Zentralisation), Infusion vorbereiten, evtl. mit Glukosezusatz
- evtl. bei leichter Form: Versuch der oralen Rehydratation durch Gabe einer Glukose-Elektrolytlösung (teelöffelweise) (Voraussetzungen: Alter > 6 Monate und kein Erbrechen; keine Bewusstseinstrübung)
- Klinikeinweisung oder Vorstellen beim Kinderarzt (leichte Form)

Notärztliche Therapie

- **Untersuchung** (Blutzuckertest), **Standardtherapie**
- venöser Zugang; Infundieren von VEL (10–20 ml/kg KG/h)
- **Medikamente:**
  - bei Fieber: Antipyretika, z. B. Paracetamol (125–250 mg rektal); Achtung: Vormedikation durch Eltern beachten!
  - bei V. a. Meningokokkensepsis (wenn verfügbar): Notfallantibiose (z. B. Ceftriaxon [Rocephin®] 100 mg/kg KG als Kurzinfusion, optimal nach Abnahme von Blutkulturen)

Hinweise

- Wegen Gefahr der Auslösung/Verstärkung eines Hirnödems **keine elektrolytfreien Infusionslösungen** (wie Glukose 5 %) verwenden!
- Bei Gewichts- (= Flüssigkeits-) verlust über 10 % (Säugling) bzw. 6 % (älteres Kind) des ursprünglichen KG: Akute Schockgefahr!

Als **„Plötzlicher Säuglingstod“** – SID = Sudden Infant Death – („Plötzlicher Kindstod“, „Krippentod“) wird der **plötzliche und unerwartete Tod eines zuvor normal und gesund erscheinenden Säuglings** bezeichnet. Die Diagnose SID ist nur durch eine **Obduktion** möglich (Ausschluss anderer Todesursachen).

Basisinformationen zu SID:

- **Todeseintritt** fast ausschließlich im Schlaf.
- Oft begleitet von banalen Atemwegsinfekten.
- **Inzidenz: 1 von 1500–2000 Lebendgeborenen (in Deutschland ca. 400–600 Säuglinge im Jahr).** Nach Bekanntgabe der teilweise bekannten und teilweise beeinflussbaren Risikofaktoren (s. u.) ist die Zahl der SID-Fälle in vielen Bundesländern innerhalb der letzten 10 Jahre um mehr als 40 % gesunken. Immer noch ist SID die häufigste Todesursache in den ersten 6 Lebensmonaten.
- Häufigkeitsmaximum: 2.–4. Lebensmonat.
- Der SID tritt weltweit auf und kommt **in allen sozialen Schichten** vor.
- **Ätiologie und Pathogenese** sind noch nicht geklärt. Es handelt sich um ein multifaktorielles Geschehen. Diskutiert wird eine Unreife des Atemzentrums mit verstärkter Hypoxietoleranz, so dass eine Hyperkapnie zu einer CO_2-Narkose führen kann. Bisher sind lediglich Risikofaktoren bekannt; deshalb ist der SID für das einzelne Kind nicht vorhersagbar.

Hochrisikofaktoren (max. 20 % aller SID-Fälle)

- **Frühgeborene** (bes. vor der 33. SSW)
- Kinder mit **Geburtsgewicht unter 2000 g**
- Kinder **drogenabhängiger Mütter**
- nachfolgende **Geschwisterkinder eines SID-Opfers**
- **Zustand nach ALTE** (s. u.)

Weitere Risikofaktoren

- **Schlafen in Bauchlage** (vor allem auf zu weicher Unterlage; Risiko 5–10-fach erhöht! Auch Seitenlage, wenn das Kind sich auf den Bauch drehen kann. Kein erhöhtes Aspirationsrisiko in Rückenlage!). Info: bis etwa zum 6. Monat können Säugling ihre Schlafposition noch nicht selbst bestimmen.
- **Rauchen** (Mutter während Schwangerschaft/in der Umgebung des Kindes)
- **Überwärmung** des Kindes (Kleidung, Raumtemperatur)
- **Möglichkeit** des Kindes, mit dem Kopf unter Bettwäsche/Kopfkissen zu geraten
- **Nichtstillen oder frühes Abstillen**

Differenzialdiagnose: ALTE

= apparently life-threatening event (= ALE = anscheinend lebensbedrohliches Ereignis, früher Near-SID) = „gerade noch überlebter plötzlicher Kindstod“ – Kind „wie tot“ aufgefunden, aber überlebt; Symptomatik s. n. S.

SID-Symptomatik

a) **Zeichen von ALTE (s. vorherige Seite)**
ALTE-Symptomatik → plötzliches Auftreten von
- Atemstillstand
- schlaffer Muskulatur
- Zyanose/Blässe
- Bradykardie

Gezieltes Eingreifen (Basismaßnahmen) kann den Zustand beseitigen.
Nach ALTE ist das SID-Risiko möglicherweise erhöht.

b) **Herz-Kreislauf-Stillstand**

Maßnahmen RS/RA/NA

- **Basischeck, Basismaßnahmen**
- Einsetzen bzw. Fortführen von **Reanimationsmaßnahmen** (s. S. 254 ff), sofern keine sicheren Todeszeichen vorliegen (Starre, Totenflecken)
- Wenn möglich: Stabilisierung der Vitalparameter – Klinikeinweisung
- Ältere Geschwister sind nicht gefährdet, Zwillingskinder mit Infektzeichen sollten ggf. stationär überwacht werden.

Hinweise

- **Keine Reanimation bei offensichtlichem Vorliegen sicherer Todeszeichen.** (Diese mag zwar RS/RA/NA gefühlsmäßig entlasten – schadet aber den Eltern!)
- **Genaue Dokumentation der Auffindesituation** (z. B. Lage des Kindes, Angaben der Eltern, geschwitzter Körper des Kindes)
- **Obduktion anstreben** (Ausschluss anderer Todesursachen/Entlastung der Familie v. a. vom Vorwurf Kindstötung und anderen Schuldvorwürfen bzw. Selbstzweifeln/Gewinnung von Erkenntnissen über SID). Vgl. auch S. 440.
- Da der Herz-Kreislauf-Stillstand häufig lautlos und unbemerkt während des Schlafs eintritt, ist bei Auffinden des Kindes der Tod fast immer irreversibel eingetreten. Die Aufgabe des Rettungsdienstes ist vor allem ethisch und psychologisch heikel, sowohl aus der Perspektive des Personals als auch aus Sicht der Eltern. Daher wurden einige **Verhaltensregeln** entwickelt, die sich für das Vorgehen bei SID bewährt haben und **auf den folgenden Seiten** zu finden sind. Diese Regeln umzusetzen, kann schwer fallen und erfordert z. T. eine gefestigte Persönlichkeit. Wir möchten Mut machen, sie anzuwenden, da sie – vor allem im Nachhinein betrachtet – viel Gutes bewirken können.
- Psychische Erste Hilfe allgemein, s. S. 29 f.
- Evtl. eigene Dienstadresse für Rückfragen hinterlassen (NA).
- Eventuell (wenn es der zeitliche und situative Kontext zulässt!), sollte ein Arzt (NA) der Mutter – wenn Sie bisher gestillt hat – raten, umgehend Kontakt zum Frauenarzt/zur Frauenärztin aufzunehmen (→ **Abstillen,** ggf. medikamentös). Ggf. Hausarzt einbeziehen.

1. Eltern nie ausgrenzen

Ist eine Reanimation indiziert, müssen die Eltern die Möglichkeit erhalten, sich aktiv zu beteiligen (z. B. Infusion halten), oder inaktiv im Raum zu bleiben oder indirekt (z. B. durch eine angelehnte Tür) die Maßnahmen zu verfolgen. Den Abbruch der Reanimation sollten Sie möglichst ankündigen („Wir versuchen alles, aber es sieht nicht so aus, als ob wir Ihrem Kind helfen können"). Bei sicheren Todeszeichen ist auf eine Reanimation, v. a. auf einen Kliniktransport des Kindes, im Interesse der Eltern zu verzichten. Fragen Sie die Eltern, ob sie bei der Todesfeststellung (äußere Untersuchung des entkleideten Kindes) dabei sein möchten. Erklären Sie ihnen dabei die Todeszeichen, v. a. (wenn sichtbar) die Totenflecken.

2. Eindeutige Worte bei der Todesmitteilung wählen

Teilen Sie den Eltern, auch wenn sie bei der Todesfeststellung dabei sind, den Tod ihres Kindes in klaren und eindeutigen Worten mit („Ihr Baby ist tot" oder „Ihr Sohn/Ihre Tochter lebt nicht mehr", aber nicht: „Ihr Kind hat auf die Reanimation nicht angeschlagen").

3. Erste Informationen zum plötzlichen Säuglingstod geben

Geben Sie den Eltern mit einigen kurzen Sätzen Basisinformationen (s. S. 338) zum SID. Achten Sie darauf, ihnen zu sagen, dass dieser Tod weder für Eltern noch für Experten vorhersehbar ist. Besonders günstig ist es, wenn Sie in der Akutsituation schriftliches Material überreichen können, z. B. Erstinfoblatt der GEPS s. nächste Seite.

4. Über die entlastende Seite einer Obduktion sprechen

Versuchen Sie, den Eltern deutlich zu machen, dass eine Obduktion – trotz starker gefühlsmäßiger Belastung – für sie langfristig gesehen sehr hilfreich sein kann. Sie kann sie von Schuldvorwürfen entlasten und wesentliche Fragen zum Tod ihres Kindes (Todesursache, genetische Disposition) beantworten.

5. Auf beruhigende Medikamente verzichten

Verzichten Sie möglichst auf die Gabe beruhigender Medikamente. In Zweifelsfällen lassen Sie die Betroffenen selbst entscheiden. Achten Sie aber darauf, dass sie sich bei ihrer Entscheidung nicht von anderen Anwesenden (Partner, Familienangehörige) beeinflussen lassen.

6. Todesart „ungeklärt" und Polizeieinsatz erklären

Wird als Diagnose SID angenommen, ist in der Todesbescheinigung als Todesart „nicht aufgeklärt" und als Todesursache „vermutlich SID" anzugeben. Erläutern Sie den Eltern diese Angaben. Betonen Sie, dass damit weder ihnen noch ihren behandelnden Ärzten gegenüber Misstrauen ausgedrückt wird. Erklären Sie, dass in den meisten Bundesländern bei jedem Tod aus nicht geklärter Ursache die Polizei benachrichtigt werden muss. Bereiten Sie die Eltern auf das Eintreffen der Polizei vor. Versuchen Sie, nicht nur bis zu deren Eintreffen, sondern auch während der polizeilichen Ermittlungen bei der Familie zu bleiben. (Weitere Informationen zum formalen Ablauf bei SID: rechtsmedizinische Institute/Gesundheitsämter).

7. Abschiednehmen anbieten – Lassen Sie der Familie Zeit

Die meisten Eltern haben in der Akutsituation das starke Bedürfnis, ihr Kind zu sehen oder es wieder in den Arm zu nehmen. Gleichzeitig fürchten sich viele vor dem Anblick ihres toten Kindes, leiden aber später sehr darunter, keinen Abschied genommen zu haben. Deshalb sollten Sie sie zum Abschiednehmen ermutigen. Denken Sie daran, dass die Eltern auch die hinterbliebenen Geschwister (jedes Alter) einbeziehen. Achten Sie darauf, dass die Spuren der Reanimation beseitigt worden sind. Überreichen Sie, wenn möglich, den Eltern ihr Kind (in den Arm legen). Fragen Sie sie, ob sie mit ihrem Kind allein im Raum sein möchten.

8. Auf Geschwister achten

Beachten Sie die Geschwister des gestorbenen Babys, grenzen Sie sie nicht aus. Versichern Sie den Eltern, dass ältere Kinder nicht SID-gefährdet sind. Beim Tod eines Zwillingskindes sollte das überlebende Kind auf jeden Fall sorgfältig klinisch untersucht werden. Eine stationäre Aufnahme ist dabei nicht generell, sondern nur bei Vorliegen klinischer Symptome (v. a. Infektzeichen) angezeigt.

9. Kontaktkette bilden

Bieten Sie den Eltern an, Freunde oder auch Nachbarn anzurufen. Sprechen Sie die Kontaktvermittlung zu einem Geistlichen an. Weisen Sie auf die bundesweit organisierte Elternselbsthilfe hin und geben Sie eine Kontaktadresse weiter, z. B.:

- GEPS – Gemeinsame Elterninitiative Plötzlicher Säuglingstod Deutschland e.V. Telefon und Telefax: 05 11/8 38 62 02 – www.geps.de
- VEID – Bundesverband Verwaiste Eltern in Deutschland e. V. Telefon: 03 41/9 46 88 84 – www.veid.de

(→ dort jeweils ggf. regionalen Ansprechpartner erfragen/nachsehen)

10. Unpassende und passende Worte

Vermeiden Sie alle Sätze, die den Tod bzw. den Verlust relativieren/bagatellisieren („Vielleicht war es doch für irgendetwas gut", „Es war doch noch ganz klein, besser jetzt als später") oder die Gefühle der Trauer beurteilen („ich weiß, wie es Ihnen jetzt geht"). Auf gängige Formulierungen wie „Sie sind noch jung, Sie können doch noch weiter Kinder bekommen" oder „Gott sei Dank haben Sie ja noch weitere Kinder, die Sie jetzt brauchen" sollten Sie unbedingt verzichten. Ihre eigene Betroffenheit angesichts eines Kindstodes müssen Sie nicht verbergen, sondern können Sie ansprechen („Ich weiß gar nicht, was ich jetzt sagen soll"). Oft entsteht gerade dadurch eine gefühlsmäßige „Brücke" zu den Trauernden.

Die Komplexität des Themengebietes „Kindesmisshandlung" erlaubt an dieser Stelle keinen vollständigen Abriss. Die folgenden Ausführungen verstehen sich als Gedankenanstoß und Anregung, sich mit dieser Thematik eingehender auseinander zu setzen.

Unter Kindesmisshandlung fasst man längst nicht mehr nur **körperliche Übergriffe auf Kinder.** Auch **seelisch kränkende Behandlung, Vernachlässigung und Unterlassung körperlicher wie seelischer Pflege** zählen dazu. Mit der Verdachtsdiagnose Kindesmisshandlung ist äußerst vorsichtig umzugehen. Für das rettungsdienstliche Vorgehen ist es primär nicht von Belang, ob eine Kindesmisshandlung tatsächlich vorliegt oder nicht, da der Beweis in der Regel **nicht** in der **knappen Zeit vor Ort** anzutreten ist.

Wichtig ist es zwar, Dinge, die auf eine Kindesmisshandlung hinweisen können, unbedingt ernst zu nehmen und nicht zu übersehen, doch sollte man sich auch davor hüten, vorschnell einen Verdacht zu äußern, um unschuldige Eltern nicht durch ein Ermittlungsverfahren schwer und dauerhaft zu belasten.

Beachte: **Indizien** wie die Folgenden (und auf der Notfallseite Genannten) sind in jedem Falle **im Kontext vor Ort** zu beurteilen, da viele von ihnen auch im Rahmen einer ungestörten, normalen Kindesentwicklung vorkommen oder Folgen einer Erkrankung bzw. Verletzung sein können, die dem Kind nicht „misshandelnderweise" beigebracht worden sind! Um falsche Interpretationen dieser unspezifischen Hinweise zu vermeiden, sollte man sich also die Frage stellen, ob diese nicht auch anders entstanden sein können **(Plausibilität)**. Beispielsweise können aufgeschürfte Knie und andere Wunden ohne weiteres vom aktiven Herumtollen der Kinder stammen. Kinder mit Blutgerinnungsstörungen ziehen sich schon bei alltäglichen Druckeinwirkungen auf die Haut Blutergüsse zu.

Auf Vernachlässigung hinweisende Symptome

Mangelnde Körperhygiene, verwahrloste Kleidung, fehlende Aufsicht, Gedeihstörungen, schlechtes Wachstum.

Auf sexuelle Misshandlung hinweisende Symptome

Zerrissene/blutige Unterwäsche, Juckreiz und Schmerzen im Genitalbereich, Weichteilverletzungen oder Blutungen im Genitoanalbereich, Schmerzen beim Sitzen oder Laufen (Differenzialdiagnose: Hodentorsion, akutes Abdomen usw.!).

Auf seelische Misshandlung hinweisende Symptome

Essstörungen, Schlafstörungen, Sprachstörungen, Verhaltensstörungen, fehlendes Selbstvertrauen, aggressives bzw. über angepasstes Verhalten, ängstlicher, wachsamer Blick des Kindes, Angst vor den Eltern, häufiges Schreien und Schreckhaftigkeit des Kindes, Entwicklungsrückstände.

Symptome/Hinweise

- **Verschiedenste Verletzungen** (z. B. multiple Blutergüsse **in verschiedenen Abheilungsphasen;** (Doppel-) Striemen; Bisswunden, ausgerissene Haare, zerrissenes Frenulum der Oberlippe; Verbrennungen und Verbrühungen (z. B. durch Zigaretten, heißes Wasser, Herdplatte – besonders am Gesäß)
- **Schütteltrauma** bei Säuglingen → Hirnblutung (Das Schütteltrauma ist wahr scheinlich die häufigste Todesursache im zweiten Säuglingshalbjahr!)
- auch „normale" oder „unfallartige" Todesursachen können einer Kindesmisshandlung folgen, um sie zu vertuschen, z. B. Vergiftungen, Ertrinkungsunfall
- **hinausgeschobenes Rufen des Arztes/des RD, häufiger Arztwechsel**
- **Bestreben, das Kind nicht weiter untersuchen zu lassen (Kliniktransport)**
- **inadäquate oder fehlende Erklärungen für Verletzungen**
- **Verletzungen verschiedenen Alters und frühere Verletzungen**
- **Differenzen bei der Schilderung des Unfallherganges (Vater/Mutter/Kind)**

Maßnahmen RS/RA/NA:

- **Basischeck, Basismaßnahmen/Untersuchung, Standardtherapie**
- ggf. **Behandlung vitaler Bedrohungen** und vorliegender Verletzungen/Erkrankungen; Beruhigung des Kindes (Ausstrahlung von Ruhe, Sicherheit, Schutz).
- Immer **stationäre Einweisung anstreben** (Ziele: Behandlung der körperlichen Verletzung; akuter Schutz vor weiteren Misshandlungen; in der Klinik kann ein Verdacht weitaus besser bewiesen oder ausgeschlossen werden, ohne dass Eltern sofort vorverurteilt werden; das Kind ist vorerst geschützt).
- **Verständnisvolles Abwickeln des Notfalleinsatzes:** vertrauensvolle Abklärung, Ernstnehmen der Eltern (Voraussetzung für wirksame Langzeithilfe)
- Bei **Verweigerung der Hilfe/Mitfahrt** und gleichzeitig bestehender Gefahr für das Kind (z. B. behandlungsbedürftige Verletzungen) → Arzt, Jugendamt, Vertrauensperson usw. einschalten (Rechtsgüterabwägung: Schädigung des Kindes oder der Geschwister/Schweigepflicht gegenüber Polizei; möglichst nur durch Notarzt!) **Rechtlich unbedenkliche Informationsweitergabe nur an einen weiterbehandelnden Arzt möglich,** z. B. Äußerung der Verdachtsmomente gegenüber hinzugezogenem Arzt/aufnehmendem Klinikarzt → dieser leitet ggf. weitere Schritte auf fundierter Grundlage ein oder kann den Verdacht entkräften.
- Teilweise besteht regionale Meldepflicht bei „gewichtigen Anhaltspunkten für eine Misshandlung" an das Jugendamt (z. B. Art. 14 GDVG Bayern).
- Bei einem **Todesfall** mit unsicherer Kausalität immer Autopsie anstreben! Mit sinkender Zahl echter SID-Fälle (s. S. 338 f.) steigt die Wahrscheinlichkeit eines unnatürlichen Todes bei tot aufgefundenen Säuglingen. Bei scheinbaren ALTE-Fällen ist wahrscheinlich ein nicht unerheblicher Teil misshandlungsbedingt. **Sorgfältiges und zielgerichtetes Vorgehen, aber trotz aller Verdachtsmomente keine vorschnellen Schlüsse, Beschuldigungen oder emotionalen Überreaktionen!** Diese könnten allseits tragische und bittere Folgen haben.

Akute **Zyanose und Hypoxämie** bei vorliegenden, meist angeborenen **Herzfehlern** mit Möglichkeit zu einem Rechts-Links-Shunt (s. u.).
Häufigster entsprechender Herzfehler: **Fallot-Tetralogie** (Ventrikelseptumdefekt, Hypertrophie des rechten Ventrikels, Pulmonalstenose, reitende Aorta (nach rechts verlagerte Aorta „reitet" über Ventrikelseptumdefekt, erhält daher Blut aus rechter und linker Kammer). Meist bei Säuglingen und Kleinkindern im Alter zwischen 3 und 18 Monaten mit angeborenem Herzfehler im Sinne eines großen Ventrikelseptumdefektes mit einer zusätzlichen Pulmonalstenose. Davon können auch Kinder betroffen sein, die ohne Anfall nicht zyanotisch sind!
Erklärung: Bei einem Rechts-Links-Shunt fließt venöses Blut unter **Umgehung der Lungenstrombahn** durch ein Loch in der Herzscheidewand direkt in den großen Kreislauf (Körperkreislauf); → sauerstoffresistente Zyanose. Auslösung oder akute Verstärkung des Rechts-Links-Shunts durch Aufregung, plötzliche Angst oder akute Anstrengungen.

Symptomatik

- zunächst kurzzeitige Blässe, Unruhe, Schwitzen
- Hyperpnoe, akute Zyanose, Tachykardie, evtl. Herz-Kreislauf-Stillstand
- Muskelerschlaffung, Bewusstseinsverlust, Krampfanfall

Maßnahmen RS/RA

- **Basischeck, Basismaßnahmen** (insbes. Sauerstoffgabe mit hohem Flow! → reflektorische pulmonalarterielle Dilatation)
- Passive Einnahme einer **Knie-Brust-Haltung** des Kindes. (Bei gebeugten Kniegelenken werden die Beine angewinkelt; dies entspricht der von diesen Kindern gelegentlich spontan angenommenen Hockstellung → Erhöhung des systemischen Widerstandes, damit Erhöhung des Druckes im linken Ventrikel und Abnahme des Rechts-Links-Shunts)

Notärztliche Therapie

- **Untersuchung, Standardtherapie**
- Ggf. Intubation und Beatmung **(Achtung: Beatmung erhöht den Druck im Lungenkreislauf und verstärkt den Rechts-Links-Shunt!)**
- **Medikamente:**
  - Ggf. Morphin zur Sedierung (0,05–0,1 mg/kg KG)
  - Achtung: **kein Digitalispräparat** verabreichen!
  - Achtung: Medikamente mit Senkung des peripheren Widerstands (z. B. β-Mimetika) vermeiden! Gefahr der Zunahme des Rechts-Links-Shunts.
  - Ggf. β-Blocker (z. B. Esmolol) zur Erweiterung des Infundibulums (Ausflussbahn der rechten Herzkammer) – Vormedikation beachten!
- **Einweisung in eine Kinderklinik mit interventioneller Kinderkardiologie** (initial ggf. pulmonalarterielle Ballondilatation)

13. Vergiftungen

Spezielle Vergiftungen

- Zu **Atropinvergiftung** (z. B. Tollkirsche) s. Toxizität von Atropin auf S. 568.
- Zu **β-Blocker-Vergiftung** s. Toxizität von Esmolol (S. 583), Metoprolol (S. 613) sowie Antidot Glukagon (S. 591)
- Zu **Digitalisvergiftung** (z. B. Fingerhut) s. Toxizität von Digoxin auf S. 577 sowie Antidot Digitalis-Antitoxin auf S. 451
- Zu **Methanolvergiftung** s. Bemerkung bei Antidot Ethanol (S. 584) sowie Antidot Fomepizol (S. 451)
- Zu **Nikotinvergiftung** s. Bemerkung auf S. 426 f.

Sofortmaßnahmen

- **Überblick** gewinnen – Überblick behalten!
- **Rechtzeitig an die Möglichkeit einer Vergiftung denken,** insbes. bei plötzlichen oder rasch zunehmenden Erkrankungszeichen sowie bei Bewusstseinsstörungen.
- **Eigenschutz** in jeder Hinsicht beachten! (z. B. Kontamination mit Gift, Aggressivität des Patienten). **Wenn erforderlich: Rettung aus dem Gefahrenbereich**

Prinzipien bei (oralen) Vergiftungen

(A-Regel nach Brockstedt/mod. Bastigkeit)

- **Aufrechterhaltung der Vitalfunktionen! Aspirationsprophylaxe**
- **Anamnese!** Informationen sammeln, nach Hinweisen suchen, Befragung: Patient, Angehörige, Augenzeugen!
- **Asservieren!** Sicherstellen von – potenziellen – Giftproben und Körperflüssigkeiten, Blutprobe (mind. ein EDTA-Röhrchen und ein Serum-/Nativ-Röhrchen); ggf. Erbrochenes, Urin usw. (Proben mit Inhalt und Uhrzeit beschriften)
- **Anrufen!** → Giftinformationszentrum s. n. S.
- **Antidotgabe** („Gegengift"), wenn möglich/vorhanden
- **Aktivkohle** (Medizinische Kohle p. o., wenn keine Kontraindikationen)
- Aqua (Wasser zum Verdünnen, z. B. bei äußerlichen Verätzungen)
- Auslösen von Erbrechen in Sonderfällen
- Ausnahme: Magenspülung
- Analytik in der Klinik
- **Aufschreiben** (Dokumentieren)

Notfallanamnese bei Vergiftungen	
Was liegt vor? • Nahrungsmittelvergiftung (Mitvergiftete?!) • Überdosierung • Allergie (Anaphylaxie!)	**Womit** entstand die Vergiftung? • Giftart und -menge • Kombination von Giften • Trägersubstanz
Wann wurde das Gift (mutmaßlich) aufgenommen?	**Wie** wurde das Gift aufgenommen? • oral/Inhalation/Injektion
Warum kam es zur Vergiftung? • Selbsttötungsversuch • Medikamentensucht • Verwechslung/spielende Kinder • kriminelles Delikt	**Wo** ereignete sich die Vergiftung? **Welche (evtl. schädlichen!) Maßnahmen** haben Laien/Ersthelfer bereits unternommen? (Z. B. Salzwasser, Milch, Erbrechen bei Lampenöl.)

Der bequeme Rat, zu einem späteren Zeitpunkt einen Arzt aufzusuchen, kann zum letalen Ausgang einer Vergiftung führen und ist daher nie angebracht; sofortige stationäre Einweisung.

Vorgehen bei Vergiftungen II

Informationen einholen

Grundsatz: **Erst informieren, dann handeln!** Übereiltes oder falsches Handeln kann gefährlicher sein als die eigentliche Vergiftung!

→ **Giftinformationszentrum (GIZ) kontaktieren** (Liste s. S. 449)

Vorher zu ermitteln und mitteilen:	Das GIZ liefert folgende Informationen:
• Giftstoff (möglichst genauer Name/Inhaltsstoffe) • Patient (Alter, Gewicht, Geschlecht, Vorerkrankungen) • Aufnahmeweg • möglichst genaue Giftmenge • Aufnahmezeit • Aktuelle Symptomatik (Basischeck, Pupillen) • telefonische Erreichbarkeit vor Ort	• Giftwirkung, voraussichtliche Entwicklung • Ist eine Giftentfernung möglich? Bevorzugte Methode? Risiken? • Ist eine Antidottherapie möglich? Vor Ort oder in der Klinik? • Spezielle Anforderungen an die Zielklinik (z. B. Hämodialyse)?

Therapieprinzipien

- Wenn möglich:
  Unterbrechen der Giftaufnahme bzw. des Kontaktes zum Gift.
- **Basischeck, Basismaßnahmen**
- **Je nach Aufnahmeweg: Entfernung** des Giftes vom/aus dem Körper; z. B.
  - Verbringung an die frische Luft, Sauerstoffgabe
  - Entkleiden/Hautreinigung/Augenspülung
  - **ggf. Verdünnung** des Giftstoffes; z. B. kohlensäurefreies Wasser trinken lassen (nicht bei oraler Aufnahme ätzender Giftstoffe in größerer Menge! → Druckerhöhung, exotherme Reaktion, Perforation)
  - **bei Schlangenbiss:** absolute Ruhigstellung; keine Maßnahmen an der Bissstelle. Informationen über die Schlange und konkrete Maßnahmen bei einem GIZ einholen; unter bestimmten Umständen müssen Giftschlangenbesitzer ein Serum bevorraten (z. B. Schlangenfarmen) bzw. Informationen über ein Gegengiftdepot bereithalten.
  - **Primäre Giftentfernung bei oralen Vergiftungen** s. n. S.
- **Antidottherapie,** wenn angezeigt und möglich (NA) (s. Tabelle auf S. 450 ff.)
- **evtl. Beschleunigung der Giftausscheidung** (Steigerung der körpereigenen Giftentfernung):
  - **forcierte Ventilation**/Abatmen (bei Gasvergiftung)
  - **forcierte Diurese** (z. B. Furosemid und Flüssigkeit i. v.): Ausscheidung mit dem Urin (i. d. R. erst in der Klinik)
- **ggf. Aktivkohle p. o.** (s. n. S.; auch bei nicht oralen Vergiftungen, wenn das Gift einem enterohepatischen Kreislauf unterliegt: Ausscheidung mit der Galle → Rückresorption im Darm)
- **In der Klinik** je nach Fall: Magenspülung, Peritonealdialyse, Hämodialyse, Hämoperfusion, Ultrafiltration, Blutaustausch, forcierte Diurese, Einlauf etc.

(nach AACT/EAPCCT für Vergiftungen < 60 min mit „potenziell toxischer Dosis“)

1. Wahl: Medizinische Kohle

Giftbindung/Resorptionshemmung; Details s. S. 603. Kohle ist bei leichten bis mittelschweren Vergiftungen in vielen Fällen als alleinige Therapie **ausreichend!**

- **Durchführung:** Hohe Dosierung: Etwa 0,5–1 g/kg KG p. o.! (Nicht zu schnell, sonst Provokation von Erbrechen mgl.!)
- **Vorsicht:** Aspirationsgefahr bei Gegenwehr/Bewusstseinsstörung! Ggf. Gabe über Magensonde (außerdem ggf. Gift absaugen).
- **Kontraindikationen** wegen fehlender Wirkung/zusätzlicher Gefahren: Methanol, Ethanol, Glykol, den meisten Schwermetallen, Lithium, Ätzstoffen. (Nur bei gegebener Indikation verabreichen.)
- Keine Verzögerung der Kohlegabe durch nachfolgend genannte Maßnahmen!

2. Wahl: Erbrechen auslösen, wenn

a) die erforderliche Kohlegabe durch den Patienten verweigert wird oder
b) eine schwere bis lebensbedrohliche Vergiftung zu erwarten ist.

- bei Kindern: Ipecacuanha-Sirup (s. S. 600)
- bei Jugendlichen/Erwachsenen: Ipecacuanha-Sirup (s. S. 600) oder mechanisch („eigener Finger in den Hals“)
- **Kontraindikationen:** Säuglinge, [Kleinkinder], vorhandene oder durch bald zu erwartende Bewusstseinsstörung (Aspirationsgefahr – Latenzzeit bis zum Erbrechen bedenken: 10–20 min), Verätzung (z. B. Säuren/Laugen – Gefahr erneuter Verätzung), Lampenöl und organische Lösungsmittel (z. B. Benzin – bei Aspiration nachfolgend schwere Pneumonie), schäumende Substanzen (z. B. Spülmittel/Tenside – Gefahr von Aspiration/Ersticken), krampfauslösende Stoffe.
- Nach Ipecacuanha-Gabe keine Verabreichung von Kohle bis zum Erbrechen (Wirkungsverminderung möglich).
- Entferntes Gift aufbewahren! → zur Diagnostik und als Beweismittel

In Ausnahmefällen: Magenspülung

- **Indikation:** Zu erwartende schwere bis lebensbedrohliche Vergiftung und kontraindiziertes bzw. ausgebliebenes Erbrechen, z. B. Alkylphosphate, Zyanide, Schwermetalle. Bei trizyklischen Antidepressiva erwägen. Jeweils bes. bei längere Anfahrtswegen bis zur Klinik in Betracht ziehen. Ggf. Intubationsschutz!
- **Kontraindikationen:** Ätzstoffe, flüssige Kohlenwasserstoffe

Jede o. g. Maßnahme muss im Einzelfall auf den erwarteten Nutzen und das Komplikationsrisiko bewertet werden (Rücksprache mit GIZ. s. n. S.).
Eine Vergiftung > 60 min verbietet die Anwendung nicht zwingend: enterohepatischer Kreislauf/Rückdiffusion (z. B. Carbamazepin, Theophyllin), Anticholinergika (trizykl. Antidepressiva), Verklumpung (Carbamazepin), Retardpräparate.

Aus der Vielzahl der verschiedenen chemischen Substanzen mit toxischer Wirkung für den menschlichen Organismus, die sich als Gebrauchsstoffe, Arzneimittel usw. im Umlauf befinden (hunderttausende), ergibt sich, dass es im Rahmen eines Taschenbuches nicht möglich ist, zu allen denkbaren Vergiftungen die notwendigen Informationen bereitzustellen.
Wir empfehlen bei Bedarf die **Nachfrage bei einer Vergiftungszentrale vom Einsatzort aus:** Der Sachkundige kann flexibel auf das Notfallgeschehen eingehen, hat Zugriff auf große Datenmengen und kann so selbst in ausgefallenen Situationen schnell die Fragen z. B. nach Art und Wirkung des Giftes, Eigenschutz, Sinn einer Magenspülung, möglicher Antidottherapie und Anforderungen an das Zielkrankenhaus beantworten. Ggf. kann auch die **Rettungsleitstelle** das Ermitteln der Informationen bei einem Vergiftungszentrum für das Team vor Ort besorgen.

Giftinformationszentralen (GIZ) – Telefonnummern

Standort	Zuständig für folgende Bundesländer		Telefonnummer	
Deutschland				
Berlin	Berlin, Brandenburg		(030)	19240
Bonn	Nordrhein-Westfalen		(0228)	19240
Erfurt	Mecklenburg-Vorpommern, Sachsen, Sachsen-Anhalt, Thüringen		(0361)	730 730
Freiburg	Baden-Württemberg		(0761)	19240
Göttingen	Bremen, Hamburg, Niedersachsen, Schleswig-Holstein		(0551)	19240
Homburg/Saar	Saarland		(06841)	19240
Mainz	Hessen, Rheinland-Pfalz		(06131)	19240
München	Bayern		(089)	19240
Österreich	Wien	[+43]	(0) 1	406 43 43
Schweiz	Zürich	[+41]	(0) 44	251 51 51
	Inlandsnotfallnummer			145

Stand: Februar 2011

Bei besonderen toxikologischen Fragestellungen, die sich bei Gefahrgutunfällen oder Unfällen mit definierten Chemikalien in Haushalt und Gewerbe ergeben, bietet TUIS (Transport-Unfall-Informations- und Hilfeleistungssystem des Verbandes der chemischen Industrie) für autorisierten Behörden (Einsatzleiter) ggf. auch dem Rettungsdienst einen kompetenten Ansprechpartner. (Sollte im Einsatz die Feuerwehr beteiligt sein, wird der Kontakt i. d. R. durch diese hergestellt.) Z. B. können Angaben zur Hautresorption, Dekontamination und Antidottherapie erhalten werden. Über die Leitstellen verschiedener angeschlossener Werkfeuerwehren kann rund um die Uhr sachkundige telefonische Beratung vermittelt werden (= Stufe 1 des Hilfsangebotes), z. B.: BASF AG, Ludwigshafen, Tel.: (06 21) 6 04 33 33.

Diese Tabelle liefert nur einen groben Überblick. Antidota, die im RD regelmäßig bevorratet werden, sind in den Medikamentenbeschreibungen in Kapitel 18 ausführlicher dargestellt (Wirkstoffe alphabetisch geordnet ab S. 559).

Antidot [Handelsname-Bsp.]	Gift	Dosierung (initial)	verfügbar im RD	verfügbar in Apotheke*	verfügbar in Kliniken**
Acetylcystein (ACC) Fluimucil®	Paracetamol, Acrylnitril	150 mg/kgKG über 15 min i. v.	selten	nein	ja
Aktivkohle s. Kohle, medizinische					
Atropin [Atropinsulfat Braun]	Parasympathomimetika, z. B. • Acetylcholinesterasehemmer (Organophosphate, Carbamate) • Physostigmin	initial 2–15 mg in 15 min i. v., danach gerade soviel, dass die Bronchien nicht verschleimen und die HF im physiologischen Bereich ist! (ca. 0,5–2 mg/h i. v. unter EKG-Monitoring)	ja	ja	ja
Beclometason inhalativ [Ventolair®, AeroBec®; Junik®]	Reizstoffinhalation; Prophylaxe eines toxischen Lungenödems	inital 4 Hübe zu je 100 µg ; dann zweimal wdh. nach jeweils 1–2 h; weitere Fortsetzung nur bei anhaltenden Symptomen	ja	ja	ja (oder vergleichbares Präparat)
Biperiden [Akineton®]	• Medikamente, die extrapyramidale Symptome hervorrufen (z. B. Neuroleptika, Metoclopramid) • Nikotin (z. B. Zigaretten)	Erwachsene: 2,5–5 mg i. v. Kinder (6–10 J.): 3 mg i. v. Kinder (1–6 J.): 2 mg i. v. Säuglinge: 1 mg i. v.	selten	nein	ja
Botulismus-Antitoxin [Serum Behring (vom Pferd)]	Botulismus (gesichert oder hoch wahrscheinlich)	Zuerst Verträglichkeitstest (0,1 ml des 1:10 verdünnten Antitoxins i. c.); bei Verträglichkeit 250 ml langsam i. v.	nein	nein	Antidotdepot
Calciumgluconat 10 % [Calcium Braun]	Kalziumantagonisten	fraktionierte Gabe von 10–40 ml (10 %ige Lösung)	oft	nein	ja
	Flusssäureverätzung	• betroffenes Gebiet äußerlich spülen • Extremitäten: sofortige intraarterielle-Injektion von 10 ml; danach intraarterielle Perfusion der betroffenen Gliedmaßen über 4 h bis Schmerz nachlässt • Kopf/Rumpf/Extremität ohne Möglichkeit der i. a.-Injektion: Lokale Infiltration mit Calciumgluconat 10 % und Auflegen von Calciumgluconat-Kompressen			

Antidot [Handelsname-Bsp.]	Gift	Dosierung (initial)	verfügbar im RD	verfügbar in Apotheke*	verfügbar in Kliniken**
Carbo medicinalis s. Kohle, medizinische					
Dantrolen [Dantrolen i.v.]	Maligne Hyperthermie (z. B. Narkosezwischenfall)	1,0–2,5 mg/kgKG über 5 min i. v. (wdh. alle 6 Stunden)	nein	nein	ja oder Antidotdepot
Diazepam [Valium®]	Chloroquin (Malariamittel)	initial 1 mg/kgKG in 15–30 Minuten i. v. (eventuell Dosis verdoppeln); Erhaltungsdosis 0,1 mg/kgKG/h i. v. über 48 h	ja	nein	ja
Digitalis-Antitoxin Fab [Digitalis-Antidot BM (vom Schaf)]	gesicherte, bedrohliche Digitalisvergiftung (Pflanzen und Medikamente)	bei unbekanntem Digitalisspiegel: 160–240 mg Antidot i. v., danach 30 mg/h. Vorsicht: anaphylaktische Reaktionen mgl. Baldmöglichst Dosierung nach Digitalisspiegel	nein	nein	Antidotdepot
Dimercaptopropansulfonsäure (DMPS) [DMPS-Heyl®]	Schwermetallvergiftungen (z. B. Blei, Quecksilber, Arsen)	(nur, wenn orale Applikation nicht möglich): verteilt auf Einzeldosen von jeweils 250 mg langsam i. v.: 1. Tag: 2000 mg/24 h	nein	nein	ja oder Antidotdepot
4-Dimethylaminophenol (DMAP) [4-DMAP]	Zyanid (Blausäure)	250 mg (ca. 3–4 mg/kgKG) mit reichlich in der Spritze aspiriertem Blut langsam i.v.; anschließend Natriumthiosulfat. Vorsicht bei Kombinationsvergiftung mit CO!	oft	ja	ja oder Antidotdepot
Ethanol 96% [Alkohol-Konzentrat 96 % Braun] – Reservemedikament	Methanol (wenn Inkorporation > 100 mg/kgKG), andere toxische Alkohole	initial 600 mg/kgKG i. v., anschl. 100 mg/kgKG/h über ein exaktes Dosiersystem	nicht mehr	nein	ja oder Antidotdepot
Flumazenil [Anexate® 0,5/1,0]	Benzodiazepine (Flumazenil sollte nur als „diagnostisches Antidot" eingesetzt werden)	initial 0,2 mg i. v. nach 1 min je nach Bewusstseinsgrad 0,1 mg i. v., weitere Gaben bis zu einer Gesamtdosis von 1 mg möglich	oft	nein	ja
Fomepizol [4-Methylpyrazol, Antizol®]	Diethylenglykol, Ethylenglykol, [Methanol – off-label-use]	15 mg/kgKG initial (in 250 ml 0,9 %iger isotonischer NaCl-Lösung über 45 min i.v.)	nein	nein	selten, evtl. Antidotdepot
Glukagon [GlucaGen®]	β-Blocker	0,05–0,15 mg/kg KG i. v. (Blutzuckerkontrollen!)	nein	nein	ja

Antidot [Handelsname-Bsp.]	Gift	Dosierung (initial)	verfügbar im RD	verfügbar in Apotheke*	verfügbar in Kliniken**
Hydroxocobalamin (Vitamin B12a, hochdosiert) [Cyanokit®]	Zyanid/Blausäure (inhalativ)	70 mg/kgKG (Erwachsener: 2,5–5 g) als Kurzinfusion (100 ml) i. v.	selten	nein	selten, evtl. Antidotdepot
Ipecacuanha-Sirup [Sirupus Ipecacuanhae SR 90] [nicht in Deutschland: Orpec®]	verschiedene orale Vergiftungen (→ Brechmittel)	• Kleinkinder (1–3 J.): 20 ml p. o.; • Kinder > 3 J.: 30 ml p. o.; • Erwachsene: 30 (–60) ml p. o.; anschl. jeweils unbedingt mind. 100–200 ml Wasser p. o.; Latenz von bis zu 20 min beachten!	selten	evtl.	ja
Kohle, medizinische (Aktivkohle) [Kohle-Compretten®; Kohle-Hevert®; Kohle-Pulvis; Ultracarbon®	verschiedene orale Vergiftungen (→ Giftbindung)	Anzustreben: (0,5–) 1 g/kgKG p. o.: • Pulver: 10 g in 40–80 ml Wasser oder Tee, ggf. wdh. • Compretten: bis zu 50 Stück in Wasser, ggf. wdh.	ja	ja	ja
Lipidemulsion zur Infusion 20 % [Intralipid®, Lipofundin®, Soyacal®, evtl. ClinOleic®]	Lokalanästhetika (schwere systemische Toxizität), evtl. andere lipidlösliche Substanzen	Initial 1,5 ml/kgKG als Kurzinfusion i. v.	nein	evtl.	ja
Methylenblau [Methylenblau Vitis®]	Met-Hb-Bildner (außer Chlorat)	1 %ige Lösung (10 mg/ml): 1–2 mg/kgKG streng i.v., entspricht 0,1 bis 0,2 ml/kgKG	nein	ja	selten, evtl. Antidotdepot
Naloxon [Narcanti®]	Opiate	Erwachsene: initial 0,1 mg i. v. Säuglinge und Kinder: initial 0,01 mg i. v. (verdünnen, titrieren!); Achtung: Entzugssymptomatik mgl.; „Patientenflucht“ (HWZ ca. 60 Minuten)	ja	ja	ja
Natriumhydrogencarbonat 8,4 % (Natriumbicarbonat)	Trizyklische Antidepressiva, bei metabolischer Azidose und zur Urinalkalisierung (i.v.) bei Salizylaten, Barbituraten u.a.m.	1 mVal/kgKG i. v. (= 1 ml/kgKG i. v. bei 8,4 %iger Lösung), (weitere) Gabe möglichst nach Blutgasanalyse (Klinik)	ja	evtl.	ja
Natriumthiosulfat 10%	Zyanide, Lost	• Zyanide: 50–100 mg/kgKG langsam i. v. (nach Gabe von 4-DMAP); ggf. wdh. • Lost: sofort 100–500 mg/kgKG i. v.	selten	ja	ja
Obidoximchlorid [Toxogonin®]	Phosphorsäureester, Thiophosphorsäureester	erst Atropin, dann • Erwachsene: 250 mg i. v. • Kinder: 4–8 mg/kgKG i. v.	selten (in Risikogebieten)	evtl.	ja

Antidot [Handelsname-Bsp.]	Gift	Dosierung (initial)	verfügbar im RD	verfügbar in Apotheke*	verfügbar in Kliniken**
Paraffinöl s. Bemerkung auf S. 554					
Physostigmin [Anticholium®]	• Atropin und anderen Anticholinergika (Belladonna, Pantherina) • tri- und tetrazyklische Antidepressiva • Antihistaminika	• Erwachsene: 2 mg i. v. • Kinder: 0,5–1 mg i. v.,	selten	nein	ja
Polycthylenglykol (PEG) 400 (kein Arzneimittel) [Makrogol; Lutrol E; Roticlean E]	Äußerliche Anwendung bei Hautkontamination mit Phenolen, Dioxinen, Furanen, organischen Lösemitteln	Kontaminierte Hautareale damit einreiben, anschließend mit Wasser und Seife abwaschen. (eigene Haut schützen)	selten (in Risikobereichen)	nein	selten, evtl. Antidotdepot
Pyridostigminbromid [Kalymin®; Mestinon®]	nicht depolarisierende Muskelrelaxanzien	erst Atropin, dann 0,05–0,15 mg/kgKG i. v. (vorsichtig titrieren), maximal 10 mg	selten	nein	ja
Sauerstoff (100 %/hyperbar)	Kohlenmonoxid	zum Einatmen	ja	nein	ja
Silibinin [Legalon® SIL]	Amanitine (Knollenblätterpilz u. a.)	5 mg/kgKG i. v. über 1 h.	nein	nein	Antidotdepot
Simethicon (Dimethicon; Dimethylpolysiloxan) [Espumisan®; sab simplex®]	schaumbildende Substanzen (Tenside)	1–2 Teelöffel p.o.	ja	ja	ja
Sirupus ipecacuanhae s. Ipecacuanha-Sirup					
Toloniumchlorid [Toluidinblau]	• Nitrate, Nitrite • aromatische Amine • 4-DMAP	2–4 mg/kgKG i. v., ggf. Wiederholgungsgabe nach 30 min	selten	ja	ja oder Antidotdepot
Vitamin B12a s. Hydroxocobalamin					
Vitamin K1 (Phytomenadion) [Konakion]	Vitamin K1-Antagonisten (Cumarine)	25 mg/Tag p. o. oder 0,3 mg/kgKG langsam i. v. (Achtung: verzögerter Wirkungseintritt, bei i. v.-Gabe Schockgefahr)	nein	nein	ja

* Apotheken sind nach Anlage 3 zu § 15 I Apothekenbetriebsordnung verpflichtet, die genannten Antidota (oder Alternativen) vorzuhalten.
** Antidota, die nicht grundsätzlich in der Klinik bevorratet werden, können innerhalb kurzer Zeit aus bestimmten Depots beschafft werden.

Synonyme

Alkylphosphate, Phosphorsäureester

Verwendung

Insektizide Pflanzenschutzmittel und Nervenkampfstoffe (Sarin, Tabun). Der landwirtschaftliche Einsatz ist seit einigen Jahren verboten, jedoch dürften noch relevante Mengen im Umlauf sein (Altbestände). Früher häufiger suizidale oder unbeabsichtigte Vergiftungen in landwirtschaftlichen Betrieben. Beispiele: Parathion [E 605® forte, Ecombi®, Folidol®-Öl], Phosalon [Rubitox® Flüssig/Spritzpulver], Phosphamidon [Dimecron® 20], Oxydemeton-methyl [Dipterex®, Ecombi®, Metasystox® R/R spezial], Methidathion [Ultracid® 40].

Physiologie, Pathophysiologie, Notfalltherapie

An bestimmten Nervenschaltstellen (Synapsen) wird Acetylcholin (ACh) zur chemischen Informationsübertragung ausgeschüttet, z. B. bewirkt es die Übertragung von Impulsen des Parasympathikus (s. S. 162, 543 f.) sowie an der neuromuskulären Endplatte die Aktivierung der Muskelkontraktion. Um die ACh-Wirkung wieder zu beenden, wird das ACh kurz nach seiner Freisetzung durch ein Enzym (Acetylcholinesterase, AChE) gespalten und damit inaktiviert. Organophosphate blockieren die AChE irreversibel und führen damit zu einem ACh-Überschuss an vegetativen Synapsen und neuromuskulären Endplatten.

Atropin ist das entscheidende Antidot bei Organophosphat-Vergiftung. Atropin kann aber nur die muskarinergen Vergiftungserscheinungen antagonisieren (guter Parameter: Herzfrequenz). Insbes. die Eigenatmung kann nicht wiederhergestellt werden! Beatmung ist notwendig, bis das Gift ausgeschieden ist und ausreichende Mengen der AChE nachproduziert oder reaktiviert wurden.

Unkrautvernichtungsmittel: Paraquat und Diquat

Keine Organophosphate, aber als hochtoxische Herbizide beachtenswert (letale Dosis: 10–30 mg). Die Symptomatik unmittelbar nach Giftaufnahme ist oft unspektakulär (z. B. Reizung von Haut, Mund- und Rachenschleimhaut, Bauchschmerzen, Erbrechen, allgemeines Unbehagen, Schwäche). Der Tod kündigt sich oft erst nach 1–2 Wochen Latenz (!) durch Atemnot und Lungenödem an und tritt dann unausweichlich durch massive Lungenfibrosierung mit Ateminsuffizienz ein. Bei hohen Dosen können Magen-Darm-Perforationen, Leber- und Nierenschäden sowie Krämpfe auftreten. Daher frühzeitig bei entspr. Verdacht vorsichtige Magenspülung (bei hohen Dosen Perforationsgefahr), Giftbindung (Medizinalkohle), Intensivstation! Möglichst keine Sauerstoffgabe (erhöht die toxische Wirkung im Lungengewebe)! Handelsnamen: Frankol-prompt®, Diuron®, Gramixel B®, Gramoxone®, Terraklene®, Simazin®.

Symptomatik (cholinerge Krise)

- **Muskarinartige Wirkungen** (Übererregung an Nervenendigungen des Parasympathikus und an cholinergen Nervenendigungen des Sympathikus):
  - **enge Pupillen** (Miosis), Sehstörungen
  - **Bradykardie und Hypotonie** (bei hoher endogener Katecholaminkonzentration auch Tachykardie und Hypertonie mgl.)
  - **Schwitzen, gesteigerter Tränen- und Speichelfluss** (evtl. blauer Schaum vor dem Mund durch Farbstoff des Pflanzenschutzmittels)
  - **vermehrte Bronchialschleimsekretion** (Pseudolungenödem, Bronchorrhö)
  - **Spasmen der glatten Muskulatur** (Bronchospasmus mit Atemnot, Magen-Darm-Krämpfe, Übelkeit, Erbrochenes evtl. blau gefärbt, Durchfall)
- **Nikotinartige Wirkungen** (an motorischen Endplatten der Skelettmuskulatur):
  - anfangs erhöhter Muskeltonus, **Muskelzuckungen** (Fibrillationen, Faszikulationen, Myoklonien; v. a. im Wadenbereich, Augenzwinkern)
  - **später Muskellähmung** (Depolarisationsblock) bis Atemstillstand, Zyanose
- **Zentralnervöse Wirkungen:**
  - Kopfschmerzen, Angst, Unruhe, Reizbarkeit, Ataxie, zentrale Atemlähmung
  - **Bewusstseinsstörungen bis zum Koma,** tonisch-klonische Krampfanfälle

Maßnahmen RS/RA

- **Eigenschutz: Kein direkter Hautkontakt! Ggf. Nachforderung der Feuerwehr** (Rettung, Giftidentifikation, Giftbeseitigung), ggf. auch Polizei
- **Basischeck, Basismaßnahmen,** kontaminierte Kleidung entfernen; kontaminierte Haut mit Wasser und Seife abwaschen (weitere Resorption verhindern)

Maßnahmen RA in Notkompetenz

- venöser Zugang, Offenhalten mit Vollelektrolytlösung

Notärztliche Therapie

- **Untersuchung, Standardtherapie;** großzügige Indikation für Intubation, Beatmung und **Magenspülung vor Ort** (> 100 Liter H_2O)! Danach (erneute) Verabreichung **medizinischer Kohle** (0,5–1 g/kg KG p. o. bzw. über Magensonde).
- **Medikamente:**
  - **Atropin:** bei schwersten Vergiftungen initial 2–15 mg über 15 min i. v. (nach Wirkung titrieren); danach so wenig wie möglich, aber gerade soviel, dass die Bronchien nicht verschleimen und die Herzfrequenz im physiologischen Bereich bleibt.
  - **Zusätzlich evtl. Obidoximchlorid** (Rücksprache mit Giftinformationszentrum): sofort nach der ersten Atropingabe 250 mg i. v. (Kinder: 4–8 mg/kg KG i. v.). Achtung: kein Obidoxim bei Carbamaten (reversible Acetylcholinesterasehemmer, z. B. Pirimicarb [Pirimor®-Granulat])
  - **Bei Krampfanfall:** Benzodiazepine, z. B. Diazepam 10–20 mg i. v.

Unter Verätzung (Korrosion) versteht man die Veränderung der Oberfläche von Haut oder Schleimhaut und deren fortschreitende Zerstörung durch Einwirkung chemisch reaktiver Substanzen (z.B. Säuren, Laugen, zugehörige Anhydride, bestimmte Salze).

Mechanismen

1. Schnelle **Erschöpfung der Pufferreserven** des Gewebes.
2. In Abhängigkeit von Art, Konzentration, Menge, Ort der Einwirkung und Einwirkdauer (Unterbrechung durch suffiziente Erste Hilfe) kommt es durch **Veränderung des pH-Wertes** zur **Strukturveränderung** (Denaturierung) von Eiweißen: **Gewebsnekrotisierung, Zelltod.**
3. a) Bei **Säuren** entsteht eine **Koagulationsnekrose**: Die Gewebseiweiße gerinnen und flocken aus; es bildet sich eine relativ säurebeständige Schicht. Dieser geschlossene Ätzschorf vermindert eine weitere Einwirkung der Säure und verlangsamt das Fortschreiten der Verätzung.
   b) Die Einwirkung von **Laugen** (= Alkalien, Basen) führt zu einer **Kolliquationsnekrose:** Mit der Gewebszerstörung geht eine „Verflüssigung" des Gewebes einher. → Schnell fortschreitende Gewebszerstörung. Damit ist eine **Laugenverätzung potentiell gefährlicher als eine Säurenverätzung.**
4. Viele Ätzstoffe haben neben der Ätzwirkung weitere Eigenschaften, z.B.
   a) **Oxidationswirkung** (z.B. Salpetersäure)
   b) **Hygroskopie** (→ Wärmebildung! Z.B. konzentrierte Schwefelsäure)
   c) **Toxizität** (z.B. Oxalsäure).

Vorkommen und Eigenschaften spezieller Ätzstoffe (Auswahl)

- **Laugen:** Spülmaschinenpulver, Fotoentwickler; Rohr- und Ofenreiniger; Anmerkung: tödliche Dosis bei Lithium-, Natrium- und Kaliumhydroxid 10 ml 15%iger Lösung.
- **Säuren**
  a) anorganische Säuren:
    - Flusssäure/Fluorwasserstoff: dringt tief ins Gewebe ein; fortschreitende Zerstörung; spezifische Maßnahmen: Unter-/Umspritzen mit 10 ml Calcium 10% bzw. orale Gabe von Calciumgluconat – s. S. 450
    - Salzsäure/Chlorwasserstoff: tödliche Dosis 5–20 ml 33%ig; weißer Ätzschorf
    - Schwefelsäure: tödliche Dosis 1–5 ml 98%ig; bei konzentrierter Schwefelsäure schwarzer Ätzschorf; Vorkommen z.B. als Batteriesäure (Autobatterie: 30%)
    - Salpetersäure: tödliche Dosis 5–10 ml; gelber Ätzschorf

  b) organische Säuren: Fleckenentferner, Entroster, unreife Früchte.

Notfall: Verätzung

Symptomatik

- **Schmerzen,** Hautveränderungen (weißer, gelbbrauner oder schwarzer Ätzschorf, Schwellung, Rötung)
- bei Verätzung des oberen Verdauungstraktes: Speichelfluss, Heiserkeit, Übelkeit, Magenkrämpfe, blutiges Erbrechen, blutige Durchfälle
- evtl. Schock, Krämpfe, Ateminsuffizienz

Maßnahmen RS/RA

- **Eigenschutz beachten** (Umgebung absichern; Vorsicht bei Hautkontakt)
- **Basischeck, Basismaßnahmen, kontaminierte Kleidung entfernen**
- **Haut/Schleimhaut: gröbere Partikel entfernen,** kontaminierte Stellen ausgiebig (mindestens 30 Minuten) **mit Wasser spülen.**
- **Kein Erbrechen induzieren.** Gefahr der erneuten Verätzung des Ösophagus bzw. Perforation desselben. Keine Gabe von „Hausmitteln" wie z. B. Milch (diese erweicht die Zwischenzellverbindungen und fördert das Eindringen ätzender Substanz ins Gewebe!).

Maßnahmen RA in Notkompetenz

- venöser Zugang; ggf. Infundieren von Vollelektrolytlösung

Notärztliche Therapie

- **Untersuchung, Standardtherapie, ggf. Schocktherapie** (s. S. 328 f.)
- **Medikamente:**
  - Analgetika, z. B. Morphin (2–5 mg i. v.)
  - bei inhalativer Verätzung nach individueller ärztlicher Entscheidung (vgl. S. 473) ggf. Kortikoide, z. B. Beclometason-Dosier-Aerosol (Ventolair®, AeroBec®, Junik®): initial 4 Hübe zu je 100 µg; dann zweimal wdh. nach jeweils 1–2 h; weitere Fortsetzung nur bei anhaltenden Symptomen.
  - bei oraler Verätzung: evtl. Kortikoide, z. B. Prednisolon (250–1000 mg i. v.) ggf. Benzodiazepine, z. B. Diazepam (5–10 mg i. v.)

Hinweise

- Bei oraler Vergiftung Gefahr der **Aspiration** und des **Kehlkopfödemes!**
- Fehlende Ätzspuren im Mundraum sprechen bei entsprechender Anamnese nicht gegen eine Verätzung von Speiseröhre oder Magen.
- Bei hygroskopischen bzw. mit Wasser reagierenden Stoffen (z. B. ungelöschter Kalk): Vorsicht bei der Spülung; möglichst erst trocken abtupfen, dann zügig und reichlich spülen (Gefahr der forcierten Verätzung/Erhitzung).
- Kliniktransport nicht durch Maßnahmen mit fraglicher Effektivität verzögern! → Voranmeldung, ggf. Endoskopie/OP

Arzneimittel mit Wirkung auf Psyche und Bewusstsein. Nach ihrer Wirkung werden sie in verschiedene Gruppen eingeteilt:

1. Psychopharmaka allgemein

a) **Hypnotika** (Schlafmittel): Barbiturate (z. B. Evipan®), hypnotische Benzodiazepine (z. B. Midazolam [Dormicum®], Flunitrazepam [Rohypnol®], Oxazepam [Adumbran®]), Methaqualon, Bromide, Chloralhydrat [Chloraldurat®].

b) **Sedativa** (Beruhigungsmittel): Benzodiazepine (in entsprechender Dosierung auch hypnotische Wirkung – s. o.) (z. B. Diazepam [Valium®]), verschiedene Neuroleptika (s. u.), haben auch sedierende Wirkung (z. B. Haloperidol [Haldol®], Droperidol [Dehydrobenzperidol®]), Clomethiazol [Distraneurin®].

c) **Antiepileptika** (Medikamente mit antikonvulsiver = krampflösender Wirkung): Verschiedene Benzodiazepine (z. B. Clonazepam [Rivotril®], Diazepam [Valium®]), Phenobarbital [Luminal®], Carbamazepin [Tegretal®]; Valproinsäure [Convulex®], Phenytoin [Phenhydan®, Zentropil®].

d) **Psychostimulantien:** Antidepressiva, Koffein, Nikotin, Amphetamin, Kokain.

2. Spezielle Psychopharmaka:

a) **Neuroleptika:** Hypnotikafreie Beruhigungsmittel (Sedativa) mit antipsychotischer Wirkung. Z. T. auch anticholinerge Wirkung.
Beispiele: Promethazin [Atosil®], Haloperidol [Haldol®], Droperidol [Dehydrobenzperidol®], Levomepromazin [Neurocil®], Triflupromazin [Psyquil®], Pipamperon [Dipiperon®]

b) **Tranquilizer:** Hypnotikafreie Beruhigungsmittel (Sedativa) ohne antipsychotische Wirkung.
Beispiele: Bromazepam [Lexotanil®], Dikalium-Chlorazepat [Tranxilium®], Lorazepam [Tavor®], Chlordiazepoxid [Librium®].

c) **Antidepressiva:** Psychopharmaka zur Therapie von Depressionen. Sie können stimmungsaufhellend (Thymoleptika) und hemmungslösend (Thymeretika) sein.
Beispiele: Lithiumsalze [Quilonum®], tri- und tetrazyklische Antidepressiva: Fluvoxamin [Fevarin®], Amitryptilin [Saroten®], Doxepin [Aponal®], Maprotilin [Aneural®, Deprilept®], Trimipramin [Stangyl®]

Gefahren der Schlafmittelvergiftung

- Bewusstlosigkeit mit **Erlöschen der Schutzreflexe** (Aspiration)
- **Verlegung der Atemwege** durch Zurücksinken des Zungengrundes
- **Atemlähmung** (Atemdepression bis Atemstillstand)
- **Schock/Kreislaufdepression/Hypothermie**

Symptomatik

- **Anlass:** Überdosierung von Psychopharmaka akzidentell (als Spielunfall bei Kindern) oder in Suizid-Absicht (oft mit Alkoholabusus kombiniert! Vgl. S. 517)
- **Bewusstseinsstörungen, Atemstörung,** Hypotonie, Bradykardie, Schock
- verlangsamte/fehlende Reflexe
- evtl. Hypothermie, Krämpfe, typ. Barbituratblasen an den Hautaufliegestellen

Maßnahmen RS/RA

- **Basischeck, Basismaßnahmen (Atmung!!),** Gift sicherstellen
- bei voll erhaltenem Bewusstsein: den Patienten erbrechen lassen

Maßnahmen RA in Notkompetenz

- venöser Zugang; Offenhalten mit Vollelektrolytlösung

Notärztliche Therapie

- **Untersuchung, Standardtherapie**
- **Medikamente:**
  - V. a. Benzodiazepinintoxikation → ggf. Flumazenil zur DD (initial 0,2 mg; weitere Gaben entsprechend Bewusstseinslage)
  - weitere spezifische Maßnahmen nach Kontakt mit Giftnotrufzentrale (s. S. 449)

Hinweise

- Patienten mit Schlafmittelvergiftung sollten generell wegen verzögerten Wirkungseintritts/Selbsttötungsgefahr als vitalbedroht eingestuft werden (klinische Überwachung, keine Mitfahrverweigerung akzeptieren).
- **Besonderheiten bestimmter Vergiftungen:**
  - **Hypnotika:** grundsätzlich stationäre Behandlung.
  - **Lithium:** spezielle Symptome: Magen-Darm-Beschwerden (Übelkeit, Erbrechen, Durchfälle), starker Tremor (Fingerzittern – geringgradig bei Lithium normal), Krämpfe, neurologische Ausfälle, keine Diuretika (hemmen die Lithiumausscheidung)
  - **Trizyklische und tetrazyklische Antidepressiva:** spezielle Symptome: anticholinerge Symptome, Krämpfe, Herzrhythmusstörungen. Bei anticholinerger Symptomatik: Physostigmin als Antidot. Frühzeitige Magenspülung (präklinisch), ggf. Behandlung von Herzrhythmusstörungen, ggf. Natriumbicarbonat i. v.
  - **Neuroleptika:** Hyperkinetisch-dystones Syndrom; Antidot Biperiden (s. S. 569).
- Möglichkeit des **Scheintodes** (Vita reducta): Zustand tiefer Bewusstlosigkeit mit klinisch unsicheren Todeszeichen (fehlende/kaum nachweisbare Atmung, Pulse, Pupillenreaktion, EKG-Aktivität). Minimalventilation und -perfusion genügen, um den Mindeststrukturumsatz in den Ganglien aufrechtzuerhalten. Maßnahmen nicht voreilig einstellen.

Ethanolkonzentrationen handelsüblicher Getränke (diese müssen auf der Flasche abgedruckt sein): Bier: 2–7 Vol%; Wein: 6–22 Vol%; Schnäpse und Liköre: 30–60 Vol%. Gelegentlich treten Vergiftungen mit Kosmetika (Kölnisch Wasser, Rasier- und Haarwasser), Franzbranntwein (70%) und Lösungsmittelgemischen auf, die zwischen 50 und 80% Ethanol enthalten können. Hierbei ist auch an andere toxische Begleitstoffe zu denken!

Formel für die **Berechnung der Ethanolkonzentration im Blut** nach Widmark:

$$‰ = \frac{(\text{Menge des reinen Ethanols in Gramm}^{a}) \times 0{,}9^{b}}{(\text{Körpergewicht in kg}) \times (\text{Reduktionsfaktor}^{c})} - \text{Abbau}^{d}$$

[a] **Menge des reinen Ethanols** in Gramm = [aufgenommene Getränkemenge in ml] x [Ethanolgehalt in Vol%] x 0,8 (Dichte des Ethanols)

[b] Etwa 10% des Ethanols kommen nicht zum Ansatz **(„Resorptionsdefizit“)**

[c] Werte für den **Reduktionsfaktor** (→ Verteilungsvolumen): Adipositas 0,6; Frauen 0,6–0,7; Männer 0,7–0,8; Sportler bis 0,85

[d] **Abbau:** (durchschnittlich: 0,1 g Ethanol/kg KG/h bzw. **0,15‰/h bei Erw.**); hauptsächlich durch Enzyme (Alkoholdehydrogenase, Aldehyddehydrogenase) in der Leber zu Kohlendioxid, Wasser und Essigsäure.

Resorption: Nach 15 Minuten ist ungefähr die Hälfte der aufgenommenen Menge ins Blut resorbiert worden und nach 40 Minuten tritt das Wirkmaximum ein (beide Angaben für leeren Magen). Nach 1 Stunde ist (wenn keine erneute Einnahme erfolgt) die Resorption abgeschlossen. (Hochprozentiger Ethanol wird schneller als niedrigprozentiger aufgenommen.)

Um **bei Alkoholgutachten** von der Blutprobe auf den Alkoholgehalt zum Zeitpunkt der Tat zurückzuschließen, wird folgendermaßen vorgegangen: Bei der versicherungsrechtlichen und straßenverkehrsrechtlichen Begutachtung wird dem Delinquenten i. d. R. eine Resorptionszeit von 2 h und ein Abbau von 0,1‰/h „zugute“ gerechnet. Umgekehrt wird bei der strafrechtlichen Schuldfrage ein Abbau von 0,2‰/h zugrundegelegt sowie ein „Diffusionssturz“ von 0,2‰ nach Beendigung der Resorptionszeit einkalkuliert. Ferner muss die Problematik des Nachtrunks (Begleitstoffanalyse) oder der Mehrfacheinnahme berücksichtigt werden.

Hinweis

Diese Formel dient primär der Anschaulichkeit. Es muss betont werden, dass die Angaben auf Durchschnittswerten beruhen, von Unsicherheitsfaktoren belastet sind u. daher **bestenfalls als Faustregeln** betrachtet werden können.

Ethanol kommt übrigens in einer Konzentration von etwa 0,01‰ auch physiologisch im menschlichen Blut vor.

Notfall: Ethanol-Vergiftung

Symptomatik

- **Bis 0,3 ‰:** meist keine auffälligen Veränderungen.
- **0,3–1,0 ‰: Euphorie:** zunehmende Abnahme von Reaktionsgeschwindigkeit, Konzentrationsfähigkeit und Muskelkoordination
- **1–2 ‰: Stadium I (Exzitation):** schwere Störungen der Muskelkoordination, des Raum-/Gleichgewichtssinnes: schwankendes Stehen und torkelndes Gehen, Sprachstörung (Lallen – DD neurologische Erkrankung), Sehstörungen (Doppelbilder), allgemeine Enthemmung, Überheblichkeit, Kritikschwäche, Aggression.
- **2–2,5 ‰: Stadium II (Rausch/Hypnose):** Somnolenz, Tachykardie, vermindertes Schmerzempfinden
- **2,5–4,0 ‰: Stadium III (Narkose):** Sopor/Koma, fehlende Schutzreflexe, Blutdruckabfall, Unterzuckerung möglich
- **> 4,0 ‰: Stadium IV (Asphyxie):** tiefes Koma, Atemlähmung, Schock, Unterkühlung. Die toxische Grenze ist abhängig von der Ethanolgewöhnung. Für Ungewöhnte können schon **1,5–2 ‰** lebensgefährlich sein.
- **Wirkung auf die Gefäße:** periphere Vasodilatation mit Gefahr der Unterkühlung. Entgegen der Volksmeinung keine verbesserte Hirndurchblutung!
- **Weitere Symptome:** Rötung der Augenbindehaut und des Gesichtes; Foetor („Fahne“, Alkoholgeruch der Ausatemluft; fehlt manchmal!); Übelkeit, Erbrechen, Krampfanfälle

Vorgehen bei Ethanolvergiftung

- **Basischeck, Basismaßnahmen (Blutzuckertest! Atmung!)**
- bei voll erhaltenem Bewusstsein **ggf. erbrechen lassen**
- Abschätzen der Blutethanolkonzentration (‰) und der Lebensbedrohung
- ggf. venöser Zugang; Offenhalten mit VEL; ggf. Atemwegssicherung (NA)
- bei Hypoglykämie Gabe von Glukose nach Bedarf

Hinweise

- **Jegliche Bewusstseinsstörung darf erst dann als alkoholbedingt gelten, wenn alle anderen möglichen Ursachen (z. B. subdurales Hämatom, Mischvergiftung, Hypoglykämie) sicher ausgeschlossen sind. An eventuell zusätzliche Schädigungen (z. B. Unterkühlung, Sturz) denken!**
- Besonders Kinder sind schon durch kleine Ethanolmengen gefährdet: z. B. können bei Sechsjährigen schon 30 g tödlich wirken!
- Stark alkoholisierte Personen sollten besonders, wenn sie nicht unter Aufsicht nüchterner Personen sind, in eine Klinik gebracht werden, um sie vor weiteren Schäden zu bewahren (Zunahme der Vergiftung, Eigengefährdung, Hilflosigkeit).
- Einer Fremdgefährdung muss u. U. mit Eingreifen der Polizei begegnet werden.
- Vergiftungen mit Propylalkohol (Propanol), Isopropylalkohol (Butylalkohol, Butanol) und Amylalkohol (Pentanol) werden wie Ethanolvergiftungen behandelt. Die Wirkung ist ähnlich, die Toxizität deutlich höher.

Herkunft: Der hauptsächliche Wirkstoff von Cannabis, den die weibliche Pflanze des indischen Hanfes als Bestandteil eines harzigen Sekretes produziert, ist Tetrahydrocannabinol (THC). (Gemäß Anlage I zu § 1 Abs. 1 BtMG nicht verkehrsfähiges Betäubungsmittel.)

Darreichungsformen: Die **zermahlenen Blüten und Deckblätter** (1–3 % THC) werden im allgemeinen mit Tabak geraucht („joint"), aber auch gegessen oder als Aufguss (Tee) getrunken und als Marihuana (mexikanisch) bezeichnet. Das reine **Harz** enthält THC in einer höheren Konzentration (ungefähr fünfmal stärker) und heißt Haschisch (arabisch). Es wird getrocknet und gepresst in Form von erdfarbenen Klumpen und Tafeln angeboten. Anwendung: durch Hitze zerkleinert und mit Tabak vermischt als Haschisch-Zigarette („joint") oder in besonderen Pfeifen zu rauchen; auch in Gebäck und anderen Speisen sowie als Tee. **Cannabis-Konzentrate** (Haschisch-Öl) sind in Deutschland selten anzutreffen. In ihnen ist das THC auf chemischem Weg angereichert (ungefähr zehnmal höher konzentriert als Haschisch, 30–50% THC).

Szenebezeichnungen

- Marihuana: Gras, mary jane, Heu, Kif, weed, pot.
- Haschisch: shit, Hasch, dope, piece(s), Schokolade, hemp; die verschiedenen Farben der Haschisch-Brocken (grün, rot bis braun, schwarz) sowie deren Herkunft geben weitere Namen, z.B. Brauner Marokkaner, Grüner Türke, Roter Libanese, Schwarzer Afghane.
- Haschisch-Zigarette: joint, Lolly, Tüte.

Wirkungsweise: Beruhigung, (inhaltslose) Glückszustände und Halluzinationen durch Einfluss auf den Serotonin-Noradrenalin-Stoffwechsel, gleichzeitiger Erregung des limbischen Systemes und Verlangsamung zentralnervöser Vorgänge, Verstärkung der bestehenden Stimmungslage, Einengung der Wahrnehmungsfähigkeit. Wirkungseintritt nach wenigen Minuten, Wirkdauer 1–4 Stunden. Noch bis zu drei Monaten nach Einnahme in Stuhl und Urin nachweisbar.

Gefahr: Abrutschen der Stimmung in Depressionen und Angstzustände, Realitätsverkennung, Entfremdung.

Abhängigkeit: Eine mäßige bis deutliche psychische Abhängigkeit kommt vor, die Entwicklung einer körperlichen Abhängigkeit ist bisher nicht erwiesen. Nach Entzug keine akut behandlungsbedürftigen Symptome.

Besonderheiten: Stark vereinzelt Nachrausch („flash back"); der plötzlich bis zu Monate nach einem Cannabis-Konsum mit Selbst- und Fremdaggression auftreten kann.

Notfall: Cannabis-Rausch

Symptomatik

- **Hinweise auf Cannabis-Konsum** (Begriffe, Haschisch-Zigaretten in Kegelform, meist mit Papierfiltern, besondere Pfeifen (Wasserpfeifen („bong"), Shillum u. a.); meist in Alufolie eingewickelte Haschischbrocken, süßlicher Geruch im Zigarettenrauch.
- **Verhalten/Stimmung:** In der Regel stark beruhigt und beglückt oder heiter (Lachsalven) bis euphorisch, gegenüber anderen Personen friedfertig, Gefühl des Schwebens, herabgesetzte Hemmschwelle; Abrutschen der Stimmung in Depression (Autoaggression, Selbstmordneigung, Tränenausbrüche), Angstzustände, Entfremdung und Verwirrtheit möglich, selten Fremdaggression; gelegentlich: Fehlhandlungen durch Sinnestäuschungen, Realitätsverkennung, Selbstüberschätzung und verändertes Wahrnehmungsvermögen (gestörtes Raum- und Zeitgefühl; Wahrnehmung nur noch auf ein Detail beschränkt)
- **Körperliche Symptome:** Gerötete, tränende Augen und teilweise Pupillenerweiterung („Kaninchenaugen"), vermehrtes Hunger- und Durstgefühl, Mundtrockenheit, Übelkeit, Tachykardie, Hypertonie, evtl. Muskelzuckungen, motorische Koordinationsstörungen, Zittern, Reizhusten, auch Atemdepression und Schocksymptomatik möglich.
- **Bei chronischem Gebrauch:** Bronchitis, Halsentzündung, Koliken, Migräne, Herzrhythmusstörungen, Sensibilitätsstörungen

Maßnahmen RS/RA

- **Basischeck, Basismaßnahmen**

Maßnahmen RA in Notkompetenz

- venöser Zugang; Infundieren von Vollelektrolytlösung (selten notwendig; Achtung: Nur unter strenger Indikationsstellung! Psychische Wirkung: u. U. wird das Glücksgefühl auf die Spritze projiziert! → Bahnung einer Spritzensucht!)

Notärztliche Therapie

- **Untersuchung, Standardtherapie** (venöser Zugang → strenge Indikationsstellung)
- psychische Betreuung („talk down")
- symptomatische Behandlung

Hinweise

Der Cannabiskonsument wird selten zum Notfallpatient, höchstens dann, wenn Eigen- und/oder Fremdgefährdung vorliegt oder nach intravenöser Injektion (äußerst ungewöhnlich) oder massivem Konsum.

- **Herkunft:** Aus den Blättern des Kokastrauches (Erythroxylon coca); früher Verwendung als Lokalanästhetikum; Kokain ist ein verkehrsfähiges und verschreibungsfähiges Betäubungsmittel gemäß Anlage III zu § 1 Abs. 1 BtMG.
- **Darreichungsform:** Kokain ist ein weißes, flockiges, kristallines und geruchloses Pulver. Es kommt in der Regel gestreckt auf den Markt (meistens ein Reinanteil von maximal 40 %). Dabei u. a. finden folgende Streckmittel Verwendung: Stimulanzien, z. B.: Amphetamine (penetranter, ekelerregender, „künstlicher" Geruch), Strychnin, Koffein, Lokalanästhetika (→ „Zahnarztkoks"), Zucker, sonstige weiße (z.T. giftige!) Substanzen.
- **Anwendung:** Schnupfen („sniefen von lines"), in normale Zigaretten einziehen, orale/genitale (vaginale) Schleimhaut, intravenöse Injektion (bes. gefährlich).
- Regelmäßiger Konsum führt zu einer äußerst starken psychischen (bei fehlender/geringer körperlicher) Abhängigkeit; Tendenz zur Dosissteigerung.
- **Kokain in basischer Form („Crack")** wird meist geraucht bzw. inhaliert und zeichnet sich durch eine besonders große Gefährlichkeit aus:
  - verstärktes Auftreten von Komplikationen,
  - maximales Abhängigkeitspotential (körperliche und psychische Abhängigkeit nach einmaliger Anwendung häufig),
  - großes Risiko der Manifestation einer Sucht, unterstützt durch einfaches Handling (kein Spritzen!) bei starker Wirkung, kombiniert mit (trügerisch) günstigerem Preis einer Einzeldosis gegenüber „normalem" Kokain und Heroin; deswegen oft in niedrigerem sozialen Milieu anzutreffen.

In der „Szene" gebräuchliche Begriffe

- Kokain: Schnee, Koks, Koka, coke, gold dust, rich men's drug, white stuff
- Mischungen („Cocktails"): Kokain und Heroin („speed ball"); Kokain, Heroin und LSD: („Frisco speed ball")

Eigenschaften: Anhebung der Leistungsfähigkeit, Erregung, Libido, Verdrängung schlechter Stimmung, Euphorie, Überheblichkeit, optische Halluzinationen (Tierchen), Bewegungsdrang, Redeschwall, evtl. Aggression. Mit Abklingen der Wirkung (nach ungefähr einer Stunde) kommt es oft zu depressiver Verstimmung, (verstärkter) Wiederkehr von Ängsten, Suizidüberlegungen und „Lust auf mehr". Diesen typischen Ablauf von initialer Stimulations- und anschließender Depressionsphase insbes. bei Überdosierung bezeichnet man als „caine reaction".

Wirkungsweise: verstärkte Noradrenalinfreisetzung, Blockade der Wiederaufnahme von Katecholaminen an adrenergen Nervenendigungen (5-HT-Transporter). Muskelaktivität und Sympathikotonus erhöht (z. B. periphere Vasokonstriktion), Stimulation des Temperaturzentrums. Ausschalten von Kälte-, Hunger-, Durst- und Müdigkeitsgefühlen. Lokalanästhesie durch Blockade von Natriumkanälen. Schneller Wirkungseintritt (bei „Crack" und i. v.-Injektion < 30 s). Wirkdauer: bis zu 1 h. Gefährliche Dosis: ca. 5 mg/kg KG (nasal), aber 0,3 mg/kg KG (oral)

Symptomatik

- **Hinweise auf Kokainkonsum** (z. B. verdächtiges weißes Pulver, Hilfsmittel zum Schnupfen wie Spiegel, Rasierklingen, Röhrchen)
- **Verhalten/Stimmung:** Euphorie, „gutes feeling", Aufputschung, gesteigerter (Sexual-) Trieb, gesteigerter Rede- und Bewegungsdrang, Verlangen nach mehr Droge; vor allem bei Abklingen der Wirkung: depressive Verstimmung, Schuldgefühle, Niedergeschlagenheit, Angstzustände, evtl. suizidale Tendenzen.
- **Körperliche Symptome** (vor allem bei Überdosierung): Blässe, Unruhe, schnelle Atmung, Mydriasis, Hyperreflexie, Zittern, tachykarde Herzrhythmusstörungen und hypertensive Krise, Hyperthermie, Schwitzen; später: Hyporeflexie, Lähmungserscheinungen, Krämpfe, evtl. Koma, Kreislauf- und Atemdepression, Schock – evtl. **Anaphylaxie** (s. S. 332)
- Bei regelmäßig Kokain konsumierenden Patienten finden sich Myokarditis, Kardiomyopathie, akute Herzinsuffizienz und plötzlicher Herztod, bedingt durch die **herzmuskeltoxische Wirkung des Kokains.**

Maßnahmen RS/RA

- **Basischeck, Basismaßnahmen**

Maßnahmen RA in Notkompetenz

- venöser Zugang; Offenhalten mit VEL oder Mandrin

Notärztliche Therapie

- **Untersuchung, Standardtherapie**
- großzügige Indikation zu Intubation und kontrollierter Beatmung
- **Medikamente:**
  - **Medikation 1. Wahl: ggf. Benzodiazepine,** z. B. Diazepam (5–10 mg i. v.)
  - Insbesondere bei Hypertonie/AP-Beschwerden zur „Antagonisierung der kokaininduzierten Vasokonstriktion": Nitrate, z. B. **Glyceroltrinitrat**-Spray, 1–2 Hübe zu je 0,4 mg s. l., bei Nichtansprechen innerhalb von 2–3 min ggf. wdh. (Aufrechterhaltung: 0,03–0,18 mg/kg KG/h i. v. in Abhängigkeit vom Blutdruck, grundsätzlich über ein exaktes Dosiersystem, z. B. eine Spritzenpumpe)
  - In der Literatur wird oft die Gabe von β-Blockern empfohlen; neuere Erkenntnisse sprechen für einige Substanzen (z. B. Propranolol) dagegen (Verstärkung des Koronarspasmus mit Verschlechterung der O_2-Versorgung des Herzmuskels). Labetalol (ein α- und β-Blocker) ist lediglich zur Therapie der Tachykardie und Hypertonie durch Kokainwirkung geeignet.
  - ggf. Behandlung von Arrhythmien (s. S. 204 ff.) – Achtung: Lidocain oft als Beimischung zu Kokain! (Lidocain senkt die Krampfschwelle)
  - Bei Kokainschock (oft Anaphylaxie): ggf. Katecholamine (vgl. S. 649). Bei der Dosierung die sympathomimetische Wirkung des Kokains bedenken!

- **Herkunft:** Alkaloid aus dem Mutterkorn. Heutzutage synthetische Herstellung üblich. LSD (Lysergsäurediethylamid, Lysergid) ist ein α-Rezeptorenblocker (uteruskontrahierende und halluzinogene Wirkung). (Gemäß Anlage I zu §1 Abs. 1 BtMG ist LSD ein nicht verkehrsfähiges Betäubungsmittel.)
- **Darreichungsformen:** Wegen äußerst potenter Wirkung (ab 30 µg) wird es meist als Lösung auf Träger (z. B. Zuckerstücke, bedrucktes Löschpapier, Filz) aufgebracht und getrocknet gehandelt. Seltener in Tabletten oder in kleinen Bröckchen („Microtrips"). LSD wird fast ausschließlich oral eingenommen.
- **Szenebezeichnungen:** Acid, Trips, Ticket (schickt auf die Reise), Fahrkarte, sowie Benennung nach den Löschpapieraufdrucken: z. B. blue cops, pink wedge, mikes, yellow sunshine, Erdbeeren, Pinguine, Drachen, Comic-Trips.
- **Wirkungsweise:** LSD führt vermutlich über Veränderungen im Serotoninstoffwechsel (5-HT2-Rezeptorblockade) zu starken (Pseudo-) Halluzinationen, Wahrnehmungsverschiebungen (Synästhesien), Orientierungsveränderungen und Gefühlsintensivierungen.
- **Verlauf des LSD-Rausches:**
  1. Ungefähr 20–60 Minuten nach oraler Aufnahme tritt die Wirkung ein, z. B.: Dinge werden belebt, bewegen sich und beginnen zu sprechen; „Bewusstseinserweiterung": „Fühlen" von Tönen, „Schmecken" von Farben; Positive wie negative Gefühle werden verstärkt erlebt. Dabei fühlt sich der Konsument „klar im Kopf". Verwunderung, Faszination. Dann zwei Möglichkeiten:
  2. a) **„Glücks-Trip":** Reaktionsloses positives Genießen der Erlebnisse; (meist) Gleichgültigkeit gegenüber irrealen Wahrnehmungen im Handeln, d. h. bewusst keine Umsetzung in die Realität, gelegentlich spielerisch.

     b) **„Horror-Trip":** Die Wahrnehmungen werden als (angstmachende) Realitäten empfunden.

     → Aufregung, Panik, Überreaktionen, „komplettes Ausrasten". Phantasien werden umgesetzt: z. B. fliegen wollen → fliegen können → Fenstersprung. Ein „Trip" („Glücks- und Horror-Trip") kann über 12 h anhalten bzw. für diese Zeit Schlaflosigkeit bewirken (starke Unruhe).
- Der Verlauf wird maßgeblich aktiv durch den Gemütszustand, Erwartungen, Persönlichkeit und Intelligenz des Konsumenten beeinflusst. Eine Manipulation von außen ist möglich; verbale/körperliche Bedrängung → u. U. Auslösung eines „Horror-Trips". **Aus panischer Angst heraus kann der Patient gewalttätig werden und extreme Kräfte mobilisieren!** → Eigenschutz, geduldiger, vorsichtiger Zuspruch, Verständnis bekunden.
- Oft sehr starke psychische Abhängigkeit mit Persönlichkeitsveränderungen. Realitätsferne, Wahnvorstellungen und Selbsttötungsneigungen.
- **Verwandte Stoffe:** Tryptamine (z. B. DMT, DET), Mescalin (Rauschdauer: 2–8 Stunden; Ursprung: mexikanischer Peyote-Kaktus), Psilocybe mexicana („Magic Mushrooms" = Zauberpilze), Stechapfelextrakt dient als LSD-Ersatz (sogenannte K.-O.-Tropfen; enthält Alkaloide und Atropin).

Notfall: LSD-Rausch

Symptomatik

- Hinweise auf LSD-Konsum (z. B. verdächtige Papierschnitzel)
- Aktivität; realitätsfremde, phantasievolle Aussagen des Patienten, Fehlhandlungen; Zeichen von Entfremdung (Depersonalisation) und Befremdung (Derealisation)
- psychotische und paranoide Symptome
- Angst- oder Glückszustand (Dysphorie/Euphorie)
- Unruhe, Zittern, Schlaflosigkeit
- Mydriasis, Tachykardie, Hypertonie, Hyperthermie, Schweißausbrüche, Tränenfluss. Bei Überdosierung: Atemlähmung, Bradykardie, Hypotonie, Koma; bleibende psychische Störungen.
- „Horror-Trip": Panik, Aggression, evtl. suizidales Verhalten.

Maßnahmen RS/RA

- **Basischeck** (Vorsicht! Behutsam durchführen!), **Basismaßnahmen**
- **„talk down"** bei „Horror-Trip" und prophylaktisch (!)
  Ziel: Angstlösung, Wahnvorstellungen entkräften, Aggressionen abbauen.
  1. Ruhiges Zugehen auf den Patienten, Verständnis, Zuspruch, Schutz anbieten, Geduld. Trotzdem: Eigenschutz beachten!
  2. Abschirmen von Lärm und Hektik; wenn möglich (vorerst) auf Anwesenheit der Polizei verzichten.
  3. Der Konsument ist in der Lage, sich bewusst zu machen, dass seine realitätsfremden Vorstellungen und Wahrnehmungen der Droge zuzuschreiben sind. Er muss beständig und nachdrücklich (aber vorsichtig!) daran erinnert werden, was real ist (z. B. er selbst!) und was nicht. Zu diesem Zweck kann man ihm seinen Namen nennen, die Umgebung beschreiben usw.

Maßnahmen RA in Notkompetenz

- ggf. venöser Zugang; Offenhalten mit VEL

Notärztliche Therapie

- **Untersuchung** (Vorsicht!), **Standardtherapie**
- Fortführung des „talk down"
- **Medikamente:** Neuroleptika, z. B. Haloperidol (5–10 mg i. v.) (Medizinische Maßnahmen verstärken u. U. Angst u. Widerstand → ggf. Zwangseinweisung notwendig; der „talk-down" ist zwar zeitaufwendiger, aber weniger invasiv und effektiver).

Hinweis

- Bis zu Monate nach einem LSD-Konsum kann es unvermittelt zu einem sogenannten „flash-back" kommen (wiederkehrender Rauschzustand).

- **Herkunft:** Seit über 2500 Jahren werden Opiate therapeutisch (Narkose, Analgesie, Hustenstillung sowie gegen Durchfall) und als Rauschmittel benutzt. Ursprung ist die Schlafmohnpflanze (Papaver somniferum). Natürlich vorkommende Substanzen: Opium, Morphin, Kodein (Hustensäfte!). Heute sind außerdem künstlich erzeugte Opiate im Umlauf (halbsynthetische Substanzen: Heroinvarianten, Hydromorphon, Oxycodon, Oxymorphon; vollsynthetische Produkte: Fentanyl, Alfentanil, Pethidin, Piritramid, Methadon, Pentazocin, Levorphanol).
- **Darreichungsformen:** Die auf dem Markt befindlichen Substanzen werden meist intravenös verabreicht, aber auch durch Rauchen, Schnupfen, Schlucken, subkutane und intramuskuläre Injektion konsumiert.
- **Heroin** (Diacetylmorphin), eines der gefährlichsten und verbreitetsten Opiumalkaloide, kommt in den versch. Herstellungsstufen auf den Markt:

Heroin I:	Rohmorphinbase (kaffeebraunes Pulver)
Heroin II:	Diacetylmorphinbase (beige-braune Farbe, wasserunlöslich, muss vor dem Gebrauch mit einer Säure (z. B. Vitamin C) vermischt und erhitzt werden, derzeit in Deutschland am gebräuchlichsten)
Heroin III:	Diacetylmorphinhydrochlorid, Reinheit ab Labor 30–60 % (grau-bräunliches, granulatartiges und wasserlösliches Salz)
Heroin IV:	Diacetylmorphinhydrochlorid, Reinheit ab Labor bis zu 90 % (weißes, sehr gut wasserlösliches Pulver)

- **Szenebezeichnungen** für die verschiedenen Heroinvarianten sind: H (englisch ausgesprochen), brown sugar, Braunes, Weißes, boy, junk, rocks, jack (in der Regel Tabletten), black heroin (Kombinationspräparat mit Koffein).
- **Heroin ist fast immer gestreckt** (z. B. Zucker, aber auch Giftstoffe). Andere Zusatzstoffe sollen das Rauscherlebnis steigern oder haben anregende Wirkung (der Konsument soll nicht einschlafen): z. B. Strychnin, Koffein, Kokain.
- **Wirkungsweise:** Bindung an spezielle Opiatrezeptoren im Körper, die eigentlich für das Anlagern körpereigener, analgetisch wirkender Opiate (endogen) vorgesehen sind. Sie werden z. B. in Stresssituationen vermehrt ausgeschüttet. Es entwickelt sich schnell eine starke körperliche und psychische Abhängigkeit.
- **Methadon** wird in einigen Ländern Heroinabhängigen als Ersatzdroge verabreicht. Durch verminderte Rauschwirkung bei gleichzeitigem Verhindern einer Entzugssymptomatik ist es möglich, dem Abhängigen zu einem geregelten Leben zurück zu verhelfen (z. B. einer Arbeit nachzugehen). Trotzdem muss dann noch eine Entwöhnung/Entziehung von Methadon erfolgen.

Opiatvergiftungen können auch im Rahmen einer Übertherapie starker Schmerzen vorkommen (Opioide heute oft auch zur Selbstmedikation zu Hause verordnet). Auch Intoxikationen von Angehörigen/neugierigen Kindern aus Versehen oder in Suizidabsicht möglich (stärkere Atemdepression bei Menschen ohne Schmerzen!). **Beachte: Buprenorphin [Temgesic®] ist nicht durch Naloxon antagonisierbar!**

Notfall: Opiat-Rausch

Symptomatik

- **Hinweise auf Opiatkonsum,** z. B. Injektionsmaterial (oft behelfsmäßig), berußte Löffel, Vitamin-C-Pulver bzw. **Hinweise auf Opioid-Therapie**
- **Trias:** Bewusstseinstrübung bis **Koma,** Atemdepression bis **Atemstillstand, Miosis** (Pethidin: Mydriasis). Übergang in Mydriasis im Finalstadium möglich.
- Hypotonie, evtl. Herzrhythmusstörungen, Bradykardie, Schock
- Ödeme, Lungenödem (sofort oder bis zu 24 Stunden danach)
- evtl. Krampfanfälle, evtl. Hypoglykämie, Darmatonie
- evtl. Hypoxie mit Zyanose, Erlöschen von Reflexen (Schutzreflexe!), Aspiration
- Analgesie, Glückszustände, Stimmung meist friedfertig

Maßnahmen RS/RA

- **Basischeck, Basismaßnahmen (Atmung!!, ggf. Atembefehle/Beatmung)**

Maßnahmen RA in Notkompetenz

- venöser Zugang; Offenhalten mit Vollelektrolytlösung

Notärztliche Therapie

- **Untersuchung, Standardtherapie**
- **Medikamente:** Morphinantagonisten, z. B. **Naloxon** (initial 0,4 mg auf 10 ml NaCl 0,9 % verdünnt, in 1-ml-Schritten vorsichtig bis zu einer Dosis titrieren, bei der sich eine suffiziente Spontanatmung einstellt und Schutzreflexe zurückkehren (bis dahin Beatmung/Airwaymanagement!), dann Klinikeinweisung. Zu Naloxon s. a. S. 616. Problematik bei vollständiger Aufhebung der Bewusstlosigkeit:
  1. **Die Wirkdauer von Naloxon ist kürzer als die der gängigen Opioide** → Rückkehr der Vergiftungssymptomatik (Atemstillstand, Koma) ohne rechtzeitige Hilfe mgl. → Überwachung auch nach Opioidantagonisierung
  2. Unabhängig von evtl. **Entzugssymptomen** durch Antagonisierung, können **Opiatabhängige sehr aggressiv** werden, wenn sie erkennen, dass ihnen das (teure) Rauscherlebnis zunichte gemacht wurde (Eigenschutz!) → fehlende Bereitschaft zur Überwachung → ggf. **Zwangseinweisung** (s. S. 130 f.)

  Angesichts dieser Problematik entscheiden sich manche Notärzte, den Patienten rein symptomatisch zu behandeln (ggf. protektive Intubation und Beatmung), um das Abklingen der Opiatwirkung abzuwarten. Bei letzterer Entscheidung muss der Notarzt vor allem das Aspirationsrisiko, Aufwand und Kosten (ggf. Intensivbett!) sowie die fehlende diagnostische Komponente der Naloxongabe rechtfertigen: Ursache der Bewusstlosigkeit/Atemdepression wirklich „nur" eine Opiatintoxikation? (DD: anderes Gift, SHT, ICB). Eine längerwirksame, zusätzliche i. m.-Dosis ohne weitere Überwachung ist wegen nicht vorhersehbarer Kinetik (Wirkungseintritt, Wirkungsdauer, Über- oder Unterdosierung) keine optimale Strategie.
- ggf. symptomatische Behandlung von Krampfanfällen (s. S. 278 f.), Hypotonie (s. S. 328 f.), Hypoglykämien (s. S. 274 f.) sowie eines Lungenödems (s. S. 323).

Die Vielfalt der im Umlauf befindlichen synthetischen Drogen ist fast unüberschaubar. Das Spektrum reicht von selbst gebrauten Wundermixturen über den Missbrauch potentester Arzneimittel bis hin zur ausgeklügelten Treibgasinhalation.

Designer-Drugs

- Bekannte Substanzen (z.B. Amphetamin, Fentanyl, Pethidin, Phencyclidin) werden in ihrer Struktur abgewandelt. Auch experimentelle Synthese „neuer Stoffe". Gefahr: unberechenbare Wirkungen und Nebenwirkungen.
- Kombinationen mit anderen Rauschmitteln („Cocktails") sind häufig.
- **Szenebezeichnungen:** Extasy, XTC, E, (gelbe, weiße) Linsen, Techno-Schnitzel, Eva's, Adam und Eve.
- Bei Intoxikation wegen unbekannten Wirkstoffs nur **symptomatische Therapie** möglich, im Vordergrund stehen die Behandlung von Hyperthermie, Volumenmangel und ggf. Herzrhythmusstörungen (Ggf. Giftbestimmung durch Blutanalyse in der Klinik.)
- Mögliche letale Dosis ≥ 2 Extasy-Tabletten à 100 mg Wirkstoff (Durchschnitt).

Kombinationen von Designer-Drugs mit Aufputschmitteln

- **Abkömmlinge des Amphetamins** (Phenylethylamin), Weckamine, werden als Medikamente therapeutisch eingesetzt, aber auch missbräuchlich verwendet, um die eigene Leistungsfähigkeit anzuheben.
- Ebenso werden allgemein **zugängliche Medikamente** missbraucht: Kreislaufanaleptika, Appetitzügler, Dopingmittel.
  - **Bezeichnungen (Reinform) im Szenenjargon:** speed, bennies, wake-ups.
  - **Wirkung:** Indirekte Sympathomimetika; gesteigerte Freisetzung von Katecholaminen an zentralen und peripheren Nervenendigungen bei verlangsamter Wiederaufnahme; Wachheit ohne Rausch (vermindertes Schlafbedürfnis = „run"); 1–2 Tage können ohne Weiteres „durchgemacht" werden; euphorische Stimmungslage bis Selbstüberschätzung; Hyperaktivität; nach Abklingen der Wirkung ist der Konsument in der Regel „knatschig, angestresst, genervt, nervös, sauer, aggressiv".
  - **Symptome:** Unruhe, Zittern, Kopfschmerzen, Augenzittern (Nystagmus), Rede- und Bewegungsdrang, gesteigerter Sexualtrieb, Hypertonie, Tachykardie, Pupillenerweiterung (Mydriasis).
  - **Gefahren/Komplikationen:** Hypertensive Krisen, Tachyarrhythmien, zerebrale Krampfanfälle, gesteigerte Diurese bei vermindertem Durstgefühl (→ Exsikkose); paranoide Psychosen (Verfolgungswahn), Halluzinationen, Schock, zentrale Ateminsuffizienz, Koma, extreme Hyperthermie, Tod.
  - **Therapie:** Basismaßnahmen, Kühlung bei Hyperthermie, Sedierung (Benzodiazepine), Behandlung supraventrikulärer und ventrikulärer Arrhythmien (s. S. 183 ff., 188 f, 204 ff.), in Extremfällen Dantrolen i. v. (Klinik).

PCP (Phenylcyclohexylpiperidin)

- Nicht verkehrsfähiges (gemäß Anlage 1 zu § 1 Abs. 1 BtMG), synthetisch hergestelltes Betäubungsmittel. Früher Verwendung als Beruhigungsmittel für Schlachtvieh.
- **Szenenjargon:** Angel Dust, Elefantenkiller.
- PCP wird vorwiegend geraucht, aber auch geschnupft, geschluckt, inhaliert oder gespritzt.
- **Wirkung:** Anästhesie, Sedierung, Euphorie und Rausch, aber auch Angst, Wahnvorstellungen und Verwirrtheit. Bei hohen Dosen: Aggressivität, Fehleinschätzung realer Gegebenheiten (→ Eigen- und Fremdgefährdung), Krampfanfälle, Hyperthermie, Atemstillstand, Herz-Kreislauf-Stillstand. Weitere körperliche Symptome: Hypertonie, Tachykardie, Tränen- und Speichelfluss, starrer Blick, weit aufgerissene Augen, Muskelversteifung.
- **Therapie:** Basismaßnahmen, symptomatische Therapie, Abschirmung von Umweltreizen.
- **Ein „talk-down" kann zu Steigerung von Unruhe und Aggressivität führen.**
- **Mit PCP kontaminierte Gegenstände nicht berühren (Aufnahme über Haut).**

Inhalanzien (Schnüffelstoffe)

- Vorwiegend unter Kindern und Jugendlichen niedrigen sozialen Milieus werden leicht verfügbare organische Lösungsmittel mit dem Ziel eines Rauscherlebnisses inhaliert: Azeton, Benzine, Butylacetat, Dichlormethan Fluor-Chlor-Kohlenwasserstoffe, Isopropylalkohol, Kampfer, Perchlorethylen, Tetrachlorkohlenstoff, Trichlorethylen, Toluol, Xylol, Anilinderivate, Nitrobenzol.
- **Durchführung:** meist in Plastiktüten, die über Mund und Nase gezogen werden, aber auch mit Lappen u. ä.
- **Wirkungsweise/Symptomatik:** reversibles hirnorganisches Psychosyndrom; Euphorie, Erregung, Erbrechen, Durchfall, akustische/optische Halluzinationen, Reizung der Atemwege, Gleichgewichts- und Muskelkoordinationsstörungen, Rausch.
- **Gefahren** des fortgesetzten Inhalierens: Bewusstlosigkeit, Erstickungstod.
- **Bei chronischem Abusus:** Leberkoma, Anämie, Hämaturie.
- **Therapie:** Basismaßnahmen (Sicherung der Atmung – Sauerstoffgabe!), symptomatische Therapie. Vorsicht mit Katecholaminen (sensibilisiertes Herz!).

Wichtige Reizgase/Rauchgase

- **Brandgase: Kohlenmonoxid** (s. S. 474), **Zyanidgase** (s. S. 476 f.) u. a. m.
- **Reizgase** (CS- und CN-Gas, Tränengase, chemische Kampfstoffe)
- **Ammoniak** (Haushaltsreiniger, Laboratorien, Verbrennung von Wolle, Kunstharz, Düngemitteln)
- **saure Gase** (z. B. Schwefeldioxid, Chlorwasserstoff) entstehen beim Verdampfen der zugehörigen Säuren (z. B. Schweflige Säure, Salzsäure)
- **Nitrosegase** (Stickoxide – bei Reinigung von Metallen mit Salpetersäure, Zelluloidverbrennung, Düngemittel)
- **Halogene** (Fluor, Chlor, Brom, Iod), Phosphorwasserstoff, Ozon
- **Schwefelwasserstoff** (riecht in geringer Konzentration intensiv nach faulen Eiern; in hoher Konzentration nicht mehr wahrnehmbar! Beeinträchtigung der inneren Atmung.)
- **Phosgen** (bei Verbrennung von PVC, riecht schwach nach (faulem) Heu), auch nach Inhalation bei Autogenschweißen

Wirkung von Reizgasen

- **„Oberes Syndrom"**
  Ursache: wasserlösliche (hydrophile) Gase wie Chlorwasserstoff, Schwefeldioxid oder Ammoniak. Diese Substanzen lösen sich vorwiegend im Flüssigkeitsfilm der oberen Luftwege und der Augen und verursachen dort sofort starke lokale Reizung bishin zu Verätzungen.
  Symptome: Brennen, starker Tränenfluss, heftiger Reizhusten, Atemnot. Eine Spülung von Augen, Mund und Rachen (bei Bewusstsein) ist angezeigt.
  I. d. R. sind trotz dramatischer und behandlungsbedürftiger Symptomatik die unteren Atemwege nicht betroffen; außer der Patient hatte z. B. aufgrund von Einklemmung oder Bewusstlosigkeit die Gase tief inhalieren müssen. Achtung: bei inspiratorischem Stridor an akutes Glottisödem denken!
- **„Unteres Syndrom"**
  Ursache: wasserunlösliche (hydrophobe) Gase wie Zinkrauch oder Nitrosegase; diese gelangen bis in die Alveolen und schädigen die umgebenden Kapillaren. Typischerweise kann sich nach einer Latenzzeit (mehrere Stunden!) ein vitalbedrohliches interstitielles und alveoläres toxisches Lungenödem entwickeln (Atemnot, Husten, Zyanose, ggf. schaumiger Auswurf). Während der Latenzzeit können die Patienten beschwerdefrei sein oder nur leichte Initialsymptome wie Kopfschmerzen oder Hustenreiz zeigen. Wegen des verzögerten Auftretens müssen diese Patienten schon bei Verdacht in eine Klinik aufgenommen und überwacht werden (1 – 3 Tage)!
- **„Mittleres Syndrom"**
  Schleimhautreaktion der Bronchien und Bronchiolen nach Minuten bis Stunden (Bronchokonstriktion mit spastischen Atemgeräuschen, Husten, schleimigem Auswurf). Entwicklung einer Bronchopneumonie möglich.

Notfall: Reizgas-/Rauchgas-Inhalation

Symptomatik

- **Atemnot, Husten- u. Würgereiz, Thoraxschmerz,** evtl. Zyanose/Atemstillstand
- Schwächegefühl, Schwindel
- Brodel- und Rasselgeräusche (Lungenödem, i. d. R. nicht zu Beginn)
- Schwellung der Mund-Rachen-Schleimhaut
- Reizung der Augen (Rötung der Bindehaut, Tränenfluss, Brennen)
- Tachykardie, Arrhythmie, Blutdruckerhöhung oder Blutdruckabfall

Maßnahmen RS/RA

- Ggf. Rettung. (**Eigenschutz beachten;** ggf. durch **Feuerwehr**)
- Bestimmung von Art und Konzentration der Stoffe mit Spürröhrchen.
- **Basischeck, Basismaßnahmen** (Frische Luft! Sauerstoffgabe! Zu ruhigem und tiefem Durchatmen anhalten.)
- ggf. Augenspülung, ggf. Mundspülung (bei Bewusstsein), ggf. Hautreinigung

Maßnahmen RA in Notkompetenz

- ggf. venöser Zugang; Offenhalten mit VEL

Notärztliche Therapie

- **Untersuchung, Standardtherapie** (ggf. Intubation und Beatmung mit PEEP!)
- evtl. Bronchiallavage (umstritten, evtl. substanzabhängig)
- **Medikamente:**
  - **Analgetika**, z. B. Morphin (2–5 mg i. v.)
  - Der Notarzt kann zur Prophylaxe eines toxischen Lungenödems ggf. die systemische Gabe von Kortikoiden oder – sofern ein thermisches Inhalationstrauma ausgeschlossen ist (s. S. 482) – die Anwendung inhalativer Kortikoide erwägen: **Beclometason** (Ventolair®, AeroBec®, Junik®): initial 4 Hübe zu je 100 µg; zweimal wdh. nach jeweils 1–2 h; weitere Fortsetzung nur bei anhaltenden Symptomen. Die Routineanwendung wird von verschiedenen Experten abgelehnt. Der Wirksamkeitsnachweis der prophylaktischen Kortikoidgabe bei Rauchgasinhalation kann aus ethischen Gründen nicht in kontrollierten Studien geführt werden. Die Risiken der Anwendung sind überschaubar. Ärztliche Abwägung im Einzelfall! **Keine Kortikoide bei Brandverletzten.**
  - Bei Bronchospastik: kurz wirksames β-Mimetikum, z. B. Salbutamol inhalativ (s. S. 293, 631) oder Reproterol i. v.; u. U. auch Theophyllin i. v. (s. S. 641).

Hinweise

- **Bei Bewusstseinsstörungen an** primär toxische Gase wie **CO** (s. S. 474) und **HCN** (s. S. 477) sowie **Sauerstoffmangel** (Verdrängung/Verbrauch von O_2, z. B. durch CO_2 – s. S. 475) und **Trauma** (Pneumothorax?) **denken!**
- Bei Schwefeldioxid (SO_2), Chlor, Nitrosegas, Phosgen und Ozon ist wegen verzögerter Wirkung eine Langzeitbeobachtung (2–3 Tage) notwendig.

Notfall: Kohlenmonoxid-Vergiftung (CO)

Aufnahme über die Atemwege z. B. bei Bränden (unvollständige Verbrennung) oder als Motorabgas (Suizid). Eigenschaften: Farb- und geruchlos, leichter als Luft (daher meist in geschlossenen Räumen).
CO blockiert das Hämoglobin (Hb) für den Sauerstofftransport; es ist ungefähr 300-mal stärker an das Hb gebunden als Sauerstoff (Carboxy-Hämoglobin; CO-Hb).

Symptomatik

10–20 % CO-Hb:	**Kopfschmerzen,** Übelkeit, Schwindel, Abgeschlagenheit
20–40 % CO-Hb:	Schwindel, Mattigkeit, Willenlosigkeit, Fehleinschätzungen
40–50 % CO-Hb:	Rausch, Unruhe, Tobsuchtsanfälle, Tod (sofort oder auch erst nach Wochen durch Organhypoxie)

- **Bewusstseinsstörung bis Bewusstlosigkeit, neurologische Ausfälle**
- Atemnot, Atemstörungen bis Atemstillstand
- Tachykardie, evtl. Arrhythmie, Blutdruckabfall, AP-Symptomatik
- **Keine typische Zyanose** (eher rosige Gesichtsfarbe)
- Herzklopfen, Ohrensausen, Augenflimmern, Krämpfe

Maßnahmen RS/RA

- **Rettung unter Beachtung des Eigenschutzes! (Lüften/Feuerwehr!)**
- **Basischeck, Basismaßnahmen**
- **Maximale Sauerstoffgabe! Wenn Beatmung erforderlich: PEEP**

Maßnahmen RA in Notkompetenz

- venöser Zugang, Anlegen von Vollelektrolytlösung

Notärztliche Therapie

- **Untersuchung, Standardtherapie,**
- **Intubation und Beatmung, PEEP, 100 % O_2!**

Hinweise

- **Atemschutzmasken/-filter sind unwirksam! Umluftunabhängiges Atemschutzgerät notwendig (Feuerwehr!) CO diffundiert durch Wände!**
- **Vergiftung schon bei geringer Konzentration der Umluft.**
- **Achtung: In geschlossenen Räumen Explosionsgefahr!**
- **Herkömml. S_pO_2-Werte sind nicht aussagekräftig!** (Verkennung von CO-Hb).
- Eine CO-Vergiftung stellt in bestimmten Fällen (> 20–40 % CO-Hb/Hypoxiezeichen wie z. B. Bewusstseinsverlust, schwere neurolog./kardiale Symptome, Kinder, Schwangere) eine **absolute Indikation für eine HBO-Therapie** dar (Druckkammer mit Beatmungsmöglichkeit). Elimination des CO bei Beatmung (trotz F_iO_2 = 100 %) unter Atmosphärendruck in ca. 1–2 h (Luftatmung ca. 5–7 h); unter HBO-Therapie in ca. 20–30 min möglich; außerdem sofortige Oxygenierung: O_2-Transport durch physikalische Lösung!)

Notfall: Kohlendioxid-Erstickung (CO_2)

Ursachen, Eigenschaften

Aufnahme über die Atemwege in Silos, Weinkellern, Jauchegruben, Höhlen, Brunnenschächten oder bei Bränden und Explosionen. Eigenschaften: Schwerer als Luft; daher sammelt es sich oft in Kellern. Geruchlos, farblos, nicht explosiv.

Wirkung

1. Erhöhung des arteriellen CO_2-Partialdruckes. (→ Hyperkapnie, CO_2-Narkose)
2. Verdrängung der übrigen Luft und damit des Sauerstoffs (→ Hypoxie)

Symptomatik

- Kopfschmerzen, Übelkeit, Schwindel, Atemnot
- **Bewusstseinsstörung/Bewusstlosigkeit** („CO_2-Narkose"; ca. wenn $pCO_2 > 70$ mmHg)
- **Atemstörungen** bis Atemstillstand, Zyanose
- Tachykardie, evtl. Arrhythmie
- weite Pupillen
- Blutdruckanstieg, später Blutdruckabfall
- bei hoher Konzentration: toxisches Lungenödem
- evtl. Krämpfe

Maßnahmen RS/RA

- **Rettung unter Beachtung des Eigenschutzes! (Feuerwehr mit Atemschutz!)**
- **Basischeck, Basismaßnahmen, maximale Sauerstoffgabe!**

Maßnahmen RA in Notkompetenz

- venöser Zugang, Anlegen von Vollelektrolytlösung

Notärztliche Therapie

- **Untersuchung, Standardtherapie**
- **Intubation und Beatmung, PEEP, 100 % O_2.**

Hinweise

- Achtung: **Nicht in CO_2-verseuchte Keller o. ä. nachsteigen!** CO_2 ist schwerer als Luft und sammelt sich dort → Tod bei der Rettung. Umluftunabhängiges Atemschutzgerät notwendig (Feuerwehr)!
- Oft mehrere Patienten infolge unsachgemäßer Rettungsversuche.
- Während bei der CO-Vergiftung vor allem eine hohe Sauerstoffkonzentration in der Atemluft anzustreben ist (Entfernen der CO- von den Hb-Molekülen), ist bei der CO_2-Erstickung therapeutisch ein hohes Atemminutenvolumen von Bedeutung (Abatmen; ggf. kapnometrisch kontrollieren; die Reoxygenierung ist im Gegensatz zur CO-Vergiftung nach wenigen Atemzügen gewährleistet).

Blausäure (HCN=Zyanwasserstoff) wird industriell in metallverarbeitenden Betrieben eingesetzt. Die Salze der **Blausäure** (Zyanide), hauptsächlich in der chemischen Industrie, sowie in der Schädlingsbekämpfung.
Bittermandeln enthalten Zyanverbindungen, aus denen Zyanwasserstoff freigesetzt werden kann.
Vergiftungen mit Zyaniden treten vor allem **inhalativ** auf: Blausäuredämpfe bei Chemieunfällen, als Bestandteile von Rauchgasen und schwelenden Kunststoffbränden (Bestandteil von Rauchgas). In suizidaler Absicht werden Zyanidverbindungen direkt aufgenommen. Selten auch perkutane Aufnahme.

Wirkung

HCN wird nach der Aufnahme sehr schnell resorbiert. Angriffspunkt des toxischen Zyanidions (CN^-) ist der sog. Zytochromoxidase-Komplex: Das dreiwertige Eisen der Mitochondrien wird blockiert, sodass der am Hämoglobin gebundene Sauerstoff nicht mehr aufgenommen werden kann. **„Inneres Ersticken“** ist die Folge. Während bei der Inhalation HCN sehr schnell verfügbar ist, werden die Salze der Blausäure im sauren Milieu des Magens (HCl) zu Zyanwasserstoff umgewandelt (z. B. Zyankali = Kaliumcyanid: $KCN + H^+ \rightarrow HCN\uparrow + K^+$).

Antidotbehandlung

Die lebensrettende Standard-Antidottherapie besteht in der sequenziellen Gabe von DMAP (S. 451) und Natriumthiosulfat (S. 452). DMAP bewirkt eine Umwandlung von Hämoglobin (roter Blutfarbstoff) zu Methämoglobin welches die Zyanidionen binden kann. Die Zyanidionen werden dann durch Natriumthiosulfat in eine ungiftige Verbindung (Rhodanid) umgewandelt, die über die Nieren ausgeschieden wird. Beachte, dass durch DMAP eine bestimmte Hämoglobinmenge für den Sauerstofftransport ausfällt (Therapieziel ca. 30 % → „funktionelle Sauerstoffsättigung“ nur 70 %!). Bei der Behandlung von Zyanid-Vergiftungen nach Brandgasinhalation ist unbedingt zu bedenken, dass beispielsweise schon durch eine begleitende CO-Intoxikation (s. S. 474) eine größere Menge Hämoglobin nicht mehr für den Sauerstofftransport zur Verfügung stehen könnte. Durch die DMAP-Gabe kann die O_2-Transportkapazität kritisch herabsetzt und der Patient erheblich gefährdet werden. Einzelfallbeobachtungen zeigen, dass Patienten, die bei Rettung noch leben (keine weitere Exposition), unter adäquater Basistherapie (Sauerstoffgabe, ggf. Beatmung und Intubation) ohne weitere Schäden die Klinik erreichen. Es kann daher in diesem Fall überlegt werden, die Antidotgabe der Klinik (anhand der Laborwerte und unter Berücksichtigung der Gasmessdaten der Feuerwehr vor Ort) zu überlassen. Alternativ steht mittlerweile ein relativ gefahrloses Antidot (hochdosiertes Hydroxocobalamin = Vitamin B 12 a; s. n. S. und S. 597) zur Verfügung. Der sicheren Anwendung mit großer therapeutischer Breite stehen leider hohe Kosten dieses Präparates gegenüber.

Letale Dosis: 1 mg/kg/KG (Erwachsene 50–200 mg), Tod nach ca. 20 min. Von Bittermandeln sind für Erwachsene ca. 60–80, für Kinder 5–10 Stück tödlich.
Wirkungseintritt: inhalativ innerhalb von Sekunden; oral innerhalb von Minuten (als CN^-) bis Stunden (Glykosid in Bittermandeln/Amygdalin).

Symptome

Die klinischen Zeichen sind Folgen des zellulären Sauerstoffmangels:

- **Leichte Intoxikation:** Schwindel, Übelkeit, thorakales Engegefühl (Angina pectoris), Kopfschmerzen. Bei Inhalation zusätzlich Reizerscheinungen an Augen (Konjunktivitis) und oberen Atemwegen
- **Mittelschwere Intoxikation:** schwerste Atemnot, Erbrechen, starke Angst
- **Schwere Intoxikation:** zunehmend zentrale Symptomatik – zerebrale Krampfanfälle, Bewusstlosigkeit, Atem- und Herz-Kreislauf-Stillstand
- meist rosige Hautfarbe (keine Zyanose!)

Achtung: Der typische **Bittermandelgeruch** kann genetisch bedingt nur von ca. 50 % der Menschen wahrgenommen werden!

Maßnahmen RS/RA

- **Basischeck, Basismaßnahmen (maximale O_2-Gabe)**
- Eigenschutz! **Kein direkter Hautkontakt!**
- Umgebung gesichert? (Freies HCN!) → ggf. Feuerwehrnachforderung!

Maßnahmen RA in Notkompetenz

- venöser Zugang; offenhalten mit VEL

Notärztliche Therapie

- **Untersuchung** (Blutentnahme zur späteren Diagnosesicherung), **Standardtherapie**, Kohlegabe bei oraler Giftaufnahme und erhaltenem Bewusstsein (sonst i. d. R. wegen schneller Resorption nicht aussichtsreich; vgl. S. 448, 603)
- großzügige Indikationsstellung zur Intubation und Beatmung (F_iO_2 100%)
- **Antidottherapie** (bei Indikation frühestmöglich)
  a) **4-Dimethylaminophenol-HCl (DMAP): einmalig** 3–4 mg/kg KG i. v., **direkt im Anschluss** 50–100 mg Natriumthiosulfat/kg KG i. v.
  → Das 4-DMAP bildet Methämoglobin aus Hämoglobin. Methämoglobin bindet die Zyanidionen, diese werden durch die anschließende Gabe von Natriumthiosulfat entgiftet. Vorsicht bei begleitender CO-Vergiftung oder Anämie (Erläuterung s. linke S.). Bei V. a. Zyanidvergiftung nach Bränden ggf. keine 4-DMAP-Gabe und, wenn indiziert/verfügbar, das teurere Hydroxocobalamin einsetzen, das Ende 2007 die europäische Zulassung hierfür erhalten hat:
  b) **Hydroxocobalamin** 2,5–5 g über 10–30 min i. v. (vgl. S. 597)

Notfall: Paracetamol-Vergiftung

Paracetamol (PCM) ist ein gebräuchliches, nicht verschreibungspflichtiges **Schmerzmittel** (s. S. 621). Die letale Dosis für Erwachsene beträgt 15–25 g als Einzeldosis. Vergiftungen kommen relativ häufig in suizidaler Absicht vor, gelegentlich auch bei massiver Überdosierung (Kinder mit fieberhaftem Infekt und PCM-Therapie als Zäpfchen; Erwachsene wegen unerträglicher (Zahn-)Schmerzen) sowie selten bei „neugierigen“ Kindern vor.

Die toxische Wirkung des Paracetamols (ab 120–140 mg/kg KG) beruht v. a. auf der Bildung des leberzelltoxischen Metaboliten NABQUI bei gleichzeitiger Überlastung körpereigener Entgiftungsmechanismen (z. B. Erschöpfung des Glutathionvorrates) → Leberschaden bis zum tödlichen Leberzerfallkoma (bei fulminantem Leberversagen kann nur noch eine Transplantation helfen).

Wichtig ist, dass unmittelbar nach Einnahme keine gravierenden Symptome bestehen; wenn Symptome nach zwei bis drei Tagen auftreten, ist es für eine Antidotgabe zu spät. Häufig werden Vergiftungen aber früh von Angehörigen entdeckt oder der Patient meldet sich selbst.

Symptomatik

1. Tag: Übelkeit, Erbrechen, Schwitzen, Bewusstseinsstörungen.
2. Tag: Subjektives Befinden gebessert, Leibschmerzen, Lebervergrößerung.
3. Tag: Gelbsucht (Ikterus), Hypoglykämie, Leberzerfallkoma, Tod möglich.

Maßnahmen RS/RA

- **Basischeck, Basismaßnahmen,** ggf. Rücksprache mit einer Vergiftungszentrale (Antidotverfügbarkeit, Zielklinik, Indikation für Kohlegabe, Notarztindikation)

Maßnahmen RA in Notkompetenz

- venöser Zugang; Offenhalten mit Vollelektrolytlösung

Notärztliche Therapie

- **Untersuchung, Standardtherapie**
- **Medizinische Kohle, 0,5–1g/kg KG p. o.** (bis etwa 1 Stunde nach Einnahme wirksam)
- **Antidot: Acetylcystein (ACC),** hochdosiert (unabhängig von der Kohlegabe): 150 mg/kg KG in 3 ml/kg KG Glukose 5 % mit Elektrolytzusatz über 15 min als Kurzinfusion i. v.

Fortsetzung der Antidotgabe i. d. R. in der Klinik (vgl. S. 560)
Die ACC-Therapie bei Paracetamolvergiftung sollte innerhalb der ersten 10 h nach Giftaufnahme beginnen; u. U. sind erfolgreiche Behandlungen noch bis 24 h mgl. Wegen dieses Zeitfensters wird ACC als Antidot häufig nur in Kliniken und nicht im Rettungsdienst bevorratet.

14. Hitze-Kälte-Schäden

Zur Basismaßnahme „Wärmen/Kühlen“ s. S. 54
Zur Körpertemperaturmessung s. S. 59

Verbrennung/Verbrühung I

Eine direkte Hitzeeinwirkung auf Gewebe (Haut) führt in Abhängigkeit von Temperatur, Einwirkdauer und Art der Wärme zu Schädigungen.

Ursachen

- **80 % Verbrennung (> 100 °C):** meist Flamme (55 %), Explosion (15 %), Kontakt (5 %, z. B. mit heißen Metallen), Strom (5 %), Strahlung (Sonnenbrand), Reibung.
- **20 % Verbrühung (< 100 °C):** heiße Flüssigkeiten oder Dämpfe

Häufigkeit ernster Brandverletzungen

- 10 000–15 000/Jahr in Deutschland, davon 10 % lebensbedrohlich (etwa 1 bis 2 schwerverbrannte Patienten auf 100 000 Einwohner im Jahr)
- Weniger als 1 % aller NA-Einsätze

Mechanismen bei Verbrennungen und Verbrühungen

Ab 45 °C: Die in den Zellen befindlichen **Eiweiße gerinnen** und zerfallen (Proteindenaturierung, z. T. reversibel). Reizung der Schmerzrezeptoren. Immobile Patienten (auch Säuglinge < 6 Monate) können sich bei Einwirkung über längere Zeit Verbrennungen/Verbrühungen zuziehen, z. B. durch untergelegte, zu heiße Wärmflaschen (> 45 °C über 1 h).

Ab 55 °C: **Blasenbildung.**

Ab 65 °C: irreversibler **Zelltod** (Hitzekoagulation), Verbrühungen nach wenigen Sekunden möglich.

Verdampfung des Gewebswassers **(Austrocknung).**

Bei hohen Temperaturen: chemische **Zersetzung und Verbrennung** der organischen Zellsubstanzen, Verkohlung.

Folgen

a) **Lokale (Haut-) Schäden (Einteilung s. n. S.)**

b) **Systemische Folgen für den Gesamtorganismus**

1. **Verbrennungskrankheit:**
   Pathophysiologie: Direkte Schädigung der Kapillaren → erhöhte Durchlässigkeit, starker Proteinverlust, Störungen der Mikrozirkulation durch Eindickung des Blutes (die festen Blutbestandteile werden zurückgehalten), Freiwerden von Verbrennungstoxinen → weitere Kapillarschäden, Hämolyse (Erythrozytenzerfall). Folgen: Volumenverlust, Ödembildung, Hämokonzentration, Mikrozirkulationsstörungen, Sauerstoffmangel im Gewebe, metabolische Azidose → Verbrennungsschock, Akutes Nierenversagen, ARDS.
2. **After burn:** Hypovolämie und Viskositätsanstieg des Blutes können zu schlechterer Versorgung und damit zu sekundären Nekrosen führen.
3. **Lungenschäden** (Lungenödem, ARDS nach Rauchgas-/Flammeninhalation).
4. **Infektionen** (Sepsis).

Einteilung der Verbrennungen

Grad I (epidermale Schädigung)	Betroffen ist nur die Oberhaut, eine Regeneration ist vollständig möglich (heilt in der Regel von selbst aus). **Symptomatik: Rötung,** Schmerz, Schwellung (Bsp. typischer Sonnenbrand)	
Grad II (dermale Schädigung)	Tiefere Hautschichten (Oberhaut + Lederhaut) geschädigt oder teilzerstört, eine Regeneration ist möglich (längerer Heilungsprozess, je nach Tiefe Narbenbildung). **Symptomatik:** Rötung, Schwellung, **Schmerz und Blasenbildung**	
	Grad IIa	**roter Untergrund** (Rötung wegdrückbar*), Blasengrund feucht, stark schmerzhaft → nur oberflächliche Dermisschädigung → i. d. R. konservative Behandlung; Heilung ohne Narbenbildung möglich
	Grad IIb	**heller Untergrund/weiße Areale** (Rötungen nicht wegdrückbar), Blasengrund trocken, schmerzhaft → tiefe Dermisschädigung (Haarfollikel und Drüsenanhänge noch intakt) → i. d. R. OP (Nekrektomie, Spalthautdeckung); Heilung i. d. R. mit Narbenbildung
Grad III (subdermale Schädigung)	Völlige Zerstörung des Hautgewebes ohne Regenerationsmöglichkeit. Später ist eine Hauttransplantation notwendig. **Symptomatik:** grau-weiße Nekrosen; evtl. tiefrot verfärbte, ausgebrannte oder verkohlte Haut. Die Oberfläche kann auch intakt und nur leicht verfärbt sein; die Konsistenz ist i. d. R. verändert (z. B. trockene lederartige Verhärtung). Charakteristisch für eine drittgradige Verbrennung ist das **fehlende Schmerzempfinden**.**	
Grad IV	Zusätzlich Schädigung/Zerstörung tieferliegender Strukturen (Muskeln, Bänder usw.). Besonders bei elektrischen Verbrennungen (Hochspannung).	

* Glasspateltest ** Nadelstichtest

Flächenausdehnung einer Verbrennung

Der Anteil der verbrannten/verbrühten Körperoberfläche (vKOF) wird nach der sog. **Neuner-Regel** (nach Wallace) abgeschätzt (s. nebenstehende Abbildung).

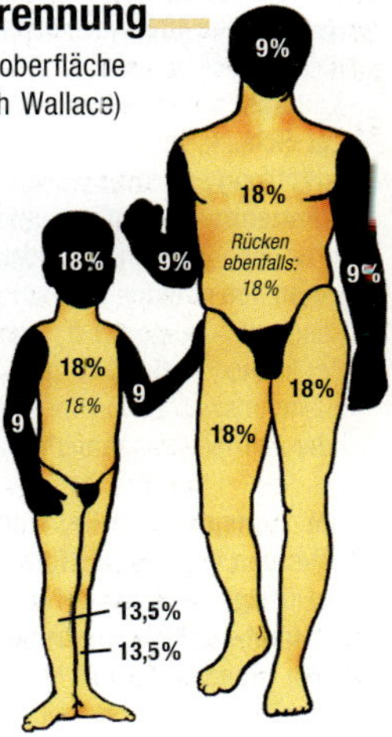

- Die Neunerregel ist zwar zahlenmäßig nicht exakt, aber zur Notfalleinschätzung geeignet.
- Mit zunehmendem Alter verringert sich der Oberflächenanteil des Kopfes, wobei der der Beine zunimmt.
- Die Handfläche des Patienten (ohne Finger) entspricht etwa 1 % seiner Körperoberfläche (gilt für alle Altersstufen).
- Die Genitalregion wird in allen Altersstufen mit 1 % der Körperoberfläche angesetzt.
- Beachte: in der Praxis wird das Verbrennungsausmaß häufig zu hoch, die Verbrennungstiefe aber eher zu niedrig eingeschätzt.

Symptomatik

- **Unfallmechanismus, Schmerzen**
- **sichtbare Hautschädigung** (Rötung/Blasenbildung/Nekrose/Verkohlung)
- ggf. Schocksymptomatik (Plasmaverlust)

Hinweise auf ein thermisches Inhalationstrauma

- Husten, Heiserkeit, Spastik, Atemnot
- Verbrennungen oder Ruß um Mund und Nase herum
- Versengte Bart- oder Nasenhaare
- Abhusten/Ausschnäuzen von rußigem Schleim

Maßnahmen RS/RA

- **Gefahrenquellen berücksichtigen!** → Ggf. Löschen, Retten, Eigenschutz!
- **Basischeck/Bodycheck** (→ Begleitverletzungen?!), **Basismaßnahmen**
- Bei Kleiderbrand: Person über den Boden rollen, bis die Flammen erstickt sind.
- Insbes. bei Verbrühungen: **Kleidung entfernen** (verklebte oder verschmolzene Fremdkörper in der Wunde belassen); Brandblasen geschlossen lassen (im RD)
- Lagerung auf **Verbrennungstüchern** (metallbedampft), ggf. Schocklage

Empfehlungen zu Kaltwasserbehandlung:

- **Die analgetische Wirkung der initial zur Selbst-/Laienhilfe empfohlenen Kaltwasserbehandlung sollte im Rettungsdienst frühestmöglich durch eine adäquate medikamentöse Analgesie ersetzt werden.**
- **Bei < 10 % vKOF** lokale Kaltwasserbehandlung (Leitungswasser, 15–20 °C!) für maximal 10 min.
- **Kaltwasserbehandlung kontraindiziert bei:** > 10–30 % vKOF, Polytrauma, Schock, Narkose, Kältezittern (→ erhöhte Gefahr einer schädlichen Unterkühlung); nur bei beobachtetem Ereignis **maximal 3 min kühlen!**
- **Wärmeerhalt:** Fahrzeug maximal aufheizen, Türen schließen, gewärmte Infusionen verwenden, zudecken (z. B. Rettungsdecke, ggf. Tunnel improvisieren, um direkten Wundkontakt zu vermeiden). Ggf. Temperaturmonitoring (längerer Transport/V. a. Hypothermie).
- Bei kleinen (< 5–10 %) und geringgradigen Verbrennungen (I und IIa) kann ausnahmsweise eine fortgesetzte Kühlung (z. B. mit feuchter Kompresse oder speziellem Verbandmaterial) durchgeführt werden.

- **Zum Transport: sterile, trockene Wundabdeckung (mit speziellen nicht haftenden Verbandstoffen):** möglichst kein direkter Kontakt verbrannter Haut mit Flüssigkeit („feuchte Tücher"). Geeignet ist z. B. Metalline® oder aluderm®
- **Bei Hand-/Fuß-Verbrennungen:** Schmuck (Ringe!) so früh wie möglich entfernen (Schwellung mit Minderdurchblutung und später erschwerter Entfernung); Zehen/Finger mit nicht haftenden Verbandstoffen separieren.

Maßnahmen RA in Notkompetenz

- venöser Zugang; Infundieren von Vollelektrolytlösung

Notärztliche Therapie

- **Untersuchung, Standardtherapie** (ggf. i. o.-Zugang)
- **Medikamente:**
  - Analgetika, z. B. ein Opiat wie Piritramid (0,1 – 0,2 mg/kgKG i. v.) oder Ketamin (0,25 – 0,5 mg/kgKG i. v.; zur Not: 2 – 4 mg/kgKG i. m.) – S-Ketamin s. S. 601
  - Benzodiazepine (Sedierung/Angstlösung), z. B. Diazepam (5 – 10 mg i. v.)
- **Flüssigkeitstherapie:** primär Vollelektrolytlösung, auch bei Schock
  Schocktherapie ab 10 % vKOF II° (Erwachsene) bzw. 5 % vKOF (Kinder): **in der ersten Stunde nach dem Ereignis 10 (– 20) ml VEL/kgKG i. v.** (sofern keine zusätzlichen Begleitverletzungen eine höhere Dosis erfordern)
  Danach gemäß Parkland-Formel/Baxter-Regel:

  Volumengabe in den ersten 24 Stunden = 4 ml VEL x kgKG x % vKOF (II°+III°)

  Davon wird die Hälfte in den ersten 8 h und ¼ in den ersten 4 h verabreicht.
- ggf. **Narkoseeinleitung, Intubation und Beatmung (präklinisch „rechtzeitig, aber nicht prophylaktisch")** – Indikationen:
  - Bewusstlosigkeit, Schock, Begleitverletzungen/Polytrauma
  - drittgradige Gesichtsverbrennung
  - Atemwegsschwellung
  - > 50 % vKOF (Grad II und III)
  - relevantes Inhalationstrauma (z. B. AF > 30/min, S_pO_2 < 90 % trotz O_2-Gabe)
- **Bei V. a. Inhalationstrauma** nach Möglichkeit Tubus mit Low-pressure-Cuff benutzen; für Geübte hier ausnahmsweise auch nasale Intubation möglich, da eine spätere Umintubation schwierig sein kann (zunehmendes Ödem); auf ausreichende Tubusgröße zwecks späterer Bronchoskopie achten, möglichst ≥ 7,5 mm ID. **Bei Spastik** ggf. kurzwirksame β-Mimetika (z. B. Salbutamol, Reproterol) und/oder Theophyllin.

Hinweise

- **Der typische Brandverletzte ist im Anschluss an das Ereignis zunächst bewusstseinsklar und kreislaufstabil – eine frühe Bewusstseinstrübung muss an andere Ursachen denken lassen** (z. B. SHT, Inhalationstrauma, CO- oder Zyanid-Vergiftung). An Traumata durch Fluchtsprung aus dem Fenster, Explosionen und Starkstromunfällen denken.
- **Venöser Zugang in verbranntem Hautareal zur Not zulässig, aber oft frustran** (→ Schonung gesunder Haut als Transplantat; Fixierung ggf. durch Naht).
- Folgende Medikamente bei Verbrennungen **unbedingt vermeiden:** kolloidale Volumenersatzmittel (z. B. HES), Kortikoide jeder Art, Diuretika, Katecholamine.

- Bei gleichzeitiger **Rauchgasinhalation** s. auch S. 472 f. Beachte aber, dass bei einigen dieser Patienten ein thermisches Inhalationstrauma vorliegt. Ggf. an rechtzeitige Intubation denken (Achtung: Ödembildung nach Inhalationstrauma)!
- Nicht jeder Schwerverbrannte muss mit einem RTH geflogen werden; im RTH (und bei den Umlagerungen) besteht z.T. eine erhöhte Auskühlungsgefahr.

Schwereabschätzung bei Brandverletzten

	leicht	mittel	Schwer/kompliziert (II°/III°)	
Grad I	< 50%	> 50%		- Verbrennungen an Händen, Füßen, Genitalien, Gesicht, großen Gelenken, Achselhöhlen - thermisches Inhalationstrauma - Kinder (< 8 Jahre) und Ältere (> 55–60 Jahre), die die Kriterien der mittelschweren Verbrennung erfüllen - Verbrennungen und Frakturen/ Begleitverletzungen im selben Körpergebiet - zirkuläre Verbrennungen (Bein, Arm, Brustkorb) - elektrische Verbrennungen
Grad II	< 10%	10–20 %	> 20 %	
Grad III	< 2%	2–10 %	> 10 %	
	Basismaßnahmen Wundabdeckung Wärmeerhalt Analgesie	+ Schocktherapie (u.a. O_2, 10 ml VEL/kgKG/h)	+ ggf. Narkose, Intubation und Beatmung (s. S. 82 ff., 69 ff. und 47 ff.) + Fachbehandlung in Spezialklinik nach Stabilisierung	

Zielklinikauswahl

- Sowohl präklinisch als auch klinisch müssen initial – trotz der augenfälligen Verbrennungen – **zunächst die Vitalfunktionen** adäquat stabilisiert und (häufig unterschätzte oder nicht erkannte) **schwere Begleitverletzungen** (z. B. Polytraumatisierung, CO-Intoxikation, Inhalationstrauma) festgestellt und versorgt werden, die die Prognose entscheidend beeinflussen. **SHT, Thorax-, Abdominal-, Becken- und Wirbelsäulentraumata haben Versorgungspriorität!**
- **Voraussetzung für primäre Einlieferung in ein Verbrennungszentrum**
  1. **Voranmeldung!**
  2. a) Nur isolierte Verbrennungen ohne Begleitverletzungen und Komplikationen (Patient stabil – mangelnde diagnostische Sicherheit im Rettungsdienst bedenken!)

     oder

     b) Das Zentrum gehört zu den nächsterreichbaren Kliniken (< 30 min) und garantiert auch eine adäquate Erstversorgung (z. B. Schockraum)
- **Voraussetzung für sekundäre Verlegung in ein Verbrennungszentrum:** schwere und komplizierte Verbrennungen nach Stabilisierung/Erstversorgung

Therapieansatz Kühlung

Wirkung der frühzeitigen Kaltwasserbehandlung

- Temperatursenkung im Gewebe → weniger Nachbrand (Afterburn)
- weniger biochemische Veränderungen (Mediatorfreisetzung)
- bessere Hämodynamik, weniger Ödembildung
- Schmerzstillung

Gefahren und Grenzen der Kaltwasserbehandlung

- **Schon nach etwa 2–3 min Kühlung mit Leitungswasser (15–20 °C) ist die kritische Gewebstemperatur unterschritten** und die Gefahr des Nachbrandes gebannt (also i. d. R. vor Eintreffen des RD). **Als analgetische Maßnahme der Ersten Hilfe** hat eine **Kaltwasserbehandlung nur maximal in den ersten 15–20 min nach dem Ereignis** Sinn und ist empfohlen.
- Bei fortgesetzter Kühlung besteht – v. a. bei ausgedehnten Verbrennungen – die nicht zu unterschätzende **Gefahr der Unterkühlung.** In der Praxis werden – auch heute noch – zu viele Patienten mit manifester therapiebedingter Unterkühlung (< 34 °C) in entspr. Kliniken eingeliefert. Dadurch verschlechtern sich Mortalität und Prognose nachweisbar (Immunsuppression; erhöhte Sepsisgefahr, Wundheilungs- und Gerinnungsstörungen).
- Ferner nimmt durch längere (> 15–20 min) oder zu starke (< 10–15 °C) Kühlung vasokonstriktionsbedingt die Durchblutung ab, was insbesondere in grenzwertig durchbluteten Bereichen (Verbrennungen Grad II bis III) schädlich sein kann → Zunahme des Verbrennungsausmaßes und Abtiefung der Verbrennung!

Ärztliche Maßnahmen dürfen durch die Kühlung nicht verzögert werden.

Spezialverbandmaterial für Verbrennungen

- Verbandmaterial aus Vliesstoff (Wundauflage) mit Schaumstoffpolster und Wärmeschutzhülle, z. B. Burn Pac® (initial auch Kühlungsmöglichkeit mit Flüssigkeit)
- Auf dem Markt werden mehrere Produkte für eine spezielle feuchte Versorgung von Verbrennungswunden angeboten (z. B. Burnaid®, Water-Jel®). Die wichtigsten postulierten Vorteile nach Herstellerangaben sind: effektive lokale Kühlung (mit geringerer Gefahr der systemischen Unterkühlung), gute Analgesie, Beschleunigung der Wundheilung, Vermeidung von Infektionen, entzündungshemmende Eigenschaften, nicht haftend, wasserlöslich. Nach derzeitiger Datenlage erscheint – trotz zahlreicher positiver Einzelfallberichte (Anwendungskomfort, Analgesie) – die Vorhaltung im RD nicht zwingend notwendig (Nutzen, Kosteneffektivität, Indikationen).

Unmittelbare Sonneneinstrahlung (UV-Strahlung) auf den unbedeckten Kopf und Nacken, die zu Reizung der Hirnhäute (seröse Meningitis) und Hirnödem führt. Bevorzugt erleiden Glatzenträger und Kinder ohne Kopfbedeckung einen Sonnenstich.

Symptomatik

- heftige **Kopfschmerzen,** hoch roter Kopf
- **Nackensteifigkeit** (Meningismus)
- Bewusstseinsstörungen bis Bewusstlosigkeit
- evtl. Krämpfe
- Übelkeit, Schwindel, Ohrensausen, Unruhe
- Tachykardie

Maßnahmen RS/RA

- **Basischeck, Basismaßnahmen**
- den Patienten in **kühle Umgebung** bringen (Schatten)
- Oberkörperhochlagerung, ggf. stabile Seitenlage
- **Kühlen** des Kopfes (kalte, feuchte Tücher)

Maßnahmen RA in Notkompetenz

- venöser Zugang; Offenhalten mit Vollelektrolytlösung

Notärztliche Therapie

- **Untersuchung, Standardtherapie**
- **Medikamente:**
  ggf. Benzodiazepine, z. B. Diazepam (5–10 mg i. v. zur Sedierung bzw. 10–20 mg i. v. zur Krampfdurchbrechung)

Hinweis

- Die Gabe von Kortikoiden zur Hirnödemprophylaxe bei Sonnenstich ist umstritten.

Synonyme: Hitzeohnmacht, Hitzesynkope.
Durch Wärmeeinwirkung kommt es zu einer Weitstellung der peripheren Gefäße und relativem Volumenmangel, ggf. auch Vagusreizung mit Blutdruckabfall und Bradykardie. → Kurzzeitiger Bewusstseinsverlust (s. vasovagale Synkope/orthostatischer Bewusstseinsverlust S. 262 ff.).

Häufiger nach körperlicher Anstrengung in heißer Umgebung bei unzureichender Anpassung (Adaptation) des Körpers an die Umgebungstemperatur, gefördert auch durch Alkohol oder vorbestehende Dehydratation.

Symptomatik

- **längerer Aufenthalt (meist Stehen) in warmen Räumen oder Sonneneinwirkung**
- Schwindel, Schwäche, „Schwarzwerden vor den Augen"
- Übelkeit, Schwitzen, Blässe
- Bewusstseinsstörungen bis Bewusstlosigkeit
- Puls tachykard und kaum tastbar, Blutdruckabfall
- meist rasches Erholen in kühler Umgebung

Maßnahmen RS/RA

- **Basischeck, Basismaßnahmen**
- den Patienten in kühle Umgebung bringen, Fenster öffnen, beengende und warme Kleidung öffnen
- andere Ursachen für die Synkope ausschließen (Blutzuckertest, EKG usw.)
- beim bewusstseinsklaren Patienten: orale Flüssigkeitszufuhr

Maßnahmen RA in Notkompetenz

- venöser Zugang; Infundieren von Vollelektrolytlösung (selten notwendig)

Notärztliche Therapie

- **Untersuchung, Standardtherapie**
- **Medikamente:**
  ggf. Theodrenalin und Cafedrin [Akrinor®] (0,2–1 ml i.v.; 1 Ampulle auf 10 ml verdünnen (NaCl 0,9 %) und in 1-ml-Schritten langsam bis zum ausreichenden Wirkungseintritt dosieren)

Hinweis

- Auch bei wahrscheinlich klarer Ursache sollte eine differenzialdiagnostische Abklärung der Synkope in der Klinik erfolgen.

- **Hitzeerschöpfung:** Nach starken Schweißverlusten (längerdauernde Anstrengung bei Hitze) ohne ausreichende Flüssigkeitsaufnahme kann der Körper die einwirkende Wärme nicht mehr kompensieren → hypotone Dehydratation, Kreislaufversagen. Vorstufe des Hitzschlages. Eine Hitzeerschöpfung bildet sich verstärkt bei vorbestehender Dehydratation aus (z. B. bei Diuretikatherapie).
- **Hitzekrämpfe:** Bei einem Defizit von 2–4 l extrazellulärer Flüssigkeit und Elektrolytmangel kann es zu Muskelzuckungen (Faszikulationen) und Krämpfen (Konvulsionen) kommen. Bei schwerer körperlicher Arbeit unter Hitzeeinwirkung, z. B. Hochofenarbeiter (bis zu 3 l pro Stunde möglich). Auch bei Wasserzufuhr mit unzureichendem Elektrolytgehalt möglich.

Symptomatik

a) **Hitzeerschöpfung:**
- oft ältere Personen betroffen
- Kopfschmerzen, Schwächegefühl, Schwindel, Verwirrtheit, Synkope
- Bewusstseinsstörungen bis Bewusstlosigkeit
- Übelkeit, Erbrechen, Durst, kalter Schweiß, KKT < 40 °C
- Puls tachykard und kaum tastbar, Blutdruckabfall/Schock
- schlechte Venenfüllung, schnelle flache Atmung

b) **Hitzekrämpfe:**
- Muskelzuckungen oder Krämpfe (Symptomatik des Akuten Abdomens mgl.)
- starke Schweißproduktion, i. d. R. keine Hyperthermie
- keine sonstigen neurologischen Symptome

Maßnahmen RS/RA

- **Basischeck, Basismaßnahmen**
- Patienten in kühle Umgebung bringen, beengende Kleidung öffnen
- Flachlagerung oder Schocklage (bes. bei Hitzeerschöpfung)
- Patient bewusstseinsklar: orale Flüssigkeitszufuhr; wenn möglich bilanziertes Elektrolytgetränk oder Wasser/Tee + 2 Teelöffel Kochsalz pro Liter (Gabe von 1–2 Litern in der ersten Stunde)

Maßnahmen RA in Notkompetenz

- venöser Zugang; Infundieren von Vollelektrolytlösung

Notärztliche Therapie

- **Untersuchung, Standardtherapie**
- Flüssigkeits- und Elektrolytersatz mit Vollelektrolytlösung. Der Therapieeffekt einer Elektrolytsubstitution (orale Rehydratation/Vollelektrolytlösung i. v.) ist i. d. R. beeindruckend, sodass auf weitere medikamentöse Maßnahmen verzichtet werden kann.

Notfall: Hitzschlag

Störung und Insuffizienz der körpereigenen Wärmeregulationsmechanismen mit Anstieg der Körpertemperatur (Überhitzung, Hyperthermie) über 40 °C (Unfähigkeit den Temperatursollwert zu erhalten, im Gegensatz zu Fieber, wobei der Sollwert verstellt ist). Akute Lebensbedrohung! Letalität 10–50 %. Pathophysiologie s. n. S.

Ursachen

Hohe Umgebungstemperatur und Luftfeuchtigkeit (z. B. Sonneneinstrahlung, Sauna), körperliche Anstrengung mit starkem Schwitzen bei unzureichender Flüssigkeitsaufnahme. Prädisponierende Faktoren: Höheres Alter, Herz- und Gefäßerkrankungen, Diabetes mellitus, Alkoholkonsum, Einnahme von Diuretika oder Antihistaminika/Anticholinergika/Psychopharmaka, auch gesunde, aber nicht hitzegewöhnte Personen unter körperlicher Anstrengung bei großer Hitze (z. B. Sportler). Z. T. gehäuft bei sog. „Hitzewellen" im Sommer (z. B. Altenpflegeheime).
Gefahren: Irreversible ZNS-Schäden, Schock, Multiorganversagen, Herzinfarkt.

Symptomatik

- Begleitumstände (s. o.), evtl. vorangegangene Hitzeerschöpfung
- KKT erhöht, Bewusstseinsstörungen, Lähmungen, Halluzinationen
- weitere körperliche Symptome s. Tabelle auf der folgenden Seite

Maßnahmen RS/RA

- **Basischeck, Basismaßnahmen**
- Patienten in kühle Umgebung bringen, Kleidung öffnen
- **Oberflächenkühlung:** kaltes Wasser (Umschläge/Waschen/Besprengen), Ventilatoren, Kühlmatten, Eisbeutel an Leisten oder Achselhöhlen (Achtung: Kein direkter Hautkontakt des Eises!). Fortführen der Kühlung, bis die Temperatur auf unter 39 °C sinkt.

Maßnahmen RA in Notkompetenz

- venöser Zugang; Infundieren von Vollelektrolytlösung

Notärztliche Therapie

- **Untersuchung, Standardtherapie**
- Flüssigkeits- und Elektrolytersatz mit Vollelektrolytlösung
- Wenn die äußere Kühlung nicht ausreichend wirksam ist, wird ggf. eine innere Kühlung notwendig (z. B. Magen- oder Peritonealspülungen mit kalten Lösungen, Hämodialyse oder Herz-Lungen-Maschine)
- **Medikamente:**
  bei Kühlung ggf. medikamentöses Unterdrücken von Muskelzittern (Wärmebildung) und Zentralisation (periphere Vasokonstriktion durch Kühlung), z. B. mit Promethazin (25–50 mg i. v.)
- Fiebersenkende Mittel wie Paracetamol und andere NSAID sind wirkungslos

Körperkern-temperatur	Auswirkungen auf Atmung	Auswirkungen auf Herz-Kreislauf	Auswirkungen auf Bewusstsein	Auswirkungen auf übrigen Körper	Therapeutische Möglichkeiten (Details s. jeweilige Notfallseite)
41,0–43,5 °C **Graues Stadium/Tod**	insuffizient (Atemstillstand)	Kreislaufzusammenbruch bis Herz-Kreislauf-Stillstand	Koma	fahl-graue Haut	- äußere Kühlung, VEL i. v., ggf. CPR - innere Kühlung (Klinik), ggf. ECMO - Intensivtherapie
40,0–41,0 °C **Rotes Stadium II** (Übergangsstadium)	Tachypnoe; flache Atmung	Tachykardie; Blutdruckabfall	Sopor	warme trockene Haut (Schweißabsonderung eingestellt)	- äußere Kühlung, VEL i. v., O_2 - bei Erfolglosigkeit der äußeren Kühlung: auch innere Kühlung (Klinik)
37,5–40,0 °C **Rotes Stadium I** (Abwehrstadium)	Tachypnoe; flache Atmung	Tachykardie; Blutdruckanstieg; verstärkte periphere Durchblutung	Unruhe; Somnolenz	Kopfschmerz/Schwindel/Übelkeit (→ Hirnödem!); Hautrötung, Schwitzen; warme Extremitäten	äußere Kühlung und VEL i. v., O_2
36,0–37,5 °C **normal**	normal	normal	normal	normal	keine (erfolgreiche Kompensation der Wärme-/Kälteeinwirkung)
34,0–36,0 °C **Abwehrstadium** (Exzitationsstadium)	Atemfrequenz normal bis erhöht; vertiefte Atmung	Herzfrequenz erhöht; periphere Durchblutung vermindert	Unruhe; Erregung	Steigerung des Energiestoffwechsels; Muskelzittern; Schmerzen in den Extremitäten	- passive Wiedererwärmung - aktive externe Wiedererwärmung
30,0–34,0 °C **Erschöpfungsstadium I** (Adynamie-Stadium)	unregelmäßig und flach	Bradykardie bis Bradyarrhythmie	Teilnahmslosigkeit; Somnolenz	Muskelstarre; Nachlassen der Schmerzen in den Extremitäten	- passive Wiedererwärmung - aktive externe Wiedererwärmung nur des Körperstammes (z. B. Hibler- Packung)
27,0–30,0 °C **Erschöpfungsstadium II** (Paralyse-Stadium)	sporadisch	Arrhythmien; starker Blutdruckabfall	tiefe Bewusstlosigkeit	Erweiterung der Pupillen; keine Reaktion auf Schmerzreize	- Schontransport - ggf. unter CPR (BLS) - aktive innere Wiedererwärmung (nur in der Klinik möglich), ggf. ECMO
22,0–27,0 °C **Scheintod oder Tod**	insuffizient (Atemstillstand)	kein Puls tastbar (Herz-Kreislauf-Stillstand); Kammerflimmern, PEA oder Asystolie	Koma; keine Reflexe	schlaffe Lähmung der Muskulatur; weite und lichtstarre Pupillen	- Basiswiederbelebung - Schontransport unter CPR (BLS) - aktive innere Wiedererwärmung (nur in der Klinik möglich), ggf. ECMO

Schädigung des Organismus durch Kälte → Körperkerntemperatur (KKT) < 36 °C.

Symptomatik (Einteilung siehe vorhergehende Seite)

- **Umstände, ausgekühlter Körper,** kalte, blass-zyanotische Haut
- erniedrigte KKT (tympanale, ösophageale, ggf. auch rektale Messung mit Spezialthermometer – besondere Skala mit niedrigeren Werten!)
- abnorme **Müdigkeit**; paradoxe Reaktion im fortgeschrittenen Stadium: dem Patienten ist es zu warm, er will sich entkleiden

Maßnahmen RS/RA/NA

- **Basischeck, Basismaßnahmen, BZ-Test (ggf. Glukosezufuhr oral/i. v.)**
- **Bergungstod:** Durch Manipulationen am Pat. (Rettung, Lagerung, Transport, medizinische Maßnahmen wie Intubation oder Wiedererwärmung) kann es zum plötzlichen Herz-Kreislauf-Stillstand (i. d. R. VF) kommen. Bewegung oder lokale Erwärmung (→ Gefäßerweiterung) können zum Einstrom kalten Blutes in den Körperkern führen → **Patient möglichst wenig bewegen** (z. B. Drehen, Warmreiben), Schonung bei Rettung und Transport, kalte Arme vom Oberkörper abspreizen; Extremitäten nicht wärmen; vorsichtige Intubation (nur wenn nötig)
- **Schutz vor weiterem Wärmeverlust** (z. B. Folie/Decke, Kopfbedeckung); passive Erwärmung: Patient in warmer Umgebung (z. B. Fahrzeug, ca. 25 °C) entkleiden und zudecken (bei milder Hypothermie > 32–34 °C i. d. R. ausreichend → Temperatur steigt um 0,5–2 °C/h). Aktive Erwärmung: Indikationen s. I. S.
- **Bei klarem Bewusstsein:** Verabreichung warmer, gezuckerter Getränke. Kein Alkohol! – Alkoholkonsum verstärkt eine Unterkühlung (Gefäßerweiterung)!
- **aktive Erwärmung (i. d. R. erst in der Klinik möglich). Indikation bei:** KKT < 32 °C, Herz-Kreislauf-Instabilität, Alter > 80 Jahre, ZNS-Störungen, sekundäre Hypothermie, CPR. Möglichkeiten:
  - aktive externe Wiedererwärmung (möglichst nur Rumpf/Kopf): Warmluftdecken, Heizstrahler, Wärmepackungen (Hibler), warme Badewanne (Extremitäten heraushängen lassen; Monitoring und Notfallmaßnahmen schwierig)
  - aktive innere Wiedererwärmung: Anwärmen der Atemgase, 40 °C warme Spülungen (Magen, Kolon, Peritoneum, Pleura, Blase), Hämodialyse, kardiopulmonaler Bypass (ECMO: Herz-Lungen-Maschine/extrakorporale Zirkulation).
- **Eine sinnvolle Wiedererwärmung lässt sich nicht durch Infundieren warmer Flüssigkeiten erreichen.** Infusionslösungen zum Flüssigkeitsausgleich (→ Vasodilatation bei Wiedererwärmung!) sollten aber vorgewärmt sein (Wärmefach), um die bestehende Unterkühlung nicht zusätzlich zu verschlimmern.
- Arrythmien (bes. Bradykardien; nicht VF/pVT) bessern sich i. d. R. spontan bei steigender KKT, sodass Medikamente oder Elektrotherapie nur erforderlich sind, wenn die Rhythmusstörung nach Wiedererwärmung anhält; gilt ähnlich auch für CPR: Medikamente erst ab KKT > 30 °C, max. 3 Defibrillationen bei KKT < 30 °C.
- **Reanimation bei Hypothermie bis mind. zur Wiedererwärmung fortsetzen.**

Lokale Gewebeschädigung durch direkte Einwirkung von Kälte, meist an wenig durchbluteten und vom Körper abstehenden Gliedern (Akren: Finger, Zehen, Nasenspitze usw.). Ursachen: Mangelnder Kälteschutz (Kleidung), Einwirkung extrem kalter Stoffe (z. B. flüssiger Stickstoff).

Symptomatik

an der betroffenen Stelle: blasse, kalte, evtl. gefrorene Haut, Bewegungsunfähigkeit, starke Schmerzen (später Nachlassen/Aufhören), Gefühlsstörungen

- **1. Grad:** Blässe oder Rötung, Schwellung, Schmerzen oder Taubheit
- **2. Grad:** blau-rote, geschwollene Haut, Blasenbildung, heftige Schmerzen
- **3. Grad:** irreversible Gewebszerstörung; Nekrosen, blutige Blasen, Schmerzfreiheit, Mumifikation
- (Als **4. Grad** wird in Amerika und Skandinavien die Gangrän oder die Totalvereisung einer ganzen Extremität bezeichnet.)

Maßnahmen RS/RA

- **Basischeck, Basismaßnahmen** (den Patienten in warme Umgebung bringen)
- betroffene Stelle steril abdecken und polstern (nicht reiben)
- grundsätzlich Transport in die Klinik

Maßnahmen RA in Notkompetenz

- venöser Zugang; Infundieren angewärmter Vollelektrolytlösung

Notärztliche Therapie

- **Untersuchung, Standardtherapie**
- **Analgetika,** z. B. ein Opiat wie Piritramid (0,1 – 0,2 mg/kgKG i. v.)

Hinweise

- Eine vital bedrohliche Unterkühlung (s. S. 491) hat Behandlungspriorität!
- Bei langen Transportwegen (z. B. alpines Gelände) und frischer Erfrierung Wiedererwärmung durch kontinuierliches Eintauchen in 37 – 40 °C warmes Wasser, ggf. mit antiseptischer Seife, bis nach 10 – 45 Minuten eine distale Rötung auftritt, der Patient soll die betroffene Extremität bewegen. Da nach Einsetzen der Durchblutung i. d. R. heftige Schmerzen auftreten, ist eine großzügige Analgesie notwendig! Das vorzeitige Beenden des Auftauens (z. B. wegen Schmerzen) ist ein häufiger Fehler!
- Eine Sonderform der Erfrierung ist der Immersionsschaden: Auch bei Temperaturen oberhalb des Gefrierpunktes können bei längerer Exposition Schädigungen der Akren und Extremitäten entstehen, z. B. Stehen in kaltem Wasser (Angler): „trench foot" (engl. trench = (Schützen-) Graben). Mechanismen: Gefäßverengung (Vasokonstriktion), Blutstase und Schäden an der Gefäßinnenwand. Ein Immersionsschaden kann sich auch noch nach Tagen entwickeln.

15. Sonstige Notfälle

Erhängen

Befestigung einer Schlinge um den Hals, die sich z.B. nach Stoßen oder Fallenlassen durch das Körpergewicht zuzieht. → **Plötzliches Zuschnüren des Halses** → **Kompression der Halsarterien** (Hauptmechanismus) → **Ischämie im Gehirn** (Bewusstlosigkeit innerhalb von Sekunden). Die Herztätigkeit kann noch bis zu 15 Minuten anhalten. Ein sofortiger Herzstillstand durch Reizung des Nervus vagus ist ebenfalls möglich (auch bei initialem Zerreißen des Stricks).
Andere Mechanismen haben bezüglich der Tötung des Patienten untergeordnete Bedeutung. So ist z.B. der oft zitierte **„Genickbruch"** (Fraktur des Dens axis, Halswirbelkörper 2) selten Todesursache. (Ausnahme: Exekution durch den Strang wegen stärkerer HWS-Belastung und speziellen Knotens.) **Trotzdem muss bis zum radiologischen Ausschluss von einem HWS-Trauma ausgegangen werden!** Beachte: Das Erhängen ist auch wirksam, wenn das Opfer nicht komplett am Strang hängt, sondern z.B. steht oder kniet.

Erwürgen

Umfassen des Halses mit den Händen und Zudrücken. Selbsterwürgen ist nahezu ausgeschlossen. Es kommt schon bei relativ leichtem Druck zum **Verschluss der Atemwege** (Kehlkopf). → **Erhöhung der Kohlendioxid-Konzentration im Blut** → Atemnot, Todesangst, schließlich Erstickung (Asphyxie). Gleichzeitig werden die **Halsvenen gedrosselt.** → **Blutstauung im Kopf** mit typischer Blaufärbung des Gesichtes, Aufdunsung und petechialen Blutungen. Da der Druck jedoch meist nicht ausreicht, die Halsarterien zu verschließen, bleibt das Bewusstsein in der Regel bis zum Eintritt des Erstickungstodes erhalten. → Oft zunächst noch heftige **Gegenwehr** (u.U. ist der **Täter entsprechend verletzt**). Gelegentlich tritt der Tod auch schon durch einen Karotissinus- oder Nervus-vagus-Reflex ein. Beachte: Selbst in einer freundschaftlichen Rangelei kann ein solcher Reflex unbeabsichtigt eintreten!

Erdrosseln

Umschlingen des Halses mit einem Gegenstand, der durch Muskelkraft zugezogen wird. Ein Selbsterdrosseln ist möglich. Wie beim Erwürgen tritt der Tod i.d.R. durch **Ersticken** ein. Die Kompressionswirkung auf den Hals ist jedoch größer, weil das Drosselwerkzeug die Kraft stärker wirksam werden lässt. Daher kann eine **Kombination von asphyktischem Ersticken und Störung der Gehirndurchblutung** (Abdrücken der A. carotis) vorliegen. Die Form des Drosselwerkzeugs zeichnet sich meist exakt ringförmig um den Hals ab.

Notfall: Strangulation

Als Strangulation bezeichnet man eine lebensbedrohliche stumpfe Gewalteinwirkung gegen den Hals, die ein Ersticken (Asphyxie) zur Folge hat. I. d. R. tritt der Tod durch Abdrücken der Halsschlagadern (Erhängen) ein und nur selten durch eine **Fraktur der HWS** („Genickbruch") oder Kompression der Atemwege (Erwürgen, Erdrosseln).

Symptomatik

- **entsprechende Verletzungen und Hämatome am Hals:** evtl. Kratzspuren, Würgemale (Erwürgen; Beachte: Nicht mit Totenflecken zu verwechseln!), gleichmäßiger, zirkulärer Striemen um den Hals (Drosselmarke), tiefe Einschnürung (Strangmarke bei Erhängen), rekonstruierbarer Tathergang (sichtbare Stricke, Gürtel, Knebel o. ä.)
- **Zyanose**
- **punktförmige Blutungen in den Augenbindehäuten oder im Gesicht** (Petechien als Stauungszeichen), aufgedunsenes Gesicht
- Stuhl-/Urinabgang, evtl. Zungenbiss, evtl. Ejakulation
- insbesondere bei Überleben: Angst, Verwirrtheit, Euphorie, massive Schluckbeschwerden, geschwollene Zunge, Luftnot, Heiserkeit, evtl. Zungenbeinfraktur mit Hämatom und **Zuschwellen der Atemwege** (!)

Maßnahmen RS/RA

Basischeck, Basismaßnahmen (HWS-Immobilisation! O_2!)

Notärztliche Therapie

- **Untersuchung, Standardtherapie**
- ggf. Narkose, Intubation und Beatmung
- ggf. Todesfeststellung

Hinweise

- Findet man am Einsatzort einen Toten auf, sollte man sich (nach sicherer Todesfeststellung) bemühen, **keine Spuren** zu **verwischen.** Polizei informieren.
- Bei Überlebenden kann die **Erinnerung an das Geschehen durch Sauerstoffmangelzustände im Gehirn** (Hypoxie) **gestört** sein. Dies hat oft auch **unverständliches, euphorisches oder verwirrtes Verhalten** zur Folge, welches nicht der eigentlichen Persönlichkeit entspricht. Fingerspitzengefühl! Verständnis! Ruhe ausstrahlen!
- Zum Umgang mit **Suizidalabsicht** s. S. 517 f.

Ursachen

Nichtschwimmer; Ermüdung und Krämpfe; Selbstüberschätzung und unbekannte Gewässerbedingungen (Strömung); Vagusreizung (reflektorische Synkope bis Herzstillstand durch plötzliches Eintauchen in sehr kaltes Wasser, ggf. nach reichhaltigem Essen = Badetod); Vergiftung (z. B. Drogen, Alkohol); Selbsttötungsversuch; Verletzung (z. B. Bewusstseinsverlust nach Kopfsprung in flaches Wasser); vom Schwimmen unabhängige Ereignisse (z. B. Tauchunfälle, Schiffsunglücke, Eiseinbrüche, Überschwemmungen, Einsinken in Moor) und Erkrankungen (Versinken, z. B. nach Krampfanfall, Herzinfarkt).
Beachte: Kleinkinder ertrinken auch schon in sehr flachem Wasser (Badewanne).
Apnoisches Streckentauchen: Hyperventilation vor dem Tauchen (Ziel: vermeintlich bessere Oxygenierung) führt zur Abnahme des CO_2-Partialdruckes im Blut. Im Grenzbereich fehlt dem Taucher dann der Atemantrieb und der eintretende O_2-Mangel führt zu Bewusstlosigkeit unter Wasser mit der Folge des Ertrinkens.

Pathomechanismen – Phasen des Erstickens bei Ertrinken

1. **Luftschnappen** vor dem Untertauchen. Panik, wildes Umsichschlagen, gelegentliches Wiederauftauchen. **Atemanhalten** nach dem Untertauchen.
2. **Atemnot mit krampfhaftem Atmen** (Reizung des Atemzentrums durch den mittlerweile erhöhten CO_2-Partialdruck im Blut). Dabei Anatmen (Aspiration; nicht bei „trockenem Ertrinken": s. u.) und Schlucken von Wasser → Hypoxie, Erschöpfung und Bewusstlosigkeit.
3. Tonisch-klonische **Krämpfe** durch den Sauerstoffmangel im Gehirn (Asphyxie). **Präterminale Lähmung, Schnappatmung.**

Die wesentliche Pathophysiologie des überlebten Ertrinkungsunfalls besteht in Hypoxämie durch Surfactant-Auswaschung und -inaktivierung, Atelektasenbildung und intrapulmonale Shunts. Bis zu 72 h nach einem Ertrinkungsunfall Entwicklung eines Lungenödems („sekundäres Ertrinken") oder eines Lungenversagens (ARDS) möglich → bei geringstem Aspirationsverdacht immer Überwachung (Klinik) für mind. 6–24 h.

Formen des Ertrinkens; begleitende Hypothermie

- **„Trockenes Ertrinken":** Reflektorischer Stimmritzenkrampf (Laryngospasmus, umstrittener Mechanismus) bei Eindringen von Wasser in den Nasenrachenraum → Hypoxie (Sauerstoffmangel) → Ertrinken ohne Wassereintritt in die Lungen.
- **„Nasses Ertrinken":** Ertrinken mit Aspiration von Wasser.
- Bei Ertrinken oft begleitende **Hypothermie** → **Hypoxietoleranz** der Organe erhöht! Besonders bei Kindern, die in eiskaltes Wasser (< 5 °C) gefallen sind → Reanimation mindestens, bis die normale Körpertemperatur erreicht ist. Ggf. Transport in die Klinik unter Reanimationsbedingungen. Es liegen mehrere Berichte über erfolgreiche Reanimationen mit intaktem neurologischem Zustand vor, bei denen sich der Pat. zuvor gesichert über 60 min unter Wasser befand.

Symptomatik

- Anamnese, **Unfallhergang** (an Begleitverletzungen, insbes. der HWS, denken!)
- Bewusstseinsstörungen bis Bewusstlosigkeit, kalte Haut, evtl. Unterkühlung
- **Atemstörungen bis Atemstillstand,** evtl. Atemwegsverlegung, evtl. Rasselgeräusche auskultierbar (Lungenödem/Aspiration), Zyanose
- evtl. Herz-Kreislauf-Stillstand (Kammerflimmern)

Maßnahmen RS/RA

- **Eigenschutz! Sichere und professionelle Rettung** (möglichst ohne selbst ins Wasser zu springen, z. B. Rettungsring zuwerfen), ggf. Rettung durch Rettungsschwimmer (möglichst mit Sicherungs- und Rettungsausrüstung)
- Frühzeitig **Fachdienste** zur Rettung nachalarmieren (z. B. Feuerwehr, DLRG)
- **Patienten ohne Lebenszeichen schnellstmöglich an Land/ins Boot bringen:**
  - **keine aufwändigen Versuche einer Immobilisierung der (Hals-) Wirbelsäule im Wasser** (sofern nicht aufgrund des Unfallmechanismus von einem schweren Trauma ausgegangen werden muss, z. B. Tauchsprung, Hochgeschwindigkeitswassersport, sichtbare Verletzungen, begleitende Alkoholvergiftung). **HWS trotzdem so wenig wie möglich bewegen** und immobilisieren, wenn CPR parallel ausgeführt werden kann oder nicht erforderlich ist.
  - Pat. möglichst horizontal aus dem Wasser heben; RR-Abfall/Bergungstod mgl.
- **Basischeck/Basismaßnahmen**
- Keine Spontanatmung → **Beatmung, sobald wie möglich!** Wenn gefahrlos mgl., schon im (flachen) Wasser für 1–2 min, bei größerer Entfernung zum Ufer.
- **Keine Versuche, Wasser aus den Lungen/den Atemwegen zu entfernen (außer gezieltem Absaugen):** nicht effektiv, Erhöhung der Aspirationsgefahr (voller Magen!), Wasser in den Lungen wird resorbiert.
- **Thoraxkompressionen erst an Land/im Boot!**
- **Mit Erbrechen/Regurgitation von Mageninhalt rechnen!** (Absaugbereitschaft, Pat. ggf. mit mehreren Helfern achsengerecht auf die Seite drehen)
- **Reanimation nach Standardvorgaben.**
- **Bei Hypothermie** s. S. 490 f.. Eine Hypothermie, die sich erst **nach** Rettung während der weiteren Versorgung (auch CPR) entwickelt, ist **nicht** protektiv, z. T. sogar schädlich! → **Nasse Kleidung ausziehen, Abtrocknen**

Notärztliche Therapie

- **Untersuchung, Standardtherapie (ggf. Reanimation)**
- großzügige Indikation zu Intubation und Beatmung mit PEEP
- ggf. endobronchiales Absaugen
- **Magensonde** (wegen Aspirationsgefahr durch wassergefüllten Magen)
- Die Unterscheidung zwischen Süß- und Salzwasserertrinken hat keine Auswirkung auf die präklinische Notfalltherapie.

Barotrauma

- **Gasgefüllte Körperhöhlen** können durch folgenden Mechanismus geschädigt werden: **Die durch Druckeinwirkung (z. B. Tauchen) komprimierten Gase nehmen bei schnell fallendem Druck ein Vielfaches ihres Volumens an und üben damit Kräfte aus, die zu Reizungen und Verletzungen von Organen führen können** (Boyle-Mariotte-Gesetz: Druck x Volumen = konstant). Besonders die **Lunge** ist bei zu schnellem Auftauchen gefährdet: Hält ein Taucher während des (schnellen) Auftauchens die (komprimierte) Luft an (Panik), dehnt sich diese in den Lungen aus und kann zu **lebensgefährlichen Rupturen** führen: Lungenrisse, Ausbildung eines beidseitigen Spannungspneumothorax, Lungenembolie. Barotraumen auch in Nasennebenhöhlen, Magen und Darm mgl.
- Die **Paukenhöhlen** (Mittelohr) sind durch die Trommelfelle von außen getrennt. Über die Eustachischen Röhren besteht die Möglichkeit des Druckausgleichs. Dieser Druckausgleich kann – z. B. beim Fliegen – durch Öffnen des Mundes, Schlucken und Valsalva-Pressmanöver verbessert werden; er erfolgt meist unter leichtem Knacken (plötzliche Änderung der Trommelfellspannung durch Druckausgleich). Ist die Eustachische Röhre jedoch blockiert oder erfolgt die Druckveränderung plötzlich und heftig (z. B. Druckwelle bei Explosion; **Knalltrauma**), so kann das gespannte Trommelfell dem einseitigen Druck nicht mehr standhalten u. zerreißt (**Trommelfellruptur**).

Dekompressionskrankheit (M. Caisson, DCS)

In Körperflüssigkeiten sind immer bestimmte Mengen an Gasen (z. B. N_2, O_2, CO_2) physikalisch gelöst. Nach dem Henry-Dalton-Gesetz sinkt die Löslichkeit dieser Gase mit fallendem Druck und steigt mit zunehmendem Druck. Wenn ein Mensch einer Druckerhöhung ausgesetzt wird (z. B. beim Tieftauchen), werden über die Atmung vermehrt Gase ins Blut gelöst. Bei langsamer Drucksenkung werden die Gase genau umgekehrt wieder frei und abgeatmet. **Tritt der Druckabfall jedoch schnell ein, so perlen die Gase aus den Körperflüssigkeiten im Gewebe, im Gefäßsystem, in den Knochen usw. aus** → Gefäßverschlüsse (Gasembolien), Rupturen, Nervenirritationen („Taucherflöhe"), Knochen- und Gelenkschmerzen usw.. **Dieser Effekt ist vergleichbar mit dem Öffnen einer Sprudelflasche;** die unter Druck gelöste Kohlensäure entweicht, wenn man den Druck wegnimmt. Die Therapie besteht in möglichst **frühzeitiger Überdruckbehandlung** (Rekompression) mit **kontrollierter Dekompression.** Die **Symptome** der Caisson-Krankheit können langsam, auch **bis zu 24 Stunden nach dem Ereignis** auftreten; daher **auch bei Verdacht immer Klinikeinweisung.** Als **Notfallmaßnahme** ist – unabhängig von der Oxygenierung (!) – ein **möglichst hoher F_iO_2** (1,0 = N_2-frei!) notwendig, um ein großes Konzentrationsgefälle (Diffusionsgradient) zur Abatmung von Inertgasen (N_2) zu erreichen (1. Ficksches Diffusionsgesetz)!

Symptomatik

- **Barotrauma (schon bei geringer Tauchtiefe möglich, > 3–5 m):**
  - **Tauchgang mit Gerät (unterschiedliche Dauer)**
  - Nasennebenhöhlenschmerz, evtl. Nasenbluten
  - Ohrschmerzen, Gehörverlust, Ohrensausen (Tinnitus)
  - **Atemnot,** atemabhängige Schmerzen
  - kolikartige Bauchschmerzen, Völlegefühl
  - **Pneumothorax, Spannungspneumothorax** (ein- oder beidseitig)
  - **verschiedene Emphyseme** (Haut, Mediastinum)
  - **Luftembolie** (v. a. ZNS mit Apoplexsymptomatik)
- **Caisson-Krankheit (erst bei größerer Tauchtiefe möglich, > 20–30 m):**
  - **Tauchgang (längere Tauchzeiten oder Wiederholungsgänge)**
  - **Knochen-, Muskel- und Gelenkschmerzen („Bends")**
  - **neurologische Ausfälle:** Lähmungen und Gefühlsstörungen, evtl. spinaler Schock, Inkontinenz, Krämpfe, positive Pyramidenbahnzeichen (s. S. 152)
  - Schwindel, Übelkeit, Erbrechen, Bewusstseinsstörungen
  - Euphorie oder andere psychische Störungen
  - Herz-Kreislauf- und Atembeschwerden
  - Hautjucken („Taucherflöhe") und Hautknistern

Maßnahmen RS/RA

- **Basischeck, Basismaßnahmen, Flachlagerung**
- **bei Verdacht auf Caisson-Krankheit in jedem Fall Gabe von 100 % O_2!**
- Zügigen Transport mit NA-Begleitung anstreben, um den Patienten bei Caisson-Krankheit frühzeitig einer **Überdruckbehandlung** mit kontrollierter Dekompression in einer Druckkammer zuzuführen (Verzeichnis der **Kliniken mit Druckkammern** liegt der RLS vor. Beachte: Nicht alle Druckkammern haben Beatmungsmöglichkeit!). Ggf. (z. B. längerer Transport) den Einsatz einer **mobilen Druckkammer** erwägen; Anforderung über Feuerwehr/DLRG.
- Möglichst Sicherstellung des Tauchgerätes zur Atemgasuntersuchung; Aufbewahrung des Tauchcomputers.

Notärztliche Therapie

- **Untersuchung** (auch an Ertrinken denken!), **Standardtherapie**
- Ggf. Entlastung eines Spannungspneumothorax
- **Medikamente:**
  - Analgetika, z. B. Morphin (5–10 mg i. v.)
  - ggf. Benzodiazepine, z. B. Diazepam (5–10 mg i. v.)
  - ggf. Flüssigkeitsersatz mit VEL (Hypovolämie durch „Taucherdiurese"; weiteres Ziel: vermehrte Gaslösung bei Caissonkrankheit)
- Bei Hubschraubertransport sollte mit der niedrigstmöglichen sicherheitstechnisch vertretbaren Flughöhe geflogen werden.

1. Störungen von Nerven und Muskeln (elektrophysiologische Wirkung):
   - **Herzrhythmusstörungen, Kammerflimmern** (Haupttodesursache bei Wechselstrom), auch primäre Asystolie (Hochspannungs-Gleichstrom).
   - **Verkrampfung der Atemmuskulatur** mit Atemstörungen u. Atemstillstand.
   - **Bewusstseinsstörungen** bei Stromfluss durch das Gehirn.
   - **Nerven** können ohne starke Schädigung des umliegenden Gewebes vom Strom durchflossen und geschädigt werden (Kribbeln, Taubheit, Lähmung).
   - **Erregung der Muskulatur** mit Luxationen, Muskeleinrissen u. Frakturen. Typisch: **Krampfartiges Festhalten der Stromquelle (ab 15–25 mA).**
2. Die stromflussbedingte **Wärmewirkung** (elektrothermische Wirkung) verursacht Gewebeschäden (z. B. in Muskeln, Gehirn). Dabei Bildung von toxischen Eiweißzerfallprodukten → Nierenschädigung, Vergiftungserscheinungen. **Verbrennungen,** z. B. **Strommarken** an Ein- und Austrittsstellen: Grau-weiße bis verkohlte unregelmäßige Einsenkungen in die Haut mit wallartigem Rand.
3. Elektrochemische Wirkung: Elektrolyte leiten den elektrischen Strom unter chemischer Reaktion **(Elektrolyse);** es tritt eine **Zersetzung von Körpersubstanz** ein, vor allem von Blutbestandteilen **(Vergiftungssymptomatik).**
4. U. U. photoelektrische Wirkung (Lichtbogen, Blitz, Funken) → Netzhautschaden

Die Gefährdung eines Menschen durch Stromeinwirkung ist abhängig von:
1. **Stromstärke „I“,** abhängig von Spannung **„U“** und Widerstand **„R“ (I = U/R), Lebensgefahr über 25–50 mA!**
   - **Niederspannung** (< 1000 V): Vor allem Störungen der Elektrophysiologie (Herz!). I. d. R. nur direktes Berühren stromführender Leiter gefährlich.
   - **Hochspannung** (> 1000 V): Vor allem Verletzungen durch elektrothermische Wirkung (Verbrennung) und Muskellähmung (bis zu 30 min, dadurch Atemstillstand). **Hochspannung kann auch nicht leitende Strecken überbrücken** (Überschlag)! → Spannungstrichter/Spannungsbogen! S. S. 18
   - **Elektrischer Widerstand** (erhebliche Schwankung durch Körpergröße, Ein-/ Austrittsstelle des Stromes, Haut-, Luft- und Erdfeuchtigkeit, Kontaktdruck, Berührungsfläche: 50–50 000 Ohm). **Bei geringem Widerstand können schon kleine Spannungen** (z. B. Autobatterie: 12 V) **gefährlich werden.**
2. **Einwirkdauer** (Kontaktzeit).
3. **Stromweg** durch den Körper (Ein- und Austrittsstellen; Hand-Hand ist gefährlicher als Hand-Fuß oder Fuß-Fuß → Herz im Stromweg).
4. **Stromform** (Gleich- oder Wechselstrom); bei Wechselstrom von der Frequenz

Sonderfall Blitzschlag (ca. 100 Schwerverletzte und 30 Tote im Jahr in Deutschland): Zerfetzung und Verbrennung von Kleidern, Schmelzen von Metallteilen (z. B. Knöpfe), farnkrautartig verzweigte Blitzfiguren auf der Haut, Verbrennungen 1.–4. Grades, z. T. schwere Frakturen und Luxationen, u. U. Lähmung der Atemmuskulatur mit Atemstillstand und sekundärem HKS

Symptomatik

- **Unfallmechanismus;** Hinweise auf Stromunfall: nicht isolierte Leiter (z.B. Stromkabel, auseinandergebautes und angeschlossenes Elektrogerät, Ober- und Überlandleitungen, Trafohaus, nicht geerdetes Elektrogerät).
- Charakteristische **Strommarken** (Verbrennungen, Verkohlungen).
- evtl. Zyanose, Atemstillstand, Herzrhythmusstörungen, Herz-Kreislauf-Stillstand

Maßnahmen RS/RA

- **Eigenschutz!** Sicherheitsabstand! s. S. 18
- **Basischeck, Basismaßnahmen,** ggf. Reanimation
- Versorgen von Strommarken und Begleitverletzungen (ggf. HWS-Immobilisation)

Maßnahmen RA in Notkomptenz

- venöser Zugang; ggf. Infundieren von Vollelektrolytlösung
- bei HKS: Vorgehen nach Frühdefibrillations-Algorithmus

Notärztliche Therapie

- **Untersuchung, Standardtherapie,** ggf. Behandlung von Herzrhythmusstörungen, ggf. Schocktherapie
- **Medikamente:**
  - Analgetika, z.B. Morphin (5–10 mg i.v.)
  - ggf. Benzodiazepine, z.B. Diazepam (5–10 mg i.v.)

Hinweise

- Zum Verhalten bei Stromunfällen s. S. 18, auf **Bahnstrecken** s. S. 20f.
- **Klinikeinweisung bei jedem Stromunfall anstreben!** → Dort Tetanusschutz sicherstellen, ggf. D-Arzt-Dokumentation und Risikobeurteilung:

a) **Stationäre Überwachung** – wegen evtl. bereits eingetretener Schäden und deren späteren Auswirkungen – ist in folgenden Fällen Pflicht:
   - pathologisches 12-Kanal-EKG
   - pathologische Blutwerte (z.B. Blutbild, Elektrolyte, Herzenzyme)
   - Unfall mit Spannung über 500 V (Muskelnekrosen, Elektrolytveränderungen und späteres Nierenversagen möglich)
   - **Risikofaktoren:** Stromfluss Hand-zu-Hand oder über nasse Haut; tetanische Kontraktionen, Verbrennungen, jegliche Bewusstseinsstörungen oder neurologische Auffälligkeiten (Amnesie, Seh-/Hörstörungen, Schwindel, vegetative Symptome, Lähmungen/Gefühlsstörungen), Gefäßverschlüsse, Thrombosen, kardiale Warnsymptome (Thoraxschmerz, Herzklopfen, Atemnot), schwere Herz- oder Lungenerkrankungen

b) **Sonst ambulante Behandlung möglich** (→ Alles-oder-Nichts-Gesetz bei Spannungen < 500 V: bei unauffälligem Erstbefund sind keine nachträglich eintretenden Schäden zu erwarten).

Der menschliche Körper besteht zu 50 % (Frauen) bis 60 % (Männer) aus Wasser. Verteilung: Gefäßsystem (Intravasalraum – IVR – Blutplasma; 10 %), Zwischenzellraum (Interstitium – IS; 30 %), Zellen (Intrazellularräume – IZR; 60 %). IS und IVR werden als Extrazellularraum (EZR) bezeichnet.

Dehydratation

(Wassermenge ↓, Flüssigkeitsverlust → Exsikkose, Schock)

- **Isoton** (Elektrolytverlust = Wasserverlust; Verlust isotoner Körperflüssigkeiten; osmotischer Druck normal): **Ursachen:** Erbrechen, Durchfall, forcierte Diurese, Blutverlust, Verbrennung, ungenügende Flüssigkeits- und Elektrolytaufnahme, Nebenniereninsuffizienz usw.
- **Hypoton** (Elektrolytverlust > Wasserverlust → Dehydratation im EZR bei Ödembildung im IZR; osmotischer Druck erniedrigt): Ursachen: wie bei isotoner Dehydratation, jedoch meist im Zustand der Kompensation oder bei Infusionen, die viel „freies" Wasser enthalten (z. B. Glucose 5 %).
- **Hyperton** (Wasserdefizit → IZR und EZR betroffen; osmotischer Druck erhöht): **Ursachen:** mangelhafte Wasserzufuhr ((Ver-) Dursten), Wasserverluste durch Schwitzen, Erbrechen, Durchfall, Hyperglykämie (diabetisches Koma) und Diabetes insipidus, Salzwasserertrinken.

Bei allen Dehydratationen ist das Infundieren von Vollelektrolytlösung und ggf. Volumenersatz die Therapie der Wahl. Ausgleich der Elektrolytverhältnisse in der Klinik.

Hyperhydratation

(„Überwässerung", Wassermenge im Körper ↑, zu große Flüssigkeitsaufnahme)

- **Isoton** (isotone Flüssigkeitszunahme im EZR; osmotischer Druck normal): **Ursachen:** Herzinsuffizienz, nephrotisches Syndrom, dekompensierte Leberzirrhose, Infusion großer Mengen isotoner Lösungen, Niereninsuffizienz, Hyperaldosteronismus.
- **Hypoton** (Wasserzufuhr > Elektrolytzufuhr; Verdünnung; EZR und IZR betroffen; osmotischer Druck erniedrigt): **Ursachen:** Süßwasserertrinken, Trinken von destilliertem Wasser („Wasserintoxikation"; Hämolyse!), intensive Magenspülung.
- **Hyperton** (Elektrolytzufuhr > Wasserzufuhr → Hyperhydratation im EZR bei Dehydratation im IZR; osmotischer Druck ↑): Ursachen: Salzwasserertrinken, Conn-Syndrom (= primärer Hyperaldosteronismus), Infusion hypertoner Lösungen.

Die Notfalltherapie bei Hyperhydratation besteht in der Regel in der Gabe von Diuretika (Furosemid). Ansonsten: kausale Therapie.

Bei **hypotonen Hydratationsstörungen** liegt die Gefahr im **Hirnödem.** Bei hypertonen Hydratationsstörungen kommt es zu einem Flüssigkeitsentzug aus den Gehirnzellen → geistige Verwirrtheit und neurologische Ausfälle.

Säuren

Stoffe, die Protonen (= H⁻ = Wasserstoff-Ionen) abgeben können (Protonen-Donatoren). Eine saure Lösung heißt auch azidotisch.

Basen (Laugen)

Stoffe, die Protonen aufnehmen, d. h. mit diesen zu einem neuen Stoff reagieren können (Protonen-Akzeptoren). Eine basische Lösung heißt auch alkalisch.

pH-Wert

Kenngröße, die aussagt, ob eine Lösung sauer (pH < 7), neutral (pH = 7) oder basisch (pH > 7) ist.
Bei einem **Blut-pH-Wert** über 7,45 spricht man von einer Alkalose, unter 7,35 von einer Azidose.

Um Verschiebungen von pH-Werten in Körperflüssigkeiten zu vermeiden, besitzt der Körper **Puffersysteme** (z. B. Kohlendioxid-Hydrogencarbonat-Puffer, Hämoglobin-Puffer, Eiweiß-Puffer im Plasma, Phosphat-Puffer intrazellulär und bei der Harnpufferung). Diese haben die Aufgabe, überschüssige H^+-Ionen zu binden bzw. bei zu geringer H^+-Ionen-Konzentration solche freizusetzen. Eine Pufferlösung enthält eine schwache Säure und ihre konjugierte Base.
Kann der erhöhte bzw. verminderte Anfall von Säuren oder Basen nicht durch die oben genannten Regulationsmechanismen ausgeglichen (kompensiert) werden, entsteht eine Azidose bzw. eine Alkalose.

Respiratorische Ursachen (= atmungsbedingt)

a) **Azidose:** erhöhte Kohlendioxidkonzentration im Blut durch Ateminsuffizienz mit alveolärer Hypoventilation
b) **Alkalose:** verminderte Kohlendioxidkonzentration im Blut durch verstärkte Abatmung (Hyperventilation; vgl. S. 288 f.)

Metabolische Ursachen (= stoffwechselbedingt)

a) **Azidose:**
- **„Additionsazidose" – Keto-/Laktat-Azidose:** Minderversorgung des Gewebes mit Sauerstoff, z. B. durch Schock oder Herz-Kreislauf-Stillstand; vermehrte Bildung von Kohlendioxid und Säuren, z. B. beim diabetischen Koma oder bei längerem Hungern (Umstellung des Stoffwechsels)
- „Retentionsazidose" – Niereninsuffizienz/-versagen
- „Subtraktionsazidose" – enteraler/renaler HCO_3^--Verlust: Durchfall, Gallen- und Bauchspeicheldrüsenfisteln; Hyperkaliämie; Vergiftungen.

b) **Alkalose:** Magensaftverlust (Erbrechen); Mineralkortikoid-Exzess; Hyperaldosteronismus; Vergiftungen oder iatrogen, z. B. Diuretika-Therapie (Hypokaliämie) oder Überdosierung von Natriumhydrogencarbonat, Laktat und Zitrat.

Wenn die Nieren harnpflichtige Substanzen nicht mehr ausreichend ausscheiden, kommt es zu einer Ansammlung von Stoffwechselendprodukten im Blut (Urämie = „Harn im Blut"). Um eine irreversible und fortschreitende Schädigung des Gehirns (Enzephalopathie bis hin zum urämischen Koma) zu vermeiden, muss die Funktion der Nieren durch Blutreinigungsverfahren (Dialyse) ersetzt werden oder eine Nierentransplantation durchgeführt werden. Beide Verfahren haben für den Patienten Vor- und Nachteile.

Der Dialysepatient ist ein chronisch terminal-niereninsuffizienter Patient!

Dialyse-Verfahren

- **extrakorporale Hämodialyse:** Das Blut wird aus dem Körper geleitet und an einer semipermeablen Membran entlang geführt, über die es harnpflichtige Substanzen an eine isoosmolare Lösung abgibt (Dialysat). Damit bei chronischer Dialyse ein hoher Blutfluss (300 ml/min) gewährleistet wird und häufige Punktionen (ca. dreimal pro Woche) mit großlumigen Kanülen möglich sind, wird operativ eine arterio-venöse Verbindung angelegt (z. B. Cimino-Shunt): eine (Unterarm-) Vene wird mit einer (Unterarm-) Arterie verbunden → innerhalb weniger Wochen erweitert sich die Vene stark und wird zur Dialyse leicht punktierbar → je eine distale (arterielle) und eine proximale (venöse) Punktion. Blutzufuhr zum Dialysegerät mittels Pumpensystem über den arteriellen Schenkel. Rückfluss des Blutes über den venösen Schenkel. Auch als Heimdialyseverfahren!
  Akut ist eine Dialyse mittels eines Shaldon-Katheters möglich (spezieller, zweilumiger ZVK).
- **Peritonealdialyse (IPD, CAPD): Intrakorporales Dialyseverfahren,** welches die semipermeable Eigenschaft des Bauchfells ausnutzt. I. d. R. als Heimdialyse. Das Dialysat (ca. 2 Liter) wird über einen Peritonealkatheter (z. B. Tenckhoff-Katheter) in die Bauchhöhle hineingegeben und nach 1–8 Stunden wieder ablaufen lassen. Höheres Infektionsrisiko (Peritonitis!) und Unterdialyse gegenüber der Abhängigkeit vom Dialysegerät bei Hämodialyse.

Hinweis: Heimdialysepatienten sind gut über ihre Erkrankung und die Handhabung ihres Dialysegerätes informiert!

Notfallanamnese bei Dialysepatienten

- letzter Dialysetermin, wöchentliche Anzahl der Dialysen
- frühere Komplikationen, Krankenhausaufenthalte
- aktuelle Diät (mgl. Hyperkaliämie durch Ernährungsfehler; letale Hyperkaliämie z. B. durch Konsum von reichlich Nüssen möglich)
- mgl. Infektiosität.

Komplikationen bei Dialysepatienten

- **Kardiovaskuläre Störungen:** Häufigste Todesursache bei Dialysepatienten! Z. B. Fettstoffwechselstörungen, arterieller Hypertonus, chron. Anämie, Hyperparathyreoidismus → schwere koronare und periphere Durchblutungsstörungen.
- **Hypovolämie:** Flüssigkeitsverlust bei zu hoher Ultrafiltration während einer Dialyse und Unterschreitung des Soll- (=Trocken-) gewichtes.
- **Blutungskomplikationen** – Ursachen: Systemheparinisierung (während einer Dialyse), urämisch bedingte Thrombozytendysfunktion und Blutungsneigung. **Hinweis:** Starker, rezidivierender Kopfschmerz → subdurales Hämatom möglich! Bei urämischer Gastritis Symptomatik des Akuten Abdomens.
- **Maschinenseitige Probleme (selten):** Hämolyse, Luftembolie.

Maßnahmen bei Dialysepatienten mit Shunt

Der Shunt ist – zu Recht – das Heiligtum eines Hämodialysepatienten.

Shuntbeschädigungen und Shuntverlust sind für den Patienten nicht nur extrem belastend sondern u. U. lebensbedrohlich. Der Shunt ist z. B. gegenüber starker Kompression empfindlich. Shunts sind häufig als typisch erweiterte Gefäße mit OP-Narbe sichtbar, z. T. aber auch im Gewebe verborgen. Identifikation durch Tasten (schwirrender, vibrierender Blutfluss). **Eine Verletzung des Shunts führt zu einer starken arteriellen Blutung!**

- **Blutdruck-Messung** nicht am Shunt-Arm (sonst Shuntgefährdung oder falsche Messwerte).
- **Bei Shuntblutung** (z. B. Verletzung oder Nachblutung nach Punktion bei Dialyse auf der Heimfahrt; beachte: das Blut ist heparinisiert → schlechte Gerinnung) → Kompressionsverband; dabei muss der Shunt noch etwas durchblutet werden (Shunt nicht zudrücken; das Schwirren sollte – wenn irgend möglich – noch durch den Verband tastbar/auskultierbar bleiben!)
  - bei Nachblutung → ggf. fachkundige Versorgung im Dialysezentrum
  - bei Verletzung → Allgemeinchirurgie/Gefäßchirurgie anfahren
- **Notfallmedikamente sollten über einen venösen Zugang gegeben werden, der nicht am Shunt-Arm liegt** (Gefährdung des Shunts bei Phlebothrombose, Infektion oder paravenöser Infusion), möglichst nur am Handrücken, da intakte Unterarmvenen ggf. für eine Shuntneuanlage gebraucht werden
- Venenpunktionen (auch am gesunden Arm) nur bei absoluter Notwendigkeit
- Als allerletzte Möglichkeit in auswegloser, lebensbedrohlicher Situation können **lebensrettende Notfallmedikamente (in Standarddosierungen)** über den Shunt verabreicht werden (Achtung: unbedingt in den venösen Schenkel spritzen! Vorsicht bes. bei Katecholaminen). Entfernen einer Kanüle nach **Shuntpunktion** macht Abdrücken bis zu 10 min nötig (Verfahren s. o.)!
- **Bei Hypovolämie/zur Infusionstherapie (außer bei Überdialyse):** möglichst NaCl 0,9 % als Infusionslösung (kaliumfrei!) verwenden (keine VEL).

Allgemeine Hinweise zu urologischen Notfällen

- **Peinlichkeit für den Patienten bedenken!** Auf Takt und Distanz achten.
- Rasche **urologische Fachbehandlung sicherstellen, um Komplikationen und** bleibende Schäden (z. B. Zeugungsunfähigkeit) zu vermeiden.
- **Ess-, Trink-, Rauchverbot** (→ ggf. Operation)!
- Ggf. **Schmerzbekämpfung** (NA), z. B. mit einem Opiat wie Piritramid.

Harnleiterkolik/Nierenkolik

Kolikartige Schmerzen bei Harnstau infolge Verlegung des Harnleiterlumens.
Ursache: Harnleiterstein.
Symptomatik: Kolikartige Schmerzen im Rücken-/Flankenbereich, Ausstrahlung in die Leistenregion bis zum Hodensack/zu den Schamlippen möglich, Nierenlagerklopfschmerz, ggf. Zeichen des Akuten Abdomens (vgl. S. 384 ff.).
Therapie: Basismaßnahmen, Standardtherapie (NA), Analgetikum (z. B. Metamizol i. v.), evtl. Spasmolytikum (z. B. N-Butylscopolaminiumbromid i. v.), Einweisung in eine urologische Fachabteilung.
Hinweis: Bei Vorliegen der Symptomatik eines Akuten Abdomens mit der differenzialdiagnostischen Erwägung „Harnleiterkolik" steht die allgemeinchirurgische Abklärung vorerst im Vordergrund.

Akuter Harnverhalt

Unvermögen, die gefüllte Harnblase zu entleeren.
Ursachen: Vergrößerung der Vorsteherdrüse (Prostatahyperplasie), Tumor, Trauma, Operation u. a. m. Komplikationen: Harnstau, Nierenversagen.
Symptomatik: Harndrang bei Unfähigkeit zum Wasserlassen, in den Genitalbereich ausstrahlende Schmerzen, evtl. Abwehrspannung, prallgefüllte Harnblase tastbar. (Beim Tasten schmerzhaft! Vorsicht: behutsam vorgehen.)
Therapie: Blasenkatheter (ggf. NA), ggf. suprapubischer Blasenkatheter (Klinik), urologische Abklärung der Ursache.

Priapismus

Akute, schmerzhafte Dauererrektion des Penis ohne sexuelle Erregung.
Ursachen: idiopathisch (keine Ursache zu finden), Veränderung der Blutzusammensetzung, verschiedene Medikamente, Schwellkörper-Autoinjektionstherapie (SKAT) u. a. m.
Komplikationen: Impotenz, Schwellkörperfibrose, Gangrän.
Therapie: Akut (NA): Analgesie, Sedierung, Blutverdünnung (Infusion), Kühlen der Leisten. – Fachbehandlung (Urologie): intrakavernöse Injektion von α-Sympathomimetika, Operation (Punktion).

Paraphimose (Spanischer Kragen)

Vorhautenge mit Abschnürung des Penis hinter der Eichelwulst.
Ursache: Erektion bei zurückgestreifter, enger Vorhaut; auch bei unterlassener Reposition der Vorhaut nach Katheterisierung der Harnblase.
Symptomatik: Schmerz. Die Eichel liegt frei, ist geschwollen und blaurot verfärbt. Ödem. Oft im Rahmen sexueller Handlungen (Selbstbefriedigung, Beischlaf usw.); oft junge Patienten, äußerst befangen/hinausgezögerter Arztbesuch.
Komplikationen: Entzündung, Nekrosen und Gangrän.
Therapie: Manuelle Reposition der Vorhaut (Kompression der Eichel – Auspressen über 5 min und Zurückstreifen der Vorhaut). Bei Misslingen der Reposition sofort, bei Gelingen später (zur Prophylaxe) Operation (Zirkumzision).

Akutes Skrotum (Skrotum = Hodensack)

Symptomkomplex, dem verschiedene Erkrankungen im männlichen Genitalbereich zu Grunde liegen können, die schneller Diagnostik und ggf. sofortiger Therapie bedürfen: Rasch zunehmende, in Unterbauch und Leiste ausstrahlende, dumpfe, z.T. starke Schmerzen, Druckschmerzhaftigkeit, Rötung der Skrotalhaut, einseitige Schwellung (Seitendifferenz) des Hodensackes, evtl. Übelkeit und Erbrechen sowie Kollapsneigung. Mögliche Erkrankungen:

- Hodentorsion (s. u.)
- Hodenentzündung (Orchitis, Didymitis)
- Akute Nebenhodenentzündung (Epididymitis)

Hodentorsion

(häufigste Ursache für Akutes Skrotum im Kindesalter)
Verdrehung von Hoden und Samenstrang. → I. d. R. zunächst venöser, später arterieller Blutfluss unterbrochen. Tritt meist bei Jugendlichen auf (12–20 Jahre), aber auch schon Säuglinge sowie Ältere betroffen.
Diagnose: Akutes Skrotum, evtl. Prehn-Zeichen negativ: Schmerzverstärkung beim vorsichtigen Anheben des Hodens (nicht zuverlässig).
Anamnese: plötzlich, sowohl bei Bewegung als auch während der Nachtruhe, ohne direktes Trauma.
Gefahr: Akuter Verschluss der A. spermatica → Durchblutungsstörung des Hodengewebes → Absterben der Keimzellen nach 2–6 h bei vollständiger Unterbrechung der Durchblutung. Unbedingt sofortige urologische Behandlung (Voranmeldung; i. d. R. OP)! Akutmaßnahme: Da die Drehrichtung des Hodens nach medial weist, ist der Versuch einer Detorquierung nach lateral durch den Versierten gerechtfertigt – Analgesie! Fachärztliches Eingreifen nicht verzögern.

- **Genaues Leitsymptom ermitteln!** (z. B. Verlust der Sehkraft, Augenschmerz, Flimmern)
- **Differenzialdiagnosen** außerhalb des Auges prüfen (bes. bei beidseitigen Symptomen; z. B. Apoplex, Synkope, Herzinfarkt, Psychiatrie)
- **Kurze Notfalldiagnostik** – je nach Fall; möglichst im Seitenvergleich!
  - Betrachtung des äußeren Auges (Verletzungszeichen, Verfärbungen, Schwellungen, Durchblutung von Lid und Bindehaut, Fremdkörper usw.)
  - **Augenbewegungen** in alle Richtungen
  - **Pupillenreaktionen** (s. S. 153 f.)
  - Bulbushärte (durch das Lid bei gesenktem Blick tasten; nicht bei Trauma/Z. n. OP)
  - Subjektive Angaben (Gesichtsfeld, Farbwahrnehmung, Sehschärfe usw.)
- Sonstige Begleitsymptome? (z. B. Schwindel, Tachykardie, Übelkeit, Fieber, Schmerzen)
- Mögliche Unfallmechanismen abfragen (s. S. 510)
- Psychische Belastung bei Verlust der Sehkraft und anderen Augennotfällen bedenken! Psychische Erste Hilfe s. S. 29 f.
- Zur Ruhigstellung eines Auges durch lockeren Verband immer beide Augen abdecken.
- Auch wenn keine weiteren Maßnahmen erforderlich: Bei starken Schmerzen NA zur Analgesie!

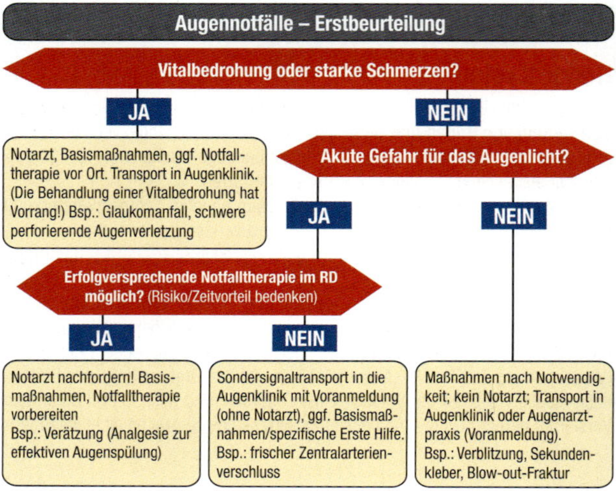

Medikamente bei Augennotfällen

(Details s. jeweiliger Medikamentensteckbrief in Kapitel 18)

- **Analgetika,** z. B. Opiat wie Piritramid (0,1 – 0,2 mg/kg KG i. v.) wenn vorhanden, auch Lokalanästhetika (Augentropfen, z. B. Oxybuprocain) z. B. zur Augenspülung bei Verätzung s. u.
- **bei Glaukomanfall** (s. S. 511):
  - Carboanhydrasehemmer, z. B. Acetazolamid (500 mg langsam i. v.); alternativ u. U. Alkoholgabe (20 ml Weinbrand p. o. – bewusstseinklarer Patient – ob eine beobachtete Besserung tatsächlich auf eine Reduktion der Kammerwasserproduktion (wahrscheinlich erst bei sehr hohen Dosen) oder auf einen analgetischen/euphorisierenden Effekt des Alkohols zurückgeht, dürfte in der Praxis unerheblich sein)
  - wenn vorhanden (Notdienst-Apotheke?): Pilocarpin-Augentropfen 0,5 – 1 % (alle 10 min 1 Tropfen, bis keine Pupillenverengung mehr nachweisbar ist).

Augenspülung

- Aufhalten des Auges, dabei Kopf zur Seite des verletzten Auges drehen (Schutz des gesunden Auges und der Tränenwege des verletzten Auges)
- **von innen (Nase) nach außen (Augenwinkel) spülen** (aus Gefäß gießen oder vorsichtig mit 50 ml-Spritze spülen); den Patienten auffordern, das Auge in alle Richtungen zu bewegen
- Augenspülflaschen sind für geschulte Personen zur Selbsthilfe geeignet, lassen aber für die Hilfe durch Dritte keine Effektivitätskontrolle zu (Lidschluss?!).
- **Spüllösungen: NaCl 0,9 %, Leitungswasser,** spezielle Pufferlösung (Natriumhydrogenphosphat)
- Wenn eine Erdalkaliverätzung nicht sicher ausgeschlossen werden kann, ist der Einsatz von NaCl 0,9 % (z. B. Isogutt® akut 500 ml/1000 ml mit Notfallverschluss nach DIN 12930) oder Vollelektrolytlösungen wie Ringer-Laktat als Spüllösung indiziert. **Wichtiger als die Wahl einer Spüllösung ist frühestmögliches, reichliches und korrektes Spülen** (im Notfall sind auch Leitungs- oder Mineralwasser geeignet). Aber: Keine Spülung mit Milch!
- Eine korrekte Augenspülung (nach initialer mehrminütiger Spülung unter rigorosem Aufhalten der Lider) wird durch lokalanästhetische Augentropfen (z. B. Oxybuprocain) erleichtert und in vielen Fällen erst ermöglicht.
- **Eine korrekte Augenspülung erfordert Ektropionieren;** möglichst doppeltes Ektropionieren des Oberlides mit (improvisiertem) Desmarres-Lidhaker.
- Spülung unter Aufhalten der Lider auch während des Transportes weiterführen.
- Gerade Kalkverätzungen bergen die Gefahr, dass durch die erste Spüllösung feste bzw. getrocknete Ätzpartikel (wieder) aufgelöst werden und (erneut) Ätzwirkung entfalten; daher sollten diese vor der dringlichen Spülung zügig z. B. mit Watteträger entfernt werden.

Traumatologische Augennotfälle

Notfall	Erklärung	Symptome	Maßnahmen
Verätzung (z. B. verspritzte Lauge im Labor, Batteriesäure am Auto, ungelöschter Kalk, Abflussreiniger)	Schädigung des Auges v.a. Hornhaut, ggf. Augeninhalt) durch aggressive chemische Substanzen. Höchste Gefahr für das Augenlicht! **Das Schicksal des Auges bei Verätzungen hängt wesentlich vom frühzeitigen, ausgiebigen und technisch korrekten Spülen des Auges ab! Rascher Transport zur Augenklinik unter Fortsetzung der Spülung.**	**Beginnende Verätzung:** Rötung und Ödem der Bindehaut, Schmerzen (I°) **Fortschreitende Verätzung:** Bindehautblässe/Hornhauttrübung (II°); gekochtes Fischauge (III°)	Vorsichtiges, aber zügiges Entfernen fester Ätzpartikel (z. B. Abtupfen mit Wattestäbchen). **Sofortige und anhaltende Spülung** (am besten **mit NaCl 0,9 %).** Dabei **rigoroses Aufhalten und möglichst Ektropionieren der Lider** (heftige Gegenwehr, wegen Schmerzen → Eintropfen von Lokalanästhetika oder systemische **Analgesie**/Sedierung durch NA).
Verbrennung	Vgl. S. 480 ff.	Einteilung der Verbrennungen am Auge wie Verätzung am Auge (s. o.)	**Auch bei Verbrennungen des Auges ist eine initiale Augenspülung sinnvoll.**
Verblitzung/Schneeblindheit (z. B. Gletschersonne bei Schneeaufenthalt ohne Brille, Schweißen)	Mit zeitlicher Latenz von 3–8 Stunden kommt es nach starker UV-Strahlung in die Augen zu Zellschäden (Hornhaut) mit Beschwerden	Unerträgliche Schmerzen an beiden (!) Augen (häufig nachts, weil tagsüber bestrahlt); Lidkrampf.	**Behandlung durch Augenarzt.** Hinweis: Betrachten einer Sonnenfinsternis ohne Spezialschutz → Makulaverbrennung möglich!
Windschutzscheibenverletzung (u. a. Lidverletzungen, z. B. Hundebiss)	Bei Frontalaufprall eines Pkw (ohne Airbag) stoßen nichtangeschnallte Fahrer/Beifahrer mit dem Kopf gegen die Scheibe. **Häufig Kombination mit Thoraxtrauma und SHT.**	Das splitternde Glas hinterlässt regelmäßig eine horizontale Schnittverletzung im Gesicht, die typischerweise in Augenhöhe verläuft	Vitale Verletzungen haben Vorrang. Verband, ggf. Analgesie (NA). Lidverletzungen sollten immer von einem **erfahrenen Augenoperateur** versorgt werden, da ungünstige Vernarbungen und ernste Tränenwegsstörungen drohen. Selbst kleinste Lidteile müssen – wenn irgend möglich – replantiert werden!
Blow-out-Fraktur (Orbitabodenfraktur, oft bei Kindern, gute Prognose)	Bei stumpfem Bulbustrauma (z. B. Sektkorken, Faust oder Squashball aufs Auge) kann der dünne knöcherne Ortbitaboden einbrechen, → Inhalt der Augenhöhle rutscht nach unten → häufig Einklemmen des M. rectus inferior.	Das verletzte Auge steht tiefer als das gesunde und kann dem Blick nach oben nicht folgen. Evtl. Doppelbilder. Unschärfe → V. a. Linsenluxation.	**Ruhigstellung durch Verband beider Augen. In der Klinik OP.** Im Rahmen des stumpfen Bulbustraumas sind aber weitere nicht offensichtliche Verletzungen möglich (z. B. Linsenluxation, Netzhautblutung) → immer in die Augenklinik.
Lidverklebung durch Sekundenkleber	Spezifische Erste-Hilfe-Maßnahmen sind im RD nicht möglich, da der Sekundenkleber i. d. R. schon ausgehärtet ist.	i. d. R. nur ein Auge betroffen, das sich nicht öffnen lässt.	Transport in die Augenklinik (eine augenärztliche Versorgung ist erforderlich). Ein Sondersignaltransport ist normalerweise nicht gerechtfertigt.

Notfall	Erklärung	Symptome	Maßnahmen
Fremdkörper, penetrierend (z. B. Lotnägel bei Bauarbeitern, Späne/Splitter bei Bohr-/Fräsarbeiten, Sport-/Spielwaffengeschosse, Splitter bei Feuerwerk)	Ein Fremdkörper, der durch die Hornhaut ins Augeninnere durchschlägt und häufig zunächst verbleibt, muss mit relativ hoher Energie entgegenkommen; häufig bei gewerblichen Unfällen ohne Tragen der vorgeschriebenen Schutzbrille. Infektionsgefahr	Bei kleinen Metallsplittern Symptomatik z. T. erst nach Stunden! Fremdkörper häufig nicht sichtbar → Anamnese! Schmerzen (z. T. wie ein Schlag gegen das Auge), Sehvermögen verschlechtert, manchmal Wunde.	Bei Verdacht immer zum Augenarzt! Möglichst Klinik wegen manchmal nötiger Röntgen-/Ultraschallkontrolle. **Keine Versuche der Fremdkörperentfernung vor Ort! Beide Augen durch Abdecken ruhigstellen.** Bei starken Schmerzen oder Erregung Notarzt zur Analgesie/Sedierung.
Fremdkörper, nicht penetrierend (z. B. Wimpern, Insekten, Staub, Sand usw.)	Ein Fremdkörper befindet sich auf der Hornhautoberfläche bzw. im Bindehautsack. Ursache ist ein fehlender Lidschluss bei entgegenkommendem Fremdkörper (z. B. Fremdkörper war nicht rechtzeitig erkennbar, Schutzreflex ausgefallen).	Fremdkörpergefühl (hält auch noch nach Entfernung des Fremdkörpers an), Tränen, Rotes Auge, Jucken, evtl. Schmerzen.	Bei gewerblichen Unfällen (z. B. mit Hammer und Meißel) immer V.a. penetrierende Verletzung (s. o.)! **Bei regelhaft nicht-penetrierenden Fremdkörpern (Wimper, Insekt) Versuch der Entfernung durch einfaches Ektropionieren und Abtupfen (steril) oder Augenspülung.** Kontrolle durch Augenarzt.

Ein **Sturz auf die Schläfe** kann zu Zerreißungen/Zerrungen des Sehnervs führen, häufig bei Fahrradstürzen ohne Helm. Verdacht bei fehlender Pupillenreaktion (betroffener Seite)! Frühzeitig augenärztl. Therapie notwendig; ggf. OP.

Internistische Augennotfälle

Notfall	Erklärung	Symptome	Maßnahmen
Glaukomanfall bei Engwinkelglaukom (Winkelblockglaukom) (hat außer Begriffsähnlichkeit nichts mit dem Grünen Star/Offenwinkelglaukom zu tun)	Akute Verlegung des (anatomisch verengten) Kammerwinkels mit Abflussblockierung des Kammerwassers; begünstigt durch Mydriasis. **Harter Augapfel** (zum Vergleich eigenes oder nicht betroffenes Auge durch das geschlossene Oberlid tasten – Patienten dabei nach unten schauen lassen; oft ähnliche Ereignisse oder Glaukom bekannt **(Anamnese!).**	**Verlust der Sehkraft in Stunden; heftigste dumpfe Schmerzen,** Ausstrahlung in Kopf oder Bauch (Verwechslung mit Akutem Abdomen oder sogar Herzinfarkt möglich), Übelkeit. Evtl. Tränen, Lichtscheu.	**Notarzt:** Verminderung der Kammerwasserproduktion (Carboanhydrasehemmer i. v.), Pupillenverengung (z. B. Pilocarpin-Augentropfen), Analgesie (z. B. Opiat, das gleichzeitig die Pupillen verengt); Wirkung eines Glases Schnaps ist umstritten. **Augenklinik** anfahren (je nach Besserung vor Ort Voranmeldung).

15. Sonstige Notfälle

Notfall	Erklärung	Symptome	Maßnahmen
Zentralarterienverschluss	Akuter Verschluss der Gefäßversorgung des Auges meist durch Embolie (Vorerkrankungen!, z. B. Vorhofflimmern, Endokarditis, Karotisstenose); Absterben der Ganglienzellen, nach 60 Minuten irreversibel.	**Verlust der Sehkraft in Sekunden** bis Minuten. Evtl. begleitend oder vorausgehend TIA. DD: Apoplex, Trauma, Amaurosis fugax	**Augenklinik nach Voranmeldung anfahren; evtl. mit Sondersignal.** Evtl. Bulbusmassage. Bei Apoplexsymptomatik Innere Notaufnahme. Klinik: u. U. Lysetherapie (Intensivstation)
Zentralvenenverschluss	Akuter Verschluss der Hauptvene des Auges; häufigste Erblindungsursache älterer Menschen.	**Verlust der Sehkraft in Minuten** bis Stunden.	**Augenklinik nach Voranmeldung anfahren;** nach Absprache mit der Klinik ggf. mit Sondersignal. Klinik: isovolämische Hämodilution, panretinale Laserkoagulation.
Netzhautablösung (Ablatio retinae) DD: Mouches volantes (harmlose Glaskörpertrübungen)	Trennung der Netzhaut vom darunterliegenden Pigmentepithel durch primären Netzhautriss, oder nach Trauma, Entzündung, Aderhautmelanom u. a. m.	**Verlust der Sehkraft in Minuten bis Stunden.** Lichtblitze in der Peripherie des Gesichtsfeldes, Schwarm von schwarzen Mücken, Rußregen; Schatten, der sich von außen allmählich auf das Zentrum vorschiebt (z. B. schwarze Mauer von unten, schwarzer Vorhang von oben oder seitlich).	**Geeigneten Augenarzt** oder Augenklinik nach Voranmeldung anfahren.
Akute Iritis	Entzündung der Regenbogenhaut.	Symptome ähnlich wie Glaukomanfall, aber **Augapfel nicht hart!**	Evtl. Notarzt: Ggf. Analgesie (z. B. Ketamin), ggf. medikamentöse Pupillenerweiterung. **Geeigneten Augenarzt**/Augenklinik anfahren.
Karotis-Sinus-cavernosus-Fistel	Pathologische Gefäßverbindung zwischen A. carotis int. und dem venösen Sinus cavernosus, nach Trauma oder spontan (ältere Patienten). Dadurch strömt arterielles Blut in venöse Gefäße, z. B. im Augenbereich.	Starke Erweiterung der Gefäße im Weiß des Auges (prall rote Venen); evtl. Bewegungseinschränkung des Auges; evtl. hört der Patient ein pulssynchrones Geräusch, das auch mit dem Stethoskop über dem Auge gehört werden kann.	In der **Augenklinik** Nachweis mit Ultraschall oder Angiographie. Operative Behebung (ggf. Neurochirurgie).

16. Psychiatrie/Psychologie

Verweise:

Psychische Erste Hilfe s. S. 29 f.
Verhalten bei SID s. S. 440 f.
Zwangsbehandlung/Zwangseinweisung s. S. 130 ff.

Die Psychiatrie bietet ein weites Feld von Erkrankungen, die während der kurzen Notfallversorgung im Rettungsdienst weder exakt zu diagnostizieren noch spezifisch zu therapieren sind. Daher ist ein symptomorientiertes Vorgehen notwendig.

Bei psychisch auffälligen Menschen ist zunächst zu fragen, ob es sich bei dem gezeigten Verhalten oder geschilderten Erleben um eine normale Reaktion auf ein besonderes Ereignis handelt, das für Außenstehende evtl. nicht offensichtlich ist, oder ob sich dahinter ein psychiatrisches Krankheitsbild verbirgt.
Grundsätzlich ist zu überprüfen, ob sich die festgestellten Symptome durch andere behandlungsbedürftige Notfallerkrankungen oder pharmakologische Einwirkungen erklären lassen.

Der psychisch auffällige Patient

a) **„normal“:** psychische Ausnahmesituation (situationsbedingt – z. B. Eltern, deren Kind verunglückt ist, Zeugen eines schweren Unfalls)

b) **„krank“:**

Psychiatrische Notfallbilder	Pharmakologisch-toxische Einwirkungen	Andere Notfallursachen (Auswahl)
• Erregungszustand • Selbsttötungsabsicht • Bewusstseins-störungen • Stupor und Katatonie	• Medikamente (Nebenwirkungen) z. B. hyperkinetisch-dystones Syndrom nach MCP-Einnahme • Alkohol, Drogen • andere Vergiftungen	• Unterzuckerung (Hypoglykämie) • Hirnhautentzündung (Meningitis) • Schlaganfall (Apoplex) • Hyperventilationssyndrom • Schock

Beim Patienten bekannte psychiatrische Vorerkrankungen wie Depression oder schizophrene Psychose können auf ein akutes psychiatrisches Problem hinweisen, sind aber kein Beweis!

Wichtige psychiatrische Notfallsyndrome

Akute Angst

Akute Angstzustände können als Realangst (tatsächliche Bedrohung), aber auch im Rahmen verschiedener psychischer/psychiatrischer Erkrankungen auftreten. **Typische körperliche Symptome (psychovegetative Angstkorrelate):** Blutdruckanstieg, Tachykardie, Schweißausbrüche, schnelle und tiefe Atmung, Schwindel, Blässe (Gefäßreaktion), Mundtrockenheit, Muskelanspannung.

Akuter Erregungszustand

Symptomatik: Unruhe, psychomotorische Erregung. Antriebssteigerung, Aggressivität, Euphorie, Panik, Verwirrtheit, Wut. Puls tachykard, evtl. arrhythmisch, Blutdruckanstieg, Schwitzen.

Ursachen: akute psych. Belastungssituationen, Psychosen, Manien u. v. a. m.
Maßnahmen: Verständigung suchen vor sedierenden Maßnahmen.
Hinweise: Patienten fühlen sich subjektiv oft nicht krank → Uneinsichtigkeit. Trotz schwierigem Umgang geduldig bleiben! Gefahr gewalttätiger Handlungen gegen sich (Suizid) oder gegen die Umwelt; ggf. Polizei einschalten.

Verwirrtheit

Bewusstseinsstörung, die sich als eine Kombination von Denkstörung, Erinnerungsverfälschung und Desorientiertheit (zeitlich, örtlich, situativ und/oder zur Person) beschreiben lässt und z. B. im Rahmen organischer Psychosen (durch körperliche Erkrankungen bedingt) auftritt, z. B. Alzheimer-Erkrankung.

Delir

Zustand im Rahmen von Alkoholismus und Drogenentzug, sowie bei akuten organischen Psychosen. Symptomatik: Bewusstseins- und Orientierungsstörungen, (optische) Halluzinationen, vegetative Störungen (Schwitzen, Tachykardie, Hypertonie), Zittern, motorische Unruhe.

Stupor

Der Patient lässt weder seelische noch körperliche Aktivität erkennen – bei meist klarem Bewusstsein.

Hauptproblem

Die Situation ist deswegen oft schwierig, weil bei fehlender Bereitschaft des Patienten zur Behandlung ein Konflikt zwischen zwei elementaren, gesetzlich und ethisch verankerten Prinzipien auftritt:

- **Selbstbestimmungsrecht des Patienten** (Autonomie) bei Fähigkeit zur freien Willensbildung
- **Fürsorgegebot für den Patienten** (Garantenstellung) bei Gefahr für Gesundheit und Leben

Bei einer akuten Selbst- oder Fremdgefährdung kann die Polizei zwar ohne weiteres eine Zwangseinweisung oder eine Sicherheitsverwahrung vornehmen, dennoch löst dies häufig nicht das Problem, weil die Situation eskaliert. Das Überzeugen zu einer freiwilligen Behandlung muss erstes Ziel sein. Bei einsichtsfähigen Patienten ist deren Selbstbestimmungsrecht uneingeschränkt zu respektieren. **Zu diesen schwierigen Problemfällen gibt der Algorithmus auf S. 130 ff. Hilfestellung.** Im Zweifel Notarzt und Polizei hinzuziehen. Polizeinachforderung auf jeden Fall bei bestehender Fremd- **oder** Eigengefährdung!

Allgemein

- **Vorsichtige Annäherung, Eigenschutz!** Freundlichkeit und Bestimmtheit

Einschätzung der Lage:
- Fremdgefährdung (Personal/Dritte)
- Eigengefährdung (Patient)
- Einsichtsfähigkeit (Patient)
- Versorgungsnotwendigkeit/Vitalbedrohung
- Bereitschaft des Patienten zur Behandlung

- **Basischeck/Basismaßnahmen;** Versorgen von Verletzungen, Vergiftungen usw.
- Priorität hat die Sicherung der Vitalfunktionen!
- **Psychische Betreuung des Patienten** s. S. 29f.; bei Horrortrip (Drogenkonsum, vgl. S. 466f.): ggf. Talk-down. Bei Suizidhandlungen s. n. S.
- Stigmatisierung bei psychischen Erkrankungen vermeiden – es sind eben auch Erkrankungen
- Immer Krankenhauseinweisung zur weiteren Abklärung anstreben.

Notärztliche Therapie

- **Untersuchung, Standardtherapie,** ggf. stationäre Einweisung.
- Ausschluss ursächlicher oder begleitender schwerwiegender körperlicher Erkrankungen (z. B. Hypoglykämie) oder Vergiftungen!
- **Mögliche Medikamente:**

Delir	Entzugsdelir	Lorazepam (1–2 mg i. v.) oder Diazepam (5–10 mg i. v.), ggf. Clonidin (0,075–0,15 mg verdünnt über 10 min i. v.)
	Internistische und demenzielle Erkrankungen	Haloperidol (nach Schweregrad 1–10 mg langsam titrierend i. v., Dosisreduktion bei Pat. > 65 Jahre); ggf. zusätzlich Lorazepam (1–2 mg i. v.) oder Diazepam (5–10 mg i. v.)
	Zentral-anticholinerges Syndrom	Physostigmin (1 mg sehr langsam i. v., ggf. wdh.) – Atropin als Antidot bereithalten
Erregungs- und Angstzustände	Manisches Syndrom; paranoid-halluzinatorisches Syndrom; psychomotorische Erregung	Haloperidol (2,5–10 mg p. o. oder i. v., zur Not i. m., ggf. wdh. nach 20 min), ggf. zusätzlich Lorazepam (0,5–2 mg p. o. oder i. v., zur Not i. m.)
	Panikattacke, psychogene Erregung, Angstzustände	Lorazepam (0,5–2 mg p. o. oder i. v.) oder Diazepam (2,5–10 mg i. v.)
Akute Belastungsstörung		Propranolol (20–80 mg p. o., einschleichend dosieren, 2–3 x/Tag), möglichst keine Benzodiazepine!
Dyskinesie, Hypo-/Akinese		Biperiden (2,5 mg i. v., ggf. wdh. nach 30 min)

Grundsätzlich strenge Indikationsstellung! Insbes. bei Sedativa und Neuroleptika sind Risiken, Kontraindikationen und Wechselwirkungen zu beachten.

Äußern, Androhen oder absichtliches Durchführen von Maßnahmen, die dazu dienen sollen, die eigene Gesundheit zu schädigen, das eigene Leben zu verkürzen oder zu beenden (Suizid).

Symptomatik

- Evtl. bekannte **Auslöser** (z. B. Enttäuschung)/Abschiedsbrief.
- Aussprechen, Androhen oder Antäuschen von **Suizidmaßnahmen.**
- Durchführen von Suizidmaßnahmen.
- **Psychische Verfassung** (Kombinationen/Schwankungen möglich):
  a) Depressive Verstimmung, Angst, Trauer, Wut.
  b) Aktivität, Nervosität, Aggression.
  c) Entspannung, abnorme Gelassenheit.

Allgemeine Regeln für den suizidalen Notfall (RS, RA, NA)

Die Gesprächsführung mit akut suizidalen Patienten (z. B. Patient, der zu springen droht) sollte von einem erfahrenen, geschulten Arzt oder Krisenmanager übernommen werden. Ggf. Fachdienste (z. B. Polizeipsychologen) nachfordern. In der Regel sind Kriseninterventionsteams nicht zuständig.

1. Vorbehaltloses **Akzeptieren und Ernstnehmen** des Patienten. **Zuhören in ungestörter Atmosphäre.**
   - Der Patient darf sich nicht **bedroht** oder **peinlich beobachtet** fühlen (vor Schaulustigen abschirmen).
   - **Keine** (fadenscheinigen) **Ablenkungsmanöver** versuchen.
   - Den Patienten **nicht belügen.** Keine unhaltbaren Versprechen.
   - **Keine vorschnellen therapeutischen Ratschläge** („Es ist doch alles ganz einfach …")
   - Die persönliche Notlage des Patienten **weder verharmlosen noch relativieren.**
   - Heftige **Affektäußerungen** (Weinen, Aggression) sollten unerwidert angenommen werden, auch wenn sie (scheinbar) gegen den Helfer gerichtet sind.
2. Suizidgedanken offen, direkt und ernstnehmend erfragen
   „Entpathologisierung" von suizidalem Verhalten (Abbau von Scham, Sündevorstellungen, Wertungen)
3. Ansprechen von Bindungen (z. B. Freunde, Religion)
   Ggf. **Kontaktpersonen** des Patienten einbinden.
4. **Hilfsangebot** (z. B. psychiatrische Einweisung) machen.
5. **Suizidale Patienten nicht alleine lassen!**
   Sofern nötig und möglich: Betreuung der Angehörigen.

Maßnahmen des Notarztes

- **Untersuchung, Standardtherapie.**
- Gesprächsführung, psychische Betreuung.

- Feststellen einer (Fremd-)/Eigengefährdung.
- Klinikeinweisung; ggf. Zwangseinweisung veranlassen (Ordnungsbehörde, Polizei) – s. S. 130 ff.
- **Medikamente:**
  ggf. Benzodiazepine, z. B. Diazepam (5–10 mg i. v.)
  ggf. Neuroleptika, z. B. Haloperidol (5–10 mg i. v.)

Hintergrundinformationen

- Oft wird die **Suizidabsicht vorher angekündigt!**
- Die Vorstellung von appellativen Suizidversuchen als „Schrei nach Hilfe" ist für die Notfallmedizin unerheblich. Jeder Suizidversuch muss ernstgenommen und durch fachkundige Hilfe weiter abgeklärt werden, da sich ein hoher Anteil dieser Menschen sonst später wirksam das Leben nimmt (mind. 10 %). Z.T. sind erste Suizidversuche auch wegen mangelnder Kenntnis der Methoden erfolglos und nicht, weil der Suizid gar nicht beabsichtigt ist. Bei etwa 20–40 % der erfolgreichen Suizide ging bereits mind. ein Suizidversuch voraus.
- Menschen zeigen, je näher sie dem Suizid stehen, **Gelassenheit und Entspannung** (die Entscheidung ist getroffen). Vorbestehende Depressionen scheinen verschwunden. Über Suizidgedanken täuschen sie hinweg. Der Entschluss, sich das Leben zu nehmen, erscheint ihnen wie eine Erlösung.
- Obwohl es im Rettungsdienst weder sinnvoll noch möglich ist, eine Psychotherapie einzuleiten, hilft eine **angemessene psychische Betreuung,** Unannehmlichkeiten für Rettungsdienstpersonal und Patienten zu vermeiden, und erspart unter Umständen ein medikamentöses Eingreifen.
- Der **Rechtssituation** muss bei einem suizidalen Notfall große Aufmerksamkeit geschenkt werden (Selbsttötung ist ein Unglücksfall im Sinne des § 323 c StGB, Dokumentation eingeschränkter Freiverantwortlichkeit/Geschäftsfähigkeit, Nichtigkeit einer vormaligen Willenserklärung bei Bewusstlosigkeit, Eigen-/Fremdgefährdung, Zwangseinweisung, Sedierung bedarf ggf. der Einwilligung des Patienten). Auch wenn juristisch einem „echten Freitod" als freie Willensentscheidung nichts entgegensteht, ist diese Vorstellung unrealistisch; die allermeisten Personen mit erfolgreichen oder erfolglosen Suizidversuchen leiden unter psychiatrischen Erkrankungen, die zu einem Großteil therapierbar sind. Daher ist im Notfall **für den RD immer die Pflicht zum Einschreiten gegeben.**
- **Kriterien zum Einschätzen der Suizidgefahr:** akute Angst, Depression, Schuldgefühle; Erleben von Aussichtslosigkeit, bittere Äußerungen über das Leben; sozialer Rückzug, Einsamkeit; Verlusterlebnisse; ständige Beschäftigung mit Todesgedanken; frühere Suizidversuche; frühere Suizidhandlungen in der näheren Umgebung (Familie) des Patienten.
- **Kinder** sind – wenn auch selten – ab etwa dem sechsten Lebensjahr zu gezielten Suizidhandlungen fähig.

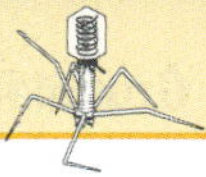

17. Hygiene/Desinfektion

Für den Bereich Hygiene und Desinfektion im Rettungsdienst gibt es zahlreiche praxisrelevante und rechtsverbindliche Vorgaben, die in diesem Taschenbuch nur teilweise wiedergegeben werden können. Die entsprechenden Drucksachen sollten auf jeder Dienststelle vorliegen. Wichtige Beispiele:

- Infektionsschutzgesetz (vgl. S. 526)
- Richtlinien des Robert-Koch-Institutes (RKI, vgl. nächste Seite unten und S. 526)
- Arbeitsschutzgesetz (ArbSchG)
- Biostoffverordnung (BioStoffVO)
- Technischen Richtlinien für biologische Arbeitsstoffe (TRBA), teilweise in BGR umgesetzt (s. u.), z. B. TRBA 250 (Biologische Arbeitsstoffe im Gesundheitsdienst und in der Wohlfahrtspflege)

Wichtige Ausführungen der Unfallversicherungsträger
(BGV = Vorschriften der Berufsgenossenschaften, UVV – GUV/BGW)

- BGV C 8 Gesundheitsdienst (früher VBG 103)
- BGV A 4 Arbeitsmedizinische Vorsorge (früher VBG 100) → G 25 und G 42 für RD-Personal
- BGV B 8 Verhütung und Bekämpfung des Milzbrandes (früher: VBG 84)
- BGV C 27 Müllbeseitigung (früher: VBG 126)
- BGR 125 Einsammeln, Befördern und Lagern von Abfällen in Einrichtungen des Gesundheitsdienstes
- BGR 189, 191, 192, 195, 197 (verschiedene Schutzmaßnahmen)
- BGR 206 Desinfektionsarbeiten im Gesundheitsdienst
- Informationsschriften (z. B. BGI 584, 586, 589, 597-4; ZH 1/31, 1/132, 1/187)

Begriffe

- **Infektionserreger:** Mikroorganismen in der Größenordnung von 0,02 µm (Viren) bis zu mehreren cm oder m (z. B. Bandwurm). Man unterscheidet Bakterien (z. B. Meningokokken), Viren (z. B. Masernvirus), Pilze (z. B. Candida albicans → Soor), Protozoen/Parasiten (z. B. Plasmodien → Malaria) und Helminthen/Würmer (z. B. Bandwurm).
- **Infektion:** Eindringen von Mikroorganismen in den Körper. Dies kann klinisch stumm geschehen und so eine stille Feiung (Immunisierung) bewirken.
- **Infektionskrankheit:** Infektion mit Krankheitssymptomen.
- **Bakteriämie:** Auftreten von Mikroorganismen im Blut ohne Symptome.
- **Sepsis:** Systemerkrankung (Symptome!), verursacht durch die Verteilung von Mikroorganismen mit dem Blutkreislauf (hämatogene Streuung).
- **Übertragungswege:**
  - **Direkte Übertragung** (durch unmittelbaren Kontakt): z. B. oral, Schmierinfektion, Tröpfcheninfektion (z. B. Husten, Niesen).
  - **Indirekte Übertragung** (kein unmittelbarer Kontakt): z. B. Staub, Luft (aerogen), Nahrung und Gebrauchsgegenstände.
  - **Übertragungsketten** (z. B. mit Zwischenwirt): z. B. Malaria: Wirt (infizierter Mensch) → Zwischenwirt (Stechmücke) → neuer Wirt.
- **Hygiene:** Maßnahmen zur **Erhaltung der Gesundheit** des Einzelnen und der Allgemeinheit und zur **Verhütung bzw. Bekämpfung von Krankheiten** sowohl physischer als auch psychischer und sozialer Art (WHO). So zum Beispiel in diesem Zusammenhang die Bekämpfung der Ansiedelung, Vermehrung und Ausbreitung von Krankheitserregern.
- **Desinfektion:** Verfahren, welches einen **Gegenstand in den Zustand versetzt, dass er nicht mehr infizieren kann** (DAB 9). Dies geschieht durch Verminderung (z. B. Abtötung) von Krankheiterregern. Desinfektion ist dort notwendig, wo für Krankheitserreger eine erhöhte Anfälligkeit besteht oder mit ihrem vermehrten Auftreten zu rechnen ist. Sie dient der Unterbrechung von Infektionsketten (BGA).
- **Sterilisation:** Behandlung eines Gegenstandes, sodass er frei von vermehrungsfähigen Mikroorganismen ist (inklusive Sporen).

Wichtige Institutionen

- **RKI (Robert-Koch-Institut):** Seit 1994 Nachfolger des Bundesgesundheitsamtes im Geschäftsbereich des Bundesministeriums für Gesundheit; Aufgabenfestlegung in § 4 IfSG (vgl. S. 526).
- **DGHM (Deutsche Gesellschaft für Hygiene und Mikrobiologie):** Gibt eine Liste geprüfter und für wirksam befundener Desinfektionsmittel und -verfahren heraus, die als verbindlich für prophylaktische und routinemäßige Desinfektionsmaßnahmen anzusehen ist. Einer behördlich angeordneten Entseuchung ist eine entsprechende Liste des RKI zugrunde zu legen (§ 18 IfSG).

Arbeitssicherheit

Grundsätzliche Reihenfolge der Maßnahmen:

1. Minimierungsgebot (Gefahr ausschalten/verkleinern)
2. Kennzeichnungspflicht (von Restgefahren)
3. Störfallplan (falls doch was schief läuft)
4. Stand der Technik verbessern (Lagerung, Schutzkleidung, Sanitärräume…)

Infektionsprävention (Vorbeugung)

1. **Impfung – aktive Immunisierung (Langzeitprophylaxe):** Stimulierung des Immunsystems zur Bildung körpereigener Antikörper, z. B. durch Gabe inaktivierter Erreger oder Toxine. **Empfohlene Schutzimpfungen für RD-Mitarbeiter** (STIKO, 2010) – standardmäßige (= *s) und berufliche (= *b) Indikationen:
   - **Tetanus** (*s), **Diphtherie** (*s): Grundimmunisierung + Auffrischung alle 10 Jahre, i. d. R. als Kombi-Impfung (ggf. mit Polio u./o. Pertussis)
   - **Hepatitis A** (*b) und **B** (*b), bei Hep. B Auffrischung nach Titerkontrolle
   - **Influenza** (*b): echte Grippe, jährliche Impfung mit Impfstoff nach WHO
   - **Pertussis** (*s/b): sofern in den letzten 10 Jahren keine Pertussisimpfung
   - **Poliomyelitis** (*s): vollständige Grundimmunisierung (meist als Kind erfolgt)
   - **Pneumokokken** (*s, Mitarbeiter > 60 Jahre)
   - **Ggf. auch** (jeweils wenn ungeimpft/empfänglich): **Windpocken** (*b/s), **Mumps-Masern**(*b/s)-**Röteln**(*s, insbes. bei Mitarbeiterinnen im gebärfähigen Alter)

   Nach Gefährdungsbeurteilung beruflich indizierte Impfungen (Anhang IV BioStoffVO, insbes. Hepatitis B) sind vom Arbeitgeber anzubieten (Betriebsarzt) und zu finanzieren (§ 3 III ArbSchG). Standardimpfungen und Impfungen bei Auszubildenden sind nach den Kriterien der Schutzimpfungsrichtlinie (§ 20 d I SGB V) von den gesetzlichen Krankenkassen zu finanzieren (Durchführung: i. d. R. Hausarzt). Impfungen sind freiwillig (außer Tetanusschutz bei Soldaten); bei Verweigerung durch den Arbeitnehmer bleibt der Unfallversicherungsschutz im Falle einer Infektion bestehen; aber es ist u. U. ein Tätigkeitsverbot möglich.
2. **Expositionsprophylaxe** (Schutz vor Erregerkontakt/-übertragung):
   - Allgemeine Hygienemaßnahmen, Desinfektion und Sterilisation.
   - Übertragungsschutz: z. B. Handschuhe und Kittel.
   - Isolieren (Infektionsstation)/Quarantäne (Pest, Cholera, Gelbfieber, Pocken).
3. **Postexpositionsprophylaxe** (PEP) nach (potenziellem) Erregerkontakt:
   - z. B. nach Nadelstichverletzung (vgl. S. 535): Blutprobe (möglichst auch Pat.), bei Gefahr einer HIV-Infektion ggf. möglichst schnell antiretrovirale Therapie
   - z. B. nach engerem Patientenkontakt mit Meningokokkeninfektion → ggf. prophylaktische Antibiotikatherapie (Beratung in Anspruch nehmen)
   - z. B. nach Biss eines tollwutverdächtigen Tieres → **Impfung (z. B. passive Immunisierung**/Serumtherapie = Gabe von Antikörpern gegen einen Erreger bzw. gegen ein Toxin. Als Kurzzeitprophylaxe und Schutz nach Kontakt).

Grundsätzlich ist der dienststellenspezifische **Hygieneplan** zu beachten, der auf jeder Wache aushängen muss und Dienstanweisungscharakter hat (§ 36 IfSG).

1. Persönlich

- **Körper** (insbes. Haare, Hände, Fingernägel): Waschen; regelmäßige hygienische Händedesinfektion (vor und nach Patientenkontakt).
- **Kleidung:** tägl. Wäschewechsel; Gürtel, Schuhe (glatte Oberfläche!), Jacke und persönliche Ausrüstung regelmäßig reinigen und desinfizieren.
- **Kleidungswechsel mit lokaler Körperdesinfektion/-reinigung** nach sichtbarer Kontamination.
- Jeglichen **Schmuck** (z. B. Ohrringe, Armbanduhr) im Dienst ablegen!
- **Schutzmöglichkeiten einsetzen** (Handschuhe, Mundschutz, Kittel usw.).
  - Handschuhe sind unbedingt zu tragen, wenn Kontakt mit Körperflüssigkeiten des Patienten nicht auszuschließen ist. Es sind sterile Handschuhe zu tragen, wenn der Patient als besonders infektionsgefährdet anzusehen ist (z. B. Geburt: Mutter und Kind; Einlegen eines zentralen Venenkatheters usw.); ggf. erhält der Patient zu seinem Schutz einen Mundschutz.
  - Mund- und Augenschutz sind zu tragen, wenn mit Verspritzungsgefahr von Körperflüssigkeiten besteht.
- Eigene Verletzungen keimfrei bedecken und verbinden.

Hinweis: Die Einsatzkleidung (speziell Schuhwerk) muss den Unfallverhütungsvorschriften entsprechen (BGV C 8, früher VBG 103). Vgl. a. BGR 189, 191, 192, 195, 197.

2. Fahrzeug

- **Tägliche Desinfektion kontaminierter Flächen** (Patientenkontakt).
- Ein- bis zweimal wöchentlich **Routinedesinfektion** (gesamtes Fahrzeug).
- Desinfektion nach jedem Transport eines Patienten mit Verdacht oder Feststellung einer übertragbaren Erkrankung.
- Sofortiges Entfernen sichtbarer Verschmutzungen **nach** Desinfektion.
- Regelmäßige Desinfektion von Geräten, sowie nach Gebrauch.
- Wechsel von Laken, Decken- und Kopfkissenbezug nach jedem Patienten!
- **Sachgerechte Müllentsorgung** (regionale Müllentsorgungsvorschriften beachten); Entsorgungsboxen für spitze Abfälle (Nadeln) verwenden.
- Regelmäßige Reinigung der Außenflächen („Autowäsche"); Nebeneffekt: gutes Erscheinungsbild in der Öffentlichkeit.

3. Wache

- Regelmäßiges **Reinigen von Möbeln, Boden und Gebrauchsgegenständen** (z. B. Telefon, Türklinken, Spinde).
- Abtrennung von **Schmutzräumen** (Toiletten, Dusche, Waschhalle). Separate **Desinfektionsräume**, Extraumkleide, -dusche, Wäscheabwurf. Schleuse.

Bei **Notfallpatienten** ist stets von einer **Beteiligung des Immunsystems** auszugehen (jede Erkrankung schwächt das Immunsystem). Erreger, die sich ohne Krankheitswirkung beim Personal angesiedelt haben, können für den Notfallpatienten eine **Lebensbedrohung** darstellen! Untersuchungen zeigen, dass gerade die Hände des Personals ein wesentlicher Übertragungsweg sind.

Hygienische Händedesinfektion (Personal)

a) **Vor und nach jedem Kontakt mit Patienten, ihren Ausscheidungen oder kontaminiertem Material** (z. B. Verbände). Außerdem vor invasiven Maßnahmen, Tätigkeiten mit Kontaminationsgefahr (z. B. Medikamente aufziehen, Manipulation an Venenverweilkanülen) sowie bei erhöhter Infektionsgefahr. Mittel mit § 36-AMG-Zulassung und DGHM-Listung verwenden.

b) **Durchführung:**

- Hände überall (beachte bes. Nagelfalz, Fingerzwischenräume, Daumen) gut mit **Hände**desinfektionsmittel befeuchten und einreiben.
- **Einwirkzeit** 30 Sekunden. (Andere Zeiten sind je nach Mittel möglich.) Für die Dauer der Einwirkzeit ist die gesamte Fläche feucht zu halten. Bei spürbarer Kontamination/Tuberkulose-Kontamination 2 x anwenden.
- Schließt sich an die Desinfektion eine Reinigung (Händewaschung) an, so erfolgt das Abtrocknen mit **Einmalhandtüchern** (keine Gemeinschaftshandtücher!). Merke: **erst Desinfektion, dann Reinigung** (sonst Verteilung kontaminierter Partikel; Ausnahme: sehr grobe Verschmutzung).
- **Hautpflege** nach Schichtende oder in Pausen ist Pflicht, um Austrocknung, Mikrotraumen, Risse und Hautkrankheiten zu verhüten und eine effektive hygienische Händedesinfektion zu gewährleisten.

c) Hinweis: **Wasserstellen in Rettungsmitteln sind nicht zur Reinigung von Händen und Gerätschaften geeignet.** In Untersuchungen wurde festgestellt, dass sie ein Reservoir für verschiedene – teilweise gefährliche – Erreger bilden. Es sollte überlegt werden, diese Wasserbehälter gar nicht erst zu füllen. Ggf. alternativ Bevorratung von kohlensäurefreiem Mineralwasser in Originalverpackung (Kanister) – Verfall beachten.

Hautdesinfektion (Patient)

Die auf der Haut befindlichen Erreger können bei Eindringen in die Blutbahn des Patienten (besonders in Anbetracht des angegriffenen Immunsystems) zu schweren Infektionen führen. Daher ist eine ordentliche Hautdesinfektion z. B. **vor Punktionen und Inzisionen obligat:**

- **Sattes Aufsprühen** von Hautdesinfektionsmittel.
- **Mind. 30 Sekunden Einwirkzeit** (ggf. Abwischen mit sterilem Tupfer).
- **Punktion/Inzision ohne erneute Kontamination** (z. B. durch Tasten).

Hinweis: Auch bei anderen Maßnahmen (z. B. endotracheale Intubation, endotracheales Absaugen) ist möglichst steril bzw. keimarm zu arbeiten.

Transport eines Infektionskranken oder eines Patienten mit Verdacht auf eine Infektionserkrankung (meist Ankündigung).

1. Vorbereitung

- **Informationen sammeln** (Krankheit, Übertragungsweg, Gefahren usw.); **Hygieneplan** beachten; ggf. Rücksprache mit dem zuständigen **Desinfektor.**
- Sofern vorhanden – Infektionsfahrzeug einsatzklar machen.
- Entfernen überflüssiger Gegenstände (z. B. Ersatzwäsche).
  Beachte: **Die (Notfall-) Ausstattung nach DIN darf nicht entfernt werden!**
- Hinweis: Abkleben (z. B. Schubladenritzen mit Leukosilk®) ist **kein sicherer Schutz** vor Keimen! Trotzdem Desinfektion notwendig!
- Sicherstellen, dass alle benötigten Hygieneartikel (Schutzbekleidung, Desinfektionsmittel usw.) zur Hand sind.
- Angemessene **Schutzkleidung** anlegen.

2. Transport

- Bei der Patientenübergabe aktuellen Zustand des Patienten erfragen und Schutzmaßnahmen absprechen.
- Den Patienten über die Schutzmaßnahmen aufklären.
- **Kontakt mit Dritten vermeiden.**
- Hinweis: Fahrerraum und Fahrer sind immer als kontaminiert anzusehen, sofern eine Verbindung zwischen Fahrerraum und Patientenraum besteht (Schiebefenster) oder der Fahrer Patientenkontakt hatte!
- **Transportzwischenfälle:**
- Nachforderung von Einsatzkräften: diese über Infektiosität informieren!
- Beteiligung oder Hinzukommen bei einem Unfall: **Abwägung: Unterlassene Hilfeleistung gegenüber Ansteckungsgefahr;** dabei muss die Art der Erkrankung und ihr Übertragungsweg berücksichtigt werden. Verwendung von kontaminiertem Material nur unter obigem Vorbehalt. Aufklärung potenziell kontaminierter Personen.
- Patientenübergabe: **Aufnehmendes Personal informieren!**

3. Wiederherstellen der Einsatzbereitschaft

- Kontaminiertes Einwegmaterial und Körperausscheidungen möglichst schon im Krankenhaus desinfizieren bzw. entsorgen.
- **„Nicht einsatzbereit“** melden. Kontakt zu Dritten meiden.
- Geeignete Wache (Desinfektionshalle) anfahren: dort Desinfektion und Reinigung (s. n. S.); Desinfektionsnachweis führen und „einsatzbereit“ melden.

4. Fahrzeugdesinfektion

Die Desinfektionsmaßnahmen richten sich u.a. nach
- Art der Erkrankung,
- Empfindlichkeit des Erregers,
- erregerhaltigem Material, das wesentlich den Übertragungsweg bestimmt,
- potentiell kontaminierten Flächen (Tröpfchen- oder Kontaktübertragung?).

Desinfektionshinweise (kodiert) für die meldepflichtigen Infektionserkrankungen finden sich in der letzten Spalte der Tabelle ab S. 528 (Erläuterung der Kodierung auf S. 527). Ablauf der Fahrzeugdesinfektion:

1. Wenn ein Desinfektor in Rufbereitschaft ist, diesen alarmieren. Weiteres Vorgehen nach Absprache; ansonsten Vorgehen nach Hygieneplan (muss auf jeder Rettungswache vorgehalten werden; sollte alle gängigen Fälle mit den entsprechenden Maßnahmen enthalten).
2. **Bei Desinfektionsmaßnahmen Handschuhe/ggf. Schutzkleidung tragen.**
3. (Kontaminierte) Einmalartikel und Abfälle desinfizieren und sachgerecht entsorgen (Hygieneplan/Desinfektor).
4. Ausscheidungen des Patienten (z. B. Urin) mit Desinfektionsmittel versetzen und nach der Einwirkzeit entsorgen (Hygieneplan/Desinfektor).
5. Wiederverwendbare Artikel **vor** Reinigung desinfizieren.
6. Kontaminierte Wäsche/Kleidung in einem gekennzeichneten und verschlossenem Plastiksack einer adäquaten Desinfektion zuführen.
7. Verunreinigungen erst desinfizieren, dann entfernen.
8. Gegenstände so anordnen, dass sie **vollständig mit Desinfektionsmittel benetzt** werden.
9. Desinfektionsmaßnahmen (gemäß Hygieneplan/Desinfektor).
10. **Die Besatzung duscht und wechselt die Kleidung.**
11. Reinigung von Fahrzeug und Gerät; Klarspülen; Trocknen; Belüften.
12. Fahrzeug neu bestücken; Einsatzbereitschaft herstellen.
13. **Dokumentation der Desinfektion (Nachweis).**

Besonderheit – der nicht angekündigte Infektionstransport

- Sollte bei einem Einsatz der Verdacht bestehen, dass der Patient an einer meldepflichtigen Infektionserkrankung leidet, so ist eine **ärztliche Abklärung notwendig.** Dabei ist an die **Meldepflicht** nach § 6 IfSG zu denken (s. S. 526).
- Feststellung einer (meldepflichtigen) Infektionserkrankung bei/nach Transport → mit dem Desinfektor und der zuständigen Stelle des **Gesundheitsamtes** (wo auch die Meldung erfolgte) weiteres Vorgehen absprechen (Desinfektion der Rettungswache, Untersuchung weiterer Patienten oder des Personals). Den Weisungen des Gesundheitsamtes ist Folge zu leisten.

Seit dem 1.1.2001 gilt das „Gesetz zur Verhütung und Bekämpfung von Infektionskrankheiten beim Menschen“ (kurz: Infektionsschutzgesetz – IfSG).
Das IfSG enthält u.a. folgende Regelungen:

§ 4 IfSG: Aufgaben des Robert-Koch-Institutes, z.B.:

- Konzeptentwicklung zur Früherkennung und Verbreitungshemmung von Infektionskrankheiten, Auswertung der im IfSG vorgeschriebenen Meldungen
- Erstellung von verbindlichen Richtlinien, Empfehlungen und Merkblättern
- Veröffentlichungen im Bundesgesundheitsblatt (z.B. Liste resistenter Keime)

§ 6 IfSG: Meldepflichtige Krankheiten (außer § 6 III innerhalb 24 Stunden)

§ 6 I 1. Namentliche Meldung bei Verdacht, Erkrankung und Tod bei konkreten Krankheiten – s. Kennzeichnung in der Tabelle auf den folgenden Seiten. Ferner Erkrankung und Tod an behandlungsbedürftiger Tuberkulose.

§ 6 I 2. Namentliche Meldung bei Verdacht und Erkrankung an einer mikrobiell bedingten Lebensmittelvergiftung oder infektiösen Gastroenteritis, wenn der Erkrankte im Lebensmittel-/Gaststättengewerbe tätig ist oder zusammenhängend zwei oder mehr Fälle auftreten.

§ 6 I 3. Namentliche Meldung bei gesundheitlicher Schädigung als Impffolge.

§ 6 I 4. Namentliche Meldung bei Verletzung/Berührung eines Menschen mit tollwutkranken/-verdächtigem oder ansteckungsverdächtigem Tier(körper).

§ 6 I 5. Namentliche Meldung bei infektiös bedingten, bedrohlichen oder mindestens zwei zusammenhängenden Erkrankungen mit schwerwiegender Gefahr für die Allgemeinheit, ausgenommen Erreger nach § 7.

§ 6 II Bei Tbc ggf. Meldung s.S. 533.

§ 6 III Nichtnamentliche Meldung bei gehäuften, vermutlich zusammenhängenden nosokomialen Infektionen.

§ 7 IfSG: Meldepflichtige Erregernachweise (s. Tabelle auf den folgenden S.)

§ 8 IfSG: Zur Meldung an das Gesundheitsamt verpflichtete Personen:

- Bei § 6: Der feststellende Arzt, zusätzlich ggf. der leitende (Abteilungs-) Arzt
- Bei § 6 I 4.: Auch der **Tierarzt.**
- Bei § 6 I 1, 2 und 5 sowie III: Wenn kein Arzt hinzugezogen wurde: Auch **Angehörige anderer Heil-/Pflegeberufe** mit staatlich geregelter Ausbildung oder Anerkennung, z.B. Rettungsassistent gemäß RettAssG (i.V.m. § 8 II).
- Bei § 6 I 1, 2 und 5: Wenn kein Arzt hinzugezogen wurde: Auch der verantwortliche Luftfahrzeugführer, Kapitän eines Seeschiffes, Leiter von Pflegeeinrichtungen, Heimen, Justizvollzugsanstalten, Lagern usw. (i.V.m. § 8 II).
- Bei § 6 I: Auch Heilpraktiker.

Wer seiner Meldepflicht bei Erkrankungen aus § 6 I, II nicht nachkommt, muss mit Bußgeld von bis zu 25000 Euro rechnen (§ 73 I). Es besteht **keine Meldepflicht**

1. für Personen des Rettungsdienstes, **wenn** der Patient unverzüglich in eine ärztlich geleitete Einrichtung gebracht wurde (§ 8 II IfSG), oder
2. wenn dem Meldepflichtigen ein Nachweis vorliegt, dass eine Meldung bereits vollständig erfolgt ist (§ 8 III IfSG).

Erklärung zum Gebrauch der Tabelle auf den folgenden Seiten

Hochgestellte Zahlen weisen auf einen spezifischen Hinweis zu der jeweiligen Erkrankung hin; diese Fußnoten finden sich hinter der Tabelle (S. 534).
Wichtig: Diese Ergänzungen der Tabelle dienen einer schnellen Orientierung in der Praxis, können aber selbstverständlich nicht die Konsultation des behandelnden Arztes oder des Desinfektors sowie bestehende Verfahrens-/Dienstanweisungen etc. ersetzen und jeden Einzelfall erfassen (z. B. weniger infektiöse Verläufe). Die allgemeinen Hinweise zur Hygiene und Desinfektion auf den vorhergehenden Seiten sind entsprechend einzubeziehen! Die Meldepflichten nach § 7 IfSG betreffen v. a. mikrobiologische Laboratorien; daher keine vollständige Wiedergabe.

Die in der Tabelle verwendeten Kürzel bedeuten:

S – Schutzmaßnahmen für die Dauer der Ansteckungsfähigkeit

Hinzugefügt wird eine Ziffer mit folgenden Bedeutungen:

0 Allgemeine Hygiene ausreichend (s. S. 522 f.).

1 Bei möglichem Kontakt mit kontaminierten Objekten (Erreger an Haut und Gegenständen): Wie 0, aber grundsätzlich Handschuhe und Schutzkittel; Kleidungswechsel nach jedem Patient.

2 Bei aerogener Übertragung/Tröpfcheninfektion: Wie 1, aber grundsätzlich Mundschutz für Personal und Patient. Bei Kennzeichnung mit ◈ auch Augenschutz (Schutzbrille – zumindest bei Verspritzungsgefahr).

3 Bei besonderer Gefährlichkeit der Erkrankung: Wie 2, aber grundsätzlich Ganzkörperinfektionsschutzanzug inkl. Schuhe. Besonderes Schleusen.

E – Erregerhaltiges Material:

Hinzugefügt wird jeweils der fett markierte Buchstabe für **B**lut, **E**rbrochenes/Galle, **F**äkalien (Urin/Stuhl), **G**eschlechtssekret, **L**iquor, Me**K**onium, **M**uttermilch, **P**lacenta, **S**putum/respiratorisches Sekret, **T**ränenflüssigkeit/Augensekret, Sta**U**b/Erde, **W**undsekret/Eiter.

D – Flächendesinfektionsverfahren

(zum Umgang mit Wäsche, Instrumenten etc. sind gesonderte Richtlinien bei Entsorgung/Desinfektion zu beachten):
Hinzugefügt wird eine Ziffer mit folgenden Bedeutungen:

0 Routinemaßnahmen (s. S. 522 f.) ausreichend.

1 Patientennahe Flächen sind einer Desinfektion zu unterziehen; bei Bedarf ist die Desinfektion auf weitere Flächen auszudehnen. Es sind Mittel der DGHM-Liste (Verfahren mit 1 h Einwirkzeit), die auch in der RKI-Liste verzeichnet sind, einzusetzen. Bei sichtbarer Kontamination sind die Mittel in Konzentration und Einwirkzeit gemäß RKI-Liste anzuwenden.

2 Grundsätzlich Desinfektion des gesamten Patientenraumes

Ein weiterer Buchstabe gibt die Gruppe des Desinfektionsmittels bzw. -verfahrens (Wirkungsspektrum) gemäß RKI (ehem. BGA) an:

A Geeignet zur Abtötung von vegetativen bakteriellen Keimen einschließlich Mykobakterien, sowie von Pilzen einschließlich pilzlicher Sporen.

B Geeignet zur Inaktivierung von Viren.

C Geeignet zur Abtötung von Sporen des Milzbranderregers.

D Geeignet zur Abtötung von Sporen der Erreger von Gasödem und Tetanus.

Krankheit	Meldung bei	Inkubationszeit	Erreger (häufigste)	Übertragungsweg	Hauptsymptome	Praxis (vgl. S. 527)
AIDS	Erregernachweis (§ 7)[19]	2–6 Wochen (Infektion) 0,5–10 Jahre (Immundefekt)	HIV 1 und 2	Blut, Geschlechtsverkehr	Grippe, generalisierte Lymphknotenschwellung, opportunistische Infektionen (Candida/Soor, Pneumocystis carinii u. a.)	S: 0/2 ◈ [21] E: B,G,M,L D: 0 (1 B)
Botulismus	Verdacht Erkrankung Tod (§ 6 I 1.)[19]	Stunden bis Tage	Clostridium botulinum (bildet Botulinus-Toxin)	unsachgemäß konservierte Lebensmittel, Konservendosen	Lähmungserscheinungen, Doppelsehen, Sprach- und Schluckbeschwerden	S: 0 E: - (F, W) D: 0
Brucellose	Erregernachweis (§ 7)	1–3 Wochen	Brucella melitensis, Brucella abortus u. a.	direkter Kontakt mit infizierten Tieren (Rind, Schaf, Ziege) oder deren Milchprodukten	Rezidivierende Fieberanfälle, Schwellung von Lymphknoten, Leber, Milz	S: 0 E: B, (F), M, W D: 1 A
Cholera	Verdacht Erkrankung Tod (§ 6 I 1.)[19]	1–5 Tage	Vibrio cholerae (O 1, O 139) [Vibrio El Tor – nicht § 7]	fäkal-oral, Abwasser	starkes Erbrechen, schwerste Durchfälle (Reiswasserstühle, Koliken)	S: 1 E: E, F D: 2 A
Cytomegalie (nur angeborene Form)	Keine	–	Cytomegalievirus	intrauterin (Mutter auf Kind)	Embryo- bzw. Fethopathie mit schweren zerebralen Schäden, Abort	S[1]: 0 E: - (S, F) D: 0
Diphtherie	Verdacht Erkrankung Tod (§ 6 I 1.)[19]	2–7 Tage	Corynebacterium diphteriae	Tröpfchen, selten Schmierinfektion	Krupp-ähnlich, vergrößerte Halslymphknoten, grau-weiße Pseudomembran im Rachen	S[2]: 2 E: S, W D: 2 A
Enzephalopathie, humane spongiforme (außer familiär-hereditär)	Verdacht Erkrankung Tod (§ 6 I 1.)	0,5–20 Jahre	Prionen	unterschiedl. Wirte, z. B. Schaf, Ziege, Nerz, Mensch	v. a. zentralnervöse Symptome	bei Desinfektor informieren
Epiglottitis	Erregernachweis (§ 7)	–	Haemophilus influenzae	Tröpfchen	Kinder < 6 J., inspirat. Stridor, Schluckschmerz, vgl. S. 431	S: 2 / E: S D: 0
Fleckfieber	Erregernachweis (§ 7)	10–14 Tage	Rickettsia prowazekii [Rickettsia typhi – nicht § 7]	Läuse, Zecken, Flöhe, Milben	hohes Fieber (> 10 Tage) Schüttelfrost, fleckiges Exanthem (Ausschlag)	S: 0 E: - D: 0[3]

Fußnoten siehe Seite 534

Krankheit	Meldung bei	Inkubationszeit	Erreger (häufigste)	Übertragungsweg	Hauptsymptome	Praxis (vgl. S. 527)
Gasbrand	Keine	Stunden bis Tage	Clostridium perfringens und andere Clostridien	Wundkontamination (Erreger ist allgegenwärtig)	Ödem, Schwellung, Schmerzen, Fieber, Gasbildung im Gewebe	S: 1 E: F, U, W D: A, D
Gastroenteritis, infektiöse	siehe Lebensmittelvergiftung					
Gelbfieber	Erregernachweis (§ 7)	3–6 Tage	Gelbfiebervirus (Flaviviren)	Moskito	hämorrhagisches Fieber (Blutungen)	S: 0 E: - (B)/D: 0
hämolytisch-uräm. Syndrom (HUS), enteropathisch	Verdacht Erkrankung Tod (§ 6 I 1.)	Primärinfekt 1–5 d; HUS weitere 7 d	EHEC (enterohämorrhag. E. coli), manche Shigellen	(fäkal) kontaminierte Lebensmittel (Rohmilch, rohes Fleisch); direkt	mehrere Tage Durchfälle, Darmkolik, Erbrechen; dann hämolyt. Anämie, Nierenversagen	S: 1 E: F D: 1 A
hämorrhagisches Fieber (nur virusbedingt, z. B. Dengue-, Lassa- und Pappataci-Fieber)	Verdacht Erkrankung Tod (§ 6 I 1.)[19]	abhängig vom Erreger: Denguevirus 5–8 d/ Pappataci-Fieber 7–10 d	Ebola-, Lassa-, Marburg-Virus; in § 7 nur indirekt: Alpha-, Bunya- und Flaviviren	Moskito, über Körpersekrete, zum Teil fragliche Tröpfcheninfektion	hämorrhagisches Fieber (Blutungen); Anamnese: in den letzten 3 Wochen Reise in Endemiegebiet, Pat.-Kontakt, Laborpersonal	S: 3 E: B, F, S D: 2 B[4]
Influenza (Virusgrippe) „Neue Influenza" siehe „Schweinegrippe"	Direkter Erregernachweis (§ 7)[7]	1–3 Tage	Influenzavirus A, B (Orthomyxoviren)	Tröpfchen	Grippe, Bronchitis, Pneumonie	S: 2[5] E: S[6] D: 1 B
Keuchhusten (Pertussis)	Keine	7–14 Tage	Bordetella pertussis	Tröpfchen	krampfartige Hustenanfälle mit typischem inspiratorischem Ziehen	S: 2 E: S D: 1 A
Lebensmittelvergiftung mikrobiell	Verdacht Erkrankung (§ 6 I 2.)[20+22]	Stunden bis mehrere Tage	Bakterien, Viren, Toxine	Genuss verdorbener Lebensmittel	Übelkeit, Erbrechen, Magenkrämpfe, Durchfälle usw.	S: 1 E: B, F, E D: 1 A + B 8

Fußnoten siehe Seite 534

Krankheit	Meldung bei	Inkubationszeit	Erreger (häufigste)	Übertragungsweg	Hauptsymptome	Praxis (vgl. S. 527)
Legionellose	Erregernachweis (§ 7)	2–10 Tage	Legionella spp.	Oberflächenwasser, feuchter Boden (aerogen)	Fieber, Husten, Diarrhö, Thoraxschmerz, Verwirrtheit	
Lepra	Erregernachweis (§ 7)	9 Monate bis mehrere Jahre	Mycobacterium leprae	direkter Kontakt (Verletzungen von Schleimhaut/Haut)	Anästhesie, Neuritis, trophische Geschwüre	S: 1 E: B, (S), W D: 1 A
Leptospirose (z. B. Weil-Erkrankung)	Erregernachweis (§ 7)	7–12 Tage	Leptospira interrogans	Urin von Ratten, Hunden usw. → Wasser → Haut	hohes Fieber, Meningitis (Weil: Hepatitis, Blutungen)	S: 0 E: B, E, F, L D: 0 A
Listeriose (nur angeborene Form)	Direkter Erregernachweis (§ 7)	–	Listeria monocytogenes	intrauterin (Mutter auf Kind)	Abort, Frühgeburt, Pneumonie, Meningitis, Krämpfe	S: 0 E:B,F,(G),K, L,S / D: 1 A
Lues (Syphilis)	Erregernachweis (§ 7)[19]	–	Treponema pallidum	intrauterin (Mutter auf Kind)	Schwerhörigkeit, Tonnenzähne, Säbelscheidentibia	S: 1 E: B, G, W D: 1 A
Malaria	Erregernachweis (§ 7)[19]	je nach Erreger 7–40 Tage	Plasmodium falciparum, P. vivax, P. malariae	Anopheles-Mücke, intrauterin, parenteral (über Blut)	rezidivierende Fieberanfälle, Pneumonie, Enzephalitis, evtl. schwarzbrauner Urin	S: 0 E: - (B) D: 0
Masern	Verdacht Erkrankung Tod (§ 6 I 1.)[19]	9–14 Tage	Masernvirus (Paramyxoviren)	Tröpfchen	Fieber, fleckig-knotiger Ausschlag, Koplik-Flecken	S: 29 E: S D: 1 B
Meningokokken-Meningitis/-Sepsis	Verdacht Erkrankung Tod (§ 6 I 1.)[19]	2–10 Tage	Meningokokken (= Neisseria meningitidis)	Tröpfchen, selten direkter Kontakt	Plötzliches hohes Fieber, Erbrechen, Kopfschmerz, Nackensteifigkeit, evtl. Hautblutungen	S: 2[10] E: B, F, L, S D: 2 A + B
Meningoenzephalitis übrige Formen	Erregernachweis (§ 7)	3–28 Tage (FSME) 1–8 (Hib)	FSME-Virus, Haemophilus influenzae B (Hib, nicht § 7: Herpesvirus, TBC, etc.)	Zecken (FSME); Tröpfchen (Hib), selten direkt (Hib)	FSME: kurze Grippe; 1–2 Wochen ohne Symptome, dann Meningitis	FMSE: ø Hib: S: 2 E: B, F, L, S, T D: 2A

Fußnoten siehe Seite 534

Krankheit	Meldung bei	Inkubations-zeit	Erreger (häufigste)	Übertragungsweg	Hauptsymptome	Praxis (vgl. S. 527)
Milzbrand (Anthrax)	Verdacht Erkrankung Tod (§ 6 I 1.)[19]	2–5 Tage	Bacillus anthracis	von infizierten Tieren auf Mensch	Haut (Karbunkel), Lunge (Pneumonie), Darm (blutige Durchfälle)	S: 3 E: F, S, W D: [11]
Ornithose (Psittakose)	Erregernachweis (§ 7)	7–21 Tage	Chlamydia psittaci	Inhalation keimhaltigen Staubes (Vogelkot)	Fieber, Kopfschmerzen, Pneumonie	S: 2 E: S D: 1 A
Paratyphus A, B, C	Verdacht Erkrankung Tod (§ 6 I 1.)[19]	7–21 Tage	Salmonella paratyphi A, B, C	fäkal-oral	hohes Fieber, Durchfälle (evtl. blutig)	S: 1 E: B,F,F,W D: 1 A
Pest	Verdacht Erkrankung Tod (§ 6 I 1.)[19]	2–7 Tage	Yersinia pestis	Flöhe oder direkter Kontakt mit infizierten Tieren	bläuliche geschwollene Lymphknoten, hohes Fieber, evtl. Pneumonie mit blutigem Auswurf	S: 3 E: S, W D: A[12]
Pocken (Variola) (ausgerottet)	Keine	5–15 Tage	Pockenviren (Poxviren)	aerogen	Pusteln an Haut und Schleimhaut (alle im gleichen Stadium), Pneumonie	S: 3 E: F, S,W D: D[13]
Poliomyelitis (Kinderlähmung)	Verdacht[23] Erkrankung Tod (§ 6 I 1.)[19]	7–14 Tage	Polioviren	fäkal-oral	Grippe, Meningitis, Lähmungen	S: 2[2+14] E: F, S D: 2 B
Puerperalsepsis (z. B. Kindbettfieber)		1–3 Tage	z. B. Streptokokken	verschiedene	Sepsis	S: 1[15] E: G, (S),W D: 1A
Q-Fieber	Erregernachweis (§ 7)	ca. 20 Tage	Coxiella burnetti	Kontakt mit infizierten Tieren oder deren Produkten	Pneumonie, Endokarditis	S: 2 E: B,S,U D: 2 A
Rötelnembryopathie (angeboren)	Erregernachweis (§ 7)[19]	–	Rubellavirus (Togaviren)	intrauterin (Mutter auf Kind)	Taubheit, Mikrozephalie, Grauer Star, Herzmissbildung	S: 0 bzw. 2[16] E: B,F,S D:1B

Fußnoten siehe Seite 534

Krankheit	Meldung bei	Inkubationszeit	Erreger (häufigste)	Übertragungsweg	Hauptsymptome	Praxis (vgl. S. 527)
Rotz (Malleus)	Keine	2–7 Tage	Pseudomonas mallei	Kontakt mit infizierten Tieren oder deren Produkten	Schleimhautgeschwüre, Gelenkschmerzen, Weichteilabszesse	S: 2 E: S, W D: 1 A
Rückfallfieber	Erregernachweis (§ 7)	5–8 Tage	Borrelia recurrentis, [B. duttoni – nicht § 7] [B. hermsii – nicht § 7]	Kleiderläuse, Zecken	periodisch wiederkehrende Fieberschübe	S: 0 E: - D: 0/ggf.[3]
Salmonellose	Erregernachweis (§ 7)	1–2 Tage	Salmonella enterica und alle nichttyphoiden Salmonellen	fäkal-oral	akuter Brechdurchfall	S: 1 E: B, E, F, W D: 1 A(/B)
Scharlach	Keine	1–5 Tage	Streptokokkus pyogenes	Tröpfchen	Scharlachausschlag, Mandelentzündung	S: 2 E: S,W D: 1A
„Schweinegrippe", Neue Grippe, „Mexiko-Grippe"	Erregernachweis (§ 7 I 24.)	1–4 Tage	Neue-Grippe-Virus A/H_1N_1	Tröpfchen	Grippe (Fieber ≥ 38 °C, Husten), Bronchitis, Pneumonie (bakt. Superinfektion)	S: 2[5] E: S[6] D: 1 B
	Ein Verdacht auf „Neue Grippe" ist derzeit nicht mehr meldepflichtig (die „H_1N_1-Verordnung" ist seit 1. 5. 2010 außer Kraft).					
Shigellenruhr	Erregernachweis (§ 7)	2–7 Tage	Shigella sonnei, S. dysenteriae, S. flexneri und S. boydii	fäkal-oral	Übelkeit, wässrige Durchfälle, schmerzhafter Stuhlgang mit Schleim/Eiter/Blut	S: 1 E: F D: 1 A
Syphilis	siehe Lues					
Tetanus (Wundstarrkrampf)	Keine	4–14 Tage und länger	Clostridium tetani	Verletzung (Erreger überall)	erhöhter Muskeltonus, Krämpfe, Risus sardonicus, Opisthotonus	S: 0 E: (U), W D: 1 A+D
Tollwut (Rabies, Lyssa)	Verdacht Erkrankung Tod (§ 6 I 1.)[19] vgl. a. S. 526!	3 Wochen bis 3 Monate (im Schnitt 6 Wochen)	Tollwutvirus	Biss eines infizierten Tieres (oder Speichel auf offene Wunde)	Kribbeln an Wunde, Krämpfe des Rachens beim Schlucken (Hydrophobie), inadäquate Reaktion auf Reize	S: 3 ◈ 2 E: S, T D: 2 B

Fußnoten siehe Seite 534

Krankheit	Meldung bei	Inkubationszeit	Erreger (häufigste)	Übertragungsweg	Hauptsymptome	Praxis (vgl. S. 527)
Toxoplasmose (angeborene Form)	Erregernachweis (§ 7)[19]	–	Toxoplasma gondii	intrauterin (Mutter auf Kind)	Abort, Pneumonie, Hydrozephalus, Myokarditis	S: 0 E: B, L, P D: 0
Trachom	Keine	Tage bis Wochen	Chlamydia trachomatis	direkter und indirekter Kontakt	Tränenfluss, eitrig-schleimige Sekretion/Entzündung (Auge), Hornhautnarben	S: 1 E: T, W D: 1 A
Trichinose	Erregernachweis (§ 7)	Tage bis Wochen	Trichinella spiralis	rohes, larvenhaltiges Fleisch (Schwein)	Muskelschmerzen, Herzschmerzen	S: 0 E: D: 0
Tuberkulose (aktive Form)	Erkrankung [24] Tod (§ 6 I 1.)[19]	4–12 Wochen	Mykobakterium tuberculosis, M. bovis	Tröpfchen	Husten, evtl. Auswurf, Fieber, Meningitis, Nachtschweiß	S: 2 ◆ 17 E: B, F, G, L, S, W/D: 18
Tularämie	Erregernachweis (§ 7)	2–10 Tage	Francisella tularensis	Kontakt mit infizierten Tieren	Geschwüre an der Eintrittspforte, Pneumonie, typhusähnliche Symptome	S: 2 E: B, W D: 1 A
Typhus abdominalis	Verdacht Erkrankung Tod (§ 6 I 1.)[19]	3–30 Tage	Salmonella typhi	fäkal-oral	hohes Fieber, Durchfälle (evtl. blutig)	S: 0 E: B, E, F, W D: 1 A
Virusgrippe	siehe Influenza					
Virushepatitis, akut						
Hepatitis A		20–45 Tage	Hepatitis-A-Virus (Pico**rna**viren)	fäkal-oral		S: 2[2] E: (B), F D: B1
Hepatitis B	Verdacht Erkrankung Tod (§ 6 I 1.) Erregernachweis (§ 7)	1–6 Monate und länger	Hepatitis-B-Virus (Hepa**dna**viren)	parenteral und Körperflüssigkeiten	Magen-Darm-Symptome, Ikterus, Leber druckschmerzhaft	S: 2 ◆ 2 E:B, G, (S) D:B1
übrige Formen		2–12 Wochen	Hepatitis-C-, D- und E-Viren	C, D: wie B E: wie A		im Zweifel: S: 2 ◆

Fußnoten siehe Seite 531

Fußnoten zur Tabelle von S. 528–533:

[1] Ein Gesundheitsrisiko besteht für Schwangere, Neugeborene und Patienten ohne Immunschutz; diese sind von Erkrankten fernzuhalten.

[2] Der Patient sollte nur von Personen betreut werden, die einen ausreichenden Impfschutz aufweisen.

[3] Der Patient, seine Wäsche und Textilien sind einer Entlausung zu unterziehen.

[4] Nach Entscheidung des verantwortlichen Desinfektors ist ggf. eine Desinfektion durch Verdampfen/Vernebeln von Formaldehyd erforderlich.

[5] Der Patient muss von abwehrgeschwächten Personen ferngehalten werden (z. B. Säuglinge).

[6] Übertragung auch über mit frischem respiratorischem Sekret kontaminierte Flächen.

[7] Auch Meldepflicht bei gehäuftem Auftreten (im Krankenhaus)

[8] Diese Angaben gelten für unbekannte Erreger; bei bestimmten Erregern reichen ggf. geringere Maßnahmen aus (z. B. bei Bacillus cereus, Staphylokokkus aureus).

[9] Personen, die keine Antikörper gegen das Masernvirus besitzen, sollten ferngehalten werden; sonst aber Mundschutz dringend empfohlen!

[10] Diese Angaben gelten für ungeklärte Ätiologie der Erkrankung; ggf. sind die Maßnahmen an die entsprechende Erkrankung anzupassen.

[11] Nach Entscheidung des verantwortlichen Desinfektors ist ggf. eine Desinfektion durch Verdampfen/Vernebeln von Formaldehyd erforderlich, bevor Verfahren/Mittel der Gruppe A bzw. C zur Anwendung kommen.

[12] Nach Entscheidung des verantwortlichen Desinfektors: ggf. eine Desinfektion durch Verdampfen/Vernebeln von Formaldehyd, bevor ein Verfahren/Mittel der Gruppe A zur Anwendung kommen.

[13] Nach Rücksprache mit dem zuständigen Desinfektor. Bei Tierpocken/Molluscum contagiosum wird mindestens D: B1 vorgeschlagen.

[14] Hinweis: Der Patient kann noch über 6 Monate über die Fäzes Ausscheider sein!

[15] Bei großflächigen Wunden und Besiedelung durch multiresistente oder hochvirulente Staphylokokken-Stämme ist ggf. das Anlegen eines Mundschutzes geboten!

[16] Von Personen ohne Impfschutz müssen Schutzmaßnahmen gemäß S: 2 ergriffen werden! Frauen im gebärfähigen Alter, die nicht über Antikörper gegen das Rötelnvirus verfügen, müssen ferngehalten werden; ihnen wird eine Impfung angeraten.

[17] Der Patient sollte von Tuberculin-positiven Personen betreut werden.

[18] Nach Entscheidung des verantwortlichen Desinfektors ist ggf. eine Desinfektion durch Verdampfen/Vernebeln von Formaldehyd erforderlich, bevor Verfahren/Mittel der Gruppe A (bevorzugt mit Phenolderivaten/Perverbindungen) zur Anwendung kommen.

[19] Zusätzlich Meldepflicht bei Erregernachweis (bei Botulismus auch Toxinnachweis) gemäß § 7 IfSG! Nichtnamentliche Meldung gemäß § 7 III IfSG direkt an das RKI bei HIV, Treponema pallidum, Echinococcus sp., Plasmodium sp., Rubellavirus (nur konnatal), Toxoplasma gondii (nur konnatal).

[20] Gemäß § 7 IfSG sind meist im Zusammenhang mit enteritischen Erkrankungen folgende Erregernachweise explizit meldepflichtig: EHEC (enterohämorrhagische E. coli), EPEC (enteropathogene E. coli), Giardia lamblia, Rotavirus, Salmonellen jeder Art, darmpathogene Yersinia enterocolitica und darmpathogener Campylobacter.

[21] Schutzmaßnahmen gemäß 2◈ nur bei Verspritzungsgefahr infektiöser Körperflüssigkeiten.

[22] Meldepflichtig, wenn Pat. im Lebensmittel-/Gaststättengewerbe tätig ist oder wenn bei mehreren Pat. ein epidemischer Zusammenhang zu vermuten ist.

[23] Als Verdacht gilt jede akute schlaffe Lähmung, außer wenn traumatisch bedingt (§ 6 I 1. k IfSG).

[24] Meldung auch, wenn bakteriologischer Nachweis nicht vorliegt. Meldung auch bei Behandlungsverweigerung/-abbruch gem. § 6 II !

Vorgehen (nach DAIG/ÖAG, 2008)

a) **Nadelstichverletzung/Schnittverletzung mit kontaminierten Instrumenten (Blut, Liquor, Punktat, Organmaterial)**
   1. Blutfluss fördern (Druck auf umliegendes Gewebe > 1 min – keine Quetschung im Einstichbereich)
   2. Evtl. chirurgische Intervention, wenn zeitgleich fachärztlich möglich
   3. Intensive antiseptische Spülung für mind. 1 min., dann antisept. Wirkstoffdepot > 10 min (jeweils Betaseptic® oder anderes Hautdesinfektionsmittel/-antiseptikum auf Ethanolbasis)

b) **Hautkontakt (geschädigte oder entzündlich veränderte Haut)**
   1. Gründliches Waschen mit Wasser und Seife
   2. Abreiben der Hautoberfläche mit Antiseptikum (satt getränkter Tupfer)

c) **Augenkontakt**
   Sofort reichliches Ausspülen mit VEL (Ringer®, Jonosteril®), physiologischer NaCl-Lösung oder Wasser

d) **Mundschleimhautkontakt**
   Infektiöses Material sofort ausspeien; Mundhöhle mehrfach kurz spülen (4–5 mal, jeweils ca. 15 s mit Wasser)

- **Medikamentöse Postexpositionsprophylaxe (PEP) zur Senkung des Erkrankungsrisikos:**
  - empfohlen für a)
  - möglich bei b), c) und d) bei hoher Viruskonzentration
  - nicht empfohlen bei Hautkontakt mit Urin oder Speichel sowie Kontakt intakter Haut mit Blut

  Nach Abwägung des Infektionsrisikos und der Medikamentennebenwirkungen sowie -kontraindikationen Gabe von verschiedenen antiviralen Medikamentenkombinationen (z.B. Tenofovir + Emtricitabin + Lopinavir + Ritonavir oder Zidovudin + Lamivudin + Tenofovir). Fortführung für 4 Wochen; ärztliche Kontrolluntersuchung nach 2 Wochen. Bei gegebener Indikation so schnell wie möglich beginnen (< 60 min!); 120 min möglichst nicht überschreiten. Im Zweifelsfall erste Dosis vor dem HIV-Testergebnis verabreichen. Beachte aber: Intensive Aufklärung und ausdrückl. Einwilligung wegen fehlender Zulassung der Präparate für diese Indikation!
- **Dokumentation beim D-Arzt** (Meldung an die Berufsgenossenschaft)
  Nur so können im Infektionsfall Ansprüche (z.B. Rente) geltend gemacht werden. Gilt für jede Nadelstichverletzung!
- **HIV-Testung** (Anti-HIV + HIV-RNA-quantitativ) sofort (Dauer: je nach Verfahren 15–120 min), nach 4 und 6 Wochen sowie nach 3 und evtl. 6 Monaten). Wenn möglich, HIV-Testung des Patienten (nur mit dessen Einverständnis!). Entscheidung über Fortführung der Prophylaxe nach Testergebnis.
- **Auch an Hepatitis-Diagnostik/-Immunisierung denken!**

MRSA (ORSA) = Methicillin-/Oxacillin-resistenter Staphylokokkus aureus

Kurzbeschreibung

Das Bakterium Staphylokokkus aureus besiedelt häufig unbemerkt Haut/Schleimhäute gesunder Menschen (v.a. vorderer Nasenabschnitt, sehr häufig bei med. Personal). Es kann z.B. lokale eitrige Infektionen (z.B. Furunkel, Wundinfektionen, Otitis media) und insbes. bei abwehrgeschwächten Patienten eine lebensbedrohliche Sepsis verursachen. Normalerweise lässt sich Staphylokokkus aureus gut mit penicillinasefesten Penicillinen bekämpfen. Einige Stämme haben jedoch eine hohe Resistenz gegen alle Betalactamantibiotika entwickelt, ein Vertreter dieser Gruppe ist das namensgebende Methicillin (historisch). Da diese Resistenz auch andere Antibiotika (Cephalosporine, Carbapeneme) beinhaltet, spricht man auch von Multiresistentem Staphylokokkus aureus, der v.a. im Krankhenhaus vorkommt und bei Risikopatienten schwere/schwer therapierbare Infektionen verursacht. Das Risiko besteht weniger in einer Erkrankung der Helfer, sondern in der Übertragung auf Patienten (und – sofern noch nicht geschehen – selber Überträger zu werden).

Übertragung

Schmier- und Tröpfcheninfektion sowie aerogen über Staub.

Allgemeine Schutzmaßnahmen

Isolierung, ggf. Therapie des Pat. mit Reserveantibiotika, Desinfektionsmaßnahmen (z.B. Waschungen) nach festgelegtem Schema; **Patient:** Mundschutz. **Personal:** Haube, Mundschutz und Schutzkittel. Gründliche hygienische Händedesinfektion (auch wenn Handschuhe getragen wurden!). Der Patient gilt erst nach 3 negativen Abstrichuntersuchungen (2-Tagesabstand) als MRSA-frei!

Transporte

Strenge Indikationsstellung; Vorabinfo an Besatzung und Zieleinrichtung; wenn mgl. vorher antisept. Körperwäsche; Wundinfektionen dicht abdecken; Mundschutz für Patienten (sofern MRSA in Mund/Nase); Kontakt zu anderen Patienten vermeiden; nach Transport Desinfektion aller Patienten-Kontaktflächen!

Möglichkeiten zur Prophylaxe

Allg. Händehygiene, Trägerstatus bei medizinischem Personal in Risikobereichen (z.B. Intensivstationen) ermitteln und zu besonderen Vorsichtsmaßnahmen anhalten; Sanierungsversuch, z.B. mit antibiotischer Nasensalbe.

18. Notfallmedikamente

Verweis: Antidot-Übersicht s. S. 450

Wichtige Abkürzungen in diesem Kapitel:

WE = Zeitdauer bis zum Wirkungseintritt nach Medikamentengabe
WM = Zeitdauer bis zum Wirkungsmaximum nach Medikamentengabe
WD = Wirkdauer nach Medikamentengabe
HWZ = dominante Halbwertzeit (= i. d. R. terminale Eliminations-HWZ bei nieren-/lebergesunden Erwachsenen)
s = Sekunde(n) min = Minute(n)
h = Stunde(n) d = Tag(e)
a. M. = aktive Metabolite

WE und WD sind – wenn nichts anderes gesagt – auf i. v.-Gabe zu beziehen!

Applikation und Resorption

In der Notfallmedizin wird am häufigsten der Zugang über das venöse System gewählt. Andere Applikationswege sind meist auf sehr spezielle Situationen beschränkt und gelten in vielen anderen Fällen wiederum als kontraindiziert.

ENTERAL

(über den Magen-Darm-Kanal, i. d. R. in den Pfortaderkreislauf; Leber!)

- **per os** [p. o.] („oral")über den Mund (z. B. Medizinische Kohle, ASS)

PARENTERAL

(unter Umgehung des Magen-Darm-Kanals bzw. des Pfortaderkreislaufes)

a) **resorptionsunabhängig**

- **intravenös** [i. v.] in die Vene, i. d. R. periphervenös; bei Neugeborenen auch in die Nabelvene mgl.
- **intraossär** [i. o.] in das rote Knochenmark (wenn periphervenöser Zugang bei vitaler Indikation nicht schnell genug mgl.)

b) **resorptionsabhängig**

- **endobronchial** [e. b.] in das Bronchialgewebe (z. B. Salbutamol bei Asthma)
- **intramuskulär** [i. m.] in den Muskel (z. B. Ketamin, bei schweren Verbrennungen, Adrenalin bei Anaphylaxie), sonst in der Notfallmedizin obsolet!
- **subcutan** [s. c.] in das Unterhautgewebe (z. B. Terbutalin)
- **sublingual** [s. l.] auf die Unterzungenschleimhaut (z. B. Glyceroltrinitrat)
- **rektal** auf die Enddarmschleimhaut (bei Kindern) (z. B. Diazepam, Paracetamol, Prednison)
- **nasal** auf die Nasenschleimhaut (z. B. Midazolam bei Kindern)

Sicherheitsregeln für die Vorbereitung von Medikamenten

1. Kontrolle beim Bereitlegen!
2. Kontrolle vor dem Aufziehen!
3. Kontrolle vor der Verabreichung!

Dabei werden überprüft (soweit für die jeweilige Substanz relevant):

- Verpackung unbeschädigt?
- Haltbarkeitsdatum?
- Lösung klar, unverfärbt u. frei von Ausflockungen?

(i. d. R. bei Fahrzeugcheck zu kontrollieren)

- **Richtiges Medikament?** (Namensähnlichkeiten! Etikettlesbarkeit!)
- **Richtiger Patient?** (Indikationen und Kontraindikationen!)
- **Richtige Dosierung? (**Körpergewicht!)
- **Richtige Konzentration und Menge?** (Ampulleninhalt und Maßeinheit!)
- **Richtige Vorbereitung?** (Lösung und Mischung!)

Die Wirkstoffe in dieser Übersicht wurden großzügig ausgewählt und sind keineswegs alle für die präklinische Notfallmedizin unverzichtbar. Als Minimum sollte jedoch auf jedem (notarztbesetzten) Rettungsmittel ein Präparat aus jeder Wirkstoffgruppe zu finden sein. Es wird jeweils auf die Seitenzahl der ausführlichen Wirkstoffbeschreibung verwiesen.

Analgetika (Schmerzmittel)

Zentral wirksame Analgetika

Das bewusste Schmerzerleben wird dadurch verändert, dass Nervenzellrezeptoren in Gehirn und Rückenmark beeinflusst werden, die die Ausschüttung von Botenstoffen (Neurotransmittern) regeln, z. B. Opioid-Rezeptoren. Ziel bei der Gabe zentralwirksamer Analgetika ist die generelle Ausschaltung des Schmerzerlebens.

a) Opiatagonisten

(RW = Relative Wirkung bezogen auf Morphin)

Alfentanil .... (BtM) ....RW 30 x.............s. Bemerkung im Index
Fentanyl .... (BtM) ....RW 100 x.......................................588
Morphin .... (BtM) ....RW 1 x..615
Pethidin .... (BtM) ....RW 0,1 x..622
Piritramid .... (BtM) ....RW 0,7 x..625
Sufentanil .... (BtM) ....RW 800 x.......... s. Bemerkung im Index
Tramadol .... (kein BtM!).....RW 0,1 x ....s. Bemerkung im Index

b) Partielle Opiatagonisten

Buprenorphin .... (BtM) ....RW 25–50 x.......s. Bemerkung im Index

c) Sonstige:

Ketamin (niedrig dosiert)..601

Lokalanästhetika

Durch Blockade der peripheren (u.a. sensiblen) Nervenleitung dringt der Schmerzreiz nicht zum Zentralnervensystem vor; der entsprechende Körperabschnitt wird gefühllos („taub“). Die Wirkung von Lokalanästhetika beruht auf einer Herabsetzung der Membranpermeabilität von Nervenzellen für Kationen (Na^+). Wenn auch selten, kommt in der Notfallmedizin letztlich nur die Infiltrations- bzw. Oberflächenanästhesie in Betracht, da die übrigen Verfahren trotz ihrer Vorteile in der Regel zu zeitaufwendig sind, zusätzliche Risiken aufwerfen und klinische Bedingungen (Asepsis, Lagerung) voraussetzen.

Mepivacain ....s. Bemerkung im Index
Oxybuprocain (Auge)...s. Bemerkung im Index

Auch Lidocain hat Eigenschaften eines Lokalanästhetikums; es wird in der Notfallmedizin heute nur noch selten als Antiarrhythmikum eingesetzt.

Peripher wirksame Analgetika

Spasmolytika

Best. Glyceroltrinitratpräparate können bei Koliken eingesetzt werden (s. S. 593)

Narkotika und Hypnotika

Sedativa, Antikonvulsiva und Tranquilizer

Neuroleptika

(hypnotikafreie Sedativa mit antipsychotischer Wirkung)

Muskelrelaxanzien

a) depolarisierend (Dauerdepolarisation; Verhinderung der Repolarisation)

b) nicht depolarisierend (kompetitive Verdrängung von Acetylcholin am nikotinischen Rezeptor; Verhinderung der Depolarisation)

Antihistaminika

(Gluko-) Kortikoide

Sympathomimetika

β-Sympatholytika (β-Blocker)

Parasympathomimetika

Parasympatholytika

Antihypertonika (blutdrucksenkende Mittel)

Antiarrhythmika

Antikoagulanzien (Blutgerinnungshemmer)

Thrombolytika/Fibrinolytika

Infusionen

Antidota bei Vergiftungen; s. Übersicht S. 450 ff.

Ein wichtiger Teil unseres Nervensystems ist das vegetative oder autonome Nervensystem. Es dient der weitgehend **unwillkürlichen Aufrechterhaltung unseres inneren Milieus.** Im wesentlichen steuern die zum vegetativen Nervensystem gehörenden Nerven glatte Muskulatur an, deren Kontraktion – je nach Lokalisation – Drüsensekretion, Gefäßengstellung (Vasokonstriktion) oder Kontraktion von Hohlorganen bewirkt. Ferner wird das Herz von vegetativen Nervenfasern erreicht, die für den Herzschlag an sich nicht notwendig sind, aber verschiedene Modulationen bewirken können. Das vegetative Nervensystem kann in zwei meist gegensätzlich arbeitende Systeme aufgeteilt werden; Schaltschema:

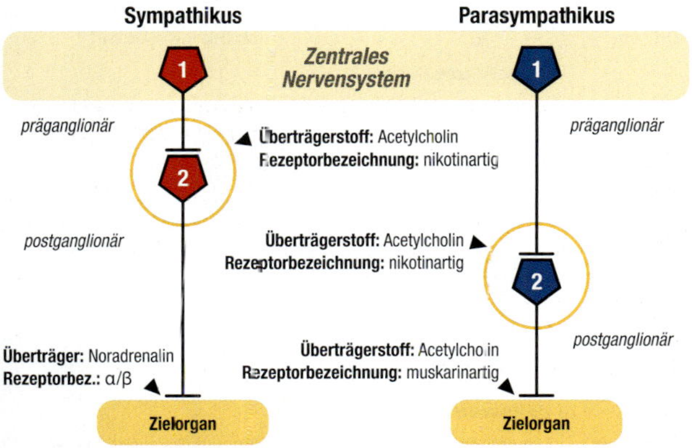

Schema nach: Jänig in Schmidt/Thews (Hg.): Physiologie des Menschen, 27. Aufl., Springer

Die efferenten Nervenbahnen beider Teile setzen sich stets aus zwei hintereinandergeschalteten Nervenzellen zusammen. Die jeweils erste Nervenzelle (präganglionär) beginnt im ZNS (Sympathikus: Brust- und Lendenmark/Parasympathikus: Hirnstamm und Sakralmark). Die ersten Nervenzellen des Sympathikus schalten wirbelsäulennah (im sog. Grenzstrang oder in anderen Ganglien) auf die zweiten Nervenzellen um, die zum Zielorgan ziehen. Der Parasympathikus schaltet nahe dem Zielorgan um. An den Umschaltstellen zwischen den Nervenzellen und von den zweiten Nervenzellen zum Zielorgan (Synapsen) wird die Reizweiterleitung durch unterschiedliche Botenstoffe (Neurotransmitter) an entsprechenden Rezeptoren bewerkstelligt. Die Wirkung, die ein Überträgerstoff, erzielt ist davon abhängig, an welchen Rezeptoren der Überträgerstoff wirkt, ob er hemmend (blockierend) oder erregend (aktivierend) wirkt und wohin die betroffene Nervenfaser zieht. Die natürlichen Überträgerstoffe sind im Schaubild genannt. Die Wirkungen der in der Notfallmedizin wichtigen (weil durch Gifte/Medikamente beeinflussbaren) Rezeptoren sind in der Tabelle auf der folgenden Seite genannt.

Pharmakologische Wirkungen

	Sympathikus (i. A. adrenerg)	Parasympathikus (cholinerg)
Rezeptoren	α_1-, α_2-, β_1- und β_2-Rezeptoren	Nikotinische/muskarinische Rezeptoren
Überträgerstoffe	präganglionär Acetylcholin, postganglionär Noradrenalin (außer Schweißdrüsen, einige Muskelgefäße)	prä- und postganglionär: Acetylcholin
Auge	Pupillenerweiterung [α_1] (Mydriasis)	Pupillenverengung (Miosis), Tränendrüsensekretion ↑
Drüsen	—	Speicheldrüsensekretion ↑
	Schweißdrüsensekretion ↑	—
Herz	Herzfrequenz ↑ [β_1] (positiv chronotrop)	Herzfrequenz (Sinusknoten) ↓ (negativ chronotrop)
	Herzkraft ↑ [β_1] (positiv inotrop)	—
	AV-Überleitungsgeschwindigkeit ↑ [β_1] (positiv dromotrop)	AV-Überleitungsgeschwindigkeit ↓ (negativ dromotrop)
	Erregbarkeit des Herzmuskels ↑ [β_1] (positiv bathmotrop)	—
Gefäße	Arterien und Venen (gesamt): Gefäßverengung [α_1] (Vasokonstriktion)	—
	Arterien (Skelettmuskulatur/Haut): Gefäßerweiterung [β_2] (Vasodilatation)	—
Bronchien	Erweiterung [β_2] (Bronchodilatation)	Verengung (Bronchokonstriktion)
	—	Schleimsekretion ↑
Magen-Darm-Trakt	Muskulatur: Erschlaffung [α_2, β_2]	Muskulatur: Aktivierung
	Schließmuskel (Anus): Kontraktion [α_1]	Schließmuskel (Anus): Erschlaffung
	—	Sekretion ↑
Uterus	Uteruskontraktion [α_1]	—
	Uteruserschlaffung [β_2]	—

Zur Wirkung auf den Stoffwechsel s. S. 266 (Insulinwirkung usw.).
Zur Wirkung auf das Herz s. S.162
Eine Substanz, welche die Wirkung von Sympathikus bzw. Parasympathikus nachahmt, wird als Sympathomimetikum bzw. Parasympathomimetikum bezeichnet. Eine Substanz, welche die Wirkung von Sympathikus bzw. Parasympathikus aufhebt, wird als Sympatholytikum bzw. Parasympatholytikum bezeichnet.

Dieses Verzeichnis enthält alle Notfallmedikamente im Taschenatlas Rettungsdienst mit einem eigenen Medikamentensteckbrief, auffindbar nach Wirkstoffen, Handelsnamen und Synonymen. Der Verweis erfolgt jeweils auf den Wirkstoff mit Nennung der Seitenzahl der Medikamentenbeschreibung.

Einige früher im Rettungsdienst gebräuchliche und immer noch erhältliche Medikamente, deren Einsatz in der Notfallmedizin heute als nicht mehr indiziert, zweifelhaft oder gar obsolet gilt (z. B. bessere Alternativen), sind mit einer entsprechenden Bemerkung in diesem Index genannt. Ein Verweis bzw. eine Ausführung unter den Wirkstoffen findet nicht statt. Bei solchen Medikamenten, die z. T. (leider) immer noch auf Rettungsmitteln vorgehalten und eingesetzt werden, haben wir uns entschlossen, diese entsprechend kritisch in einem kurzen Abschnitt „Mottenkiste der Notfallmedikamente" darzustellen.

Chloraethyl/Chlorethan:

Unter geringem Druck verflüssigtes Gas, das auf die Haut gesprüht sofort verdunstet u. durch Verdunstungskälte einen Kühleffekt hervorruft, der z. B. bei diversen Verletzungen (z. B. Prellungen, Luxationen) u. entzündl. lokalen Schwellungen (z. B. Insektenstich) durch lokale externe Anwendung ausgenutzt wird. Wegen einfacher Anwendung wurde kein eigener Medikamentensteckbrief erstellt. Beachte: Gewebe nicht vereisen (bei Reifbildung mit dem Sprühen aufhören, ggf. später wiederholen). Nicht auf offene Wunden sprühen.

Chloralhydrat

Sedierendes und krampflösendes Medikament, das vor allem bei Kindern zur Akutbehandlung von Krampfanfällen und Narkoseeinleitung benutzt wird. Präparat: Chloralhydrat-Rectiole® (1 Miniklistier à 3 g enth. 0,6 g). Dosierung: Säuglinge ab 6 kg ½ Rectiole; Kleinkinder ab 12 kg 1 Rectiole®; Schulkinder ab 24 kg max. 2 Rectiolen®. HWZ: 4 min (a. M.: 6–10 h).

Clonidin

Zentraler α_2-Agonist und Sympatholyse durch Bindung an Imidazolinrezeptoren (Blutdrucksenkung und sedierende Wirkung). Notfall-/intensivmedizinische Verwendung nur noch bei akutem Entzugsdelir! WE: 5–10 min. HWZ: 9–15 h. WD: 6–8 h. Präparat: z. B. Catapresan®; Dosierung (Erwachsene, initial): 0,075–0,15 mg langsam i. v. (1 Amp. NaCl 0,9 % auf 10 ml verdünnen und titrieren!). Initial kann es – besonders bei schneller Injektion – zu einem kurzfristigen α_1-vermittelten Blutdruckanstieg kommen, bevor die blutdrucksenkende Wirkung einsetzt.

NaCl, hyperosmolar (7,2–7,5 %) — Volumenersatzmittel, hyperton (647)

Naloselect — Naloxon (616)

Naloxon — Naloxon (616)

Narcanti® — Naloxon (616)

Natriumbicarbonat — Natriumhydrogencarbonat 8,4 % (617)

Natriumchlorid-Lösung, isotonisch — s. Bemerkung bei NaCl-Lösung 0,9 %

Natriumdihydrogenphosphat — s. Bemerkung bei Natriumhydrogenphosphat

Natriumhydrogencarbonat 8,4 % — Natriumhydrogencarbonat 8,4 % (617)

Natriumhydrogenphosphat

Präparat: Isogutt® (1 Spülbeutel enth. 250 ml Augen-Tropflösung zum Einsatz bei Verätzungen des Auges (Pufferung, Ausspülung und Verdünnung ätzender Stoffe). Nicht bei Verätzungen durch Erdalkalien (Beryllium (Be), Magnesium (Mg), Calcium (Ca), Strontium (Sr), Barium (Ba)), da sonst Ausfällung. Wenn eine Erdalkaliverätzung nicht sicher ausgeschlossen werden kann, ist der Einsatz von NaCl 0,9 % als Spüllösung sinnvoll.

Natriummonohydrogenphosphat — s. Bemerkung bei Natriumhydrogenphosphat

Natriumthiosulfat

Antidot, vor allem bei Zyanidvergiftung (s. S. 476 f.), aber auch Alkylanzien (S-Lost, N-Lost, Cytostatika), Chlor, Brom, Iod, Stickoxiden, Nitrilen, aromatischen Aminen (Anilin, Toluidin). Umwandlung von Zyanid in Rhodanid. Viele andere Gifte werden in weniger schädliche Substanzen umgewandelt. Dosierung:

- Vergiftungen mit Cyaniden, Nitrilen und Blausäure: Sofort 3–4 mg 4-DMAP/kgKG i. v., anschließend durch die gleiche Kanüle 50–100 mg Natriumthiosulfat/kgKG i. v.
- Vergiftungen mit Bromat oder Iod: Bereitung einer 1 %igen Lösung von Natriumthiosulfat zur Magenspülung, falls erforderlich: 100 mg/kgKG i. v.
- Vergiftungen mit alkylierenden Substanzen (S-Lost, N-Lost, Cytostatika): sofort 100–500 mg/kgKG i. v.

Nepresol® — Dihydralazin (578)

Neuro-Brachont® — Metamizol (611)

Neurocil® — s. Bemerkung bei Levomepromazin

nife — s. Bemerkung bei Nifedipin

Nifeclair® — s. Bemerkung bei Nifedipin

Nifecor® — s. Bemerkung bei Nifedipin

Nifedipat® — s. Bemerkung bei Nifedipin

Nifedipin (z. B. Adalat® 10, Aprical® 10, Cordicant®)

- Kalziumantagonist → Dilatation (Weitstellung) der arteriellen Gefäße des kleinen und des großen Kreislaufes. Außerdem geringe dilatierende Wirkung auf die Koronararterien. WE (oral): 2–20 min. WM: 60 min. HWZ: 2,5–5 h.
- Nifedipin wurde gerne und großzügig bei hypertensiver Entgleisung eingesetzt, möglicherweise bestärkt durch die einfache orale Anwendung. Vermehrte Todesfälle bei Vorerkrankungen des Herz-Kreislauf-Systems (KHK) führten zu größerer Zurückhaltung und Erweiterung der Kontraindikationen: (instabile) Angina pectoris, akuter Herzinfarkt (< 4 Wochen). Ferner relativ schlechte Steuerbarkeit (man gibt eine Kapsel und schaut, was passiert: ein radikaler Blutdruckabfall nach wenigen Minuten ist ebenso möglich wie eine ausbleibende Wirkung). Hingegen kann z. B. Urapidil (s. S. 643) in kleinen Schritten nach Wirkung verabreicht werden (Titration).
- Wer auf einen oralen, schnellwirksamen Kalziumantagonisten zur akuten Blutdrucksenkung nicht verzichten will, könnte ggf. auch auf Nitrendipin (Bayotensin® akut) ausweichen, s. S. 618 – Nitrendipin scheint manche der schädlichen Eigenschaften von Nifedipin nicht zu haben (etwas langsamere Anflutung, evtl. geringere Gegenregulation und Myokardbelastung).

Nifehexal® — s. Bemerkung bei Nifedipin

Nifelat — s. Bemerkung bei Nifedipin

Nife-Puren® — s. Bemerkung bei Nifedipin

Nife-Wolff® — s. Bemerkung bei Nifedipin

Nifical-10-Tablinen® — s. Bemerkung bei Nifedipin

nilnOcen® — Paracetamol (621)

O

Obidoximchlorid

Antidot bei Vergiftungen mit Alkylphosphaten, Alkylthiophosphaten, Phosphorsäureestern, Thiophosphorsäureestern (Insektizide und ähnliche). Nicht bei Carbamat-Vergiftung. Präparat: Toxogonin®. Dosierung Erwachsene (nach (!) der initial obligaten Atropingabe): 250 mg langsam i. v.; Kinder (nach (!) der initial obligaten Atropingabe): 4–8 mg/kgKG i.v. Wiederholungsgabe jeweils nach zwei Stunden möglich. Die Gabe sollte möglichst innerhalb der ersten 6 h nach der Vergiftung erfolgen. Wirkungsweise: Reaktivierung der Cholinesterase. HWZ: 1,5–2,5 h. Obidoxim ersetzt keinesfalls die Atropingabe; es wirkt unterstützend. Bei Überdosierung wirkt Obidoximchlorid selbst als Cholinesterasehemmer.

Orciprenalin (z. B. Alupent®)

- β-Sympathomimetikum. Orciprenalin wurde bei bradykarden Erregungsbildungs- und leitungsstörungen eingesetzt, inkl. AV-Block, ferner auch bei Asthmaanfall und Vergiftungen mit β-Rezeptorenblockern Gemäß aktuellen Leitlinien kein Mittel der Wahl mehr in der Notfallmedizin (ersetzt durch Atropin, Adrenalin und ggf. Schrittmachertherapie).
- Orciprenalin als unspezifisches β-Mimetikum erhöht die Herzfrequenz, erweitert die Bronchen und erweitert auch die Blutgefäße. Während bei Asthmaanfall die starke Chronotropie unerwünscht ist (heute kurzwirksame, β_2-spezifischere Mittel), ist bei einer therapieresistenten Bradykardie bzw. im Falle einer erforderlichen Reanimation (Bradykardie → Asystolie) die gefäßerweiternde Wirkung unerwünscht (→ negative Auswirkungen schlechtere Versorgung von Herz und Gehirn; bei HKS ist eine periphere Gefäßverengung angestrebt!). Die lange Halbwertzeit (6 h) macht es schlecht steuerbar.

Oxybuprocain

Lokalanästhesthetische Augentropfen in Ophtiolen zur Untertützung einer Fremdkörperentfernung aus dem Bindehautsack bzw. zur Augenspülung bei Verätzung. Präparat z. B. Conjuncain®-EDO. Dosierung (pro Auge): 1 Tropfen alle 30–60 s, max. 5-mal wiederholen. Nach Einträufeln bis zum Eingriff sollte das Auge geschlossen werden. Kontaktlinsen vor Anwendung entfernen. Während der Dauer der Anästhesie ist das Auge vor Staub und Fremdkörpern zu schützen. Eine notfallmäßige Augenspülung kann die Wirkung durch Auswaschen und zu geringe Einwirkzeit des Wirkstoffes herabsetzen. WE: 1 min. WM: 1–2 min. WD: 10–20 min.

Toloniumchlorid

Antidot zur Behandlung der Methämoglobinämie bei Vergiftungen (z. B. mit Nitraten, Nitriten, organischen Aminen, nach Überdosierung von 4-DMAP im Verlauf von Zyanidvergiftungen). Präparat: Toluidinblau (1 Amp. à 10 ml enth. 300 mg). Nebenwirkung: Blaufärbung der Haut (keine Zyanose!). Dosierung: 2–4 mg/kg KG i. v., bei Bedarf Wiederholung nach 30 min. Wirkungsweise: Reduktion des Fe(III)-Hämoglobins (Methämoglobin) zu Fe(II)-Hämoglobin.

Toluidinblau	s. Bemerkung bei Toloniumchlorid
Toxogonin®	s. Bemerkung bei Obidoximchlorid
t-PA	Alteplas(e) (566)/Reteplase (630)
Trama- (ABZ, Dorsch, Paranoia®, u. a. m.)®	s. Bemerkung bei Tramadol

Tramadol (z. B. Tramadura® Injekt, Tramagit® Amp., Tramal® 100 Inj.)

- Opioid-Analgetikum. WE: 5 min. WM: 15–30 min. WD: 4–8 h. HWZ: 6 h (aktive Metabolite: 6–9 h).
- Tramadol ist für die effektive Behandlung von Notfälle mit akuten Schmerzzuständen im Rettungsdienst nicht geeignet (niedrige analgetische Potenz, hohe emetische Potenz, z.T. trotz Vorspritzen von MCP: „Brechmittel mit analgetischer Nebenwirkung"). Da es nicht dem Betäubungsmittelgesetz unterliegt und bzgl. ernster Nebenwirkungen (Atmung, Kreislauf) eine große therapeutische Breite aufweist, kann es im ambulanten Bereich und in der Klinik sicher eingesetzt werden. Schwere Schmerzzustände erfordern jedoch eine wirksame Analgesie, die mit Tramadol häufig nicht erzielt werden kann.

Tramadolor®	s. Bemerkung bei Tramadol
Tramadura®	s. Bemerkung bei Tramadol
Tramagit®	s. Bemerkung bei Tramadol
Tramal®	s. Bemerkung bei Tramadol
Tramawieb®	s. Bemerkung bei Tramadol
Tramedphano®	s. Bemerkung bei Tramadol
Tramundin®	s. Bemerkung bei Tramadol
Trapanal®	Thiopental (642)
Treupel® mono	Paracetamol (621)
Triamcinolon	Kortikoide (604)
Trinitrosan®	Glyceroltrinitrat (593)
Turicard-Pumpspray	Glyceroltrinitrat (593)
Tutofusin®	Vollelektrolytlösung (646)

U

Unilair®	Theophyllin (641)
Uniphyllin®	Theophyllin (641)
Urapidil	Urapidil (643)
Urbason®	Kortikoide (604)

V

V Infusionslösung 296 mval Elektrolyte	Vollelektrolytlösung (646)
Valium®	Diazepam (575)
Vasopressin	derzeit in der Notfallmedizin nicht gebräuchlicher Vasoressor
Vecuroniumbromid	Vecuroniumbromid (644)
VEL	Vollelektrolytlösung (646)
Velonarcon®	Ketamin (60[illegible])
vera	Verapamil (645)
Verahexal®	Verapamil (645)
Veramex®	Verapamil (645)
Verapamil	Verapamil (645)
Veroptinstada®	Verapamil (645)
Visken®	s. Bemerkung bei Pindolol
Vitamin B12	Hydroxocobalamin (597)
Volon® A solubile	Kortikoide (604)
Vollelektrolytlösung, kristalloid	Vollelektrolytlösung (646)

Präparat

Diamox parenteral (1 Inj.-Fl. enth. ca. 550 mg Acetazolamid-Na entspr. 500 mg Acetazolamid in Trockensubst. zur Lsg. mit 5 ml Aqua).

Indikation

Akuter Glaukomanfall (s. S. 511).

Kontraindikationen

Niereninsuffizienz, schwere Leberfunktionsstörungen, Hypokaliämie, Hyponatriämie, Hypovolämie, Hyperkalzämie, Allergie gegen Sulfonamide, Nebenniereninsuffizienz, Schwangerschaft, [Stillzeit].

Nebenwirkungen

Hypotonie, orthostatische Kreislaufregulationsstörungen, Herzrhythmusstörungen, Tachykardie, Glykosidüberempfindlichkeit, Müdigkeit, Kopfschmerzen, Schwindel, Übelkeit, Erbrechen, Durchfall, Verstopfung, Verwirrtheitszustände, Teilnahmslosigkeit, Krämpfe, verminderter Tränenfluss, Gelbsucht, Hypokaliämie, Hypochlorämie, Hyperkalzämie, Hyperglykämie, Hypomagnesämie.

Wechselwirkungen

- **Blutdrucksenkende Pharmaka:** blutdrucksenkende Wirkung verstärkt.
- **ACE-Hemmer:** überschießender Blutdruckabfall, Verschlechterung der Nierenfunktion möglich.
- **Salicylate (hochdosiert):** toxische Wirkung auf das ZNS verstärkt.
- **Herzglykoside:** Wirkungen und Nebenwirkungen durch Kaliummangel verstärkt.
- **Lithium:** kardio- und neurotoxische Wirkung von Lithium verstärkt.
- **Curareartige Muskelrelaxanzien:** Wirkung der Muskelrelaxanzien verstärkt und verlängert.

Toxizität

O. g. Nebenwirkungen; in Kombination mit blutdrucksenkenden Pharmaka tachykarde und bradykarde Herzrhythmusstörungen. **Therapie:** Basismaßnahmen, symptomatische Therapie.

Dosierung

Erwachsene: 500 mg Acetazolamid langsam i. v.

Wirkungsweise

Carboanhydratasehemmer; reduziert die Produktion des bikarbonatreichen Kammerwassers im Auge; dadurch Senkung des Augeninnendrucks. HWZ 2–6 h.

Präparat

Fluimucil Antidot (1 Inj.-Fl. à 25 ml enth. 5 g N-Acetylcystein).

Indikation

Vergiftungen mit Paracetamol (s. S. 478), Methylbromid, Acrylnitril (auch dermal oder inhalativ), Methacrylnitril.

Kontraindikation

Bei o. g. Indikationen keine.

Nebenwirkungen

Allergische Reaktionen, Bronchospasmus, Tachykardie, Hypotonie.

Wechselwirkungen

Glyceroltrinitrat („Nitro"): vasodilatatorischer Effekt von Nitro verstärkt; thrombozytenaggregationshemmender Effekt von Nitro verstärkt
Antitussiva: Sekretstau möglich (eingeschränkter Hustenreflex).
Nicht mit anderen Medikamenten mischen.

Dosierung

150 mg/kg KG in 3 ml/kg KG Glukose 5 %
mit Elektrolytzusatz über 15 min als Kurzinfusion i. v.
dann: 50 mg/kg KG in 7 ml/kg KG Glukose 5 %
mit Elektrolytzusatz über 4 h i. v.,
dann: 100 mg/kg KG in 15 ml/kg KG Glukose 5 %
mit Elektrolytzusatz über 16 h i. v. (Klinik).
Zur Verabreichung bei Paracetamolvergiftung s. a. S. 478
Bei Vergiftungen mit Methacrylnitril und bei oralen Vergiftungen mit Acrylnitril sollte die Gabe von 4-DMAP (3–4 mg/kg KG i. v.), gefolgt von Natriumthiosulfat (50–100 mg/kg KG langsam i. v.), der ACC-Gabe vorangehen.

Hinweise

Ein bei Luftzutritt auftretender leichter Geruch nach Schwefelwasserstoff verflüchtigt sich schnell und stellt keine Qualitätsminderung dar.

Wirkungsweise

ACC ist ein Substrat zur Neusynthese von Glutathion. Dadurch können die toxischen Paracetamol-Metabolite entgiftet werden. Ferner: Förderung der Sulfat-Konjugation und Inhibierung von Zytochrom p-450 (benötigt zur Bildung toxischer Metabolite). Die Antidotwirkung bei (Meth-) Acrylnitril und Methylbromid beruht auf einer Bindung an die SH-Gruppe des Acetylcysteins. HWZ (i. v.): 30–40 min.

Acetylsalicylsäure (ASS) [Lysinsalz]

Präparat

Aspirin i.v. (bisher Aspisol) 1 Fl. enth. 0,9 g DL-Lysinmonoacetylsalicylat-Glycin; entspr. 0,5 g ASS in Trockensubst. zur Lsg. mit 5 ml Aqua). Die gebrauchsfertige Lösung darf nur frisch zubereitet verwendet werden.

Indikationen

- ASS-Gabe gehört zur **Standardtherapie des Akuten Koronarsyndroms** (ACS, s. S. 313 ff.) nach Ausschluss der Kontraindikationen. Als Teil der prognostischen Initialtherapie wird die Mortalität gesenkt und die Langzeitüberlebensrate verbessert.
- Schmerzzustände (insbes. akute Migräneanfälle), Fieber (jeweils, wenn orale Gabe nicht anzeigt/unzureichend wirksam).

Kontraindikationen

- **ASS-Allergie, Magen-Darm-Geschwüre, hämorrhagische Diathese** (Blutungsneigung, z. B. unter Marcumar®), **letztes Schwangerschaftsdrittel** (SSD) (insbes. ab der 36. Woche), [1./2. SSD], [Stillzeit], [Asthma bronchiale], [Kinder ≤ 12 Jahre]

Nebenwirkungen

Bronchospasmus („Analgetikaasthma"), Ohrensausen, Blutungen, Magenschmerzen, Kopfschmerzen, Schwindel, Überempfindlichkeitsreaktionen, Leber- und Nierenfunktionsstörungen, Hypoglykämie, Auslösung eines Reye-Syndroms (bei Kindern).

Wechselwirkungen

- **Antikoagulanzien, Valproinsäure:** erhöhte (gastrointestinale) Blutungsgefahr.
- **Antidiabetika:** Wirkungsverstärkung der Antidiabetika.
- **Schleifendiuretika:** Wirkungsverminderung der Schleifendiuretika.

Dosierung (Erwachsene):

- **Zur Thrombozytenaggregationshemmung bei Akutem Koronarsysndrom:** 250 mg ASS i. v. (= ½ Amp.) - Die Fachgesellschaften empfehlen eine wirksame Dosis von 160–325 mg, sowie alternativ die orale Gabe als Kautablette (kostengünstig und effektiv; zahlreiche hierfür zugelassene orale Präparate verfübar). Die i. v.-Gabe (bei ACS off-label-use) ist zu bevorzugen bei Übelkeit/Erbrechen.
- **Zur Schmerztherapie:** 500 mg ASS i. v. (= 1 Amp.), je nach Wirkung Wiederholung möglich.
- **Akuter Migräneanfall (mit oder ohne Aura):** 1000 mg ASS i. v. (= 2 Amp.)

Wirkungsweise

Irreversible Inaktivierung der Cyclooxygenase, dadurch Hemmung der Biosynthese von Prostaglandinen (→ Fiebersenkung, Analgesie, Entzündungshemmung) und Thromboxanen (→ Thrombozytenaggregationshemmung nach 2 min, Vasokonstriktionshemmung) aus Arachidonsäure. WE (Analgesie): 4–10 min. WM: 20 min, WD: 3–4 h. HWZ: dosisabhängig: 0,25 g → 2,5 h; 1 g → 5 h; Intoxikation → >30 h.

Präparate

Adenosin Life Medical (1 Amp. à 2 ml enth. 10 mg), Adrekar (1 Durchst.-Fl. à 2 ml enth. 6 mg Adenosin).

Indikationen

Paroxysmale supraventrikuläre Tachykardien, atrioventrikuläre Reentry-Tachykardien und AV-Knotentachykardien bei fehlender Reaktion auf vagale Manöver.

Kontraindikationen

AV-Block II°/III°, Sick-Sinus-Syndrom, Vorhofflimmern oder -flattern, obstruktive Lungenerkrankungen (z. B. Asthma bronch.), denerviertes Herz, **Einnahme von Carbamazepin oder Dipyridamol,** verlängertes QT-Intervall, akuter Herzinfarkt o. instabile Angina pectoris, [schwere Hypotonie], [dekomp. Herzinsuffizienz], [Links-Rechts-Shunt], [Schwangerschaft], [Stillzeit].

Nebenwirkungen

Flush, Atemnot, Bronchospasmus, Bradykardie bis Asystolie (in Einzelfällen Schrittmacher erforderlich), Hyperventilation, Übelkeit, Schwindel, Kopfschmerz, Benommenheit, Sehstörungen, Thoraxschmerz.

Wechselwirkungen

- **Dipyridamol, Carbamazepin:** Wirkungsverstärkung von Adenosin → verlängerte Asystolie möglich
- **Theophyllin u. a. Xanthinderivate:** Wirkungsverminderung von Adenosin.

Dosierung

- **Erwachsene (nach ERC):**
  Initial (5–)6 mg Adenosin als schnelle Bolusinjektion (< 2 s) i. v.
  Wenn erfolglos, bis zu zwei weitere Gaben zu je (10–)12 mg
  jeweils als schneller Bolus zu verabreichen (Injektion in großlumige periphere Vene und Nachspülen mit NaCl 0,9 % empfohlen), wenn die Tachykardie nicht innerhalb von 1 bis 2 min durch die vorausgegangene niedrigere Dosis beendet wurde.
- **Kinder:** 0,05 mg/kg KG; ggf. alle 2 min wiederholen bis zu einer maximalen Gesamtdosis von 0,25 mg/kg KG.

Wirkungsweise

Senkung der Herzfrequenz, der Herzkraft und Verzögerung der AV-Überleitung (AV-Blockierung für wenige Sekunden), Koronararteriendilatation. HWZ < 10 s.

Hinweise

- **Injektion unter Monitoring und Reanimationsbereitschaft!** Kurz nach Injektion tritt eine ventrikuläre Asystolie für ca. 5 s auf.
- **Den Patienten vorwarnen!** („Das Herz kann kurz stolpern; es kann Ihnen warm und flau werden.") Mit AP-Beschwerden und Kollaps rechnen.
- Erhöhte kardiale Empfindlichkeit, wenn Herztransplantation < 1 Jahr.

Synonym: Epinephrin.

Präparate

Adrenalin 1,0 Carino (1 Amp. à 1 ml Inj.-Lsg. enth. 1 mg Epinephrin), Adrenalin 1:1000 Jenapharm (1 Amp. à 1 ml Inj.-Lsg. enth. 1,8 mg Epinephrinhydrogentartrat; entspr. 1 mg Epinephrin), Suprarenin (Amp. à 1 ml u. Inj.-Fl. à 25 ml; 1 ml Inj.-Lsg. enth. 1,2 mg Epinephrin-HCl; entspr. 1 mg Base).

Indikationen

- Herz-Kreislauf-Stillstand jeder Genese (s. S. 246 ff.)
- Anaphylaktischer Schock (s. S. 140 f., 333 f.)

Kontraindikationen

Bei den oben genannten Indikationen keine.

Nebenwirkungen

Tachykardie, Blutdruckanstieg, Herzrhythmusstörungen (Extrasystolen bis zum Kammerflimmern), **pektanginöse Beschwerden, Hyperglykämie**, Angst, psychotische Zustände, Hypokaliämie, **Tremor** (Fingerzittern), Krampfanfälle, Lungenödem, **Mydriasis.** Bei Pat. mit Sulfitüberempfindlichkeit anaphylaktoide Reaktionen möglich.

Wechselwirkung

Alkalische Substanzen: Ausfällung und Inaktivierung.

Toxizität

O. g. Nebenwirkungen, Blutdruckanstieg, blasse bis blassgraue, kalte und schlecht durchblutete Haut, Bradykardie durch parasympathische Gegenregulation, Kreislaufzentralisation, Atemnot, Schwindel, Ohnmacht, Kammerflimmern, Atemlähmung, Lungenödem. **Therapie:** Basismaßnahmen, symptomatische Therapie, Intensivüberwachung.

Wirkungsweise

α- und β-sympathomimetisch (α_1: periphere Gefäßverengung = Vasokonstriktion; β_1: Steigerung der Herzfrequenz und -kraft; β_2: Erweiterung der Bronchien). Entscheidend im Einsatz bei Herz-Kreislauf-Stillstand und Anaphylaxie ist nicht die direkte β_1-Wirkung am Herzen, sondern die periphere Gefäßverengung mit Erhöhung des Druckes in der Aorta (unter Thoraxkompressionen); daraus resultiert eine Verbesserung der Koronar- und Gehirndurchblutung. WE: mehrere Sekunden. WD: mehrere min. HWZ: 1–3 min (i. v.)

Dosierung

- **Herz-Kreislauf-Stillstand (s. a. Kapitel 6)**
  Erwachsene: 1 mg Adrenalin i. v. oder i. o. (gemäß ERC unverdünnt, mit 20 ml Infusion nachspülen, Arm kurz hochhalten; lt. Hersteller immer 1:10 verdünnt). Wiederholung alle 3–5 Minuten (in jedem 2. Zyklus).
  - Bei VF/pulsloser VT: 1. Gabe erst direkt nach dem 3. Defibrillationsversuch
  - Bei Asystolie/PEA: 1. Gabe, sobald verfügbar

Kinder: 0,01 mg Adrenalin/kg KG i. v. oder i. o.; Verdünndungsvorschlag: 1 ml Originallösung (1 : 1000; 1 mg) in eine 100 ml-Flasche NaCl 0,9 % spritzen → Dosierung: 1 ml/kg KG i. v. oder i. o.; Zeitpunkte wie bei Erwachsenen.

- **Anaphylaktischer Schock** (s. a. S. 140 f.), ab Stadium II–III (s. S. 332 f.)
  Erwachsene:
  a) **0,3–0,5 ml Adrenalin 1:1000 (0,3–0,5 mg) i. m.,** ggf. wdh. nach 5–10 min.
  b) 1 ml Adrenalin-Originallösung (1 mg) mit NaCl 0,9% auf 10 ml verdünnen; 0,5–1 ml dieser Lösung (1:10 000), d. h. **0,05–0,1 mg als Einzeldosis langsam i. v.** unter Puls-, RR- und EKG-Kontrolle, ggf. Wiederholung nach mehreren Minuten.
  Kinder: 0,01 mg/kg KG i. m. oder 1µg/kg KG langsam (über 1–2 min) i. v. (ggf. wdh., max. i. v.-Einzeldosis 0,1 mg i. v.), ggf. Wiederholung nach 10–20 min.
- **Befürchtete oder eingetretene Anaphylaxie nach Bienen-/Wespenstich (bekannte Allergie):** Einstichstelle mit 0,3 ml Adrenalin-Originallösung (0,3 mg) um-/unterspritzen, intravaskuläre Injektion vermeiden!
- **Bradykardie** s. S. 212; **Verwendung bei Low-Output-Syndrom** s. S. 331

Praxistipps

- **Bei versehentlicher arterieller Injektion Nekrosebildung** peripher der Punktionsstelle (z. B. Nekrose der Hand bei Injektion in A. radialis). Vgl. S. 65.
- **Fertigpräparate (z. B. zur Selbstmedikation des Pat.):** Fastjekt®-Autoinjektor zur i. m.-Injektion (Allergopharma – 2,05 ml enth. 2,46 mg Epinephrin HCl entspr. 2,05 mg Epinephrin), Anaphylaxie-Besteck zur s. c.-Injektion (Bencard – 1 ml enth. 1,2 mg Epinephrin-HCl entspr. 1 mg Adrenalin). Teilw. bei Raumtemperatur haltbar.
- Es besteht die Möglichkeit, bei **anders nicht kontrollierbaren Blutungen im Bereich der Nasenhöhle** eine **lokale Blutstillung** durch Aufbringen einer Adrenalinlösung durchzuführen (Gaze, getränkt mit max 0,5 ml (10 Tropfen) einer Epinephrin-Lsg. 1:10 000; danach ggf. weitere Tamponade)
- **Inhalative Anwendung von Adrenalin:** Inhalative Adrenalinpräparate können bei allerg. Reaktionen, Bronchospasmen und Pseudokrupp eingesetzt werden (hierbei entspr. Kontraindikationen beachten, z. B. Hypertonie, Engwinkelglaukom, Tachykardie, kardiale Risiken). Geeignete Dosieraerosole können nur über die Internationale Apotheke beschafft werden. Alternativ besteht die Möglichkeit der Vernebelung (im RD über O_2-Maske mit Verneblerkammer). Fertigpräparat zur Vernebelung: Infectokrupp®Inhal (1 ml Lsg. enth. 7,28 mg Epinephrinhydrogentartrat entspr. 4 mg Adrenalin). Ein Dosierhub à 0,14 ml enth. 0,56 mg Adrenalin. (Klein-) Kinder und Erwachsene inhalieren vernebelt 5–10 Hübe (entspr. 2,8–5,6 mg; ggf. wdh.) Präparat kühlpflichtig bei +2 bis +8 °C, bei Raumtemperatur Verkürzung der Restlaufzeit auf max. 6 Monate. Zur Not ist eine Vernebelung von Ampulleninhalt denkbar (fehlende Zulassung; 2–5 ml Originallösung 1:1000, + evtl. 2–3 ml NaCl 0,9 % ggf. wdh.).
- **Die meisten Adrenalinpräparate sind kühlpflichtig bei +2 bis +8 °C und lichtgeschützt zu lagern. Bei Raumtemperatur, z. B. Lagerung im Notfallkoffer, verkürzt sich die Restlaufzeit auf max. 6 Monate** (bei Adrenalin 1,0 Carino auf max. 3 Monate). Dokumentation des Entnahmedatums aus dem Kühlschrank auf dem Etikett.

Präparate

Gilurytmal (1 Amp. à 10 ml enth. 50 mg)

Indikationen

WPW-Syndrom, tachykarde Arrhythmien.

Kontraindikationen

Bradykardie, partieller und totaler AV-Block (Adams-Stokes-Anfälle), **Herzinsuffizienz** (NYHA III und IV – s. S. 320 f.), hypertrophe Kardiomyopathie, Verapamil-Therapie (Gefahr der AV-Blockierung), [Zustand innerhalb dreier Monate nach Herzinfarkt], [Schwangerschaft].

Nebenwirkungen

Kammerflimmern, Asystolie, AV-Block, Hypotonie, Wärmegefühl, **Flush,** Parästhesien, Übelkeit, Erbrechen.

Wechselwirkungen

- **Antiarrhythmika, β-Rezeptorenblocker:** verstärkte Hemmung der AV-Überleitung und Senkung der Herzkraft.
- **Furosemid:** Ausfällung.

Toxizität

Bradyarrhythmie mit Blutdruckabfall, Bewusstlosigkeit, weite Pupillen, Zyanose, Atemlähmung, Kammerflimmern. **Beachte:** lange symptomfreie Latenzzeit (50–60 Minuten).

Therapie: Basismaßnahmen, symptomatische Therapie, Intensivüberwachung.

Dosierung

- **Erwachsene: 25–50 mg Ajmalin langsam i. v.** (10 mg Ajmalin pro Minute) unter EKG-Kontrolle. Intravenöse Infusion: 0,5–1 mg Ajmalin/kg KG/h, bis zu einer Maximaldosis von 2000 mg Ajmalin über 24 h unter EKG-Kontrolle.
- **Kinder:** Maximaldosis 1 mg Ajmalin/kg KG langsam i. v.

Wirkungsweise

Antiarrhythmische Wirkung durch Hemmung des Natrium-Einstroms, der Erregungsbildung und -ausbreitung; die Membran wird stabilisiert. WE: ca. 1 min. WD: ca. 12–15 min. HWZ 0,2–0,4 h.

Alteplas(e) (t-PA)

Synonyme: Plasminogen Human-Aktivator, rekombiniert; recombinant tissue(-type) Plasminogen Activator = rt-PA.

Präparat

Actilyse® (1 Durchstech-Fl. enth. 10 mg/20 mg/50 mg Alteplase in 467 mg/933 mg/2333 mg Trockensubst. zur Lsg. mit 10 ml/20 ml/50 ml Aqua).

Indikation

Fibrinolyse bei akutem Herzinfarkt (innerhalb von 6 h), (akute Lungenembolie).

Kontraindikationen

Bestehende oder kurz zurückliegende **Blutung, Blutungsneigung, Hypertonie,** Endocarditis lenta, frische chirurgische Operation/Punktion größerer Gefäße, i.m.-Injektion, hohes Alter (> 70 Jahre), Antikoagulanzien-Behandlung, Magen-/Darmgeschwür in den vergangenen 3 Monaten, Colitis, Ösophagusvarizen, Aortenaneurysma, Zustand nach Herzdruckmassage, arteriovenöse Missbildungen, Schlaganfall innerhalb der letzten 6 Monate, unklarer Kopfschmerz oder Sehstörungen, metastasierende bösartige Erkrankungen, Schwangerschaft und bis 14 Tage nach der Geburt, Lebererkrankungen.

Nebenwirkungen

Blutungen, vorübergehende Temperaturerhöhung, Blutdruckabfall, Tachykardie, Erbrechen.

Wechselwirkungen

Antikoagulanzien, Thrombozytenaggregationshemmer, nicht steroidale Antiphlogistika: erhöhte Blutungsgefahr.

Dosierung

70–100 mg über 60–180 min i.v.; davon 15 mg als Bolus, 50 mg als Infusion innerhalb der ersten 30 min i.v., die restliche Menge innerhalb einer weiteren Stunde als Infusion i.v. Begleitende Heparintherapie (5000 I.E. als Bolus i.v.; dann 7,5–24 I.E./kg KG/h über exaktes Dosiersystem, z.B. Spritzenpumpe – in der Klinik Einstellung entsprechend der PTT). Dosisreduktion bei Patienten unter 65 kg (maximale Gesamtdosis 1,5 mg/kg KG) – Verdünnung der Injektionslösung für Infusionszwecke nur mit NaCl 0,9 %.

Wirkungsweise

t-PA ist ein körpereigener Fibrinolysefaktor. Als Medikament (rt-PA) – gegenüber dem physiologischen Wert etwa 1000-fach höher dosiert – bewirkt es eine Umwandlung des Proenzyms Plasminogen in aktives Plasmin. Es findet eine auf den Ort der Thrombusbildung begrenzte Fibrinolyse statt. Zusätzlich werden durch Plasmin Fibrinogen, Prothrombin und Gerinnungsfaktoren (V, VIII, IX, XI, XII) gehemmt, sodass es zu einer verminderten Gerinnungsfähigkeit des Blutes kommt.

Amiodaron

Präparat

Amiodaron Carino, Amiodaron-ratiopharm, Cordarex (jew. 1 Amp. à 3 ml enth. 150 mg Amiodaron-HCl).

Indikationen

Falls der Einsatz anderer Antiarrhythmika erfolglos geblieben oder nach ärztlichem Ermessen nicht vertretbar ist: symptomatische und behandlungsbedürftige tachykarde supraventrikuläre und ventrikuläre Herz-Rhythmus-Störungen, Vorhofflimmern und -flattern, AV-Knoten-Reentry-Tachykardien, Tachykardien bei WPW-Syndrom.
Zum Einsatz von Amiodaron in der Notfallmedizin vgl. S. 206 ff.

Kontraindikationen

Hypotonie, schwere Ateminsuffizienz, Herzinsuffizienz, Neugeborene, Sinusbradykardie, alle Formen einer Leitungsverzögerung (einschl. Syndrom des kranken Sinusknotens, AV-Block II°/III°, sofern kein Herzschrittmacher eingesetzt ist), Torsade de pointes, Schilddrüsenerkrankungen, Frauen im gebärfähigen Alter ohne sicheren Konzeptionsschutz, Schwangerschaft, Jodallergie, Behandlung mit MAO-Hemmern, [pulmonale Erkrankungen],[Stillzeit], [Hypotonie], [Kardiomyopathien].

Nebenwirkungen

Sehstörungen, Optikusneuritis, Überempfindlichkeitsreaktionen (Haut), Übelkeit, Erbrechen, Kopfschmerzen, Schwindel, Muskelzittern, Bronchospasmus, Flush, Verlängerung der AV- und QT-Zeit, Deformierung der T-Welle, Herzrhythmusstörungen, Bradykardie, Kollaps.

Wechselwirkungen

- Ca-Antagonisten, andere Antiarrhythmika, β-Blocker: Verstärkung der kardiodepressiven und negativ-chronotropen Wirkung dieser Substanzen.
- QT-Zeit-verlängernde Medikamente (Diuretika, Laxanzien, Chinidin, Erythromyzin u. a. m.): erhöhte Gefahr von Torsade de pointes.
- Diuretika, systemische Kortikosteroide: Hypokaliämie.

Dosierung

4–5 mg/kg KG über 15 min (!) gleichmäßig i. v. Danach ggf. kontinuierliche Gabe (Spritzenpumpe!) von 8–10 mg/kg KG/h für 1 Stunde. Gabe nur unter intensivmedizinischen Bedingungen (EKG- und RR-Monitoring).
Therapierefraktäre VF/pulslose VT: 300 mg i. v. unmittelbar nach dem 3. Schock
Hinweis: Nur mit Glukose 5 % verdünnen (Initialdosis für Erwachsene ad 20 ml)!

Wirkungsweise

Antiarrhythmikum der Klasse III (Zunahme der Repolarisationsphase und Refraktärperiode durch Hemmung des K^+-Ausstroms); kein Einfluss auf die Kontraktionskraft. HWZ: 2–4 Wochen.

Präparate

Atropinsulfat B. Braun (1 Amp. à 1 ml enth. 0,5 mg), Atropinum sulfuricum „Eifelfango“ (1 Amp. à 1 ml enth. 0,25/0,5/1 mg); Atropinsulfat-100 mg Köhler (1 Amp. à 10 ml enth. 100 mg; für Vergiftungen).

Indikationen

Bradykarde Herzrhythmusstörungen, Spasmen (Koliken) im Magen-Darm-Bereich sowie der Gallen- und Harnwege.
Verwendung als Antidot: Vergiftungen mit Phosphorsäureestern (= Alkylphosphate; z. B. bestimmte Nervenkampfstoffe und Insektizide = Pflanzenschutzmittel), Carbamaten u. a. Parasympathomimetika (Physostigminüberdosierung).

Kontraindikationen

Bei akuter Vergiftung keine. Sonst: Tachykardie/-arrhythmie, akutes Lungenödem, [Engwinkelglaukom], [Zerebralsklerose], [Schwangerschaft], [Stillzeit].

Nebenwirkungen (s. a. S. 543 f.)

Tachykardie, Pupillenerweiterung, Mundtrockenheit, Unruhe, Abnahme der Schweißdrüsensekretion (Wärmestau), Akkomodationsstörungen.

Wechselwirkungen

Amantadin, Chinidin, tri- und tetrazyklische Antidepressiva: anticholinerge Wirkung des Atropins verstärkt.

Toxizität

O. g. Nebenwirkungen, Rötung des Gesichts, Halluzinationen.
Therapie: Basismaßnahmen, symptomatische Therapie. Physostigmin als Antidot.

Dosierung

- **Erwachsene:** 0,5–1 mg Atropinsulfat i. v., bei Bedarf wiederholte Gabe möglich, bis zu einer Gesamtdosis von 0,04 mg Atropinsulfat je kg KG (kompletter Vagusblock).
- **Kinder:** 0,02 mg Atropinsulfat/kg KG i. v., mindestens jedoch 0,1 mg.
- **Als Antidot: Erwachsene:** Initial 2 bis 15 mg in den ersten 15 min i. v., danach so wenig wie möglich, gerade so viel, dass die Bronchien nicht verschleimen und die Herzfrequenz im physiologischen Bereich ist! Zu hohe Dosen Atropinsulfat führen zu einer Darmatonie, d. h. oral aufgenommenes Gift wird nicht ausgeschieden, sondern kann weiter resorbiert werden. Ziel ist die Antagonisierung der parasympathischen Wirkung am Herzen. Die zentrale/periphere Atemlähmung wird nicht entscheidend beeinflusst (O_2-Gabe und Beatmung weiter erforderlich).

Wirkungsweise

Parasympatholyse bzw. anticholinerge Wirkung (Herzfrequenzsteigerung, Tonusminderung der glatten Muskulatur; Pupillenerweiterung). WE: 1–3 min. WM: 30 min. WD: bis 60 min. HWZ 2–3 h. Zu Sympathikus und Parasympathikus vgl. auch S. 543 f., 162.

Präparate

Akineton , Biperiden-neuraxpharm (1 Amp. à 1 ml Inj.-Lsg. enth. 5 mg Biperiden-Laktat entspr. 3,88 mg Biperiden).

Indikationen

Extrapyramidale Symptome (z. B. hyperkinetisch-dystones Syndrom, Vergiftung mit Nikotin o. org. Phosphorverbindungen).

Kontraindikationen

Stenosen des Magen-Darm-Kanals, Megakolon, Ileus.

Nebenwirkungen

Hypotonie, Bradykardie, anticholinerge Symptome (z. B. Abnahme der Schweißbildung, Mundtrockenheit, Akkomodationsstörungen, Glaukom-Auslösung, Tachykardie), Müdigkeit, Benommenheit, Schwindel, Erregung, Angst, Halluzinationen Delirium, Dyskinesien, Ataxie, Mydriasis mit Lichtscheu.

Wechselwirkungen

- **Antihistaminika, Spasmolytika, Amantadin, Chinidin, tri- und tetrazyklische Antidepressiva, Neuroleptika:** anticholinerge Wirkungen des Biperidens verstärkt.
- **Pethidin:** zentralnervöse Wirkungen des Biperidens verstärkt.
- **Antiparkinsonmittel:** vegetative/zentrale Wirkungen des Biperiden verstärkt.
- **Metoclopramid:** Antagonisierung der Metoclopramid-Wirkung auf den Gastrointestinaltrakt

Dosierung

- **Erwachsene:** **2,5–5 mg langsam i. v.**
- Kinder vom 6. bis zum 10. Lebensjahr: 3 mg langsam i. v.
- Kinder vom 1. bis zum 6. Lebensjahr: 2 mg langsam i. v.
- Kinder bis zum 1. Lebensjahr: 1 mg langsam i. v.

Bei Überdosierung/Intoxikation Physostigmin als Antidot i. v.

Wirkungsweise

Zentral anticholinerge Wirkung. Wiederherstellung des Dopamin-Acetylcholin-Gleichgewichtes an spezifischen Rezeptoren. HWZ: 18–24 h.

Präparate

BS Inj. Carino, BS-ratiopharm, Buscopan, Butylscopolamin-Rotexmedica, Spasman scop, (jeweils 1 Amp. à 1 ml enth. 20 mg).

Indikationen

Krampf- und kolikartige Schmerzen durch Spasmen der glatten Muskulatur im Magen-, Darm- und Nierenbereich (z. B. Gallen- und Nierenkolik).

Kontraindikationen

Tachyarrhythmie, mechanische Stenosen im Bereich des Magen-Darm-Kanals, Myasthenia gravis, Engwinkelglaukom, Harnverhalt, Hypotonie, [Schwangerschaft], [Stillzeit].

Nebenwirkungen

Tachykardie, Blutdruckabfall, Pupillenerweiterung, Mundtrockenheit, Schwindel, Abnahme der Schweißsekretion (Wärmestau), Akkomodationsstörungen, Miktionsbeschwerden (Beschwerden beim Wasserlassen), Anaphylaxie.

Wechselwirkungen

- **Antihistaminika, Disopyramid, Amantadin, Chinidin, tri- und tetrazyklische Antidepressiva:** anticholinerge Wirkung verstärkt.
- **Dopaminantagonisten:** gegenseitige Abschwächung der Wirkung auf die Motilität (unwillkürliche Muskelbewegungen) des Magen-Darm-Traktes.
- **β-Sympathomimetika:** tachykarde Wirkung verstärkt.

Toxizität

O. g. Nebenwirkungen, Flush (Rötung des Gesichtes). **Therapie:** Basismaßnahmen, symptomatische Therapie, bei positivem Physostigmintest: Physostigmin als Antidot i. v.

Dosierung

- **Erwachsene: 10–20 mg langsam i. v.,** Tageshöchstdosis: 100 mg.
- **Kinder und Jugendliche:** 0,3–0,6 mg langsam i. v., Tageshöchstdosis: 1,5 mg/kg KG.
- **Säuglinge/Kleinkinder:** 5 mg langsam i. v., Tageshöchstdosis: 1,5 mg/kg KG.

Wirkungsweise

Relaxation der glatten Muskulatur durch anticholinerge Wirkung (im Gegensatz zu anderen Parasympatholytika wie Atropin hat N-Butylscopolamin keine zentralen Nebenwirkungen, da die gering lipophile Verbindung die Blut-Hirn-Schranke nicht passiert). WE: 3–5 min. WM: 20 min. WD: 20–30 min. HWZ: 5,1 h.

Präparate

CimeHexal injekt, Cimetidin-CT, Cimetidin-Stada, H2 Blocker-ratiopharm 200, Tagamet (jeweils 1 Amp. à 2 ml enth. 229 mg Cimetidin-HCl entspr. 200 mg Cimetidin).

Indikationen

Prophylaxe und Behandlung anaphylaktoider Reaktionen in Kombination mit H1-Rezeptor-Antagonisten (z. B. Dimetinden, s. S. 580), **Therapie und Prophylaxe stressbedingter Magen-Duodenal-Ulcera** (Geschwüre), unterstützend zur Therapie von Blutungen aus Erosionen (oberflächliche Schleimhautschäden) oder Ulcerationen (Geschwüre) im Magen und Zwölffingerdarm, Prophylaxe des Säureaspirationssyndroms (Mendelson-Syndrom).

Kontraindikationen

[Schwangerschaft], [Stillzeit].

Nebenwirkungen

Sehstörungen, Übelkeit, Erbrechen, Leibschmerzen, Depressionen, Halluzinationen, Ödeme, Sedierung, Blutdruckabfall, Herzrhythmusstörungen.

Wechselwirkungen

- **β-Blocker, Benzodiazepine, Antiepileptika, Antiarrhythmika, Theophyllin, Calciumantagonisten:** verstärkte/verlängerte Wirkung dieser Substanzen durch Ausscheidungsverlängerung.
- **Verschiedene Arzneistoffe:** Inkompatibilität der Cimetidin-Lösung als Zumischung.

Dosierung

- **Erwachsene und Kinder: 2–5 mg/kg KG i. v.**
- Dosisreduktion bis zu 50 % bei eingeschränkter Nierenfunktion.
- Beschränkte Anwendung bei Kindern und Jugendlichen (fehlende Zulassung).

Wirkungsweise

Hemmung der Säuresekretion des Magens und der verzögerten Immunreaktion durch Hemmung der Histaminwirkung an H2-Rezeptoren (H2-Antihistaminikum). Cytochrom-p450-Hemmung, dadurch Anreicherung vieler Arzneistoffe. HWZ: 2 h.

Präparat

Tavegil (1 Amp. à 5 ml enth. 2,68 mg Clemastinhydrogenfumarat entspr. 2 mg Clemastin).

Indikationen

Allergien, anaphylaktischer Schock, durch Histaminausschüttung bedingte Komplikationen in der Anästhesie.

Kontraindikationen

Engwinkelglaukom, [Schwangerschaft], [Stillzeit].

Nebenwirkungen

Tachykardie, zentralnervöse Dämpfung/Sedierung, Krämpfe, Pupillenerweiterung, Mundtrockenheit, RR-Abfall bei schneller Injektion möglich.

Wechselwirkungen

- **Zentraldämpfende Pharmaka, Alkohol:** zentraldämpfende Wirkung verstärkt.
- **MAO-Hemmer:** Verlängerung und Verstärkung der anticholinergen Wirkungen von Clemastin.

Toxizität

Hohe Toxizität für Kinder! Peripher vagolytische Wirkung: Pupillenerweiterung, Sehstörungen, Mundtrockenheit. Zentralnervöse Wirkung: Delirien, u. U. Halluzinationen bzw. Erregungszustände, Muskelzuckungen, Rigidität (v. a. bei Kindern), Athetosen (wurmförmige, langsame Bewegungsabläufe), klonisch-tonische Krämpfe, meist mit Erbrechen, Hyperthermie. Anfängliche Reizung, dann terminale Lähmung des Atemzentrums, Kreislaufkollaps, tiefes Koma.

Therapie: Basismaßnahmen, symptomatische Therapie, keine Stimulanzien (mit Ausnahme peripherer Kreislaufmittel), besondere Möglichkeiten: Diuresetherapie, Physostigmin (s. S. 624) nach positivem Physostigmintest als Antidot i. v.

Dosierung

- **Erwachsene: 0,015–0,03 mg/kg KG langsam oder als Kurzinfusion i. v.**
- **Kinder:** 0,02 mg/kg KG langsam i. v.

Wirkungsweise

H1-Rezeptorenblocker (Hemmung der Histaminwirkung an H1-Rezeptoren; H1-Antihistaminikum). HWZ: 8,1 h.

Präparat

Rivotril (1 Amp. à 1 ml Konzentrat enth. 1 mg zur Verdünnung mit 1 ml Aqua; die gebrauchsfertige Lösung enth. 0,5 mg/1 ml).

Indikationen

Alle Formen des Status epilepticus (s. S. 278 f.).

Kontraindikationen

Medikamenten-, Drogen- und Alkoholabhängigkeit, bekannte Überempfindlichkeit gegen Benzodiazepine, Myasthenia gravis, Neugeborene (insbesondere unreife Frühgeborene),[Schwangerschaft], [Stillzeit], [Leberschäden].

Nebenwirkungen

Atemdepression, Bronchialhypersekretion, Entzugssyndrom, Müdigkeit, Schwindel, Benommenheit, Kopfschmerzen, anterograde Amnesie (Gedächtnisverlust bezogen auf die Zeitspanne nach einem Ereignis, hier: Medikamentengabe), allergische Reaktionen bei Säuglingen und Kleinkindern.

Wechselwirkungen

- **Zentralwirksame Pharmaka, Alkohol:** gegenseitige Wirkungsverstärkung.
- **Muskelrelaxanzien, Analgetika, Lachgas:** Wirkungsverstärkung der angeführten Substanzen.
- **Valproinsäure** (häufig verwendetes Antiepileptikum): Ausbildung eines Petit-mal-Status möglich.

Toxizität

O. g. Nebenwirkungen, Somnolenz bis Koma. **Therapie:** Basismaßnahmen, symptomatische Therapie. S. a. Schlafmittel-/Psychopharmaka-Vergiftung (S. 458 f.).

Dosierung

- **Erwachsene: 0,5–1 mg langsam i. v.,** ggf. Wiederholung.
- **Kinder:** 0,25–0,5 mg langsam i. v.

Hinweis

Zur Injektion darf der Ampulleninhalt von 1 mg Wirkstoff in 1 ml Lösung nur nach Zusatz von 1 ml Wasser für Injektionszwecke verwendet werden. Die gebrauchsfertige Injektionslösung enthält dann 1 mg Wirkstoff in 2 ml Lösung.

Wirkungsweise

Antikonvulsion (Krampflösung), Sedierung und Anxiolyse (Angstlösung) Muskelrelaxation durch GABA-Wirkungsverstärkung (GABA = γ-Aminobuttersäure, ein Neurotransmitter). HWZ: 30–40 h.

Präparate

Iscover, Plavix (jeweils 1 Filmtablette enth. 300 mg Clopidogrel als Hydrogensulfat, vormals nur Tabletten mit 75 mg verfügbar).

Indikationen

- ACS mit Kontraindikationen gegen ASS
- Akutes Koronarsyndrom (Details s. S. 313 ff.)

Kontraindikationen

Schwere Leberfunktionsstörungen, akute pathologische Blutungen, Stillzeit, [Schwangerschaft]

Nebenwirkungen

Blutungen (z. B. Hämatome, Nasenbluten, gastrointestinale Blutungen, Hirnblutungen, Hämaturie, Augenblutungen), verlängerte Blutungszeit, Kopfschmerzen, Benommenheit, Parästhesien, Bauchschmerzen, Durchfall, Ausschlag und Juckreiz, anaphylaktische Reaktionen, Verwirrtheit, Halluzinationen, Geschmacksstörungen, Hypotonie, Bronchospasmus, Fieber, selten Schwindel

Wechselwirkungen

- **Warfarin:** Verstärkung von Blutungen
- **ASS:** Verstärkung der Thrombozytenaggregationshemmung
- **Heparin:** eine Verstärkung von Blutungen ist möglich
- **NSAID:** erhöhtes Risiko der gastrointestinalen Blutung möglich.

Dosierung – je nach Strategie

- Geplante PCI: 600 mg p. o.
- Fibrinolyse, Pat. ≤ 75 Jahre: 300 mg p. o.
- Fibrinolyse, Pat > 75 Jahre: 75 mg p. o.
- Konservative Strategie: 300 mg p. o.

Hinweise

7 Tage vor einer geplanten Operation sollte Clopidogrel abgesetzt werden.

Wirkungsweise

Hemmung der Thrombozytenaggregation durch selektive Hemmung der Bindung von Adenosindiphosphat (ADP) an dessen Thrombozytenrezeptor. Max. Wirkung bei einer Dosis von 75mg/d erst nach 7–10 d; der WE wird durch eine Initialdosis von 300 mg auf ca. 6 h verkürzt.

Präparate

- **I. v.:** Diazep-CT, Diazepam AbZ/-Lipuro/-ratiopharm/-Rotexmedica, Faustan, Stesolid, Valium (jeweils 1 Amp. à 2 ml enth. 10 mg). (Farbe der Lösung: klar und farblos bis leicht grün-gelblich; bei Emulsionen weiß).
- **REKTAL:** Diazepam Desitin rectal tube 5 mg/10 mg, Stesolid Rectal Tube 5 mg/10 mg (jeweils 1 Mikroklistier à 2,5 ml Rektallösung enth. 5 mg/10 mg) [Diazepam-Zäpfchen sind nicht für die Notfallmedizin geeignet, da WM erst nach 30–120 min.]

Indikationen

Krampfanfälle und Status epilepticus (s. S. 276 f.), Spannungs-, Erregungs- und Angstzustände. Diazepam i. v. auch bei akuten Schmerzzuständen (z. B. Herzinfarkt) in Kombination mit Analgetika. Chloroquinvergiftung s. u.

Kontraindikationen

Atemdepression, Schlaf-Apnoe-Syndrom (ohne Möglichkeit adäquater Beatmung), **akute Vergiftung** (mit Alkohol, Schlaf- oder Schmerzmitteln, Neuroleptika, Antidepressiva, Lithium), **Myasthenia gravis, Neugeborene** (insbesondere unreife Frühgeborene, [Säuglinge bis zum 4. Lebensmonat], [Leberschäden], [spinale und zerebelläre Ataxien], [akutes Engwinkelglaukom], [Schwangerschaft], [Stillzeit].

Nebenwirkungen

Atemdepression, Blutdruckabfall, Bradykardie, paradoxe Reaktionen (z. B. akute Erregungszustände), Verwirrtheit, Übelkeit, Erbrechen, Halluzinationen, anterograde Amnesie (Gedächtnisverlust bezogen auf die Zeitspanne nach einem Ereignis, hier: Medikamentengabe). Bei Diazepam i. v. auch Venenreizung (geringer bei best. Lösungen, z. B. Valium® MM Roche). Anaphylaxie auf Natriumdisulfit (bei Valium® MM Roche).

Wechselwirkungen

- **Zentralwirksame Pharmaka und Alkohol:** Gegenseitige Wirkungsverstärkung
- **Muskelrelaxanzien, Analgetika und Lachgas:** Wirkungsverstärkung der angeführten Substanzen.
- **Cimetidin:** Wirkungsverstärkung und -verlängerung von Diazepam.

Toxizität

O. g. Nebenwirkungen, Bewusstseinsstörungen bis tiefes Koma.
Therapie: Basismaßnahmen, symptomatische Therapie. S. a. Schlafmittel- und Psychopharmaka-Vergiftung (s. S. 458 f.).

Diazepam als Antidot

Diazepam ist ein lebensrettendes Antidot bei der schweren Chloroquinvergiftung (Resochin®, Malaria-Mittel), insbesondere, wenn es zum toxischen Herzversagen kommt. Der Wirkungsmechanismus ist unklar. Die Dosierung beträgt 1–2,5 mg/kg KG i. v. Ggf. wird die Diazepamgabe über mehrere Tage fortgeführt.

Dosierung

Indikation	Kinder	Erwachsene
Sedierung/ Anxiolyse	1–2 mg lgs. i. v., ggf. wdh.	**2–5 mg lgs. i. v.,** ggf. wdh.
	initial 0,1 mg/kgKG i. v. (titrierende Gabe, max. 1 mg/min) max. 0,2 mg/kgKG innerhalb von 3–4 h	
Status epilepticus	1 mg alle 2–5 min lgs. i. v. (0,1–0,5 mg/kgKG i. v.)	**5–20 mg i. v.** (max. 5 mg/ min) Wdh. nach 10–15 min mgl.
	- Säuglinge über 6 Monate mit weniger als 15 kgKG: (2,5–) 5 mg Diazepam rektal - Säuglinge und Kinder über 15 kgKG: 10 mg Diazepam rektal	5–10 mg initial rektal Wdh. nach 10–15 min mgl.
	max. 20 mg in 2–4 h	max. 30 mg in 30–60 min

Dosisreduktion bei älteren Patienten, Kreislauf- oder Ateminsuffizienz, Nieren- oder Leberfunktionsstörungen!
Bei Kleinkindern 1-ml-Spritze oder Verdünnung (10 mg auf 10 ml) zur genaueren Dosierung empfohlen.
Stets langsam spritzen, da schmerzhaft, Auslösung schneller Kreislaufdepression und Atemdepression möglich und Thrombophlebitisgefahr, v.a. bei kleinem Venenlumen. Bei intraarterieller Injektion Gefahr von Nekrosen. Bei paravenöser Injektion heftige Schmerzen.

Wirkungsweise

Anxiolyse (Angstlösung), Sedierung (Beruhigung; Unangenehmes wird toleriert, bei erhaltenem Bewusstsein), Amnesie, Antikonvulsion (Krampflösung) und Muskelrelaxation durch Aktivierung des GABA-A-Rezeptors (GABA = γ-Aminobuttersäure, ein inhibitorischer Neurotransmitter) nach Bindung an spezifische Rezeptoren. WE: 1–3 min. WD: 0,5–3 Stunden. HWZ: 24–48 h (a. M.: 50–80 h).

Hinweise

- Vorsicht bei älteren Patienten sowie Patienten mit hirnorganischen Veränderungen, Kreislauf- und Ateminsuffizienz: längere Halbwertzeit, Toleranz vermindert, gelegentlich paradoxe Reaktion.
- Eine paravenöse Injektion verursacht heftige Schmerzen.

Präparat

Lanicor (1 Amp. à 1 ml enth. 0,25 mg).

Indikationen

Supraventrikuläre Tachykardien mit Vorhofflattern oder -flimmern, paroxysmale supraventrikuläre Tachykardie.

Kontraindikationen

Bradykarde Erregungsbildungs- und Erregungsleitungsstörungen (z. B. AV-Block II°/III°), **Kammertachykardie, Kammerflimmern, WPW-Syndrom** und LGL-Syndrom, Karotissinussyndrom, **Volldigitalisierung, Herzglykosidvergiftung, Hypokaliämie,** [Hyperkaliämie], Hyperkalzämie, thorakales Aortenaneurysma, hypertrophe obstruktive Kardiomyopathie, akuter Myokardinfarkt, Myokarditis, [Schwangerschaft], [Stillzeit].

Nebenwirkungen

Herzrhythmusstörungen (insbes. ventr. Extrasystolen, Kammertachykardie, AV-Block I° bis III°), **EKG-Veränderung** (muldenförmige ST-Senkung), Übelkeit, häufig Erbrechen, **Sehstörungen,** zentralnervöse Störungen.

Wechselwirkungen

- **Calciumsalze (i. v.):** Gefahr des Herzstillstandes.
- **Calciumantagonisten, Diuretika, Kortikoide, Penicillin, Salicylate:** Glykosidwirkung verstärkt.
- **Succinylcholin, Sympathomimetika, Phosphodiesterasehemmer:** Gefahr von Herzrhythmusstörungen erhöht.
- **β-Rezeptorenblocker, Antiarrhythmika:** Bradykardie, AV-Block.

Toxizität

O. g. Nebenwirkungen. **Therapie:** Basismaßnahmen, symptomatische Therapie, in der Klinik: Elektrolytkorrektur, ggf. Digitalis-Antitoxin, ggf. Gabe von Cholestyramin – Unterbrechung des enterohepatischen Kreislaufs.

Dosierung

Erwachsene: 0,25–0,375 mg Digoxin langsam i. v., abhängig von der sonst. Digitalisbehandlung (mittelschnelle Aufsättigung).

Wirkungsweise

Hemmung der Na^+-K^+-ATPase mit Vermehrung des freien Ca^{2+} in der Herzmuskelzelle; positiv inotrop, positiv bathmotrop, negativ chronotrop, negativ dromotrop (Begriffe s. S. 162). Im RD spielt Digitalis als Inotropikum (im Gegensatz zur Therapie der chron. Herzinsuffizienz) eine untergeordnete Rolle (i. d. R. Katecholamine bevorzugt). Hauptbedeutung: Verlangsamung der AV-Überleitung bei supraventr. Tachykardien mit rascher Überleitung. WE: 5–30 min. WM: 0,5–3 h. WD: 3–6 d. HWZ von Digitoxin: 36 h. HWZ von Metildigoxin: 42 h (a. M. 36 h).

Präparat

Nepresol inject (1 Amp. enth. 25 mg in Trockensubst. zur Lsg. mit 2 ml Aqua).

Indikationen

Akute hypertensive Krise, hypertensive Gestosen (Präeklampsie, Eklampsie – s. S. 396 f.).

Kontraindikationen

Schwere Tachykardie, hochgradige Koronarstenosen, Aortenaneurysma, Herzklappenstenosen, Lupus erythematodes (Autoimmunerkrankung), hypertrophe Kardiomyopathie (Herzmuskelerkrankung mit Erweiterung des Herzens), isolierte Rechtsherzinsuffizienz infolge pulmonaler Hypertonie, [1. Schwangerschaftsdrittel], [Leber- und Niereninsuffizienz].

Nebenwirkungen

Orthostatische Hypotonie, Schwindel, Tachykardie, pektanginöse Beschwerden, Tremor (Fingerzittern) und Muskelkrämpfe, Kopfschmerzen, gastrointestinale Störungen (z. B. Übelkeit, Erbrechen), allergische Reaktionen, Flush, Parästhesien.

Wechselwirkungen

- **β-Rezeptorenblocker, ACE-Hemmer, Calciumantagonisten, Hypnotika, Sedativa:** gegenseitige Wirkungsverstärkung.
- **Diuretika, negativ inotrope Antiarrhythmika, Vasodilatatoren, trizyklische Antidepressiva, MAO-Hemmer, Narkotika, Neuroleptika, Isoniazid:** Wirkungsverstärkung von Dihydralazin.

Dosierung

Erwachsene: 6,25–12,5 mg langsam i. v. (über 2 Minuten), dann
a) Wiederholungsgabe (6,25–12,5 mg) nach 20–30 min möglich oder
b) 4,0–12,5 mg/h als Infusion i. v.
Ständige Puls- und Blutdruck-Kontrolle!

Wirkungsweise

Direkte relaxierende Wirkung auf die Gefäßmuskulatur → periphere Gefäßerweiterung → Blutdruckabfall. WE: 5 min. HWZ: 4–5 h.

Präparat

Vomex A (1 Amp. à 10 ml enth. 62 mg).
(Vomex A ist auch als Lösung zur i. m.-Injektion erhältlich, die aber für den RD nicht geeignet ist.)

Indikationen

Übelkeit, Erbrechen, Schwindel

Kontraindikationen

Epilepsie, Eklampsie, Porphyrie, < 6 kg KG, Engwinkelglaukom, letztes SSD, Stillzeit, akute Vergiftungen, Aminoglykosidtherapie.

Nebenwirkungen

Müdigkeit, Unruhe, Krämpfe, anticholinerge Nebenwirkungen (Mundtrockenheit, Miktions- und Akkomodationsstörungen).

Wechselwirkungen

- Zentral wirksame Pharmaka: Wirkungsverstärkung
- MAO-Hemmer, trizyklische Antidepressiva, Parasympathomimetika: verstärkte anticholinerge Nebenwirkungen
- Blutdrucksenkende Medikamente: Wirkungsverstärkung
- Lösung nicht mit Aminophyllin, Heparin, Hydrocortison, Phenobarbital, Phenytoin, Prednisolon, Promazin oder Promethazin mischen (inkompatibel)!

Toxizität

Oben genannte Nebenwirkungen, Halluzinationen, Hyperthermie, Mydriasis, Atembeschwerden, Tachykardie, Sedierung.

Dosierung

- **Erwachsene: 1 Ampulle (62 mg) i. v.,** ggf. wdh.
- **Kinder:** 1 – 2 mg/kg KG i. v.

Wirkungsweise

Antihistaminikum mit antiemetischer Wirkung. Als klassischer H1-Blocker auch anticholinerge und sedierende Komponente.

Präparat

Fenistil (1 Amp. à 4 ml enth. 4 mg).

Indikationen

Behandlung und Prophylaxe allergischer Reaktionen (s. S. 332 f.).

Kontraindikationen

[Säuglinge], [Schwangerschaft], [Stillzeit].

Nebenwirkungen

Sedierung, Müdigkeit, Wärmegefühl, Übelkeit, Brustbeklemmung, Kopfschmerzen, Sehstörungen, Muskelzittern, RR-Abfall bei schneller Injektion möglich.

Wechselwirkungen

- **Zentraldämpfende Pharmaka und Alkohol:** zentraldämpfende Wirkungen verstärkt.
- **Trizyklische Antidepressiva:** kann bei glaukomgefährdeten Patienten einen Anfall auslösen.

Toxizität

Hohe Toxizität für Kinder! Die Vergiftung verläuft i. d. R. dreiphasig: Sedierung, Erregung, Koma mit kardiorespiratorischer Dekompensation. Peripher vagolytische Wirkung: Pupillenerweiterung mit Sehstörungen, Mundtrockenheit. Zentralnervöse Wirkung: Delirium, Halluzinationen und Muskelzuckungen bis hin zu klonisch-tonischen Krämpfen (meist mit Erbrechen), Hyperthermie, nach anfänglicher Atemstimulation Atemlähmung. Kreislaufkollaps, tiefes Koma.

Therapie: Basismaßnahmen, symptomatische Therapie. Beachte: keine Stimulanzien (mit Ausnahme peripherer Kreislaufmittel). Besondere Möglichkeiten: Diuresetherapie, Physostigmin i. v. (s. S. 624)

Dosierung

- **0,1 mg/kg KG langsam oder als Kurzinfusion i. v.**
- Kombination mit einem H2-Antagonisten wie z. B. Cimetidin (2–5 mg Cimetidin je kg KG i. v.; s. S. 571).

Wirkungsweise

H1-Rezeptorenblocker (Antihistaminikum): verdrängt Histamin kompetitiv am H1-Rezeptor. WE: 15–20 min. WZ: 5–7 h.

Präparate

- **Trockensubstanz:** Dobutamin Hexal/-ratiopharm/[früher auch Dobutrex] (jeweils 1 Inj.-Fl. enth. 280 mg Dobutamin HCl entspr. 250 mg Dobutamin in 530 mg Trockensubst. zur primären Lsg. mit 10 ml Aqua; zur primären Lsg. Salzlösungen vermeiden).
- **Infusionslösung:** Dobutamin Liquid Fresenius/Carino/hameln (1 Fl. à 50 ml enth 250 mg/teilweise auch Fl. mit 500 mg verfügbar).

Beachte: Eine Rosaverfärbung der Lsg. beruht auf leichter Wirkstoffoxidation, ist aber bei sachgerechter Aufbewahrung/Verwendung unbedenklich (Fresenius).

Indikationen

Akut dekompensierte Herzinsuffizienz, kardiogener Schock, Low-Output-Syndrom nach Reanimation (vgl. S. 252).

Kontraindikationen

Hypovolämischer Schock, **Tachyarrhythmie,** mech. Behinderung der Ventrikelfüllung und/oder des Auswurfes (z. B. hypertrophe Kardiomyopathie, Perikardtamponade, Aortenstenose), [MAO-Hemmer], [Asthmatiker mit Sulfitüberempfindlichkeit].

Nebenwirkungen

Kammerflimmern, VES, plötzlicher RR-Abfall, **Hypertonie,** Tachykardie, **pektanginöse Beschwerden,** Kopfschmerzen, Übelkeit, bei best. Präparaten (z. B. Dobutamin ratiopharm®/Solvay®, Dobutrex®-Liquid) Überempfindlichkeitsreaktionen auf Natriumdisulfit: Erbrechen, Asthmaanfall, Schock.

Wechselwirkungen

- **β-Rezeptorenblocker:** Verminderung der positiven Inotropie.
- **α-Rezeptorenblocker:** Tachykardie, periphere Vasodilatation.
- **ACE-Hemmer:** Anstieg des HZV; Erhöhung des O_2-Verbrauches des Myokards.
- **MAO-Hemmer:** lebensbedrohliche Nebenwirkungen (hypertensive Krise, Kreislaufversagen, Rhythmusstörungen und intrakranielle Blutungen).
- **Dopamin:** ausgeprägter Blutdruckanstieg.
- **Viele Medikamente:** Unverträglichkeit mit Dobutamin (nicht mischen).

Dosierung

- **2–10 µg/kg KG/min i. v.** über ein exaktes Dosiersystem, z. B. eine Spritzenpumpe (vgl. S. 648 f.). Dosierung je nach Wirkung anpassen.
- Kombination mit Dopamin erwägen (Dobutamin: positiv inotrop/Dopamin: α-Stimulation – Gefäßverengung und Verbesserung der Nierendurchblutung).
- Regelmäßige Kontrolle der Kreislaufparameter notwendig!

Wirkungsweise

Herzkraftsteigerung durch $β_1$-Stimulation (Verbesserung der Koronardurchblutung). Bei Dosissteigerung zunehmende Erhöhung der Herzfrequenz. Dobutamin erhöht den O_2-Verbrauch am Herzmuskel. Milde periphere Vasodilatation durch $β_2$-Stimulation. WE: 1–2 min. WM: 10 min. HWZ: 2–3 min.

Präparate

Dopamin Carino/Fresenius/-ratiopharm (es existieren jeweils Amp. mit 50 mg/5 ml, 200 mg/5 bzw. 200 mg/10 ml sowie 250 mg/50 ml und 500 mg/50 ml).

Indikationen

Schockzustände (vor allem kardiogen und septisch), schwere Hypotension, Low-Output-Syndrom nach Reanimation (vgl. S. 252).

Kontraindikationen

Tachykarde Herzrhythmusstörungen, Engwinkelglaukom, [Hyperthyreose], [Phäochromozytom (katecholaminproduzierender Tumor)], [Asthmatiker mit Sulfitüberempfindlichkeit (s. u.)], [Schwangerschaft], [Stillzeit].

Nebenwirkungen

Tachykardie, Hypertonie, ventrikuläre Herzrhythmusstörungen, Erhöhung des O_2-Bedarfs am Herzmuskel, pektanginöse Beschwerden, Schock, Tremor (Fingerzittern), Kopfschmerzen, gelegentlich allergische Reaktionen; bei best. Präparaten (z. B. D.-ratiopharm® 50/200, D. Solvay® 50/200/250 Infus/500 Infus) Überempfindlichkeitsreaktionen auf Natriumdisulfit: Erbrechen, Asthmaanfall, Schock.

Wechselwirkungen

- **Trizyklische Antidepressiva, Sympathomimetika, Diuretika, Antihistaminika, MAO-Hemmer, Schilddrüsenhormone, Reserpin, Guanethidin:** sympathomimetische Wirkung verstärkt, ggf. Dosisreduktion des Dopamins notwendig.
- **Trizyklische Antidepressiva:** verstärkte Neigung zu Herzrhythmusstörungen.
- **Phenytoin:** Blutdruckabfall, Bradykardie.
- **Alkalische Lösungen, Theophyllin, Furosemid, Heparin, Sterofundin® u. a.:** Unverträglichkeit mit Dopamin (nicht mischen).

Dosierung

- **2–10 µg/kg KG/min i. v.** über ein exaktes Dosiersystem, z. B. eine Spritzenpumpe (s. a. S. 648 f.). Dosierung an Wirkung anpassen. 5ml-/10ml-Ampullen nie unverdünnt verwenden. Kombination mit Dobutamin erwägen. Regelmäßige Kreislaufkontrolle! Volumenmangel vor Therapie ausgleichen!

Wirkungsweise

Im Niedrigdosisbereich (2–3 µg/kg KG/min) Stimulation der Dopaminrezeptoren in den Nierenarteriolen (verbesserte Nierendurchblutung). Im mittleren Dosisbereich (4–7 µg/kg KG/min) auch β_1-mimetische Wirkung (Erhöhung der Herzfrequenz und -kraft). Im höheren Dosisbereich (8–10 µg/kg KG/min) α_1-sympathomimetische Wirkung (Engstellung der peripheren Gefäße) und. HWZ: 1–5 min.

Präparat

Brevibloc® (10 ml enth. 100 mg (Inf.-Lsg.) bzw. 2,5 g (Inf.-Lsg.-Konzentrat)).

Indikationen

Supraventrikuläre Tachykardien (außer Reentry-Mechanismen), Sinustachykardie, hypertensive Krise, hyperkinetisches Herzsyndrom.

Kontraindikationen

Bradykardie, Asthma bronchiale, höhergradige SA- oder AV-Blockierungen, Schock, Azidose, Therapie mit MAO-Hemmern, [Nieren-/Leberinsuffizienz], [Herzinsuffizienz], [Diabetes].

Nebenwirkungen

Bronchospasmus, Blutdruckabfall, Bradykardie, selten AV-Block, Synkope, Lungenödem, Benommenheit, Halluzinationen, Übelkeit, Erbrechen, Anstieg der Herzfrequenz nach Infusionsende.

Wechselwirkungen

- **Antihypertensiva, Narkotika, Psychopharmaka:** blutdrucksenkende Wirkung von Esmolol verstärkt.
- **Clonidin, Herzglykoside, Fentanyl:** erhöhte Bradykardiegefahr.
- **Calciumantagonisten:** kardiodepressive Wirkung von Esmolol verstärkt.
- **Succinylcholin:** neuromuskuläre Blockade verlängert.
- **Morphin:** Esmololspiegel erhöht.

Toxizität

Verschlechterung der kardialen Situation, Bewusstlosigkeit, Krampfanfälle, Hypotonie, Bradykardie bis Asystolie. Spontane Rückbildung der Symptome nach 30 min möglich (kurze HWZ). **Therapie:** Basismaßnahmen, symptomatische Therapie.

Dosierung

Initialer Bolus von **0,5 mg Esmolol je kg KG i. v.;**
zusätzlich eine Erhaltungsdosis von 0,05 mg/kg KG/min i. v.;
bei ausbleibender Wirkung erneute Bolusgabe (maximal 50–100 mg Bolusgesamtmenge) und Steigerung der Erhaltungsdosis bis maximal 0,2 mg/kg KG/min möglich.
Kardiodepressive Wirkung beachten!
Zum Vorgehen bei supraventrikulärer Tachykardie vgl. S. 204 ff.

Wirkungsweise

β-Rezeptorenblocker mit vorwiegender Wirkung auf kardiale β_1-Rezeptoren, wirkt negativ chronotrop, dromotrop, bathmotrop und inotrop. HWZ: 9 min.

Präparat

Alkohol-Konzentrat 95% B.Braun (1 Amp. à 20 ml Infusionslösungskonzentrat enth. 15 g entspr. 19 ml Ethanol).

Indikation

Vergiftung mit Methanol ab einer Aufnahme von mehr als 100 mg/kg KG.

- Vorkommen: Vergällungsmittel für Ethanol (nicht Getränke), Lösungsmittel, Abbeizmittel, Brennstoff, Rohstoff für chemische Prozesse.
- Aufnahme: Oral (geschmacklich und vom Geruch her kann Methanol nicht von Ethanol unterschieden werden), Einatmen (z. B. Chemieunfall).
- Wirkung: Methanol wird im Körper zu Methanal (Formaldehyd) und Methansäure (Ameisensäure) oxidiert – dieser Stoffwechselvorgang kann durch Ethanolgabe blockiert werden.
- Letale Dosis: 30–200 ml. Erblindung bereits nach 4–15 ml.
- Vergiftungsbild: Die Symptome treten evtl. erst bis zu 24 Stunden nach Aufnahme auf: Schwindel, Schwächegefühl, Zittern, Kopfschmerzen, evtl. Rauschzustände, Übelkeit, Bauchschmerzen, Sehstörungen (Nebelsehen, evtl. Störungen des Farbensehens) bis zur Erblindung, Hirn- und Lungenödem. Schließlich weite reaktionslose Pupillen, Krämpfe, Kreislaufstörungen, Atemlähmung.

Kontraindikationen

[bekannte Epilepsie], [Schwangerschaft], [Stillzeit].

Nebenwirkungen

Siehe Alkoholvergiftung (Blutalkoholkonzentration ≥ 1 ‰).

Toxizität

Siehe Alkoholvergiftung (S. 460 f.).

Dosierung

Initial: **600 mg/kg KG als 5%ige Lösung langsam i. v.** (bei einer Konzentration von mehr als 5% besteht Nekrosegefahr!), anschließend 100 mg/kg KG/h über ein exaktes Dosiersystem (z. B. Spritzenpumpe) als Erhaltungsdosis. Ziel: therapeutische Blutalkoholkonzentration von 1 Promille. Bei Erwachsenen (70 kg KG) mit ungetrübtem Bewusstsein kann als Erstmaßnahme eine orale Gabe von ungefähr 100 ml hochprozentigem Trinkethanol (Whisky, Wodka, Schnaps) mit ungefähr 50 Vol % Ethanolgehalt erwogen werden. **Weiteres Antidot: Fomepizol** (siehe Antidottabelle auf S. 451).

Wirkungsweise

Verdrängung des Methanols aus dem Stoffwechsel und damit Vermeidung toxischer Abbauprodukte. Konstanter Abbau von 100 mg Ethanol je kg KG und Stunde (gesunde Leber vorausgesetzt).

Präparate

Etomidat-Lipuro, Hypnomidate (jeweils 1 Amp. à 10 ml enth. 20 mg).

Indikationen

Kurzzeithypnose (z. B. für Intubation, Narkoseeinleitung).
- Anwendung nur, wenn die endotracheale Intubation beherrscht wird und die Möglichkeit zur künstlichen Beatmung besteht!
- Der vorsichtige Einsatz bei Patienten mit erhöhtem Hirndruck und labilen Herz-Kreislauf-Verhältnissen/kardialen Vorerkrankungen ist möglich.

Kontraindikationen

[Schwangerschaft (wegen möglicher embryotoxischer Wirkung des Lösungsvermittlers)], [Stillzeit].

Nebenwirkungen

Atemdepression, **Atemstillstand,** Übelkeit, Erbrechen, **Venenreizung** (Schmerzen bei Injektion, Thrombophlebitis), Herzrhythmusstörungen, Krämpfe (Myoklonien; nicht im Sinne eines zerebralen Krampfanfalls!).

Dosierung

- **0,1 – 0,3 mg Etomidat/kg KG i. v.;** Wiederholungsdosis: 0,1 mg/kg KG i. v.
- Mit Analgetika kombinieren, da keine analgetische Wirkung!
- Bei normgewichtigen Erwachsenen (70 kg) soll für eine Narkose eine Gesamtdosis von 60 mg Etomidat nicht überschritten werden.
- Dosisreduktion bei Leberzirrhose oder gleichzeitiger Gabe von Sedativa, Opiaten oder Neuroleptika.
- Kinder unter 6 Jahre: lokale Unverträglichkeit durch Venenreizung der noch kleinen Blutgefäße.
- Etomidat darf nur intravenös injiziert werden.

Wirkungsweise

Schnell und kurzwirksames Hypnotikum; Schlafinduktion, Bewusstlosigkeit, zentrale Dämpfung, nur geringe negativ inotrope Wirkung am Herzen (im Vergleich zu anderen Hypnotika, geringe Atemdepression. WE: 10–20 s. WD: 3–6 min. HWZ: 30–75 min.
Zur Narkose allgemein s. S. 82 ff.

Fenoterol i. v.

Präparate

Partusisten Infusionslösungskonzentrat (1 Amp. à 10 ml enth. 0,5 mg), Partusisten intrapartal (1 Amp. à 1 ml enth. 0,025 mg).

Indikationen

Geburtshilfliche Notfälle zur Uterusrelaxation (Wehenhemmung = Tokolyse); Optimale Voraussetzung ist ein physiologisches EKG. Zur Tokolyse s. a. S. 400.

Kontraindikationen

Frischer Herzinfarkt, Tachykardie und tachykarde Arrhythmie, Herzerkrankungen (z. B. Myokarditis), WPW-Syndrom, Hyperthyreose, [hypertrophe obstruktive Kardiomyopathie (Herzmuskelerkrankung mit Erweiterung des Herzens)], [EPH-Gestose], schwere Leber- und Nierenerkrankungen, Phäochromozytom.

Nebenwirkungen

Tachykardie mit Herzklopfen, ventrikuläre Herzrhythmusstörungen, pektanginöse Beschwerden, Blutdruckabfall, Unruhe, Tremor, Hyperglykämie, Lungenödem.

Wechselwirkungen

- **β-Rezeptorenblocker:** Abschwächung der Fenoterol-Wirkung.
- **Kortikosteroide:** evtl. Lungenödem.
- **Xanthinderivate (z. B. Coffein, Theophyllin), Sympathomimetika, MAO-Hemmer, trizyklische Antidepressiva:** verstärkte kardiale Wirkungen, Überdosierungserscheinungen.
- **Fentanyl, Droperidol:** Schocksymptomatik (periphere Vasodilatation verstärkt).
- **Jonosteril®, Plasmasteril®, Sterofundin®, Totofusin®: Unverträglichkeit!**

Toxizität

O. g. Nebenwirkungen, Gesichtsrötung, systolische Blutdrucksteigerung und diastolische Blutdrucksenkung (→ Amplitudenvergrößerung), Lungenödem, Hustenreiz, Zyanose, Dyspnoe, Übelkeit.

Therapie: Basismaßnahmen, symptomatische Therapie, Sedativa, Tranquilizer (in leichten Fällen), sonst $\beta_{(1)}$-Rezeptorenblocker, forcierte Diurese.

Dosierung

Nur verdünnt (mit Glukose 5 % oder NaCl 0,9 %) verwenden.

- Akutbehandlung: **bis zu 0,025 mg (verdünnt auf 5 ml) über 2–3 min i. v.**
- Danach: 0,8–4 µg Fenoterol pro Minute über eine Spritzenpumpe i. v., s. S. 648 f.

Therapieabbruch/Dosisreduktion erwägen bei Dyspnoe, HF > 130/min, gehäuften Extrasystolen.

Wirkungsweise

Uterusrelaxation durch β_2-Stimulation. HWZ: 3,2 h.

Präparate

Berotec N100 (200 Einzeldosen à 100 µg)

Indikationen

Akutes Asthma bronchiale (Asthmaanfall, s. S. 290 ff.), akute Verschlechterung einer COPD (s. S. 294 f.), Bronchospasmen (z. B. bei Reizgasinhalation)

Kontraindikationen

Akuter Herzinfarkt, schwere Hyperthyreose (Schilddrüsenüberfunktion), Phäochromozytom (katecholaminproduzierender Tumor), **Tachyarrhythmie,** KHK; Arteriosklerose, [Schwangerschaft], [Diabetes], [Stillzeit]

Nebenwirkungen

Tachykardie, Herzklopfen, Herzrhythmusstörungen, Angina pectoris, Hyper- bzw. Hypotonie, Stoffwechseleffekte (Hyperglykämieneigung, Hypokaliämie), Unruhe, feinschlägiger Tremor, Schwitzen, Kopfschmerzen, Halluzinationen (überwiegend bei Kindern), paradoxer Bronchospasmus.

Wechselwirkungen

- **β-Rezeptorenblocker können bei Asthmatikern schwere Bronchospasmen auslösen und schwächen sich** gegenseitig mit ß-Mimetika in der Wirkung ab.
- **β-Adrenergika, Theophyllin, Anticholinergika, MAO-Hemmer, trizyklische Antidepressiva:** Wirkungsverstärkung, vermehrt Nebenwirkungen
- **Digitalis, Antiarrhythmika:** Gefahr von Hypokaliämie/Rhythmusstörungen

Dosierung (Erwachsene und Kinder ab 6 Jahre)

Sofern der Patient nicht innerhalb der letzten 2–3 Stunden selbst Fenoterol-Spray oder -kapseln angewendet hat:

1–2 Hübe (Dosieraerosol) zu je 0,1 mg mit Vorschaltkammer (Spacer, Inhalationstechnik s. S. 293). Je nach Wirkung nach 5–10 min ein weiterer Hub möglich. Der Abstand zu weiteren Inhalationen soll mind. 3 h betragen, max. Gesamttagesdosis 8 Hübe; max. Einzeldosis 4 Hübe (sonst keine stärkere Wirkung, aber vermehrt Nebenwirkungen).

Wirkungsweise

Kurzwirksames β_2-Mimetikum (WE: wenige min. WM: 60–120 min. HWZ: 3,2 h. WD: 3–5 h). Entspannung der glatten Muskulatur (z. B. Bronchien und Gefäße) über β_2-Rezeptoren. Zunahme von Herzfrequenz und -kraft mit stärkerem O_2-Verbrauch (geringe β_1-Stimulation, ferner bis zu 20 % der kardialen β-Rezeptoren vom β_2-Subtyp). Für andere Nebenwirkungen sind zentrale und muskuläre β-Rezeptoren verantwortlich.

Präparat

Fentanyl B.Braun/Curamed/Hexal/Janssen/Parke-Davis/-Rotexmedica (1 Amp. à 2/10 ml enth. 0,157/0,785 mg Derivat entspr. 0,1/0,5 mg).

Indikationen

Schwere Schmerzzustände, Kombinationsnarkosen.

Kontraindikationen

Medikamenten-, Drogen- und Alkoholabhängigkeit, Koliken, Pankreatitis, Gallenwegserkrankungen, [Hypovolämie], [Schwangerschaft], [Phäochromozytom], [Bradyarrhythmie].

Nebenwirkungen

Atemdepression bis Atemstillstand, Hypotension, orthostatische Regulationsstörungen, Bronchospasmen, Hustenreiz, **Übelkeit, Erbrechen,** Pupillenverengung, Mundtrockenheit, Bradykardie bis Asystolie, zerebrale Krampfanfälle (insbes. bei Kindern und höheren Dosen), Schwindel, Kopfschmerzen, Schwitzen.

Wechselwirkungen

- **Zentraldämpfende Pharmaka und Alkohol:** Wirkungs- und Nebenwirkungsverstärkung, insbesondere der Atemdepression; Atemstillstand möglich!
- **Midazolam:** Blutdruckabfälle.
- **MAO-Hemmer:** lebensbedrohliche Nebenwirkungen auf ZNS, Atmung und Kreislauf nicht auszuschließen.

Toxizität

S. S. 468f.

Dosierung

- **Analgesie:** bis zu 0,0015 mg/kg KG i. v. **(0,05–0,1 mg)**
- **Narkose:** 0,005–0,008 mg/kg KG i. v. **(0,35–0,5 mg)**

Hinweis: Bei Fentanyl handelt es sich um einen hochpotenten Wirkstoff, mit dessen Wirkung der Anwender vor der Gabe vertraut sein sollte.

Wirkungsweise

Opiatagonist: analgetische und sedierende Wirkung; Beeinflussung der Schmerzempfindung auf verschiedenen Ebenen des ZNS durch Bindung an Opioidrezeptoren. WE: 20 s. WD (Narkose): 10 min. WD (Analgesie): 20–30 min. WD (Atemdepression): 60–90 min. WM: 5–10 min. HWZ: 2–4 h.

Präparate

Anexate 0,5/1,0; Flumazenil-Actavis/-B.Braun/-Hexal/-Kabi (1 Amp. à 5/10 ml enth. 0,5/1 mg).

Indikation

Aufhebung der zentral dämpfenden Wirkung von Benzodiazepinen (i. d. R. nur differenzialdiagnostisch oder wenn eine Intubation möglichst vermieden werden soll (ältere Pat., COPD); nicht bei „Intubationsangst“)

Kontraindikationen

Im Notfall keine. Vorsicht bei Patienten, die Benzodiazepine als Medikation bei Epilepsie oder Angstzuständen erhielten. Vorsicht auch bei Mischvergiftungen mit krampfauslösenden Substanzen (z. B. Trizyklika), da lebensbedrohliche Krampfanfälle möglich.

Nebenwirkungen

Blutdruck- und Herzfrequenzschwankungen, Entzugserscheinungen bei Abhängigen (Tremor, Hypertonie, Herzrasen), Übelkeit, Erbrechen, nach schneller Injektion Herzklopfen und Angstgefühle.

Dosierung

Erwachsene: **Initial 0,2 mg i. v.,** nach 60 Sekunden – je nach Bewusstseinsgrad – erneut 0,1 mg i. v., weitere Gaben möglich, bis zu einer Gesamtdosis von 1 mg.

Hinweise

- Bei bestehender Ateminsuffizienz hat die **Beseitigung der Hypoxie** (Sauerstoffmangel) **durch Basismaßnahmen** absolute Priorität.
- Überschießender **Hirndruckanstieg** bei Patienten mit schwerem Schädel-Hirn-Trauma und instabilem intrakraniellen Druck durch die Aufhebung der Benzodiazepinwirkung möglich.
- Die Wirkungsdauer von Flumazenil ist kurz und endet in der Regel vor Abklingen der Benzodiazepinwirkung. → Überwachung des Patienten!

Wirkungsweise

Verdrängung der Benzodiazepine von Benzodiazepin-Rezeptoren. WD: 1–4 h. HWZ: 40–80 min.

Präparate

Furo-CT, Furorese, Furosemid-ratiopharm, Lasix (jeweils 1 Amp. à 2 ml enth. 21,3 mg Furosemid-Na entspr. 20 mg Furosemid; tw. auch Amp. à 4 ml mit 40 mg).

Indikationen

Herzinsuffizienz (insbesondere bei Lungenödem, Ödeme (versch. Ursache), Überwässerung (z. B. Süßwasserertrinken), Aszites, forcierte Diurese bei Vergiftungen.

Kontraindikationen

Hypovolämie, Harnabflussbehinderung, Coma hepaticum, Nierenversagen mit Anurie (tägl. Harn- produktion < 100 ml), schwere Hypokaliämie, schwere Hyponatriämie, [Überempfindlichkeit gegen Sulfonamide], [Schwangerschaft (evtl. teratogen/embryotoxisch)], [Stillzeit].

Nebenwirkungen

Hypotonie, Hypovolämie, Dehydratation, Elektrolytverluste, Hämatokritanstieg (Thrombosegefahr), Verschlechterung oder Manifestwerden der Symptome einer Harnabflussbehinderung, Verschlechterung einer metabolischen Alkalose, selten vorübergehende Taubheit (hohe Dosis i. v.), Hyperurikämie, Gichtanfälle.

Wechselwirkungen

- **Oto-/nephrotoxische Arzneimittel:** Oto-/Nephrotoxizität verstärkt.
- **Salicylate, Lithium (jeweils hochdosiert):** toxische Wirkungen der angeführten Substanzen verstärkt (z. B. Herz, ZNS).
- **Herzglykoside, Theophyllin, curareartige Muskelrelaxanzien:** Wirkungsverstärkung der angeführten Substanzen.
- **Verschiedene Lösungen:** Inkompatibilität mit Furosemid (nicht mischen!).
- **ACE-Hemmer:** Blutdruckabfall bis zum Schock.

Toxizität

O. g. Nebenwirkungen, initialer Blutdruckabfall bis Schock, bei längerem Verlauf (falls Filtrationsdruck ausreichend) Elektrolytstörungen (speziell: Hypokaliämie mit **Digitalisüberempfindlichkeit** und Somnolenz). **Therapie:** Basismaßnahmen, symptomatische Therapie, kontrollierte Elektrolytsubstitution in der Klinik.

Dosierung

Erwachsene: **20–40 mg i. v.,** bei Bedarf Wiederholung möglich.
Hinweis: Bei längeren Transportwegen ggf. Anlage eines Blasenkatheters.

Wirkungsweise

Hemmung der Na^+-Rückresorption in der Henle-Schleife (Hemmung des $Na^+/K^+/2Cl^-$-Kotransporters im aufsteigenden Schenkel) → Urinproduktion ↑ (von ca. 60 ml/h auf ca. 600 ml/h). WE: sofort. WD: 2–3 h. HWZ: 1 h. Außerdem Freisetzung von Prostaglandinen (Venenerweiterung).

Präparate

GlucaGen 1 mg/1 ml (Pulver in Durchstechflasche + Lösungsmittel)
GlucaGen Hypokit 1 mg/1 ml (Pulver in Durchhstechflasche + Lösungsmittel)

Indikationen

Schwere Hypoglykämie bei Diabetikern unter Insulintherapie.
(Reservemittel bei Bradykardie durch β-Blocker-Vergiftung)

Kontraindikationen

Phäochromozytom, Insulinom, Glucagonom, bekannte schwere KHK, bekannte Überempfindlichkeit.

Nebenwirkungen

Übelkeit, Erbrechen, Überempfindlichkeitsreaktion, positive Inotropie, positive Chronotropie, Verringerung der Magen-Darmmotilität.

Wechselwirkungen

- Insulin: Antagonistische Wirkung.
- Indometacin: Wirkungsverminderung von Glukagon.
- Warfarin: Wirkungsverstärkung von Warfarin.

Toxizität

Bei Überdosierung Gefahr der Hypokaliämie.

Dosierung

Erwachsene und Kinder über 25 kg KG: **0,5–1 mg (= 0,5–1 I.E.) s.c./i.m.**
Nach ausreichender Wirkung (Erwachen) zusätzliche Gabe oraler Kohlenhydrate zur Stabilisierung (z. B. 10–20 g Glukose p. o.)
Bei **β-Blocker-Vergiftung:** 0,15–0,2 mg/kg KG als Kurzinfusion i. v., anschließend 0,05 mg/kg KG/h über 24 h. Zusätzl. ggf. Therapie von Bradykardie u. Azidose. Ggf. zusätzlich Calciumgluconat (1–2 g), ggf. intraaortale Ballongegenpulsation.

Wirkungsweise

Hormon mit antagonistischer Wirkung zum Insulin; Glukagon mobilisiert Glykogen aus der Leber (keine Wirkung bei Erschöpfung der Glykogenreserve, z. B. länger bestehende Hypoglykämie, Alkoholabusus, Kachexie, Leberzirrhose). Positiv inotrop und chronotrop durch einen eigenen Rezeptor auf Herzmuskelzellen. WE: 10 (5–20) min. WD: 1–2 h. HWZ: 3–6 min.

Hinweis

Glukagon ist kein Routinemedikament des Notarztes; es findet sich aber häufig bei bekannten Diabetikern (Kühlschrank) und wurde evtl. bereits vor Eintreffen des Rettungsdienstes durch den Patienten selbst oder durch Angehörige verabreicht. Bei schwierigem venösen Zugang zur Glukoseapplikation kann die s. c.-/i. m.-Gabe von Glukagon durch den Notarzt erwogen werden.

Präparate

Glucose 40 % Baxter, Glucosteril u. v. a. m. (jeweils 10 ml enth. 4 g).

Indikationen

Hypoglykämischer Schock, Hypoglykämie (s. S. 274 f.).

Kontraindikationen

Bei obigen Indikationen keine.

Nebenwirkung

Venenreizung.

Dosierung

Je nach Bedarf (Blutzuckermessung): **20–40 ml i. v.** (8–16 g Glukose bzw. 0,1–0,2 g Glukose/kg KG); langsam spritzen (bei schnell laufender Infusion), ggf. weitere 20 ml (8 g Glukose) in die Infusion geben.

Hinweise

- Starke Venenreizung. Nekrosegefahr! Daher möglichst große Vene punktieren und langsam spritzen! Insbes. bei Kindern die korrekte Kanülenlage durch Rücklaufprobe und/oder Probebolusinjektion von 5–10 ml NaCl 0,9 % sichern.
- Nach Erholung an Rezidive denken (z. B. Nachfluten von Sulfonylharnstoffen, Nachwirkung des Insulins nach starker körperlicher Aktivität) und engmaschige Blutzuckerkontrollen sicherstellen (alle 1–2 h), Im Zweifel: Klinikeinweisung.

Wirkungsweise

Erhöhung der Blutglukosekonzentration. **Faustregel: 10 g** Glukose (25 ml Glukose 40 %) intravenös steigern den Serumblutzucker kurzfristig um ca. **100 mg/dl.**
Wenn man 5 g = 5000 mg Glukose (= 12,5 ml Glukose 40 %) „schlagartig" auf das Blutvolumen (Intravasalraum) eines Erwachsenen von ca. 5 Liter = 50 dl verteilt, ergibt sich eine Konzentrationserhöhung um 100 mg/dl (5,6 mmol/l).
Allerdings wird der Blutzucker rasch umverteilt, nämlich in den Zwischenzellraum (Interstitium, ca. 10 Liter, innerhalb von einigen Minuten) und etwas langsamer in die Zellen (Intrazellularraum, ca. 25 Liter, innerhalb von 1–2 Stunden).
Um also den Blutzucker in allen genannten Räumen (zusammen ca. 40 Liter) um 100 mg/dl anzuheben, wäre die achtfache „Glukose-Blut-Dosis" nötig, also 40 g Glukose oder 100 ml 40 %-ige Glukoselösung. Dabei ist ein Verbrauch nicht einkalkuliert.

Um einen raschen erneuten Abfall des Blutzuckers durch Umverteilung, vor allem in den Intravasalraum (10 Liter), zu verhindern sollte die **initiale Glukosedosis bei schwerer Hypoglykämie ca. 15–20 g (40–60 ml Glukose 40 %) initial betragen (0,25 g/kgKG),** davon etwa die Hälfte bei schnell laufender Infusion intravenös injiziert und je nach Erfolg die andere Hälfte in die Infusion gegeben. Innerhalb der folgenden zwei Stunden wird noch einmal die Menge der Initialdosis gebraucht (15–20 g Glukose), die aber auch in Form anderer Kohlenhydrate oral zugeführt werden kann.

Synonyme

Nitroglyzerin („Nitro“), Propantriolsalpetersäureester, 1,2,3-Propantriolnitrat.

Präparate

- **i. v.:** [m. E. = Präparat mit konzentriertem Ethanol, vor Anwendung zu verdünnen!]:
  - **1 ml enth. 5 mg** (vor Anwendung verdünnen!): Trinitrosan (m. E.). (Jeweils 1 Amp. à 1/10 ml enth. 5/50 mg).
  - **1 ml enth. 1 mg:** Nitro Carino infus (50 ml), Nitrolingual infus. (5/25/50 ml), perlinganit Lösung (10/50 ml). (Jeweils Amp./Inj.-Fl./Stechamp.)
- **sublingual** (Zerbeißkapseln/Pumpspray): Corangin, Nitrangin Isis, Nitrolingual (Kapseln i. d. R. mit 0,8 mg; Spray i. d. R. mit 0,4/0,5 mg je Hub).

Indikationen

Angina pectoris (i. v.-Präparat nur bei schwerer/instabiler AP – s. S. 309), Herzinfarkt (s. S. 310 ff.), akute Linksherzinsuffizienz (s. S. 321 f.), kardiales Lungenödem (s. S. 322 f.), (i. v.-Präparate: hypertensive Krise (s. S. 324 f.) mit kardialer Dekompensation.

Kontraindikationen

Ausgeprägte Hypotonie (aktueller Blutdruck deutlich niedriger als der individuelle Normalblutdruck), Schock, akute (Links-) Herzinsuffizienz und akuter Herzinfarkt in Verbindung mit niedrigem Füllungsdruck (bes. Rechtsherzinfarkt), hypertrophe obstruktive Kardiomyopathie, konstriktive Perikarditis, Perikardtamponade, **AV-Block,** [Mitral-/Aortenklappenstenose], [Schwangerschaft], [Stillzeit].

Kein Glyceroltrinitrat bei Einnahme von PDE-5-Inhibitoren (Mittel bei Erektionsstörungen sowie zunehmend bei pulmonaler Hypertonie/COPD bei Männern und Frauen) **innerhalb der letzten 24 h!** Bsp.: Sildenafil (Viagra®, Revatio®), Tadalafil (Cialis®), Vardenafil (Levitra®). Bei KHK können PDE-5-Hemmer zu AP und Herzinfarkt führen. Die gleichzeitige Wirkung von PDE-5-Hemmern und anderen Vasodilatatoren – insbesondere Nitraten – ist gefährlich und daher kontraindiziert (nicht beherrschbare Blutdruckabfälle, Schock, AP, Tod). → Jeden Patienten taktvoll fragen!

Nebenwirkungen

(Schneller) Blutdruckabfall mit Reflextachykardie (kann Angina-pectoris-Symptomatik auslösen), orthostatische Hypotension bis zum Kollaps (z. T. mit Bradykardie), **Synkope,** Flush, Übelkeit, Erbrechen, Kopfschmerzen.

Wechselwirkungen

- **Blutdrucksenkende Pharmaka, trizyklische Antidepressiva, Neuroleptika und Alkohol:** blutdrucksenkende Wirkung verstärkt.
- **Bei Glyceroltrinitrat i. v.: Heparin:** Wirkungsabschwächung von Heparin.

Toxizität (i. v.)

O. g. Nebenwirkungen, Verwirrtheit, Zyanose, Atemnot, Hirndrucksteigerung, evtl. auch Methämoglobinbildung. **Therapie:** Basismaßnahmen, symptomatische Therapie, bei Methämoglobinbildung Toloniumchlorid i. v.

Dosierung

I. v.:

- **0,03–0,18 mg/kg KG/h i. v.** (in Abhängigkeit vom Blutdruck) grundsätzlich **über ein exaktes Dosiersystem,** z. B. eine Spritzenpumpe,
- Achtung: Nitrolingual®-Ampullen Infus.-Lsg., Nitrolingual®-konz. Infus.-Lsg., Nitro Mack® Ampullen und Trinitrosan®: **nicht unverdünnt verwenden!** Sinnvolle Verdünnung: 1:10 mit NaCl 0,9 %.
- Aquo-Trinitrosan®, Gilustenon Infus, Nitrolingual® infus., Nitro Pohl® infus., Nitro Solvay® Infus und perlinganit® **können sowohl verdünnt (NaCl 0,9 %) als auch unverdünnt verwendet werden.**
- Bei akuter Linksherzinsuffizienz (Lungenödem) kann ein Bolus von 1 mg Glyceroltrinitrat langsam über 3 Minuten vorgegeben werden.

Sublingual:

- **Spray: 1–2 Hübe zu je 0,4 mg** Glyceroltrinitrat bei angehaltenem Atem (nicht inhalieren) in den Mund geben, bei Nichtansprechen innerhalb von 2–3 Minuten noch einmal 1 Hub (maximal 3 Hübe insgesamt).
- **Zerbeißkapsel: 1 Kapsel zu 0,8 mg** Glyceroltrinitrat verabreichen, diese zerbeißen, Inhalt nicht hinunterschlucken, sondern im Mund wirken lassen. WE: 2–3 min

Hinweise

- **Ständige Kontrolle von Puls und Blutdruck ist erforderlich.**
- Aquo-Trinitrosan®, Nitro Mack®, Trinitrosan®: bei Verwendung von **PVC-Schlauchsystemen** kommt es zu **erheblichen Wirkstoffverlusten** durch Adsorption. Alternativen: Polyethylen, Polytetrafluorethylen.
- Sublingual-Präparate (z. B. Nitrolingual®) werden auch zur Behandlung von Spasmen der glatten Muskulatur **(Gallen-/Harnleiterkolik)** eingesetzt.

Wirkungsweise

Verminderung des O_2-Verbrauches am Herzmuskel. Umverteilung des Blutes in minderversorgte Bereiche. Erweiterung der postkapillären Kapazitätsgefäße (venöses Pooling). Abnahme des Gefäßwiderstandes und des Kapillardruckes in der Lungenstrombahn. Abnahme des links-, rechtsventrikulären und des end-diastolischen Füllungsdruckes, dadurch Abnahme der Wandspannung des Herzens mit Verbesserung der Durchblutung der Herzmuskelinnenschichten. Erhöhung des Wirkungsgrades der Herzarbeit. Nahezu keine Änderung des Herzschlagvolumens. Relaxation von Bronchien und Sphinktern. WE (s. l.): 2–5 min. WE (i. v.): sofort. WD (s. l.) 20–45 min. HWZ: 1,5–2,5 min.

Präparate

Haldol-Janssen, Haloperidol-1APharma/-Hexal/-neuraxpharm/-ratiopharm (jeweils 1 Amp. à 1 ml enth. 5/10 mg).

Indikationen

Akute Psychosen und psychotische Syndrome (Wahn, Halluzination, Schizophrenie, Manie), Kombinationstherapie bei Schmerzen, Erbrechen (wenn andere Therapiemöglichkeiten versagt haben).

Kontraindikationen

Akute Vergiftungen mit zentraldämpfenden Pharmaka und Alkohol, komatöse Zustände, Morbus Parkinson, Kinder, malignes neuroleptisches Syndrom, Hyperthyreose, [Epilepsie], [Hypotonie], [Schwangerschaft (teratogen, Krampfneigung)], [Stillzeit]

Nebenwirkungen

Tachykardie, Hypotonie, Herzrhythmusstörungen, Früh- und Spätdyskinesien, Provokation epileptiformer Anfälle, Asthma, Auslösung eines Engwinkelglaukoms, malignes neuroleptisches Syndrom, Regulationsstörungen der Körpertemperatur, Parkinsonoid (medikamentös bedingte Parkinson-Symptomatik).

Wechselwirkungen

- **Zentraldämpfende Pharmaka und Alkohol:** gegenseitige Wirkungsverstärkung.
- QT-verlängernde Substanzen: verstärkte QT-Verlängerung (Gefahr: Torsade de pointes) – i. v.-Gabe durch Hersteller/Zulassungsbehörde eingeschränkt (unter EKG-Monitoring evtl. vertretbar)
- **Pentetrazol:** Krampfanfälle.
- **Dopaminantagonisten (z. B. Metoclopramid, Bromoprid, Alizaprid):** extrapyramidale Nebenwirkungen verstärkt.
- **Adrenalin:** Adrenalinumkehr (Blutdruckabfall).
- **Anticholinergika:** anticholinerge Wirkung verstärkt

Toxizität

O. g. Nebenwirkungen, Atemdepression, Bewusstseinsstörungen, Bradykardie, zerebrale Krampfanfälle, hyperkinetisch-dystones Syndrom.

Therapie: Basismaßnahmen, symptomatische Therapie, bei oraler Aufnahme wegen schneller Resorption Magenspülung nur in Frühfällen.

Dosierung

Erwachsene: **5–10 mg Haloperidol i. v.**

Wirkungsweise

Starke antipsychotische Wirkung mit extrapyramidalen Symptomen durch Hemmung von Dopaminrezeptoren (D2) im ZNS. Schwache sedierende und vegetative Wirkung (anticholinerg, sympatholytisch, antihistaminerg, antiserotoninerg). WE: 1–3 min. WM: 10 min. WD: 2–6 h. HWZ: 13 bis 30 h, best. Metabolite 3 Wochen.

Heparin, unfraktioniert (UFH)

Präparate

Heparin-Natrium Braun/-ratiopharm (Amp. à 0,2/0,3/0,375/0,5/1/5 ml; Inhaltsmengen: 5000/7500/10000/20000 oder 25000 I. E.)

Indikationen

Thrombose- und Embolie (Therapie, Prophylaxe), Herzinfarkt (Frühbehandlung).

Kontraindikationen

Akute zerebrale Blutungen, Blutungsneigung, Magen-Darm-Ulkus, Heparin-Allergie, Abortus imminens (drohende Fehlgeburt), schwere Leber- und Nierenerkrankungen, [Hypertonie]. Vor Streptokinase-Lyse.

Nebenwirkungen

Blutungen (insbesondere aus Haut, Schleimhäuten, Wunden, Gastro- und Urogenitaltrakt), Verlängerung der Blutungszeit.

Wechselwirkungen

- **Substanzen mit hemmender Wirkung auf Gerinnung und Blutstillung:** verstärkte Blutungsgefahr.
- **Glyceroltrinitrat (i. v.):** Heparinwirkung vermindert.
- **Andere parenterale Medikamente:** physikalisch-chemische Inkompatibilitäten, daher nicht mischen!

Toxizität

Blutungen aller Art. **Therapie:** Basismaßnahmen, symptomatische Therapie, Protamin (z. B. Protamin 1000/5000 Roche®, 1 ml inaktiviert 1000 bzw. 5000 I. E. Heparin) als Antidot i. v., ggf. Bluttransfusion.

Dosierung

- **Initial 5000–10000 I. E. Heparin i. v.** (80 I. E./kg KG i. v.)
- Anschließend ggf. ca. 1000 I. E. Heparin/h (7,5–24 I. E. Heparin/kg KG/h) über ein exaktes Dosiersystem, z. B. eine Spritzenpumpe

Wirkungsweise

Indirekte Thrombinhemmung durch Aktivierung von Antithrombin III und hemmender Einfluss auf weitere Gerinnungsfaktoren. Hemmung der Blutgerinnung und Förderung der Fibrinolyse. Heparin kommt auch physiologisch im Körper vor (z. B. Mastzellen). WE: 1 min. HWZ: 1–2,5 h.

Hinweise

- Eine dunkle Verfärbung der Injektionslösung bei längerer Lagerung ist (korrekte Lagerung vorausgesetzt) ohne Einfluss auf die therapeutische Wirksamkeit.
- In der Klinik Kontrolle des aPTT-Wertes (Ziel z. B. 50–70 s).

Synonym

Vitamin B12a – extrem hoch dosiert

Präparate

Cyanokit (2 Durchst.-Fl. enth. jew. 2,5 g Hydroxocobalamin zum Auflösen mit jeweils 100 ml NaCl 0,9 %), europäische Zulassung 2007 erteilt

Indikationen

Antidot bei vermuteter oder erwiesener Zyanid-/Blausäureintoxikation (s. S. 476 f); toxische Wirkung von Nitroprussid-Natrium

Kontraindikationen

Im Notfall keine.

Nebenwirkungen

Anaphylaktische bzw. anaphylaktoide Reaktionen; reversible Färbung von Haut, Schleimhäuten (hellrot bis rosa) und Urin (dunkelrot), Blutdruckerhöhung, Übelkeit, Erbrechen, Durchfall, Kopfschmerzen

Wechselwirkungen

Gegenseitige Wirkungsabschwächung mit Natriumthiosulfat durch Komplexbildung → entweder DMAP+Natriumthiosulfat oder Hydroxocobalamin.

Dosierung

70 mg/kg KG als Kurzinfusion über ca. 30 min i. v., ggf. wdh.
(ca. 50 mg Antidot/1 mg Zyanid)
Danach ggf. Natriumthiosulfat i. v.

Wirkungsweise

Komplexbildung zwischen Zyanid (CN-) und Kobalt (Ligandenaustausch: aus Hydroxocobalamin entsteht Cyanocobalamin) → Entgiftung des Zyanids, Ausscheidung des Cyanocobalamins mit dem Urin. Einer im Vergleich zu DMAP recht sicheren Anwendung mit großer therapeutischer Breite stehen leider sehr hohe Kosten des Präparates gegenüber. Daher fokussiert sich der Einsatzbereich von Hydroxocobalamin auf Situationen, in denen DMAP wegen einer begleitenden CO-Intoxikation problematisch oder kontraindiziert ist.

Präparate

- **6% HES 130 und Substitutionsgrad < 0,5** (um 0,42; 3. Generation): PhysioVolume Redibag (NaCl 154 mmol/l oder balancierte Elektrolyte); Venofundin (NaCl 154 mmol/l), Vitafusal (balancierte Elektrolyte), VitaHES (NaCl 154 mmol/l), Volulyte (balancierte Elektrolyte), Voluven (NaCl 154 mmol/l).
- **6% oder 10% HES 200 und Substitutionsgrad um 0,5** (2. Generation), mit NaCl 154 mmol/l (teilweise alternativ kochsalzfrei mit 5% Glukose erhältlich): HAES-steril, Haemofusin, Hemohes, Infukoll HES, Serag-HAES. **HES 200 6% mit NaCl 1232 mmol/l** (hyperton, zur Small-Volume-Resuscitation, s. S. 647)
- **6% HES 70 und Substitutionsgrad bei 0,5–0,58** (2. Generation): Expafusin, Rheohes

Lagerung: Gemäß Herstellerangaben (Fresenius) ist eine Lagerung von HES-Infusionslösungen im Wärmefach des RTW/NEF (bis 37 °C) nur bis zu 3 Monaten bedenkenlos möglich. Nur bei Lagerung bis 25 °C kann die Gewähr für eine ausreichende Stabilität der Lösung übernommen werden.

Indikationen

Volumenersatz bei Blut- und Plasmaverlusten (Hypovolämie, intravasaler Volumenmangel).

Es existiert kein genereller Überlegenheitsnachweis für den Einsatz kolloidaler Volumenersatzmittel (z. B. HES) gegenüber der äquivalenten Flüssigkeitssubstitution mit isotonen Elektrolytlösungen (letztere sind bei reinen Wasser-/Elektrolytverlusten im Rahmen einer Exsikkose zu bevorzugen). Das Hauptargument für den Einsatz von Kolloiden ist die schnellere und anhaltende Kreislaufauffüllung bei schwerer Hypovolämie (außerdem weniger Ödembildung und Verbesserung der Mikrozirkulation möglich).

Kontraindikationen

Hypervolämie, Hyperhydratation, schwere Herzinsuffizienz (Volumenüberlastung), Stärkeallergie, akutes oder terminales Nierenversagen (Oligurie, Anurie), [Nierenfunktionsstörung], [intrakranielle Blutung], [hämorrhagische Diathese (Blutungsneigung)], [Neugeborene, Säuglinge, Kinder], [Schwangerschaft, bes. 1. SSD].

Nebenwirkungen

Allerg. Reaktionen (ca. 0,06% – im Schock scheinen allerg. Reaktionen seltener aufzutreten, evtl. durch endogen erhöhte Katecholaminspiegel), Gerinnungshemmung (Coating, Verdünnung von Gerinnungsfaktoren), therapieresistenter reversibler Pruritus (auch verzögert nach HES-Gabe), potenzielle Nephrotoxizität.

Wechselwirkungen

Verschiedene Medikamente: Inkompatibilität mit Volumenersatzmittel (keine Mischinfusion).

Dosierung

Je nach Bedarf bis zu 20 ml/kg KG/h – Maximaldosen beachten (→ Tabelle). Verabreichung von HES i. d. R. gleichzeitig oder abwechselnd mit Vollelektrolytlösung (VEL). Verhältnis VEL zu HES ungefähr 2:1 (3:1 bis 1:1). Die ersten 10–20 ml langsam und unter sorgfältiger Beobachtung des Pat. infundieren, um allerg. Symptome ggf. frühzeitig erkennen zu können.

HES: hämostaseologisch empfohlene maximale Tagesdosen

HES-Typ	allgemein	bei HES 6%	bei HES 10%
HES 130/0,4–0,42	3 g HES/kg KG	50 ml/kg KG (Erw. ca. 3,5 L)	30 ml/kg KG (Erw. ca. 2 L)
HES 200/0,5	2 g HES/kg KG	33 ml/kg KG (Erw. ca. 2,5 L)	20 ml/kg KG (Erw. ca. 1,5 L)
HES 70/0,58	1,2 g HES/kg KG	20 ml/kg KG (Erw. ca. 1,5 L)	–

Auch Auswirkungen der Trägerlösung beachten (NaCl, balancierte Elektrolytlösung oder Glukose 5 %).

Wirkungsweise

HES kann das intakte Gefäßsystem kaum verlassen und bindet Wassermoleküle. Im Vergleich zu Kristalloiden (reinen Elektrolytlösungen) verlängerte Verweildauer im Intravasalraum (HES 70: 2–3 h/HES 130 und HES 200: 3–6 h). Daher ist im Vergleich zu VEL nur ¼ bis ⅓ der Menge nötig, um den gleichen Volumeneffekt zu erzielen. HES ist ein Makromolekül aus Glukoseeinheiten, an deren C_2-, C_3- oder C_6-Atomen Hydroxyethylgruppen eingeführt werden, um einen schnellen Abbau durch die Serumamylase zu verhindern (Substitutionsgrad: Anteil der substituierten Glukosemoleküle, im Bereich von 0,4 bis 0,7; Substitutionsmuster: C_2-Substituenten können schwerer als C_6-Substituenten abgespalten werden). Volumeneffekt, Nebenwirkungsprofil und Dosisbegrenzung sind daher je nach HES-Art verschieden! Der initiale Volumeneffekt steigt v. a. mit HES-Konzentration und Osmolarität der Trägerlösung. Hyperonkotische Lösungen (HES 10 %) wirken als Plasmaexpander (initialer Volumeneffekt > 100 %), da sie Flüssigkeit aus dem Interstitium und dem Intrazellularraum in den Intravasalraum mobilisieren (HES 10 % ca. 130–150 %, zum Vergleich: HES 6 % „nur“ um 100 %). Intravasale Verweildauer und teilweise auch Nebenwirkungen nehmen mit dem Substitutionsgrad, mit dem C_2/C_6-Substitutionsverhältnis und in geringerem Maße auch mit dem mittleren Molekulargewicht zu. Bei niedrigem Substitutionsgrad (≤ 0,5) gelten Blutungskomplikationen und Nierenfunktionsstörungen als verhältnismäßig selten.

Präparate

Sirupus Ipecacuanhae SR 90 von AMH Niemann (1 Fl. à 30 ml Saft; 100 ml enth. 0,144 g Ipecacuanha-Alkaloide (berechnet als Emetin); enth. etwa 4–6 Vol-% Alkohol) – Diese Zubereitung ist ca. 2 Jahre haltbar (im Gegensatz zu den mancherorts verwendeten Apothekenzubereitungen nach DAB 8: Rad. Ipec. pulv. 14, Glycerin 20, Sirup simpl. ad 200).

Indikation

Emetikum für orale Vergiftungen (v. a. Kinder).

Kontraindikationen

Vergiftungen mit Strychnin, **starken Alkalien und Säuren, Erdöldestillaten,** Farbverdünnern u. ä. **Lösungsmitteln, schäumenden Substanzen, antiemetisch wirkenden Substanzen** (z. B. Phenothiazinen), **Schock, Bewusstseinsstörungen, Krämpfe, Lähmungen, Säuglinge.** Wegen der erhöhten Aspirationsgefahr und/oder des Alkoholgehaltes sollte die Applikation insbes. in folgenden Fällen im Hinblick auf ein gesundheitliches Risiko unter strenger Indikationsstellung erfolgen: bei Kindern, Alkoholabusus, Epilepsie, Hirnschädigung, und Schwangeren.

Nebenwirkungen

Anhaltendes Erbrechen, Durchfall, Trägheitsgefühl.

Toxizität (bei ausbleibender emetischer Wirkung!)

O. g. Nebenwirkungen und kardiotoxische Wirkungen, Krämpfe, Muskelschwäche, Bewusstlosigkeit. Therapie: Magenspülung, ggf. Aktivkohle.

Wechselwirkungen

Milch, Aktivkohle: Wirksamkeit des Sirups sinkt.
Wechselwirkungen des Alkohols bedenken.

Dosierung

- Vor Gebrauch schütteln!
- **Kinder 1–3 Jahre: 20 ml** (0,03 g Alkaloide) p. o.
- **Kinder > 3 Jahre und Erwachsene: 30 ml** (0,043 g Alkaloide) p. o.
- Jeweils (davor oder) danach mind. 100–200 ml Wasser oder Fruchtsaft trinken lassen.
- Ggf. einmalige Wiederholung nach 20 min. Bei Erfolglosigkeit ist Kohlegabe oder Magenspülung indiziert, um kardiotoxische Wirkungen der Brechwurzel zu vermeiden.

Hinweis

In der Literatur finden sich auch Hinweise auf eine erfolgversprechende Anwendung bei erwachsenen Patienten in einer Dosierung von ≥ 30 ml p. o. Auch hier ist eine Latenzzeit von bis zu 20 min (Achtung: Substanzen mit zu erwartender Bewusstseinsstörung!) zu beachten. Unbedingt reichlich danach trinken lassen.

Präparate

- **Ketamin als Razemat zweier Enantiomere** [R (-) und S (+)]: Ketamin-Actavis/-Inresa/-ratiopharm (O.K. ohne Konservierungsstoffe), Ketanest (Amp./Inj.-Fl. mit 50 mg/5 ml, 100 mg/2 ml, 100 mg/10 ml, 200 mg/20 ml,500 mg/10 ml).
- **S-Ketamin = Esketamin** (nur linksdrehendes Enantiomer): Ketanest S (5 mg/ml: 1 Amp. à 5 ml enth. 25 mg/1 Inj.-Fl. à 20 ml enth. 100 mg – 25 mg/ml: 1 Amp. à 2 ml enth. 50 mg/1 Inj.-Fl. à 10 ml enth. 250 mg)

Indikationen

Zur Analgesie und Narkoseeinleitung, bes. bei manifestem Asthma bronchiale (Resistance↓) sowie bei hämorrhagischem Schock (Traumatologie) und bei Verbrennungen (jeweils nur geringer RR-Abfall).

Kontraindikationen

Akuter Herzinfarkt, Angina pectoris, Bluthochdruck (schlecht eingestellt/unbehandelt, in Ruhe > 180/100 mmHg), erhöhter Hirndruck ohne kontrollierte Beatmung, Notfallsituationen mit Notwendigkeit entspannter Gebärmuttermuskulatur (z.B. Nabelschnurvorfall, drohende Uterusruptur), Präeklampsie/Eklampsie, [Herzinfarkt oder instabile AP in den letzten 6 Monaten], [KHK], [Hyperthyreose], [Glaukom], [perforierende Augenverletzung], [erstes SSD], [Stillzeit].

Nebenwirkungen

Zentrale Sympathikusaktivierung mit Anstieg von RR und HF (im Schock RR-Abfall mgl.), Druckanstieg im Schädelinneren und im Auge (v.a. ohne kontrollierte Beatmung), Unruhe, Alpträume (Kombination mit Benzodiazepin empfohlen, bes. bei Ketamin-Razemat), Halluzinationen, erhöhter Muskeltonus, Hyperreflexie und Laryngospasmus (vor allem bei Kindern), Atemdepression möglich (bes. bei schneller Injektion/hoher Dosis), verstärkter Speichelfluss (Atropingabe erwägen).

Wechselwirkungen

- Anästhetikakombination: Nebenwirkungen von Ketamin deutlich geringer.
- Hypnotika (Benzodiazepine oder Neuroleptika): Verlängerung der Wirkdauer, Abschwächung der Nebenwirkungen, Vorteile des Ketamins bezüglich der Kreislaufwirkung (Sympathomimetik) aufgehoben.
- Nichtdepolarisierende Muskelrelaxanzien: Verlängerung der Wirkdauer.

Dosierung

Ketamin: Dosierung

Indikation	Applikation	Ketamin-Razemat (R/S)	S-Ketamin (Esketamin)
Analgesie Sedierung	i.v.	**0,25–0,5 mg/kg KG bei 80 kg KG: 20–40 mg i.v.**	**0,125–0,25 mg/kg KG bei 80 kg KG: 10–20 mg i.v.**
	i.m.*	0,5–1,0 mg/kg KG bei 80 kg KG: 40–80 mg i.m.	0,25–0,5 mg/kg KG bei 80 kg KG: 20–40 mg i.m.
Narkose	i.v.	**1–2 mg/kg KG bei 80 kg KG: 80–160 mg i.v.** bei Status asthmaticus 2–4 mg/kg KG i.v.***	**0,5–1,0 mg/kg KG bei 80 kg KG: 40–80 mg i.v.** bei Status asthmaticus 1,5–2,5 mg/kg KG i.v.***
		± Midazolam: 0,05–0,1 mg/kg KG i.v. ± Succinylcholin: 1–2 mg/kg KG i.v.	
	i.m.**	4–8 mg/kg KG z.B. bei 80 kg KG: 400 mg i.m.	2–4 mg/kg KG z.B. bei 80 kg KG: 200 mg i.m.
		± Atropin: 0,01 mg/kg KG i.m. (Mischspritze mit Ketamin möglich)	

* nur ausnahmsweise (z.B. schwere Verbrennungen; venösen Zugang schnellstmöglich nachholen)
** nur als Ultima Ratio (venösen Zugang schnellstmöglich nachholen)
*** bronchodilatatorische Wirkung bei höherer Dosierung stärker ausgeprägt
I.v.-Injektionen jeweils unter ständiger Puls- und Blutdruckkontrolle.
Zur Aufrechterhaltung der Wirkung nach 10–30 min Nachinjektion der halben Initialdosis oder kontinuierliche Gabe über eine Spritzenpumpe (→ Tab. auf S. 648 f.).
Bei Schock oder reduziertem Allgemeinzustand Dosierung jeweils im niedrigeren Bereich.
Die äquieffektive S-Ketamin-Dosis beträgt erfahrungsgemäß oft etwas mehr als die Hälfte der Ketamin-Razemat-Dosis (S-Ketamin-Dosis ca. 60–70 % der Ketamin-Razemat-Dosis, erklärbar durch höhere Clearance und etwas größeres Verteilungsvolumen).

Wirkungsweise

In niedriger Dosis Anregung von Opioidrezeptoren (Analgesie), in höherer Dosis Dissoziation zerebraler Funktionen (Bewusstseinsverlust, Anästhesie – i.d.R. nur geringe Atemdepression und weitgehender Erhalt der Schutzreflexe). Kreislaufstimulation (RR↑, HF↑), Bronchospasmolyse, zentrale Sympathikusstimulation (O_2-Verbrauch am Herzen↑). Erweiterung der Hirngefäße (Hirnstoffwechsel↑). WE (i.v.): < 1 min. WE (i.m.): 2–5 min. WM: 2–10 min. WD (Anästhesie): 10–25 min. WD (Analgesie): 15–40 min. HWZ: 2–4 h.

Präparate

Kohle-Compretten, Kohle-Hevert, Kohle-Tabletten (jeweils 1 Tabl. enth. 250 mg). Kohle-Pulvis (1 Schraubdose enth. 10 g als Pulver; 1 Fl. enth. 50 g), Ultracarbon (1 Fl. enth. 50 g in 61,5 g Granulat zur Herstellung von 400 ml Suspension). Vor Gebrauch:

Indikationen

Akute orale Vergiftungen unterschiedlicher Genese (z. B. Nahrungsmittel, Arzneimittel, Schwermetalle), ggf. auch nach Erbrechen bzw. Magenspülung.

Kontraindikationen

Säuren- und Laugenverätzungen (unwirksam, Perforationsgefahr, erschwert endoskopische Diagnostik), **Ethanol** (schnelle Resorption, unwirksam, Bewusstseinsstörung), **[Bewusstseinsstörung]** (Applikation wegen Aspirationsgefahr problematisch, Gabe über Magensonde nach Intubation möglich), **Lithium- und Eisensalze/Cyanid/ Methanol/Ethylenglykol/Petroleum** (unwirksam, es stehen ggf. andere Antidota zur Verfügung), Vergiftungen bei denen ein notwendiges, enteral an Kohle adsorbierbares Antidot angewendet wird.

Wechselwirkungen

Wirkungsverminderung enteral aufgenommener Pharmaka und parenteral aufgenommener Pharmaka, die einem enterohepatischen Kreislauf unterliegen, z. B. Ovulationshemmer (nach Kohleanwendung zusätzl. Kontrazeptionsmethode!).

Dosierung (initial)

Grundsätzlich Initialdosis von **(0,5–) 1 g/kg KG p. o.** anstreben.
Kohle jeweils mit Leitungswasser/ungesüßtem Tee anrühren: Pulver: 10 g/40–80 ml; Tabletten: je 50 Stück/40–80 ml; Granulat: jede Flasche zu 50 g mit ca. 350 ml auffüllen und ca. 1 min gut schütteln. Unmittelbar vor jedem Trinkschluck erneut schütteln. Die Gabe aus der Flasche hat den Vorteil, dass der Patient die schwarze Farbe nicht sieht.

Wirkungsweise

Binnen Sekunden bis Minuten Giftbindung durch Adsorption an Kapillarwände der Kohle im Magen-Darm-Trakt. Die medizinische Kohle wurde zur Oberflächenvergrößerung speziell behandelt (aktiviert). In manchen Fällen kann Kohle auch Gifte binden, die den Magen schon passiert haben, oder sogar ins Darmepithel gelangt sind (s. S. 448).

Praxishinweise

- Aspirationsgefahr bei Gegenwehr/Bewusstseinstrübung!
- Da größere Trinkmengen bei vielen Vergiftungen spontan Erbrechen auslösen → auch bei Kohlegabe immer Eimer bereithalten! Nach Erbrechen Kohlegabe ggf. wiederholen/fortsetzen – Kohlegabe auch vor/nach Magenspülung sinnvoll.
- Patient auf eine Schwarzfärbung des Stuhls hinweisen! (DD GI-Blutung!)

Übersicht der Wirkstoffe, geordnet nach relativer Wirkung:

Wirkstoff	Handelsname (Beispiele)	Relative Wirkung (bezogen auf Kortisol)	WD
Kortisol	Hydrocortison	1	kurz (8 – 12 h)
Prednison	Rectodelt®	4	mittel (12 – 36 h)
Prednisolon	Solu-Decortin®	4	mittel (12 – 36 h)
Methyl-Prednisolon	Urbason®	5	mittel (12 – 36 h)
Triamcinolon	Volon A®	5	mittel (12 – 36 h)
Dexamethason	Fortecortin®	20 – 30	lang (> 48 h)
Beclometason	Junik®, Ventolair®	> 18.000	[nur inhalativ]

Präparate

- **Beclometason** (Autohaler/Dosieraerosole): AeroBec, BecloHexal, Beclomethason-ratiopharm, Bronchocort novo, Junik, Ventolair (1 Hub aller Präparate enth. jeweils 0,1 mg Derivat) [Autohaler = atemzugausgelöstes Dosieraerosol]
- **Dexamethason:** Dexa – 40 mg/100 mg inject Jenapharm / -ratiopharm, Fortecortin Inject 40 mg/100 mg (jeweils 1 Amp. à 5/10 ml enth. Derivat entspr. 40/100 mg).
- **Hydrokortison:** Hydrocortison Rotexmedica (1 Misch-Amp. bzw. Inj.-Fl. à 2 ml enth. Derivat entspr. 100/250 mg in Tr.-Subst.). Hydrocortison Hoechst (1 Amp. à 20 ml enth. 100 mg).
- **Methyl-Prednisolon:** Urbason solubile forte 250/1000 (1 Amp. bzw. Inj.-Fl. enth. Derivat in Trocken-Subst. entspr. 250/1000 mg zur Lsg. mit 5/10 ml Aqua)
- **Prednison:** Rectodelt, blau (1 Zäpfchen enth. 100 mg)
- **Prednisolon:** Infectocortikrupp (1 Zäpfchen enth. 100 mg Derivat), Prednisolon 250 mg Rotexmedica (1 Inj.-Fl. à 10 ml enth. 250 mg Derivat), Prednisolut (250 mg/500 mg/1000 mg Tr.-Subst. In Durchst.-Fl.), Solu-Decortin 500 (1 Inj.-Fl. enth. 250/500/1000 mg Derivat in Trockensubst. [Lyophilisat] entspr. 186,7/374/747 mg Prednisolon zur Lsg. mit 5/5/10 ml Aqua)
- **Triamcinolon:** Volon A solubile (1 Amp. à 1/2/5 ml enth. Derivat entspr. 40/80/200 mg).

Indikationen

Anaphylaktischer Schock (nach primärer Adrenalin-Injektion), allerg. Reaktionen (Quincke-Ödem), Asthmaanfall, Status asthmaticus, evtl. vasogenes/tumorinduziertes Hirnödem (Klinik), Larynxödem, Krupp-Syndrom/Pseudokrupp, Addison-Krise, ggf. begleitend zur Antibiotikatherapie bei V. a. akute Meningokokkensepsis (Pneumokokken), akute thyreotoxische Krise, akuter Gichtanfall, akute immunpathologische Prozesse (z. B. akute Erblindung bei Riesenzellarteriitis, akute Transplantatabstoßung, akuter Transfusionszwischenfall, rheumatolog. Notfälle), antiemetische Therapie bei Erbrechen infolge Chemotherapie.

Zur Prophylaxe eines toxischen Lungenödems sind hierfür zugelassene Präparate mit dem Wirkstoff Beclomethason erhältlich (z. B. Junik®, Ventolair®). In den

Fachinformationen werden explizit als Indikationen aufgeführt: Rauchgasexposition bei Bränden und Schwelbränden sowie bei Freisetzung giftiger Dämpfe, die schnell (Zinknebel, Chlorgas, Ammoniak) oder mit Latenz (nitrose Gase, Phosgen, Schwermetalldämpfe) zu einem Lungenödem führen können. Die Evidenz für diese Indikationen ist gering, ein genereller positiver Effekt ist bislang nicht nachgewiesen (kontrollierte Humanstudien aus ethischen Gründen nicht durchführbar). Experten sprechen sich zum Teil ausdrücklich gegen eine routinemäßige Anwendung nach jeder Exposition aus. Einzelfallentscheidung nach kritischer Risiko-Nutzen-Abwägung! Auch die i. v.-Applikation von Kortikoiden bei dieser Indikation ist sehr umstritten.

Bei spinalem Trauma konnte Methyl-Prednisolon in hoher Dosierung in der NASCIS-II-Studie (1990) positive Effekte zeigen. Die Ergebnisse werden derzeit in Frage gestellt (DGN, 2008), gleichzeitig wird eine Morbiditäts- und Mortalitätserhöhung durch den Glukokortikoideinsatz diskutiert. Ob andere Kortikoide nützen oder evtl. schaden können, ist nicht ausreichend untersucht. Die hochdosierte i. v.-Gabe von Methyl-Prednisolon gehört bis zum Abschluss der Meinungsbildung weiter zu den Therapieoptionen bei akuter isolierter traumatischer Rückenmarksschädigung bei sonst gesunden Patienten. Einerseits dürfte ein unterstellter Effekt bei früher Gabe stärker ausgeprägt sein, andererseits sieht das NASCIS-III-Schema einen Therapiebeginn innerhalb von 8 Stunden nach Trauma vor, sodass die Indikationsstellung ggf. der aufnehmenden Klinik überlassen werden kann. Vordringlich bei neurologischen Ausfällen ist in jedem Fall die rasche operative Dekompression.

Die seit Jahrzehnten propagierte Gabe von Kortikoiden bei **Schädel-Hirn-Trauma** gilt seit der CRASH-Studie (2004) als obsolet, da eine Verschlechterung der Überlebensraten gezeigt wurde.

Kontraindikationen

[Überempfindlichkeit gegen die enthaltenen Wirkstoffe], [Schwangerschaft], [Stillzeit], [Magen-Darm-Geschwüre], [Tbc und andere schwere Infektionen – Gefahr der Exazerbation]. Verbrennungen.
Inhalative Kortikoide zusätzlich: Thermisches Inhalationstrauma (muss vor der topischen Gabe bei Reiz-/Rauchgasinhalation ausgeschlossen werden).

Nebenwirkungen

Bei einmaliger Bolusgabe gering und selten – es sollte jedoch auf **Blutzuckeranstieg, Infektanfälligkeit** (bei schweren Infektionen nur in Kombination mit kausaler Therapie) und symptomarm verlaufende **Magen-Darm-Blutungen** geachtet werden. Bei i. v.-Applikation: **Venenreizung, z. T. Geschmacksirritationen.**
Nach inhalativer Therapie mit Kortikoiden (z. B. Auxiloson® Dosier-Aerosol) ist auf eine mögliche Entwicklung von Atemwegsinfektionen zu achten. Bestehende Infektionen (besonders bakterielle) können sich verschlechtern.

Wechselwirkungen

- **Herzglykoside:** Glykosidwirkung durch Kaliummangel verstärkt.
- **Salicylate und nichtsteroidale Antiphlogistika:** Gefahr gastrointestinaler Blutungen und Bildung von Magen-Darm-Geschwüren erhöht.
- **Antidiabetika:** Blutzuckersenkung vermindert.
- **Verschiedene Lösungen:** Inkompatibilität mit Urbason® (darf nicht mit anderen Lösungen als mit Wasser für Injektionszwecke vermischt werden, sonst Ausfällung).

Dosierungen der verschiedenen Wirkstoffe:

- **Beclometason inhalativ** [Ventolair® 100, AeroBec® 100; Junik®]:
  - Prophylaxe eines toxischen Lungenödems – antientzündliche Akuttherapie nach Rauchgasexposition durch Brände/Schwelbrände, Unfälle, bei denen giftige Dämpfe und Gase freigesetzt werden, die zu einem schnell auftretenden Lungenödem führen (z. B. Zinknebel, Chlorgas, Ammoniak) oder nach einer Latenzzeit ein Lungenödem auslösen (z. B. Nitrose Gase, Phosgen, Schwermetalldämpfe):
  - Unmittelbar nach Rauchgasexposition: 4 Sprühstöße zu je 0,1 mg
  - Nach Krankenhausaufnahme: erneut 4 Sprühstöße zu je 0,1 mg
  - 2 Stunden später: 4 Sprühstöße zu je 0,1 mg
  - Nur bei anhaltenden Beschwerden: Fortsetzung (4 x 0,1 mg alle 2 Stunden)
- **Dexamethason i. v.** [Dexa Jenapharm® , Dexa ratiopharm® , Fortecortin®]:
  - Erwachsene: 40–100 mg i. v. (in Abhängigkeit des Krankheitsbildes)
  - Anaphylaxie: 100 mg i. v.
  - Kinder: Anaphylaxie: 40 mg i. v.
  - Fortecortin® sollte langsam über 2–3 Minuten gespritzt werden, da ansonsten flüchtige (bis zu 3 Minuten) Parästhesien (Empfindungsstörungen) auftreten können.
  - Fortecortin® sollte bei Asthmatikern mit Sulfit- oder Parabenüberempfindlichkeit nur mit Vorsicht angewendet werden.
- **Kortisol** [Hydrokortison]:
  - Erwachsene: Addison-Krise: 100 mg i. v.
- **Prednison rektal** [Rectodelt®]:
  - Kinder: bei akuter Atemnot: 100 mg rektal; Gesamtdosis: 5–20 mg/kg KG rektal.
- **Prednisolon i. v.** [Prednisolon Rotexmedica, Solu-Decortin® H]:
  - Erwachsene:
    - Status asthmaticus: 250–1000 mg i. v.
    - Anaphylaktischer Schock: 500–1000 mg i. v.
  - Kinder:
    - Asthmaanfall: 2 mg/kg KG i. v. (10–50 mg i. v. – in Abhängigkeit des Krankheitsbildes)
    - Anaphylaktischer Schock: 250 mg i. v.
  - Bestimmte Schockformen, z. B. infektiös-toxischer Schock, akute immunpathologische Ereignisse, evtl. inhalative Vergiftungen 500–3000 mg i. v.

- **Prednisolon rektal** [Prectal®]:
  - Kinder: Stenosierende Laryngotracheitis (Krupp-Syndrom/Pseudokrupp), spastische (asthmatische) Bronchitis, allergische Reaktionen vom Soforttyp: initial 1 Zäpfchen (100 mg), frühestens nach 1 h ein weiteres Zäpfchen.
- **Methyl-Prednisolon** [Medrate®, Metypred®, Urbason®]:
  - Rückenmarkstrauma: 30 mg/kg KG i.v. über 15 Minuten als Kurzinfusion (im Rettungsdienst mittlerweile nicht mehr empfohlen; in Einzelfällen Indikationsstellung durch Experten in der Klinik)
  - Erwachsene: 250–1000 mg i.v. (in Abhängigkeit des Krankheitsbildes)
  - Anaphylaxie, Status asthmaticus: 250–500 mg i.v.
  - Kinder: 4–20 mg i.v. (in Abhängigkeit des Krankheitsbildes).
- **Triamcinolon** [Volon A solubile®]:
  - Erwachsene: 80 mg i.v.
  - je nach Schwere bis: 200 mg i.v. mgl.

Wirkungsweise

Bei den in der Notfallmedizin verwendeten Kortikoid-Substanzen handelt es sich ausnahmslos um Glukokortikoide (Analoga zum **körpereigenen Kortisol = Nebennierenrindenhormon**). Diese wirken (je nach Substanz unterschiedlich ausgeprägt)

- **antiexsudativ** (Minderung der Membrandurchlässigkeit),
- **antiinflammatorisch** (Hemmung von Entzündungsreaktionen),
- **antiproliferativ** (Hemmung der Zellvermehrung) und
- **immunsuppressiv** (Unterdrückung des Abwehrsystems).

Lorazepam

Präparate

Tavor pro injectione (1 Amp. à 1 ml enth. 2 mg). [Lagerung im Kühlschrank: +4–8 °C]

Indikationen

Status epilepticus, Angst- und Erregungszustände, zur Sedierung.

Kontraindikationen

Atemdepression, Schlaf-Apnoe-Syndrom (ohne Möglichkeit adäquater Beatmung), **akute Vergiftung*** (mit Alkohol, Schlaf- oder Schmerzmitteln, Neuroleptika, Antidepressiva, Lithium), **Myasthenia gravis, Neugeborene*** (insbesondere unreife Frühgeborene), Scopolamineinnahme, Lennox-Gastaut-Syndrom (Auslösung tonisch-klonischer Krämpfe möglich), [Kinder und Jugendliche < 18 Jahre], [spinale und zerebelläre Ataxien], [Schwangerschaft], [Stillzeit].

Bei Status epilepticus entfallen die Kontraindikationen weitgehend, die gekennzeichneten (*) sollten jedoch Berücksichtigung finden; Airway-Management u. Kreislaufunterstützung müssen in jedem Falle gewährleistet sein.

Nebenwirkungen

Atemdepression, Blutdruckabfall, Bradykardie, paradoxe Reaktionen (z. B. akute Erregungszustände), Verwirrtheit, Übelkeit, Erbrechen, Halluzinationen, Überempfindlichkeitsreaktion, Nekrosen bei Paravasat o. intraarterieller Injektion.

Wechselwirkungen

- **Zentralwirksame Pharmaka und Alkohol:** Gegenseitige Wirkungsverstärkung.
- **Muskelrelaxanzien, Analgetika und Lachgas:** Wirkungsverstärkung der angeführten Substanzen.
- **Clozapin, Haloperidol:** gefährl. Wirkungsverstärkung/-verlängerung von Lorazepam.
- Scopolamin: Halluzinationen, irrationales Verhalten.

Toxizität

O. g. Nebenwirkungen (ausgeprägt). **Therapie:** Basismaßnahmen, symptomatische Therapie. S. a. Schlafmittel- und Psychopharmaka-Vergiftung (s. S. 458 f.).

Dosierung

- **Erwachsene: 2 mg verdünnt (1:1 mit NaCl 0,9%) über 1 min i. v.**
  Wiederholung möglich. Maximaldosis: 8 mg/12 h.
- Bei Schock, manifester Herzinsuffizienz, starker Nieren- oder Leberinsuffizienz sowie älteren Patienten muss die Dosis angepasst (reduziert) werden.
- **Kinder:** 0,05 mg/kg KG verdünnt langsam i. v.
  Wiederholung möglich. Maximaldosis: 0,1 mg/kg KG/12 h.

Wirkungsweise

GABA-Wirkungsverstärkung durch Bindung an Benzodiazepinrezeptoren. Antikonvulsion (wegen Hydrophilie länger als andere Benzodiazepine) u. Muskelrelaxation, Anxiolyse, Sedierung, WE: 1–3 min. WD: 0,5–3 h. HWZ: 10–18 h.

Präparate

Magnesium-Diasporal forte (1 Amp. à 2 ml enth. 4 mmol), Cormagnesin 200/400 (1 Amp. à 10 ml enth. 8,3 mmol/16,6 mmol), Magnesium Verla Infusionslösungskonzentrat (1 Amp. à 10 ml enth. 20,3 mmol), Mg 5 – Sulfat 10 %/50 % (1 Amp. à 10 ml enth. 4,05 mmol/20,25 mmol). 1 mmol Mg entspr. ca. 24,3 mg; 1 mmol $MgSO_4$ entspr. ca. 120,4 mg; 1 mmol $MgSO_4 \cdot 7H_2O$ entspr. ca. 246,5 mg (ca. 250 mg)

Indikationen

Eklampsie, Präeklampsie, Tokolyse, Tachykardien (bei breitem Kammerkomplex), Torsade de pointes, therapierefraktärer Asthmaanfall, V. a. Hypomagnesämie

Kontraindikationen

Kard. Überleitungsstörungen (z. B. AV-Block), **Myasthenia gravis,** Niereninsuffizienz.

Nebenwirkungen

Herzrhythmusstörungen, Überleitungsstörungen, Bradykardie, **Atemdepression, zentralnervöse Störungen,** Diarrhoe, Flush, Blutdruckabfall (z. T. erwünscht).

Toxizität/Wechselwirkungen

O. g. Nebenwirkungen, Übelkeit, Erbrechen, curareartige Magnesiumnarkose, **Atemstillstand** (Risiko der Atemdepression erhöht durch gleichzeitige Wirkung von Hypnotika/Narkotika), HKS. **Therapie:** Basismaßnahmen, symptomat. Therapie, **Kalzium als Antidot i. v.** (umgekehrt: Wirkungsverstärkung von Kalziumantagonisten durch Magnesium!).

Dosierung

1 g $MgSO_4 \cdot 7H_2O$ (= 4 mmol Mg) entspr. 10 ml einer 10 %igen Lsg. oder 2 ml einer 50 %igen Lsg. – Alle Massenangaben sind auf $MgSO_4 \cdot 7H_2O$ bezogen!

- **Eklampsie: 4–8 mmol Mg (1–2 g) über 2 min i. v.** (bei Präeklampsie ggf. langsamer); **ggf. wdh.**; dann: 4–8 mmol Mg (1–2 g)/h als 10 %ige Lsg i. v.
  Bei geringerem Körpergewicht: 0,06–0,12 mmol Mg (15–30 mg)/kg KG über 2 min i. v.; ggf. wdh.; dann: 0,06–0,12 mmol Mg (15–30 mg)/kg KG/h als 10 %ige Lsg. i. v.
- **Notfall-Tokolyse:** 8–16 mmol Mg (2–4 g) über 10–20 min i. v.;
  dann: 2–8 mmol Mg (0,5–2 g)/h kontinuierlich i. v.
- **Torsade de pointes, therapierefraktäre VF/pulslose VT, schwerer Asthmaanfall: 8 mmol Mg (2 g) über 10 min i. v.** (bei Herz-Kreislauf-Stillstand als Bolus)
- **Breitkomplextachykardie/Herzinfarkt mit V. a. Hypomagnesämie:**
  2–4 mmol Mg (0,5–1 g) über 10 min i. v. (ggf. Erhaltungsdosen in der Klinik)

Zur Erkennung einer eventuellen Magnesiumüberdosierung: regelmäßige Kontrolle des Patellarsehnenreflexes (auslösbar bis etwa 5 mmol/l Serumkonzentration).

Wirkungsweise

Hemmung der Freisetzung von Azetylcholin aus den präsynaptischen Bläschen; physiologischer Antagonist des Calciums: **antiarrhythmisch** (vor allem bei ventrikulären Tachykardien nach Digitalistherapie und bei Torsade de pointes); **krampflösend**

Präparate

Deltamannit, Mannit-Lösung, Mannitol-Lösung Baxter/Bernburg/Köhler, Osmosteril, Thomaemannit (jeweils 20 %, 1000 ml Lsg. enth. jeweils 200 g Mannitol).

Indikation

Akuter Hirndruckanstieg bei V. a. SHT mit Einklemmungszeichen (sich verschlechternde Bewusstseinslage mit Anisokorie; bei Kindern auch bilaterale Mydriasis).

Kontraindikationen

Kardiale Dekompensation, Dehydratationszustände, Lungenödem, [intrakranielle Blutungen], [Hypervolämie].

Nebenwirkungen

Akute Volumenbelastung des kardiozirkulatorischen Systems (bei zu schneller Infusion oder Applikation größerer Mengen, insbes. bei Oligurie).

Wechselwirkungen

Nicht mischen.

Dosierung

0,5 g/kg KG über 15–30 min i. v. (bis 2 g/kg KG über 30–60 min)
dies entspr. bei 20 %iger Lösung etwa
2,5 ml/kg KG über 15–30 min i. v. (bis 10 ml/kg KG über 30–60 min)

Hinweise

- Bei kühler Lagerung kommt es häufig zur Bildung von Kristallen kommen, die sich aber bei leichter Erwärmung wieder lösen.
- Die Anwendung eines Filterinfusionsbesteckes wird empfohlen.
- Die Indikation zur Hirndrucksenkung mit Mannitol im RD ist fraglich, da präklinisch bei Verdacht auf ICP-Erhöhung nicht zwischen den Ursachen Hirnblutung und -ödem unterschieden werden kann. Insofern sollte ein ausreichender CPP über eine Aufrechterhaltung des MAP sichergestellt werden. Alternativ kann auch eine Ausnutzung des hirndrucksenkenden Effektes bei gleichzeitiger Hypovolämie durch hyperosmolare Infusionslösung angedacht werden.

Wirkungsweise

Mannitol ist ein 6-wertiger Alkohol, der kaum metabolisiert wird und im Nierentubulus nicht rückresorbiert werden kann. Es wird glomerulär filtriert und während der kontinuierlichen isotonen Rückresorption im proximalen Tubulus zunehmend konzentriert; damit wird Wasser im Tubulus zurückgehalten. Dies erklärt die osmodiuretische Wirksamkeit. Außerdem wird in ähnlicher Weise ein osmotischer Gradient zwischen hypertonem Intravasalraum und Extra- bzw. Intrazellulärraum (z. B. des Gehirns) aufgebaut, der zu einem Wasserausstrom in Richtung des Intravasalraumes führt. Dadurch kann ein Hirnödem vermindert werden.

Präparate

Analgin, Berlosin, Metamizol Hexal, Novalgin, Novaminsulfon Lichtenstein, Novaminsulfon-ratiopharm (1 Amp. à 2 ml enth. 1 g; 1 Amp. à 5 ml enth. 2,5 g).

Indikationen

Akute starke Schmerzen nach Operationen/Verletzungen, Tumorschmerzen, Koliken, sonstige akute o. chron. Schmerzen (wenn andere therapeut. Maßnahmen kontraindiziert sind), hohes Fieber (das auf andere Maßnahmen nicht anspricht).

Kontraindikationen

Pyrazol-Allergie, Hypotonie/instabiler Kreislauf, akute hepatische Porphyrien, genetischer Glukose-6-phosphat-Dehydrogenase-Mangel, Säuglinge, letztes SSD, [Schwangerschaft], [Stillzeit (48 h nach Gabe nicht stillen)].

Nebenwirkungen

Z. T. schwere Überempfindlichkeitsreaktionen (z. B. Stevens-Johnson-Syndrom/ Lyell-Syndrom), Anaphylaxie, Möglichkeit der Agranulozytose, Blutdruckabfall (bes. bei älteren Menschen und bei schneller i. v.-Gabe), Nierenfunktionsstörungen

Toxizität

Benommenheit bis Bewusstlosigkeit, Muskelzittern, Krämpfe, Status epilepticus, oft mit typischem rotem Rubazonsäureharn, Kreislaufkollaps, Atemlähmung als Todesursache.
Therapie: Basismaßnahmen, symptomatische Therapie.

Dosierung

10–20 mg/kg KG i. v.
als Kurzinfusion über 10 min (wegen möglicher Blutdruckabfälle)

Hinweis

Die Voraussetzungen für eine Schockbehandlung müssen gegeben sein.

Wirkungsweise

Analgetische und fiebersenkende Wirkung. Aktivierung schmerzhemmender absteigender Bahnen. Relaxierung glatter Muskulatur (jedoch nicht am Ureter) → Nebenwirkung: Blutdruckabfall. Gering entzündungshemmend. WE: 1–8 min. WD: 2–6 h. HWZ der aktiven Metabolite: 1,8–4,6 h.

Metoclopramid (MCP)

Präparate

Cerucal, MCP-CT/-Hexal injekt/-ratiopharm SF, Paspertin (jeweils 1 Amp. à 2 ml enth. 10 mg).

Indikationen

Übelkeit und Erbrechen (sowohl gastrointestinaler Genese, als auch bei Arzneimittelunverträglichkeit).

Kontraindikationen

Extrapyramidalmotorische Störungen (z. B. Morbus Parkinson), Epilepsie, Darmdurchbruch, Blutungen im Magen-Darm-Bereich, mechanischer Darmverschluss, Kombination mit MAO-Hemmern, Neugeborene, Säuglinge und Kleinkinder unter 2 Jahren, Kleinkinder mit Methämoglobinanämie, Phäochromozytom (katecholaminproduzierender Tumor), [Stillzeit].

Nebenwirkungen

Blutdruckschwankungen, Bradykardie, Durchfall, Kopfschmerzen, Schwindel, **dyskinetisches Syndrom,** malignes neuroleptisches Syndrom.

Wechselwirkungen

- **Zentraldämpfende Pharmaka, Alkohol:** zentraldämpfende Wirkung
- **Trizyklische Antidepressiva, Neuroleptika, MAO-Hemmer:** extrapyramidale Wirkungen verstärkt.
- **Alkohol, Lithium:** allgemeine Wirkungsverstärkung der Stoffe.

Toxizität

O. g. Nebenwirkungen. Bei hohen Dosen Benommenheit und Schlaflosigkeit. Bei Kleinkindern kann eine Methämoglobinämie auftreten. Therapie: Basismaßnahmen, symptomatische Therapie, Biperiden i. v. (bei Krampferscheinungen).

Dosierung

- **Erwachsene: 10 mg i. v.**
- **Kinder unter 14 Jahren:** 0,1 mg/kg KG i. v.

Wirkungsweise

Antiemetische Wirkung durch Erhöhung des gastroösophagealen Sphinktertonus und Förderung der Magenentleerung (in das Duodenum), extrapyramidale Symptome (Dyskinesien, Parkinsonoid) durch Dopaminantagonismus an zentralen Rezeptoren. HWZ: 2,6–4,6 h.

Präparate

Beloc i.v., Lopresor i.v. (jeweils 1 Amp. à 5 ml enth. 5 mg).

Indikationen

Tachykarde Herzrhythmusstörungen.

Kontraindikationen

AV-Block Grad II und III, kardiogener Schock, Bradykardie (< 50/min), ausgeprägte Hypotonie, obstruktive Bronchialerkrankungen, Asthma bronchiale, manifeste Herzinsuffizienz, Behandlung mit MAO-Hemmern (außer MAO-B-Hemmer), gleichzeitige i.v.-Anwendung von Kalziumantagonisten, Spätstadien peripherer Durchblutungsstörungen (AVK), metabolische Azidose, innerhalb drei Tagen vor Geburtstermin [Phäochromozytom (nach alpha-Blockade möglich)].

Nebenwirkungen

Bradykardie, Blutdrucksenkung, Verschlechterung einer Herzinsuffizienz, Exanthem, Muskelkrämpfe (Waden), Muskelschwäche, zentralnervöse Störungen (z.B. Müdigkeit, Kopfschmerzen, Benommenheit, Schwitzen, Schwindel), Hypoglykämieneigung/Maskierung von Hypoglykämiesymptomen.

Wechselwirkungen

- **Narkotika, Antiarrhythmika, Calciumantagonisten:** verstärkte Kardiodepression bis hin zur Asystolie.
- **Mutterkornalkaloide:** Gefahr peripherer Durchblutungsstörungen verstärkt.

Toxizität

O.g. Nebenwirkungen, starke Kardiodepression, Sedierung oder Erregung, Halluzinationen, Bronchospasmus, Hypoglykämie (v.a. bei Kindern), Azidose. **Therapie:** Basismaßnahmen, symptomat. Therapie (Therapie der Bradykardie s.S. 211 f., Azidoseausgleich, ggf. Bronchospasmolytika), ggf. Glukagon (s.S. 591).

Dosierung

- **Erwachsene:** bis zu 5 mg über 3–5 min i.v. (titrieren!)
  nach 5–10 min: Wiederholung möglich, ggf. erneut; maximale Gesamtdosis 15 mg
- **Injektion immer unter EKG-, Puls- u. RR-Monitoring**

Wirkungsweise

β_1-selektiver β-Blocker (negativ chronotrop, inotrop, dromotrop) mit schnellem WE (< 5 min). WM: 20 min. HWZ: 3–4 h, aktive Metabolite 8 h. WD: 5–8 (–15) h.

Präparate

Dormicum®, Midazolam B.Braun/Curamed®/curasan/DeltaSelect/-hameln/Hexal/-ratiopharm®/Rotexmedica (jeweils 1 Amp. à 1/3/5 ml enth. 5/15/5 mg). **Achtung: es gibt auch noch andere Dosiseinheiten; Vorsicht: Ampullen nicht verwechseln!**

Indikationen

Sedierung (z. B. bei Erregungszuständen), zerebrale Krampfanfälle, zur Narkoseeinleitung und -aufrechterhaltung.

Kontraindikationen

Ateminsuffizienz (bei fehlender Möglichkeit adäquater Beatmung), **Myasthenia gravis, Säuglinge bis 4 Monate,** akute Vergiftungen mit Alkohol/Schlafmitteln/Neuroleptika/Antidepressiva/Lithium, [Engwinkelglaukom], [Hypovolämie], [Schwangerschaft], [Stillzeit].

Nebenwirkungen

Atemdepression, Blutdruckabfall, paradoxe Reaktionen (z. B. akute Erregungszustände), Verwirrtheit, Muskelzittern, Laryngo- und Bronchospasmus, Schmerzen bei Injektion, anterograde und retrograde Amnesie, Herzrhythmusstörungen, Sehstörungen. **Rasche und hochdosierte Injektion von Midazolam kann zu einem Atemstillstand führen!**

Wechselwirkungen

- **Zentralwirksame Pharmaka und Alkohol:** gegenseitige Wirkungsverstärkung.
- **Muskelrelaxanzien, Analgetika, Lachgas:** Wirkungsverstärkung dieser Präparate.
- **Cimetidin, Erythromycin, Verapamil:** Verstärkung und Verlängerung der Wirkung von Midazolam.
- **Antihypertensiva, Vasodilatatoren:** Verstärkter Blutdruckabfall.

Toxizität

O. g. Nebenwirkungen (besonders Atemdepression). **Therapie:** Basismaßnahmen, symptomatische Therapie, Flumazenil als Antidot i. v..

Dosierung

- **Sedierung: bis zu 0,1 mg/kg KG i. v. (in 1 mg-Schritten titrieren;** 1 mg kann schon ausreichend sein)
- **Narkoseeinleitung:** 0,15–0,2 mg/kg KG i. v.
- **Krampfanfall:** 0,15–0,2 mg/kg KG i. v.

Jeweils Dosisreduktion bei älteren Menschen.

Wirkungsweise

Anxiolyse (Angstlösung), Sedierung, Antikonvulsion (Krampflösung) und Muskelrelaxation durch GABA-Wirkungsverstärkung (GABA = γ-Aminobuttersäure, ein Neurotransmitter). WE: 2–3 min. WD: 15–45 Minuten. HWZ: 1,5–2,5 h. Schnellerer Wirkungseintritt und kürzere Wirkungsdauer als bei Diazepam.

Präparate

Morphin-hameln/-Hexal/Merck, Morphin-ratiopharm, Morphinsulfat-Gry, MSI Mundipharma, M-Stada (jeweils 1 Amp. à 1 ml enth 10/20 mg).

Indikationen

Starke und stärkste Schmerzen (vor allem bei kardialen Risikopatienten und Patienten mit akutem Herzinfarkt und/oder Lungenödem).

Kontraindikationen

Medikamenten-, Drogen- und Alkoholabhängigkeit, Atemstörungen (ohne Möglichkeit adäquater Beatmung), Kombination mit MAO-Hemmern, **akutes Abdomen, Koliken,** Pankreatitis, [Asthma], [Phäochromozytom], [Epilepsie], [erhöhter Hirndruck], [Säuglinge], [Hypovolämie], [Schwangerschaft].

Nebenwirkungen

Atemdepression, Blutdruckabfall, Übelkeit, Harn- und Stuhlverhalt, Spasmen der Gallengänge, Miosis, Sedierung, Schwindel, Kopfschmerzen, zerebrale Krampfanfälle, Bradykardie, Bronchospasmen.

Wechselwirkungen

- **Zentraldämpfende Pharmaka, Alkohol:** Wirkungs- und Nebenwirkungsverstärkung, insbesondere der Atemdepression.
- **MAO-Hemmstoffe:** mögliche schwere zentralnervöse Nebenwirkungen sowie auf die Atmungs- und Kreislauffunktion.
- **Cimetidin:** Wirkungsverstärkung des Morphins
- **Muskelrelaxantien:** Wirkungsverstärkung der Muskelrelaxantien

Toxizität

O. g. Nebenwirkungen. Zyanose und Kreislaufkollaps, Bewusstseinsstörungen, Tachykardie. **Therapie:** Basismaßnahmen, symptomatische Therapie, wachhalten, Atembefehle, Atemhilfe, Naloxon als Antidot i. v.; s. a. S. 468 f., 616

Dosierung

0,05–0,1 mg/kg KG i. v.

Wirkungsweise

Opiatagonist: sedierende und analgetische Wirkung (Bindung an Opioidrezeptoren. Geringe Kreislaufwirkung (u. a. keine Steigerung des pulmonalarteriellen Druckes). Vergleichsweise (mit anderen Opiaten) hohe Histaminausschüttung. Spasmen der glatten Muskulatur. Antitussive Wirkung. WE: 2–5 min, WM: 20–30 min. WD: 2–4 h. HWZ: 1,7–4,5 h.

Naloxon

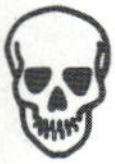

Präparate

Naloxon B.Braun/Curamed/-DeltaSelect/-hameln/-Inresa/-ratiopharm [früher: Narcanti] (1 Amp. à 1 ml enth. 0,4 mg).

Indikationen

Zur völligen oder teilweisen Aufhebung opioidinduzierter zentralnervöser Dämpfungszustände, Diagnose und Therapie bei akuter Opioid-Überdosierung (z. B. Heroinvergiftung), außer Buprenorphin (s. u.).

Kontraindikationen

[Schwangerschaft], [Stillzeit].

Nebenwirkungen

Entzugssymptome möglich (Hypertension, Tachykardie, Kammerflimmern, Lungenödem), Erbrechen bei schneller Injektion, Überempfindlichkeitsreaktionen.

Dosierung

- **Erwachsene:** 0,1–0,4 mg langsam i. v. (initial 0,1 mg).
- **Säuglinge und Kinder:** 0,01 mg/kg KG langsam i. v. (initial 0,01 mg).
- Jeweils 1 Ampulle (à 0,4 bzw. 0,04 mg) mit NaCl 0,9 % auf 10 ml verdünnen und langsam in ml-Schritten bis zum ausreichenden Wirkungseintritt **titrieren!**
- Wiederholte Gabe alle 2–3 Minuten möglich.
- Schwere Opioid-Überdosen können insgesamt Naloxon-Mengen von 6–10 mg erforderlich machen. Führen höhere Dosen nicht zum Erfolg, sollte die Verdachtsdiagnose „Opioid-Intoxikation" überprüft werden. Auch an eine schwere Hypoxie denken.

Hinweise

- **Zum Einsatz von Opioidantagonisten** s. auch S. 468 f.
- Vorsicht bei Herzerkrankungen und Hypertonie!
- Bis zum Wirkungseintritt von Naloxon ist der Patient entsprechend seiner Symptomatik zu versorgen (Atemwege freihalten, Beatmung usw.)!
- **Achtung: Die Wirkdauer von Naloxon ist i. d. R. kürzer als die der gängigen Opioide** → Rückkehr der Vergiftungssymptomatik (Atemstillstand usw.). Der Patient muss nach Opioidantagonisierung überwacht werden!
- Keine Antagonisierung von Buprenorphin [Temgesic®] möglich.
- Neugeborene: Vorsicht bei Heroinabhängigkeit der Mutter (Entzug). Nur therapeutisch bedingte Opiatgabe antagonisieren.

Wirkungsweise

Verdrängung opioidartiger Substanzen am Opioidrezeptor. HWZ: 1 h.

Synonym

Natriumbicarbonat
(noch gebräuchlich, entspr. aber nicht der aktuellen Nomenklatur)

Die Pufferung mit Natriumhydrogencarbonat bei azidotischen Zuständen wird im Allgemeinen nur **nach Blutgasanalyse** empfohlen (vgl. S. 503). Eine Blindpufferung ist wegen der Nachteile für den Sauerstoffhaushalt bei komplettem Azidoseausgleich bzw. Überpufferung und des unkontrollierten CO_2-Anstiegs gefährlich. Natriumhydrogencarbonat kommt daher nur selten präklinisch zum Einsatz, wenn die Anamnese den dringenden Verdacht auf einen behebbaren lebensbedrohlichen Zustand nahelegt.

Präparate

Natriumhydrogencarbonat 8,4 % (= 1 molar) Baxter/Bernburg/Braun/Delta-Select/Fresenius/Köhler/Serag-Wiessner (jeweils 1000 ml Lsg. enth. 84 g; 1 ml enth. 1 mVal).

Indikationen

Metabolische Azidose, Intoxikation mit trizyklischen Antidepressiva oder Klasse-I-Antiarrhythmika, schwere Hyperkaliämie (z. B. als Ursache eines Herz-Kreislauf-Stillstandes). Nicht routinemäßig bei Herz-Kreislauf-Stillstand oder nach ROSC!

Kontraindikationen

Alkalosen, respiratorische Azidose, Ateminsuffizienz.

Nebenwirkungen

Metabolische Alkalose (schlechtere O_2-Abgabe), **Nekrosen bei paravenöser Injektion,** hypokalzämische Tetanie (bei Dosisüberschreitung).

Wechselwirkungen

- **Katecholamine:** Ausfällung und Inaktivierung.
- **Calcium-, magnesium- und phosphathaltige Lösungen:** Inkompatibilität mit Natriumhydrogencarbonat **(nicht mischen!).**

Dosierung

0,5–1 mmol Natriumhydrogencarbonat/kg KG i. v. (Erwachsene: 50 mVal). Exakte Pufferung nur nach Blutgasanalyse. Bei Neugeborenen und Kindern sollte Natriumhydrogencarbonat 1:1 verdünnt werden.

Wirkungsweise

Natriumhydrogencarbonat bindet H^+-Ionen unter Bildung von Kohlensäure, diese zerfällt in Wasser und Kohlendioxid, letzteres wird abgeatmet.

Präparate

Bayotensin akut (1 Phiole à 1 ml enth. 5 mg)

Indikationen

Hypertensiver Notfall.

Kontraindikationen

Hypotonie, Schock, akuter Myokardinfarkt (bis 4 Wo. danach), instabile Angina pectoris, dekompensierte Herzinsuffizienz, höhergradige Aortenstenose, Einnahme von Rifampicin (Wirkstoff gegen Tuberkulose), [Leberinsuffizienz], Schwangerschaft, [Stillzeit]. Vorsicht bei Alkoholabstinenz: 1 Phiole enth. ca. 0,25 g Ethanol (ca. 30 Vol%).

Nebenwirkungen

Kopfschmerzen (häufig), Schwindel, Flush (häufig), Reflextachykardie, übermäßige RR-Senkung (verzögert mgl.), Angina pectoris, Palpitationen, Übelkeit, Parästhesien.

Wechselwirkungen

- **Blutdrucksenkende Pharmaka, trizyklische Antidepressiva, Cimetidin, Ranitidin:** verstärkte Blutdrucksenkung.
- **Digoxin, Theophyllin:** Erhöhung der jeweiligen Plasmaspiegel.
- **Rifampicin, Phenytoin, Carbamazepin, Phenobarbital:** Wirkungsverminderung von Nitrendipin.
- **Valproinsäure, zahlreiche Antibiotika und Virostatika, Grapefruitsaft:** Erhöhung des Nitrendipin-Spiegels.

Toxizität

Kardiales Versagen (Blutdruckabfall, Bradykardie nach instab. Tachykardie).
Therapie: Basismaßnahmen, symptomat. Therapie, Calciumgluconat 10 % i. v.

Dosierung

Erwachsene: Inhalt einer Phiole zu 5 mg p. o.
Je nach Wirkung ggf. einmalige Wiederholung (frühestens nach 30–60 Minuten).
Nach Gabe von Nitrendipin regelmäßige Blutdruckkontrolle!

Wirkungsweise

Vasodilatation v. a. peripher-arterieller Widerstandsgefäße durch Kalziumantagonismus an L-VOCCs. Dadurch Afterload-Senkung. Außerdem geringe negative Inotropie. Kaum Beeinträchtigung der Erregungsbildung und -leitung in therapeutischer Dosierung. Durch langsameres Anfluten als Nifedipin (s. S. 552) evtl. geringere Gegenregulation (geringere Myokardbelastung). WE (oral): 2–20 min. WM: 60 min. HWZ: (7–) 10, 4 (–8) h.

Noradrenalin

Synonym

Norepinephrin.

Präparate

Arterenol (1 Amp. à 1 ml enth. 1 mg).

Indikationen

Starker Blutdruckabfall, der auf andere Maßnahmen nicht anspricht, besonders bei Schock mit herabgesetztem peripheren Widerstand.

Kontraindikationen

Hypertonie, Phäochromozytom, Engwinkelglaukom, **paroxysmale Tachykardie, absolute Tachyarrhythmie,** schwere Nierenfunktionsstörungen, **Koronargefäß- und Herzmuskelerkrankungen,** sklerotische Gefäßveränderungen (Gefahr massiver Durchblutungsstörungen), Cor pulmonale, [Thyreotoxikose].

Nebenwirkungen

Herzklopfen, ventrikuläre Herzrhythmusstörungen, pektanginöse Beschwerden, Zittern. Ischämiegefahr der Nieren und des Splanchnikusgebietes (Eingeweide). Bei Pat. mit Sulfitüberempfindlichkeit anaphylaktoide Reaktionen möglich.

Wechselwirkungen

- **Alkohol, Levothyroxin, Guanethidin, MAO-Hemmer, tri- und tetrazyklische Antidepressiva:** sympathomimetische Wirkung verstärkt.
- **α-Rezeptorenblocker:** Wirkungsumkehr (Blutdrucksenkung).

Toxizität

Lokal: schlecht durchblutete Haut (entlang der Infusionsvene weiß verfärbt), später Hautnekrosen. Blutdruckanstieg, Bradykardie, Kreislaufzentralisation, Kammerflimmern, Atemnot, Atemlähmung, Lungenödem, Schwindel, Ohnmacht.
Therapie: Basismaßnahmen, symptomatische Therapie.

Dosierung

- Noradrenalin sollte aufgrund seiner extrem gefäßverengenden Wirkung **ausschließlich über zentrale Venen (ZVK)** verabreicht werden. Wegen seiner direkten starken Wirkung darf es nur über ein exaktes Dosiersystem (z. B. Spritzenpumpe, s. S. 618 f.) verabreicht werden. **Dosierung so niedrig wie möglich beginnen** und ggf. bis zur ausreichenden Wirkung steigern (Anhebung d. MAP bis zur ausreichenden Versorgung von Herz u. Gehirn).
- Erwachsene: 0,9–6 µg/kg KG/h

Wirkungsweise

α-sympathomimetische Wirkung → periphere Vasokonstriktion → Steigerung des peripheren Widerstandes → Blutdruckanstieg. Geringe β_1-sympathomimetische Wirkung. Steigerung des O_2-Verbrauches am Herzmuskel. HWZ: 1–3 min.

Präparate

Oxytocin 3/10 Carino/Hexal/-Rotexmedica, Syntocinon 3 I. E./10 I. E. (jeweils 1 Amp. à 1 ml enth. 3 I. E./10 I. E.). Oxytocinpräparate sind kühlpflichtig; nach Unterbrechung der Kühlkette geben einzelne Hersteller z. T. eine Reduktion der Haltbarkeit auf 3 Monate an.

Indikationen

Atonische Blutungen post partum und nach Kürettage, Placentaretention (Zurückhaltung der Plazenta), Geburtseinleitung, primäre und sekundäre Wehenschwäche.

Kontraindikationen

Lageanomalien, Präeklampsie, drohende Uterusruptur, mechanisches Geburtshindernis, vorzeitige Plazentalösung, Plazenta praevia, schwere Schwangerschaftstoxikose, [vorausgegangene Operation an der Gebärmutter].

Nebenwirkungen

Intrauteriner Sauerstoffmangel, Tetanus uteri (Gebärmutterkrampf), **Tachykardie, pektanginöse Beschwerden, Blutdruckabfall** (bei zu rascher Applikation), Ödeme.

Wechselwirkungen

- **Prostaglandine, Methylergometrin:** Wirkungsverstärkung von Oxytocin.
- **Blutdrucksteigernde Sympathomimetika:** prolongierter Hypertonus.
- **Antihypertonika:** Wirkungssteigerung der Antihypertonika.

Dosierung

- **Geburtseinleitung und Wehenschwäche:** Infusion (5 I. E./500 ml VEL); Tropfgeschwindigkeit: 8–40 Tropfen pro Minute.
- **Nachgeburtsperiode:** 3 I. E. Oxytocin langsam i. v.; anschließend Infusion mit 10 I. E. Oxytocin auf 500 ml VEL.

Wirkungsweise

Hormon der Hirnanhangdrüse (Hypophyse) – direkte Stimulation der Uterusmuskulatur. HWZ: 15 min.

Hinweis

Bei Überdosierungvon Oxytocin kann es zum Tetanus uteri kommen. Nach dem obligaten Abstellen der Oxytocinzufuhr können in diesem Fall β_2-adrenerge Agonisten oder Kalziumblocker angewendet werden.

Präparate

ben-u-ron, Captin, Enelfa, Fensum, Mono Praecimed, Paedialgon, Paracetamol AbZ/-AL/-BC/-beta/-CT/-Hexal/-Lichtenstein/-ratiopharm/-Sandoz/-Supp 1 A Pharma/-Stada (jeweils 1 Zäpfchen enth. 125/250 mg).
Mittlerweile ist auch eine intravenöse Anwendungsform verfügbar: Perfalgan (Inj.-Fl. zur Kurzinfusion mit 500 mg/50 ml bzw. 1000 mg/100 ml).

Indikationen

Fieber (bei Kindern), mäßig starke Schmerzen (bei Kindern).

Kontraindikationen

Bekannte Überempfindlichkeit, [schwere Leberfunktionsstörungen], [Nierenfunktionsstörungen], [M. Meulengracht].

Nebenwirkungen

Schwere Leberschäden (bei Überdosierung), Störungen der Blutbildung, Überempfindlichkeitsreaktionen, Blutdruckabfall bei i.v.-Injektion.

Wechselwirkungen

Alkohol, leberenzyminduzierende Arzneimittel (z.B. Phenytoin, Barbiturate, Antiepileptika, Rifampicin): Leberschäden, Risiko erhöhter Toxizität.

Toxizität

s.S. 478

Dosierung

Alter	rektale Dosis	intravenöse Dosis
Neugeborene und Säuglinge bis 6 Monate	70–95 mg	7,5 mg/kg KG über 15 min
Säuglinge 6 Monate bis 1 Jahr	125 mg	
Kleinkinder 1–5 Jahre	250 mg	
Kinder 6–14 Jahre	500 mg	15 mg/kg KG über 15 min
Kinder > 14 Jahre	1000 mg	

Eventuelle Vormedikation durch Eltern oder Hausarzt beachten! Höchstdosis (wegen Lebertoxizität): max. 60 mg/kg KG/d (i.v.-Gabe bei < 10 kg KG: max. 30 mg/kg KG/d). Oben genannte Einzeldosen jeweils frühestens nach 4 Stunden wiederholen.
Zur Verbesserung der Gleitfähigkeit das Zäpfchen vor der Anwendung (noch verpackt) kurz in der Hand erwärmen.

Wirkung

Schmerzstillende und fiebersenkende Wirkung. WM: 30 min. WD: 4–6 h. HWZ: 1–4 h.

Präparate

Dolantin (1 Amp. à 1/2 ml enth. 50/100 mg), Pethidin-hameln (1 Amp. à 1 ml enth. 50 mg).

Indikationen

Starke Schmerzen (beachte: Herzinfarkt: starker Blutdruckabfall und deutlicher Herzfrequenzanstieg). Bei Gallenkolik eher geeignet als Morphin (geringerer Spasmus am Sphinkter Oddi).

Kontraindikationen

Medikamenten-, Drogen-/Alkoholabhängigkeit, Säuglinge, Atemstörungen (ohne Möglichkeit adäquater Beatmung), MAO-Hemmer-Behandlung während der letzten 14 Tage (schwerste ZNS-, Atmungs- und Kreislaufstörungen), [erhöhter Hirndruck], [Bewusstseinsstörungen], [Hypovolämie], [Herzinfarkt], [Kinder bis 16 Jahre], [Nierenfunktionsstörungen], [Epilepsie], [Schwangerschaft].

Nebenwirkungen

Atemdepression, Hypotonie, Tachykardie, Bradykardie, Übelkeit, Erbrechen, Verstopfung, Bronchospasmen, Pupillenverengung, Mundtrockenheit, Sedierung, Schwindel, Verwirrtheit, Wahrnehmungsveränderungen, Kopfschmerzen, zerebrale Krampfanfälle. Die Nebenwirkungen können auch beim Neugeborenen auftreten, wenn die Mutter Pethidin bekam.

Wechselwirkung

- **Zentraldämpfende Pharmaka und Alkohol:** Wirkungs- und Nebenwirkungsverstärkung (insbesondere der Atemdepression).
- **MAO-Hemmer:** schwere Nebenwirkungen möglich.
- **Pentazocin, Buprenorphin:** Pethidinwirkung vermindert.

Toxizität

S. S. 468f.

Dosierung

- Erwachsene: 0,5–1 mg/kg KG i. v.
- Dosisreduktion bei Leber- und Niereninsuffizienz.

Wirkungsweise

Opiatagonist: sedierende und analgetische Wirkung (Bindung an Opioidrezeptoren). Starke Histaminfreisetzung; blockiert Muskarinrezeptoren (atropinähnlich → geringste spasmogene Wirkung unter den Opiaten). WE: 1–2 min. WD: 2–3 h. WM: 15 mind. HWZ: 3,5–4 h.

Präparate

Phenhydan, Phenytoin Hikma (1 Amp. à 5 ml enth. 250 mg).

Indikationen

Status epilepticus und persistierende (anhaltende) Krampfanfälle anderer Genese (außer Absencen u. Fieberkrämpfe); schwerwiegende ventrikuläre Tachykardie.

Kontraindikationen

AV-Block II°/III°, Sick-Sinus-Syndrom, [HF < 50/min], [RR syst. < 90 mm Hg], [akuter Myokardinfarkt], [pulmonale Insuffizienz], [Vorhofflimmern/-flattern].

Nebenwirkungen

Zentralnervöse Störungen, proarrhythmische Wirkungen bis Kammerflimmern, Bewusstseinsstörungen, Blutdruckabfall, Ataxie, Tremor, Nystagmus (Augenzittern), exfoliative Dermatitis („Syndrom der verbrühten Haut“ = Lyell-Syndrom), Erbrechen, Nekrosen bei paravenöser Injektion.

Wechselwirkungen

- **Methotrexat:** Methotrexat-Toxizität verstärkt.
- **Cimetidin:** verzögerte Ausscheidung von Phenytoin.
- **Amiodaron, Benzodiazepine, nichtsteroidale Antiphlogistika, trizyklische Antidepressiva u. v. a.:** Erhöhung des Phenytoinplasmaspiegels.
- **Valproinsäure:** Risiko von Nebenwirkungen erhöht (insbes. Hirnschädigung).

Toxizität

O. g. Nebenwirkungen, Pupillenverengung, Atemdepression, Doppelbilder, zerebelläre Ataxie. **Therapie:** Basismaßnahmen, symptomatische Therapie.

Dosierung

Erwachsene:

- **Status epilepticus: Initial 250 mg Phenytoin über 10 min i. v.**
  Falls der Status nach 20–30 min noch nicht zum Stillstand gekommen ist erneut 250 mg i. v. bis maximal 1500 mg über 24 h.
- **Kardiologische Therapie:** Die Injektionsgeschwindigkeit soll 0,5 ml (= 25 mg)/min nicht überschreiten. Bewährt hat sich initial 125 mg, bei guter Verträglichkeit nach 20–30 min weitere 125 mg i. v.. Einstellung im Krankenhaus unter Monitorüberwachung.

Grundsätzlich nicht verdünnen oder nachspülen! Möglichst eigener Zugang für Phenytoin, da Kunststoffe (z. B. Dreiwegehähne) angegriffen werden können.

Wirkungsweise

Antiarrhythmische Wirkung durch Blockade von Natriumkanälen. Antiepileptische Wirkung. HWZ: 20–60 h (dosiabhängig).

Physostigmin

Präparat

Anticholium (1 Amp. à 5 ml enth. 2 mg Physostigminsalicylat).

Indikationen

Vergiftungen mit Atropin, Phenothiazinen (z. B. Neurocil®, Psyquil®), tri- und tetrazyklischen Antidepressiva.

Kontraindikationen

Vergiftungen mit Anticholinergika und Barbituraten, [Asthmatiker mit Sulfitüberempfindlichkeit].

Nebenwirkungen

Schock, Bradykardie, Herzrhythmusstörungen, Asthmaanfall, Bewusstseinsstörungen, Pupillenverengung, **Speichelfluss,** vermehrte Schleimproduktion, Brechreiz.

Dosierung

Erwachsene: 2 mg Physostigmin über 2–3 min i. v.

Kinder: 0,5–1 mg Physostigmin i. v.

- Nach Ende der Wirkdauer (20 Minuten bis 8 Stunden – oft kürzer als die des Giftes) ist bei erneutem Auftreten von Vergiftungssymptomen eine weitere Gabe von 1–2 mg Physostigmin i. v. bei Erwachsenen und 0,5 mg Physostigmin i. v. bei Kindern möglich.
- Bei Überdosierung/Vergiftung mit Physostigmin Atropin als Antidot i. v.

Wirkungsweise

Acetylcholinesterasehemmer; parasympathomimetische Wirkung durch Enzymblockade. HWZ: 0,5–1 h.

Präparat

Dipidolor (1 Amp. à 2 ml enth. 15 mg).

Indikationen

Starke und stärkste Schmerzen.

Kontraindikationen

Medikamenten-, Drogen- und Alkoholabhängigkeit, [Koliken], [Gallenwegserkrankungen], [Hypovolämie], [erhöhter Hirndruck], [Phäochromozytom, Nebennierenrindeninsuffizienz], [Säuglinge], [Schwangerschaft].

Nebenwirkungen

Atemdepression, Sedierung, Hypotonie, Bradykardie, Bronchospasmen, Spasmen der Gallen- und/oder Pankreasgänge, Pupillenverengung, Schluckauf, Übelkeit, Erbrechen.

Wechselwirkungen

- **Zentraldämpfende Pharmaka, Alkohol:** Wirkungs- und Nebenwirkungsverstärkung (insbesondere der Atemdepression).
- **MAO-Hemmstoffe:** mögliche schwere zentralnervöse Nebenwirkungen sowie Einfluss auf die Atmungs- und Kreislauffunktion.
- **Pancuronium, Vecuronium:** Wirkungsverstärkung dieser Substanzen.
- **Pentazocin:** Wirkung von Piritramid antagonisiert.

Toxizität

S. S. 468 f.

Dosierung

- **Erwachsene:** 0,1–0,2 mg/kg KG i. v.
- **Kinder:** 0,05–0,1 mg/kg KG i. v.
- Langsame Injektion (maximal 10 mg pro Minute).
- Dosisreduktion bei Lebererkrankungen u. reduziertem Allgemeinzustand.

Wirkungsweise

- Opiatagonist: sedierende und analgetische Wirkung (Bindung an Opioidrezeptoren). WE: 2–3 min. WM: 7–10 min. WD: 3–6 h. HWZ: 4–10 h.
- Gut geeignet für die Notfallmedizin (kaum Auswirkungen auf das Herz-Kreislauf-System, keine Histaminfreisetzung, keine Erregungssteigerung bei Epileptikern, selten Übelkeit und Erbrechen). Analgetische Potenz u. Atemdepression geringer als bei Morphin, Sedierung aber stärker.

Präparate

Atosil, Promethazin-neuraxpharm, Prothazin (jeweils 1 Amp. à 2 ml enth. 50 mg).

Indikationen

Schlafstörungen und Unruhezustände, allergische Reaktionen, Asthma bronchiale (vor allem allergisches Asthma), spastische Bronchitis, Emphysembronchitis.

Kontraindikationen

Akute Vergiftung mit zentraldämpfenden Pharmaka und Alkohol, Allergie gegen Thioxantheme und Phenothiazine, Schock, Engwinkelglaukom (Gefahr der Anfallsauslösung), Kinder unter 2 Jahren, [Kinder bis 16 Jahre], [Epilepsie], [kardiale Vorschädigung], [1. Schwangerschaftsdrittel].

Nebenwirkungen

Malignes neuroleptisches Syndrom, Schwindel, Kopfschmerzen, gastrointestinale Störungen, **Erregungsleitungsstörungen,** Hypotonie, Tachykardie, **anticholinerge Wirkungen,** Auslösung von Krampfanfällen, Tränenfluss, Durstgefühl.

Wechselwirkungen

- **Zentraldämpfende Pharmaka, Alkohol:** gegenseitige Wirkungsverstärkung.
- **Antihypertonika:** Blutdrucksenkung verstärkt.
- **Anticholinergika:** anticholinerge Wirkung verstärkt.
- **Adrenalin:** alpha-adrenerge Wirkung des Adrenalin vermindert.

Toxizität

O. g. Nebenwirkungen, Bewusstseinsstörungen, hyperkinetisch-dystones Syndrom, Herzinsuffizienz.

Therapie: Basismaßnahmen, symptomatische Therapie.

Beachte: nach oraler Aufnahme: emetische Maßnahmen unwirksam. Analeptika kontraindiziert. Adrenalinumkehr, daher ggf. nur noradrenalinartig wirkende Kreislaufmittel oder Dopamin. Physostigmin als Antidot i. v. Ggf. Biperiden i. v. S. a. Schlafmittel- und Psychopharmaka-Vergiftung S. 458 f.

Dosierung

Erwachsene: 25–50 mg Promethazin langsam i. v.

Wirkungsweise

Neuroleptikum mit starker antihistaminischer (H1-Blockade) und anticholinerger Wirkkomponente. Sedierung. Blockade α-adrenerger Rezeptoren. HWZ: 8–15 h.

Präparat

Disoprivan, Propofol (MCT) Fresenius, Propofol Lipuro, Propofol ratiopharm, Recofol (1 Amp. à 20 ml enth. 200 mg). Mittlerweile sind auch Amp. mit 2 % und 0,5 % erhältlich (nicht verwechseln).

Indikationen

Narkoseeinleitung und -aufrechterhaltung, Sedierung (unter Beatmung).

Kontraindikationen

Säuglinge, geburtshilflicher Eingriff, Schwangerschaft, Stillzeit.

Nebenwirkungen

Blutdruckabfall, Bradykardie bis Asystolie, Atemstillstand, Schmerzen an der Injektionsstelle, Husten, Krämpfe, sehr selten Anaphylaxie. In der Aufwachphase: Herabsetzung der sexuellen Hemmschwelle, Übelkeit, Erbrechen, Kopfschmerzen.

Wechselwirkungen

- **Antihypertonika, atemdepressive Mittel:** additive Effekte.
- **Opiate:** atemdepressive Wirkung verstärkt und verlängert

Dosierung

- **Narkoseeinleitung:** 2–2,5 mg/kg KG i. v.
- **Notfallnarkose – Aufrechterhaltung:** 6–12 mg/kg KG/h i. v.
- **Sedierung (Intensivtherapie):** bis 4 mg/kg KG/h i. v. (max. 7 Tage)
- Ältere Patienten und kardial Vorgeschädigte: Dosisreduktion (Narkoseeinleitung: 1 mg/kg KG i. v., Narkoseaufrechterhaltung: 4 mg/kg KG/h i. v.)

Hinweise

- **Vor der Verabreichung ausreichende Kompensation von Herz-, Kreislauf- oder Ateminsuffizienz oder Hypovolämie!**
- Die Dosierung jeweils an die individuelle Reaktion des Patienten anpassen.
- Eine **kontinuierliche EKG-Überwachung** des Patienten wird empfohlen.
- Eine hohe Propofoldosierung (> 5 mg/kg KG/h) über längere Zeit (> 48 h) kann zum tödlich verlaufenden Propofolsyndrom führen (Azidose, Rhabdomyolyse). Betroffen sind vor allem Kinder und Traumapatienten.
- Bei Kindern sollte nur 1 %ige Propofollösung infundiert werden.

Wirkungsweise

Kurzwirksames Narkotikum ohne analgetische Wirkung (ggf. Analgetika zusätzlich verabreichen). WE: 25–40 s. WD: 4–6 min. HWZ: 34–64 min.

Präparate

Ranitic injekt, Ranitidin-ratiopharm, Sostril, Zantic (jeweils 1 Amp. à 5 ml enth. 50 mg).

Indikationen

Verhütung von Säureaspiration (Narkoseprämedikation), Stressulcusprophylaxe, Blutungen aus Erosionen im Magen-Darm-Trakt (Malignität ausgeschlossen).

Kontraindikationen

Kinder unter 14 Jahren, [Akute Porphyrie (in der Anamnese)], [Schwangerschaft], [Stillzeit].

Nebenwirkungen

Bradykardie, Muskelschmerzen, Kopfschmerzen, Schwindel, Müdigkeit, Doppelsehen, Übelkeit, Erbrechen, Durchfall, Verstopfung, Ödeme, Herzrhythmusstörungen.

Dosierung

Erwachsene: 1–2 mg/kg KG langsam i. v. (über mindestens 2 min)
Dosisreduktion bei Patienten mit eingeschränkter Nierenfunktion.

Wirkungsweise

Hemmung der Säuresekretion des Magens und der verzögerten Immunreaktion durch Hemmung der Histaminwirkung an H2-Rezeptoren (H2-Antihistaminikum).
HWZ: 2,5–3 h.

Präparate

Bronchospasmin (1 Amp. à 1 ml enth. 0,09 mg)

Indikationen

Akutes Asthma bronchiale (Asthmaanfall, s. S. 291 f.), akute Verschlechterung einer COPD (s. S. 294 f.), Bronchospasmen (z. B. bei Reizgasinhalation)

Kontraindikationen

Akuter Herzinfarkt, schwere Hyperthyreose (Schilddrüsenüberfunktion), Phäochromozytom (katecholaminproduzierender Tumor), **Tachyarrhythmie,** KHK; Arteriosklerose, [Schwangerschaft], [Diabetes], [Stillzeit]

Nebenwirkungen

Tachykardie, Herzklopfen, Herzrhythmusstörungen, Angina pectoris, Hyper- bzw. Hypotonie, Stoffwechseleffekte (Hyperglykämieneigung, Hypokaliämie), Unruhe, feinschlägiger Tremor, Schwitzen, Kopfschmerzen, Halluzinationen (überwiegend bei Kindern), paradoxer Bronchospasmus.

Wechselwirkungen

- **β-Rezeptorenblocker können bei Asthmatikern schwere Bronchospasmen auslösen und schwächen sich** gegenseitig mit ß-Mimetika in der Wirkung ab.
- **β-Adrenergika, Theophyllin, Anticholinergika, MAO-Hemmer, trizyklische Antidepressiva:** Wirkungsverstärkung, vermehrt Nebenwirkungen
- **Digitalis, Antiarrhythmika:** Gefahr von Hypokaliämie/Rhythmusstörungen

Dosierung (Erwachsene)

- 0,09 mg Reproterol-HCl langsam (mindestens über 1 Minute) i. v.
- Bei Bedarf Wiederholung möglich (frühestens nach 10 Minuten).
- Beachte: So langsam spritzen, dass die Herzfrequenz nicht ansteigt!

Wirkungsweise

Kurzwirksames β_2-Mimetikum (HWZ Reproterol: 3,5 h). Entspannung der glatten Muskulatur (z. B. Bronchien und Gefäße) über β_2-Rezeptoren. Zunahme von Herzfrequenz und -kraft mit stärkerem O_2-Verbrauch (geringe β_1-Stimulation, ferner bis zu 20 % der kardialen β-Rezeptoren vom β_2-Subtyp). Für andere Nebenwirkungen sind zentrale und muskuläre β-Rezeptoren verantwortlich.

Synonyme

Plasminogen Human-Aktivator, rekombiniert;
recombinant tissue(-type) Plasminogen Activator = rt-PA.

Präparat

Rapilysin 10 U (1 Inj.-Fl. enth. 10 U Reteplase in 1,16 g Trockensubst. zur Lsg. mit 10 ml Aqua in Fertigspritze).

Indikation

Thrombolytische Therapie bei akutem Herzinfarkt (innerhalb von 6 Stunden).

Kontraindikationen

Bestehende oder kurz zurückliegende **Blutung, Blutungsneigung, Hypertonie,** Endocarditis lenta, Perikarditis, akute Pankreatitis, Antikoagulanzien-Behandlung, kurz zurückliegende (traumatische) Herzdruckmassage, portale Hypertonie (Ösophagusvarizen), frische chirurgische Operation/Punktion größerer nicht-komprimierbarer Gefäße/größerer chirurgischer Eingriff innerhalb von 3 Monaten, i. m.-Injektion, Organbiopsie, Aortenaneurysma, arteriovenöse Missbildungen, Magen-/Darmgeschwür in den vergangenen 3 Monaten, Schlaganfall während der letzten 6 Monate, unklarer Kopfschmerz oder Sehstörungen, metastasierende bösartige Erkrankungen, Schwangerschaft (v. a. 1. SSD), bis 3 Monate nach der Geburt, schwere Leber- und Nierenfunktionsstörungen, [hohes Alter (> 75 Jahre)].

Nebenwirkungen

Blutungen, kardiale Arrhythmien, Blutdruckabfall, anaphylakt. Reaktionen.

Wechselwirkungen

- **Antikoagulanzien, Thrombozytenaggregationshemmer:** Blutungsgefahr ↑

Dosierung

Zwei Bolusinjektionen zu 10 U im Abstand von 30 min. Möglichst über eigenen Venenzugang. Jede Bolusinjektion soll langsam erfolgen, aber nicht über 2 min dauern. Begleitend wird eine ASS- (250 mg initial als Bolus) und Heparin-Therapie (5000 I. E. initial als Bolus) empfohlen. **Hinweis:** Bei Auftreten ernster Blutungen nach der ersten Gabe (10 U) muss die zweite Gabe unterlassen und die Heparingabe abgebrochen werden. Mögliche Blutungsstellen beobachten!

Wirkungsweise

t-PA ist ein körpereigener Fibrinolysefaktor. Als Medikament (rt-PA) – gegenüber dem physiologischen Wert höher dosiert – bewirkt es eine Umwandlung des Proenzyms Plasminogen in aktives Plasmin. Es findet eine auf den Ort der Thrombusbildung begrenzte Fibrinolyse statt. Zusätzlich werden durch Plasmin Fibrinogen, Prothrombin und Gerinnungsfaktoren (V, VIII, IX, XI, XII) gehemmt, sodass es zu einer verminderten Gerinnungsfähigkeit des Blutes kommt. HWZ: 15 min.

Präparate (Auswahl)

- **Dosieraerosole/Sprays** (jeweils 0,09 oder 0,1 mg je Sprühstoß/Hub), z. B. Bronchospray Autohaler; Epaq; Salbulair N Autohaler; Salbulair N; Salbutamol AL/-CT/-ratiopharm N/-Sandoz/-STADA; Sultanol, Ventilastin Novolizer.
- **Basislösung zur Inhalation** (Tropf-Fl.), jeweils **1 ml Lösung enth. 5 mg; 1 ml = 20 Tropfen** – wird mit NaCl 0,9% oder Aqua verdünnt, z. B.: Salbutamol STADA Inhalat; Salbutamol-ratiopharm, Salbu-Fatol Inhalationslösung; BronchoInhalat.
- **Fertiglösung zur Inhalation** (jeweils 2,5 ml Lösung enth. 1,25 mg), z. B.: Salbutamol STADA Fertiginhalat; Salbutamol-ratiopharm Fertiginhalat; Broncho-Fertiginhalat
- **Auch Präparate zur Injektion verfügbar** (ähnlich: Reproterol, vgl. S. 629)

Indikationen

Akutes Asthma bronchiale (Asthmaanfall, s. S. 291 f.), akute Verschlechterung einer COPD (s. S. 294 f.), Bronchospasmen (z. B. bei Reizgasinhalation)

Kontraindikationen

Akuter Herzinfarkt, schwere Hyperthyreose (Schilddrüsenüberfunktion), Phäochromozytom (katecholaminproduzierender Tumor), Tachyarrhythmie, KHK; Arteriosklerose, [Schwangerschaft], [Diabetes], [Stillzeit]

Nebenwirkungen

Tachykardie, Herzklopfen, Herzrhythmusstörungen, AP, Hyper- bzw. Hypotonie, Stoffwechseleffekte (Hyperglykämieneigung, Hypokaliämie), Unruhe, feinschlägiger Tremor, Schwitzen, Kopfschmerzen, Halluzinationen (v. a. Kinder), paradoxer Bronchospasmus.

Wechselwirkungen: wie bei Fenoterol (s. S. 587)

Dosierung

- **Dosieraerosol** (Technik s. S. 293):
  - Erwachsene 1–2 Hübe, Wdh. nach 5–10 min mgl. (max. 10 Hübe pro Tag)
  - Kinder: initial 1 Hub (max. 6 Hübe pro Tag)
- **Vernebelung** (Technik s. S. 293):
  - Erwachsene und Kinder > 5 J.: 5 Tropfen Salbutamol-Basislösung (1,25 mg) in 3 ml Aqua über ca. 10 min (1x Wdh. bei ausbleibendem Erfolg mgl.); bei schwerem Asthmaanfall initial 20 Tr. Basislösung (= 5 mg) + 3 ml Aqua. Bei einer höher verabreichten Dosis (z. B. 5 mg) ist eine stationäre Überwachung anzuraten.
  - Säuglinge und Kleinkinder (bis 5. Lebensjahr): 1 Tropfen Salbutamol-Basislösung pro Lebensjahr in 3 ml Aqua über 10 min (max. 5 Tropfen)
- **Bei schwerem Asthmaanfall (Hypoventilation): intravenös**
  - **Erwachsene 0,25 mg langsam i. v.,** ggf. 0,003–0,02 mg/min über Spritzenpumpe

Wirkungsweise

Kurzwirksames β_2-Mimetikum. HWZ: 2,5–6 h. Wirkungsweise sonst wie bei Fenoterol (s. S. 587)

Präparate

Conoxia® GO_2X, medizinischer Sauerstoff in Druckgasflaschen (nach DIN EN 1089-3 weiß lackiert und ggf. mit dem Buchstaben „N" für **N**eue Kennzeichnung auf der Schulter). Zum Umgang mit Sauerstoff (z. B. Anwendung, Sicherheitsregeln) s. a. S. 45.

Indikationen

1. **Behandlung oder Prophylaxe von Zuständen mit Anzeichen oder Möglichkeit einer Hypoxie, Hypoxygenation oder Hypoxämie,** z. B. in der Initialversorgung bei Herzinfarkt (Atemnot, Zeichen der Herzinsuffizienz, $S_pO_2 < 94\,\%$; initiale Stabilisierungsphase), Schlaganfall ($S_pO_2 < 94\%$; initiale Stabilisierungsphase), während CPR, bei Bewusstseinsstörungen, Ateminsuffizienz, Polytrauma, Vergiftungen (CO), Dekompressionskrankheit.
2. **Präoxygenierung** (Denitrogenierung) vor Narkoseeinleitung oder bei Notfällen mit Gefahr einer plötzlichen Dekompensation, die eine Beatmung/Atemwegssicherung erforderlich machen könnte

Kontraindikationen

Frische Paraquatvergiftung (O_2 verstärkt die toxische Wirkung des Paraquats im Lungengewebe), Hyperventilationssyndrom (O_2-Gabe nicht erforderlich/sinnvoll, bei Kurzzeitanwendung aber kein Schaden zu erwarten – DD z. B. Lungenembolie bedenken), Routineversorgung des Neugeborenen (sonst bei Neu-/Frühgeborenen strenge Risiko-/Nutzenabwägung – s. S. 409), [(Z. n.) Bleomycintherapie – verstärkte Toxizität].

Nebenwirkungen/Gefahren durch Hyperoxie

- **Herabsetzung des Atemantriebs bei hyperkapnischer Ateminsuffizienz möglich** (z. B. aeCOPD mit respiratorischer Globalinsuffizienz und längerfristig erhöhtem $pCO_2 > 60$ mm Hg, dadurch Ausfall des Atemantriebs über den pCO_2 und Steuerung der Atmung über den pO_2 – vgl. S. 52) → besondere Aufmerksamkeit und vorsichtige O_2-Dosierung, ggf. Atemkommandos.
- **Durchblutung↓ in fast allen Organen** (bis zu 15 %, auch in Koronararterien; Ausnahme: Lunge). Insbes. beim beatmeten Pat. mit SHT/Apoplex ist daher auf eine kapnometrisch kontrollierte Normoventilation zu achten (pCO_2 und pO_2 normal)!
- **Sauerstofftoxizität:** Anhaltend erhöhte inspiratorische O_2-Konzentrationen (> 40 %) mit entsprechender Hyperoxie in Blut und Geweben wirken zelltoxisch (Hemmung von Oxydationsenzymen, Produktion hochreaktiver Radikale). Es gibt neuere ernstzunehmende Hinweise aus Studien, dass insbes. **nach einer Phase der O_2-Unterversorgung** (Spontankreislauf nach erfolgreicher CPR) hohe O_2-Konzentrationen zu **verstärkten Nervenzellschäden** führen können (schlechteres neurolog. Outcome). Andere Studien deuten darauf hin, dass O_2-Gabe **bei unkompliziertem Herzinfarkt ohne Hypoxämie schädlich** sein könnte.
  Bei 100 % O_2-Atmung/-Beatmung ist nach 6 – 24 h eine zunehmende **Lungenschädigung** nachweisbar, z. B. Alveolarepithelzelldefekte, Sekreteindickung, Verminderung der Ziliarbewegung, pulmonale Vasodilatation, kapilläre Stase, Atelektasen, CO_2-Retention, Endothelverletzung mit Gefahr von Lungenödem und Mikroblutungen, hyaline Membranen, Fibrosierung. Daher soll **bei Erwachsenen** allgemein 100 % O_2 für max.

24 h und 50 % O_2 für max. 48 h angewendet werden. **Neu- und Frühgeborene** können bereits bei kürzerer Zeit der Hyperoxie (> 40 % O_2; z. B. p_aO_2 > 80 mmHg für > 3 h bei Gestationsalter < 44 Wochen) Alveolarschäden und eine retrolentale Fibroplasie (→ Erblindung) entwickeln.

- Erhöhte Krampfbereitschaft; die O_2-Gabe ist beim epileptischen Anfall jedoch nicht kontraindiziert (im Gegenteil: im Anfall generalisierte Hypoxie mgl., dadurch zwar evtl. Anfallsbeendigung, aber unter hypoxischer Schädigung. O_2-Applikation nicht auf Kosten von Verletzungen erzwingen, medikamentöse Anfallsdurchbrechung nicht verzögern).
- Die Ausbildung von (Resorptions-) Atelektasen hat keine präklinische Bedeutung.

Dosierung

- **Hoher F_iO_2 (annähernd 1,0) bei:** Atem- und Herz-Kreislauf-Stillstand, Polytrauma, Schock/akutem Blutverlust, schwerer Hypoxie (klinische Zeichen wie Bewusstseinsstörungen oder S_pO_2 < 75–85 % – Vorsicht bei aeCOPD), bei V. a. toxische Hypoxämie (Vergiftung mit CO oder Met-Hb-Bildnern) sowie zur Präoxygenierung vor Narkoseeinleitung und in Notfallsituationen, in denen die Gefahr einer plötzlichen Verschlechterung oder Notwendigkeit einer Narkoseeinleitung eintreten kann (z. B. Periarrest-Arrhythmien mit Instabilitätszeichen).
- **Sauerstoffgabe in der Initialversorgung des Akuten Koronarsyndroms und des Schlaganfalls** (bis Stabilisierung/Evaluation abgeschlossen; eine unvorhersehbare, plötzliche kritische Verschlechterung muss einkalkuliert werden). Um potenzielle hyperoxische Schäden zu vermeiden, soll aber insbes. bei unkomplizierten Herzinfarkten in der weiteren Versorgung sowie bei wiederhergestelltem Spontankreislauf (ROSC) nach CPR nicht routinemäßig O_2 angewendet werden (O_2-Dosierung nach Pulsoxymetrie, Ziel 94–98%)!
- Ansonsten ist die **Pulsoxymetrie** Mittel der Wahl, um den Bedarf an zusätzlichem Sauerstoff festzustellen (GRC, 2010): Nicht hypoxämische Patienten benötigen keinen zusätzlichen Sauerstoff. **Die Sauerstoffzufuhr soll gerade so bemessen sein, dass eine S_pO_2 von 94–98% erreicht wird (bei Risiko eines hyperkapnischen Atemversagens 88–92%).**

Erreichbare inspiratorische Sauerstoffkonzentrationen

Technik	Flow	F_iO_2
Nasensonde / Nasenbrille	2–6 l/min	0,3–0,4
Maske, einfach	5–8 l/min	0,4–0,5
Maske + Reservoir	6–10 l/min	0,5–0,8
Maske + Reservoir + Nicht-Rückatemventil	10–15 l/min	0,9–1,0
Demand-Ventil		1,0
Maske, Venturi	2–15 l/min	0,24–0,28–0,35–0,4–0,6 (je nach Flow und Koppelstück)

Ein hoher Gasfluss über Nasensonde (> 4–6 l/min) wird schlecht toleriert (Austrocknung, Schmerzen).

Pathophysiologie der Hypoxie, Wirkungsweise der O_2-Gabe

- Das O_2-Angebot im Gewebe hängt vom Herzzeitvolumen und vom Sauerstoffgehalt im arteriellen Blut (c_aO_2) ab. Die c_aO_2 ergibt sich aus der **Menge und Beladung der O_2-Träger** (Hämoglobin = Hb in den roten Blutkörperchen). Die Beladung ist abhängig vom O_2-Partialdruck (p_aO_2) und kann mit der Pulsoxymetrie bestimmt werden.
- Einen Abfall des **O_2-Partialdrucks** (pO_2) bezeichnet man als **Hypoxie.** Diese kann inspiratorisch, arteriell oder als Gewebehypoxie vorliegen. Sie führt zu **Hypoxygenation** (Abfall der **O_2-Sättigung,** $s_aO_2\downarrow$) und **Hypoxämie** (Verminderung des **O_2-Gehalts im Blut,** $c_aO_2\downarrow$). Die Ursachen einer arteriellen Hypoxämie können hypoxisch/respiratorisch (z. B. Störung der Lungenfunktion, der äußeren Atmung/Beatmung, des Ventilations-Perfusions-Verhältnisses), toxisch (z. B. CO, Methämoglobin-Bildner) oder anämisch (z. B. akuter Blutverlust) sein.
- **Primäres Ziel der Anwendung erhöhter inspiratorischer O_2-Konzentrationen ist die Versorgung hypoxischer Gewebe mit O_2.** Der in allen Organen und Zellen laufend verbrauchte Sauerstoff muss kontinuierlich nachgeliefert werden, weil der Organismus über keine größeren O_2-Speicher verfügt. Eine ausreichende Atmung/Beatmung vorausgesetzt, wird durch die O_2-Gabe der alveoläre O_2-Partialdruck erhöht, wodurch die O_2-Diffusion aus den Alveolen ins Blut gesteigert wird.
- **Präoxygenierung (Denitrogenierung):** Durch die Gabe von **100 % Sauerstoff mit hohem Gasfluss (10–15 l/min) über eine dicht sitzende Maske** kann der inspiratorische O_2-Anteil (F_iO_2) auf fast 1,0 gesteigert werden. Dieses Vorgehen führt nach wenigen Minuten (1–4 min) dazu, dass die Lunge nahezu mit reinem Sauerstoff gefüllt ist (der Stickstoff wurde „ausgewaschen").
  → **Vergrößerung des O_2-Speichers in der Lunge:** nach optimaler Präoxygenierung kann bei plötzlichem Atemstillstand – unter günstigen Umständen – ein Sauerstoffspeicher für bis zu 10 min (Erwachsene) sichergestellt werden (sonst < 1–3 min), was z. B. bei einer Notfallnarkose von Bedeutung ist. Bei Adipösen und Schwangeren, Säuglingen und Kindern sowie Lungenkranken kann diese Sicherheitsspanne jedoch auf unter 1–2 min verkürzt sein!
  → **Möglichkeit einer Apnoe-Oxygenierung:** im günstigsten Fall kann nach Präoxygenierung eine O_2-Aufnahme trotz insuffizienter Atmung/Atemstillstand für einige Minuten passiv erfolgen, sofern der Atemweg konsequent frei gehalten wird und weiter Sauerstoff (F_iO_2 1,0) angeboten wird.
  → **Therapeutische Hyperoxie** (Erhöhung des O_2-Partialdruckes über die Norm): Dies kann zur Stabilisierung des peripheren Widerstands bei Schockzuständen beitragen (Gefäßverengung, s. o.). Ferner wird die Menge physikalisch gelösten O_2 im Blut erhöht (von 0,3 ml O_2/100 ml Blut auf ca. 2 ml O_2/100 ml Blut; zum Vergleich: bei einem normalen Hb-Gehalt von 15 g/dl werden ca. 20 ml O_2/100 ml Blut transportiert). Dadurch kann z. B. ein akuter Blutverlust (anämische Hypoxämie) teilweise kompensiert werden (entspr. einer Hb-Erhöhung von bis zu 1,5 g/dl bzw. einer Gabe von bis zu 2 Erythrozytenkonzentraten). Auch bei schweren Vergiftungen mit CO oder Met-Hb-Bildnern (toxische Hypoxämie) wird dieses Prinzip ausgenutzt. In einer Überdruckkammer kann die physikalische Lösung von O_2 im Blut noch weiter gesteigert werden (hyperbare Oxygenierung, HBO).

Synonyme

Dimethylpolysiloxan (mit SiO_2 aktiviertes Dimeticon).

Präparate

Espumisan 40 (1 ml Emulsion enth. 40 mg; 3 Pumpstöße entspr. 4 ml enth. 160 mg), sab simplex (25 Tropfen entspr. 1 ml Suspension enth. 69,19 mg), [Lefax Pump-Liquid (1 ml enth. 41,2 mg)]

Indikation

Orale Vergiftungen mit Schaum bildenden Substanzen (Tenside, Geschirrspüler, Bade-emulsionen usw.).

Kontraindikationen

Bei obiger Indikation keine.

Nebenwirkungen

Bei sachgemäßer Verwendung keine.

Wechselwirkungen

Keine.

Dosierung

- Espumisan®:
  - Erwachsene: 10–20 ml = 2–4 Teelöffel = 8–15 Pumpstöße per os.
  - Kinder: 2,5–10 ml = 0,5–2 Teelöffel = 2–8 Pumpstöße per os.
- sab-simplex®: mind. 1 Teelöffel per os.

Bei Bedarf Dosiserhöhung.

Wirkungsweise

Unterdrückung der Schaumbildung durch Veränderung der Oberflächenspannung.

Suxamethoniumchlorid

Synonym

Succinylcholin.

Präparate

Lysthenon 2%/5%, Pantolax 1%/2%, (es existieren Amp. à 2/5/10 ml mit je 100 mg), Lysthenon siccum (1 Inj.-Fl. enth. 500 mg in Trockensubstanz – cave: Zeitverlust durch Auflösen unter Notfallbedingungen, jedoch nicht kühlpflichtig). Amp. mit Fertiglösung sind kühlpflichtig (z. T. Lagerung bei Raumtemperatur unter Verkürzung der Laufzeit möglich).

Indikation

Zur kurzwirksamen Muskelrelaxation.

Kontraindikationen

Unmöglichkeit der Beatmung, vorhersehbar schwierige Intubation, Hyperkaliämie (z. B. mehrere Tage nach Verbrennungen, bei Niereninsuffizienz), maligne Hyperthermie in der Anamnese, Cholinesterasemangel (z. B. bei schweren Leberfunktionsstörungen, Medikamente – starke Wirkungsverlängerung!), Immobilität, neuromuskuläre Erkrankungen (z. B. Myasthenia gravis), [Glaukom], [penetrierende Augenverletzungen].

Nebenwirkungen

Asystolie, Herzrhythmusstörungen (ventrikuläre Arrhythmie, Bradykardie, Kammerflimmern), Bronchospasmus, Muskelzuckungen bei Wirkungseintritt, „Muskelkater" am Folgetag, **Freisetzung von Kaliumionen und Histamin** (Nierenversagen), Steigerung des Augeninnendrucks, maligne Hyperthermie (Einzelfälle), vermehrter Speichelfluss.

Wechselwirkungen

- **Nichtdepolarisierende Muskelrelaxanzien:** verzögerter Wirkungseintritt und -abschwächung von Suxamethoniumchlorid.
- **Thiopental, Amphotericin B, Aminoglyside, Chinidin:** Verstärkung der neuromuskulären Blockade.

Toxizität

Periphere Atemlähmung. Therapie: Basismaßnahmen, symptomatische Therapie (Intubation, Beatmung).

Dosierung

- **1–2 mg/kg KG i. v.** (Vorgabe von Atropin bei Kindern erwägen)
- **Langsam injizieren – Asystoliegefahr!**
- Starke Kaliumfreisetzung (Gefahr von Kammerlimmern), daher Gabe nur unter **ständiger Puls-, Blutdruck- und EKG-Kontrolle.**

Wirkungsweise

Depolarisierendes Muskelrelaxans: Blockade der Rezeptoren an der neuromuskulären Endplatte (mit initialer Erregung der Muskelzellen); außerdem parasympathomimetische Wirkung (Bradykardie, Asystoliegefahr. WE: 30–40 s. WM: 2 min. WD: 3–5 min. HWZ: 2–4 min.

Tenecteplase

Präparate

Metalyse (Pulver in Durchstechflasche + Lösungsmittel: 10 000 Einheiten (50 mg)/10 ml oder 8 000 Einheiten (40 mg)/8 ml).
Die gebrauchsfertige Lösung enthält 1000 Einheiten/ml.

Indikation

Lysetherapie bei akutem Myokardinfarkt mit andauernder ST-Hebung oder frischem Linksschenkelblock innerhalb von 6 h nach Symptombeginn.

Kontraindikationen

Schwerwiegende Blutung (akut oder in den letzten 6 Monaten), **Antikoagulanzientherapie,** ZNS-Erkrankungen, **hämorrhagische Diathese,** schwere nicht konntrollierbare Hypertonie, große Operation/schweres Trauma/Biopsie eines parechymatösen Organs innerhalb der letzten 2 Monate, kürzlich erlittene Kopf- oder Schädelverletzung, CPR > 2 min (letzte 2 Wochen), akute Perikarditis/Endokarditis/Pankreatitis, schwere Leberfunktionsstörungen, Blutungsereignisse im Auge, Ulcus (aktiv, peptisch), GI-Blutung in den letzten 10 Tagen, arterielle Aneurysmen oder arteriovenöse Missbildungen, Apoplex, TIA oder Demenz in der Anamnese, Alter > 75 Jahre, Gewicht < 60 kg.

Nebenwirkung

Blutungen (z. B. gastrointestinal < 10 %, Nasenbluten < 10 %, intrazerebral < 1 %), Hypotension, Tachykardie-Bradykardie, Angina Pectoris, Reinfarkt, kardiogener Schock, Perikaridtis, Lungenödem, Herz-Kreislauf-Stillstand, Mitralinsuffiziennz, Perikarderguss, Thrombose, Herzbeuteltamponade, Übelkeit, Erbrechen, Fieber, anaphylaktoide Reaktionen mit Larynxödem,

Wechselwirkung

Medikamente mit Einfluss auf Blutgerinnung und Thrombozytenfunktion: erhöhte Blutungsgefahr

Toxizität

Erhöhte Blutungsgefahr

Dosierung: intravenös als Bolus

Gewicht in kg	Einheiten Tenecteplase	ml gebrauchsfertige Lösung
60	6000	6
60–70	7000	7
70–80	8000	8
80–90	9000	9
> 90	10000	10

Wirkungsweise

Rekombinanter fibrinspezifischer Plasminogen-Aktivator. HWZ: 20–30 min.

Präparate

Bricanyl (1 Amp. à 1 ml enth. 0,5 mg). Aerodur® Turbohaler (1 Hub = 0,5 mg)

Indikationen

Akutes Asthma bronchiale (Asthmaanfall, s. S. 291 f.), akute Verschlechterung einer COPD (s. S. 294 f.), Bronchospasmen (z. B. bei Reizgasinhalation)

Kontraindikationen

Akuter Herzinfarkt, schwere Hyperthyreose (Schilddrüsenüberfunktion), Phäochromozytom (katecholaminproduzierender Tumor), **Tachyarrhythmie,** KHK; Arteriosklerose, [Schwangerschaft], [Diabetes], [Stillzeit]

Nebenwirkungen

Tachykardie, Herzklopfen, Herzrhythmusstörungen, Angina pectoris, Hyper- bzw. Hypotonie, Stoffwechseleffekte (Hyperglykämieneigung, Hypokaliämie), Unruhe, feinschlägiger Tremor, Schwitzen, Kopfschmerzen, Halluzinationen (überwiegend bei Kindern), paradoxer Bronchospasmus.

Wechselwirkungen

- **β-Rezeptorenblocker können bei Asthmatikern schwere Bronchospasmen auslösen und schwächen sich** gegenseitig mit β-Mimetika in der Wirkung ab.
- **β-Adrenergika, Theophyllin, Anticholinergika, MAO-Hemmer, trizyklische Antidepressiva:** Wirkungsverstärkung, vermehrt Nebenwirkungen
- **Digitalis, Antiarrhythmika:** Gefahr von Hypokaliämie/Rhythmusstörungen

Dosierung

- Bricanyl s. c.:
  - Erwachsene: 0,25–0,5 mg s. c.
  - Kinder vom 7. bis zum 14. Lebensjahr: 0,15–0,3 mg s. c.
  - Kinder vom 3. bis zum 6. Lebensjahr: 0,10–0,2 mg s. c.
  - Kinder bis zum 2. Lebensjahr: 0,05–0,1 mg s. c.
- Aerodur® Turbohaler (Inhalationstechnik s. S. 293):
  - 1 Hub (je nach Wirkung nach 15 min 1 weiterer Hub mgl.)
  - Tageshöchstdosis: Erwachsenen 12 Hübe, Kinder < 12 Jahren 8 Hübe

Wirkungsweise

Kurzwirksames β_2-Mimetikum (WE Terbutalin: wenige Minuten. WD Terbutalin: 4–6 h. HWZ Terbutalin: 3,5 h). Entspannung der glatten Muskulatur (z. B. Bronchien und Gefäße) über β_2-Rezeptoren. Zunahme von Herzfrequenz und -kraft mit stärkerem O_2-Verbrauch (geringe β_1-Stimulation, ferner bis zu 20 % der kardialen β-Rezeptoren vom β_2-Subtyp). Für andere Nebenwirkungen sind zentrale und muskuläre β-Rezeptoren verantwortlich.

Präparate

Glycylpressin, Haemopressin (jeweils 1 Durchstech-Fl. enth. 1 mg/Terlipressinacetat entspr. 0,85 mg Terlipressin in/Trockensubst. zur Lsg. mit beigefügtem Lösungsmittel).

Indikationen

Ösophagusvarizenblutung.

Kontraindikationen

Schwangerschaft, Kinder, schwere KHK, septischer Schock [Asthma bronchiale], [Hypertonie], [KHK], [Herzinsuffizienz], [Herzrhythmusstörungen], [Niereninsuffizienz]

Nebenwirkungen

Blutdruckanstieg (bei Hypertonikern stärker ausgeprägt), Gesichts- und Körperblässe, Herzrhythmusstörungen, **Bradykardie,** Koronarinsuffizienz, Kopfschmerzen, lokale Nekrosen, abdominelle Krämpfe, Übelkeit, Diarrhoe, Atemnot, Hyponatriämie, Hypokaliämie

Wechselwirkungen

Bradykardisierende Medikamente (Propofol, Sufentanil): bradykardisierende Wirkung verstärkt.

Dosierung

Initial 1–2 mg langsam i. v.; als Erhaltungsdosis in 4–6-stündigem Abstand weitere Applikationen von je 1 mg Terlipressin. Tägliche Maximaldosis: 120–150 µg/kg KG. Die Dauer der Anwendung beträgt, soweit erforderlich 2 bis 3 Tage.

Wirkungsweise

Erhöhung des Tonus vasaler und extravasaler glatter Muskelzellen. Durch eine Kontraktion der glatten Ösophagusmuskulatur erfolgt eine Kompression der Ösophagusvarizen. Desweiteren wirkt Teripressin mit einer Verminderung der portalen Hypertension bei gleichzeitiger Reduktion der Durchblutung im Portalgefäßgebiet. Durch eine Kontraktion der Darmmuskulatur resultiert eine gesteigerte Peristaltik. Die vasokonstrikorische Wirkung hat eine erhebliche Minderdurchblutung der Haut zur Folge. WD: 3–4 h

Hinweis

Ausgeprägte zentralisierende Wirkung im hypovolämen Zustand eines Patienten.

Präparat

Akrinor (1 Amp. à 2 ml enth. 10 mg Theodrenalin und 200 mg Cafedrin).
Zu Beginn des Jahres 2006 war Akrinor nicht mehr im Handel erhältlich (Zulassung zum 1. 1. 2006 erloschen; Nachzulassung war zunächst nicht beantragt). Mittlerweile ist es wieder verfügbar.

Indikationen

Hypotonie ohne Volumenmangel, orthostatische Kreislaufregulationsstörungen.

Kontraindikationen

Hypertonie, Mitralstenose, absoluter Volumenmangel, Engwinkelglaukom, [Hyperthyreose], [Phäochromozytom], [Asthmatiker mit Sulfitüberempfindlichkeit].

Nebenwirkungen

Pektanginöse Beschwerden, Tachykardie mit Herzklopfen, ventrikuläre Herzrhythmusstörungen, allergische Reaktionen, Atemstimulation.

Wechselwirkungen

- **β-Rezeptorenblocker:** Bradykardien.
- **MAO-Hemmer:** krisenhafter Blutdruckanstieg.
- **Antihypotonika:** gegenseitige Wirkungsverstärkung.
- **Antihypertonika:** gegenseitige Wirkungsabschwächung.

Dosierung

- Es empfiehlt sich, Akrinor® stets auf 10 ml zu verdünnen (NaCl 0,9 %) und fraktioniert (je nach Wirkung) in 1-ml-Schritten zu verabreichen (titrieren).
- **Erwachsene:** 0,2–2 ml Akrinor® i. v.
- **Kinder ab dem 7. Lebensjahr:** 0,2–1 ml Akrinor® i. v.
- **Kinder vom 3. bis zum 6. Lebensjahr:** 0,2–0,6 ml Akrinor® i. v.
- **Kinder im 1. und 2. Lebensjahr:** 0,2–0,4 ml Akrinor® i. v.

Wirkungsweise

- Sympathomimetische Wirkung – Steigerung des Herzminutenvolumens und Engstellung peripherer Venen (Mobilisierung von Blutreserven).
- Sauerstoffverbrauch am Herzen steigt. Erhöhung des Druckes im Lungenkreislauf.
- Sofortiger Wirkungseintritt. WM: 3–5 min. WD: 1–4 h.

Präparate

Afonilum novo, Afpred forte -Theo, Bronchoparat, Euphylong i.v. 200 (jeweils 1 Amp. à 10 ml enth. 200 mg), Solosin (5 ml-Amp. à 208 mg)

Indikationen

schwerer Asthmaanfall, Status asthmaticus

Kontraindikationen

AMI, tachykarde Arrhythmien, Hypotonie, Epilepsie, Säuglinge, [Hypertonie], [hypertrophe obstruktive Kardiomyopathie], [schwere Leberinsuffizienz], [Magen-Darm-Ulkus], [Hyperthyreose], [Niereninsuffizienz], [Porphyrie], [Schwangerschaft], [Stillzeit].

Nebenwirkungen

Tachykardie, pektanginöse Beschwerden, Hypotonie, Herzrhythmusstörungen, zentralnervöse Erregung, Übelkeit, Kopfschmerzen, Zittern, Krampfanfälle.

Wechselwirkungen

- **β_2-Adrenergika,** Xanthine, Ephedrin: (Neben-)Wirkungsverstärkung
- **β-Rezeptorenblocker,** Phenytoin, Barbiturate: (gegenseitige) Wirkungsverminderung

Toxizität

O. g. Nebenwirkungen. **Therapie:** Basismaßnahmen, symptomatische Therapie.

Dosierung

Theophyllingabe im Notfall grundsätzlich als Kurzinfusion über 20 min i. v.

- **Erwachsene ohne Theophyllin-Vormedikation:** 5 mg/kg KG
- **Erwachsene mit Theophyllin-Vormedikation:** 2–3 mg/kg KG

Als KG ist das Idealgewicht einzusetzen (keine Umverteilung ins Fettgewebe)
Wenn der Patient Theophyllin als Notfallmedikation schon selbst eingenommen hat (z. B. Trinkampullen) → evtl. ganz auf weitere Theophyllingabe verzichten. Die additive Gabe von Theophyllin zu höheren Dosen von β-Mimetika verstärkt eher die Nebenwirkungen als die Bronchodilatation.

- **Erhaltungsdosis:** 0,5 mg/kg KG/h über Spritzenpumpe.
- Die Pulsfrequenz sollte dabei konstant bleiben und somit eine Steigerung des O_2-Verbrauches am Herzen vermieden werden **(„frequenzneutral spritzen").**
- I. d. Klinik sollte ggf. der **Theophyllinspiegel kontrolliert** werden.

Wirkungsweise

Verminderung der Adenosinwirkung (Antagonismus an Adenosinrezeptoren): Tonussenkung an der Bronchialmuskulatur, Histaminfreisetzung in der Lunge ↓. Unspezifische stimulierende Wirkung im ZNS. Desweiteren Vasodilatation, positiv inotrope und chronotrope Wirkung. Der Anstieg von Cyclo-AMP durch Hemmung der Phosphodiesterase mit β-adrenerger Wirkung und Stimulation des Atemzentrums setzt erst bei Dosierungen oberhalb des therapeut. Bereiches ein. HWZ: 5–10 h (bildet aktive Metabolite).

Präparate

Thiopental Inresa/-Rotexmedica (1 Durchstech-Fl. enth. 0,5/1,0 g in Trockensubst.), Trapanal (1 Durchstech-Fl. à 20/100 ml enth. 0,5/2,5 g zur Lsg. mit 20/50 ml NaCl 0,9% – keine anderen Lösungsmittel verwenden).

Indikationen

Zur Narkoseeinleitung, Kurzzeitnarkose.

Kontraindikationen

Vergiftungen mit Alkohol, Schlafmitteln, Analgetika, Psychopharmaka, Asthma, Schock, Herzinsuffizienz, [schwere Leberfunktionsstörungen], akute hepatische Porphyrie, [Nierenfunktionsstörungen], [Bronchospasmus], [Hypovolämie], [Schwangerschaft], [Stillzeit].

Nebenwirkungen

Atemdepression, Blutdrucksenkung, Laryngospasmus, Tachykardie, Alpträume, Übelkeit, Erbrechen, schwere Gewebsnekrosen (paravenöse/intraarterielle Injektion), Venenreizung, Histaminfreisetzung, Schluckauf.

Wechselwirkungen

- **Zentraldämpfende Pharmaka, Alkohol:** gegenseitige Wirkungsverstärkung.
- **Methotrexat:** Methotrexat-Toxizität verstärkt.
- **Antikonvulsiva (Dauertherapie):** Wirkung von Thiopental verstärkt
- **Sulfonamide:** Thiopentalwirkung verstärkt.

Toxizität

S. S. 458 f.

Dosierung

3–5 mg/kg KG langsam i. v.

Hinweise

- Die Möglichkeit der künstlichen Beatmung muss vorhanden sein.
- **Beachte: Blutdruckabfall!**
- Bei entzündlichen und infiltrativen Prozessen im Bereich der Atemwege und des Mundbodens muss aufgrund einer erhöhten Reflexbereitschaft mit dem Auftreten mechanischer Atembehinderung gerechnet werden.
- Dosisreduktion bei Niereninsuffizienz

Wirkungsweise

Aktivitätsminderung im ZNS. Dämpfung der Formatio reticularis: zerebraler O_2-Bedarf, Hirndruck und zerebrale Durchblutung werden gesenkt. Bewusstlosigkeit (mit und ohne Exzitationsstadien). Atemdepression. Negativ inotrop, blutdrucksenkend. WE: 20–40 s. WM: 1 min. WD: 6–8 min.

Präparate

Ebrantil i. v. 25/50, Urapidil Carino/-Pharmore/-ratiopharm (jeweils 1 Amp. à 5/10 ml enth. 25/50 mg).

Indikationen

Hypertensive Krise, schwere Hypertonie.

Kontraindikationen

Aortenstenose (Einengung des aortalen Ausflusstrakts), **arteriovenöse Shunts** (nur wenn hämodynamisch wirksam), [Schwangerschaft], [Stillzeit].

Nebenwirkungen

Atemnot, pektanginöse Beschwerden, Tachykardie (im Vergleich mit anderen Antihypertonika eher gering ausgeprägt), Schweißausbruch, Arrhythmie, Unruhe, Kopfschmerzen, Schwindel, Übelkeit, Erbrechen.

Wechselwirkung

- **Alkohol, Antihypertonika:** verstärkte Blutdrucksenkung.

Toxizität

O. g. Nebenwirkungen, Orthostasesyndrom.
Therapie: Basismaßnahmen (z. B. Schocklage), symptomatische Therapie.

Dosierung

Erwachsene:
- Es empfiehlt sich, Urapidil stets mit NaCl 0,9 % zu verdünnen und fraktioniert (je nach Wirkung) in 1 ml-Schritten zu verabreichen (titrieren).
- **Initial 10 mg–50 mg i. v.,** je nach Wirkung wiederholte Gabe möglich.

Hinweise

- Wurden bereits **andere blutdrucksenkende Pharmaka** genommen/gegeben, so ist die Initialdosis entsprechend anzupassen.
- Eine **zu rasche Blutdrucksenkung** kann zu Bradykardie bis hin zum Kreislaufstillstand führen.
- Eine **ständige Blutdruckkontrolle** ist erforderlich.

Wirkungsweise

Blockade peripherer α_1-Rezeptoren (→ Gefäßerweiterung) und Stimulation zentraler 5-HT-1A-/α_2-Rezeptoren (Verminderung des zentralen Sympathikotonus, dadurch eher gering ausgeprägte Reflextachykardie). WE: 5 min. WM: 10–20 min. HWZ: 2–3 h. WD: 4–6 h.

Präparate

Norcuron, Vecuronium Inresa (1 Amp. enth. 10 mg in Trockensubst.).

Indikationen

Zur mittellang wirksamen Muskelrelaxation (bei Narkosen, Intubation und künstlicher Beatmung).

Kontraindikationen

Fehlende Möglichkeit zur Intubation und Beatmung, Patienten mit Myasthenia gravis (abnorme Ermüdbarkeit der Willkürmuskulatur).

Nebenwirkungen

Atemstillstand, Blutdruckabfall.

Wechselwirkungen

- **Volatile (gasförmige) Anästhetika, Benzodiazepine, Magnesium, Lithium, Hypothermie:** Verstärkung der neuromuskulären Blockade.

Toxizität

O. g. Nebenwirkungen. **Therapie:** Basismaßnahmen, symptomatische Therapie.

Dosierung

- **Initialdosis:** 0,08–0,1 mg/kg KG i. v.
- **Nachinjektion:** 0,03–0,05 mg/kg KG i. v.
- (Praecurarisierung: 10 % der Initialdosis i. v.)
- Bei schweren **Leberfunktionsstörungen** kann eine **Dosisreduktion** erforderlich sein.

Wirkungsweise

Nicht depolarisierendes Muskelrelaxans; Blockade der Erregungsüberleitung an der neuromuskulären Endplatte ohne Erregungsauslösung. WE: 2–3 min. WD: 20–40 min.

Verapamil

Präparate

Isoptin Inj., VeraHexal Inj., Verapamil-ratiopharm 5 (jeweils 1 Amp. à 2 ml enth. 5 mg).

Indikationen

Supraventrikuläre Tachykardien, paroxysmales Vorhofflimmern und -flattern mit schneller Überleitung.

Kontraindikationen

Akuter Herzinfarkt, Herzinsuffizienz (NYHA III und IV), **WPW-Syndrom, Schock, AV-Block II°/III°, Behandlung mit β-Rezeptorenblockern,** Präexzitationssyndrom, Sinusknotensyndrom, sinuatrialer Block, Schwangerschaft, [progressive Muskeldystrophie], [Hypotonie], [Bradykardie], [Stillzeit].

Nebenwirkungen

Bradykardie (durch Hemmung der AV-Überleitung) **bis zur Asystolie, Hypotonie, Verstärkung einer Herzinsuffizienz,** Schwindel, Übelkeit, Flush, Parästhesien.

Wechselwirkungen

- **Alkalische Lösungen:** Ausfällung.
- **Inhalationsanästhetika, Antiarrhythmika, β-Rezeptorenblocker:** AV-Blockierung, kardiodepressiver Effekt verstärkt, Hypotonie.
- **Blutdrucksenkende Pharmaka, Diuretika, Vasodilatatoren:** blutdrucksenkender Effekt verstärkt.
- **Muskelrelaxanzien:** Wirkung der Muskelrelaxanzien verstärkt.

Toxizität

Systolischer Herzstillstand, Schock, Bewusstlosigkeit, Miosis, Azidose mit Kussmaul-Atmung, Hypokaliämie.

Therapie: Basismaßnahmen, symptomatische Therapie, Calciumgluconat 10 % i. v.

Dosierung

- Die Injektion stets langsam (1 mg/min) unter EKG- und RR-Kontrolle.
  Injektion stets nur bis zum Wirkungseintritt.
- **Erwachsene:** 2,5–5 mg Verapamil-HCl i. v.
- **Kinder 6–14 Jahre:** 2,5–5 mg Verapamil-HCl i. v.
- **Kinder 1–5 Jahre:** 2–3 mg Verapamil-HCl i. v.

Wirkungsweise

Antiarrhythmische Wirkung durch Calcium-Antagonismus: Verzögerung der AV-Erregungsüberleitung, Minderung der Herzkraft, verlangsamte Erregungsausbreitung im Herzmuskel. Nachlast- und Blutdrucksenkung (periphere Gefäßerweiterung). WE: 1–3 min. WM: 5–10 min. WD: 45 min. HWZ: 3–7 h (aktive Metabolite: 12 h).

Präparate

Elektrolyt-Infusionslösung 153, Jonosteril, Ringer-Lactat Lösung nach Hartmann (Bernburg/Delta-Select), Ringer-Lactat-Lösung (Fresenius/Pharmacia/salvia), Ringer-Lactat DAB 7 Braun, Ringer-Lösung DAB 7 (Braun/Delta-Pharma), Ringer-Lösung (Bernburg/Delta-Select/Pharmacia/pfrimmer/salvia), RL Ringer-Lactat-Lösung, R Ringer-Lösung, Sterofundin, Tutofusin

Indikationen

Flüssigkeits- und Elektrolytverlust verschiedener Genese (Blutungen, Verbrennungen, Durchfälle usw.).

Kontraindikationen

Hyperhydratationszustände, Myokardinsuffizienz, [Niereninsuffizienz].

Nebenwirkungen

Gefahr der Ödembildung durch sekundäre Verschiebung in den Zwischenzellraum.

Wechselwirkung

Phosphat-/carbonathaltige Lösungen: Ausfällung.

Dosierung

- Je nach Volumenmangel und Kreislaufverhältnissen. Max. 40 ml/kg KG/d.
- Bei akutem Volumenmangel: aggressive Volumentherapie mit **20 ml/kg KG i.v. initial,** ggf. als Druckinfusion. S. a. S. 328 f.

Wirkungsweise

Vollelektrolytlösung zum Ersatz von Wasser und Elektrolyten des Extrazellulärraumes, d. h. Intravasalraum → Interstitium.

Hinweis

Im Vergleich zu kolloidalen Volumenersatzmittellösungen nur kurze Volumenwirkdauer (20–25 min).

Bei schwerem Schock hat sich die Gabe von kolloidalen Lösungen (z. B. HES) und kristalloiden Lösungen (s. o.) im Verhältnis 1 : 2 etabliert, ohne dass es einen Beweis für die Überlegenheit einer bestimmten Lösung oder eines bestimmten Mischungsverhältnisses gibt. Zur Volumentherapie bei Schock s. a. S. 328 f.

Präparate

HyperHAES® (1 Inf.-Btl. mit 250 ml Inf.-Lsg. enth. 7,2 % NaCl und 6 % Hydroxyethylstärke: mittlere Molekularmasse 200 000, Substitutionsgrad ca. 0,5).
Die Inf.-Lsg. hat eine Osmolarität von 2464 mosm/l (hyperton, isoonkotisch).

Indikationen

Initialtherapie der akuten schweren (traumatisch/hämorrhagischen) Hypovolämie bzw. des Volumenmangelschocks (sog. „small volume resuscitation").

Kontraindikationen

Im akuten, lebensbedrohlichen hypovolämischen Schock sollte das Präparat bei folgenden Zuständen nur unter gewissenhafter Nutzen-Risiko-Abwägung angewendet werden: Schwere Herzinsuffizienz, Nierenversagen mit Anurie bzw. Oligurie, Leberfunktions-und Blutgerinnungsstörungen, Dehydratation, Hyperosmolarität, schwere Hyper-oder Hyponatriämie, schwere Hyper-oder Hypochlorämie, Überempfindlichkeit gegen Hydroxyethylstärke, Schwangerschaft. Vorsicht bei erhöhter Serumosmolarität, verstärkte Blutungsneigung durch Erhöhung des Perfusionsdruckes und Hämodilution.

Nebenwirkungen

Hypernatriämie (bei Überdosierung), anaphylaktoide Reaktion, Phlebitis, Phlebothrombose, zentrale pontine Myelinolyse, zerebrale Blutung (bei Dehydratation).

Dosierung

Einmalige Bolusgabe: 4 ml/kg KG als Druckinfusion über 2–5 min in einen großlumigen venösen Zugang, max. 8 ml/kg KG (Beachte: Hämolysegefahr, Hypernatriämie). Anschließend Stabilisierung mit konventioneller Volumenersatzmitteln (Kristalloide und Kolloide). Kontrolle der i. d. R. ausgeprägten Kreislaufwirkung (entspr. ca. der 10–20-fachen (!) Menge isotoner Elektrolytlösung) durch engmaschiges Monitoring (HF, RR). Klinik: ggf. zusätzl. Transfusion.

Wirkungsweise

Zum Bestandteil Hydroxyethylstärke s. S. 598 f.
Die Kombination mit hypertoner NaCl-Lsg. bewirkt zusätzlich z. B.:

- Raschere Stabilisierung hämodynamischer Verhältnisse durch Rekrutierung größerer Flüssigkeitsmengen aus dem Interstitium nach intravasal (Zeitersparnis, schnellere Wiederherstellung ausreichender Perfusion).
- Reduktion posttraumatischer Ödeme, schockinduzierter Endothelzellschwellung und der Leukozytenadhäsion am Endothel (optimierte Mikrozirkulation).

HWZ der Kolloidkomponente: 4 h. Die hypertone NaCl-Komponente ist schon nach 30 min (!) im Extrazellulärraum verteilt (= hypertone WD); später v. a. renale Elimination.

Über eine Spritzenpumpe werden v. a. hochwirksame Medikamente verabreicht, bei denen ein kontinuierlicher Wirkspiegel in engen, teilweise auch individuellen, Grenzen aufrecht erhalten werden muss (oft niedrige therapeutische Breite = wenig Spielraum zwischen minimal wirksamer und minimal toxischer Wirkung) und/oder bei denen Bolusgaben aufgrund sehr kurzer Wirkdauer unpraktikabel oder wegen Nebenwirkungen gefährlich wären.

Daher erfordert bereits die Vorbereitung einer Spritzenpumpe größte Sorgfalt bei Festlegung der initialen Dosierung (NA – oft durch Titrieren individuell zu ermitteln), bei der Verdünnung des Inhalts sowie der Einstellung der Spritzenpumpe (RA). Es ist ferner sicherzustellen, dass der Pat. keine unbeabsichtigten, gefährlichen Bolusgaben erhält. Daher:

- Systementlüftung vor Anschluss an den i. v.-Zugang
- Rückschlagventil im Schwerkraftinfusionssystem (sonst eigener i. v.-Zugang nur für Spritzenpumpe)
- Mind. ein freier Dreiwegehahn, der unmittelbar vor Herausnehmen der Spritze aus dem Perfusor geschlossen werden muss (sonst rasche Entleerung der Spritze passiv oder durch versehentlichen Druck mgl.)

Fußnoten zur Tabelle auf der folgenden Seite

[1] Die angegebenen „Rezepte“ gelten nur für die vorgenannten Ampulleninhalte!

[2] Alternativ 5 ml Adrenalin 1:1000 aus einer 25-ml-Stechampulle ad 50 ml.

[3] In Extremfällen je nach Wirkung (Titration) z. T. weitere Dosiserhöhung möglich.

[4] Fentanyl kann in der angegebenen Dosierung auch mit einem anderen Hypnotikum kombiniert werden (z. B. Propofol); die Mischspritze mit Midazolam ist hier ausnahmsweise gerechtfertigt (etablierte Mischung; begrenzte Zahl an Spritzenpumpen im RD).

* Ab einer Dosis von etwa 2 mg/kg/h (Ketamin-Razemat) bzw. 1 mg/kg/h (S-Ketamin) Übergang von einer Analgosedierung (Spontanatmung mgl.) zur Narkose. Kombination mit Midazolam oder Diazepam empfohlen (Boli mgl.).

Dosierungshilfen für die Gabe wichtiger Notfallmedikamente über eine Spritzenpumpe

Wirkstoff (Bsp.-Präparat)	**Ampulleninhalt**	**Beispielrezept**[1] (Verdünnung mit NaCl 0,9%)	**1 ml Lösung enthält…**	**Dosis allgemein**[3]	**Rate für 100-kg-Pat.**[3]	**Reichweite** (bei max. Dosis und 100 kg KG)
Adrenalin (Suprarenin®)	1 mg/1 ml	1 Amp. ad 20 ml (bei Bradykardie)	0,05 mg	1,5–7,5 µg/kg/h	3–15 ml/h	mind. 1 h
	1 mg/1 ml	5 Amp. ad 50 ml[2]	0,1 mg	1–12 µg/kg/h	1–12 ml/h	mind. 4 h
Dobutamin	250 mg/20 ml	1 Amp. ad 50 ml	5 mg	0,12–0,6 mg/kg/h	2–12 ml/h	mind. 4 h
Fenoterol (Partusisten®)	0,5 mg/10 ml	1 Amp. ad 50 ml	0,01 mg	(0,3–) 1–3 µg/kg/h	(3–) 10–30 ml/h	mind. 1,5 h
Fentanyl[4] + **Midazolam**[4] (Dormicum®)	Fentanyl: 0,5 mg/10 ml Midazolam: 15 mg/3 ml	1 Amp. Fentanyl pur + 2 Amp. Midazolam pur	Fentanyl: 0,03 mg Midazolam: 1,9 mg	Fentanyl: (0,6–) 1,2–4 µg/kg/h Midazolam: (0,04–) 0,08–0,2 mg/kg/h	(2–) 4–12 ml/h	mind. 1 h
Glyceroltrinitrat (Nitrolingual® infus)	10 mg/10 ml 50 mg/50 ml	unverdünnt aufziehen (mind. 20 ml)	1 mg	0,03–0,18 mg/kg/h	3–18 ml/h	mind. 1 h (bei 20 ml)
Heparin (UFH)	5000 IE/1 ml	1 Amp. ad 50 ml	100 IE	7,5–24 IE/kg/h	7–24 ml/h	mind. 2 h
Ketamin (R+S)	100 mg/2 ml	3 Amp. ad 30 ml	10 mg	0,5–2*–6 mg/kg/h	5–20*–60 ml/h	mind. 0,5 h
S-Ketamin (Ketanest S®)	50 mg/2 ml	3 Amp. ad 30 ml	5 mg	0,25–1*–3 mg/kg/h	5–20*–60 ml/h	mind. 0,5 h
Noradrenalin (Arterenol®)	1 mg/1 ml	1 Amp. ad 50 ml	0,02 mg	0,9–6 µg/kg/h	4–30 ml/h	mind. 1,5 h
	25 mg/25 ml	10 ml ad 50 ml	0,2 mg	3–30 µg/kg/h	1,5–15 ml/h	mind. 3 h
Propofol 1 % [zur Narkose]	500 mg/50 ml	unverdünnt aufziehen	10 mg	(2–) 4–8 mg/kg/h	(20–) 40–80 ml/h	mind. 0,5 h
Urapidil (Ebrantil®)	50 mg/10 ml	1 Amp. ad 50 ml	1 mg	0,18–0,6 mg/kg/h	18–60 ml/h	mind. 0,5 h

Medikament	Indikation	Dosis mg/kg KG	Ampullen-inhalt	1 Ampulle verdünnen auf …	1 ml enthält	Neugeborenes 3,5 kg	3 Mon. 5 kg	6 Mon. 7 kg	12 Mon. 10 kg	2 Jahre 12 kg	3 Jahre 14 kg	6 Jahre 20 kg
Adrenalin i. v.	HKS	0,01	1 mg/1 ml	10 ml 100 ml	0,1 mg 0,01 mg	0,35* ml 3,5 ml	0,5* ml 5 ml	0,7* ml (7 ml)	1 ml (10 ml)	1,2 ml	1,4 ml	2 ml
Atropin	Bradykardie	0,02	0,5 mg/1 ml	pur	0,5 mg	0,2 ml*	0,2 ml*	0,3 ml*	0,4 ml*	0,5 ml	0,6 ml	0,8 ml
Fentanyl	Narkose	0,005	0,5 mg/10 ml	pur	0,05 mg	–	–	–	1 ml	1,2 ml	1,4 ml	2 ml
Ketamin i. v.	Narkose	1**	100 mg/2 ml	10 ml	10 mg	0,35 ml*	0,5 ml*	0,7 ml*	1 ml	1,2 ml	1,4 ml	2 ml
Ketamin i. m.	Narkose	6	100 mg/2 ml	10 ml pur	10 mg 50 mg	2 ml	3 ml	4 ml 0,8 ml	1,2 ml	1,4 ml	1,7 ml	2,4 ml
Ketamin S i. v.	Narkose	0,5**	50 mg/2 ml	10 ml	5 mg	0,35 ml*	0,5 ml*	0,7 ml*	1 ml	1,2 ml	1,4 ml	2 ml
Ketamin S i. m.	Narkose	3	50 mg/2 ml	10 ml pur	5 mg 25 mg	2 ml	3 ml	4 ml 0,8 ml	1,2 ml	1,4 ml	1,7 ml	2,4 ml
Midazolam i. v.	Sedierung Narkose	0,05 0,15	5 mg/5 ml 5 mg/5 ml	pur pur	1 mg 1 mg	0,15 ml* 0,45 ml*	0,25 ml* 0,75 mg*	0,35 ml* 1 ml	0,5 ml* 1,5 ml	0,6 ml* 1,8 ml	0,7 ml* 2,1 ml	1 ml 3 ml
VEL	Exsikkose, Schock	10–20 ml/kg KG	–	–	–	35 –70 ml	50 –100 ml	70 –140 ml	100 –200 ml	120 –240 ml	140 –280 ml	200 –400 ml

* 1 ml-Tuberculinspritze verwenden !

** Dosissteigerung bei Bedarf möglich (jeweils bis zum doppelten der angegebenen Menge). Die analgetische Dosis beträgt jeweils ¼ bis ½ der angegebenen Menge. Kombination mit Midazolam empfohlen.

19. Tabellen & Übersichten

Altersstufe		Herzfrequenz (/min)	Blutdruck systolisch (mmHg)	Blutdruck diastolisch (mmHg)
Frühgeborenes (Entbindung vor der 37. SSW)		140–160	50 ± 5	30 ± 2
Neugeborenes	(0–28 Tage)	120–140	60 ± 10	40 ± 4
Säugling I	(28 Tage–6 Monate)	120–130	85 ± 15	60 ± 10
Säugling II	(6–12 Monate)	120–130	95 ± 30	60 ± 20
Kleinkind	(1–3 Jahre)	90–120	100 ± 25	65 ± 20
Vorschulkind	(3–6 Jahre)	95–105	100 ± 20	65 ± 10
Schulkind I	(6–9 Jahre)	90–100	105 ± 15	55 ± 10
Schulkind II	(9–12 Jahre)	85–95	110 ± 20	60 ± 10
Schulkind III	(12–15 Jahre)	75–85	115 ± 20	60 ± 10
Jugendlicher	(15–18 Jahre)	60–75	120 ± 15	70 ± 10
Erwachsener	(> 18 Jahre)	60–80	130 ± 20	80 ± 10

Zentralvenöser Druck (CVP, ZVD): 2–8 mmHg
ZVD ↑ → Stauung vor dem Herzen, z. B. Herzinsuffizienz
ZVD ↓ → Volumenmangel (relativ/absolut)

Altersstufe		Atemfrequenz (AF in min-1)	Atemzug-volumen (AZV in ml)*	(Ideal-) Gewicht (kg)	Größe (cm)
Frühgeborenes (Entbindung vor der 37. SSW)		40–50	20–30	< 2,5	< 50
Neugeborenes	(0–28 Tage)	30–40	30–35	3,5	50
Säugling I	(28 Tage–6 Monate)	30–35	55–70	7	50–70
Säugling II	(6–12 Monate)	24–30	80–100	10	70–80
Kleinkind	(1–3 Jahre)	16–24	80–140	10–14	80–100
Vorschulkind	(3–6 Jahre)	14–20	130–200	16–20	100–120
Schulkind I	(6–9 Jahre)	12–20	160–320	20–32	120–140
Schulkind II	(9–12 Jahre)	12–20	250–400	32–40	130–150
Schulkind III	(12–15 Jahre)	10–14	320–500	40–50	150–170
Jugendlicher	(15–18 Jahre)	10–14	400–600	> 48**	***
Erwachsener	(> 18 Jahre)	10–14	400–600	> 48**	***

Atemminutenvolumen (AMV in ml/min) = AF x AZV

* allgemein: 8–10 ml/kgKG (bezogen auf Idealgewicht! → „Fett wird nicht beatmet.")

** abhängig von der Körpergröße – Die Beziehung zwischen Körpergröße und Gewicht wird medizinisch durch den so genannten Body-mass-Index hergestellt:

BMI= Körpergewicht [kg] : Körperlänge² [m²]

- Untergewicht (BMI < 20)
- Normalgewicht (BMI 20,0–24,9)
- Übergewicht (BMI 25,0–29,9)
- Adipositas (BMI ≥ 30)

*** individuell verschieden

Hinweis: Die o. g. Tabellen können selbstverständlich nur Anhaltswerte liefern, die Maßnahmen sind jeweils an die tatsächlichen Verhältnisse anzupassen.

Altersstufe		Defibrillationsenergie	Tuben			Laryngoskop-Spatel	RR-Manschetten (cm)
			Guedel*	Wendl	endotracheal** (mm innen)		
Frühgeborenes (Entbindung vor der 37. SSW)		Einzelschock-Strategie wie bei Erwachsenen mit nicht-eskalierender Energie: Jeder Schock mit **4 J/kg KG** für monophasische und biphasische Geräte	000–00	Einführtiefe: etwa Länge von Ohrläppchen bis Nasenspitze (Atemgeräusch beachten!)	< 2 kg: 2,5 2–3 kg: 3,0	0 gerade	3¼
Neugeborenes	(0–28 Tage)		00–0		> 3 kg: 3,5	1 gerade	4
Säugling I	(28 Tage–6 Monate)		0–1		4	1 gerade	4
Säugling II	(6–12 Monate)		1–2		4–4,5	1 ger./geb.	4–7
Kleinkind	(1–3 Jahre)		2		4,5–5	1 gebogen	7
Vorschulkind	(3–6 Jahre)		2–3		5–6,5	2 gebogen	7
Schulkind I	(6–9 Jahre)	Pat. > 25 kg (> 8 Jahre): biphasisch: 150–360 J monophasisch: 360 J (Details s. S. 247 f.)	3		6,5	2 gebogen	11
Schulkind II	(9–12 Jahre)		3–4		6,5–7,0	3 gebogen	11
Schulkind III	(12–15 Jahre)		4		7,0	3 gebogen	Erw.
Jugendlicher	(15–18 Jahre)		4–5		7,0–7,5	3 gebogen	Erw.
Erwachsener	(> 18 Jahre)		4–5		w: 7,0–8,0 m: 7,5–8,5	3–4 gebogen	Erw.

* Länge von Ohrläppchen bis Mundwinkel

** • Bis zum Alter von ca. 8 Jahren: Cuff nicht blocken!
- Die Größe der Endotrachealtuben wird üblicherweise in Millimeter (Innendurchmesser) oder Charrière (Ch; Außendurchmesser) angegeben. Umrechnungsformeln für Endotrachealtuben: 1. mm-Innen-Größe = (Ch - 2) : 4; 2. Ch-Außengröße = (mm x 4) +2
- Als Anhaltswert für die Auswahl des Endotrachealtubus kann bei Kindern der Nasenloch- bzw. der Kleinfingerdurchmesser dienen.
- Faustregel für Kinder ab dem zweiten Lebensjahr: Tubengröße (Ch) = Alter + 18.
- Ggf. nach Lagekontrolle Tubus kürzen (Totraumverkleinerung)

Diese Werte werden überwiegend nicht im Rettungsdienst, sondern z. B. in der Notaufnahme bestimmt. Ihre Kenntnis kann aber z. B. bei der Übernahme von Patienten relevant sein (z. B. Interpretation von Einweisungspapieren einer Arztpraxis, Verlegung von Intensivstationen).

- Die angegebenen Werte gelten – soweit nichts anderes angemerkt – für Erwachsene.
- Die Normbereiche von Laborparametern sind vom jeweiligen Bestimmungsverfahren abhängig → es ist stets der Referenzbereich des analysierenden Labors zu beachten.
- Zur besseren Merkbarkeit wurden Zahlenwerte z. T. geringfügig auf- oder abgerundet und nur die gebräuchlichsten Einheiten angegeben.

Hämatologie (kl. Blutbild)

Wert	Mann	Frau	Einheit
Erythrozyten („Erys“, rote Blutkörperchen)	4,5–6,0	4,0–5,2	Mio/µl = 1/pl
Leukozyten („Leukos“, weiße Blutkörperchen)	4.000–10.000		/µl
Thrombozyten („Thrombos“, Blutplättchen)	150–400		/nl = 1000/µl
Hämatokrit (Hkt, Anteil zellulärer Bestandteile im Blut; fast nur durch Erythrozyten bedingt)	40–52	35–48	%
Hämoglobin (Hb, roter Blutfarbstoff)	14–18	12–16	g/dl
MCV = Mittleres zelluläres Volumen (Ery)	85–100		fl
MCH = Mittleres zelluläres Hb (Ery)	28–34		pg
MCHC = Mittlere zelluläre Hb-Konzentration (Ery)	31–37		g/dl
BSG = Blutsenkungsgeschwindigkeit n.W.	<15–20	<20–30	mm/h

(→ EDTA-Blutröhrchen mit sofortiger Mischung)

Gerinnung

Blutungszeit	2–4 min	↑ Störungen der primären Blutstillung
Prothrombinzeit (Quick-Wert, Plasma-Thromboplastinzeit, (P-)TPZ)	70–120 %	↓ Gerinnungsstörungen, Marcumar®-Therapie, Lebererkrankungen
INR (International Normalized Ratio)	normal: ca 1,0 therapeutisch (Marcumar-Behandlung): 2,0–3,0	↑ Gerinnungsstörungen, Marcumar®-Therapie, Lebererkrankungen
Thrombinzeit (Plasma-Thrombinzeit, PTZ, TZ)	14–22 s	Gerinnungsstörungen, Heparin-Therapie
Partielle Thromboplastinzeit (PTT)	20–35 s	Gerinnungsstörungen, Heparin-Therapie
D-Dimere (DD, Spaltprodukte aus Thromben)	< 0,5 µg/ml	Wenn negativ: frische Thrombose/Lungenembolie praktisch ausgeschlossen; ↑ Thrombose/Lungenembolie möglich, Schwangerschaft
Fibrinogen	180–450 mg/dl	
Antithrombin III (AT III)	70–120 % bzw. 0,14–0,39 g/l	↓ Thromboserisiko!

(→ Zitratblutröhrchen mit sofortiger und exakter Mischung → Röhrchen komplett befüllen)

Blutgasanalyse (BGA)		arteriell	venös
	pCO_2	35–45 mmHg	38–54 mmHg
	pO_2	70–100 mmHg	36–44 mmHg
	pH	7,35–7,45	7,26–7,46
	aktuelles Bikarbonat	20–26 mval/l	22–28 mval/l
	Standardbikarbonat	21–27 mval/l	19–24 mval/l
	BE (base excess)	-3,4–2,3 mval/l	-2–5 mval/l
	O_2-Sättigung	> 90–95 %	60–85 %

(→ Heparin-Blutröhrchen mit sofortiger Mischung und bis zur Analyse luftdicht verschlossen)

Klinische Chemie (Blutzuckermessung s. S. 270 f.)

	Organ	Wert	Normwerte Erwachsene Mann	Frau	Einheit
Elektrolyte	Natrium	(Na^+)	135–145		mmol/l
	Kalium	(K^+)	3,5–5,5		mmol/l
	Kalzium gesamt	(Ca^{2+})	2,2–2,8 (ionisiert ca. 50 %)		mmol/l
	Magnesium	(Mg^{2+})	0,7–1,1		mmol/l
	Chlorid	(Cl^-)	95–105		mmol/l
Enzyme	Bauchspeicheldrüse	α-Amylase	< 100		Units/l
		Lipase	< 60		Units/l
	Leber	Alkalische Phosphatase (AP)	< 270	< 240	Units/l
			< 150 (Knochen)	< 120 (Knochen)	Units/l
		γ-GT	< 60	< 40	Units/l
		GOT (AST)	< 38	< 32	Units/l
		GPT (ALT)	< 41	< 31	Units/l
	Herz	CK	< 175	< 140	Units/l
		CK-MB	< 24 (und < 6 % der CK)		Units/l
		GOT (AST)	< 38	< 32	Units/l
		LDH	< 220		Units/l
		Troponin T	< 0,1		Units/l
		Troponin I	< 1,5		Units/l
Niere	Harnpflichtige Substanzen	Harnsäure	< 7	< 6	mg/dl
		Harnstoff	< 50		mg/dl
		Kreatinin	< 1,1	< 0,9	mg/dl
Blutfette		Cholesterin gesamt	< 200		mg/dl
		Triglyzeride	< 150		mg/dl
		HDL-Cholesterin	> 40		mg/dl
		LDL-Cholesterin	< 160 (bei Risiko < 130/< 100)		mg/dl
Sonstige		Bilirubin direkt	< 0,3		mg/dl
		Bilirubin gesamt	< 1,2		mg/dl
		CRP	< 0,5		mg/dl
		Laktat	< 2,4		mmol/l

(→ Serumblutröhrchen; nur Laktat aus Fluorid-Blutröhrchen.) Achtung: Falsch-hohes Kalium bei Hämolyse (zu schnelle Aspiration/zu dünne Nadel/paravenöses Blut; dann oft auch LDH GOT und GPT)

Synonyme

(periphervenöser) Zugang, Flexüle, Braunüle, Viggo
Zur Anlage einer Venenverweilkanüle s. S. 62f.

Angaben des Herstellers nach DIN

Nach DIN EN ISO 10555-5:1997+AC:1999+A1:2000 muss eine Kathetereinheit eine **Farbkodierung zur Anzeige des Nenn-Außendurchmessers** des Katheterschlauches aufweisen. (Der tatsächliche Außendurchmesser liegt in einem Bereich von -0,05 mm bis +0,049 mm um denn jeweiligen Nenn-Außendurchmesser.) Außerdem müssen **Durchflussraten** angegeben werden.

Zur schnellen Orientierung auf der folgenden Seite eine Übersicht der Durchflussraten nach Herstellerangaben bei häufig genutzten Produkten.

Messbedingungen für angegebene Durchflussraten

Die angegebenen Durchflussraten gelten (vereinfacht nach DIN EN ISO 10555-5 Anhang B) für eine frei laufende und maximal aufgedrehte Infusion einer Elektrolytlösung (z. B. VEL, NaCl 0,9 %) bei einer Infusionshöhe von 1 m (!) (d. h. 1 m Höhenunterschied des Flüssigkeitsspiegels in der Infusion zur Kanülenöffnung).

Die durchschnittliche Durchflussrate bei Kathetern eines Nenn-Außendurchmessers unter 1,0 mm muss innerhalb einer Toleranz von 80 % bis 125 % des vom Hersteller angegebenen Wertes liegen; bei Kathetern eines Nenn-Außendurchmessers von 1,0 mm und darüber muss sie zwischen 90 % und 115 % des vom Hersteller angegebenen Wertes betragen. (Aufgrund der Toleranz des tatsächlichen Außendurchmessers kann die durchschnittliche Durchflussrate je nach Hersteller variieren.)

Einflussfaktoren auf die tatsächliche Durchflussrate

- **Infusionshöhe** (proportional) – Faustregel: Halbierte Infusionshöhe (z. B. von 1 m auf 50 cm = realistisch im RD) → halbierte Durchflussrate
- **Viskosität** (= Zähigkeit) der Lösung – Faustregel: HES 6 % läuft etwa halb so schnell wie NaCl 0,9 % oder VEL.
- **Venendruck** – Faustregel: ein positiver Venendruck von 4 cm H_2O senkt die Durchflussrate um 1/3
- **Druckinfusion** – Durch Druck auf komprimierbare Infusionsflaschen kann die Durchflussrate wesentlich gesteigert werden. Zugelassene Kompressionsmanschette und zugelassene (= geeignete) Infusionssysteme verwenden! Bei der Beschaffung und Anwendung sollte dies berücksichtigt werden.
- Für die Durchflussrate spielt die Größe der punktierten Vene keine Rolle.

Größen, Farbcode und durchschnittliche Durchflussraten

nach Herstellerangaben (DIN EN ISO 10555-5)

Farbe	Gauge (G)	Nenndurchmesser	Vygon Biovalve/ Bioflow	Braun Vasofix® Safety Braunüle	BD Insyte™ Autogard™	Fresenius Vasodrop®	BD Neoflon™	Dispomed Witt Vasoflo®INT
violett	26	0,6	—	—	—	—	13 ml/min	19 ml/min
gelb	24	0,7	15 ml/min (Bioflow)	22 ml/min	20 ml/min	22 ml/min	13 ml/min	29 ml/min
dunkelblau	22	0,8; 0,9	25 ml/min (Biovalve)	36 ml/min	35 ml/min	35 ml/min	—	42 ml/min
rosa (pink)	20	1,0; 1,1	55 ml/min (Biovalve)	61 ml/min	55–65 ml/min	60 ml/min	—	59 ml/min
dunkelgrün	18	1,2; 1,3	90 ml/min (Biovalve)	96–103 ml/min	95–105 ml/min	85–90 ml/min	—	96–103 ml/min
weiß	17	1,4; 1,5	135 ml/min (Biovalve)	128 ml/min	—	145 ml/min	—	155 ml/min
mittelgrau	16	1,6; 1,7; 1,8	170 ml/min (Biovalve)	196 ml/min	205–220 ml/min	175 ml/min	—	225 ml/min
orange	14	1,9; 2,0; 2,1; 2,2	265 ml/min (Biovalve)	343 ml/min	330 ml/min	300 ml/min	—	290 ml/min

Scores sind Systeme, die durch Punktwerte den Zustand und den Verlauf des Zustandes eines Patienten näherungsweise „objektiv" beschreiben. Je nach Score lassen sich dadurch z. B. anatomische oder physiologische Kenngrößen einschätzen. Scores dienen **in der Notfallmedizin** vorrangig der **zügigen Kategorisierung** von Patienten (Triage), der von der Person des Arztes weitgehend unabhängigen **Einordnung des Patientenzustandes** (→ standardisierte Therapie), der **Prognosestellung** und der **Evaluierung von Studien.**
Beispiele für Scores:

- Bewusstseinszustand/neurologischer Status: **Glasgow-Coma-Scale (GCS)** (s. S. 660)
- Veränderung des Patientenzustandes: **MEES** (s. S. 661)
- Physiologischer Status des Neugeborenen: **APGAR-Score** (s. S. 659)

Regional abhängig sind verschiedene weitere Score-Systeme gebräuchlich (z. B. Injury Severity Score = ISS; Trauma Score and Injury Severity Score = TRISS; Revised Trauma Score = RTS; Münchener SAT-Schema; Polytrauma-Schlüssel = PTS; Pediatric Trauma Score = PTS; Geriatric Trauma Survival Score = GTSS; Innsbruck Coma Rating Scale = ICRS).

Ein sehr weit verbreiteter und auch in das bundeseinheitliche NA-Einsatzprotokoll der DIVI aufgenommener Score ist der **NACA-Score** (National Advisory Committee for Aeronautics). **Er beurteilt den physiologischen Gesamtzustand eines Patienten (sowohl für internistische als auch traumatische Notfallbilder):**

Schweregrad	Definition	Beispiel
0	keine Erkrankung/Verletzung	–
1	geringfügige Störung (keine akute ärztliche Therapie)	Prellung
2	mäßigschwere Störung (ambulante Abklärung)	flüchtige Hypotonie
3	schwere, aber nicht vitalbedrohliche Störung (stationäre Behandlung)	geschlossene Femur-Fraktur
4	akute Lebensgefahr nicht auszuschließen	Herzinsuffizienz mit schwerer Dyspnoe
5	akute Lebensgefahr (ohne baldige Behandlung wahrscheinlich tödlicher Ausgang)	manifester Volumenmangelschock/ akuter Herzinfarkt
6	Reanimation	Herz-Kreislauf-Stillstand
7	Tod	primär tödliche Erkrankung/Verletzung

APGAR-Score

Der APGAR-Score ist ein Schema zur Beurteilung des Vitalzustandes von Neugeborenen (nach Virginia Apgar, 1909–1974), das weite Verbreitung gefunden hat. Die Dokumentation des APGAR-Scores mag aus forensischen Gründen einen Wert haben, aber zur Ableitung von konkreten Behandlungsmaßnahmen ist er kaum geeignet (hierfür war es auch nie gedacht): Vorgehen nach NLS-Algorithmus auf S. 408! Zudem hat er sich als recht subjektiv herausgestellt.

Anwendung

Fünf Vitalkriterien werden mit Punkten von 0 bis 2 beurteilt. Die Einzelwerte werden addiert.

Punkte	0	1	2
Atmung	keine	unregelmäßig/langsam/flach	regelmäßig/kräftig, Schrei
Puls	keiner	unter 100/min	über 100/min
Grundtonus	schlaff	träge Bewegungen	spontane Bewegungen
Aussehen	blau/blass	Stamm rosig, Extremitäten blau	ganz rosig
Reflexe	keine	Grimassen	Schreien, Husten, Niesen

Das Ergebnis kann folgendermaßen eingeschätzt werden:	
10–7 Punkte:	sehr guter bis guter Zustand (lebensfrisch). Es genügen Wärmeerhaltung und Überwachung.
6–4 Punkte:	leichte bis schwere Störung. Neben Wärmeerhaltung und Überwachung sollte erneut abgesaugt und Sauerstoff gegeben werden. Evtl. wird Beatmung/Reanimation notwendig.
3–0 Punkte:	sehr schwere Störung (Asphyxie). Es besteht Reanimationspflicht.

Zeitpunkt

Durchführung 1, 5 und 10 Minuten nach der Geburt.

Hinweise

- Der 1-Minuten-APGAR liegt normalerweise selten über 8. **Merke: Auch bei gutem APGAR-Wert können Vitalbedrohungen auftreten bzw. vorhanden sein.** Daher stets **ärztliche Untersuchung** und **genaue Überwachung,** insbesondere der Atmung und der Herzaktion mittels Stethoskop, welches neben der linken Brustwarze des Kindes aufgeklebt werden kann. Möglichst auch Pulsoximetrie (modernes Gerät, Bewertung s. S. 408).
- Der APGAR-Score hat bei Frühgeborenen nur eingeschränkte Aussagekraft.
- Der APGAR-Score lässt keine (eindeutigen) Schlüsse auf die spätere neurologische Entwicklung des Kindes zu.

Glasgow-Coma-Scale (GCS)

Die GCS findet Verwendung zur exakten Beschreibung und Verlaufskontrolle von Bewusstseinsstörungen. Die GCS wurde 1974 von Teasdale und Jennett veröffentlicht und speziell für das Schädel-Hirn-Trauma evaluiert.
Für 3 Tests werden Punkte vergeben, die anschließend zusammengezählt werden. Bestmöglicher Wert ist 15, schlechtester Wert ist 3.

Test	Erwachsener	Punkte	Kind
Augen öffnen	spontan	4	wie Erwachsener
	auf Aufforderung	3	
	nach Schmerzreiz	2	
	nicht	1	
verbale Antwort	orientiert	5	fixiert, verfolgt, erkennt, lacht
	verwirrt	4	fixiert und verfolgt inkonstant, erkennt nicht sicher, lacht nicht situationsbedingt
	inadäquat (Wortsalat)	3	nur zeitweise erweckbar, trinkt und isst nicht
	unverständliche Laute	2	ist motorisch unruhig, jedoch nicht erweckbar
	keine	1	tief komatös, kein Kontakt zur Umwelt
beste motorische Reaktion (Bewegung)	gezielt auf Aufforderung (Befolgen von Anweisungen)	6	wie Erwachsener
	gezielte Abwehr auf Schmerzreiz	5	
	ungezielte Abwehr auf Schmerzreiz	4	
	Beugesynergismen auf Schmerzreiz	3	
	Strecksynergismen auf Schmerzreiz	2	
	keine	1	

Obwohl die GCS auf einem einfachen Grundprinzip beruht, bedürfen die präzise und reproduzierbare Testdurchführung und Einschätzung der Testergebnisse einer gewissen Übung! So darf z. B. ein fehlendes Augenöffnen wegen Lidschwellung nicht mit einem Punktwert bewertet werden. Ebenso eine unzureichende sprachliche oder motorische Antwort (Taubheit, Fremdsprache, Alkohol, Kehlkopftrauma). **Merke:** Ein GCS ≤ 8 bedeutet eine schwere Bewusstseinsstörung mit Beeinträchtigung der Schutzreflexe. Der Patient ist in der Regel intubationspflichtig! Ein SHT mit GCS ≤ 8 wird als schweres SHT klassifiziert.

Ziel des Mainz Emergency Evaluation Score (MEES)

Objektive Beurteilung der Effektivität der präklinischen Notfallversorgung.

Anwendung

Anhand der Vitalparameter wird je ein Score (Punktsumme)
- beim Eintreffen des NA beim Patienten (MEES1) und
- bei der Übergabe in der Klinik (MEES2)

erstellt. Beide Werte werden miteinander verglichen (Differenz).
Ihre Veränderung (Δ MEES = MEES2 – MEES1) gibt die Veränderung des Patientenzustandes wieder:

Δ MEES ≥ +2 → Verbesserung des Patientenzustandes
Δ MEES = 0 ± 1 → Patientenzustand nicht nachweisbar verändert
Δ MEES ≤ -2 → Verschlechterung des Patientenzustandes

Hinweise

- Der MEES mit unten genannten Werten ist nicht auf Kinder und nur eingeschränkt auf alte Patienten (Abweichen der Normwerte!) anwendbar. Es existiert auch ein MEES für Kinder.
- Der MEES ist unabhängig vom Notfallgeschehen (Trauma, internist. Notfall usw.).

	Vitalparameter		Punkte
Herzfrequenz (/min)	60–100		4
	50–59	101–130	3
	40–49	131–160	2
	≤ 39	≥ 161	1
Atemfrequenz (/min)	12–18		4
	8–11	19–24	3
	5–7	25–30	2
	≤ 4	≥ 31	1
Blutdruck (mm Hg)	120/80–140/90		4
	100/70–119/79	141/91–159/94	3
	80/60–99/69	160/95–229/119	2
	≤ 79–59	≥ 230/120	1
Herzrhythmus	Sinusrhythmus		4
	supraventrikuläre Extrasystolen		3
	ventrikuläre Extrasystolen (monotop)		3
	absolute Arrhythmie		2
	ventrikuläre Extrasytolen (polytop)		2
	Kammerflimmern, Asystolie, ventrikuläre Tachykardie		1
Glasgow Coma Scale (Punkte)	15 (max.)		4
	14–12		3
	11–8		2
	≤ 7		1
Sauerstoffsättigung (%)	100–96		4
	95–91		3
	90–86		2
	≤ 85		1
Schmerz	kein Schmerz		4
	leichter Schmerz		3
	starker Schmerz		2

RTW-Ausstattung nach DIN EN 1789 I

Detaillierte Anforderungen an die Ausstattung der Rettungsmittel werden in Normen des DIN (Deutsches Institut für Normung e. V., Berlin) festgelegt, die durch Erwähnung in Gesetzen und Verordnungen (auch Unfallverhütungsvorschriften als autonomes Recht gemäß § 15 SGB VII, die z. B. zur persönlichen Schützausrüstung Stellung nehmen) rechtsverbindlich werden können. DIN-Normen können in Gerichtsprozessen (vor allem haftungs-/versicherungsrechtlich) die Rolle vorweggenommener Sachverständigengutachten spielen („Stand der Technik"). Die DIN EN 1789 (aktuelle Fassung: November 2010) sollte daher unbedingt bei Neuanschaffungen beachtet werden!
Im folgenden werden einzelne Anforderungen an den Krankenkraftwagen Typ C (MICU = Mobile Intensive Care Unit = Rettungswagen) aufgelistet. Neben technischen Anforderungen an das Fahrzeug (z. B. Maße, Beschleunigung [z. B. mit Beladung innerhalb von 35 s von 0 km/h auf 80 km/h], elektrischen Installationen, Lüftungsanlage, Beleuchtung, grundsätzlichen Anforderungen an geeignete Medizinprodukte [z. B. Betriebstemperaturen, mechanische Festigkeit bei Stoß oder freiem Fall und elektrische Sicherheit]) werden vor allem die Ausrüstungsbestandteile festgelegt:

Rettungs- und Schutzausrüstung	• Einmal-Handschuhe (5 Paar steril, 100 unsteril; EN 455-1, -2) • Reflex-Schutzkleidung (EN 471)*** • Sicherheitsschuhe (EN ISO 20345)*** • Sicherheits-/Schutzhandschuhe (EN 420)*** • Schutzhelm (EN 14052)*** • Persönliche Infektionsschutzausrüstung*** • Satz Rettungswerkzeug* • Gurtdurchtrenner • Warndreiecke/-lampen (2) • Handscheinwerfer • Feuerlöscher (EN 3-7) • Funksprechgerät und Handfunksprechgerät • Zugang zum öffentlichen Telefonnetz (z. B. über Funk oder Mobiltelefon) • Tragbares Personenrufgerät
Ausrüstung zum Patiententransport (Geräte nach EN 1865)	• Trage/Fahrgestell • Schaufeltrage, Vakuummatratze • Tragestuhl (sofern die Trage diese Funktion nicht ermöglicht) • Tragetuch oder Tragematratze • Wirbelsäulenbrett* (mit Kopf-Ruhigstellung und Sicherheitsgurten)
Primär stationäre Ausrüstung	• Infusionswärmesystem (37°C ±2°C) • RR-Messgerät (automatisch nach Doppler-Prinzip, Manschetten 10–66 cm)* • Sauerstoff-Anlage (stationär, 2000 l) • Insufflationsmöglichkeit (Regelung bis mind. 15 l/min) • Absauganlage (stationär, nicht manuell, Sog min. 65 kPa, min. 1l)
Diverse Hygieneartikel	z. B. Brechbeutel, Bettpfanne*, Urinflasche, Reinigungs- und Desinfektionsmaterial, Bettwäsche, Decken, Verbandmaterial für Wunden sowie speziell für Verbrennungen und Verätzungen, Abfallbehälter.

Erweiterte Wiederbelebungseinheit (transportabel)	(z. B. Notfallkoffer/-rucksack) mit Komplettzubehör für • Beatmung • Endotracheale Intubation • Infusionstherapie • Medikamentenapplikation
Diagnostik (transportabel)	• RR-Messgerät (manuell, Manschetten 10–66 cm) • Stethoskop • Thermometer (28 – 42 °C, EN 12470-1) • Diagnostik-Leuchte • Blutzuckermessgerät • Kapnometer (EN ISO 21647) • Pulsoxymeter (EN ISO 9919)
Ergänzende Ausstattung Airway-Management (transportabel)	• Sauerstoff-Gerät (transportabel, 400 l) • Insufflationsmöglichkeit (Regelung bis mind. 15 l/min) • Beatmungsbeutel mit Masken und Guedeltuben für jede Altersstufe • PEEP-Ventil, regulierbar • Absauggerät (transportabel, manuell, EN ISO 10079-2)
Monitoring und Geräte nach Anlage 1 MPBetreibV (transportabel)	• Defibrillator mit EKG-Aufzeichnung** • EKG-Überwachungsgerät** • Herzschrittmacher (extern)** • Beatmungsgerät (EN 794-3) • Spritzen- bzw. Infusionspumpe
Medikamente (transportabel)	• Analgetika* • Infusionslösung (4 l) • Zubehör für Injektionen und Infusionen, Spitzabwurf • Druckinfusionsgerät
Ausrüstung Immobilisation (transportabel)	• Extensionsgerät* • Immobilisationsset für Frakturen • HWS-Immobilisationsset • Gerät zur Ruhigstellung der oberen HWS (z. B. Wirbelsäulenbrett)
Spezielle Notfalltherapie	• Inhalator (EN 13544-1) • Thoraxdrainage-Set • Zentraler Venenkatheter • Magenspülgarnitur* • Notgeburtenset • Replantat-Behältnis (4 °C ± 2 °C für mind. 2 h)*

* = Auf diesen Gegenstand kann verzichtet werden, wenn aus regionalen Gründen nicht erforderlich
** = Nach IEC 60601-2-4; die genannten Funktionen dürfen in einem Gerät kombiniert werden.
*** = Pro Besatzungsmitglied in ausreichender Anzahl.

Hinweise

- Die hier vorgenommene Gliederung erscheint aus Gründen der Übersichtlichkeit zweckmäßig; sie entspricht nicht der DIN EN 1789.
- Auf detaillierte Zahlenangaben und Spezifizierung von Eigenschaften sowie Hilfsgeräte (z. B. Gerätekupplungen) wurde verzichtet; für solche Informationen sollte die DIN EN 1789 zu Rate gezogen werden.

Bundesland	KTW		RTW		NEF	Arzt im RD	LNA	OrgL
	Fahrer	Beifahrer	Fahrer	Beifahrer	Fahrer	(Notarzt)	vorhanden?	vorhanden?
Baden-Württemberg	geeignet	RS	geeignet	RA	RA	geeignet	ja	ja
Bayern	geeignet	RS	geeignet	RA	RS	Fachkunde-N.	ja	ja
Berlin	SanH (60 h)	RS	RS	RA	k. A.	Fachkunde-N.	ja	ja
Brandenburg	RS	RS	RS	RA	RS	Fachkunde-N.	ja	ja
Bremen	RH	RS	RS	RA	RA	Fachkunde-N.	ja	ja
Hamburg	RS	RS	RS	RA	k. A.	Fachkunde-N.	ja	k. A.
Hessen	RH	RS	RS	RA	RA	Fachkunde-N.	ja	ja
Mecklenburg-Vorpommern	RS	RS	RS	RA	RA	Fachkunde-N.	ja	k. A.
Niedersachsen	geeignet	RS	geeignet	RA	geeignet	k. A.	ja	ja
Nordrhein-Westfalen	RH	RS	RS	RA	RA	Fachkunde-N.	ja	k. A.
Rheinland-Pfalz	RH	RS	RS	RA	RS	Fachkunde-N.	ja	ja
Saarland	SanH	RS	SanH	RA	RA	ZBN	ja	ja
Sachsen	geeignet	geeignet	geeignet	geeignet	k. A.	geeignet	ja	ja
Sachsen-Anhalt	RS	RS	RS	RA	RS	Fachkunde-N.	ja	k. A.
Schleswig-Holstein	RS	RA	RS	RA	k. A.	Fachkunde-N.	ja	ja
Thüringen	geeignet	geeignet	geeignet	RA	RA	Fachkunde-N.	ja	ja

Fachkunde-N. = Fachkunde-Nachweis Rettungsdienst k. A. = keine Angabe im Gesetz ZBN = Zusatzbezeichnung Notfallmedizin

Buchstabiertafel (PDV/DV 810.3, Anlage 15)

	national	international
A	**Anton**	Alfa
Ä	**Ärger**	—
B	**Berta**	Bravo
C	**Cäsar**	Charlie
CH	**Charlotte**	—
D	**Dora**	Delta
E	**Emil**	Echo
F	**Friedrich**	Foxtrott
G	**Gustav**	Golf
H	**Heinrich**	Hotel
I	**Ida**	India
J	**Julius**	Juliet
K	**Kaufmann**	Kilo
L	**Ludwig**	Lima
M	**Martha**	Mike
N	**Nordpol**	November
O	**Otto**	Oscar
Ö	**Ökonom**	—
P	**Paula**	Papa
Q	**Quelle**	Quebec
R	**Richard**	Romeo
S	**Samuel**	Sierra
SCH	**Schule**	—
T	**Theodor**	Tango
U	**Ulrich**	Uniform
Ü	**Übermut**	—
V	**Viktor**	Victor
W	**Wilhelm**	Whisky
X	**Xanthippe**	X-Ray
Y	**Ypsilon**	Yankee
Z	**Zacharias**	Zulu

Hinweis: Beim Kontakt mit ausländischen und militärischen Stellen – und nur dann – kommt das internationale Buchstabieralphabet zum Einsatz. Zahlenaussprache s. S. 109

1. **Gefahrzettel** (Aufkleber/Schild): auf der Spitze stehendes Quadrat mit Gefahrensymbol auf charakteristischem Hintergrund; z.T. Angabe der Gefahrklasse (Zahl an der unteren Spitze; z.T. Text (z.B. Gefahrklasse 2.1 flammable gas/2.3 poison gas); Größe: mind. 10x10 cm an Containern, Tanks und Versandstücken, Großzettel (Placards) mind. 25x25 cm bei Transport in Tank-, Container- und anderen Großfahrzeugen. Bilder s. S. 668!
2. **Warntafel:** Rechteckig, orangefarben mit schwarzem Rand, reflektierend, mind. 15 min feuerfest. Größe: 30x40 cm (ggf. auch 12x30 cm). Für das Anbringen ist der Fahrzeugführer verantwortlich, wenn kennzeichnungspflichtige Gefahrgutmengen geladen sind. In bestimmten Fällen (z.B. bei Tanks, Containern und loser Schüttung) muss die Warntafel zwei Kennzahlen enthalten:
   - **Nummer zur Kennzeichnung der Gefahr** (im oberen Teil der Tafel). Die Nummer zur Kennzeichnung der Gefahr ist logisch aufgebaut und kann ohne weitere Hilfsmittel entschlüsselt werden (s. Tabelle unten).
   - **vierstellige UN-Nummer:** kennzeichnet eindeutig den **Gefahrstoff** (im unteren Teil der Tafel). Die UN-Nummern sind in einem umfangreichen Verzeichnis gelistet, das den Feuerwehren vorliegt. → Die UN-Nr. muss im Einsatz frühestmöglich an die Feuerwehr gemeldet werden.

Nummern zur Kennzeichnung der Gefahr (gemäß ADR)	
2	Gefahr des Entweichens von Gas (Druck/chemische Reaktion)
3	Entzündbarkeit von flüssigen Stoffen (Dämpfen) und Gasen oder selbsterhitzungsfähiger flüssiger Stoff
4	Entzündbarkeit von festen Stoffen oder selbsterhitzungsfähiger fester Stoff
5	Oxidierende (brandfördernde) Wirkung
6	Giftigkeit oder Ansteckungsgefahr
7	Radioaktivität
8	Ätzwirkung
9	Gefahr einer spontanen heftigen Reaktion (z.B. Explosion, gefährliche Zerfalls- oder Polymerisationsreaktion unter Entwicklung von Wärme oder entzündbaren und/oder giftigen Gasen)

- Verdoppelung einer Ziffer → Zunahme der entsprechenden Gefahr!
- Wenn die Gefahr eines Stoffes ausreichend durch eine einzige Ziffer angegeben werden kann, wird dieser Ziffer eine Null angefügt.
- Ein vorangestelltes „X" bedeutet, dass dieser Stoff in gefährlicher Weise mit Wasser reagiert.
- Beispiel: 336 = hochentzündbarer, flüssiger und giftiger Stoff.

Beispiel der Warntafel für Natrium

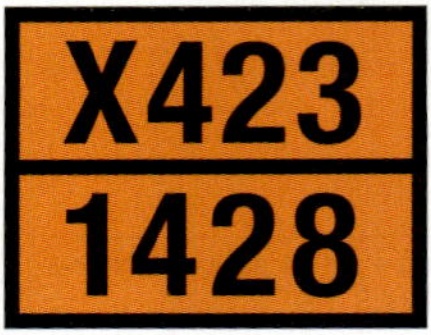

X = Der Stoff reagiert in gefährlicher Weise mit Wasser

Gefahrnummer: 4 = entzündbar
2 = Gas-/Druckentwicklung
3 = entwickelt entzündungsfähige Gase (H_2!)

Stoffnummer (= UN-Nummer) für Natrium

Folgende Ziffernkombinationen haben eine besondere Bedeutung:	
22	tiefgekühlt verflüssigtes Gas, erstickend
223	tiefgekühlt verflüssigtes Gas, entzündbar
25	oxidierendes (brandförderndes) Gas
323	entzündbarer flüssiger Stoff, der mit Wasser reagiert und entzündbare Gase bildet
X323	entzündbarer flüssiger Stoff, der mit Wasser gefährlich reagiert und entzündbare Gase bildet
333	pyrophorer (selbstentzündlicher) flüssiger Stoff
362	entzündbarer flüssiger Stoff, giftig, der mit Wasser reagiert und entzündbare Gase bildet
382	entzündbarer flüssiger Stoff, ätzend, der mit Wasser reagiert und entzündbare Gase bildet
423	fester Stoff, der mit Wasser reagiert und entzündbare Gase bildet
44	entzündbarer fester Stoff, der sich bei erhöhter Temperatur in geschmolzenem Zustand befindet
446	entzündbarer fester Stoff, giftig, der sich bei erhöhter Temperatur in geschmolzenem Zustand befindet
462	fester Stoff, giftig, der mit Wasser reagiert und entzündbare Gase bildet
482	fester Stoff, ätzend, der mit Wasser reagiert und entzündbare Gase bildet
539	entzündbares organisches Peroxid
606	ansteckungsgefährlicher Stoff
623	giftiger flüssiger Stoff, der mit Wasser reagiert und entzündbare Gase bildet
642	giftiger fester Stoff, der mit Wasser reagiert und entzündbare Gase bildet
823	ätzender flüssiger Stoff, der mit Wasser reagiert und entzündbare Gase bildet
842	ätzender fester Stoff, der mit Wasser reagiert und entzündbare Gase bildet
90	umweltgefährdender Stoff, verschiedene gefährliche Stoffe
99	verschiedene gefährliche Stoffe in erwärmtem Zustand

Konkrete Informationen über das Gefahrgut

- **Unfallmerkblätter:** Schriftliche Weisungen für den Fahrzeugführer von Beförderungseinheiten mit kennzeichnungspflichtigen Mengen gefährlicher Güter (gefahrstoffspezifisches Unfallmerkblatt muss im Führerhaus mitgeführt werden). Enthalten Informationen über Eigenschaften des Gefahrgutes, Erste-Hilfe-Maßnahmen und spezielle Ausrüstungsgegenstände. Seit 1997 enthalten Unfallmerkblätter nur noch Informationen für den Fahrzeugführer, nicht mehr für Rettungskräfte.
- **ERI-CARDS** (CEFIC: Emergency Response Intervention Cards): Internationales System zur Information von Rettungskräften bei Gefahrgutunfällen, aufgebaut nach UN-Nummern. Enthalten einzelne Datenblätter mit Anweisungen für Löschmittel und -taktik, Atemschutz, Erste-Hilfe-Maßnahmen usw. Erhältlich als Lose-Blatt-Sammlung oder Datenbank. Die ERI-Cards dürfen ohne besondere Erlaubnis jederzeit vervielfältigt werden (Voraussetzungen: Vervielfältigung vollständig und ohne Änderungen; kein Verkauf; Hinweis auf die Gebrauchsanweisung für die Karten und den Haftungsausschluss).
- Den Feuerwehren stehen weitere Nachschlagewerke/Datenbanken zur Verfügung, die auf den UN-Nummern basieren. Ggf. kann auch das TUIS-System genutzt werden (s. S. 449).

Klasse 1 – Explosive Stoffe und Gegenstände mit Explosivstoff

Bsp.: Feuerwerkskörper, Munition, Gurtstraffer

Unterklassen (vereinfacht):
1.1 massenexplosionsfähig
1.2 Splitterbildung
1.3 Hitzebildung
1.4 geringere Explosionsgefahr
1.5 sehr unempfindlich, aber massenexplosionsfähig
Symbol: 1.1, 1.2 und 1.3 mit „explodierender Bombe"; 1.4, 1.5 und 1.6 ohne Symbol

Bei Brand an Fahrzeugen mit Gefahrzettel der Gefahrenklasse 1 → Unfallstelle großflächig räumen und Deckung aufsuchen! Arbeiten am Gefahrgut nur durch Fachkundige (Befähigungsschein-Inhaber). Entstehungsbrände (Ladung nicht von Feuer/Hitze erfasst) mit allen Mitteln bekämpfen.
Sonst: Brandstelle schnellstmöglich verlassen!
Sicherheitsabstände:
- Brandschutzkräfte (möglichst aus der Deckung arbeiten):
  1.1 und 1.5: > 200–300 m,
  1.2: > 150–300 m,
  1.3: > 60–100 m,
  1.4 und 1.6 > 10–25 m
- Andere Personen (RD-Personal):
  1.1 und 1.5: > 500–1500 m,
  1.2 > 1000 m,
  1.3 > 150 m und
  1.4 und 1.6 > 150 m.

Klasse 2 – Gase

2.1* **entzündbare Gase,** z. B. Wasserstoff

2.2* **nicht entzündbare, nicht giftige Gase,** z. B. Stickstoff

2.3 **giftige Gase,** z. B. Chlor

Klasse 3* – Entzündbare flüssige Stoffe

Bsp.: Benzin, Alkohol

Klasse 4.1 – Entzündbare feste Stoffe

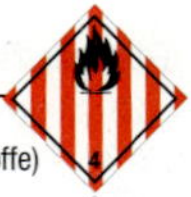

(auch selbstzersetzliche Stoffe und desensibilisierte explosive Stoffe)
Bsp.: Zündhölzer, Schwefel

Klasse 4.2 – selbstendzündliche Stoffe

Bsp.: Weißer Phosphor, Fischmehl

Klasse 4.3* – entwickeln mit Wasser entzündliche Gase

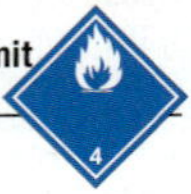

Bsp.: Natrium, Karbid

Klasse 5.1 – Entzündend (oxidierend) wirkende Stoffe

Bsp.: bestimmte Dünge- und Pflanzenschutzmittel (Chlorate, Nitrate)

Klasse 5.2* – Organische Peroxide

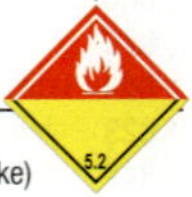

Bsp.: Methylethylketonperoxid (Härter für Zweikomponenten-Lacke)

Klasse 6.1 – Giftige Stoffe

Bsp.: Zyanwasserstoff (Blausäure)

Klasse 6.2 – Ansteckungsgefährliche Stoffe

Bsp.: Krankenhausmüll

Klasse 7 – Radioaktive Stoffe

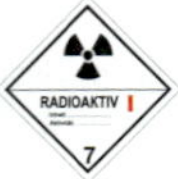

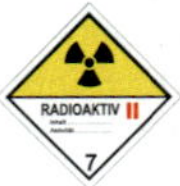

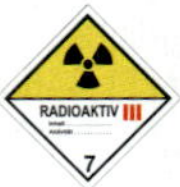

Bsp.: Uran

Klasse 8 – Ätzende Stoffe

Bsp.: Schwefelsäure, Natronlauge

Klasse 9 – Verschiedene gefährliche Stoffe und Gegenstände

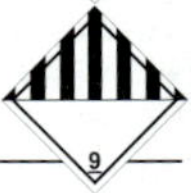

Bsp.: Asbest, Altbatterien

Bei den mit * markierten Gefahrzetteln darf die Vordergrundfarbe (für Symbol, Rahmen und ggf. Klassenzahl) weiß (wie in den Abb. dargestellt) oder schwarz sein.

Notfallmedikamente (Wirkstoffe und Handelsnamen sind nicht in diesem Stichwortverzeichnis aufgeführt! Hierfür gibt es ein eigenes Verzeichnis: Index der Notfallmedikamente ab S. 545.

Symbole

A

T

Polytrauma – Notfallalgorithmus

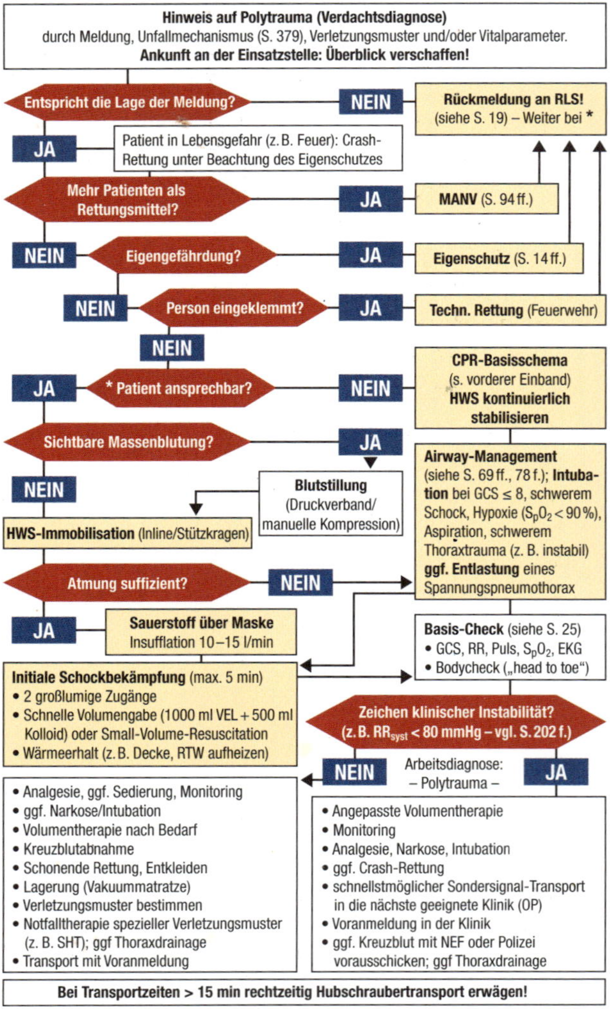